The General Surgery Volume

Interpretation
of Clinical Pathway

2018年 版

临 床 路 径 释 义
INTERPRETATION OF CLINICAL PATHWAY
普 通 外 科 分 册

王 杉 主编

中国协和医科大学出版社

图书在版编目（CIP）数据

临床路径释义·普通外科分册/王杉主编. —北京：中国协和医科大学出版社，2018.7
ISBN 978-7-5679-0935-9

Ⅰ.①临… Ⅱ.①王… Ⅲ.①临床医学-技术操作规程 ②外科-疾病-诊疗-技术操作规程 Ⅳ.①R4-65

中国版本图书馆 CIP 数据核字（2017）第 247113 号

临床路径释义·普通外科分册

主　　编：王　杉
责 任 编 辑：许进力　王朝霞
丛书总策划：林丽开
本 书 策 划：刘　雪　许进力

出版发行：**中国协和医科大学出版社**
　　　　　（北京东单三条九号　邮编100730　电话65260431）
网　　址：www. pumcp. com
经　　销：新华书店总店北京发行所
印　　刷：北京文昌阁彩色印刷有限责任公司

开　　本：787×1092　1/16 开
印　　张：57.5
字　　数：1100 千字
版　　次：2018 年 7 月第 1 版
印　　次：2018 年 7 月第 1 次印刷
定　　价：288.00 元

ISBN 978-7-5679-0935-9

《临床路径释义》丛书指导委员会名单

主任委员　王贺胜

副主任委员（按姓氏笔画排序）

王　辰	刘志红	孙颖浩	吴孟超	邱贵兴	陈香美	陈赛娟	郎景和
赵玉沛	赵继宗	郝希山	胡盛寿	钟南山	高润霖	曹雪涛	葛均波
韩德民	曾益新	詹启敏	樊代明				

委　　员（按姓氏笔画排序）

丁燕生	于　波	马　丁	马芙蓉	马晓伟	王兴	王　杉	王　群
王大勇	王天有	王宁利	王伊龙	王行环	王拥军	王宝玺	王建祥
王春生	支修益	牛晓辉	文卫平	方贻儒	方唯一	巴　一	石远凯
申昆玲	田　伟	田光磊	代华平	冯　华	冯　涛	宁　光	母义明
邢小平	吕传真	吕朝晖	朱　兰	朱　军	向　阳	庄　建	刘　波
刘又宁	刘玉兰	刘宏伟	刘俊涛	刘洪生	刘惠亮	刘婷婷	刘潮中
闫永建	那彦群	孙　琳	杜立中	李　明	李立明	李仲智	李单青
李树强	李晓明	李陵江	李景南	杨爱明	杨慧霞	励建安	肖　毅
吴新宝	吴德沛	邹和建	沈　铿	沈　颖	宋宏程	张　伟	张力伟
张为远	张在强	张学军	张宗久	张星虎	张振忠	陆　林	岳　林
岳寿伟	金　力	金润铭	周　兵	周一新	周利群	周宗玫	郑　捷
郑忠伟	单忠艳	房居高	房静远	赵　平	赵　岩	赵金垣	赵性泉
胡　豫	胡大一	侯晓华	俞光岩	施慎逊	姜可伟	姜保国	洪天配
晋红中	夏丽华	夏维波	顾　晋	钱家鸣	倪　鑫	徐一峰	徐建明
徐保平	殷善开	黄晓军	葛立宏	董念国	曾小峰	蔡广研	黎晓新
霍　勇							

指导委员会办公室

主　任　王海涛

秘　书　张　萌

《临床路径释义·普通外科分册》编审专家名单

编写指导委员会委员（按姓氏笔画排序）

王　杉	北京大学人民医院
刘永锋	中国医科大学附属第一医院
刘玉村	北京大学第一医院
孙　阳	中国医学科学院北京协和医院
张忠涛	首都医科大学附属北京友谊医院
姜洪池	哈尔滨医科大学附属第一医院
赵玉沛	中国医学科学院北京协和医院
秦新裕	复旦大学附属中山医院
陈孝平	华中科技大学同济医学院附属同济医院

主　编

王　杉

副主编

姜可伟

编　委（按姓氏笔画排序）

丁丽萍	浙江省人民医院
王　杉	北京大学人民医院
王　殊	北京大学人民医院
王　翔	中国医学科学院肿瘤医院
王　颢	上海市东方医院（同济大学附属东方医院）
王一澎	中国医学科学院肿瘤医院
王肖然	首都医科大学宣武医院
王星宇	首都医科大学宣武医院
介建政	中日友好医院
厉红元	重庆医科大学附属第一医院
石远凯	中国医学科学院肿瘤医院
叶盛威	湖北省肿瘤医院
叶颖江	北京大学人民医院
田　文	中国人民解放军总医院
朱正纲	上海交通大学医学院附属瑞金医院
任国胜	重庆医科大学附属第一医院
全志伟	上海交通大学医学院附属新华医院
刘文胜	中国医学科学院肿瘤医院
刘连新	哈尔滨医科大学附属第一医院

刘青光　西安交通大学第一附属医院
刘荫华　北京大学第一医院
刘爱民　中国医学科学院北京协和医院
刘颖斌　上海交通大学医学院附属新华医院
汤朝辉　上海交通大学医学院附属新华医院
孙　辉　吉林大学中日联谊医院
杜晓辉　中国人民解放军总医院
李　明　北京肿瘤医院
李　琛　上海交通大学医学院附属瑞金医院
李正江　中国医学科学院肿瘤医院
李宗芳　西安交通大学第二附属医院
李健文　上海交通大学医学院附属瑞金医院
李春雨　中国医科大学附属第四医院
杨尹默　北京大学第一医院
肖　刚　北京医院
肖文彪　福建医科大学附属协和医院
吴高松　武汉大学中南医院
吴德全　哈尔滨医科大学附属第二医院
何裕隆　中山大学附属第一医院
沈　凯　北京大学人民医院
沈文彬　首都医科大学附属北京世纪坛医院
张必翔　华中科技大学同济医学院附属同济医院
张艳君　中国人民解放军总医院
陈　杰　首都医科大学附属北京朝阳医院
陈　忠　首都医科大学附属北京安贞医院
陈　凛　中国人民解放军总医院
陈朝文　北京大学第三医院
武爱文　北京肿瘤医院
周　俭　复旦大学附属中山医院
周　静　北京大学人民医院
周永健　福建医科大学附属协和医院
赵青川　西京医院
胡三元　山东大学齐鲁医院
姜可伟　北京大学人民医院
姚　力　中日友好医院
姚宏伟　首都医科大学附属北京友谊医院
秦安京　首都医科大学附属复兴医院
袁玉峰　武汉大学中南医院
顾　晋　北京大学肿瘤医院
钱　群　武汉大学中南医院
徐泽宽　南京医科大学第一附属医院（江苏省人民医院）
郭　鹏　北京大学人民医院
唐小斌　首都医科大学附属北京安贞医院
唐健雄　复旦大学附属华东医院

梁　斌　北京大学人民医院
梁廷波　浙江大学医学院附属第二医院
彭亦凡　北京肿瘤医院
蒋宏伟　首都医科大学附属北京朝阳医院
程　琳　北京大学人民医院
程丽君　浙江大学医学院邵逸夫医院
傅传刚　上海市东方医院（同济大学附属东方医院）
樊　嘉　复旦大学附属中山医院

参编人员（按姓氏笔画排序）
马　涛　浙江大学医学院附属第二医院
申英末　北京朝阳医院
刘晓莉　吉林大学中日联谊医院
李世杰　吉林大学中日联谊医院
杨耀国　首都医科大学附属北京安贞医院
张　匀　浙江大学医学院附属第二医院
张常华　中山大学附属第一医院
胡彦华　哈尔滨医科大学附属第二医院
段蔚然　首都医科大学附属北京安贞医院
展翰翔　山东大学齐鲁医院
梅佳伟　上海交通大学医学院附属新华医院

总 序

　　作为公立医院改革试点工作的重要任务之一，实施临床路径管理对于促进医疗服务管理向科学化、规范化、专业化、精细化发展，落实国家基本药物制度，降低不合理医药费用，和谐医患关系，保障医疗质量和医疗安全等都具有十分重要的意义，是继医院评审，"以患者为中心"医院改革之后第三次医院管理的新发展。

　　临床路径是应用循证医学证据，综合多学科、多专业主要临床干预措施所形成的"疾病医疗服务计划标准"，是医院管理深入到病种管理的体现，主要功能是规范医疗行为、增强治疗行为和时间计划、提高医疗质量和控制不合理治疗费用，具有很强的技术指导性。它既包含了循证医学和"以患者为中心"等现代医疗质量管理概念，也具有重要的卫生经济学意义。临床路径管理起源于西方发达国家，至今已有30余年的发展历史。美国、德国等发达国家以及我国台湾、香港地区都已经应用了大量常见病、多发病的临床路径，并取得了一些成功的经验。20世纪90年代中期以来，我国北京、江苏、浙江和山东等部分医院也进行了很多有益的尝试和探索。截至目前，全国8400余家公立医院开展了临床路径管理工作，临床路径管理范围进一步扩大；临床路径累计印发数量达到1212个，涵盖30余个临床专业，基本实现临床常见、多发疾病全覆盖，基本满足临床诊疗需要。国内外的实践证明，实施临床路径管理，对于规范医疗服务行为，促进医疗质量管理从粗放式的质量管理，进一步向专业化、精细化的全程质量管理转变具有十分重要的作用。

　　经过一段时间临床路径试点与推广工作，对适合我国国情的临床路径管理制度、工作模式、运行机制以及质量评估和持续改进体系进行了探索。希望通过《临床路径释义》一书，对临床路径相关内容进行答疑解惑及补充说明，帮助医护人员和管理人员准确地理解、把握和正确运用临床路径，起到一定的作用。

马晓伟

中华医学会　会长

序 言

普通外科是外科系统最大的专科，是以手术为主要方法治疗肝脏、胆道、胰腺、胃肠、肛肠、血管疾病、甲状腺和乳房的肿瘤及外伤等其他疾病的临床学科。其包含多器官涉及的外科疾病，患病人数较多。随着科技的进步，外科领域的新药、新器械、新术式也在当今层出不穷。

对于广大患者来说，规范医疗行为、提高医疗质量、保障患者安全和降低医疗费用等问题尤为重要。对于医院管理者来说，临床路径管理是公立医院改革试点工作的核心内容之一，是兼顾医疗质量管理和效率管理的现代医疗管理重要手段，是我国医院管理的一次新浪潮。

以王杉院长为首的北京大学人民医院依托医院完善的信息化建设，在开展临床路径管理试点工作的基础上，充分利用电子信息系统，探索出一套符合医院实情的临床路径电子化管理模式，为推进公立医院改革试点工作，改革医疗服务管理机制提供了新的思路和可供借鉴的新模式。

在此基础上，王杉教授召集国内多位知名普通外科领域专家在国家卫生和计划生育委员会（原卫生部）下发"普通外科临床路径"的基础上编撰"释义"，旨在指导各级各类医院普通外科临床医师更好地理解并开展临床路径及其管理工作。

真诚希望各位普通外科同仁通过此书能对临床路径有更深的理解，并从整体上规范医疗行为、提高医疗质量，做患者"满意"的医师。

中华医学会外科学分会　主任委员
中国科学院　院士

前 言

　　开展临床路径工作是我国医药卫生改革的重要举措。临床路径在医疗机构中的实施为医院管理提供标准和依据，是医院管理的抓手，是实实在在的医院内涵建设的基础，是一场重要的医院管理革命。

　　为更好地贯彻国务院办公厅医疗卫生体制改革的有关精神，帮助各级医疗机构开展临床路径管理，保证临床路径试点工作顺利进行，自2011年起，受国家卫生和计划生育委员会委托，中国医学科学院承担了组织编写《临床路径释义》的工作。

　　在医院管理实践中，提高医疗质量、降低医疗费用、防止过度医疗是世界各国都在努力解决的问题。重点在于规范医疗行为，抑制成本增长与有效利用资源。研究与实践证实，临床路径管理是解决上述问题的有效途径，尤其在整合优化资源、节省成本、避免不必要检查与药物应用、建立较好医疗组合、提高患者满意度、减少文书作业、减少人为疏失等诸多方面优势明显。因此，临床路径管理在医改中扮演着重要角色。2016年11月，中共中央办公厅、国务院办公厅转发《国务院深化医药卫生体制改革领导小组关于进一步推广深化医药卫生体制改革经验的若干意见》，提出加强公立医院精细化管理，将推进临床路径管理作为一项重要的经验和任务予以强调。国家卫生计生委也提出了临床路径管理"四个结合"的要求，即：临床路径管理与医疗质量控制和绩效考核相结合、与医疗服务费用调整相结合、与支付方式改革相结合、与医疗机构信息化建设相结合。

　　到目前为止，临床路径管理工作对绝大多数医院而言，是一项有挑战性的工作，不可避免地会遇到若干问题，既有临床方面的问题，也有管理方面的问题，最主要是对临床路径的理解一致性问题。这就需要统一思想，在实践中探索解决问题的最佳方案。《临床路径释义》是对临床路径的答疑解惑及补充说明，通过解读每一个具体操作流程，提高医疗机构和医务人员对临床路径管理工作的认识，帮助相关人员准确地理解、把握和正确运用临床路径，合理配置医疗资源规范医疗行为，提高医疗质量，保证医疗安全。

　　本书由王杉教授等数位知名专家亲自编写审定。编写前，各位专家认真研讨了临床路径在试行过程中各级医院所遇到的有普遍性的问题，在专业与管理两个层面，从医师、药师、护士、患者多个角度进行了释义和补充，供临床路径管理者和实践者参考。

　　对于每个病种，我们补充了"疾病编码"和"检索方法"两个项目，将临床路径表单细化为"医师表单""护士表单"和"患者表单"，并对临床路径及释义中涉及的"给药方案"进行了详细地解读，即细化为"给药流程图""用药选择""药学提示""注意事项"，并附以参考文献。同时，为帮助实现临床路径病案质量的全程监控，我们在附录中增设

"病案质量监控表单"，作为医务人员书写病案时的参考，同时作为病案质控人员在监控及评估时评定标准的指导。

疾病编码可以看做适用对象的释义，兼具标准化意义，使全国各医疗机构能够有统一标准，明确进入临床路径的范围。对于临床路径公布时个别不准确的编码我们也给予了修正和补充。增加"检索方法"是为了使医院运用信息化工具管理临床路径时，可以全面考虑所有因素，避免漏检、误检数据。这样医院检索获取的数据能更完整，也有助于卫生行政部门的统计和考核。

依国际惯例，临床路径表单细化为"医师表单""护士表单"和"患者表单"，责权分明，便于使用。这些仅为专家的建议方案，具体施行起来，各医疗单位还需根据实际情况修改。

根据最新公布的《医疗机构抗菌药物管理办法》，2009 年路径中涉及的抗菌药物均应按照要求进行调整。

实施临床路径管理意义重大，但也艰巨而复杂。在组织编写这套释义的过程中，我们对此深有体会。本书附录对制定/修订《临床路径释义》的基本方法与程序进行了详细的描述，因时间和条件限制，书中不足之处难免，欢迎同行诸君批评指正。

编　者
2018 年 5 月

目 录

第一章
结节性甲状腺肿临床路径释义

一、结节性甲状腺肿编码

疾病名称及编码：结节性甲状腺肿（ICD-10：E04.902/E04.903）

手术操作名称及编码：单侧甲状腺腺叶切除术（ICD-9-CM-3：06.2）

甲状腺病损切除术（ICD-9-CM-3：06.31）

甲状腺部分切除术（ICD-9-CM-3：06.39）

甲状腺次全切除术（ICD-9-CM-3：06.39）

甲状腺全部切除术（ICD-9-CM-3：06.4）

胸骨后甲状腺切除术（ICD-9-CM-3：06.5）

二、临床路径检索方法

（E04.902/E04.903）伴（06.2 /06.31 /06.39/06.4 /06.5）

三、结节性甲状腺肿临床路径标准住院流程

（一）适用对象

第一诊断为结节性甲状腺肿（ICD-10：E04.902），行甲状腺（部分、次全、全）切除术（ICD-9-CM-3：06.2-06.5）。

> **释义**
>
> ■ 本临床路径适用对象是不伴有甲状腺功能亢进症的结节性甲状腺肿患者。
> ■ 如患者合并有甲状腺功能亢进症应进入其他相应路径。
> ■ 术中冰冻病理检查诊断为甲状腺癌的患者也进入其他相应路径。胸骨后巨大甲状腺肿压迫气管者可考虑进入其他相应路径。

（二）诊断依据

根据《临床诊疗指南·外科学分册》（中华医学会编著，人民卫生出版社）。

1. 病史：颈部肿物。
2. 体格检查：触诊发现肿物随吞咽移动。
3. 实验室检查：甲状腺功能。
4. 辅助检查：超声检查、颈部 X 线片。
5. 鉴别诊断：必要时行甲状腺核素扫描、ECT、CT（排除胸骨后甲状腺肿及甲状腺癌的证据）检查。

> **释义**
>
> ■ 甲状腺功能检查应包括 T_3、T_4、TSH，主要排除合并有甲亢者，甲状腺功能正常或减退者均可进入本路径。
> ■ 气管相可有助于确定有无手术指征。
> ■ B 超可明确甲状腺结节位置及大小，提示有无合并恶性结节，是重要的术前辅助检查。

（三）选择治疗方案的依据

根据《临床诊疗指南·外科学分册》（中华医学会编著，人民卫生出版社）。

1. 甲状腺肿物造成气管压迫症状；可疑恶变；伴随甲亢表现；影响外观。
2. 患者的全身状况良好，无手术禁忌证。
3. 征得患者同意。

> **释义**
>
> ■ 有气管移位或气管相显示气管受压改变者有手术指征。
> ■ 影像学检查或体格检查怀疑有恶性病变者有手术指征，术中术后病理证实为恶性病变者，应进入其他相应路径。
> ■ 合并甲亢者也应进入其他路径。

（四）标准住院日

≤10 天。

（五）进入路径标准

1. 第一诊断符合 ICD-10：E04.902 结节性甲状腺肿疾病编码。
2. 年龄≤70 岁。
3. 需要进行手术治疗。
4. 当患者同时具有其他疾病诊断时，但在住院期间不需特殊处理也不影响第一诊断的临床路径流程实施时，可以进入路径。
5. 对具有甲状腺功能亢进、甲状腺癌变可能等病情复杂的病例，不进入路径。

> **释义**
>
> ■ 患者合并高血压病、糖尿病、冠心病等其他慢性疾病，如不影响麻醉和手术，不延长术前准备的时间，可进入本路径。上述慢性疾病如需要经治疗稳定后才能手术，术前准备过程先进入其他相应内科疾病的诊疗路径。
> ■ 合并甲亢者，建议内分泌科药物治疗，条件允许后可手术，但不进入此临床路径。
> ■ 术中术后病理证实为恶性病变者，应进入其他相应路径。

（六）术前准备（术前评估）

1~4 天。

必须的检查项目：

1. 血常规、尿常规。
2. 甲状腺功能 T_3，T_4，TSH，TG，PTH，TPOAb 等。
3. 肝功能、肾功能。
4. 感染疾病筛查（乙型肝炎、丙型肝炎、艾滋病、梅毒等）。
5. 胸部 X 线片与颈部 X 线片。
6. 心电图。
7. 甲状腺超声检查。
8. 声带功能检查、气管软化试验。

> **释义**
>
> - 如有合并症可增加相关必要检查。
> - 巨大甲状腺肿，估计手术中操作困难，有可能出血较多时，应酌情配血。

（七）预防性抗菌药物选择与使用时机

1. 按《抗菌药物临床应用指导原则》（卫医发〔2004〕285 号）执行。
2. 无特殊情况，术后 24 小时停用预防性抗菌药物。

> **释义**
>
> - 本病为无菌手术，原则上不应用抗菌药物。

（八）手术日（依术前准备完成情况而定）

住院第 2~5 天。

1. 麻醉方式：颈丛阻滞麻醉或全身麻醉。
2. 手术方式：甲状腺（部分、次全、全）切除术。
3. 手术内置物：根据术中情况决定是否切口引流。
4. 病理：术中冷冻切片病理检查+术后石蜡切片病理检查。

> **释义**
>
> - 术中视病变情况决定切除甲状腺范围，原则上应在尽可能保留正常甲状腺组织的情况下，尽量切除病变组织，延缓或避免因结节性甲状腺肿再次手术。必要时，在术中可考虑使用神经检测技术实时监测，以避免喉返神经损伤。
> - 术中发现可疑恶性结节应进行术中冷冻切片病理检查。
> - 根据手术范围，术中止血情况选择放置或不放置伤口引流，引流可选择皮片或引流管。

（九）术后住院恢复

≤6 天。

术后必须复查甲状腺功能。

> **释义**
>
> ■ 术后应密切观察伤口引流情况及呼吸通畅情况，床旁应常规备气管切开包。
> ■ 术后 2~4 周复查甲状腺功能，如有甲状腺功能减退应给予替代治疗。

（十）出院标准（围绕一般情况、切口情况、第一诊断转归）

1. 一般情况良好。
2. 无引流管或引流管拔除。
3. 可门诊拆线，切口愈合良好。

> **释义**
>
> ■ 一般情况好，颈部伤口无积液、积血，引流管拔除后即可出院。

（十一）有无变异及原因分析

1. 因患者术后出现严重并发症而延期出院。
2. 术后诊断甲状腺功能亢进或甲状腺恶性肿瘤等情况。

四、结节性甲状腺肿临床路径给药方案

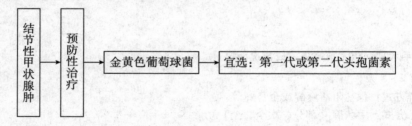

【用药选择】

1. 结节性甲状腺肿手术为无菌手术，可不应用抗菌药物。
2. 为预防术后切口感染，应针对金黄色葡萄球菌选用药物。
3. 第一代头孢菌素常用的注射剂有头孢唑林、头孢噻吩、头孢拉定等，口服制剂有头孢拉定、头孢氨苄和头孢羟氨苄等。第二代头孢菌素注射剂有头孢呋辛、头孢替安等，口服制剂有头孢克洛、头孢呋辛酯和头孢丙烯等。

【药学提示】

1. 接受结节性甲状腺肿手术者，应在术前 0.5~2 小时给药，或麻醉开始时给药，使手术切口暴露时局部组织中已达到足以杀灭手术过程中入侵切口细菌的药物浓度。
2. 手术时间较短（<2 小时）的清洁手术，术前用药一次即可。手术时间超过 3 小时，可手术中给予第 2 剂。

【注意事项】

1. 结节性甲状腺肿手术切口属于Ⅰ类切口，可不应用抗菌药物。如患者有免疫功能低下、伴有其他易感疾病时，可按规定适当预防性和术后应用抗菌药物，但需注意应尽可能单一、短程、较小剂量给药。

2. 用药前必须详细询问患者先前有否对头孢菌素类、青霉素类或其他药物的过敏史。

五、推荐表单

(一) 医师表单

结节性甲状腺肿临床路径医师表单

适用对象：第一诊断为结节性甲状腺肿 (ICD-10：E04.9)

行甲状腺 (部分、次全、全) 切除术 (ICD-9-CM-3：06.2-06.5)

患者姓名：	性别：	年龄：	门诊号：	住院号：
住院日期： 年 月 日	出院日期： 年 月 日			标准住院日：≤10 天

时间	住院第 1~4 天	住院第 2~5 天 (手术日)
主要诊疗工作	□ 询问病史、体格检查、初步诊断 □ 完成住院病历和首次病程记录 □ 开具常规实验室检查单和辅助检查单 □ 上级医师查房、术前评估、确定手术方案 □ 完成术前小结和上级医师查房记录 □ 向患者及家属交代病情，签署手术知情同意书 □ 术前准备 □ 麻醉科医师术前访视，评估并记录，签署麻醉知情同意书 □ 签署术中冷冻病理检查及输血知情同意书 □ 下达术前医嘱	□ 实施手术 □ 下达术后医嘱 □ 完成手术记录和术后当天病程记录 □ 向家属交代术中情况及注意事项 □ 上级医师查房 □ 完成上级医师查房记录 □ 麻醉科医师术后随访 □ 交班前医师查看术后患者情况并记录交班
重点医嘱	**长期医嘱** □ 二级护理 □ 普通饮食 **临时医嘱** □ 血常规+血型、尿常规+镜检 □ 血生化、血糖、肝肾功能、凝血功能、感染性疾病筛查、甲状腺功能 □ 声带检查、耳鼻喉科会诊 □ 颈部 X 线片 **手术医嘱** □ 在颈丛神经阻滞麻醉或全身麻醉下行甲状腺 (部分、次全、全) 切除术 □ 如用普鲁卡因麻醉，应予皮试 □ 抗菌药物皮试 □ 必要的术前用药 □ 必要时术前备血	**长期医嘱** □ 术后护理常规 □ 一级护理 □ 术后 6 小时半流食 □ 观察呼吸、切口渗血、有无声音嘶哑 **临时医嘱** □ 心电监护、吸氧、静脉补液 □ 备气管切开包
病情变异记录	□ 无 □ 有，原因： 1. 2.	□ 无 □ 有，原因： 1. 2.
医师签名		

时间	住院第 3~6 天 （术后第 1 日）	住院第 4~7 天 （术后第 2 日）
主要 诊疗 工作	□ 上级医师查房：进行手术切口、并发症的评估，确定是否可 　　以拔除切口引流管 □ 完成日常病程记录和上级医师查房记录	□ 医师查房 □ 完成病程记录
重 点 医 嘱	**长期医嘱** □ 二级护理 **临时医嘱** □ 切口换药	**长期医嘱** □ 二级护理
病情 变异 记录	□ 无　□ 有，原因： 1. 2.	□ 无　□ 有，原因： 1. 2.
医师 签名		

时间	住院第5~8天 （术后第3日）	住院第6~10天 （术后第4~6日）
主要诊疗工作	□ 医师查房 □ 完成病程记录	□ 上级医师查房，确定患者出院日期 □ 完成上级医师查房记录 □ 出院日完成出院总结和病历首页的填写 □ 切口换药，切口评估 □ 向患者交代出院注意事项、复诊时间 □ 通知出院
重点医嘱	**长期医嘱** □ 二级护理	**临时医嘱** □ 住院日切口换药 □ 通知出院 □ 出院日切口拆线
病情变异记录	□ 无　□ 有，原因： 1. 2.	□ 无　□ 有，原因： 1. 2.
医师签名		

（二）护士表单

结节性甲状腺肿临床路径护士表单

适用对象：第一诊断为结节性甲状腺肿（ICD-10：E04.9）
行甲状腺（部分、次全、全）切除术（ICD-9-CM-3：06.2~06.5）

患者姓名：	性别： 年龄： 门诊号：	住院号：
住院日期： 年 月 日	出院日期： 年 月 日	标准住院日：≤10 天

时间	住院第 1 天	住院第 2 天	住院第 3~4 天（手术日）
健康宣教	□ 介绍主管医师、护士 □ 介绍医院内相关制度 □ 介绍环境、设施 □ 介绍住院注意事项 □ 介绍疾病知识	□ 介绍术前准备及手术过程 □ 术前用药的药理作用及注意事项 □ 告知术前洗浴、物品的准备 □ 告知签字及麻醉科访视事宜 □ 使用药品的宣教 □ 强调术前探视及陪护制度	□ 告知监护设备、管路功能及注意事项 □ 告知术后饮食、体位要求 □ 告知疼痛注意事项 □ 告知术后可能出现情况的应对方式 □ 告知术后探视及陪护制度
护理处置	□ 核对患者姓名，佩戴腕带 □ 建立入院护理病历 □ 卫生处置：剪指（趾）甲、沐浴，更换病号服 □ 防跌倒、坠床宣教 □ 遵医嘱完成特殊检查 □ 了解患者基础疾病，遵医嘱予以对应处理或检测	□ 协助完成相关检查，做好解释说明 □ 遵医嘱完成治疗及用药	□ 送手术 核对患者并脱去衣物，保护患者 核对患者资料及带药 填写手术交接单接手术 核对患者及资料，填写手术交接单 □ 术后 遵医嘱完成治疗、用药
基础护理	□ 三级护理（生活不能完全自理患者予以二级护理） □ 晨晚间护理 □ 患者安全管理 □ 心理护理	□ 三级护理（生活不能完全自理患者予以二级护理） □ 晨晚间护理 □ 患者安全管理 □ 心理护理	□ 特级护理 □ 晨晚间护理 □ 协助生活护理 □ 指导患者采取正确体位 □ 六洁到位 □ 安全护理措施到位 □ 心理护理
专科护理	□ 护理查体 □ 填写跌倒及压疮防范表（需要时）	□ 遵医嘱完成相关检查和治疗	□ 密切观察患者生命体征 □ 密切观察引流的颜色、性质、量及伤口敷料情况 □ 患者声音、饮水情况 □ 准确记录 24 小时出入量 □ 遵医嘱予补液治疗
重点医嘱	□ 详见医嘱执行单	□ 详见医嘱执行单	□ 详见医嘱执行单
病情变异记录	□ 无 □ 有，原因： 1. 2.	□ 无 □ 有，原因： 1. 2.	□ 无 □ 有，原因： 1. 2.
护士签名			

时间	住院第 4~6 天 （术后第 1~2 日）	住院第 6~10 天 （出院日）
健康宣教	□ 饮食指导 □ 下床活动注意事项 □ 评价以前宣教效果 □ 相关检查及化验的目的及注意事项 □ 术后用药指导	□ 指导办理出院手续 □ 定时复查 □ 出院带药服用方法 □ 活动休息 □ 指导饮食
护理处置	□ 遵医嘱完成治疗、用药 □ 根据病情测量生命体征	□ 办理出院手续 □ 书写出院小结
基础护理	□ 一级或二级护理（根据患者病情和生活自理能力确定护理级别） □ 晨晚间护理 □ 协助生活护理 □ 协助饮水、进食温凉普通饮食	□ 二级护理 □ 晨晚间护理 □ 指导采取相应措施预防跌倒、坠床 □ 心理护理
专科护理	□ 病情患者生命体征 □ 观察患者伤口敷料、引流管情况 □ 患者声音、饮水情况	□ 观察病情变化 □ 观察伤口敷料、患者声音、饮水情况
重点医嘱	□ 详见医嘱执行单	□ 详见医嘱执行单
病情变异记录	□ 无 □ 有，原因： 1. 2.	□ 无 □ 有，原因： 1. 2.
护士签名		

（三）患者表单

结节性甲状腺肿临床路径患者表单

适用对象：第一诊断为结节性甲状腺肿（ICD10：E04.9）

行甲状腺（部分、次全、全）切除术（ICD-9-CM-3：06.2~06.5）

患者姓名：	性别：　　年龄：　　门诊号：	住院号：
住院日期：　　年　月　日	出院日期：　　年　月　日	标准住院日：≤10 天

时间	住院第 1 天	住院第 2 天	住院第 3~4 天 （手术日）
监测	□ 测量生命体征、体重	□ 测量生命体征（1 次／日）	□ 测量生命体征 □ 24 小时出入量
医患配合	□ 护士行入院护理评估（简单询问病史） □ 接受介绍相关制度 □ 医师询问现病史、既往病史、用药情况，收集资料并进行体格检查 □ 环境介绍 □ 配合完善术前相关化验、检查 □ 疾病知识、临床表现、治疗方法	□ 术前宣教 □ 配合完善术前相关检查、化验，如采血、留尿、心电图、X 线胸片、喉镜 □ 术前用物准备 □ 医师向患者及家属介绍病情手术谈话、术前签字 □ 手术时家属在等候区等候 □ 探视及陪护制度	□ 配合评估手术效果 □ 配合检查生命体征、伤口敷料、引流管，记出入量
护患配合	□ 配合测量体温、脉搏、呼吸、血压、体重 1 次 □ 配合完成入院护理评估（简单询问病史、过敏史、用药史） □ 接受入院宣教（环境介绍、病室规定、订餐制度、贵重物品保管、防跌倒坠床等） □ 有任何不适请告知护士	□ 配合测量体温、脉搏、呼吸、询问排便情况 1 次 □ 接受术前宣教 □ 抗菌药物皮试 □ 肠道准备：术前 12 小时禁食、禁水 □ 自行沐浴 □ 准备好必要用物，吸水管、纸巾等 □ 取下义齿、饰品等，贵重物品交家属保管	□ 清晨测量体温、脉搏、呼吸 1 次 □ 送手术室前，协助完成核对，带齐影像资料，脱去衣物，上手术车 □ 返回病房后，协助完成核对，配合移至病床上 □ 配合检查生命体征、伤口敷料、声音及饮水；记录出入量 □ 配合术后吸氧、监护仪监测、输液 □ 配合缓解疼痛 □ 有任何不适请告知护士
饮食	□ 遵医嘱	□ 术前 12 小时禁食、禁水	□ 术前禁食、禁水 □ 术后 5~6 小时可进食温凉水、酸奶及冰激凌等
排泄	□ 正常排尿便	□ 正常排尿便	□ 术后 4~5 小时内床上自行排尿 □ 床上排便
活动	□ 正常活动	□ 正常活动	□ 麻醉清醒后，头高位或半坐卧位 □ 卧床休息，保护管路 □ 床上活动，保护颈部伤口

时间	住院第 4~6 天 （术后第 1~2 日）	住院第 6~10 天 （出院日）
医患 配合	□ 配合观察生命体征，检查伤口情况 □ 需要时，配合伤口换药 □ 配合拔除引流管	□ 接受出院前指导 □ 知道复查程序 □ 获取出院诊断书
护 患 配 合	□ 配合定时测量生命体征、每日询问排便情况 □ 配合检查伤口敷料，记录出入量 □ 接受输液等治疗 □ 接受进水、进食、排便等生活护理 □ 注意活动安全，避免坠床或跌倒 □ 配合执行探视及陪护	□ 接受出院宣教 □ 办理出院手续 □ 获取出院带药 □ 知道服药方法、作用、注意事项 □ 知道护理伤口的方法 □ 知道复印病历方法
饮食	□ 根据医嘱，可进温凉普通饮食	□ 根据医嘱进普通饮食
排泄	□ 无排便或稀便 □ 避免便秘	□ 正常排尿 □ 无排便或稀便 □ 避免便秘
活动	□ 可床边或下床活动 □ 注意保护管路，勿牵拉、脱出等	□ 正常适度活动，避免疲劳

附：原表单（2009 年版）

结节性甲状腺肿临床路径表单

适用对象：第一诊断为结节性甲状腺肿（ICD-10：E04.9）

　　　　　行甲状腺（部分、次全、全）切除术（ICD-9-CM-3：06.2-06.5）

患者姓名：		性别：　　年龄：　　门诊号：		住院号：
住院日期：　　年　月　日		出院日期：　　年　月　日		标准住院日：≤10 天

时间	住院第 1~4 天	住院第 2~5 天 （手术日）
主要诊疗工作	□ 询问病史、体格检查、初步诊断 □ 完成住院志和首次病程记录 □ 开具常规实验室检查单和辅助检查单 □ 上级医师查房、术前评估、确定手术方案 □ 完成术前小结和上级医师查房记录 □ 向患者及家属交代病情，签署手术知情同意书 □ 术前准备 □ 麻醉科医师术前访视，评估并记录，签署麻醉知情同意书 □ 签署术中病理冷冻检查及输血知情同意书 □ 下达术前医嘱	□ 实施手术 □ 下达术后医嘱 □ 完成手术记录和术后当天病程记录 □ 向家属交代术中情况及注意事项 □ 上级医师查房 □ 完成上级医师查房记录 □ 麻醉科医师术后随访 □ 交班前医师查看术后患者情况并记录交班
重点医嘱	**长期医嘱** □ 二级护理 □ 普通饮食 **临时医嘱** □ 血常规+血型、尿常规+镜检 □ 血生化、血糖、肝肾功能、凝血功能、感染性疾病筛查、甲状腺功能 □ 声带检查、耳鼻喉科会诊 □ 颈部 X 线片 **手术医嘱** □ 在颈丛神经阻滞麻醉或全身麻醉下行甲状腺（部分、次全、全）切除术 □ 如用普鲁卡因麻醉，应予皮试 □ 抗菌药物皮试 □ 必要的术前用药 □ 必要时术前备血	**长期医嘱** □ 术后护理常规 □ 一级护理 □ 术后 6 小时半流食 □ 观察呼吸、切口渗血、有无声嘶 **临时医嘱** □ 心电监护、吸氧、静脉补液 □ 备气管切开包
主要护理工作	□ 入院介绍、入院评估 □ 健康宣教、心理护理 □ 指导患者完成相关辅助检查 □ 术前准备 □ 定时巡视病房	□ 观察病情变化 □ 术后生活护理、饮食指导、心理护理、疼痛护理 □ 定时巡视病房

续　表

时间	住院第 1~4 天			住院第 2~5 天 （手术日）		
病情 变异 记录	□ 无　□ 有，原因： 1. 2.			□ 无　□ 有，原因： 1. 2.		
护士 签名	白班	□ 小夜班	□ 大夜班	□ 白班	□ 小夜班	□ 大夜班
医师 签名						

时间	住院第 3~6 天 （术后第 1 日）	住院第 4~7 天 （术后第 2 日）
主要 诊疗 工作	□ 上级医师查房：进行手术切口、并发症的评估，确 定是否可以拔除切口引流管 □ 完成日常病程记录和上级医师查房记录	□ 医师查房 □ 完成病程记录
重 点 医 嘱	**长期医嘱** □ 二级护理 **临时医嘱** □ 切口换药	**长期医嘱** □ 二级护理
主要 护理 工作	□ 观察患者病情变化 □ 健康宣教	□ 观察患者病情变化 □ 健康宣教
病情 变异 记录	□ 无 □ 有，原因： 1. 2.	□ 无 □ 有，原因： 1. 2.
护士 签名	白班　　小夜班　　大夜班	白班　　小夜班　　大夜班
医师 签名		

时间	住院第5~8天 （术后第3日）	住院第6~10天 （术后第4~6日）
主要诊疗工作	□ 医师查房 □ 完成病程记录	□ 上级医师查房，确定患者出院日期 □ 完成上级医师查房记录 □ 出院日完成出院总结和病历首页的填写 □ 切口换药，切口评估 □ 向患者交代出院注意事项、复诊时间 □ 通知出院
重点医嘱	**长期医嘱** □ 二级护理	**临时医嘱** □ 住院日切口换药 □ 通知出院 □ 出院日切口拆线
主要护理工作	□ 观察患者病情变化 □ 健康宣教	□ 观察患者病情变化 □ 健康宣教 □ 协助患者办理出院手续 □ 出院指导
病情变异记录	□ 无 □ 有，原因： 1. 2.	□ 无 □ 有，原因： 1. 2.
护士签名	白班 | 小夜班 | 大夜班	白班 | 小夜班 | 大夜班
医师签名		

第二章

原发性甲状腺功能亢进症临床路径释义

一、原发性甲状腺功能亢进症编码

疾病名称及编码：原发性甲状腺功能亢进症（ICD-10：E05）

手术操作名称及编码：甲状腺次全切除手术（ICD-9-CM-3：06.39）

二、临床路径检索方法

E05 伴 06.39

三、原发性甲状腺功能亢进症临床路径标准住院流程

（一）适用对象

第一诊断为原发性甲状腺功能亢进症（ICD -10：E05.0），行甲状腺次全切除手术（ICD-9-CM-3：06.3902）。

> 释义
>
> ■ 本临床路径适用对象是正规内科治疗后复发患者。
> ■ 如患者合并有甲状腺癌应进入其他相应路径。

（二）诊断依据

根据《中国甲状腺疾病诊治指南》（中华医学会内分泌学分会编著，人民军医出版社，2008年）、《甲状腺外科》（陈国锐主编，人民卫生出版社，2005年）及全国高等学校教材《外科学（第7版）》（陈孝平主编，人民卫生出版社，2008年）。

1. 临床甲亢症状和体征。

2. 甲状腺弥漫性肿大（触诊和 B 超证实）。

3. 血清 TSH 浓度降低，甲状腺激素浓度升高。

4. 眼球突出和其他浸润性眼征。

5. 胫前黏液性水肿。

6. 甲状腺 TSH 受体抗体（TRAb 或 TSAb）阳性。

以上标准中，1、2、3 项为诊断必备条件，4、5、6 项为诊断辅助条件。

（三）选择治疗方案的依据

根据《中国甲状腺疾病诊治指南》（中华医学会内分泌学分会编著，人民军医出版社，2008年）、《甲状腺外科（第 1 版）》（陈国锐主编，人民卫生出版社，2005年）及全国高等学校教材《外科学（第 7 版）》（陈孝平主编，人民卫生出版社，2008年）。

甲状腺次全切除手术适用于：

1. 甲亢长期药物治疗无效或效果不佳的。

2. 甲亢甲状腺药物或[131]碘放射性核素治疗后复发。

3. 甲状腺较大对周围脏器有压迫或胸骨后甲状腺肿。

4. 疑似与甲状腺癌并存者。

5. 妊娠期甲亢药物控制不佳者，可以在妊娠中期（13~24 周）进行手术。

（四）标准住院日

5~8 天。

（五）进入路径标准

1. 第一诊断必须符合 ICD-10：E05.0 原发性甲状腺功能亢进症疾病编码。

2. 有手术指征患者。

3. 患者的甲亢病情稳定，术前准备有两种方法，可在门诊完成：

（1）术前应用抗甲状腺药物基本控制甲亢症状后，改服 2 周碘剂，再进行手术。

（2）对症状较轻的患者开始即用碘剂，2~3 周后甲亢症状得到基本控制，可进行手术。

4. 当患者合并其他疾病，但住院期间不需要特殊处理也不影响第一诊断的临床路径流程实施时，可以进入路径。

> **释义**
>
> ■ 患者合并高血压、糖尿病、冠心病等其他慢性疾病，如不影响麻醉和手术，不影响术前准备时间，可进入本路径。上述慢性疾病如需要经治疗稳定后才能手术，术前准备过程先进入其他相应内科疾病的诊疗路径。
>
> ■ 术中术后病理证实为恶性病变者，应进入其他相应路径。

（六）术前准备

1~2 天。

1. 必须的检查项目：

（1）血常规、尿常规、便常规+隐血。

（2）肝肾功能、电解质、凝血功能、感染性疾病筛查（乙型肝炎、丙型肝炎、艾滋病、梅毒等）。

（3）心电图、胸部 X 线检查。

（4）甲状腺功能检查、抗甲状腺抗体、甲状腺球蛋白。

（5）请耳鼻喉科会诊了解声带情况。

2. 根据患者病情可选择：

（1）气管正侧位。

（2）肺功能、超声心动图检查和血气分析等。

（3）甲状腺核素扫描、甲状腺 B 超。

> **释义**
>
> ■ 如有合并症可增加相关必要检查。
>
> ■ 甲状腺功能检查应包括 T_3、T_4、TSH，对于明显数值升高的患者应再次内科治疗后，行手术治疗。
>
> ■ B 超可提示有无可疑恶变结节，是重要的术前检查。
>
> ■ 对于腺体肥大明显者，可进行术前配血。

（七）预防性抗菌药物选择与使用时机

按照《抗菌药物临床应用指导原则》（卫医发〔2004〕285号）执行。通常不需预防用抗菌药物。

（八）手术日

入院第3～4天。

1. 麻醉方式：气管内插管全身麻醉、局部麻醉或颈丛麻醉。
2. 手术方式：甲状腺次全切除术。
3. 术中用药：麻醉常规用药。
4. 输血：根据术前血红蛋白状况及术中出血情况而定。
5. 病理学检查：术中行冷冻病理学检查，术后行石蜡切片病理学检查。

> **释义**
>
> ■ 常规保留甲状腺组织，约患者拇指大小。必要时，在术中可考虑使用神经监测技术实时监测，以避免喉返神经损伤。
>
> ■ 术中发现可疑恶性结节应进行术中冷冻切片病理检查。
>
> ■ 手术应常规放置引流，可选择皮片或引流管。

（九）术后住院恢复

2～5天。

1. 生命体征监测，严密观察有无出血及甲状腺危象等并发症发生。
2. 视具体情况尽早拔除尿管、皮片或引流管。
3. 指导患者术后饮食。
4. 实验室检查：必要时复查血常规、血生化、甲状腺功能等。

> **释义**
>
> ■ 术后应密切观察伤口引流情况及呼吸通畅情况，床旁应常规备气管切开包。
>
> ■ 术后2～4周复查甲状腺功能，如有甲状腺功能减退应给予替代治疗。

（十）出院标准

1. 无切口感染，引流管已拔除。
2. 生命体征平稳，可自由活动。
3. 饮食恢复，无需静脉补液。
4. 无需要住院处理的其他并发症或合并症。

> **释义**
>
> ■ 一般情况好，颈部伤口无积液、积血，皮片或引流管拔除后即可出院。

(十一) 变异及原因分析

1. 术前检查提示甲亢症状未能有效控制，则暂缓手术。

2. 术中冰冻提示甲状腺炎或甲状腺癌等，转入相应路径。

3 合并胸骨后巨大甲状腺肿有可能需要开胸手术。

4. 术后出现并发症需要进行相关的诊断和治疗。

四、原发性甲状腺功能亢进症临床路径给药方案

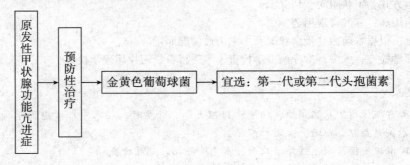

【用药选择】

1. 原发性甲状腺功能亢进为无菌手术，可不应用抗菌药物。

2. 为预防术后切口感染，应针对金黄色葡萄球菌选用药物。

3. 第一代头孢菌素常用的注射剂有头孢唑林、头孢噻吩、头孢拉定等，口服制剂有头孢拉定、头孢苄胺和头孢羟氨苄等。第二代头孢菌素注射剂有头孢呋辛、头孢替安等，口服制剂有头孢克洛、头孢呋辛酯和头孢丙烯等。

【药学提示】

1. 接受原发性甲状腺功能亢进手术者，应在术前 0.5~2 小时给药，或麻醉开始时给药，使手术切口暴露时局部组织中已达到足以杀灭手术过程中入侵切口细菌的药物浓度。

2. 手术时间较短（<2 小时）的清洁手术，术前用药一次即可。手术时间超过 3 小时，可手术中给予第 2 次。

【注意事项】

1. 原发性甲状腺功能亢进手术切口属于Ⅰ类切口，可不应用抗菌药物。如患者有免疫功能低下、伴有其他易感疾病时，可按规定适当预防性和术后应用抗菌药物，但需注意应尽可能单一、短程、较小剂量给药。

2. 用药前必须详细询问患者先前有否对头孢菌素类、青霉素类或其他药物的过敏史。

五、推荐表单

（一）医师表单

原发性甲状腺功能亢进症临床路径医师表单

适用对象：第一诊断为原发性甲状腺功能亢进症（ICD-10：E05.0）
行甲状腺次全切术（ICD-9-CM-3：06.3902）

患者姓名：	性别： 年龄： 门诊号：	住院号：
住院日期： 年 月 日	出院日期： 年 月 日	标准住院日：5~8 天

时间	住院第 1~4 天	住院第 2~5 天 （手术日）
主要诊疗工作	□ 询问病史、体格检查、初步诊断 □ 完成住院病历和首次病程记录 □ 开具常规实验室检查单和辅助检查单 □ 上级医师查房、术前评估、确定手术方案 □ 完成术前小结和上级医师查房记录 □ 向患者及家属交代病情，签署手术知情同意书 □ 术前准备 □ 麻醉科医师术前访视，评估并记录，签署麻醉知情同意书 □ 签署术中冰冻病理检查及输血知情同意书 □ 下达术前医嘱	□ 实施手术 □ 下达术后医嘱 □ 完成手术记录和术后当天病程记录 □ 向家属交代术中情况及注意事项 □ 上级医师查房 □ 完成上级医师查房记录 □ 麻醉科医师术后随访 □ 交班前医师查看术后患者情况并记录交班
重点医嘱	**长期医嘱** □ 二级护理 □ 普通饮食 **临时医嘱** □ 血常规+血型、尿常规+镜检 □ 血生化、血糖、肝肾功能、凝血功能、感染性疾病筛查、甲状腺功能 □ 声带检查、耳鼻喉科会诊 □ 颈部 X 线片（气管相） **手术医嘱** □ 在颈丛神经阻滞麻醉或全身麻醉下行甲状腺（部分、次全、全）切除术 □ 如用普鲁卡因麻醉，应予皮试 □ 抗菌药物皮试 □ 必要的术前用药 □ 必要时术前备血	**长期医嘱** □ 术后护理常规 □ 一级护理 □ 术后 6 小时半流食 □ 观察呼吸、切口渗血、有无声嘶 **临时医嘱** □ 心电监护、吸氧、静脉补液 □ 备气管切开包
病情变异记录	□ 无 □ 有，原因： 1. 2.	□ 无 □ 有，原因： 1. 2.
医师签名		

时间	住院第 3~6 天 （术后第 1 日）	住院第 4~7 天 （术后第 2 日）
主要 诊疗 工作	□ 上级医师查房：进行手术切口、并发症的评估， 　确定是否可以拔除切口皮片或引流管 □ 完成日常病程记录和上级医师查房记录	□ 医师查房 □ 完成病程记录
重 点 医 嘱	**长期医嘱** □ 二级护理 **临时医嘱** □ 切口换药	**长期医嘱** □ 二级护理
病情 变异 记录	□ 无　□ 有，原因： 1. 2.	□ 无　□ 有，原因： 1. 2.
医师 签名		

时间	住院第 5~8 天 （术后第 4~6 日）
主 要 诊 疗 工 作	□ 上级医师查房，确定患者出院日期 □ 完成上级医师查房记录 □ 出院日完成出院总结和病历首页的填写 □ 切口换药，切口评估 □ 向患者交代出院注意事项、复诊时间 □ 通知出院
重 点 医 嘱	**临时医嘱** □ 住院日切口换药 □ 通知出院 □ 出院日切口拆线
病情 变异 记录	□ 无 □ 有，原因： 1. 2.
医师 签名	

（二）护士表单

原发性甲状腺功能亢进症临床路径护士表单

适用对象：第一诊断为原发性甲状腺功能亢进症（ICD-10：E05.0）
行甲状腺次全切术（ICD-9-CM-3：06.3902）

患者姓名：	性别： 年龄： 门诊号：	住院号：
住院日期： 年 月 日	出院日期： 年 月 日	标准住院日：5~8 天

时间	住院第 1 天	住院第 2 天	住院第 3~4 天 （手术日）
健康宣教	□ 介绍主管医师、护士 □ 介绍医院内相关制度 □ 介绍环境、设施 □ 介绍住院注意事项 □ 介绍疾病知识	□ 介绍术前准备及手术过程 □ 术前用药的药理作用及注意事项 □ 告知术后洗浴、物品的准备 □ 告知签字及麻醉科访视事宜 □ 使用药品的宣教 □ 强调术前探视及陪护制度	□ 告知监护设备、管路功能及注意事项 □ 告知术后饮食、体位要求 □ 告知疼痛注意事项 □ 告知术后可能出现情况的应对方式 □ 告知术后探视及陪护制度
护理处置	□ 核对患者姓名，佩戴腕带 □ 建立入院护理病历 □ 卫生处置：剪指（趾）甲、沐浴，更换病号服 □ 防跌倒、坠床宣教 □ 遵医嘱完成特殊检查 □ 了解患者基础疾病，遵医嘱予以对应处理或检测	□ 协助完成相关检查，做好解释说明 □ 遵医嘱完成治疗及用药	□ 送手术 核对患者并脱去衣物，保护患者 核对患者资料及带药填写手术交接单接手术 核对患者及资料，填写手术交接单 □ 术后 遵医嘱完成治疗、用药
基础护理	□ 三级护理（生活不能完全自理患者予以二级护理） □ 晨晚间护理 □ 患者安全管理 □ 心理护理	□ 三级护理（生活不能完全自理患者予以二级护理） □ 晨晚间护理 □ 患者安全管理 □ 心理护理	□ 特级护理 □ 晨晚间护理 □ 协助生活护理 □ 指导患者采取正确体位 □ 六洁到位 □ 安全护理措施到位 □ 心理护理
专科护理	□ 护理查体 □ 填写跌倒及压疮防范表（需要时）	□ 遵医嘱完成相关检查和治疗	□ 密切观察患者生命体征 □ 密切观察引流的颜色、性质、量及伤口敷料情况 □ 患者声音、饮水情况 □ 准确记录 24 小时出入量 □ 遵医嘱予补液治疗
重点医嘱	□ 详见医嘱执行单	□ 详见医嘱执行单	□ 详见医嘱执行单
病情变异记录	□ 无 □ 有，原因： 1. 2.	□ 无 □ 有，原因： 1. 2.	□ 无 □ 有，原因： 1. 2.
护士签名			

时间	住院第 4~6 天 （术后第 1~2 日）	住院第 6~8 天 （出院日）
健康宣教	□ 饮食指导 □ 下床活动注意事项 □ 评价以前宣教效果 □ 相关检查及化验的目的及注意事项 □ 术后用药指导	□ 指导办理出院手续 □ 定时复查 □ 出院带药服用方法 □ 活动休息 □ 指导饮食
护理处置	□ 遵医嘱完成治疗、用药 □ 根据病情测量生命体征	□ 办理出院手续 □ 书写出院小结
基础护理	□ 一级或二级护理（根据患者病情和生活自理能力确定护理级别） □ 晨晚间护理 □ 协助生活护理 □ 协助饮水、进食温凉普通饮食	□ 二级护理 □ 晨晚间护理 □ 指导采取相应措施预防跌倒、坠床 □ 心理护理
专科护理	□ 病情患者生命体征 □ 观察患者伤口敷料、引流管情况 □ 患者声音、饮水情况	□ 观察病情变化 □ 观察伤口敷料、患者声音、饮水情况
重点医嘱	□ 详见医嘱执行单	□ 详见医嘱执行单
病情变异记录	□ 无　□ 有，原因： 1. 2.	□ 无　□ 有，原因： 1. 2.
护士签名		

（三）患者表单

原发性甲状腺功能亢进症临床路径患者表单

适用对象：第一诊断为原发性甲状腺功能亢进症（ICD-10：E05.0）

行甲状腺次全切术（ICD-9-CM-3：06.3902）

患者姓名：	性别： 年龄： 门诊号：	住院号：
住院日期： 年 月 日	出院日期： 年 月 日	标准住院日：5~8 天

时间	住院第 1 天	住院第 2 天	住院第 3~4 天 （手术日）
监测	□ 测量生命体征、体重	□ 测量生命体征（1 次／日）	□ 测量生命体征 □ 24 小时出入量
医患配合	□ 护士行入院护理评估（简单询问病史） □ 接受介绍相关制度 □ 医师询问现病史、既往病史、用药情况，收集资料并进行体格检查 □ 环境介绍 □ 配合完善术前相关化验、检查 □ 疾病知识、临床表现、治疗方法	□ 术前宣教 □ 配合完善术前相关检查、化验，如采血、留尿、心电图、X 线胸片、喉镜 □ 术前用物准备 □ 医师向患者及家属介绍病情手术谈话、术前签字 □ 手术时家属在等候区等候 □ 探视及陪护制度	□ 配合评估手术效果 □ 配合检查生命体征、伤口敷料、引流管，记出入量
护患配合	□ 配合测量体温、脉搏、呼吸、血压、体重 1 次 □ 配合完成入院护理评估（简单询问病史、过敏史、用药史） □ 接受入院宣教（环境介绍、病室规定、订餐制度、贵重物品保管、防跌倒坠床等） □ 有任何不适请告知护士	□ 配合测量体温、脉搏、呼吸、询问排便情况 1 次 □ 接受术前宣教 □ 抗菌药物皮试 □ 肠道准备：术前禁食 6 小时、禁水 2 小时 □ 自行沐浴 □ 准备好必要用物，吸水管、纸巾等 □ 取下义齿、饰品等，贵重物品交家属保管	□ 清晨测量体温、脉搏、呼吸 1 次 □ 送手术室前，协助完成核对，带齐影像资料，脱去衣物，上手术车 □ 返回病房后，协助完成核对，配合移至病床上 □ 配合检查生命体征、伤口敷料、声音及饮水；记录出入量 □ 配合术后吸氧、监护仪监测、输液 □ 配合缓解疼痛 □ 有任何不适请告知护士
饮食	□ 遵医嘱	□ 术前禁食 6 小时、禁水 2 小时	□ 术前禁食、禁水 □ 术后 5~6 小时可进食温凉水、酸奶及冰激凌等
排泄	□ 正常排尿便	□ 正常排尿便	□ 术后 4~5 小时内床上自行排尿 □ 床上排便
活动	□ 正常活动	□ 正常活动	□ 麻醉清醒后，头高位或半坐卧位 □ 卧床休息，保护管路 □ 床上活动，保护颈部伤口

附：原表单（2011 年版）

原发性甲状腺功能亢进症临床路径表单

适用对象：第一诊断为原发性甲状腺功能亢进症（ICD-10：E05.0）

行甲状腺次全切术（ICD-9-CM-3：06.3902）

患者姓名：		性别：	年龄：	门诊号：	住院号：

住院日期：　　年　月　日	出院日期：　　年　月　日	标准住院日：5～8 天

日期	住院第 1 天	住院第 2～3 天（手术前 1 日）
主要诊疗工作	□ 询问病史及体格检查 □ 完成住院病历和首次病程记录 □ 开具实验室检查单 □ 上级医师查房与术前评估 □ 初步确定诊治方案和特殊检查项目	□ 上级医师查房 □ 完成术前准备与术前评估 □ 根据检查检验结果进行术前讨论，确定治疗方案 □ 如考虑有恶性转入相应临床路径 □ 完成必要的相关科室会诊 □ 术前 1 日申请手术及开手术医嘱 □ 完成上级医师查房记录、术前讨论、术前小结等 □ 完成术前总结、手术方式、手术关键步骤、术中注意事项等 □ 向患者及家属交代病情及手术安排，围术期注意事项 □ 签署手术知情同意书、自费用品协议书、输血同意书、麻醉同意书或签授权委托书
重点医嘱	**长期医嘱** □ 外科二级护理常规 □ 饮食（依据患者情况定） **临时医嘱** □ 血常规+血型、尿常规、便常规+隐血 □ 凝血功能、生电解质、肝肾功能、感染性疾病筛查、甲状腺功能、抗甲状腺抗体、甲状腺球蛋白 □ 心电图、胸部 X 线检查 □ 甲状腺 B 超，气管正侧位、肺功能、超声心动图（视患者情况而定） □ 耳鼻喉科会诊 □ 其他：根据患者其他基础疾病情况而定	**长期医嘱** □ 患者既往基础用药 **临时医嘱** □ 会诊单 □ 术前医嘱： （1）常规准备明日在气管内全身麻醉下行甲状腺次全切除术 （2）备皮 （3）术前禁食 6 小时、禁水 2 小时 （4）麻醉用药 □ 术中特殊用药带药 □ 带影像学资料入手术室 □ 预约 ICU（视情况而定）
主要护理工作	□ 入院介绍 □ 入院评估 □ 健康教育 □ 活动指导 □ 饮食指导 □ 患者相关检查配合的指导 □ 心理支持	□ 静脉抽血 □ 健康教育 □ 饮食指导 □ 疾病知识指导 □ 术前指导 □ 促进睡眠（环境、药物） □ 心理支持

续　表

日期	住院第 1 天	住院第 2 ~ 3 天 （手术前 1 日）
病情 变异 记录	□无　□有，原因： 1. 2.	□无　□有，原因： 1. 2.
护士 签名		
医师 签名		

日期	住院第 3～4 天 （手术日）	
	术前与术中	术后
主要 诊疗 工作	□ 陪送患者入手术室 □ 麻醉准备，监测生命体征 □ 施行手术 □ 保持各引流管通畅 □ 术中行冰冻病理学检查，术终行常规病理学检查	□ 麻醉医师完成麻醉记录 □ 完成术后首次病程记录 □ 完成手术记录 □ 向患者及家属说明手术情况
重 点 医 嘱	**长期医嘱** □ 甲状腺功能亢进症常规护理 □ 禁食 **临时医嘱** □ 术中冷冻检查	**长期医嘱** □ 甲状腺次全切除术后常规护理 □ 一级护理 □ 禁食 □ 颈部切口引流接负压袋吸引并记量 □ 尿管接尿袋（视手术时间而定） **临时医嘱** □ 吸氧 □ 床边备气管切开包 □ 血常规及生化检查（必要时）
主 要 护 理 工 作	□ 健康教育 □ 饮食：术前禁食、禁水 □ 术前沐浴、更衣，取下义齿、饰物 □ 告知患者及家属术前流程及注意事项 □ 指导术前注射用药后注意事项 □ 术前手术物品准备 □ 陪送患者入手术室 □ 术中根据患者病情决定留置尿管 □ 床边放置气管切开包 □ 心理支持（患者及家属）	□ 体位与活动：平卧，去枕 6 小时，协助改 　变体位（半坐卧位），指导颈部活动 □ 按医嘱吸氧、禁食、禁水 □ 密切观察患者情况 □ 疼痛护理 □ 留置管道护理及指导 □ 心理支持（患者及家属）
病情 变异 记录	□ 无　□ 有，原因： 1. 2.	
护士 签名		
医师 签名		

日期	住院第 4~6 天 （术后第 1~2 日）	住院第 5~8 天 （出院日）
主要诊疗工作	□ 上级医师查房 □ 观察病情变化，包括颈部、耳前叩击征及声音情况等 □ 观察引流量和性状，视引流情况拔除颈部引流管及尿管 □ 检查手术切口，更换敷料 □ 分析实验室检验结果 □ 维持水电解质平衡 □ 住院医师完成常规病程记录	□ 上级医师查房 □ 观察病情变化，包括颈部、耳前叩击征及声音情况等 □ 观察引流量和颜色 □ 住院医师完成常规病程记录 □ 必要时予相关特殊检查 □ 明确是否符合出院标准 □ 完成出院记录、病案首页、出院证明书等 □ 通知入院处 □ 通知患者及家属 □ 向患者告知出院后注意事项，如康复计划、返院复诊、后续治疗及相关并发症的处理等 □ 出院小结、诊断证明书及出院须知交予患者
重点医嘱	**长期医嘱**（参见昨天医嘱） □ 甲状腺手术后常规护理 □ 一级护理 □ 半流 □ 拔除颈部引流管接袋并记量 □ 化痰药 □ 患者既往基础用药 **临时医嘱** □ 适当补充葡萄糖液和盐水液体支持 □ 切口换药并拔除引流 □ 拔除尿管	**长期医嘱**（参见左列） □ 二级或三级护理（视情况） □ 患者既往基础用药 **临时医嘱** □ 补充进食不足的液体支持 □ 并发症处理（必要时） □ 预约切口拆线 **出院医嘱** □ 出院带药
主要护理工作	□ 体位：指导患者下床活动及颈部活动 □ 观察患者病情变化 □ 指导饮食 □ 遵医嘱拔除尿管 □ 疼痛护理 □ 生活护理（一级护理） □ 心理支持	□ 体位与活动：自主体位，指导颈部活动 □ 指导饮食 □ 协助或指导生活护理 □ 出院指导 □ 办理出院手续 □ 复诊时间 □ 作息、饮食、活动 □ 服药指导 □ 清洁卫生 □ 疾病知识
病情变异记录	□ 无　□ 有，原因： 1. 2.	□ 无　□ 有，原因： 1. 2.
护士签名		
医师签名		

第三章

甲状腺良性肿瘤临床路径释义

一、甲状腺良性肿瘤编码

1. 国家卫生和计划生育委员会原编码：

疾病名称及编码：甲状腺良性肿瘤（ICD-10：D34）

手术操作名称及编码：甲状腺部分切除、甲状腺次全切除或甲状腺近全切除术（ICD-9-CM-3：06.2/06.39）

2. 修改编码：

疾病名称及编码：甲状腺良性肿瘤（ICD-10：D34）

结节性甲状腺肿（ICD-10：E04）

手术操作名称及编码：单侧甲状腺腺叶切除术（ICD-9-CM-3：06.2）

部分甲状腺切除术（ICD-9-CM-3：06.3）

胸骨后甲状腺切除术（ICD-9-CM-3：06.5）

二、临床路径检索方法

（D34/E04）伴（06.2 /06.3 /06.5）

三、甲状腺良性肿瘤临床路径标准住院流程

（一）适用对象

第一诊断为甲状腺良性肿瘤（ICD-10：D34），手术方式为行甲状腺部分切除、甲状腺次全切除或甲状腺近全切除术（ICD-9-CM-3：06.2/06.39）。

> 释义
>
> ■ 适用对象编码参见第一部分。
> ■ 本路径适用对象为甲状腺腺瘤，结节性甲状腺肿。
> ■ 根据肿瘤大小、部位，甲状腺良性肿瘤的手术方式分甲状腺部分切除、甲状腺次全切除或甲状腺近全切除术。

（二）诊断依据

根据《临床诊疗指南·普通外科分册（第1版）》（中华医学会编著，人民卫生出版社）、《甲状腺外科（第1版）》（陈国锐主编，人民卫生出版社）及全国高等学校教材《外科学（第7版）》（陈孝平主编，人民卫生出版社）。

1. 发现颈前区肿物，无或伴有甲亢临床表现。
2. 体检提示颈前区肿块，随吞咽而上下活动。
3. 颈部B超提示甲状腺良性肿瘤。
4. 甲状腺功能正常或有甲亢表现。

> **释义**
>
> ■ 甲状腺良性肿瘤患者一般无明显症状。肿瘤呈圆形或椭圆形，大小不等，肿瘤活动度好，表面光滑，边界清，与周围组织无粘连，随吞咽上下移动。个别肿瘤较大者可压迫气管，使气管、食管移位。有时因肿块内出血，瘤体会突然增大，伴有局部胀痛。
>
> ■ 高分辨率超声检查是评估甲状腺结节的首选方法，对触诊怀疑，或是在 X 线、CT、MR 或 SPECT 检查中提示的甲状腺结节均应行超声检查。颈部超声可确定甲状腺结节的大小、数目、位置、质地、边界、包膜、钙化、血供和周围组织的关系等情况，同时评估颈部区域有无淋巴结及淋巴结大小、形态和结构特点。
>
> ■ 甲状腺良性肿瘤可以恶变，恶变者不属于本路径范畴。

（三）选择治疗方案的依据

根据《临床诊疗指南·普通外科分册（第 1 版）》（中华医学会编著，人民卫生出版社）、《甲状腺外科（第 1 版）》（陈国锐主编，人民卫生出版社）及全国高等学校教材《外科学（第 7 版）》（陈孝平主编，人民卫生出版社）。

手术方式选择应保证甲状腺肿物连同周边少量正常组织一并切除（视术中情况可选择甲状腺部分切除、甲状腺次全切除或甲状腺近全切除术），术中应行标本冷冻检查以除外恶变。

> **释义**
>
> ■ 各医疗单位执行甲状腺良性肿瘤临床路径时，可根据疾病肿瘤制定具体的入路名称。
>
> ■ 肿瘤较小或生长缓慢的甲状腺良性肿瘤可以不做处理。因病情复杂、患者自身机体的原因或医疗条件的限制不适合手术的患者，要向患者提供其他治疗方式的选择，履行医师的告知义务和患者对该病的知情权。
>
> ■ 本病是良性肿瘤，手术为择期手术。

（四）临床路径标准住院日

6~9 天。

> **释义**
>
> ■ 甲状腺良性肿瘤患者入院后，常规检查包括超声、X 线检查等准备 1~2 天，术后恢复 2~5 天，总住院时间小于 9 天的均符合本路径要求。

（五）进入路径标准

1. 第一诊断必须符合 ICD-10：D34 甲状腺良性肿瘤疾病编码。
2. 当患者合并其他疾病，但住院期间不需要特殊处理也不影响第一诊断的临床路径流程实施时，可以进入路径。

> **释义**
>
> ■ 本路径适用对象为甲状腺腺瘤、结节性甲状腺肿。
>
> ■ 患者如果合并高血压、糖尿病、冠心病、慢性阻塞性肺炎、慢性肾病等其他慢性疾病，需要术前对症治疗时，如果不影响麻醉和手术，不影响术前准备的时间，可进入本路径。上述慢性疾病如果需要经治疗稳定后才能手术，术前需特殊准备的，先进入其他相应内科疾病的诊疗路径。

（六）术前准备

1～2 天。

1. 必须的检查项目：

（1）血常规、尿常规、便常规+隐血。

（2）肝功能、肾功能、电解质、凝血功能、感染性疾病筛查（乙型肝炎、丙型肝炎、艾滋病、梅毒等）。

（3）心电图、胸部 X 线检查。

（4）甲状腺功能检查、抗甲状腺抗体、甲状腺球蛋白、血清降钙素，甲状腺及颈部淋巴结 B 超。

（5）请耳鼻喉科会诊了解声带情况。

2. 根据患者病情可选择：

（1）气管正侧位。

（2）肺功能、超声心动图检查和血气分析等。

（3）甲状腺核素扫描。

> **释义**
>
> ■ 必查项目是确保手术治疗安全、有效开展的基础，术前必须完成。
>
> ■ 为缩短患者住院等待时间，检查项目可以在患者入院前于门诊完成。
>
> ■ 对于肿瘤较大压迫气管者术前应进行气管正侧位检查，评估气管受压情况。
>
> ■ 对于肿瘤可疑恶变者，可行甲状腺核素扫描。
>
> ■ 高龄患者或有心肺功能异常患者，术前根据病情增加心脏彩超、肺功能、血气分析等检查。
>
> ■ 对于肿瘤巨大，部分位于胸骨后的患者，应行颈部 CT 检查，评估气管受压情况，胸骨后肿瘤与颈部甲状腺是否连续，并明确肿块与周围组织、脏器的关系。

（七）预防性抗菌药物选择与使用时机

按照《抗菌药物临床应用指导原则》（卫医发〔2004〕285 号）执行。通常不需预防用抗菌药物。

> **释义**
>
> ■ 甲状腺良性肿瘤手术切口属于Ⅰ类切口，通常不需预防用抗菌药物。

（八）手术日

入院第 3~4 天。

1. 麻醉方式：气管内插管全身麻醉、局部麻醉或颈丛麻醉。
2. 手术方式：根据甲状腺肿物大小及其部位、性质选择甲状腺部分切除、甲状腺次全切除或甲状腺近全切除术。
3. 术中用药：麻醉常规用药。
4. 输血：根据术前血红蛋白状况及术中出血情况而定。
5. 病理学检查：术中行冷冻病理学检查，术后行石蜡切片病理学检查。

> **释义**
>
> ■ 目前甲状腺良性肿瘤手术多采用气管内插管全身麻醉。
> ■ 手术是否输血依照术中出血量而定，可根据医院条件采用自体血回输系统，必要时输异体血。
> ■ 手术中应常规进行术中冷冻病理学检查及术后石蜡切片病理学检查，明确肿瘤性质及治疗方案，恶变者不属于本路径范畴。
> ■ 对于胸骨后甲状腺肿，巨大甲状腺肿物，考虑喉返神经有移位者，可以选择应用术中神经监测以保护喉返神经。

（九）术后住院恢复

2~5 天。

1. 生命体征监测，严密观察有无出血等并发症发生。
2. 根据病情，按照《国家基本药物》目录选择使用雾化、止血药、补液等治疗，时间 1~2 天（视具体情况而定）。
3. 根据病情，尽早拔除尿管、皮片或引流管。
4. 实验室检查：必要时复查血常规、血生化等。

> **释义**
>
> ■ 术后可根据患者恢复情况做必须复查的检查项目，并根据病情变化增加检查的频次。复查项目并不仅局限于路径中的项目，还应包括甲状腺功能检查等。

（十）出院标准

1. 无切口感染、引流管拔除。
2. 生命体征平稳，可自由活动。
3. 饮食恢复，无需静脉补液。
4. 无需要住院处理的其他并发症或合并症。

> **释义**
>
> ■ 主治医师应在出院前，通过复查的各项检查并结合患者恢复情况决定是否能出院。如果确有需要继续留院治疗的情况，超出了路径所规定的时间，应先处理并发症并符合出院条件后再准许患者出院。

（十一）变异及原因分析

1. 术中冷冻提示甲状腺炎或甲状腺癌等转入相应路径。
2. 胸骨后巨大甲状腺肿有可能需要开胸手术。
3. 合并甲状腺功能亢进症的甲状腺良性肿瘤转入相应路径。
4. 术后出现并发症需要进行相关的诊断和治疗。

释义

■ 对于轻微变异，如由于某种原因，路径指示应当于某一天的操作不能如期进行而要延期的，这种改变不会对最终结果产生重大改变，也不会更多的增加住院天数和住院费用，可不出本路径。

■ 除以上所列变异及原因外，如还出现医疗、护理、患者、环境等多方面的变异原因，应阐明变异相关问题的重要性，必要时须及时退出本路径，并请应将特殊的变异原因进行归纳、总结，以便重新修订路径时作为参考，不断完善和修订路径。

四、甲状腺良性肿瘤临床路径给药方案

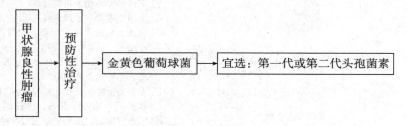

【用药选择】

1. 为预防术后切口感染，应针对金黄色葡萄球菌选用药物。
2. 第一代头孢菌素常用的注射剂有头孢唑林、头孢噻吩、头孢拉定等，口服制剂有头孢拉定、头孢氨苄和头孢羟氨苄等。第二代头孢菌素注射剂有头孢呋辛、头孢替安等，口服制剂有头孢克洛、头孢呋辛酯和头孢丙烯等。

【药学提示】

1. 对于甲状腺良性肿瘤手术需预防应用抗菌药物者，应在术前 0.5~2 小时给药，或麻醉开始时给药，使手术切口暴露时局部组织中已达到足以杀灭手术过程中入侵切口细菌的药物浓度。
2. 手术时间较短（<2 小时）的清洁手术，术前用药一次即可。

【注意事项】

1. 甲状腺良性肿瘤手术切口属于 Ⅰ 类切口，对于高危人群，可按规定适当预防性和术后应用抗菌药物，但需注意应尽可能单一、短程、较小剂量给药。
2. 用药前必须详细询问患者先前有否对头孢菌素类、青霉素类或其他药物的过敏史。

五、推荐表单

（一）医师表单

甲状腺良性肿瘤临床路径医师表单

适用对象：第一诊断为甲状腺良性肿瘤（ICD-10：D34）

行甲状腺部分切除、甲状腺次全切除或甲状腺近全切除术（ICD-9-CM-3：06.2/06.39）

患者姓名：		性别：	年龄：	门诊号：	住院号：
住院日期：	年 月 日	出院日期：	年 月 日		标准住院日：6~9 天

日期	住院第 1 天	住院第 2~3 天 （手术前 1 日）
主要诊疗工作	□ 询问病史及体格检查 □ 完成住院病历和首次病程记录 □ 开实验室检查单 □ 上级医师查房与术前评估 □ 初步确定诊治方案和特殊检查项目	□ 上级医师查房 □ 完成术前准备与术前评估 □ 根据检查检验结果进行术前讨论，确定治疗方案 □ 如考虑有恶性或甲亢转入相应临床路径 □ 完成必要的相关科室会诊 □ 申请手术及开手术医嘱 □ 完成上级医师查房记录、术前讨论、术前小结等 □ 完成术前总结、手术方式、手术关键步骤、术中注意事项等 □ 向患者及家属交代病情及围术期注意事项 □ 签署手术知情同意书、自费用品协议书、输血同意书、麻醉同意书或签授权委托书
重点医嘱	**长期医嘱** □ 外科二级护理常规 □ 饮食（依据患者情况定） □ 下达就进入临床路径医嘱 **临时医嘱** □ 血常规、尿常规、便常规+隐血 □ 凝血功能、电解质、肝肾功能、感染性疾病筛查 □ 甲状腺功能、抗甲状腺抗体、甲状腺球蛋白、甲状腺 B 超 □ 心电图、胸部 X 线检查 □ 气管正侧位、肺功能、超声心动图（酌情） □ 耳鼻喉科会诊了解声带 □ 肺功能、超声心动图检查、血气分析、甲状腺核素扫描、颈部 CT（必要时）	**长期医嘱** □ 患者既往基础用药 **临时医嘱** □ 必要的科室会诊 **术前医嘱** □ 常规准备明日行甲状腺（部分、次全、近全）切除术 □ 备皮 □ 术前禁食 6 小时、禁水 2 小时 □ 麻醉前用药 □ 备血（必要时） □ 术中特殊用药带药 □ 带影像学资料入手术室 □ 预约 ICU（视情况而定）
病情变异记录	□无 □有，原因： 1. 2.	□无 □有，原因： 1. 2.
医师签名		

日期	住院第 3~4 天 （手术日）	
	术前与术中	术后
主要诊疗工作	□ 陪送患者入手术室 □ 麻醉准备，监测生命体征 □ 施行手术 □ 保持各引流管通畅 □ 术中行冷冻病理学检查，术后行石蜡病理学检查	□ 麻醉医师完成麻醉记录 □ 完成术后首次病程记录 □ 完成手术记录 □ 向患者及家属说明手术情况 □ 下达术后医嘱 □ 麻醉师术后随访 □ 观察呼吸、切口渗出、有无声音嘶哑及四肢末梢麻木
重点医嘱	**长期医嘱** □ 甲状腺良性肿瘤常规护理 □ 一级或二级护理 □ 禁食 **临时医嘱** □ 术中冷冻检查 □ 术中神经监测（必要时） □ 应用抗菌药物（必要时）	**长期医嘱** □ 甲状腺部分切除术后常规护理 □ 一级护理（可如厕） □ 术后 6 小时半流食 □ 雾化吸入 □ 颈部切口引流记量 □ 尿管接尿袋（视手术时间而定） **临时医嘱** □ 心电监护、吸氧 □ 静脉补液 □ 备气管切开包 □ 血常规及生化检查（必要时）
病情变异记录	□ 无　□ 有，原因： 1. 2.	□ 无　□ 有，原因： 1. 2.
医师签名		

日期	住院第 4~5 天 （术后第 1 日）	住院第 5~7 天 （术后第 2~4 日）	住院第 6~9 天 （出院日）
主要诊疗工作	□ 上级医师查房 □ 观察病情变化，包括颈部、耳前叩击征及声音情况等 □ 观察引流量和性状，视引流情况拔除颈部引流管及尿管 □ 检查手术切口，更换敷料 □ 分析实验室检查结果 □ 维持水电解质平衡 □ 住院医师完成常规病程记录	□ 上级医师查房 □ 观察病情变化，包括颈部、耳前叩击征及声音情况等 □ 观察引流量和颜色 □ 住院医师完成常规病程记录 □ 必要时予相关特殊检查	□ 上级医师查房 □ 切口拆线 □ 明确是否符合出院标准 □ 完成出院记录、病案首页、出院证明书等 □ 通知出入院处 □ 通知患者及家属 □ 向患者告知出院后注意事项，如康复计划、返院复诊、后续治疗，及相关并发症的处理等 □ 出院小结、疾病证明书及出院须知交予患者
重点医嘱	长期医嘱 □ 甲状腺手术后常规护理 □ 一级护理 □ 半流食 □ 雾化吸入 □ 视情况拔除颈部引流管 □ 化痰药（酌情） □ 患者既往基础用药 临时医嘱 □ 适当补充葡萄糖液和盐水液体支持 □ 静脉口服钙剂（必要时） □ 切口换药根据引流情况拔除引流管 □ 拔除尿管	长期医嘱 □ 二级或三级护理（视情况） □ 患者既往基础用药 □ 视情况拔除颈部引流管 临时医嘱 □ 补充进食不足的液体支持 □ 切口换药，根据引流情况拔除引流	临时医嘱 □ 切口拆线 出院医嘱 □ 出院后相关用药
病情变异记录	□ 无　□ 有，原因： 1. 2.	□ 无　□ 有，原因： 1. 2.	□ 无　□ 有，原因： 1. 2.
医师签名			

（二）护士表单

甲状腺良性肿瘤临床路径护士表单

适用对象：第一诊断为甲状腺良性肿瘤（ICD-10：D34）

行甲状腺部分切除、甲状腺次全切除或甲状腺近全切除术（ICD-9-CM-3：06.2/06.39）

患者姓名：	性别：　　年龄：　　门诊号：	住院号：
住院日期：　　年　月　日	出院日期：　　年　月　日	标准住院日：6~9 天

时间	住院第 1 天	住院第 2~3 天 （手术前 1 日）	住院第 3~4 天 （手术日）
健康宣教	□ 入院宣教 　介绍主管医师、护士 　介绍环境、设施 　介绍住院注意事项	□ 术前宣教 　宣教疾病知识、术前准备及手术过程 　告知准备物品、沐浴 　告知术后饮食、活动及探视注意事项 　告知术后可能出现的情况及应对方式 □ 主管护士与患者沟通，了解并指导心理应对 □ 告知家属等候区位置	□ 术后当日宣教 　告知监护设备、管路功能及注意事项 　告知饮食、体位要求 　告知疼痛注意事项 　告知术后可能出现情况及应对方式 　告知用药情况 □ 给予患者及家属心理支持 □ 再次明确探视陪护须知
护理处置	□ 核对患者姓名，佩戴腕带 □ 建立入院护理病历 □ 更换病号服	□ 协助医师完成术前检查化验 □ 术前准备 　备皮；禁食、禁水；开塞露通便 　术前沐浴、取下饰品 　必要时配血、抗菌药物皮试	□ 送手术 　摘除患者各种活动物品 　核对患者资料及带药 　填写手术交接单，签字确认 □ 接手术 　核对患者及资料，签字确认
基础护理	□ 二级或三级护理 □ 晨晚间护理 □ 患者安全管理	□ 二级护理 □ 晨晚间护理 □ 患者安全管理	□ 一级护理 □ 头部抬高或半坐卧位 □ 排泄护理 □ 患者安全管理
专科护理	□ 护理查体 □ 基础生命体征监测 □ 需要时，请家属陪护	□ 协助医师完成术前检查化验	□ 病情观察，评估生命体征、伤口敷料、各种引流管情况、出入量、有无手足抽搐及声音嘶哑情况 □ 遵医嘱予液体支持、化痰、雾化吸入等治疗 □ 床边放置气管切开包
重点医嘱	□ 详见医嘱执行单	□ 详见医嘱执行单	□ 详见医嘱执行单
病情变异记录	□ 无　□ 有，原因： 1. 2.	□ 无　□ 有，原因： 1. 2.	□ 无　□ 有，原因： 1. 2.
护士签名			

时间	住院第 4 ~ 7 天 （术后第 1 ~ 4 日）	住院第 6 ~ 9 天 （术后第 3 ~ 6 日）
健康宣教	□ 术后宣教 　药物作用及频率 　饮食、活动指导 　复查患者对术前宣教内容的掌握程度 　疾病恢复期注意事项 　拔尿管后注意事项 　拔颈部引流管后注意事项 　下床活动注意事项	□ 出院宣教 　复查时间 　服药方法 　活动休息 　指导饮食 　康复训练方法 □ 指导办理出院手续
护理处置	□ 遵医嘱完成相关检查 □ 视情况拔除尿管	□ 办理出院手续 □ 书写出院小结
基础护理	□ 一级或二级或三级护理 □ 晨晚间护理 □ 协助进食、进水（饮水呛咳者鼻饲） □ 协助翻身、床上移动、预防压疮 □ 排泄护理 □ 协助更衣 □ 患者安全管理	□ 二级或三级护理 □ 晨晚间护理 □ 协助或指导进食、进水 □ 协助或指导床旁活动 □ 康复训练 □ 患者安全管理
专科护理	□ 病情观察 □ 评估生命体征、伤口敷料、各种引流管情况、出入量、有无手足抽搐及声音嘶哑情况 □ 遵医嘱予液体支持、化痰、雾化吸入等治疗 □ 需要时，联系主管医师给予相关治疗及用药	□ 病情观察 □ 生命体征、伤口敷料、有无手足抽搐及声音嘶哑及是否改善情况
重点医嘱	□ 详见医嘱执行单	□ 详见医嘱执行单
病情变异记录	□ 无　□ 有，原因： 1. 2.	□ 无　□ 有，原因： 1. 2.
护士签名		

（三）患者表单

甲状腺良性肿瘤临床路径患者表单

适用对象：第一诊断为甲状腺良性肿瘤（ICD-10：D34）

行甲状腺部分切除、甲状腺次全切除或甲状腺近全切除术（ICD-9-CM-3：06.2/06.39）

患者姓名：	性别： 年龄： 门诊号：	住院号：
住院日期： 年 月 日	出院日期： 年 月 日	标准住院日：6~9天

时间	住院第1天	住院第2~3天 （手术前1日）	住院第3~4天 （手术日）
监测	□ 测量生命体征、体重	□ 每日测量生命体征、询问排便，手术前1天晚测量生命体征	□ 手术清晨测量生命体征、血压1次，必要时测量血糖
医患配合	□ 护士行入院护理评估（简单询问病史） □ 接受入院宣教 □ 医师询问病史、既往病史、用药情况，收集资料 □ 进行体格检查	□ 配合完善术前相关化验、检查 □ 术前宣教 □ 甲状腺良性肿瘤疾病知识、临床表现 □ 治疗方法 □ 术前用物准备：毛巾、饮用水等 □ 手术室接患者，配合核对 □ 医师与患者及家属介绍病情及手术谈话 □ 手术时家属在等候区等候 □ 探视及陪护制度	□ 术后宣教 术后体位：麻醉未醒时平卧，清醒后，平卧，去枕6小时，协助改变体位，根据医嘱予监护设备、吸氧 □ 配合护士定时监测生命体征、伤口敷料等 □ 不要随意动引流管 □ 疼痛的注意事项及处理 □ 告知医护不适及异常感受 □ 配合评估手术效果
重点诊疗及检查	**重点诊疗** □ 二级护理 □ 既往基础用药	**重点诊疗** □ 术前准备 □ 备皮 □ 配血（必要时） □ 术前签字 **重要检查** □ 心电图、X线胸片 □ 颈部B超 □ 甲状腺放射性核素扫描（必要时）	**重点诊疗** □ 一级护理 □ 予监护设备、吸氧 □ 注意留置管路安全与通畅 □ 用药：补液、化痰药物的应用 □ 护士协助记录出入量
饮食及活动	□ 普通饮食 □ 正常活动	□ 禁食6小时、禁水2小时 □ 正常活动	□ 根据病情半流食或鼻饲 □ 卧床休息，自主体位

时间	住院第 4 ~ 7 天 （术后第 1 ~ 4 日）	住院第 6 ~ 9 天 （术后第 3 ~ 6 日）
监测	□ 定时监测生命体征，每日询问排便	□ 定时监测生命体征、每日询问排便
医患配合	□ 医师巡视，了解病情 □ 配合生命体征的观察及必要的检查 □ 护士行晨晚间护理 □ 护士协助进食、进水、排泄等生活护理 □ 配合监测出入量 □ 视情况将尿管拔除 □ 配合功能恢复训练（必要时） □ 注意探视及陪护时间	□ 护士行晨晚间护理 □ 医师拆线 □ 伤口注意事项 □ 配合功能恢复训练（必要时） □ 出院宣教 □ 接受出院前康复宣教 □ 学习出院注意事项 □ 了解复查程序 □ 办理出院手续，取出院带药
重点诊疗及检查	**重点诊疗** □ 一级或二级或三级护理 □ 静脉用药逐渐过渡至口服药 □ 医师定时予伤口换药 **重要检查** □ 定期抽血化验	**重点诊疗** □ 二级或三级护理 □ 普通饮食 □ 医师定时予伤口换药 **重要检查** □ 定期抽血化验（必要时）
饮食及活动	□ 根据病情逐渐由半流食过渡至普通饮食，营养均衡，食用高蛋白、低脂肪、易消化，避免产气食物（牛奶、豆浆）及油腻食物。鼓励多食汤类食物，蔬菜及水果补充水分，卧床休息时可头高位，渐坐起 □ 术后第 1 ~ 2 天可视体力情况渐下床活动，循序渐进，注意安全 □ 行功能恢复锻炼（必要时）	□ 普通饮食，营养均衡 □ 勿吸烟、饮酒 □ 正常活动 □ 行功能恢复训练（必要时）

附：**原表单（2011 年版）**

甲状腺良性肿瘤临床路径表单

适用对象：第一诊断为甲状腺良性肿瘤（ICD-10：D34）

行甲状腺部分切除、甲状腺次全切除或甲状腺近全切除术（ICD-9-CM-3：06.2/06.39）

患者姓名：	性别：	年龄：	门诊号：	住院号：

住院日期：　　年　月　日	出院日期：　　年　月　日	标准住院日：6~9 天

日期	住院第 1 天	住院第 2~3 天 （手术前 1 日）
主要诊疗工作	□ 询问病史及体格检查 □ 完成住院病历和首次病程记录 □ 开实验室检查单 □ 上级医师查房与术前评估 □ 初步确定诊治方案和特殊检查项目	□ 上级医师查房 □ 完成术前准备与术前评估 □ 根据检查检验结果进行术前讨论，确定治疗方案 □ 如考虑有恶性或甲亢转入相应临床路径 □ 完成必要的相关科室会诊 □ 申请手术及开手术医嘱 □ 完成上级医师查房记录、术前讨论、术前小结等 □ 完成术前总结、手术方式、手术关键步骤、术中注意事项等 □ 向患者及家属交代病情及围术期注意事项 □ 签署手术知情同意书、自费用品协议书、输血同意书、麻醉同意书或签授权委托书
重点医嘱	**长期医嘱** □ 外科二级护理常规 □ 饮食（依据患者情况定） **临时医嘱** □ 血常规、尿常规、便常规+隐血 □ 凝血功能、电解质、肝肾功能、感染性疾病筛查 □ 甲状腺功能、抗甲状腺抗体、甲状腺球蛋白、甲状腺 B 超 □ 心电图、胸部 X 线检查 □ 气管正侧位、肺功能、超声心动图（酌情） □ 耳鼻喉科会诊了解声带	**长期医嘱** □ 患者既往基础用药 **临时医嘱** □ 必要的科室会诊 □ 术前医嘱 　（1）常规准备明日行甲状腺部分切除术 　（2）备皮 　（3）术前禁食 6 小时、禁水 2 小时 　（4）麻醉前用药 　（5）备血 □ 术中特殊用药带药 □ 带影像学资料入手术室 □ 预约 ICU（视情况而定）
主要护理工作	□ 入院介绍 □ 入院评估 □ 健康教育 □ 活动指导 □ 饮食指导 □ 患者相关检查配合的指导 □ 心理支持	□ 静脉抽血 □ 健康教育 □ 饮食指导 □ 疾病知识指导 □ 术前指导 □ 促进睡眠（环境、药物） □ 心理支持

续 表

日期	住院第 1 天	住院第 2~3 天 （手术前 1 日）
病情 变异 记录	□无 □有，原因： 1. 2.	□无 □有，原因： 1. 2.
护士 签名		
医师 签名		

日期	住院第 3~4 天 （手术日）	
	术前与术中	术后
主要 诊疗 工作	□ 陪送患者入手术室 □ 麻醉准备，监测生命体征 □ 施行手术 □ 保持各引流管通畅 □ 术中行冷冻病理学检查，术终行常规病理学检查	□ 麻醉医师完成麻醉记录 □ 完成术后首次病程记录 □ 完成手术记录 □ 向患者及家属说明手术情况
重 点 医 嘱	**长期医嘱** □ 甲状腺良性肿瘤常规护理 □ 一级或二级护理 □ 禁食 **临时医嘱** □ 术中冰冻检查	**长期医嘱** □ 甲状腺部分切除术后常规护理 □ 一级护理 □ 禁食 □ 常规雾化吸入，bid □ 颈部切口引流接负压袋吸引并记量 □ 尿管接尿袋（视手术时间而定） □ 化痰药 **临时医嘱** □ 吸氧 □ 床边备气管切开包 □ 血常规及生化检查（必要时）
主 要 护 理 工 作	□ 健康教育 □ 饮食：术前禁食、禁水 □ 术前沐浴、更衣，取下义齿、饰物 □ 告知患者及家属术前流程及注意事项 □ 指导术前注射用药后注意事项 □ 术前手术物品准备 □ 陪送患者入手术室 □ 术中按需留置尿管 □ 床边放置气管切开包 □ 心理支持	□ 体位与活动：平卧，去枕 6 小时，协助改 　变体位（半坐卧位） □ 按医嘱吸氧、禁食、禁水 □ 密切观察患者情况 □ 疼痛护理 □ 留置管道护理及指导 □ 心理支持（患者及家属）
病情 变异 记录	□ 无　□ 有，原因： 1. 2.	
护士 签名		
医师 签名		

日期	住院第 4~5 天 （术后第 1 日）	住院第 5~7 天 （术后第 2~4 日）	住院第 6~9 天 （出院日）
主要诊疗工作	□ 上级医师查房 □ 观察病情变化，包括颈部、耳前叩击征及声音情况等 □ 观察引流量和性状，视引流情况拔除颈部引流管及尿管 □ 检查手术切口，更换敷料 □ 分析实验室检验结果 □ 维持水电解质平衡 □ 住院医师完成常规病程记录	□ 上级医师查房 □ 观察病情变化，包括颈部、耳前叩击征及声音情况等 □ 观察引流量和颜色 □ 住院医师完成常规病程记录 □ 必要时予相关特殊检查	□ 上级医师查房 □ 切口拆线 □ 明确是否符合出院标准 □ 完成出院记录、病案首页、出院证明书等 □ 通知出入院处 □ 通知患者及家属 □ 向患者告知出院后注意事项，如康复计划、返院复诊、后续治疗，及相关并发症的处理等 □ 出院小结、疾病证明书及出院须知交予患者
重点医嘱	**长期医嘱** □ 甲状腺手术后常规护理 □ 一级护理 □ 半流食 □ 常规雾化吸入，bid □ 视情况拔除颈部引流管接袋并记量 □ 化痰药（酌情） □ 患者既往基础用药 **临时医嘱** □ 适当补充葡萄糖液和盐水液体支持 □ 切口换药并拔除引流 □ 拔除尿管	**长期医嘱** □ 二级或三级护理（视情况） □ 患者既往基础用药 **临时医嘱** □ 补充进食不足的液体支持	**临时医嘱** □ 切口拆线 **出院医嘱** □ 出院后相关用药
主要护理工作	□ 体位：指导患者下床活动及颈部活动 □ 观察患者病情变化 □ 指导饮食 □ 遵医嘱拔除尿管 □ 疼痛护理 □ 生活护理（一级护理） □ 心理支持	□ 体位与活动：自主体位，指导颈部活动 □ 指导饮食 □ 协助或指导生活护理	□ 出院指导 □ 办理出院手续 □ 预约复诊时间 □ 作息、饮食、活动指导 □ 服药指导 □ 清洁卫生 □ 疾病知识
病情变异记录	□ 无　□ 有，原因： 1. 2.	□ 无　□ 有，原因： 1. 2.	□ 无　□ 有，原因： 1. 2.
护士签名			
医师签名			

第四章
甲状腺癌临床路径释义

一、甲状腺癌编码

疾病名称及编码：甲状腺癌（ICD-10：C73）

手术操作名称及编码：甲状腺癌根治手术（ICD-9-CM-3：06.2-06.4）

颈淋巴结根治性切除（ICD-9-CM-3：40.4）

二、临床路径检索方法

C73 伴 06.2-06.4 /（06.2-06.4+40.4）

三、甲状腺癌临床路径标准住院流程

（一）适用对象

第一诊断为甲状腺癌（ICD-10：C73），行甲状腺癌根治手术（ICD-9-CM-3：06.2-06.4 伴 40.4）。

> **释义**
>
> ■ 适用对象编码参见第一部分。
> ■ 本路径适用对象为甲状腺恶性肿瘤。
> ■ 甲状腺癌的手术方式为甲状腺癌根治手术。

（二）诊断依据

根据《临床诊疗指南·普通外科分册（第1版）》（中华医学会编著，人民卫生出版社）、《甲状腺外科（第1版）》（陈国锐主编，人民卫生出版社）及全国高等学校教材《外科学（第7版）》（陈孝平主编，人民卫生出版社）。

1. 症状及体征：颈部肿物，可伴有声音嘶哑或呼吸、吞咽困难，体格检查有甲状腺结节，有或无颈部肿大淋巴结。

2. 影像学检查：主要依靠超声彩色多普勒、放射性核素扫描诊断，CT、MR 及 SPECT 等可提供参考；

3. 血清降钙素测定对早期诊断甲状腺髓样癌有十分重要的价值。

4. 病理：针吸细胞学诊断或术中冰冻活检。

> **释义**
>
> ■ 甲状腺恶性肿瘤患者一般无明显症状，多体检发现。晚期可出现声音嘶哑、呼吸、吞咽困难，未分化癌可短期出现上述症状。转移至淋巴结时，可发现颈部淋巴结肿大。当患者甲状腺肿块不明显，因发现转移灶就诊时，应考虑到甲状腺癌的可能。髓样癌患者可出现腹泻，颜面潮红等症状。

■ 高分辨率超声检查是评估甲状腺结节的首选方法，对触诊怀疑，或是在 X 线、CT、MR 或 SPECT 检查中提示的甲状腺结节均应行超声检查。颈部超声可确定甲状腺结节的大小、数目、位置、质地、边界、包膜、钙化、血供和周围组织的关系等情况，同时评估颈部区域有无淋巴结及淋巴结大小、形态和结构特点。以下超声征象提示甲状腺癌可能性大：①实性低回声结节；②结节内血供丰富（TSH 正常情况下）；③结节形态和边缘不规则，晕环缺如；④微小钙化，针尖样弥散分布或簇状分布的钙化；⑤同时伴有颈部淋巴结超声影像异常。

■ 放射性核素扫描受显像仪分辨率所限，适用于直径>1cm 结节，显像示"冷结节"应考虑恶性的可能，"热结节"绝大部分为良性。

■ CT、MR 及 SPECT 主要显示肿瘤与周围组织结构的关系，协助制订手术方案。

■ 甲状腺髓样癌来源于分泌降钙素的甲状腺滤泡旁细胞（又称 C 细胞），因此血清降钙素可作为甲状腺髓样癌特异性肿瘤标志物。

■ 术前通过针吸细胞学诊断甲状腺癌的灵敏度为 83%（65%~98%），特异性为 92%（72%~100%），术前针吸细胞学检查有助于减少不必要的甲状腺结节手术，并帮助确定恰当的手术方案。术中应常规进行冷冻活检，确定肿瘤性质，决定手术方案。

（三）选择治疗方案的依据

根据《临床诊疗指南·普通外科分册（第 1 版）》（中华医学会编著，人民卫生出版社）、《甲状腺外科（第 1 版）》（陈国锐主编，人民卫生出版社）及全国高等学校教材《外科学（第 7 版）》（陈孝平主编，人民卫生出版社）。

1. 以手术治疗为主，辅助应用核素、甲状腺激素及放射治疗。

2. 手术治疗：对于不同病理类型的甲状腺癌应采取不同的手术方式。

（1）乳头状癌、滤泡状癌：甲状腺全切除（即病灶侧甲状腺叶全切除，对侧甲状腺叶全/近全切除，峡部全切除）或患侧叶甲状腺全切除+峡部切除；确定双侧腺体内都有甲状腺癌结节时，应作全甲状腺切除术及中央组淋巴结切除术。颈淋巴结肿大并证实为甲状腺癌转移的患者，应进行包括颈部淋巴结清扫术在内的甲状腺癌联合根治手术。病灶相当广泛累及双侧腺体并转移至双侧颈部淋巴结，原发病灶与转移灶相互融合粘连应作全甲状腺切除+双侧颈淋巴结清扫术。

（2）髓样癌：术中如能以冰冻切片确诊为髓样癌，则应做全甲状腺切除。

釋義

■ 甲状腺癌的治疗方法主要包括手术治疗、术后核素治疗和 TSH 抑制治疗。分化差的甲状腺癌可辅助放疗。手术治疗最为主要，直接影响本病的后续治疗及随访，并与预后密切相关。甲状腺癌治疗的总体发展趋势是个体化的综合治疗。

■ 分化型甲状腺癌甲状腺切除范围中国指南推荐为全/近全甲状腺切除和甲状腺腺叶+峡部切除。

■ 全/近全甲状腺切除术适应证包括：①童年期有头颈部放射线照射史或放射性尘埃接触史；②原发灶最大直径>4cm；③多癌灶，尤其是双侧癌灶；④不良的病理亚型如：乳头状癌的高细胞型、柱状细胞型、弥漫硬化型、实体亚型，滤泡状癌的广泛浸润型、低分化型甲状腺癌；⑤已有远处转移，需行术后^{131}I治疗；⑥伴有双侧颈部淋巴结转移；⑦伴有腺外侵犯（如气管、食管、颈动脉或纵隔侵犯等）。全/近全甲状腺切除术的相对适应证是：肿瘤最大直径介于1~4cm之间，伴有甲状腺癌高危因素或合并对侧甲状腺结节。

■甲状腺腺叶+峡部切除术的适应证为：局限于一侧腺叶内的单发肿瘤，并且肿瘤原发灶≤1cm、复发危险度低、无童年期头颈部放射线接触史、无颈部淋巴结转移和远处转移、对侧腺叶内无结节。相对适应证为：局限于一侧腺叶内的单发肿瘤，并且肿瘤原发灶≤4cm、复发危险度低、对侧腺叶内无结节；微小浸润型滤泡状癌。

■分化型甲状腺癌术中有效保留甲状旁腺和喉返神经的情况下均应行病灶同侧中央组淋巴结清扫术。对临床颈部非中央区淋巴结转移（cN1b）的患者，行颈侧区淋巴结清扫术。建议根据中央区转移淋巴结的数量和比例、原发灶的位置、大小、病理分型和术中对非中央区淋巴结探查情况等进行综合评估，对部分临床颈部中央区淋巴结转移（cN1a）患者行颈侧区部淋巴结清扫。

■甲状腺髓样癌无论是家族型还是散发性，因具有侵袭性和多灶性特点，均应采取全甲状腺切除。美国甲状腺协会2009年推荐的《甲状腺髓样癌诊疗指南》中具体阐述了髓样癌的手术切除范围及程度，推荐甲状腺髓样癌均应作全甲状腺切除和颈淋巴结清扫。

（四）标准住院日

7~14天。

> **释义**
>
> ■甲状腺癌患者入院后，常规检查包括超声、CT检查等准备1~3天，术后恢复4~10天，总住院时间小于14天的均符合本路径要求。

（五）进入路径标准

1. 第一诊断必须符合ICD-10：C73甲状腺癌的疾病编码。
2. 当患者合并其他疾病，但住院期间不需要特殊处理也不影响第一诊断的临床路径流程实施时，可以进入路径。

> **释义**
>
> ■本路径适用对象为甲状腺癌。
>
> ■患者如果合并高血压、糖尿病、冠心病、慢性阻塞性肺炎、慢性肾病等其他慢性疾病，需要术前对症治疗时，如果不影响麻醉和手术，不影响术前准备的时间，可进入本路径。上述慢性疾病如果需要经治疗稳定后才能手术，术前需特殊准备的，先进入其他相应内科疾病的诊疗路径。

（六）术前准备

1~3 天。

1. 必须的检查项目：

（1）血常规、尿常规、便常规+隐血。

（2）肝功能、肾功能、电解质、凝血功能、感染性疾病筛查（乙型肝炎、丙型肝炎、艾滋病、梅毒等）。

（3）心电图、胸部 X 线检查。

（4）甲状腺功能检查、抗甲状腺抗体、甲状腺球蛋白、血清降钙素。

（5）甲状腺放射性核素扫描、甲状腺及颈部淋巴结 B 超。

（6）请耳鼻喉科会诊了解声带情况。

2. 根据患者病情可选择：

（1）气管正侧位。

（2）肺功能、超声心动图检查和血气分析等。

（3）CT 检查。

> **释义**
>
> ■ 必查项目是确保手术治疗安全、有效开展的基础，术前必须完成。
>
> ■ 为缩短患者住院等待时间，检查项目可以在患者入院前于门诊完成。
>
> ■ 对于肿瘤较大压迫气管术前应进行气管正侧位，评价气管受压情况。
>
> ■ 对肿瘤侵犯周围组织或转移明显时，可行甲状腺放射性核素扫描、颈部 CT 及肺部 CT 检查。
>
> ■ 高龄患者或有心肺功能异常患者，术前根据病情增加心脏彩超、肺功能、血气分析等检查。

（七）预防性抗菌药物选择与使用时机

1. 抗菌药物：按照《抗菌药物临床应用指导原则》（卫医发〔2004〕285 号）执行。通常不需预防用抗菌药物。如果手术范围大、时间长、污染机会增加可考虑预防性使用抗菌药物，使用第一代头孢菌素。预防性用抗菌药物使用时间为术前 0.5~2 小时给药，或麻醉开始时给药，使用手术切暴露时局部组织中已达到足以杀灭手术过程中入侵切口细菌的药物浓度。

2. 预防性用抗菌药物，时间为术前 0.5 小时，手术超过 3 小时加用 1 次抗菌药物；总预防性用药时间一般不超过 24 小时，个别情况可延长至 48 小时。

> **释义**
>
> ■ 甲状腺癌手术切口属于 I 类切口，对于甲状腺癌手术范围较大，手术时间长，污染机会增加的患者及高龄或免疫缺陷等高危人群，可按规定适当预防性和术后应用抗菌药物，通常选用第一代、第二代头孢菌素。预防性用抗菌药物使用时间为术前 0.5~2 小时给药，或麻醉开始时给药，使手术切口暴露时局部组织中已达到足以杀灭手术过程中入侵切口细菌的药物浓度。

（八）手术日

入院第 4~7 天。

1. 麻醉方式：气管插管全身麻醉、局部麻醉或颈丛麻醉。
2. 手术方式：根据甲状腺癌的组织学类型选择甲状腺癌手术。
3. 术中用药：麻醉常规用药和补充血容量药物（晶体、胶体）。
4. 输血：根据术前血红蛋白状况及术中出血情况而定。
5. 病理学检查：术中行冷冻病理学检查，术后行石蜡切片病理学检查。

释义

■ 目前甲状腺癌手术多采用气管插管全身麻醉。

■ 手术是否输血依照术中出血量而定，可根据医院条件采用自体血回输系统，必要时输异体血。

■ 手术中应常规进行术中冷冻病理学检查及术后石蜡切片病理学检查，明确肿瘤性质及治疗方案，病理为甲状腺良性肿瘤者不属于本路径范畴。

■ 甲状腺癌的患者以下情况应考虑应用术中神经监测：①癌灶位于腺体背侧；②需行颈部淋巴结清扫，尤其中央组淋巴结肿大者；③再次手术，结构紊乱组织粘连者；伴胸骨后甲状腺肿，巨大甲状腺肿物，考虑喉返神经移位者；④术前影像学提示有内脏转位或锁骨下动脉变异，可疑非返性喉返神经者；⑤已有单侧声带麻痹，对侧叶需行手术治疗者；⑥需行甲状腺全切除术，特别是腔镜下手术。

（九）术后住院恢复

4~10天。
1. 生命体征监测，严密观察有无出血等并发症发生。
2. 根据病情，按照《国家基本药物》目录选择使用雾化、止血药、补液等治疗，时间1~2天（视具体情况而定）。
3. 根据病情，尽早拔除尿管、引流管。
4. 实验室检查：必要时复查血常规、血生化等。

释义

■ 术后可根据患者恢复情况做必须复查的检查项目，并根据病情变化增加检查的频次。复查项目并不仅局限于路径中的项目，必要时复查的实验室检查项目还应包括状腺功能、甲状旁腺激素等。

■ 甲状腺全/近全切除术后的患者，术后应重点关注血钙情况，及时纠正可能出现的低钙血症。

（十）出院标准

1. 无切口感染、引流管拔除。
2. 生命体征平稳，可自由活动。
3. 饮食恢复，无需静脉补液。
4. 无需住院处理的其他并发症或合并症。

> **释义**
>
> ■ 主治医师应在出院前，通过复查的各项检查并结合患者恢复情况决定是否能出院。如果确有需要继续留院治疗的情况，超出了路径所规定的时间，应先处理并发症并符合出院条件后再准许患者出院。

(十一) 变异及原因分析

1. 术前分期不准确者，术中可根据探查结果改变术式。
2. 根据临床分期和术中情况决定是否术后^{131}I 放射治疗。
3. 术后出现并发症需要进行相关的诊断和治疗。

> **释义**
>
> ■ 对于轻微变异，如由于某种原因，路径指示应当于某一天的操作不能如期进行而要延期的，这种改变不会对最终结果产生重大改变，也不会更多的增加住院天数和住院费用，可不出本路径。
>
> ■ 除以上所列变异及原因外，如还出现医疗、护理、患者、环境等多方面的变异原因，应阐明变异相关问题的重要性，必要时须及时退出本路径，并请应将特殊的变异原因进行归纳、总结，以便重新修订路径时作为参考，不断完善和修订路径。

四、甲状腺癌临床路径给药方案

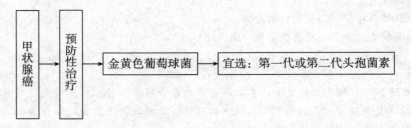

【用药选择】

1. 为预防术后切口感染，应针对金黄色葡萄球菌选用药物。
2. 第一代头孢菌素常用的注射剂有头孢唑林、头孢噻吩、头孢拉定等，口服制剂有头孢拉定、头孢氨苄和头孢羟氨苄等。第二代头孢菌素注射剂有头孢呋辛、头孢替安等，口服制剂有头孢克洛、头孢呋辛酯和头孢丙烯等。

【药学提示】

1. 对于甲状腺癌手术需预防应用抗菌药物者，应在术前 0.5~2 小时给药，或麻醉开始时给药，使手术切口暴露时局部组织中已达到足以杀灭手术过程中入侵切口细菌的药物浓度。
2. 手术时间较短 (<2 小时) 的清洁手术，术前用药一次即可。手术时间超过 3 小时，或失血量大 (>1500ml)，可手术中给予第 2 剂。

【注意事项】

1. 甲状腺癌手术切口属于Ⅰ类切口，对于甲状腺癌手术范围较大，手术时间长，污染机会增加的患者及高龄或免疫缺陷等高危人群，可按规定适当预防性和术后应用抗菌药物，但需注意应尽可能单一、短程、较小剂量给药。

2. 用药前必须详细询问患者先前有否对头孢菌素类、青霉素类或其他药物的过敏史。

五、推荐表单

（一）医师表单

甲状腺恶性肿瘤临床路径医师表单

适用对象：第一诊断为甲状腺恶性肿瘤（ICD-10：C73）

　　　　　行甲状腺恶性肿瘤根治术（ICD-9-CM-3：06.2-06.4 伴 40.4）

患者姓名：	性别：	年龄：	门诊号：	住院号：
住院日期：　　年　月　日	出院日期：　　年　月　日			标准住院日：7~14 天

日期	住院第 1 天	住院第 2~5 天	住院第 3~6 天 （手术前 1 日）
主要诊疗工作	□ 询问病史及体格检查 □ 完成住院病历和首次病程记录书写 □ 开实验室检查单 □ 上级医师查房与术前评估 □ 初步确定诊治方案和特殊检查项目	□ 上级医师查房 □ 完成术前准备与术前评估 □ 根据体检、B 超、CT 结果等，术前讨论，确定治疗方案 □ 完成必要的相关科室会诊 □ 住院医师完成上级医师查房记录等病历资料	□ 申请手术及开手术医嘱 □ 住院医师完成上级医师查房记录、术前讨论、术前小结等 □ 完成术前总结、手术方式、手术关键步骤、术中注意事项等 □ 向患者及家属交代病情及手术安排，围术期注意事项 □ 签署手术知情同意书、自费用品协议书、输血同意书、麻醉同意书或签授权委托书
重点医嘱	**长期医嘱** □ 外科二级护理常规 □ 饮食（依据患者情况定） □ 下达进入临床路径医嘱 **临时医嘱** □ 血常规、尿常规、便常规+隐血 □ 凝血功能、血电解质、肝肾功能、感染性疾病筛查 □ 甲状腺功能、抗甲状腺抗体、甲状腺球蛋白、血清降钙素 □ 心电图、X 线胸片 □ 甲状腺 B 超，甲状腺核素扫描、气管正侧位、肺功能、超声心动图（视患者情况而定） □ 耳鼻喉科会诊了解声带 □ 必要时行 CT 检查	**长期医嘱** □ 患者既往基础用药 **临时医嘱** □ 会诊单	**长期医嘱** □ 患者既往基础用药 **临时医嘱** □ 术前医嘱 （1）常规准备明日在全身麻醉下行甲状腺癌根治术 （2）备皮 （3）术前禁食 6 小时、禁水 2 小时 （4）麻醉前用药 （5）备血（必要时） □ 抗菌药物皮试，术前 30 分抗菌药物静脉输注（必要时） □ 术中特殊用药带药 □ 带影像学资料入手术室 □ 预约 ICU（视情况而定）
病情变异记录	□ 无　□ 有，原因： 1. 2.	□ 无　□ 有，原因： 1. 2.	□ 无　□ 有，原因： 1. 2.
医师签名			

日期	住院第 4~7 天 （手术日）		住院第 5~8 天 （术后第 1 日）
	术前与术中	术后	
主要诊疗工作	□ 陪送患者入手术室 □ 麻醉准备，监测生命体征 □ 施行手术 □ 保持各引流管通畅 □ 术中行冷冻病理学检查，术终常规病理学检查	□ 麻醉医师完成麻醉记录 □ 完成术后首次病程记录 □ 完成手术记录 □ 向患者及家属说明手术情况	□ 上级医师查房 □ 观察病情变化，包括颈部、耳前叩击征及声音情况等 □ 观察引流量和性状，视引流情况拔除颈部引流管及尿管 □ 检查手术切口，更换敷料 □ 分析实验室检验结果 □ 维持水电解质平衡 □ 住院医师完成常规病程记录
重点医嘱	长期医嘱 □ 甲状腺癌常规护理 □ 禁食 临时医嘱 □ 应用抗菌药物（必要时） □ 术中冷冻检查 □ 术中神经监测（必要时）	长期医嘱 □ 甲状腺癌根治术后常规护理 □ 一级护理 □ 禁食 □ 雾化吸入 □ 化痰药 □ 颈部切口引流记量 □ 尿管接尿袋（视手术时间而定） 临时医嘱 □ 吸氧 □ 心电监护 □ 床边备气管切开包 □ 血常规及生化检查（必要时） □ 镇痛（必要时） □ 补液 □ 补充钙剂（必要时） □ 应用抗菌药物（视情况而定）	长期医嘱 □ 甲状腺癌根治术后常规护理 □ 一级护理 □ 半流食 □ 雾化吸入 □ 化痰药 □ 无感染证据时停用抗菌药物 □ 颈部切口引流并记量 □ 患者既往基础用药 临时医嘱 □ 适当补充葡萄糖液和生理盐水液体支持 □ 补充钙剂（必要时） □ 切口换药，视情况拔除引流 □ 拔除尿管
病情变异记录	□ 无　□ 有，原因： 1. 2.	□ 无　□ 有，原因： 1. 2.	□ 无　□ 有，原因： 1. 2.
医师签名			

日期	住院第 6~9 天 （术后第 2~4 日）	住院第 7~13 天 （出院日）
主要诊疗工作	□ 上级医师查房 □ 观察病情变化，包括颈部、耳前叩击征及声音情况等 □ 观察引流量和颜色而决定是否拔除引流管 □ 更改护理级别 □ 住院医师完成常规病程记录 □ 必要时予相关特殊检查	□ 上级医师查房 □ 切口拆线 □ 明确是否符合出院标准 □ 完成出院记录、病案首页、出院证明书等 □ 通知出入院处 □ 通知患者及家属 □ 向患者告知出院后注意事项，如康复计划、返院复诊、后续治疗，及相关并发症的处理等 □ 出院小结、疾病证明书及出院须知交予患者
重点医嘱	**长期医嘱**（参见前 1 天） □ 二级或三级护理（视情况） □ 半流至普通饮食 □ 患者既往基础用药 **临时医嘱** □ 补充进食不足的液体支持 □ 补充钙剂（必要时） □ 切口换药，视情况拔除引流 □ 并发症处理（必要时）	**长期医嘱** □ 患者既往基础用药 **临时医嘱** □ 切口拆线 **出院医嘱** □ 出院后相关用药
病情变异记录	□ 无　□ 有，原因： 1. 2.	□ 无　□ 有，原因： 1. 2.
医师签名		

（二）护士表单

甲状腺恶性肿瘤临床路径护士表单

适用对象：第一诊断为甲状腺恶性肿瘤（ICD-10：C73）
行甲状腺恶性肿瘤根治术（ICD-9-CM-3：06.2~06.4 伴 40.4）

| 患者姓名： | | 性别： 年龄： 门诊号： | 住院号： |
| 住院日期： 年 月 日 | | 出院日期： 年 月 日 | 标准住院日：7~14 天 |

时间	住院第 1 天	住院第 2~6 天 （手术前 1 日）	住院第 4~7 天 （手术日）
健康宣教	□ 入院宣教 　介绍主管医师、护士 　介绍环境、设施 　介绍住院注意事项	□ 术前宣教 　宣教疾病知识、术前准备及手术过程 　告知准备物品、沐浴 　告知术后饮食、活动及探视注意事项 　告知术后可能出现的情况及应对方式 □ 主管护士与患者沟通，了解并指导心理应对 □ 告知家属等候区位置	□ 术后当日宣教 　告知监护设备、管路功能及注意事项 　告知饮食、体位要求 　告知疼痛注意事项 　告知术后可能出现情况及应对方式 　告知用药情况 □ 给予患者及家属心理支持 □ 再次明确探视陪护须知
护理处置	□ 核对患者姓名，佩戴腕带 □ 建立入院护理病历 □ 更换病号服 □ 告知相关检验项目及注意事项	□ 协助医师完成术前检查化验 □ 术前准备 　备皮 　禁食、禁水 　开塞露通便 　术前沐浴、取下饰品 　必要时配血、抗菌药物皮试	□ 送手术 　摘除患者各种活动物品 　核对患者资料及带药 　填写手术交接单，签字确认 □ 接手术 　核对患者及资料，签字确认
基础护理	□ 二级护理 □ 晨晚间护理 □ 患者安全管理	□ 二级护理 □ 晨晚间护理 □ 患者安全管理	□ 一级护理 □ 头高位或半坐卧位，协助改变体位 □ 排泄护理 □ 患者安全管理
专科护理	□ 护理查体 □ 基础生命体征监测 □ 需要时，请家属陪护	□ 协助医师完成术前检查化验	□ 病情观察，评估生命体征、伤口敷料、各种引流管情况、出入量、有无手足抽搐及声音嘶哑情况 □ 遵医嘱予液体支持、化痰、雾化吸入等治疗 □ 床边放置气管切开包
重点医嘱	□ 详见医嘱执行单	□ 详见医嘱执行单	□ 详见医嘱执行单
病情变异记录	□ 无　□ 有，原因： 1. 2.	□ 无　□ 有，原因： 1. 2.	□ 无　□ 有，原因： 1. 2.
护士签名			

时间	住院第 5~9 天 （术后第 1~4 日）	住院第 7~13 天 （术后第 3~8 日）
健康宣教	□ 术后宣教 　药物作用及频率 　饮食、活动指导 　复查患者对术前宣教内容的掌握程度 　疾病恢复期注意事项 　拔尿管后注意事项 　拔颈部引流管后注意事项 　下床活动注意事项	□ 出院宣教 　复查时间 　服药方法 　活动休息 　指导饮食 　康复训练方法 □ 指导办理出院手续
护理处置	□ 遵医嘱完成相关检查 □ 夹闭尿管，锻炼膀胱功能	□ 办理出院手续 □ 书写出院小结
基础护理	□ 一级或二级或三级护理 □ 晨晚间护理 □ 协助进食、进水（饮水呛咳者鼻饲） □ 协助翻身、床上移动、预防压疮 □ 排泄护理 □ 协助更衣 □ 患者安全管理	□ 二级或三级护理 □ 晨晚间护理 □ 协助或指导进食、进水 □ 协助或指导床旁活动 □ 康复训练 □ 患者安全管理
专科护理	□ 病情观察 　评估生命体征、伤口敷料、各种引流管情况、出入量、有无手足抽搐及声音嘶哑情况 □ 遵医嘱予液体支持、化痰、雾化吸入等治疗 □ 需要时，联系主管医师给予相关治疗及用药	□ 病情观察 　生命体征、伤口敷料、有无手足抽搐及声音嘶哑及是否改善情况
重点医嘱	□ 详见医嘱执行单	□ 详见医嘱执行单
病情变异记录	□ 无　□ 有，原因： 1. 2.	□ 无　□ 有，原因： 1. 2.
护士签名		

（三）患者表单

甲状腺恶性肿瘤临床路径患者表单

适用对象：第一诊断为甲状腺恶性肿瘤（ICD-10：C73）

行甲状腺恶性肿瘤根治术（ICD-9-CM-3：06.2-06.4 伴 40.4）

患者姓名：	性别：　年龄：　门诊号：		住院号：
住院日期：　　年　月　日	出院日期：　　年　月　日		标准住院日：7~14 天

时间	住院第 1 天	住院第 2~6 天 （手术前 1 日）	住院第 4~7 天 （手术日）
监测	□ 测量生命体征、体重	□ 每日测量生命体征、询问排便，手术前 1 日晚测量生命体征	□ 手术清晨测量生命体征、血压 1 次，必要时测量血糖
医患配合	□ 护士行入院护理评估（简单询问病史） □ 接受入院宣教 □ 医师询问病史、既往病史、用药情况，收集资料 □ 进行体格检查	□ 配合完善术前相关化验、检查 □ 术前宣教 　甲状腺恶性肿瘤疾病知识、临床表现 □ 治疗方法 　术前用物准备：毛巾、饮用水等 □ 手术室接患者，配合核对 □ 医师与患者及家属介绍病情及手术 □ 谈话 □ 手术时家属在等候区等候 □ 探视及陪护制度	□ 术后宣教 　术后体位：头高位或半坐卧位，协助改变体位，根据医嘱予监护设备、吸氧 □ 配合护士定时监测生命体征、伤口敷料等 □ 不要随意动引流管 □ 疼痛的注意事项及处理 □ 告知医护不适及异常感受 □ 配合评估手术效果
重点诊疗及检查	**重点诊疗** □ 二级护理 □ 既往基础用药	**重点诊疗** □ 术前准备 　备皮 　配血（必要时） 　术前签字 **重要检查** □ 心电图、X 线胸片 □ 颈部 B 超 □ 甲状腺核素扫描（必要时）	**重点诊疗** □ 一级护理 □ 予监护设备、吸氧 □ 注意留置管路安全与通畅 □ 用药：补液、化痰药物的应用 □ 护士协助记录出入量
饮食及活动	□ 普通饮食 □ 正常活动	□ 禁食 6 小时、禁水 2 小时 □ 正常活动	□ 根据病情半流食或鼻饲 □ 卧床休息，自主体位

时间	住院第5~9天 （术后第1~4日）	住院第7~13天 （术后第3~8日）
监测	□ 定时监测生命体征，每日询问排便	□ 定时监测生命体征、每日询问排便
医患配合	□ 医师巡视，了解病情 □ 配合生命体征的观察及必要的检查 □ 护士行晨晚间护理 □ 护士协助进食、进水、排泄等生活护理 □ 配合监测出入量 □ 膀胱功能锻炼，成功后可将尿管拔除 □ 配合功能恢复训练（必要时） □ 注意探视及陪护时间	□ 护士行晨晚间护理 □ 医师拆线 □ 伤口注意事项 □ 配合功能恢复训练（必要时） □ 出院宣教 □ 接受出院前康复宣教 □ 学习出院注意事项 □ 了解复查程序 □ 办理出院手续，取出院带药
重点诊疗及检查	重点诊疗 □ 一级或二级或三级护理 □ 静脉用药逐渐过渡至口服药 □ 医师定时予伤口换药 重要检查 □ 定期抽血化验	重点诊疗 □ 二级或三级护理 □ 普通饮食 □ 医师定时予伤口换药 重要检查 □ 定期抽血化验（必要时）
饮食及活动	□ 根据病情逐渐由半流食过渡至普通饮食，营养均衡，食用高蛋白、低脂肪、易消化，避免产气食物（牛奶、豆浆）及油腻食物。鼓励多食汤类食物，蔬菜及水果补充水分 □ 卧床休息时可头高位，渐坐起 □ 术后第1~2天可视体力情况渐下床活动，循序渐进，注意安全 □ 行功能恢复锻炼（必要时）	□ 普通饮食，营养均衡 □ 勿吸烟、饮酒 □ 正常活动 □ 行功能恢复训练（必要时）

附：原表单（2011 年版）

甲状腺恶性肿瘤临床路径表单

适用对象：第一诊断为甲状腺恶性肿瘤（ICD-10：C73）
行甲状腺恶性肿瘤根治术（ICD-9-CM-3：06.2~06.4 伴 40.4）

患者姓名：		性别： 年龄： 门诊号：		住院号：
住院日期： 年 月 日		出院日期： 年 月 日		标准住院日：7~14 天

日期	住院第 1 天	住院第 2~5 天	住院第 3~6 天 （手术前 1 日）
主要诊疗工作	□ 将甲状腺恶性肿瘤诊疗计划书交给患者 □ 询问病史及体格检查 □ 完成住院病历和首次病程记录书写 □ 开实验室检查单 □ 上级医师查房与术前评估 □ 初步确定诊治方案和特殊检查项目	□ 上级医师查房 □ 完成术前准备与术前评估 □ 根据体检、B 超、CT 结果等，术前讨论，确定治疗方案 □ 完成必要的相关科室会诊	□ 申请手术及开手术医嘱 □ 住院医师完成上级医师查房记录、术前讨论、术前小结等 □ 完成术前总结、手术方式、手术关键步骤、术中注意事项等 □ 向患者及家属交代病情及手术安排，围术期注意事项 □ 签署手术知情同意书、自费用品协议书、输血同意书、麻醉同意书或签授权委托书
重点医嘱	**长期医嘱** □ 外科二级护理常规 □ 饮食（依据患者情况定） **临时医嘱** □ 血常规、尿常规、便常规 +隐血 □ 凝血功能、电解质、肝肾功能、感染性疾病筛查 □ 甲状腺功能、抗甲状腺抗体、甲状腺球蛋白、血清降钙素 □ 心电图、X 线胸片 □ 甲状腺 B 超，甲状腺核素扫描、气管正侧位、肺功能、超声心动图（视患者情况而定） □ 耳鼻喉科会诊了解声带 □ 必要时行 CT 检查	**长期医嘱** □ 患者既往基础用药 **临时医嘱** □ 会诊单	**长期医嘱** □ 患者既往基础用药 **临时医嘱** □ 术前医嘱 （1）常规准备明日在气管内麻醉下行甲状腺手术 （2）备皮 （3）术前禁食 6 小时、禁水 2 小时 （4）麻醉前用药 （5）备血 □ 术中特殊用药带药 □ 带影像学资料入手术室 □ 预约 ICU（视情况而定）
主要护理工作	□ 介绍环境 □ 入院评估 □ 饮食：普通饮食 □ 指导患者相关检查的配合 □ 心理支持	□ 静脉抽血 □ 患者活动：无限制 □ 饮食：普通饮食 □ 术前指导及皮肤清洁 □ 心理支持	□ 患者活动：无限制 □ 饮食：术前晚禁食、禁水 告知患者及家属术前流程及注意事项 □ 术前沐浴、更衣，取下义齿、饰物 □ 术前手术物品准备 □ 心理支持（患者及家属）

续　表

日期	住院第 1 天	住院第 2~5 天	住院第 3~6 天 （手术前 1 日）
病情 变异 记录	□无　□有，原因： 1. 2.	□无　□有，原因： 1. 2.	□无　□有，原因： 1. 2.
护士 签名			
医师 签名			

日期	住院第 4~7 天 （手术日）		住院第 5~8 天 （术后第 1 日）
	术前与术中	术后	
主要诊疗工作	□ 陪送患者入手术室 □ 麻醉准备，监测生命体征 □ 施行手术 □ 保持各引流管通畅 □ 术中行冷冻病理学检查，术终常规病理学检查	□ 麻醉医师完成麻醉记录 □ 完成术后首次病程记录 □ 完成手术记录 □ 向患者及家属说明手术情况	□ 上级医师查房 □ 观察病情变化，包括颈部、耳前叩击征及声音情况等 □ 观察引流量和性状，视引流情况拔除颈部引流管及尿管 □ 检查手术切口，更换敷料 □ 分析实验室检验结果 □ 维持水电解质平衡 □ 住院医师完成常规病程记录
重点医嘱	**长期医嘱** □ 甲状腺癌常规护理 □ 禁食 **临时医嘱** □ 必要时应用抗菌药物 □ 术中冷冻检查	**长期医嘱** □ 甲状腺癌切除术后常规护理 □ 一级护理 □ 禁食 □ 雾化吸入 □ 颈部切口引流接负压袋吸引并记量 □ 尿管接尿袋（视手术时间而定） □ 化痰药 □ 预防性抗菌药物使用（视情况而定） **临时医嘱** □ 吸氧 □ 床边备气管切开包 □ 血常规及生化检查（必要时）	**长期医嘱**（参见左列） □ 甲状腺癌根治术后常规护理 □ 一级护理 □ 半流食 □ 雾化吸入 □ 化痰药 □ 无感染证据时停用抗菌药物 □ 患者既往基础用药 **临时医嘱** □ 适当补充葡萄糖液和生理盐水液体支持 □ 切口换药，视情况拔除引流 □ 拔除尿管
主要护理工作	□ 健康教育 □ 饮食：术晨禁食、禁水 □ 告知患者及家属术前流程及注意事项 □ 指导术前注射用药后注意事项 □ 陪送患者入手术室 □ 术中按需留置尿管 □ 心理支持（患者及家属）	□ 体位与活动：头高位或半坐卧位，协助改变体位 □ 按医嘱吸氧、禁食、禁水 □ 密切观察患者情况 □ 疼痛护理 □ 留置管道护理及指导 □ 心理支持（患者及家属）	□ 静脉抽血 □ 体位：协助改变体位（取斜坡卧位） □ 密切观察患者情况 □ 疼痛护理 □ 留置管道护理及指导（尿管、颈部引流管） □ 遵医嘱拔除尿管 □ 饮食指导 □ 生活护理（一级护理） □ 心理支持
病情变异记录	□ 无　□ 有，原因： 1. 2.	□ 无　□ 有，原因： 1. 2.	□ 无　□ 有，原因： 1. 2.
护士签名			
医师签名			

日期	住院第 6~9 天 （术后第 2~4 日）	住院第 7~13 天 （出院日）
主要诊疗工作	□ 上级医师查房 □ 观察病情变化，包括颈部、耳前叩击征及声音情况等 □ 观察引流量和颜色而决定是否拔除引流管 □ 更改护理级别 □ 住院医师完成常规病程记录 □ 必要时予相关特殊检查	□ 上级医师查房 □ 切口拆线 □ 明确是否符合出院标准 □ 完成出院记录、病案首页、出院证明书等 □ 通知出入院处 □ 通知患者及家属 □ 向患者告知出院后注意事项，如康复计划、返院复诊、后续治疗，及相关并发症的处理等 □ 出院小结、疾病证明书及出院须知交予患者
重点医嘱	**长期医嘱**（参见前 1 天） □ 二级或三级护理（视情况） □ 半流至普通饮食 □ 患者既往基础用药 **临时医嘱** □ 补充进食不足的液体支持 □ 切口换药 □ 并发症处理（必要时）	**长期医嘱** □ 患者既往基础用药 **临时医嘱** □ 切口拆线 **出院医嘱** □ 出院后相关用药
主要护理工作	□ 体位：指导患者下床活动及颈部活动 □ 观察患者病情变化 □ 指导饮食 □ 疼痛护理 □ 生活护理（二级护理） □ 心理支持	□ 指导对疾病的认识、后续治疗及日常保健 □ 指导按时服药 □ 指导作息、饮食及活动 □ 指导复诊时间 □ 办理出院手续指导等
病情变异记录	□ 无 □ 有，原因： 1. 2.	□ 无 □ 有，原因： 1. 2.
护士签名		
医师签名		

第五章

分化型甲状腺癌临床路径释义

一、分化型甲状腺癌编码

1. 国家卫生和计划生育委员会原编码：

疾病名称及编码：分化型甲状腺癌（ICD-10：C73，M8050/3 或 C73，M8330/3）

手术操作名称及编码：甲状腺腺叶切除术、甲状腺近全切除术、甲状腺全切除术（ICD-9-CM-3：06.2-06.4）

2. 修改编码：

疾病名称及编码：分化型甲状腺癌（ICD-10：C73）

形态学编码：（M8050/3/M8260/3，M8330/3，M8331/3，M8332/3，M8340/3）

手术操作名称及编码：甲状腺腺叶切除术（ICD-9-CM-3：06.2）

甲状腺部分切除术（ICD-9-CM-3：06.3）

甲状腺全部切除术（ICD-9-CM-3：06.4）

胸骨下甲状腺切除术（ICD-9-CM-3：06.5）

舌部甲状腺切除术（ICD-9-CM-3：06.6）

二、临床路径检索方法

C73+（M8050/3/M8260/3/M8330/3/M8331/3/M8332/3/M8340/3）伴（06.2-06.6）

三、分化型甲状腺癌临床路径标准住院流程

（一）适用对象

第一诊断为甲状腺癌（ICD-10：C73，M8050/3 或 C73，M8330/3）。行甲状腺腺叶切除术、甲状腺近全切除术、甲状腺全切除术（ICD-9-CM-3：06.2-06.4）。

> **释义**
>
> ■ 适用对象编码参见第一部分。
>
> ■ 甲状腺癌从组织病理上可以分为乳头状癌、滤泡癌、髓样癌和未分化癌。其中前两者亦称为分化型甲状腺癌，治疗方案相似，适用本路径。而后两者恶性程度较高，预后差，治疗方案与分化型甲状腺癌不同，不纳入本路径。
>
> ■ 本临床路径适用于甲状腺癌需行甲状腺腺叶切除术、甲状腺近全切除术、甲状腺全切除术，包括需行单侧或双侧颈淋巴结清扫的患者。[131]I 治疗等非手术治疗不纳入本路径。

（二）诊断依据

根据《临床诊疗指南·普通外科分册》（中华医学会编著，人民卫生出版社，2006 年）。

1. 临床症状：颈部肿物，可伴有声音嘶哑或呼吸、吞咽困难等。部分患者可体检发现。

2. 体征：甲状腺结节，伴或不伴颈部淋巴结肿大；亦可无明显体征。

3. 辅助检查：甲状腺超声、增强 CT、MRI，放射性核素扫描、SPECT、PET 等影像学检查提示甲状腺占位病变。

4. 病理组织学活检明确诊断（针吸细胞学诊断或术中冰冻活检意义重大，常规病理结合免疫组化最终确诊）。

> **释义**
>
> ■ 部分患者因体检发现甲状腺恶性肿物，发现时无临床症状。颈部肿物通常是甲状腺癌的首发症状，少数患者可因肿物侵犯喉返神经出现声音嘶哑症状。
>
> ■ 彩超通常作为首选的影像学检查，对于判断甲状腺肿物的性质有较高的准确性。结合针吸活检（FNA）准确性可达 90% 以上。CT 对于确定甲状腺病变的位置及与周围结构的关系方面是非常重要的影像学检查，尤其是对于巨大肿瘤侵犯周围软组织的情况下，有重要的参考价值。MRI 则可在轴状位、冠状位、矢状位多个层面提供肿瘤的信息。

（三）治疗方案的选择

根据《临床诊疗指南·普通外科分册》（中华医学会编著，人民卫生出版社，2006 年）、《临床技术操作规范·耳鼻喉-头颈外科分册》（中华医学会编著，人民军医出版社，2009 年）、《头颈肿瘤综合治疗专家共识》（中国抗癌协会头颈肿瘤专业委员会，中国抗癌协会放射肿瘤专业委员会，中华耳鼻咽喉头颈外科杂志，2010 年）。参考美国甲状腺协会（ATA）、美国国家综合癌症网络（NCCN）、欧洲甲状腺协会（ETA）等甲状腺癌诊疗指南。其治疗原则是以手术为主，辅助内分泌治疗、核素治疗和放射治疗等。手术治疗方案应考虑肿瘤侵犯范围、病理类型、危险分层，结合患者诉求采取不同手术方式。

1. 单侧腺叶及峡部切除术，及同侧Ⅵ区淋巴结清扫：单侧甲状腺癌，危险分层低危患者。

2. 全甲状腺切除及双侧Ⅵ区清扫：双侧有癌灶，或高危病例。

3. 颈淋巴结清扫术：根据术前影像学检查结果、术中探查甲状腺原发灶及Ⅵ区淋巴结情况、患者危险分层决定。如证实侧颈淋巴结转移，则行侧颈淋巴结清扫术。

> **释义**
>
> ■ 分化型甲状腺癌以手术治疗为主，具备手术条件患者，应手术切除至少一侧腺叶及峡部，并行同侧Ⅵ区清扫，根据危险分层，适当选择对侧腺体术后观察随访、部分腺体切除、腺体次全切除、全甲状腺切除等处理。
>
> ■ 肿瘤晚期无法彻底切除者可行姑息手术，如具备手术条件，对累及周围组织、器官的患者，行扩大切除及修复术。对双侧喉返神经麻痹、呼吸困难、病变侵犯气管等患者，行气管切开或气管造瘘术。
>
> ■ 分化型甲状腺癌的其他治疗：[131]I 治疗：适用于全甲状腺或近全甲状腺切除后的 PTC 及 FTC，大多用于已有肺转移及骨转移者。TSH 抑制治疗：TSH 应控制在 0.1μIU/L 以下。
>
> ■ 骨转移者可用：双膦酸盐。

（四）标准住院日

≤14 天。

> **释义**
>
> ■ 甲状腺癌患者入院后，术前准备 1~4 天，在第 4~7 日实施手术，术后恢复 4~10天出院。总住院时间不超过 14 天均符合路径要求。
>
> ■ 条件许可的情况下，患者可在门诊完成术前检查，从而减少住院时间。同时若术后恢复顺利，也可降低住院时间。这仍然符合路径要求。

（五）进入路径标准

1. 第一诊断符合甲状腺癌疾病编码（ICD-10：C73）。
2. 当患者同时具有其他疾病诊断，但住院期间不需要特殊处理也不影响第一诊断的临床路径流程实施时，可以进入路径。

> **释义**
>
> ■ 条件许可的情况下，患者可在门诊完成术前检查，从而减少住院时间。同时若术后恢复顺利，也可降低住院时间。这仍然符合路径要求。

（六）术前准备

≤4 天。

1. 必须的检查项目：
（1）血、尿常规。
（2）肝功能、肾功能、电解质、血糖、凝血功能。
（3）感染性疾病筛查（乙型肝炎、丙型肝炎、梅毒、艾滋病等）。
（4）甲状腺功能检查、抗甲状腺抗体、抗甲状腺球蛋白、血清降钙素等。
（5）胸部 X 线片、心电图。
（6）甲状腺及颈部淋巴结 B 超。
（7）喉镜了解声带运动情况。
（8）增强 CT 或 MRI。
（9）标本送病理学检查。
2. 根据患者情况可选择检查项目：气管侧位片、肺功能、超声心动图、血气分析、PET、核素扫描等。

> **释义**
>
> ■ 必查项目是确保手术治疗安全、有效开展的基础，在术前必须完成。相关人员应认真分析检查结果，以便及时发现异常情况并采取对应处置。
>
> ■ 甲状腺癌患者若病变巨大，侵犯周围结构，或是颈部有广泛淋巴结转移，须行颈部及上纵隔 CT 或 MRI，以明确肿物及转移淋巴结与周围结构的关系。怀疑有肺转移者可行胸部 CT 明确。
>
> ■ 高龄患者（>70 岁）或既往有心肺功能异常病史者须行肺功能或超声心动图，评估其是否可耐受手术治疗。
>
> ■ 为缩短患者术前等待时间，检查项目可以在患者入院前于门诊完成。

（七）预防性抗菌药物选择与使用时机

按照《抗菌药物临床应用管理办法》（卫生部令〔2012〕84号）和《抗菌药物临床应用指导原则》（卫医发〔2004〕285号）执行，通常不需预防性使用抗菌药物。如手术范围大、时间长、污染机会增加考虑预防性使用时，可使用青霉素、第一代或第二代头孢菌素等；时间为术前30分钟，手术超过3小时可加用1次抗菌药物。总预防性使用时间一般不超过24小时，个别情况延长至48小时。

> **释义**
>
> ■ 甲状腺癌颈部淋巴结转移者须行颈部淋巴结清扫术，手术时间较长，创面暴露时间长，颈部重要解剖结构密集，一旦感染可导致严重后果。因此可按规定适当预防性应用抗菌药物，通常选用第一代或第二代头孢菌素。

（八）手术日

入院7日内。

1. 麻醉方式：全身麻醉。
2. 手术：见"治疗方案的选择"。
3. 术中用药：麻醉常规用药及扩容补液药物。
4. 输血：视术前及术中情况而定。
5. 标本常规送冰冻病理学检查。如术前已有穿刺细胞学或组织学结果，可术后行石蜡切片病理学检查。

> **释义**
>
> ■ 手术均在全身麻醉下完成。
> ■ 手术前无法获得明确病理的患者，术中可以通过冰冻病理予以明确。
> ■ 术后病理学检查与诊断：包括（1）切片诊断（分类、分型、分期）；（2）免疫组化（必要时）；（3）分子生物学指标（必要时）。

（九）术后住院恢复

4~10天。

1. 抗菌药物：按照《抗菌药物临床应用管理办法》（卫生部令〔2012〕84号）和《抗菌药物临床应用指导原则（2015年版）》（国卫办医发〔2015〕43号）合理使用抗菌药物。一般不超过48小时。术后应监测血常规，根据情况及时调整。
2. 根据病情，尽早拔除尿管和引流管。
3. 实验室检查：及时复查血生化、钙、磷，必要时查甲状腺及甲状旁腺激素水平。
4. 伤口换药。

> **释义**
>
> ■ 除血常规、甲状腺功能等常规项目需要复查外，必要时需要复查甲状旁腺素（PTH）及离子测定（钙、磷、镁），了解甲状旁腺功能，以便采取适当干预措施。

（十）出院标准

1. 切口无感染、引流管已拔除。
2. 生命体征平稳，无严重低钙抽搐。
3. 饮食恢复，一般情况良好。
4. 没有需要住院处理的并发症。

释义

■ 患者出院前不仅应完成必须复查项目，且复查项目应无明显异常。若检查结果明显异常，主管医师应进行仔细分析并作出对应处置。同时，主管医师应告知患者后续的治疗安排。

（十一）变异及原因分析

1. 术前分型分期不准确者，术中可以根据情况改变术式。
2. 根据临床分期和术中情况决定术后是否需^{131}I治疗。晚期已有远端转移的PTC及FTC患者，行全甲状腺切除术，术后给予^{131}I治疗。
3. 伴有影响本病治疗效果的合并症，需要采取进一步检查和诊断，延长住院时间。
4. 甲状腺癌通常对外照射放疗不敏感。但对于有术中无法彻底切除的残余癌灶者，不能经手术或^{131}I治疗的局部晚期患者，以及有骨和肺转移灶患者，可考虑采用外照射放疗。

释义

■ 变异是指入选临床路径的患者未能按路径流程完成医疗行为或未达到预期的医疗质量控制目标。包括以下三方面情况：①按路径流程完成治疗，但出现非预期结果，可能需要后续进一步处理。如术中发现病变范围广，难以切净，需要安排术后放疗。②按路径流程完成治疗，但超出了路径规定的时限或限定的费用。如实际住院日超出标准住院日要求，或未能在规定的手术日时间限定内实施手术等。③不能按路径流程完成治疗，患者需要中途退出路径。如因为家庭经济原因或不能理解手术可能带来的并发症而拒绝手术者，对这些患者，主管医师均应进行变异原因的分析，并在临床路径的表单中予以说明。

■ 甲状腺癌手术后常见的并发症如甲状旁腺功能低下、乳糜瘘等，因并发症导致超出路径规定的时限或限定的费用，主管医师应予以说明。

四、推荐表单

（一）医师表单

分化型甲状腺癌临床路径医师表单

适用对象：第一诊断为分化型甲状腺癌（ICD-10：C73）（无并发症患者）

患者姓名：		性别：	年龄：	门诊号：	住院号：
住院日期：	年　月　日	出院日期：	年　月　日		标准住院日：≤14 天

时间	住院第 1 天	住院第 2～3 天
主要诊疗工作	□ 询问病史及体格检查 □ 完成病历书写 □ 上级医师查房与术前评估 □ 初步确定手术方式和日期	□ 上级医师查房 □ 完成术前准备与术前评估 □ 根据检查结果等，进行术前讨论，确定手术方案 □ 完成必要的相关科室会诊 □ 签署手术知情同意书、自费用品协议书、输血同意书 □ 向患者及家属交待围术期注意事项
重点医嘱	**长期医嘱** □ 耳鼻咽喉科护理常规 □ 二级护理 □ 普通饮食 **临时医嘱** □ 检查血常规、尿常规 □ 检查肝功能、肾功能、血糖、电解质、凝血功能、感染性疾病筛查（乙型肝炎、丙型肝炎、梅毒、艾滋病等）、甲状腺功能、血钙和血磷 □ 检查胸部 X 线片、心电图 □ 喉镜检查 □ 甲状腺及颈部超声、增强 CT 或 MRI □ 针吸或会诊病理检查 □ 手术必须的相关检查	**长期医嘱** □ 耳鼻咽喉科护理常规 □ 二级护理 □ 普通饮食 □ 患者既往基础用药 **临时医嘱** □ 术前医嘱：明日全身麻醉下行甲状腺峡部+腺叶切除或全甲状腺切除+淋巴结清扫+喉返神经解剖术 □ 术前禁食、禁水 □ 术前抗菌药物 □ 术前准备 □ 必要时备血 □ 其他特殊医嘱
病情变异记录	□ 无　□ 有，原因： 1. 2.	□ 无　□ 有，原因： 1. 2.
医师签名		

时间	住院第 3~7 天 （手术日）	住院第 4~6 天 （术后第 1~3 日）	住院第 7~14 天 （出院日）
主要诊疗工作	□ 手术 □ 术者完成手术记录 □ 住院医师完成术后病程 □ 上级医师查房 □ 确定有无手术并发症 □ 向患者及家属交代病情及术后注意事项	□ 上级医师查房 □ 住院医师完成常规病历书写 □ 注意病情变化，有无低钙抽搐及手足麻木 □ 注意观察生命体征 □ 注意引流量，根据引流情况 □ 明确是否拔除引流管	□ 上级医师查房，进行手术及伤口评估 □ 完成出院记录、出院证明书 □ 向患者交代出院后的注意事项
重点医嘱	**长期医嘱** □ 全身麻醉术后常规护理 □ 甲状腺叶+峡部切除或全甲状腺切除+颈淋巴结清扫+喉返神经探查术后常规护理 □ 气管切开术后常规护理 □ 一级护理 □ 流质饮食 □ 抗菌药物 □ 其他特殊医嘱 **临时医嘱** □ 标本送病理检查 □ 酌情心电监护 □ 酌情吸氧 □ 其他特殊医嘱	**长期医嘱** □ 一级或二级护理 □ 酌情改为半流质饮食或软食 □ 酌情停用抗菌药物 □ 其他特殊医嘱 **临时医嘱** □ 换药 □ 其他特殊医嘱：复查血常规、甲状腺素、甲状旁腺激素、肝功能、肾功能、电解质、血糖、血钙、血磷等，补液、补钙（必要时）	**出院医嘱** □ 出院带药 □ 酌情肿瘤综合治疗 □ 门诊随诊
病情变异记录	□ 无　□ 有，原因： 1. 2.	□ 无　□ 有，原因： 1. 2.	□ 无　□ 有，原因： 1. 2.
医师签名			

*：实际操作时需明确写出具体的术式

　　本路径为分化型甲状腺癌临床路径，既往已有甲状腺癌治疗的临床路径（2009 年），本次版本为细化的临床分期。

（二）护士表单

分化型甲状腺癌临床路径护士表单

适用对象：第一诊断为分化型甲状腺癌（ICD-10：C73）（无并发症患者）

| 患者姓名： | | 性别：　　年龄：　　门诊号： | | 住院号： |

| 住院日期：　　年　.月　　日 | 出院日期：　　年　月　日 | 标准住院日：≤14 天 |

时间	住院第 1~2 天	住院第 3~7 天 （手术日）	住院第 4~14 天 （术后出院）
健康宣教	□ 介绍主管医师、护士 □ 介绍环境、设施 □ 介绍住院注意事项 □ 术前宣教及术前准备 □ 提醒患者术晨禁食、禁水	□ 主管护士与患者沟通，了解 　并指导心理应对 □ 宣教疾病知识、用药知识及 　特殊检查操作的过程 □ 告知检查、操作及手术前后 　饮食、活动及探视等注意事 　项及应对方式	□ 指导患者术后恢复锻炼方法 □ 术后随访的时间和方法 □ 出院后服药方法 □ 饮食、休息等注意事项 □ 肿瘤综合治疗方案介绍
护理处置	□ 核对患者姓名，佩戴腕带 □ 建立入院护理病历 □ 卫生处置：剪指甲、沐浴、 　更换病号服 □ 协助医师完成各项检查 □ 术前准备，禁食、禁水	□ 随时观察患者病情变化 □ 遵医嘱正确用药	□ 办理出院手续 □ 书写出院小结
基础护理	□ 二级护理 □ 晨晚间护理 □ 患者安全管理	□ 二级护理 □ 晨晚间护理 □ 患者安全管理	□ 二级或三级护理 □ 晨晚间护理 □ 患者安全管理
专科护理	□ 护理查体 □ 生命体征检测 □ 必要时留陪护人员 □ 心理护理	□ 遵医嘱完成相关检查 □ 心理护理	□ 病情观察 □ 评估患者生命体征 □ 心理护理
重点医嘱	□ 详见医嘱执行单	□ 详见医嘱执行单	□ 详见医嘱执行单
病情变异记录	□ 无　□ 有，原因： 1. 2.	□ 无　□ 有，原因： 1. 2.	□ 无　□ 有，原因： 1. 2.
护士签名			

（三）患者表单

分化型甲状腺癌临床路径患者表单

适用对象：第一诊断为分化型甲状腺癌（ICD-10：C73）（无并发症患者）

患者姓名：		性别： 年龄： 门诊号：		住院号：
住院日期： 年 月 日		出院日期： 年 月 日		标准住院日：≤14 天

时间	住院第 1 天	住院第 2 天	住院第 3~5 天（手术日）
医患配合	□ 配合询问病史、收集资料，务必详细告知既往史、用药史、过敏史 □ 配合进行体格检查 □ 有任何不适告知医师	□ 配合完善相关检查、实验室检查，如采血、留尿、心电图、X 线胸片，超声，颈部 CT □ 了解手术方案及围术期注意事项 □ 签署手术知情同意书、自费用品协议书、授权书等医疗文书 □ 配合麻醉医师术前访视	□ 接受手术治疗 □ 配合监护及检查治疗 □ 与医师交流了解手术情况及术后注意事项 □ 有任何不适告知医师
护患配合	□ 配合测量体温、脉搏、呼吸、血压、体重 □ 配合完成入院护理评估（简单询问病史、过敏史、用药史） □ 接受入院宣教（环境介绍、病室规定、订餐制度、贵重物品保管等） □ 配合执行探视和陪护制度 □ 有任何不适告知护士	□ 配合生命体征监测 □ 接受术前宣教 □ 接受术前准备 □ 准备好必要用物 □ 有任何不适告知护士	□ 术晨生命体征监测 □ 术晨剃须漱口更衣 □ 既往基础药物一口水送下 □ 取下活动义齿、饰品等，贵重物品交家属保管 □ 配合完成术前核对，带齐影像资料和自备药物，上手术车 □ 返回病房后，协助完成核对，配合过床 □ 配合输液吸氧监护 □ 有任何不适告知护士
饮食	□ 遵医嘱饮食	□ 术前 6~8 小时禁食、禁水	□ 术后当日禁食、禁水 □ 术后第 1 天半流质饮食
排泄	□ 正常排尿便	□ 正常排尿便	□ 正常排尿便
活动	□ 正常活动	□ 正常活动	□ 术后当日平卧，床上翻身 □ 术后第 1 天起适当下地活动

时间	住院第 4~14 天 （术后日）	出院
医患配合	□ 配合术后检查、治疗和换药	□ 接受出院前指导 □ 知道复查程序 □ 获取出院诊断书
护患配合	□ 配合定时测量生命体征 □ 接受输液、服药等治疗 □ 接受饮食宣教 □ 配合活动，预防皮肤压力伤 □ 注意活动安全，避免坠床或跌倒 □ 配合执行探视及陪护	□ 接受出院宣教 □ 办理出院手续 □ 获取出院带药 □ 知道服药方法、作用、注意事项 □ 知道复印病历程序
饮食	□ 遵医嘱饮食	□ 遵医嘱饮食
排泄	□ 正常排尿便	□ 正常排尿便
活动	□ 正常适度活动，避免疲劳	□ 正常适度活动，避免疲劳

附：原表单（2016 年版）

分化型甲状腺癌临床路径表单

适用对象：第一诊断为分化型甲状腺癌（ICD-10：C73）

行腺叶及峡部切除或全甲状腺切除，同期淋巴结清扫术（ICD-9-CM-3：06.2-06.4）

患者姓名：		性别：	年龄：	门诊号：	住院号：
住院日期：	年　月　日	出院日期：	年　月　日	标准住院日：≤14 天	

时间	住院第 1 天	住院第 2～3 天
主要诊疗工作	□ 询问病史及体格检查 □ 完成病历书写 □ 上级医师查房与术前评估 □ 初步确定手术方式和日期	□ 上级医师查房 □ 完成术前准备与术前评估 □ 根据检查结果等，进行术前讨论，确定手术方案 □ 完成必要的相关科室会诊 □ 签署手术知情同意书、自费用品协议书、输血同意书 □ 向患者及家属交待围术期注意事项
重要医嘱	**长期医嘱** □ 耳鼻咽喉科护理常规 □ 二级护理 □ 普通饮食 **临时医嘱** □ 检查血常规、尿常规 □ 检查肝功能、肾功能、血糖、电解质、凝血功能、感染性疾病筛查（乙型肝炎、丙型肝炎、梅毒、艾滋病等）、甲状腺功能、血钙和血磷 □ 检查胸部 X 线片、心电图 □ 喉镜检查 □ 甲状腺及颈部超声、增强 CT 或 MRI □ 针吸或会诊病理检查 □ 手术必需的相关检查	**长期医嘱** □ 耳鼻咽喉科护理常规 □ 二级护理 □ 普通饮食 □ 患者既往基础用药 **临时医嘱** □ 术前医嘱：明日全身麻醉下行甲状腺峡部+腺叶切除或全甲状腺切除+淋巴结清扫+喉返神经解剖术 □ 术前禁食、禁水 □ 术前抗菌药物 □ 术前准备 □ 必要时备血 □ 其他特殊医嘱
主要护理工作	□ 介绍病房环境、设施和设备 □ 入院护理评估	□ 宣教、备皮等术前准备 □ 手术前物品准备 □ 手术前心理护理
病情变异记录	□ 无　□ 有，原因： 1. 2.	□ 无　□ 有，原因： 1. 2.
护士签名		
医师签名		

时间	住院第 3~7 天 （手术日）	住院第 4~6 天 （术后第 1~3 日）	住院第 7~14 天 （出院日）
主要诊疗工作	□ 手术 □ 术者完成手术记录 □ 住院医师完成术后病程 □ 上级医师查房 □ 确定有无手术并发症 □ 向患者及家属交代病情及术后注意事项	□ 上级医师查房 □ 住院医师完成常规病历书写 □ 注意病情变化，有无低钙抽搐及手足麻木 □ 注意观察生命体征 □ 注意引流量，根据引流情况明确是否拔除引流管	□ 上级医师查房，进行手术及伤口评估 □ 完成出院记录、出院证明书 □ 向患者交代出院后的注意事项
重点医嘱	**长期医嘱** □ 全身麻醉术后常规护理 □ 甲状腺腺叶+峡部切除或全甲状腺切除+颈淋巴结清扫+喉返神经探查术后常规护理 □ 气管切开术后常规护理 □ 一级护理 □ 流质饮食 □ 抗菌药物 □ 其他特殊医嘱 **临时医嘱** □ 标本送病理检查 □ 酌情心电监护 □ 酌情吸氧 □ 其他特殊医嘱	**长期医嘱** □ 一级或二级护理 □ 酌情改为半流质饮食或软食 □ 酌情停用抗菌药物 □ 其他特殊医嘱 **临时医嘱** □ 换药 □ 其他特殊医嘱：复查血常规、甲状腺素、甲状旁腺激素、肝功能、肾功能、电解质、血糖、血钙、血磷等，补液、补钙（必要时）	**出院医嘱** □ 出院带药 □ 酌情肿瘤综合治疗 □ 门诊随诊
主要护理工作	□ 随时观察患者病情变化 □ 术后心理与生活护理	□ 观察患者情况 □ 术后心理与生活护理	□ 指导患者办理出院手续 □ 指导术后随访时间
病情变异记录	□ 无　□ 有，原因： 1. 2.	□ 无　□ 有，原因： 1. 2.	□ 无　□ 有，原因： 1. 2.
护士签名			
医师签名			

＊：实际操作时需明确写出具体的术式

本路径为分化型甲状腺癌临床路径，既往已有甲状腺癌治疗的临床路径（2009 年），本次版本为细化的临床分期。

第六章

急性乳腺炎临床路径释义

一、急性乳腺炎编码

1. 国家卫生和计划生育委员会原编码：

疾病名称及编码：急性乳腺炎（ICD-10：O91，N61）

手术操作名称及编码：乳腺脓肿切开引流术（ICD-9-CM-3：85.0）

2. 修改编码：

疾病名称及编码：急性乳腺炎（ICD-10：O91.0/O91.1/N61）

手术操作名称及编码：乳腺脓肿切开引流术（ICD-9-CM-3：85.0）

二、临床路径检索方法

（O91.0/O91.1/N61）伴 85.0

三、急性乳腺炎临床路径标准住院流程

（一）适用对象

第一诊断为急性乳腺炎（ICD-10：O91，N61），需要行脓肿切开引流术（ICD-9-CM-3：85.0）的患者。

> **释义**
>
> ■ 急性乳腺炎（acute mastitis）是指乳腺的急性化脓性感染，乳腺导管内及周围结缔组织炎症，多见于初产妇。哺乳期内均可发生，多见于产后 3~4 周，又称产褥期乳腺炎。
>
> ■ 急性乳腺炎需行脓肿切开引流术：当急性乳腺炎控制不佳时会形成脓肿，局部形成肿物并伴有波动感。深部脓肿常需超声检查发现，脓肿区超声呈液性暗区。
>
> ■ 急性乳腺炎无脓肿形成时需积极局部治疗和药物治疗，不进入此路径。

（二）诊断依据

根据《临床诊疗指南·外科学分册》（中华医学会编著，人民卫生出版社），《黄家驷外科学（第7版）》（吴孟超等主编，人民卫生出版社）。

1. 病史：乳房出现红、肿、热、痛等急性炎症表现；多为哺乳期女性，常发生在产后 3~4 周；也可为非哺乳期女性。

2. 体征：患侧乳房出现红、肿、热、痛等急性炎症表现，常伴有患侧腋窝淋巴结肿大、压痛等，随炎症发展常伴有寒战、高热、脉搏加快等全身中毒表现。

3. 实验室检查：白细胞计数明显增高。

4. 影像学检查：超声提示有炎性浸润，单个或多个脓腔形成。

> **释义**
>
> ■ 需重视急性乳腺炎的流行病学特点即多见于产后哺乳期。急性乳腺炎乳房的红、肿、热、痛症状多比较典型，结合产后哺乳的病史和实验室及影像学发现可作出诊断。对非哺乳期乳腺炎症性改变需鉴别浆细胞性乳腺炎、炎性乳腺癌等。浆细胞性乳腺炎多发生在非哺乳期，可伴有先天乳头发育不良、乳头溢液。进一步发展可形成肿物，继发细菌感染后可出现红、肿、局部皮温升高和疼痛。炎性乳腺癌是乳腺癌一特殊临床类型，进展快、预后差，主要表现为乳房水肿、局部皮肤发红、橘皮征阳性、皮温升高，但疼痛不明显，没有全身性炎症表现。患者流行病学资料在这三者鉴别中有重要参考价值。

（三）治疗方案的选择

根据《临床诊疗指南·外科学分册》（中华医学会编著，人民卫生出版社），《黄家驷外科学（第7版）》（吴孟超等主编，人民卫生出版社）。

1. 早期应用抗菌药物治疗，支持、对症治疗。
2. 症状轻者可不停止对侧哺乳，患侧保持乳汁排出通畅，局部辅以热敷促进炎症消退。
3. 脓肿形成后及时行脓肿切开引流术。

> **释义**
>
> ■ 急性乳腺炎的进展因人、因治疗而异。一般初期呈急性蜂窝织炎样改变，数天后可能形成脓肿。脓肿形成者往往全身症状较重、疼痛明显，表浅脓肿可以触及波动感。在急性乳腺炎初期尚无脓肿形成时治疗以促进乳汁通畅排出、药物治疗为主，此时患者不适合进入本路径。
>
> ■ 急性乳腺炎的重要病因是乳汁引流不通畅，所以保证乳汁分泌正常是所有治疗的基础。炎症早期可继续对侧哺乳，患侧通过理疗热敷、按摩促进引流及炎症消退。
>
> ■ 脓肿形成的诊断对进入该路径非常关键。首先脓肿形成者一般疼痛、发热症状明显，浅表者查体可触及波动感，深部或多发、多房脓肿常需超声发现，针头穿刺抽出脓液可证实。

（四）标准住院日

≤11 天。

> **释义**
>
> ■ 考虑急性乳腺炎伴乳腺脓肿形成收入院者，可于1~3天积极完善术前准备，如无手术禁忌可尽快手术引流。

（五）进入路径标准

1. 第一诊断为急性乳腺炎（ICD-10：O91，N61），需要行脓肿切开引流术（ICD-9-CM-3：

85.0）的患者。

2. 当患者同时具有其他疾病诊断，但在治疗期间不需要特殊处理也不影响第一诊断的临床路径流程实施时，可以进入路径。

> **释义**
>
> ■ 患者同时具有其他疾病影响第一诊断及临床路径流程实施时均不适合进入临床路径。
>
> ■ 无脓肿切开引流指征患者不适合进入本临床路径。

（六）术前准备

1~3 天。

1. 必须的检查项目：

（1）血常规、尿常规、大便常规。

（2）肝肾功能、凝血功能、血型、感染性疾病筛查（乙型肝炎、丙型肝炎、艾滋病、梅毒等）。

（3）X 线胸片、心电图。

（4）乳房彩超（脓肿形成者需行术前定位）。

2. 根据患者病情可选择：肺功能、超声心动图等。

> **释义**
>
> ■ 部分或全部检查可以在门、急诊完成。血常规、尿常规、便常规是三大基本检查，进入路径者均需完成，其他肝肾功能、凝血及 X 线胸片、心电图和感染筛查则为手术前患者基线评估的需要。
>
> ■ 特殊情况下有其他重要脏器病变时可在可选项中增加必要检查项目。
>
> ■ 乳腺彩超检查必须在术前完成，以进行脓肿定位及判断有无多房或深部脓肿，需要时术中也可用来定位。

（七）抗菌药物选择与使用时机

1. 按照《抗菌药物临床应用指导原则》（卫医发〔2004〕285 号）执行，并结合患者的病情决定抗菌药物的选择。

2. 入院后即开始使用抗菌药物，经验性抗菌治疗可选用耐青霉素酶的半合成青霉素、头孢菌素、大环内酯类或克林霉素类药物。

> **释义**
>
> ■ 急性乳腺炎的致病菌多为葡萄球菌，尤以金黄色葡萄球菌常见，因而经验性抗菌治疗可选择耐青霉素酶的半合成青霉素、头孢菌素。对于青霉素类过敏患者可以选择大环内酯类或克林霉素类药物，后者可能在乳汁中分泌所以在哺乳期需慎用。一般在脓肿切开、通畅引流后局部感染可迅速得到控制。

（八）手术日

入院第 2~4 天。

1. 麻醉方式：全身麻醉或局部麻醉。
2. 术中用药：麻醉常规用药。
3. 术后取（炎性）肿物或脓腔壁组织送病理检查，脓液送细菌培养+药敏试验，调整抗菌药物种类。

> **释义**
>
> ■ 脓肿范围小可在局部麻醉下完成手术，如脓肿范围大或深部脓肿局部麻醉效果欠佳，全身麻醉较为理想。
>
> ■ 术中留取脓液行病原学诊断也是非常重要的部分。根据病原学诊断和药敏结果帮助调整抗菌药物的应用。在药敏结果出来前经验性抗菌治疗可选择半合成青霉素、头孢菌素等药物。脓肿壁或周围炎性组织需留取送病理检查，以确定诊断。

（九）术后住院恢复

3~7 天。

1. 复查项目：血常规，必要时行乳房超声检查。
2. 术后抗菌药物：按照《抗菌药物临床应用指导原则》（卫医发〔2004〕285 号）执行，抗菌药物用至体温正常后 3 天。

> **释义**
>
> ■ 术后复查血常规及观测体温变化了解炎症控制情况。对于深部脓肿或多房脓肿或引流不畅时可借助超声检查判断乳房内有无脓液集聚。在脓肿获得通畅引流后，体温会很快恢复正常，抗菌药物在体温正常 3 天后可停用。哺乳期乳腺炎应用抗菌药物的时候，需考虑药物经乳汁排泄的问题，某些经乳汁排泄的药物如大环内酯类药物，在应用时应评估婴儿从乳汁中摄入抗菌药物的风险，必要时可暂停哺乳。

（十）出院标准

1. 体温正常 3 天，引流管通畅或已拔除。
2. 常规化验指标无明显异常。
3. 没有需要住院处理的并发症和（或）合并症。

> **释义**
>
> ■ 脓肿切开引流后需注意观察引流或渗出量，保证引流通畅。敷料需及时更换，保持干燥。体温正常，引流减少，连续两天 24 小时不超过 20ml 可拔除引流管。

（十一）变异及原因分析

1. 有影响手术的其他疾病，需要进行相关的诊断和治疗，住院时间延长。

2. 出现新发脓肿，需要继续治疗，将延长住院时间，增加治疗费用。

3. 未形成脓肿患者，不进入本路径。

释义

　　■ 微小变异：因为急诊手术提前结束或进入下一日检查或治疗；因医院检验项目的及时性，不能按照要求完成检查；因为节假日不能按照要求完成检查；患者不愿配合完成相应检查。乳房内出现新发脓肿继续治疗产生的变异。

　　■ 重大变异：治疗中并发重大疾病需要进一步诊断和治疗；因各种原因需要其他治疗措施；医院与患者或家属发生医疗纠纷，患者要求离院或转院；不愿按照要求出院随诊而导致入院时间明显延长。

四、急性乳腺炎临床路径给药方案

【用药选择】

1. 急性乳腺炎诊断明确后尽早开始抗菌药物经验治疗。应选用能覆盖金黄色葡萄球菌和链球菌的药物。

2. 住院手术治疗患者应留取脓液标本，送细菌培养及药物敏感检测。

3. 轻症患者可口服用药；重症患者选用静脉给药，待发热控制后改用口服药序贯治疗。

【药学提示】

1. 急性乳腺炎常见致病菌为金黄色葡萄球菌，目前很多金黄色葡萄球菌存在对青霉素耐药的情况，因而经验性治疗可选择耐青霉素酶的半合成青霉素、头孢菌素。

2. 应用半合成青霉素或头孢菌素均需根据说明书要求进行青霉素皮试或头孢菌素皮试。对上述药物过敏者可考虑大环内酯类药物、克林霉素等。

3. 大环内酯类静脉给药可引起血栓性静脉炎，故红霉素静滴时药物浓度不宜超过 1mg/ml。

4. 应考虑患者处于哺乳期这一特点，注意药物经母乳排泄影响乳儿的可能。哺乳期患者时应避免选用氨基糖苷类、喹诺酮类、四环素类、氯霉素、磺胺药等。大环内酯类药物乳汁中分泌量较高，应用时应暂停哺乳。青霉素类、头孢菌素类等 β 内酰胺类在乳汁中含量低，青霉素类有可致过敏反应的可能。哺乳期患者应用任何抗菌药物时，均宜暂停哺乳。

【注意事项】

1. 半合成青霉素、头孢菌素等半衰期短，应每天多次应用。

2. 对脓肿形成的急性乳腺炎患者抗菌药物治疗不能替代外科治疗。

五、推荐表单

（一）医师表单

急性乳腺炎临床路径医师表单

适用对象：第一诊断为急性乳腺炎（ICD-10：O91，N61）
　　　　　行乳腺脓肿切开引流术（ICD-9-CM-3：85.0）

患者姓名：	性别：　　年龄：　　门诊号：	住院号：
住院日期：　　年　月　日	出院日期：　　年　月　日	标准住院日：7~14天

时间	住院第1天	住院第2~3天	住院第3~4天（手术日）
主要诊疗工作	□ 询问病史及体格检查 □ 完成病历书写 □ 完善检查 □ 上级医师查房与术前评估 □ 初步确定手术方式和日期	□ 上级医师查房 □ 完成术前准备与术前评估 □ 完成必要的相关科室会诊 □ 完成术前小结、上级医师查房记录等病历书写 □ 签署手术知情同意书 □ 签署自费用品协议书（必要时） □ 向患者及家属交代围术期注意事项	□ 手术 □ 术者完成手术记录 □ 完成术后病程 □ 上级医师查房 □ 向患者及家属交代病情及术后注意事项
重点医嘱	**长期医嘱** □ 外科护理常规 □ 二级护理 □ 饮食 □ 患者既往基础用药 □ 使用抗菌药物 **临时医嘱** □ 血常规、尿常规、大便常规 □ 肝肾功能、凝血功能、血型、感染性疾病筛查 □ X线胸片、心电图 □ 乳房超声及脓肿定位 □ 肺功能、超声心动图（视基础疾病而定） □ 青霉素试敏	**长期医嘱** □ 患者既往基础用药 **术前医嘱** □ 拟明日在局部麻醉/全身麻醉下行乳腺脓肿切开引流术 □ 术前6小时禁食、禁水 □ 备皮 □ 使用抗菌药物	**长期医嘱** □ 术后6小时后普通饮食（全身麻醉）/普通饮食（局部麻醉） □ 一级（全身麻醉）或二级护理（局部麻醉） □ 使用抗菌药物 **临时医嘱** □ 必要时给予镇痛药物
病情变异记录	□ 无　□ 有，原因： 1. 2.	□ 无　□ 有，原因： 1. 2.	□ 无　□ 有，原因： 1. 2.
医师签名			

时间	住院第 4~5 天 （术后第 1 日）	住院第 6~7 天 （术后第 2~3 日）	住院第 7~11 天 （术后第 3~7 日，出院日）
主要诊疗工作	□ 上级医师查房，注意病情变化 □ 住院医师完成病历书写 □ 注意引流量和引流液性状 □ 注意观察体温、血压等 □ 根据需要复查血常规	□ 上级医师查房 □ 完成常规病历书写 □ 根据引流情况决定是否拔除引流管	□ 上级医师查房，进行手术及伤口评估，确定有无手术并发症和切口愈合不良情况，明确是否出院 □ 完成出院记录、病案首页、出院证明书等 □ 向患者交代出院后的注意事项
重点医嘱	长期医嘱 □ 二级护理 □ 普通饮食 □ 使用抗菌药物 临时医嘱 □ 换药	长期医嘱 □ 二级护理 □ 普通饮食 □ 使用抗菌药物 临时医嘱 □ 换药	出院医嘱 □ 换药 □ 必要时复查患乳彩超 □ 拔除引流或定期门诊换药
病情变异记录	□ 无　□ 有，原因： 1. 2.	□ 无　□ 有，原因： 1. 2.	□ 无　□ 有，原因： 1. 2. .
医师签名			

（二）护士表单

急性乳腺炎临床路径护士表单

适用对象：第一诊断为急性乳腺炎（ICD-10：O91，N61）

行乳腺脓肿切开引流术（ICD-9-CM-3：85.0）

患者姓名：		性别： 年龄： 门诊号：		住院号：
住院日期： 年 月 日		出院日期： 年 月 日		标准住院日：7~14 天

时间	住院第 1 天	住院第 2~3 天	住院第 3~4 天 （手术日）
健康宣教	□ 介绍主管医师、护士 □ 介绍环境、设施 □ 介绍住院注意事项 □ 入院护理评估 □ 指导进行相关检查 □ 母乳喂养技术宣教	□ 晨起静脉取血 □ 卫生知识及手术知识宣教 □ 嘱患者禁食、禁水时间 □ 药敏试验 □ 备皮	□ 术前更衣 □ 指导手术注意事项 □ 给予术后饮食指导 □ 指导并协助术后活动
护理处置	□ 核对患者姓名、佩戴腕带 □ 建立入院护理病历 □ 卫生处置：剪指甲、洗澡、更换病号服 □ 执行入院后医嘱	□ 随时观察患者病情变化 □ 遵医嘱正确使用抗菌药物 □ 协助医师完成各项检查化验 □ 术前准备 □ 禁食、禁水	□ 与手术室人员核对患者 □ 执行术后医嘱 □ 观察术后病情变化 □ 观察创口出血及引流情况 □ 保持各种管路通畅
基础护理	□ 二级护理 □ 晨晚间护理 □ 患者安全管理	□ 二级护理 □ 晨晚间护理 □ 患者安全管理	□ 一级护理 □ 晨晚间护理 □ 患者安全管理
专科护理	□ 护理查体 □ 体温、疼痛评估 □ 心理护理	□ 体温监测 □ 遵医嘱完成相关检查 □ 心理护理 □ 术后疼痛评估 □ 遵医嘱正确给药 □ 指导患者术前准备	□ 病情观察：评估患者生命体征，特别是体温 □ 观察伤口引流情况 □ 观察伤口敷料包扎 □ 需要时请家属陪护 □ 心理护理
重点医嘱	□ 详见医嘱执行单	□ 详见医嘱执行单	□ 详见医嘱执行单
病情变异记录	□ 无 □ 有，原因： 1. 2.	□ 无 □ 有，原因： 1. 2.	□ 无 □ 有，原因： 1. 2.
护士签名			

时间	住院第 4~5 天 （术后第 1 日）	住院第 6~7 天 （术后第 2~3 日）	住院第 7~11 天 （术后第 3~7 天，出院日）
健康 宣教	□ 术后康复宣教 □ 观察进食情况并进行指导	□ 术后换药注意事项的宣教 □ 防止乳汁淤积	□ 急性乳腺炎知识指导 □ 正确母乳喂养技术宣教 □ 指导办理出院手续
护理 处置	□ 观察病情变化 □ 观察创口出血情况 □ 观察进食情况并给予指导 □ 心理与生活护理	□ 观察病情变化及饮食情况 □ 心理与生活护理	□ 指导办理出院手续 □ 指导复查时间和注意事项
基础 护理	□ 二级护理 □ 晨晚间护理 □ 患者安全管理	□ 二级护理 □ 晨晚间护理 □ 患者安全管理	□ 三级护理 □ 晨晚间护理 □ 患者安全管理
专科 护理	□ 护理查体 □ 体温、疼痛评估 □ 心理护理	□ 体温监测 □ 遵医嘱完成相关检查 □ 心理护理 □ 协助换药 □ 遵医嘱正确给药 □ 指导患者乳房按摩	□ 病情观察：评估患者生命 □ 观察伤口引流情况 □ 观察伤口敷料包扎
重点 医嘱	□ 详见医嘱执行单	□ 详见医嘱执行单	□ 详见医嘱执行单
病情 变异 记录	□ 无　□ 有，原因： 1. 2.	□ 无　□ 有，原因： 1. 2.	□ 无　□ 有，原因： 1. 2.
护士 签名			

（三）患者表单

急性乳腺炎临床路径患者表单

适用对象：第一诊断为急性乳腺炎（ICD-10：O91，N61）

行乳腺脓肿切开引流术（ICD-9-CM-3：85.0）

患者姓名：	性别：	年龄：	门诊号：	住院号：
住院日期：　年　月　日	出院日期：　年　月　日			标准住院日：7~14 天

时间	入院当天	住院第 2~3 天 （住院期间）	住院第 3~4 天 （手术日）
医患配合	□ 配合询问病史、收集资料，请务必详细告知既往史、用药史、过敏史 □ 配合进行体格检查 □ 有任何不适告知医师	□ 配合完善相关检查、化验，如采血、留尿、心电图、X 线胸片等 □ 医师向患者及家属介绍病情，签署手术知情同意 □ 如有异常检查结果需进一步检查 □ 配合用药及治疗 □ 配合医师调整用药 □ 有任何不适告知医师	□ 接受手术前指导 □ 知道手术目的、方式 □ 了解麻醉方式
护患配合	□ 配合测量体温、脉搏、呼吸、血压、血氧饱和度、体重 □ 配合完成入院护理评估单（简单询问病史、过敏史、用药史） □ 接受入院宣教（环境介绍、病室规定、订餐制度、贵重物品保管等） □ 有任何不适告知护士	□ 配合测量体温、脉搏、呼吸，询问每日排便情况 □ 接受相关化验检查宣教，正确留取标本，配合检查 □ 有任何不适告知护士 □ 接受输液、服药治疗 □ 注意活动安全，避免坠床或跌倒 □ 配合执行探视及陪护 □ 接受疾病及用药等相关知识指导	□ 配合测量体温、脉搏、呼吸，询问每日排便情况 □ 接受引流量记录 □ 配合伤口情况检查 □ 有任何不适告知护士 □ 接受输液、服药治疗 □ 注意活动安全，避免坠床或跌倒 □ 配合执行探视及陪护 □ 接受疾病及用药等相关知识指导
饮食	□ 普通饮食	□ 术前 6~8 小时禁食、禁水	□ 术后 6 小时禁食
排泄	□ 正常排尿便	□ 正常排尿便	□ 正常排尿便
活动	□ 适量活动	□ 适量活动	□ 适量活动

时间	住院第 4~5 天 （术后第 1 日）	住院第 6~7 天 （术后第 2~3 日）	住院第 7~11 天 （术后第 3~7 天，出院日）
医患配合	□ 配合医师查房 □ 配合进行伤口检查 □ 有任何不适告知医师	□ 配合伤口换药 □ 配合用药及治疗 □ 有任何不适告知医师	□ 接受出院前查体 □ 配合换药
护患配合	□ 配合测量体温、脉搏、呼吸、血压、血氧饱和度、体重 □ 配合完成术后护理评估单（简单询问病史、过敏史、用药史） □ 接受入院宣教（环境介绍、病室规定、订餐制度、贵重物品保管等） □ 有任何不适告知护士	□ 配合测量体温、脉搏、呼吸，询问每日排便情况 □ 配合护士母乳喂养技术宣教 □ 配合乳房按摩理疗 □ 配合用药及治疗 □ 有任何不适告知护士 □ 接受输液、服药治疗 □ 注意活动安全，避免坠床或跌倒 □ 配合执行探视及陪护 □ 接受疾病及用药等相关知识指导	□ 配合测量体温、脉搏、呼吸，询问每日排便情况 □ 接受引流量记录 □ 配合伤口情况检查 □ 有任何不适告知护士 □ 配合出院宣教 □ 配合完成术后护理记录评估单 □ 配合执行探视及陪护
饮食	□ 普通饮食	□ 普通饮食	□ 普通饮食
排泄	□ 正常排尿便	□ 正常排尿便	□ 正常排尿便
活动	□ 适量活动	□ 适量活动	□ 适量活动

附：原表单（2009 年版）

急性乳腺炎临床路径表单

适用对象：第一诊断为急性乳腺炎（ICD-10：O91，N61）

　　　　　行乳腺脓肿切开引流术（ICD-9-CM-3：85.0）

患者姓名：	性别：　　年龄：　　门诊号：	住院号：
住院日期：　　年　月　日	出院日期：　　年　月　日	标准住院日：7～14 天

时间	住院第 1 天	住院第 2～3 天	住院第 3～4 天（手术日）
主要诊疗工作	□ 询问病史及体格检查 □ 完成病历书写 □ 完善检查 □ 上级医师查房与术前评估 □ 初步确定手术方式和日期	□ 上级医师查房 □ 完成术前准备与术前评估 □ 完成必要的相关科室会诊 □ 完成术前小结、上级医师查房记录等病历书写 □ 签署手术知情同意书 □ 签署自费用品协议书、输血同意书（必要时） □ 向患者及家属交代围术期注意事项	□ 手术 □ 术者完成手术记录 □ 完成术后病程 □ 上级医师查房 □ 向患者及家属交代病情及术后注意事项
重点医嘱	**长期医嘱** □ 外科护理常规 □ 二级护理 □ 饮食 □ 患者既往基础用药 □ 使用抗菌药物 **临时医嘱** □ 血常规、尿常规、大便常规 □ 肝肾功能、凝血功能、血型、感染性疾病筛查 □ X 线胸片、心电图 □ 乳房超声及脓肿定位 □ 肺功能、超声心动图（视情况而定） □ 青霉素试敏	**长期医嘱** □ 患者既往基础用药 **术前医嘱** □ 拟明日在局部麻醉/全身麻醉下行乳腺脓肿切开引流术 □ 术前 6 小时禁食、禁水 □ 备皮 □ 使用抗菌药物	**长期医嘱** □ 术后 6 小时后普通饮食（全身麻醉）或普通饮食（局部麻醉） □ 一级（全身麻醉）或二级护理（局部麻醉） □ 使用抗菌药物 **临时医嘱** □ 必要时给予镇痛药物
主要护理工作	□ 介绍病房环境、设施及设备 □ 入院护理评估 □ 执行入院后医嘱 □ 指导进行相关检查等	□ 晨起静脉取血 □ 卫生知识及手术知识宣教 □ 嘱患者禁食、禁水时间 □ 药敏试验 □ 备皮	□ 术前更衣 □ 观察术后病情变化 □ 观察创口出血及引流情况 □ 保持各种管路通畅 □ 给予术后饮食指导 □ 指导并协助术后活动

续　表

时间	住院第 1 天	住院第 2~3 天	住院第 3~4 天 （手术日）
病情 变异 记录	□无　□有，原因： 1. 2.	□无　□有，原因： 1. 2.	□无　□有，原因： 1. 2.
护士 签名			
医师 签名			

时间	住院第 4~5 天 （术后第 1 日）	住院第 6~7 天 （术后第 2~3 日）	住院第 7~11 天 （术后第 3~7 日，出院日）
主要诊疗工作	□ 上级医师查房，注意病情变化 □ 住院医师完成常规病历书写 □ 注意引流量和引流液性状 □ 注意观察体温、血压等 □ 根据需要复查血常规	□ 上级医师查房 □ 完成常规病历书写 □ 根据引流情况决定是否拔除引流管	□ 上级医师查房，进行手术及伤口评估，确定有无手术并发症和切口愈合不良情况，明确是否出院 □ 完成出院记录、病案首页、出院证明书等 □ 向患者交代出院后的注意事项
重点医嘱	**长期医嘱** □ 二级护理 □ 普通饮食 □ 使用抗菌药物 **临时医嘱** □ 换药	**长期医嘱** □ 二级护理 □ 普通饮食 □ 使用抗菌药物 **临时医嘱** □ 换药	**出院医嘱** □ 换药 □ 复查患乳彩超 □ 拔除引流或定期门诊换药
主要护理工作	□ 观察病情变化 □ 观察创口出血情况 □ 观察进食情况并给予指导 □ 心理与生活护理 □ 术后患肢功能锻炼	□ 观察病情变化及饮食情况 □ 心理与生活护理 □ 术后患肢功能锻炼	□ 指导办理出院手续 □ 指导复查时间和注意事项
病情变异记录	□ 无　□ 有，原因： 1. 2.	□ 无　□ 有，原因： 1. 2.	□ 无　□ 有，原因： 1. 2.
护士签名			
医师签名			

第七章

乳房肿物微创旋切术临床路径释义

一、乳房肿物微创旋切术编码

1. 国家卫生和计划生育委员会原编码：

疾病名称及编码：乳房肿物（ICD-10：N64.901）

手术操作名称及编码：乳房肿物微创旋切术

2. 修改编码：

疾病名称及编码：乳房肿物（ICD-10：N63）

手术操作名称及编码：乳房病损微创旋切术（ICD-9-CM-3：85.2101）

二、临床路径检索方法

N63 伴 85.2101

三、乳房肿物微创旋切术临床路径标准住院流程

（一）适用对象

第一诊断为乳房肿物（N64.901），行乳房肿物微创旋切术。

> 释义
>
> ■ 适用对象编码参见第一部分。
> ■ 本路径适用对象为乳房肿物拟行微创旋切手术的患者。
> ■ 适用对象中不包括已知乳腺恶性疾病的患者。

（二）诊断依据

1. 病史：乳房肿块。
2. 体征：未及肿块，或可及质韧、边界清、活动度可的肿块。
3. 辅助检查：彩超、钼靶、MRI 等。

> 释义
>
> ■ 本路径的制订主要参考国内权威参考书籍及诊疗指南。
> ■ 根据病史中肿物的大小、性质、活动度、边界等给予临床初步诊断。
> ■ 彩超及乳腺 X 线摄影是乳房肿物诊断的主要辅助手段，必要时可行 MRI 检查。

（三）治疗方案的选择

1. 行局部麻醉下乳房肿物微创旋切术。

2. 若术中血肿较大或刺破皮肤，为尽量保持乳房外形，必要时加行肿块切除术。

> **释义**
>
> ■ 本病通常采用局部麻醉，根据实际情况可考虑局部麻醉加强化。
> ■ 应严格筛选患者，对于肿瘤较大、靠近乳头乳晕区以及靠近皮肤的肿物，尽量避免实施本手术。如术中出现严重出血、刺破皮肤等情况，如有必要，可加行肿物切除术。

（四）标准住院日

≤7 天。

> **释义**
>
> ■ 诊断为乳腺肿物的患者入院后，术前检查1~2天，第3天行手术治疗，患者术后恢复3~4天，病情平稳（见出院标准）时可出院。总住院时间不超过7天符合本路径要求。

（五）进入路径标准

1. 第一诊断必须符合 N64.901 乳房肿物编码。
2. 当患者同时具有其他疾病诊断，但在住院期间不需特殊处理也不影响第一诊断的临床路径流程实施时，可以进入路径。

> **释义**
>
> ■ 进入本路径的患者为第一诊断为乳腺肿物，需除外合并其他急重症或合并症。
> ■ 对于合并其他疾病，但不需特殊处理，不影响第一诊断且对手术无较大影响者可以进入路径。
> ■ 对于合并其他疾病合理治疗后病情稳定，抑或目前尚需持续用药，但不影响手术预后和路径实施的，可以进入路径，但可能会延长住院时间，增加治疗费用。
> ■ 对于合并对手术有较大影响的内科疾病者，需请相关科室会诊，对病情进行评估和控制以保证手术安全，影响路径实施的应退出本路径。

（六）术前准备

1~3 天。

1. 血常规、尿常规、粪常规、凝血实验、血糖、肝功能、肾功能、电解质、血脂、传染病四项、甲状腺功能、性激素六项。
2. X 线胸片、肝胆胰脾彩超、甲状腺彩超、盆腔彩超、心电图、心脏彩超、双肾输尿管膀胱彩超。
3. 双乳彩超、钼靶，必要时行双乳 MRI 检查等。

■ 血常规、尿常规、便常规能是基本检验项目，进入路径的患者均需完成。肝肾功能、电解质、血糖、凝血功能、心电图、X线胸片可评估有无基础疾病，是否影响住院时间、费用及其治疗预后。性腺激素可进一步了解患者卵巢功能。

■ 肝胆胰脾肾彩超及盆腔彩超有助于判断患者是否存在其他脏器器质性疾病。乳腺彩超、钼靶是基本的影像学检查，进入路径的患者均需完成。对于可疑的多灶或多中心病灶患者，推荐MRI检查。

（七）手术日

第3~4天。

1. 麻醉方式：局部麻醉。
2. 术中用药：利多卡因针、肾上腺素针。

■ 乳腺肿物微创旋切手术常规使用局部麻醉，依据具体情况选择是否使用局部麻醉强化。

■ 局部麻醉药物可选择利多卡因或罗哌卡因等，推荐加入肾上腺素以减少术中出血，术后加压包扎。应用肾上腺素时应注意评估患者是否存在禁忌。

（八）术后住院恢复

4~7天。

■ 术后恢复、获得术后病理约需4~7天，病理回报、病情平稳（见出院标准）时可出院。术后恢复时间4~7天符合本路径要求。

（九）出院标准

1. 快速病理及常规病理提示无恶变。
2. 没有需要住院处理的并发症和（或）合并症。

■ 患者出院前应一般情况良好。

■ 患者伤口无感染、严重出血、血肿等情况，对于门诊可处理的皮下积液、血肿或感染，患者需遵医嘱返院处理伤口直至皮下消失、伤口完全愈合。

（十）变异及原因分析

1. 有影响手术的其他疾病，需要进行相关的诊断和治疗，住院时间延长。

2. 出现伤口血肿，需要继续治疗，将延长住院时间，增加治疗费用。

3. 术后常规病理示癌变，需二次手术者，不进入本路径。

> **释义**
>
> ■ 有影响手术的合并症，如糖尿病、心血管疾病等，可能需要同时治疗或疾病本身导致术后恢复缓慢，从而导致治疗时间延长或治疗费用增加，严重影响路径实施者退出路径。
>
> ■ 围术期的并发症，如伤口感染、术后出血、大血肿形成等，可能导致二次手术或恢复延迟，从而造成住院日延长或费用超出参考标准。
>
> ■ 术后病理回报为乳腺癌者，需二次手术，应退出本路径，进入相应路径。

四、推荐表单

（一）医师表单

乳房肿物微创旋切术临床路径医师表单

适用对象：第一诊断为乳房肿物（ICD-10：N64.901）
　　　　　行乳房肿物微创旋切术

患者姓名：	性别：　年龄：　门诊号：	住院号：
住院日期：　　年　月　日	出院日期：　　年　月　日	标准住院日：4~6 天

日期	住院第 1 天	住院第 2 天 （手术准备日）
主要诊疗工作	□ 询问病史及体格检查 □ 完成住院病历和首次病程记录 □ 开实验室检查单 □ 上级医师查房 □ 初步确定诊治方案和特殊检查项目	□ 手术医嘱 □ 上级医师查房 □ 完成术前准备与术前评估 □ 根据检查检验结果，行术前讨论，确定手术方案 □ 完成必要的相关科室会诊 □ 住院医师完成上级医师查房记录、术前小结 □ 完成术前总结（拟行手术方式、手术关键步骤、术中注意事项等） □ 签署手术知情同意书（含标本处置）、自费用品协议书、输血同意书、麻醉同意书或授权委托书 □ 向患者及家属交代病情、手术安排及围术期注意事项
重点医嘱	**长期医嘱** □ 外科二级或三级护理常规 □ 饮食：根据患者情况而定 □ 患者既往基础用药 **临时医嘱** □ 血常规+血型、尿常规 □ 凝血功能、血电解质、肝肾功能、感染性疾病筛查 □ 心电图、胸部 X 线检查 □ 乳腺彩超、钼靶摄片 □ 必要时行血气分析、肺功能、超声心动图	**长期医嘱** □ 外科护理常规 □ 二级或三级护理 □ 饮食 □ 患者既往基础用药 **临时医嘱** □ 术前医嘱 □ 常规准备明日在局部麻醉/区域阻滞麻醉/全身麻醉下行乳腺肿物切除术/病变导管切除术 □ 术前禁食、禁水 □ 药敏试验 □ 备皮术前禁食4~6 小时，禁水 2~4 小时 □ 麻醉前用药（术前0.5 小时）
病情变异记录	□ 无　□ 有，原因： 1. 2.	□ 无　□ 有，原因： 1. 2.
医师签名		

日期	住院第 3 天（手术日）		住院第 4 天（术后第 1 日）	住院第 5～6 天（术后第 2 日，出院日）
	术前与术中	术后		
主要诊疗工作	□ 送患者入手术室 □ 麻醉准备，监测生命体征 □ 施行手术 □ 解剖标本，送病理检查	□ 麻醉医师完成麻醉记录 □ 完成术后首次病程记录 □ 完成手术记录 □ 向患者及家属说明手术情况	□ 上级医师查房 □ 住院医师完成常规病程记录 □ 必要时进行相关特殊检查	□ 上级医师查房 □ 明确是否符合出院标准 □ 完成出院记录、病案首页、出院证明书等 □ 通知出入院处 □ 通知患者及家属 □ 向患者告知出院后注意事项，如康复计划、返院复诊、后续治疗，及相关并发症的处理等 □ 出院小结、诊断证明书及出院须知交予患者
重点医嘱	**长期医嘱** □ 禁食、禁水 **临时医嘱** □ 液体治疗 □ 相应治疗（视情况）	**长期医嘱** □ 按相应麻醉术后护理 □ 饮食（禁食、禁水 6 小时，全身麻醉后） □ 心电监测 6 小时（全身麻醉后） **临时医嘱** □ 酌情镇痛 □ 观察术后病情变化 □ 观察创口出血及引流情况 □ 给予术后饮食指导 □ 指导并协助术后活动	**长期医嘱** □ 二级 或 三级护理（视情况）	**临时医嘱** □ 切口换药（酌情） **出院医嘱** □ 出院后相关用药 □ 伤口门诊拆线
病情变异记录	□ 无　□ 有，原因： 1. 2.	□ 无　□ 有，原因： 1. 2.	□ 无　□ 有，原因： 1. 2.	□ 无　□ 有，原因： 1. 2.
医师签名				

（二）护士表单

乳房肿物微创旋切术临床路径护士表单

适用对象：第一诊断为乳房肿物（ICD-10：N64.901）
　　　　　行乳房肿物微创旋切术

患者姓名：		性别： 年龄： 门诊号：		住院号：
住院日期： 　年　月　日		出院日期： 　年　月　日		标准住院日：4~6 天

日期	住院第 1 天	住院第 2 天 （手术准备日）
健康宣教	□ 入院宣教 　介绍主管医师、护士 　介绍环境、设施 　介绍住院注意事项	□ 术前宣教 　宣教疾病知识、术前准备及手术过程 　告知准备物品、沐浴 　告知术后饮食、活动及探视注意事项 　告知术后可能出现的情况及应对方式 □ 主管护士与患者沟通，了解并指导心理应对 □ 告知家属等候区位置
护理处置	□ 核对患者姓名，佩戴腕带 □ 建立入院护理病历 □ 卫生处置：剪指（趾）甲、沐浴，更换病号服	□ 协助医师完成术前检查化验 □ 术前准备 □ 备皮、宣教 □ 备皮、禁食、禁水
主要护理工作	□ 入院介绍 □ 入院评估 □ 静脉抽血 □ 健康教育 □ 饮食指导 □ 患者相关检查配合的指导 □ 执行入院后医嘱 □ 心理支持	□ 健康教育 □ 饮食：术前禁食、禁水 □ 术前沐浴、更衣，取下活动义齿、饰物 □ 告知患者及家属手术流程及注意事项 □ 手术备皮、药敏试验 □ 术前手术物品准备 □ 促进睡眠（环境、药物）
病情变异记录	□ 无　□ 有，原因： 1. 2.	□ 无　□ 有，原因： 1. 2.
护士签名		

日期	住院第 3 天（手术日）		住院第 4 天（术后第 1 日）	住院第 5~6 天（术后第 2 日，出院日）
	术前与术中	术后		
健康宣教	□ 术后当日宣教 　告知饮食、体位要求 　告知疼痛注意事项 　告知术后可能出现 　情况及应对方式 □ 给予患者及家属心 　理支持 □ 再次明确探视陪护 　须知	□ 术后宣教 　药物作用及频率 　饮食、活动指导 　复查患者对术前宣教 　内容的掌握程度 　疾病恢复期注意事项 □ 下床活动注意事项	□ 术后宣教 □ 指导功能锻炼	□ 出院宣教 □ 指导办理出院手续
护理处置	□ 送手术 　摘除患者各种活动 　物品 　核对患者资料及带药 　填写手术交接单， 　签字确认 □ 接手术 　核对患者及资料， 　签字确认	□ 功能训练指导	□ 功能训练指导	□ 出院指导
主要护理工作	□ 健康教育 □ 术前更衣 □ 饮食指导：禁食、 　禁水 □ 指导术前注射麻醉 　用药后注意事项 □ 安排陪送患者入手 　术室 □ 心理支持	□ 术后活动：按相应 　麻醉采取体位，指 　导并协助术后活动 □ 全身麻醉后禁食、 　禁水 6 小时 □ 密切观察患者情况 □ 疼痛护理 □ 生活护理 □ 术后饮食指导 □ 心理支持（患者及 　家属）	□ 体位与活动：自主 　体位 □ 观察患者情况 □ 协助生活护理 □ 心理支持（患者及 　家属） □ 康复指导（运动指 　导、功能锻炼）	□ 出院指导 □ 办理出院手续 □ 复诊时间 □ 作息、饮食、活动 □ 服药指导 □ 日常保健 □ 清洁卫生 □ 疾病知识
病情变异记录	□ 无　□ 有，原因： 1. 2.	□ 无　□ 有，原因： 1. 2.	□ 无　□ 有，原因： 1. 2.	□ 无　□ 有，原因： 1. 2.
护士签名				

（三）患者表单

乳房肿物微创旋切术临床路径患者表单

适用对象：第一诊断为乳房肿物（ICD-10：N64.901）

　　　　行乳房肿物微创旋切术

患者姓名：	性别：　　年龄：　　门诊号：	住院号：
住院日期：　　年　月　日	出院日期：　　年　月　日	标准住院日：4~6 天

日期	住院第 1 天	住院第 2 天 （手术准备日）
监测	□ 测量生命体征、体重	□ 每日测量生命体征、询问排便，手术前 1 天晚测量生命体征
医患配合	□ 护士行入院护理评估（简单询问病史） □ 接受入院宣教 □ 医师询问病史、既往病史、用药情况，收集资料 □ 进行体格检查	□ 配合完善术前相关化验、检查，术前宣教 □ 乳腺肿瘤疾病知识、临床表现、治疗方法 □ 术前用物准备：备皮刀、弹力绷带 □ 手术室接患者，配合核对 □ 医师与患者及家属介绍病情及手术谈话 □ 手术时家属在等候区等候 □ 探视及陪护制度
重点诊疗及检查	**重点诊疗** □ 二级护理 □ 既往基础用药	**重点诊疗** □ 术前准备 □ 备皮 □ 术前签字 **重要检查** □ 心电图、X 线胸片 □ 彩超，钼靶 □ 乳腺 MR
饮食及活动	□ 普通饮食 □ 正常活动	□ 术前 12 小时禁食、禁水 □ 正常活动

日期	住院第 3 天 （手术日）		住院第 4 天 （术后第 1 日）	住院第 5~6 天 （术后第 2 日，出院日）
	术前与术中	术后		
监测	□ 测量生命体征	□ 每日测量生命体征	□ 测量生命体征	□ 办理出院手续
医患配合	□ 摘除患者各种活动物品	□ 下床活动，功能训练	□ 功能训练	□ 办理出院手续
重点诊疗及检查	□ 术前更衣	□ 术后活动：按相应麻醉采取体位，术后活动 □ 全身麻醉后禁食、禁水 6 小时	□ 更换伤口辅料，观察伤口愈合情况	□ 办理出院手续 □ 确定复查时间
饮食及活动	□ 禁食、禁水 12 小时	□ 正常饮食 □ 正常活动	□ 正常饮食 □ 正常活动	□ 正常饮食 □ 正常活动

附：原表单（2016 年版）

乳房肿物微创旋切术临床路径表单

适用对象：第一诊断为乳房肿物（ICD-10：N64.901）
　　　　　行乳房肿物微创旋切术

患者姓名：	性别：	年龄：	门诊号：	住院号：
住院日期：　年　月　日	出院日期：　年　月　日		标准住院日：4~6 天	

时间	住院第 1 天	住院第 2~4 天
主要诊疗工作	□ 询问病史及体格检查 □ 完成病历书写 □ 完善检查 □ 上级医师查房与术前评估 □ 初步确定手术方式和日期	□ 上级医师查房 □ 完成术前准备与术前评估 □ 完成必要的相关科室会诊 □ 完成术前小结、上级医师查房记录等病历书写 □ 签署手术知情同意书 □ 签署自费用品协议书、输血同意书（必要时） □ 向患者及家属交代围术期注意事项
重点医嘱	**长期医嘱** □ 外科护理常规 □ 二级护理 □ 饮食 □ 患者既往基础用药 **临时医嘱** □ 血常规、尿常规、粪常规 □ 血糖、血脂、肝肾功能、电解质、甲状腺功能、性激素六项、凝血功能、传染病四项 □ X 线胸片、肝胆胰脾彩超、甲状腺彩超、心脏彩超、心电图、双肾输尿管膀胱彩超 □ 双乳彩超、钼靶、MRI □ 肺功能、24 小时动态心动图（视情况而定）	**长期医嘱** □ 患者既往基础用药 **术前医嘱** □ 拟明日/下周一在局部麻醉下行乳房肿物微创旋切术 □ 备皮 □ 预约术中快速冰冻病理
主要护理工作	□ 介绍病房环境、设施及设备 □ 入院护理评估 □ 执行入院后医嘱 □ 指导进行相关检查等	□ 晨起静脉取血 □ 卫生知识及手术知识宣教 □ 嘱患者禁食、禁水时间 □ 备皮
病情变异记录	□ 无　□ 有，原因： 1. 2.	□ 无　□ 有，原因： 1. 2.
护士签名		
医师签名		

时间	住院第 3~5 天 （手术日）	住院第 4~6 天 （术后第 1~3 日）
主要 诊疗 工作	□ 手术 □ 术者完成手术记录 □ 完成术后病程 □ 上级医师查房 □ 向患者及家属交代病情及术后注意事项	□ 上级医师查房，进行手术及伤口评估，确 　定有无手术并发症和切口愈合不良情况， 　明确是否出院 □ 完成出院记录、病案首页、出院证明书等 □ 向患者交代出院后的注意事项
重 点 医 嘱	**长期医嘱** □ 一级护理 □ 术后 3 小时内监测血压 **临时医嘱** □ 必要时给予止吐、镇痛药物 □ 给予止血等对症支持治疗 □ 必要时给予补液治疗	**长期医嘱** □ 今日出院 **临时医嘱** □ 换药 □ 必要时给予止血药物应用 □ 病例复印
主 要 护 理 工 作	□ 术前更衣 □ 观察术后病情变化 □ 观察外层敷料有无渗血 □ 保持各种管路通畅 □ 给予术后饮食指导 □ 指导并协助术后活动	□ 指导办理出院手续 □ 指导复查时间和注意事项
病情 变异 记录	□ 无　□ 有，原因： 1. 2.	□ 无　□ 有，原因： 1. 2.
护士 签名		
医师 签名		

第八章

乳房肿物开放性手术临床路径释义

一、乳房肿物开放性手术编码

1. 国家卫生和计划生育委员会原编码：

疾病名称及编码：乳房肿物（ICD-10：N63.x00）

手术操作名称及编码：局部麻醉下乳房肿物切除术

2. 修改编码：

疾病名称及编码：乳房肿物（ICD-10：N63）

手术操作名称及编码：乳房病损局部切除术（ICD-9-CM-3：85.21）

二、临床路径检索方法

N63 伴 85.21

三、乳房肿物开放性手术临床路径标准住院流程

（一）适用对象

第一诊断为乳房肿物（N63.x00），行局部麻醉下乳房肿物切除术。

> 释义
>
> ■ 适用对象编码参见第一部分。
> ■ 本路径适用对象为乳房肿物拟行开放性手术的患者。
> ■ 适用对象中不包括已知乳腺恶性疾病的患者。

（二）诊断依据

1. 病史：乳房肿物。
2. 体征：肿物质韧、边界清、活动度可。
3. 辅助检查：彩超、钼靶等。

> 释义
>
> ■ 本路径的制订主要参考国内权威参考书籍及诊疗指南。
> ■ 根据病史中肿物的性质、活动度、边界等给予临床初步诊断。
> ■ 彩超及乳腺 X 线摄影是乳房肿物诊断的主要辅助手段。

（三）治疗方案的选择

1. 行局部麻醉下肿物切除术。
2. 若病变范围较广或病变累及乳头乳晕后方，为尽量保持乳房的外形，必要时加行筋膜组织瓣成形术或乳头乳晕成形术。

> **释义**
>
> ■ 本病通常采用局部麻醉，根据实际情况可考虑局部麻醉加强化。
> ■ 以完整切除肿物为目标，无需扩大切除正常乳腺组织，术中应尽量保持乳房外形，缝合时注意腺体对合，避免形成空腔。乳头后方肿物切除后应注意避免乳头塌陷。

（四）标准住院日

≤7天。

> **释义**
>
> ■ 诊断为乳腺肿物的患者入院后，术前检查1~2天，第3天行手术治疗，患者术后恢复3~4天，病情平稳（见"出院标准"）时可出院。总住院时间不超过7天符合本路径要求。

（五）进入路径标准

1. 第一诊断必须符合 N63. x00 乳房肿块编码。
2. 当患者同时具有其他疾病诊断，但在住院期间不需特殊处理也不影响第一诊断的临床路径流程实施时，可以进入路径。

> **释义**
>
> ■ 进入本路径的患者为第一诊断为乳腺肿物，需除外合并其他急重症或合并症。
> ■ 对于合并其他疾病，但不需特殊处理，不影响第一诊断且对手术无较大影响者可以进入路径。
> ■ 对于合并其他疾病合理治疗后病情稳定，抑或目前尚需持续用药，但不影响手术预后和路径实施的，可以进入路径，但可能会延长住院时间，增加治疗费用。
> ■ 对于合并对手术有较大影响的内科疾病者，需请相关科室会诊，对病情进行评估和控制以保证手术安全，影响路径实施的应退出本路径。

（六）术前准备

1~3天。
1. 血常规、尿常规、粪常规、凝血实验、血糖、肝功能、肾功能、电解质、血脂、传染病四项、甲状腺功能、性激素六项。
2. X线胸片、肝胆胰脾彩超、甲状腺彩超、盆腔彩超、心电图、心脏彩超、双肾输尿管膀胱彩超。
3. 双乳彩超、钼靶，必要时行双乳 MRI 检查等。

释义

■ 血常规、尿常规、便常规能是基本检验项目，进入路径的患者均需完成。肝肾功能、电解质、血糖、凝血功能、心电图、X 线胸片可评估有无基础疾病，是否影响住院时间、费用及其治疗预后。性腺激素可进一步了解患者卵巢功能。

■ 肝胆胰脾肾彩超及盆腔彩超有助于判断患者是否存在其他脏器器质性疾病。乳腺彩超、钼靶是基本的影像学检查，进入路径的患者均需完成。对于可疑的多灶或多中心病灶患者，推荐 MRI 检查。

（七）手术日

入院第 3~4 天。

1. 麻醉方式：局部麻醉。
2. 术中用药：利多卡因针、肾上腺素针。

释义

■ 乳腺肿物开放性手术常规使用局部麻醉，依据具体情况选择是否使用局部麻醉强化。

■ 局部麻醉药物可选择利多卡因或罗哌卡因等，可应用肾上腺素减少术中出血，但应注意评估患者是否存在应用肾上腺素禁忌。

（八）术后住院恢复

4~7 天。

释义

■ 术后恢复、获得术后病理约需 4~7 天，病理回报、病情平稳（见"出院标准"）时可出院。术后恢复时间 4~7 天符合本路径要求。

（九）出院标准

1. 快速病理及常规病理提示无恶变。
2. 没有需要住院处理的并发症和（或）合并症。

释义

■ 患者出院前应一般情况良好。

■ 患者伤口无感染，对于门诊可处理的皮下积液，患者需遵医嘱返院处理伤口直至皮下积液消失、伤口完全愈合。

■ 没有需要住院处理的与本次手术有关的并发症如下肢深静脉血栓形成等。

（十）变异及原因分析

1. 有影响手术的其他疾病，需要进行相关的诊断和治疗，住院时间延长。

2. 出现术后脂肪液化、切口感染等并发症，需要继续治疗，将延长住院时间，增加治疗费用。

3. 术后常规病理示癌变，需二次手术者，不进入本路径。

> **释义**
>
> ■ 有影响手术的合并症，如糖尿病、心血管疾病等，可能需要同时治疗或疾病本身导致术后恢复缓慢，从而导致治疗时间延长或治疗费用增加，严重影响路径实施者退出路径。
>
> ■ 围术期的并发症，如脂肪液化、切口感染、术后出血等，可能导致二次手术或恢复延迟，从而造成住院日延长或费用超出参考标准。
>
> ■ 术后病理回报为乳腺癌者，需二次手术，应退出本路径，进入相应路径。

四、推荐表单

（一）医师表单

乳房肿物开放性手术临床路径医师表单

适用对象：第一诊断为乳房肿块（N63.x00）

行乳房肿块切除术

患者姓名：	性别： 年龄： 门诊号：	住院号：
住院日期： 年 月 日	出院日期： 年 月 日	标准住院日：5~7 天

时间	住院第 1 天	住院第 2~3 天	住院第 3~4 天（手术日）
主要诊疗工作	□ 询问病史及体格检查 □ 完成病历书写 □ 完善检查 □ 上级医师查房与术前评估 □ 初步确定手术方式和日期	□ 上级医师查房 □ 完成术前准备与术前评估 □ 完成必要的相关科室会诊 □ 完成术前小结、上级医师查房记录等病历书写 □ 签署手术知情同意书 □ 签署自费用品协议书、输血同意书（必要时） □ 向患者及家属交代围术期注意事项	□ 手术 □ 术者完成手术记录 □ 完成术后病程 □ 上级医师查房 □ 向患者及家属交代病情及术后注意事项
重点医嘱	**长期医嘱** □ 外科护理常规 □ 二级护理 □ 饮食 □ 患者既往基础用药 **临时医嘱** □ 血常规、尿常规、粪常规 □ 血糖、血脂、肝肾功能、电解质、甲状腺功能、性激素六项、凝血功能、传染病四项 □ X 线胸片、肝胆胰脾彩超、甲状腺彩超、心脏彩超、心电图、双肾输尿管膀胱彩超 □ 双乳彩超、钼靶、MRI □ 肺功能、24 小时动态心动图（视情况而定）	**长期医嘱** □ 患者既往基础用药 **术前医嘱** □ 拟明日/下周一在局部麻醉下行乳房肿块切除术 □ 备皮 □ 预约术中快速冰冻病理	**长期医嘱** □ 一级护理 □ 术后 3 小时内监测血压 **临时医嘱** □ 必要时给予止吐、镇痛药物 □ 给予止血等对症支持治疗 □ 必要时给予补液治疗
病情变异记录	□ 无 □ 有，原因： 1. 2.	□ 无 □ 有，原因： 1. 2.	□ 无 □ 有，原因： 1. 2.
医师签名			

时间	住院第 4~5 天 （术后第 1 日）	住院第 5~7 天 （术后第 2~3 日，出院日）
主要 诊疗 工作	□ 上级医师查房，注意病情变化 □ 住院医师完成常规病历书写 □ 注意外层敷料是否有无渗出 □ 注意观察体温、血压等	□ 上级医师查房，进行手术及伤口评估，确 　定有无手术并发症和切口愈合不良情况， 　明确是否出院 □ 完成出院记录、病案首页、出院证明书等 □ 向患者交代出院后的注意事项
重 点 医 嘱	**长期医嘱** □ 二级护理 **临时医嘱** □ 换药 □ 必要时给予止血治疗	**长期医嘱** □ 今日出院 **临时医嘱** □ 换药 □ 病例复印
病情 变异 记录	□ 无　□ 有，原因： 1. 2.	□ 无　□ 有，原因： 1. 2..
医师 签名		

（二）护士表单

乳房肿物开放性手术临床路径护士表单

适用对象：第一诊断为乳房肿块（N63.x00）

行乳房肿块切除术

患者姓名：	性别：　年龄：　门诊号：	住院号：
住院日期：　　年　月　日	出院日期：　　年　月　日	标准住院日：5~7 天

时间	住院第 1 天	住院第 2~3 天	住院第 3~4 天 （手术日术前与术中）
健康宣教	□ 入院宣教 　介绍主管医师、护士 　介绍环境、设施 　介绍住院注意事项	□ 术前宣教 　宣教疾病知识、术前准备及 　手术过程 　告知准备物品、沐浴 　告知术后饮食、活动及探视 　注意事项告知术后可能出现 　的情况及应对方式 □ 主管护士与患者沟通，了解 　并指导心理应对 □ 告知家属等候区位置	□ 术后当日宣教 　告知饮食、体位要求 　告知疼痛注意事项 　告知术后可能出现情况及 　应对方式 □ 给予患者及家属心理支持 □ 再次明确探视陪护须知
护理处置	□ 核对患者姓名，佩戴腕带 □ 建立入院护理病历 □ 卫生处置：剪指（趾）甲、 　沐浴，更换病号服	□ 协助医师完成术前检查化验 □ 术前准备 □ 备皮、宣教 □ 备皮、禁食、禁水	□ 送手术 　摘除患者各种活动物品 　核对患者资料及带药 　填写手术交接单，签字确认 □ 接手术 　核对患者及资料，签字确认
主要护理工作	□ 入院介绍 □ 入院评估 □ 静脉抽血 □ 健康教育 □ 饮食指导 □ 患者相关检查配合的指导 □ 执行入院后医嘱 □ 心理支持	□ 健康教育 □ 饮食：术前禁食、禁水 □ 术前沐浴、更衣，取下活动 　义齿、饰物 □ 告知患者及家属手术流程及 　注意事项 □ 手术备皮、药敏试验 □ 术前手术物品准备 □ 促进睡眠（环境、药物）	□ 健康教育 □ 术前更衣 □ 饮食指导：禁食、禁水 □ 指导术前注射麻醉用药后 　注意事项 □ 安排陪送患者入手术室 □ 心理支持
病情变异记录	□ 无　□ 有，原因： 1. 2.	□ 无　□ 有，原因： 1. 2.	□ 无　□ 有，原因： 1. 2. .
护士签名			

时间	住院第 3~4 天 （手术日术后）	住院第 4~5 天	住院第 5~7 天
健康宣教	□ 术后宣教 　药物作用及频率 　饮食、活动指导 　复查患者对术前宣教 　内容的掌握程度 　疾病恢复期注意事项 □ 下床活动注意事项	□ 术后宣教 □ 指导功能锻炼	□ 出院宣教 □ 指导办理出院手续
护理处置	□ 功能训练指导	□ 功能训练指导	□ 出院指导
主要护理工作	□ 术后活动：按相应麻醉采取体位， 　指导并协助术后活动 □ 全身麻醉后禁食、禁水 6 小时 □ 密切观察患者情况 □ 疼痛护理 □ 生活护理 □ 术后饮食指导 □ 心理支持（患者及家属）	□ 体位与活动：自主体位 □ 观察患者情况 □ 协助生活护理 □ 心理支持（患者及家属） □ 康复指导（运动指导、功能 　锻炼）	□ 出院指导 □ 办理出院手续 □ 复诊时间 □ 作息、饮食、活动 □ 服药指导 □ 日常保健 □ 清洁卫生 □ 疾病知识
病情变异记录	□ 无　□ 有，原因： 1. 2.	□ 无　□ 有，原因： 1. 2.	□ 无　□ 有，原因： 1. 2.
护士签名			

(三) 患者表单

乳房肿物开放性手术临床路径患者表单

适用对象：第一诊断为乳房肿块（N63. x00）

行乳房肿块切除术

患者姓名：	性别： 年龄： 门诊号：	住院号：
住院日期： 年 月 日	出院日期： 年 月 日	标准住院日：5~7 天

日期	住院第 1 天	住院第 2 天
监测	□ 测量生命体征、体重	□ 每日测量生命体征、询问排便，手术前 1 天晚测量生命体征
医患配合	□ 护士行入院护理评估（简单询问病史） □ 接受入院宣教 □ 医师询问病史、既往病史、用药情况，收集资料 □ 进行体格检查	□ 配合完善术前相关化验、检查，术前宣教 □ 乳腺肿瘤疾病知识、临床表现、治疗方法 □ 术前用物准备：备皮刀、弹力胸带 □ 手术室接患者，配合核对 □ 医师与患者及家属介绍病情及手术谈话 □ 手术时家属在等候区等候 □ 探视及陪护制度
重点诊疗及检查	**重点诊疗** □ 二级护理 □ 既往基础用药	**重点诊疗** □ 术前准备 □ 备皮 □ 术前签字 **重要检查** □ 心电图、X 线胸片 □ 彩超，钼靶 □ 乳腺 MR
饮食及活动	□ 普通饮食 □ 正常活动	□ 术前 12 小时禁食、禁水 □ 正常活动

日期	住院第 3~4 天 （手术日）		住院第 4~5 天 （术后第 1 日）	住院第 5~7 天 （术后第 2 日，出院日）
	术前与术中	术后		
监测	□ 测量生命体征	□ 每日测量生命体征	□ 测量生命体征	□ 办理出院手续
医患 配合	□ 摘除患者各种活动 　物品	□ 下床活动，功能训练	□ 功能训练	□ 办理出院手续
重点 诊疗 及 检查	□ 术前更衣	□ 术后活动：按相应 　麻醉采取体位，术 　后活动 □ 全身麻醉后禁食、 　禁水 6 小时	□ 更换伤口辅料，观 　察伤口愈合情况	□ 办理出院手续 □ 确定复查时间
饮食 及 活动	□ 禁食、禁水 12 小时	□ 正常饮食 □ 正常活动	□ 正常饮食 □ 正常活动	□ 正常饮食 □ 正常活动

附：原表单（2016 年版）

乳房肿物开放性手术临床路径表单

适用对象：第一诊断为乳房肿块（N63.x00）

行乳房肿块切除术

患者姓名：	性别：　　年龄：　　门诊号：	住院号：
住院日期：　　年　月　日	出院日期：　　年　月　日	标准住院日：5~7 天

时间	住院第 1 天	住院第 2~3 天	住院第 3~4 天（手术日）
主要诊疗工作	□ 询问病史及体格检查 □ 完成病历书写 □ 完善检查 □ 上级医师查房与术前评估 □ 初步确定手术方式和日期	□ 上级医师查房 □ 完成术前准备与术前评估 □ 完成必要的相关科室会诊 □ 完成术前小结、上级医师查房记录等病历书写 □ 签署手术知情同意书 □ 签署自费用品协议书、输血同意书（必要时） □ 向患者及家属交代围术期注意事项	□ 手术 □ 术者完成手术记录 □ 完成术后病程 □ 上级医师查房 □ 向患者及家属交代病情及术后注意事项
重点医嘱	**长期医嘱** □ 外科护理常规 □ 二级护理 □ 饮食 □ 患者既往基础用药 **临时医嘱** □ 血常规、尿常规、粪常规 □ 血糖、血脂、肝肾功能、电解质、甲状腺功能、性激素六项、凝血功能、传染病四项 □ 胸片、肝胆胰脾彩超、甲状腺彩超、心脏彩超、心电图、双肾输尿管膀胱彩超 □ 双乳彩超、钼靶、MRI □ 肺功能、24 小时动态心动图（视情况而定）	**长期医嘱** □ 患者既往基础用药 **术前医嘱** □ 拟明日/下周一局部麻醉下行乳房肿块切除术 □ 备皮 □ 预约术中快速冷冻病理	**长期医嘱** □ 一级护理 □ 术后 3 小时内监测血压 **临时医嘱** □ 必要时给予止吐、镇痛药物 □ 给予止血等对症支持治疗 □ 必要时给予补液治疗
主要护理工作	□ 介绍病房环境、设施及设备 □ 入院护理评估 □ 执行入院后医嘱 □ 指导进行相关检查等	□ 晨起静脉取血 □ 卫生知识及手术知识宣教 □ 嘱患者禁食、禁水时间 □ 备皮	□ 术前更衣 □ 观察术后病情变化 □ 观察外层敷料有无渗血 □ 保持各种管路通畅 □ 给予术后饮食指导 □ 指导并协助术后活动

续　表

时间	住院第 1 天	住院第 2~3 天	住院第 3~4 天 （手术日）
病情 变异 记录	□无　□有，原因： 1. 2.	□无　□有，原因： 1. 2.	□无　□有，原因： 1. 2.
护士 签名			
医师 签名			

时间	住院第 4~5 天 （术后第 1 日）	住院第 5~7 天 （术后第 2~3 日，出院日）
主要 诊疗 工作	□ 上级医师查房，注意病情变化 □ 住院医师完成常规病历书写 □ 注意外层敷料是否有无渗出 □ 注意观察体温、血压等	□ 上级医师查房，进行手术及伤口评估，确定有无手术并发症和切口愈合不良情况，明确是否出院 □ 完成出院记录、病案首页、出院证明书等 □ 向患者交代出院后的注意事项
重 点 医 嘱	**长期医嘱** □ 二级护理 **临时医嘱** □ 换药 □ 必要时给予止血治疗	**长期医嘱** □ 今日出院 **临时医嘱** □ 换药 □ 病例复印
主要 护理 工作	□ 观察病情变化 □ 观察创口出血情况 □ 观察进食情况并给予指导 □ 心理与生活护理	□ 指导办理出院手续 □ 指导复查时间和注意事项
病情 变异 记录	□ 无 □ 有，原因： 1. 2.	□ 无 □ 有，原因： 1. 2. .
护士 签名		
医师 签名		

第九章

乳腺良性肿瘤临床路径释义

一、乳腺良性肿瘤编码

1. 国家卫生和计划生育委员会原编码：

疾病名称及编码：乳腺良性肿瘤（ICD-10：D24）

手术操作名称及编码：乳腺肿瘤切除术或病变导管切除术（ICD-9-CM-3：85.21）

2. 修改编码：

疾病名称及编码：乳腺良性肿瘤（ICD-10：D24）

乳腺发育不良（ICD-10：N60）

手术操作名称及编码：乳腺肿瘤切除术（ICD-9-CM-3：85.21）

病变导管切除术（ICD-9-CM-3：85.22）

二、临床路径检索方法

（D24/N60）伴（85.21/85.22）

三、乳腺良性肿瘤临床路径标准住院流程

（一）适用对象

第一诊断为乳腺良性肿瘤（ICD-10：D24），行乳腺肿瘤切除术或病变导管切除术（ICD-9-CM-3：85.21）。

> **释义**
>
> ■ 适用对象编码参见第一部分。
>
> ■ 本路径适用对象为乳腺良性肿瘤及乳腺发育不良等良性疾病拟行开放性手术的患者，包括纤维腺瘤、导管内乳头状瘤、良性叶状肿瘤、纤维囊性乳腺病、硬化性腺病、乳腺囊肿等。
>
> ■ 乳腺良性肿瘤根据病变分布范围手术方式可分为乳腺肿瘤切除术或乳腺区段切除术或病变导管切除术。导管内乳头状瘤手术除切除病变导管外，还需切除部分腺体。

（二）诊断依据

根据《临床诊疗指南·外科学分册（第1版）》（中华医学会编著，人民卫生出版社，2006），本组疾病包括乳房纤维腺瘤、乳管内乳头状瘤等。

1. 症状：乳房肿物，乳头溢液或溢血。

2. 体征：乳房单发或多发肿物，质地中等，表面光滑，有活动度；边界清楚，可呈分叶状；挤压乳晕周围，病变乳管可出现溢液。

3. 影像学检查：B超和钼靶检查。

4. 病理检查：乳头溢液细胞学检查未见肿瘤细胞。

释义

■ 乳腺良性肿瘤中最常见的为纤维腺瘤，多见于 18～25 岁的年轻女性，可双侧发病。良性叶状肿瘤也较为常见，特点为肿瘤分叶状，生长较快，切除后反复发作应警惕交界性叶状肿瘤或肉瘤可能，后者为恶性病变。导管内乳头状瘤也是常见的乳房良性肿瘤，肿瘤可沿导管蔓延生长，临床表现常有乳头溢液或溢血。伴有重度非典型增生时视为癌前病变。

■ 乳房良性肿物的钼靶表现常为边界清楚、形态规则的中高密度影，有时有分叶。彩超有助于判断肿物的囊实性，多表现为边界清楚、包膜完整的低回声区，后方回声可增强。乳管镜检查及乳管造影对于诊断导管内占位性病变有帮助。

■ 乳腺癌、乳房肉瘤、淋巴瘤或乳房内转移瘤均属于恶性病变，不属于本路径范畴。

（三）治疗方案的选择

根据《临床技术操作规范·普通外科分册》（中华医学会编著，人民军医出版社，2007）。
1. 乳房肿物切除术：体检可扪及的乳房肿物。
2. 乳腺病变导管切除术：适合乳管内乳头状瘤。

释义

■ 各医疗单位执行乳腺良性瘤临床路径时，可根据肿瘤的具体部位制订具体的入路名称。

■ 纤维腺瘤及叶状肿瘤均可行肿物切除术。导管内乳头状瘤因病变沿导管走行分布，推荐行病变导管及支配腺体区的区段切除术。

■ 对于叶状肿瘤尤其是怀疑交界性叶状肿瘤，应完整切除肿瘤及其包膜，并切除一部分周边正常腺体，以减少术后局部复发风险。

（四）标准住院日

3～5 天。

释义

■ 乳腺良性肿瘤患者入院后行术前常规检查，包括乳腺彩超及钼靶，需 1～2 天，术后恢复 1～2 天，符合出院标准后可出院。总住院天数应不超过 5 天。

（五）进入路径标准

1. 第一诊断必须符合 ICD-10：D24 乳腺良性肿瘤疾病编码。
2. 当患者合并其他疾病，但住院期间不需要特殊处理也不影响第一诊断的临床路径流程实施时，可以进入路径。

> **释义**
>
> ■ 本路径使用乳腺良性肿瘤患者，如纤维腺瘤、导管内乳头状瘤、良性叶状肿瘤等。
>
> ■ 患者如果合并高血压、糖尿病、冠心病、慢性阻塞性肺炎、慢性肾病等其他慢性疾病，需术前对症治疗时，如果不影响麻醉和手术，不影响术前准备时间，可进入本路径。上述慢性疾病如果需要经治疗稳定后才能手术，或抗凝、抗血小板治疗等，术前需特殊准备的，先进入其他相应内科疾病的诊疗路径。

（六）术前准备

1~2 天。

1. 必须的检查项目：

（1）血常规、尿常规。

（2）肝功能、肾功能、电解质、凝血功能、感染性疾病筛查（乙型肝炎、丙型肝炎、艾滋病、梅毒等）。

（3）心电图、胸部 X 线检查。

（4）乳腺彩超及术前定位。

2. 根据患者病情可选择：

（1）钼靶检查。

（2）乳头溢液时行乳管镜检查。

（3）肺功能、超声心动图等。

> **释义**
>
> ■ 必查项目是确保手术治疗安全、有效开展的基础，术前必须完成。
>
> ■ 为缩短患者住院等待时间，检查项目可以在患者入院前于门诊完成。
>
> ■ 高龄患者或有心肺功能异常患者，术前根据病情增加超声心动、肺功能、血气分析等检查。

（七）预防性抗菌药物选择与使用时机

按照《抗菌药物临床应用指导原则》（卫医发〔2004〕285 号）执行。通常不需预防用抗菌药物。

> **释义**
>
> ■ 乳腺良性肿瘤手术切口为Ⅰ级切口，不需要预防性使用抗菌药物。

（八）手术日

入院 2~3 天。

1. 麻醉方式：局部麻醉（必要时区域阻滞麻醉或全身麻醉）。

2. 手术方式：乳腺肿物切除术或病变导管切除术。
3. 术中用药：麻醉常规用药。
4. 手术内固定物：无。
5. 输血：根据术前血红蛋白状况及术中出血情况而定。
6. 病理：术后标本送病理学检查（视术中情况行术中冰冻病理检查）。

> **释义**
> - 局部扩大切除可采用静脉麻醉。
> - 术前用抗菌药物参考《抗菌药物临床应用指导原则》执行。
> - 纤维腺瘤及良性叶状肿瘤均可行肿物切除术。导管内乳头状病变可沿导管分布走行，推荐行病变导管及所辖腺体区域的区段切除术。
> - 对于良性叶状肿瘤或怀疑交界性叶状肿瘤，应完整切除肿瘤及其包膜，并切除一部分周围正常腺体，以减少术后局部复发风险。

（九）术后住院恢复

1 天。
1. 必须复查的检查项目：血常规。
2. 术后用药：抗菌药物：按照《抗菌药物临床应用指导原则》（卫医发〔2004〕285号）执行。通常不需预防用抗菌药物。
3. 严密观察有无出血等并发症，并作相应处理。

> **释义**
> - 多数生长缓慢的小纤维腺瘤，尤其是多发纤维腺瘤的患者，可观察。
> - 术后可对手术区域加压包扎24小时预防伤口积血或血肿形成。
> - 手术切口为Ⅰ级切口，不需要预防性使用抗菌药物。

（十）出院标准

1. 伤口愈合好：无积血，无感染征象。
2. 没有需要住院处理的并发症和（或）合并症。

> **释义**
> - 乳腺良性肿瘤患者入院后行术前常规检查需1~2天，术后恢复1~2天，总住院天数小于5天符合本路径要求。
> - 出院时应伤口愈合良好，无伤口感染或严重脂肪液化、血肿。如有门诊可处理的伤口愈合不良情况，应嘱患者返院时间和频率。

（十一）变异及原因分析

1. 有影响手术的合并症，需要进行相关的诊断和治疗。

2. 病理报告为恶性病变，需要按照乳腺癌进入相应路径治疗。

释义

■ 对于轻微变异，如由于某种原因，路径指示应当于某一天的操作不能如期进行而要延期的，这种改变不会对最终结果产生重大改变，也不会更多的增加住院天数和住院费用，可不出本路径。

■ 除以上所列变异及原因外，如还出现医疗、护理、患者、环境等多方面的变异原因，应阐明变异相关问题的重要性，必要时须及时退出本路径，并应将特殊的变异原因进行归纳总结。

四、推荐表单

（一）医师表单

乳腺良性肿瘤临床路径医师表单

适用对象：第一诊断为乳腺良性肿瘤（ICD-10：D24）

行乳腺肿物切除术或病变导管切除术（ICD-9-CM-3：85.21）

患者姓名：	性别：	年龄：	门诊号：	住院号：
住院日期：　　年　月　日	出院日期：　　年　月　日		标准住院日：3~5 天	

日期	住院第 1 天	住院第 2 天 （手术准备日）
主要诊疗工作	□ 询问病史及体格检查 □ 完成住院病历和首次病程记录 □ 开实验室检查单 □ 上级医师查房 □ 初步确定诊治方案和特殊检查项目	□ 手术医嘱 □ 上级医师查房 □ 完成术前准备与术前评估 □ 根据检查检验结果，行术前讨论，确定手术方案 □ 完成必要的相关科室会诊 □ 住院医师完成上级医师查房记录、术前小结 □ 完成术前总结（拟行手术方式、手术关键步骤、术中注意事项等） □ 签署手术知情同意书（含标本处置）、自费用品协议书、输血同意书、麻醉同意书或授权委托书 □ 向患者及家属交代病情、手术安排及围术期注意事项
重点医嘱	**长期医嘱** □ 外科二级或三级护理常规 □ 饮食：根据患者情况而定 □ 患者既往基础用药 **临时医嘱** □ 血常规+血型、尿常规 □ 凝血功能、血电解质、肝肾功能、感染性疾病筛查 □ 心电图、胸部 X 线检查 □ 乳腺彩超、钼靶摄片 □ 必要时行血气分析、肺功能、超声心动图	**长期医嘱** □ 外科护理常规 □ 二级或三级护理 □ 饮食 □ 患者既往基础用药 **临时医嘱** □ 术前医嘱： □ 常规准备明日在局部麻醉/区域阻滞麻醉/全身麻醉下行乳腺肿物切除术/病变导管切除术 □ 术前禁食、禁水 □ 药敏试验 □ 备皮术前禁食 4~6 小时，禁水 2~4 小时 □ 麻醉前用药（术前 30 分钟）
病情变异记录	□ 无　□ 有，原因： 1. 2.	□ 无　□ 有，原因： 1. 2.
医师签名		

日期	住院第3天 （手术日）		住院第4天 （术后第1日）	住院第5天 （术后第2日，出院日）
	术前与术中	术后		
主要诊疗工作	□ 送患者入手术室 □ 麻醉准备，监测生命体征 □ 施行手术 □ 解剖标本，送病理检查	□ 麻醉医师完成麻醉记录 □ 完成术后首次病程记录 □ 完成手术记录 □ 向患者及家属说明手术情况	□ 上级医师查房 □ 住院医师完成常规病程记录 □ 必要时进行相关特殊检查	□ 上级医师查房 □ 明确是否符合出院标准 □ 完成出院记录、病案首页、出院证明书等 □ 通知出入院处 □ 通知患者及家属 □ 向患者告知出院后注意事项，如康复计划、返院复诊、后续治疗，及相关并发症的处理等 □ 出院小结、诊断证明书及出院须知交予患者
重点医嘱	**长期医嘱** □ 禁食、禁水 **临时医嘱** □ 术前0~5小时使用抗菌药物 □ 液体治疗 □ 相应治疗（视情况）	**长期医嘱** □ 按相应麻醉后护理 □ 饮食（禁食、禁水6小时，全身麻醉后） □ 心电监测6小时（全身麻醉后） **临时医嘱** □ 酌情镇痛 □ 观察术后病情变化 □ 观察创口出血及引流情况 □ 给予术后饮食指导 □ 指导并协助术后活动	**长期医嘱** □ 二级或三级护理（视情况）	**临时医嘱** □ 切口换药（酌情） **出院医嘱** □ 出院后相关用药 □ 伤口门诊拆线
病情变异记录	□无 □有，原因： 1. 2.	□无 □有，原因： 1. 2.	□无 □有，原因： 1. 2.	□无 □有，原因： 1. 2.
医师签名				

（二）护士表单

乳腺良性肿瘤临床路径护士表单

适用对象：第一诊断为乳腺良性肿瘤（ICD-10：D24）

行乳腺肿物切除术或病变导管切除术（ICD-9-CM-3：85.21）

患者姓名：	性别：　　年龄：　　门诊号：	住院号：
住院日期：　　年　月　日	出院日期：　　年　月　日	标准住院日：3~5 天

日期	住院第 1 天	住院第 2 天 （手术准备日）
健康宣教	□ 入院宣教 　介绍主管医师、护士 　介绍环境、设施 　介绍住院注意事项	□ 术前宣教 　宣教疾病知识、术前准备及手术过程 　告知准备物品、沐浴 　告知术后饮食、活动及探视注意事项，告知术后可能出现的情况及应对方式 □ 主管护士与患者沟通，了解并指导心理应对 □ 告知家属等候区位置
护理处置	□ 核对患者姓名，佩戴腕带 □ 建立入院护理病历 □ 卫生处置：剪指（趾）甲、沐浴，更换病号服	□ 协助医师完成术前检查化验 □ 术前准备 　备皮、宣教 　备皮、禁食、禁水
主要护理工作	□ 入院介绍 □ 入院评估 □ 静脉抽血 □ 健康教育 □ 饮食指导 □ 患者相关检查配合的指导 □ 执行入院后医嘱 □ 心理支持	□ 健康教育 □ 饮食：术前禁食、禁水 □ 术前沐浴、更衣，取下活动义齿、饰物 □ 告知患者及家属手术流程及注意事项 □ 手术备皮、药敏试验 □ 术前手术物品准备 □ 促进睡眠（环境、药物）
病情变异记录	□ 无　□ 有，原因： 1. 2.	□ 无　□ 有，原因： 1. 2.
护士签名		

日期	住院第 3 天 （手术日）		住院第 4 天 （术后第 1 日）	住院第 5 天 （术后第 2 日，出院日）
	术前与术中	术后		
健康宣教	□ 术后当日宣教 □ 告知饮食、体位要求 □ 告知疼痛注意事项 □ 告知术后可能出现情况及应对方式 □ 给予患者及家属心理支持 □ 再次明确探视陪护须知	□ 术后宣教 □ 药物作用及频率 □ 饮食、活动指导 □ 复查患者对术前宣教 □ 内容的掌握程度 □ 疾病恢复期注意事项 □ 下床活动注意事项	□ 术后宣教 □ 指导功能锻炼	□ 出院宣教 □ 指导办理出院手续
护理处置	□ 送手术 摘除患者各种活动物品 核对患者资料及带药 填写手术交接单，签字确认 □ 接手术 核对患者及资料，签字确认	□ 功能训练指导	□ 功能训练指导	□ 出院指导
主要护理工作	□ 健康教育 □ 术前更衣 □ 饮食指导：禁食、禁水 □ 指导术前注射麻醉用药后注意事项 □ 安排陪送患者入手术室 □ 心理支持	□ 术后活动：按相应麻醉采取体位，指导并协助术后活动 □ 全身麻醉后禁食、禁水 6 小时 □ 密切观察患者情况 □ 疼痛护理 □ 生活护理 □ 术后饮食指导 □ 心理支持（患者及家属）	□ 体位与活动：自主体位 □ 观察患者情况 □ 协助生活护理 □ 心理支持（患者及家属） □ 康复指导（运动指导、功能锻炼）	□ 出院指导 □ 办理出院手续 □ 复诊时间 □ 作息、饮食、活动 □ 服药指导 □ 日常保健 □ 清洁卫生 □ 疾病知识
病情变异记录	□ 无　□ 有，原因： 1. 2.	□ 无　□ 有，原因： 1. 2.	□ 无　□ 有，原因： 1. 2.	□ 无　□ 有，原因： 1. 2.
护士签名				

（三）患者表单

乳腺良性肿瘤临床路径患者表单

适用对象：第一诊断为乳腺良性肿瘤（ICD-10：D24）
　　　　行乳腺肿物切除术或病变导管切除术（ICD-9-CM-3：85.21）

患者姓名：		性别：　　年龄：　　门诊号：		住院号：
住院日期：	年　月　日	出院日期：	年　月　日	标准住院日：3~5 天

日期	住院第 1 天	住院第 2 天 （手术准备日）
监测	□ 测量生命体征、体重	□ 每日测量生命体征、询问排便，手术前 1 天晚测量生命体征
医患配合	□ 护士行入院护理评估（简单询问病史） □ 接受入院宣教 □ 医师询问病史、既往病史、用药情况，收集资料 □ 进行体格检查	□ 配合完善术前相关化验、检查，术前宣教 □ 乳腺肿瘤疾病知识、临床表现、治疗方法 □ 术前用物准备：备皮刀、弹力胸带 □ 手术室接患者，配合核对 □ 医师与患者及家属介绍病情及手术谈话 □ 手术时家属在等候区等候 □ 探视及陪护制度
重点诊疗及检查	**重点诊疗** □ 二级护理 □ 既往基础用药	**重点诊疗** □ 术前准备 　　备皮 　　术前签字 **重要检查** □ 心电图、X 线胸片 □ 彩超，钼靶 □ 乳腺 MR
饮食及活动	□ 普通饮食 □ 正常活动	□ 术前 12 小时禁食、禁水 □ 正常活动

日期	住院第 3 天 （手术日）		住院第 4 天 （术后第 1 日）	住院第 5 天 （术后第 2 日，出院日）
	术前与术中	术后		
监测	□ 测量生命体征	□ 每日测量生命体征	□ 测量生命体征	□ 办理出院手续
医患 配合	□ 摘除患者各种活动 　物品	□ 下床活动，功能训练	□ 功能训练	□ 办理出院手续
重点 诊疗 及 检查	□ 术前更衣	□ 术后活动：按相应麻 　醉采取体位，术后 　活动 □ 全身麻醉后禁食、禁 　水 6 小时	□ 更换伤口辅料，观 　察伤口愈合情况	□ 办理出院手续 □ 确定复查时间
饮食 及 活动	□ 禁食、禁水 12 小时	□ 正常饮食 □ 正常活动	□ 正常饮食 □ 正常活动	□ 正常饮食 □ 正常活动

附：原表单（2011 年版）

乳腺良性肿瘤临床路径表单

适用对象：第一诊断为乳腺良性肿瘤（ICD-10：D24）
　　　　　行乳腺肿物切除术或病变导管切除术（ICD-9-CM-3：85.21）

患者姓名：	性别：　年龄：　门诊号：	住院号：
住院日期：　　年　月　日	出院日期：　　年　月　日	标准住院日：3～5 天

日期	住院第 1 天	住院第 2 天 （手术准备日）
主要诊疗工作	□ 询问病史及体格检查 □ 完成住院病历和首次病程记录 □ 开实验室检查单 □ 上级医师查房 □ 初步确定诊治方案和特殊检查项目	□ 手术医嘱 □ 上级医师查房 □ 完成术前准备与术前评估 □ 根据检查检验结果，行术前讨论，确定手术方案 □ 完成必要的相关科室会诊 □ 住院医师完成上级医师查房记录、术前小结 □ 完成术前总结（拟行手术方式、手术关键步骤、术中注意事项等） □ 签署手术知情同意书（含标本处置）、自费用品协议书、输血同意书、麻醉同意书或授权委托书 □ 向患者及家属交代交代病情、手术安排及围术期注意事项
重点医嘱	**长期医嘱** □ 外科二级或三级护理常规 □ 饮食：根据患者情况而定 □ 患者既往基础用药 **临时医嘱** □ 血常规+血型、尿常规 □ 凝血功能、血电解质、肝肾功能、感染性疾病筛查 □ 心电图、胸部 X 线检查 □ 乳腺彩超、钼靶摄片 □ 必要时行血气分析、肺功能、超声心动图	**长期医嘱** □ 外科护理常规 □ 二级或三级护理 □ 饮食 □ 患者既往基础用药 **临时医嘱** □ 术前医嘱： □ 常规准备明日在局部麻醉/区域阻滞麻醉/全身麻醉下行乳腺肿物切除术/病变导管切除术 □ 术前禁食、禁水 □ 药敏试验 □ 备皮术前禁食 4～6 小时，禁水 2～4 小时 □ 麻醉前用药（术前 30 分钟）
主要护理工作	□ 入院介绍 □ 入院评估 □ 静脉抽血 □ 健康教育 □ 饮食指导 □ 患者相关检查配合的指导 □ 执行入院后医嘱 □ 心理支持	□ 健康教育 □ 饮食：术前禁食、禁水 □ 术前沐浴、更衣，取下活动义齿、饰物 □ 告知患者及家属手术流程及注意事项 □ 手术备皮、药敏试验 □ 术前手术物品准备 □ 促进睡眠（环境、药物） □ 心理支持

续　表

日期	住院第 1 天	住院第 2 天 （手术准备日）
病情 变异 记录	□无　□有，原因： 1. 2.	□无　□有，原因： 1. 2.
护士 签名		
医师 签名		

日期	住院第3天 （手术日）		住院第4天 （术后第1日）	住院第5天 （术后第2日，出院日）
	术前与术中	术后		
主要诊疗工作	□ 送患者入手术室 □ 麻醉准备，监测生命体征 □ 施行手术 □ 解剖标本，送病理检查	□ 麻醉医师完成麻醉记录 □ 完成术后首次病程记录 □ 完成手术记录 □ 向患者及家属说明手术情况	□ 上级医师查房 □ 住院医师完成常规病程记录 □ 必要时进行相关特殊检查	□ 上级医师查房 □ 明确是否符合出院标准 □ 完成出院记录、病案首页、出院证明书等 □ 通知出入院处 □ 通知患者及家属 □ 向患者告知出院后注意事项，如康复计划、返院复诊、后续治疗，及相关并发症的处理等 □ 出院小结、诊断证明书及出院须知交予患者
重点医嘱	长期医嘱 □ 禁食、禁水 临时医嘱 □ 术前0.5小时使用抗菌药物 □ 液体治疗 □ 相应治疗（视情况）	长期医嘱 □ 按相应麻醉术后护理 □ 饮食（禁食、禁水6小时，全身麻醉后） □ 心电监测6小时（全身麻醉后） 临时医嘱 □ 酌情镇痛 □ 观察术后病情变化 □ 观察创口出血及引流情况 □ 给予术后饮食指导 □ 指导并协助术后活动	长期医嘱 □ 二级或三级护理（视情况）	临时医嘱 □ 切口换药（酌情） 出院医嘱 □ 出院后相关用药 □ 伤口门诊拆线
主要护理工作	□ 健康教育 □ 术前更衣 □ 饮食指导：禁食、禁水 □ 指导术前注射麻醉用药后注意事项 □ 安排陪送患者入手术室 □ 心理支持	□ 术后活动：按相应麻醉采取体位，指导并协助术后活动 □ 全身麻醉后禁食、禁水6小时 □ 密切观察患者情况 □ 疼痛护理 □ 生活护理 □ 术后饮食指导 □ 心理支持（患者及家属）	□ 体位与活动：自主体位 □ 观察患者情况 □ 协助生活护理 □ 心理支持（患者及家属） □ 康复指导（运动指导、功能锻炼）	□ 出院指导 □ 办理出院手续 □ 复诊时间 □ 作息、饮食、活动 □ 服药指导 □ 日常保健 □ 清洁卫生 □ 疾病知识
病情变异记录	□ 无 □ 有，原因： 1. 2.	□ 无 □ 有，原因： 1. 2.	□ 无 □ 有，原因： 1. 2.	□ 无 □ 有，原因： 1. 2.
护士签名				
医师签名				

第十章

乳腺癌临床路径释义

一、乳腺癌编码

1. 国家卫生和计划生育委员会原编码：

疾病名称及编码：乳腺癌（C50.900）

手术操作名称及编码：乳腺癌根治术（保乳、改良根治、根治术）

2. 修改编码：

疾病名称及编码：乳腺癌（ICD-10：C50）

手术操作名称及编码：乳腺癌根治术（保乳、改良根治、根治术）（ICD-9-CM-3：85.33-85.48）

二、临床路径检索方法

C50 伴（85.33-85.48）

三、乳腺癌临床路径标准住院流程

（一）适用对象

第一诊断为乳腺癌（C50.900），拟行乳腺癌根治术（保乳、改良根治、根治术）。

> **释义**
>
> ■ 适用对象编码参见第一部分。
> ■ 本路径适用对象为临床诊断为乳腺癌的患者，包括经穿刺或开放活检病理证实的乳腺癌患者和影像学检查高度可疑为乳腺癌的患者。
> ■ 可手术乳腺癌0、Ⅰ、部分Ⅱ期患者，及部分Ⅱ、Ⅲ期（炎性乳腺癌除外）经新辅助化疗降期患者。
> ■ 适用对象中不包括良性肿瘤、炎性疾病等。

（二）诊断依据

1. 病史：乳腺肿块、乳头溢液、无痛。
2. 体征：肿块质硬、边界不清、活动度差，与皮肤粘连。
3. 橘皮征、血性乳头溢液等。
4. 辅助检查：彩超、钼靶、MRI 等。
5. 病理：穿刺或活检诊断。

> **释义**
>
> ■ 本路径的制订主要参考国际及国内权威参考书籍及诊疗指南。上述临床资料及实验室检查是确诊乳腺癌及评估患者是否有手术指征的重要依据。

■ 病史和体征是诊断乳腺癌的依据，根据病史中肿瘤的性质、活动度、边界、乳头乳晕异常、溢液性质、腋窝淋巴结性质等给予临床初步诊断。橘皮征和乳头血性溢液对诊断乳腺癌有帮助，但并非乳腺癌患者的特有体征。

■ 彩超及乳腺 X 线摄影是乳腺癌诊断的主要辅助手段。

■ 术前乳腺 MRI 检查是排除多中心或多灶性微小病变的重要检查手段。

■ 空心针穿刺或开放活检病理学诊断是乳腺癌的确诊方法，细胞学检查不能作为确诊依据。

■ 早期乳腺癌患者临床症状及体征均不明显，如影像学检查高度可疑，亦可进入路径。

（三）治疗方案的选择及依据

1. 改良根治术：明确乳腺癌患者。
2. 保乳手术：有保乳意愿、适宜行保乳手术的乳腺癌患者。
3. 其他术式：不适合上述术式的乳腺癌患者。
4. 可行前哨淋巴结活检等。

释义

■ 本病确诊后即应开始综合治疗，包括局部治疗和系统治疗。局部治疗包括手术治疗和放疗，系统治疗包括化疗、内分泌治疗、靶向治疗等。其中手术治疗是乳腺癌的主要治疗手段，其他治疗称为辅助治疗。综合治疗的目的在于消除原发病灶，控制全身微小转移灶，降低局部复发和远处转移风险，改善患者预后。

■ 改良根治术是乳腺癌的经典术式。包括患侧乳房切除和腋窝淋巴结清扫（Ⅰ、Ⅱ站）。

■ 保乳手术是乳腺癌局部治疗的趋势。对于有保乳意愿、无放疗禁忌证的患者，如可获得可靠的阴性切缘和满意的术后外观，均可行保乳手术。

■ 对于不适合行保乳手术但对术后外观要求较高的患者，在充分沟通和知情同意的基础上，可进行Ⅰ期乳房重建手术（包括假体重建和自体组织重建）。

■ 患者对腋窝淋巴结清扫导致的患肢功能障碍等重要并发症知情，并同意行腋窝淋巴结清扫术。为了避免不必要的腋窝清扫，降低腋窝清扫术后并发症，对临床腋窝阴性（查体和影像学检查均未提示腋窝淋巴结转移）或临床阳性但经针吸活检病理证实阴性的乳腺癌患者，可由有经验的外科团队行前哨淋巴结活检术。

（四）标准住院日

≤18 天。

释义

■ 怀疑或确诊乳腺癌的患者入院后，全身检查除外远处转移需 2~3 天，第 4 天行手术治疗，患者术后恢复、获得术后病理约需 5~6 天，第 10~11 天开始化疗（如需要），化疗后 5 ~ 6 天观察化疗不良反应，给予对症处理，病情平稳（见"出院标准"）时可出院。总住院时间不超过 18 天符合本路径要求。

（五）进入路径标准

1. 第一诊断必须符合 ICD-10：C50. 900 乳腺癌疾病编码。
2. 当患者合并其他疾病，但住院期间无需特殊处理也不影响第一诊断时，可以进入路径。

释义

■ 进入本路径的患者为第一诊断为乳腺癌，需除外合并其他急重症或远处转移等情况。

■ 本路径包括可手术乳腺癌 0、Ⅰ、部分Ⅱ期患者，及部分Ⅱ、Ⅲ期（炎性乳腺癌除外）经新辅助化疗降期患者，但不包括良性肿瘤、炎性疾病等。

■ 对于合并其他疾病，但不需特殊处理，不影响第一诊断且对手术无较大影响者可以进入路径。

■ 对于合并其他疾病合理治疗后病情稳定，抑或目前尚需持续用药，但不影响手术预后和路径实施的，可以进入路径，但可能会延长住院时间，增加治疗费用。

■ 对于合并对手术有较大影响的内科疾病者，需请相关科室会诊，对病情进行评估和控制以保证手术安全，影响路径实施的应退出本路径。

（六）术前准备（术前评估）

3 ~ 5 天。

1. 血常规、尿常规、粪常规、凝血实验、血糖、肝功能、肾功能、电解质、血脂、传染病四项、甲状腺功能、性激素六项。
2. X 线胸片、肝胆胰脾彩超、甲状腺彩超、盆腔彩超、心电图、心脏彩超、双肾输尿管膀胱彩超。
3. 乳腺彩超、钼靶，必要时行双乳 MRI 检查等。
4. 根据临床需要选做：肿瘤标志物全套、血气分析、肺功能、24 小时动态心电图、头、胸、上腹部 CT、MRI、ECT 等。

释义

■ 血常规、尿常规、便常规能是基本检验项目，进入路径的患者均需完成。肝肾功能、电解质、血糖、凝血功能、心电图、X 线胸片可评估有无基础疾病，是否影响住院时间、费用及其治疗预后。性腺激素可进一步了解患者卵巢功能。肝胆胰脾肾彩超及盆腔彩超有助于判断患者是否存在远处转移。乳腺彩超、钼靶是基本的影像学检查，进入路径的患者均需完成。对于可疑的多灶或多中心病灶患者，推荐 MRI 检查，但 MRI 检查不应作为保乳手术前的必需检查。多数初治乳腺癌患者肿瘤标志物不高，但肿瘤标志物检测可作为患者的基线资料，建议检测。根据患者临床分期可选择行胸腹部 CT、上腹 MRI、ECT 或 PET-CT 以除外全身转移。

■ 当无病理学确诊的可疑乳腺癌患者进入本路径时，需与其他引起乳房肿块的疾病相鉴别。如纤维腺瘤、叶状肿瘤也可表现为无痛性肿块，与老年人多见的黏液腺癌较难鉴别；导管内乳头状瘤也可表现为单孔或多孔乳头陈旧血性溢液，与浸润性乳腺癌、导管原位癌或导管内乳头状癌较难鉴别；非哺乳期乳腺炎有局部皮肤红肿热痛，有橘皮征，抗菌药物治疗效果不佳等表现，与炎性乳腺癌较难鉴别。因此，乳腺癌的确诊需依靠病理。

（七）预防性抗菌药物选择与使用时机

预防性抗菌药物应用应按《抗菌药物临床应用指导原则（2015 年版）》（国卫办医发〔2015〕43 号）

1. 预防性用药时间为术前 30 分钟。
2. 手术超过 3 小时加用 1 次抗菌药物。
3. 术后 24 小时内停止使用抗菌药物。

释义

■ 乳腺手术为清洁切口手术，不推荐围术期常规使用抗菌药物。

■ 患者存在感染高危因素如免疫缺陷、高龄、术前化疗导致免疫低下、乳房重建手术等情况，可酌情预防性应用抗菌药物。预防性应用抗菌药物应术前 30 分钟给予第一代或第二代头孢菌素，避免联合用药，手术时间超过 3 小时，可追加一次术中抗菌药物。预防用药应在 24 小时内停止。重度高危的患者可延长至 48 小时。

（八）手术日

入院第 ≤4 天。

1. 麻醉方式：全身麻醉。
2. 手术方式：乳房单纯切除术、乳癌改良根治术、乳癌保乳术、乳癌根治及扩大根治术，必要时行前哨淋巴结活检术及乳房重建术。
3. 手术内固定物：皮肤钉合器的应用、切缘银夹标志等。
4. 输血：视术中情况而定。
5. 病理：冰冻、石蜡切片，免疫组化检查，必要时行 FISH 基因检测。
6. 其他：必要时术中使用可吸收缝线、双极电凝、术后应用镇痛泵。

释义

■ 乳腺癌手术常规使用全身麻醉，依据具体情况选择是否使用术后镇痛泵。

■ 乳腺癌手术一般不需要输血，但应具备紧急输血条件，应对突发情况（如大血管破裂等）。

■ 术中可使用钛夹标记瘤床位置便于术后辅助放疗定位。

■ 腺体和切口的缝合可根据需要选择可吸收缝线、皮肤钉合器等。

■ 手术结束时可以使用 5-FU 液和红色诺卡氏菌细胞壁骨架（N-CWS）冲洗创腔，以减低复发和转移概率。

■ 原发肿瘤病理结果应包括 ER、PR、HER2、Ki-67 等重要免疫组化指标，对于免疫组化 HER2（++）者应行 FISH 检测。

（九）术后住院恢复

≤14 天。

> **释义**
>
> ■ 如防治伤口引流管，通常于术后 7~10 天待引流量少于 20ml/d 时拔出，如发生伤口感染，出现的高峰时间为术后 7 天左右。乳腺癌是全身性疾病，必须采取综合治疗方法，术后还应采取化学药物、内分泌、放射、免疫及生物学治疗多种方法，红色诺卡氏菌细胞壁骨架（N-CWS）能够抑制乳腺癌细胞的转移，可加用 N-CWS 提高治疗近期疗效，减少化疗不良反应，改善患者生存质量。术后恢复、获得术后病理约需 5~6 天，病情平稳（见出院标准）时可出院。术后恢复时间不超过 14 天符合本路径要求。

（十）出院标准（围绕一般情况、切口情况、第一诊断转归）

1. 切口愈合好，切口无感染，无皮瓣坏死（或门诊可处理的皮缘坏死）。
2. 没有需要住院处理的并发症或合并症。

> **释义**
>
> ■ 患者出院前应一般情况良好。
>
> ■ 患者伤口无感染，无严重皮瓣坏死或严重皮下积液可出院。对于门诊可处理的皮瓣坏死和皮下积液，患者需遵医嘱返院处理伤口直至皮下积液消失、伤口完全愈合。
>
> ■ 没有需要住院处理的与本次手术有关的并发症如下肢深静脉血栓形成等。

（十一）有无变异及原因分析

1. 有影响手术的合并症，需要进行相应的诊断和治疗。
2. 行保乳手术时，必须行钼靶或 MRI 检查以排除多病灶。
3. 术前可行空心针等穿刺活检。
4. 患者其他方面的原因。
5. 本路径仅限手术方面，其他如新辅助化疗、术中放疗、术后辅助化疗等均未纳入本路径范围。

> **释义**
>
> ■ 有影响手术的合并症，如糖尿病、心血管疾病等，可能需要同时治疗或疾病本身导致术后恢复缓慢，从而导致治疗时间延长或治疗费用增加，严重影响路径实施者退出路径。
>
> ■ 围术期的并发症，如术后出血等，可能导致二次手术或恢复延迟，从而造成住院日延长或费用超出参考标准。
>
> ■ 因患者主观方面的原因造成执行路径时出现变异，应在表单中明确说明。
>
> ■ 本路径仅限手术方面，如患者经术前评估需接受新辅助化疗，应退出本路径。术中放疗、术后辅助化疗等均未纳入本路径。

四、乳腺癌临床路径给药方案

【用药选择】

1. 内分泌治疗药物：内分泌治疗是激素受体阳性乳腺癌患者的重要治疗方法。内分泌治疗药物根据作用机制可分为雌激素受体拮抗剂、芳香化酶抑制剂（AI）、促黄体生成激素释放激素（LHRH）类似物等，其中雌激素受体拮抗剂和芳香化酶抑制剂是最常用的内分泌治疗药物。

（1）雌激素受体拮抗剂：他莫昔芬为代表性药物。根据国内外重要诊治指南与规范，推荐绝经前患者使用，绝经后患者如不能耐受芳香化酶抑制剂，也建议使用他莫昔芬。每日 2 次，每次 10mg 口服，推荐用药时间为 5 年，对于复发转移高风险患者，如耐受性良好，可延长用药至 10 年。

（2）芳香化酶抑制剂：通过抑制芳香化酶的活性，阻断卵巢以外组织中雄烯二酮和睾酮经芳香化作用转化成雌激素，抑制乳腺癌细胞生长。根据化学结构可分为非甾体类药物，如阿那曲唑、来曲唑和甾体类药物如依西美坦。AI 仅适用于绝经后患者使用，绝经前患者如使用 AI，应同时应用促黄体生成激素释放激素类似物。每日 1 次，每次 1 片口服。推荐用药时间为 5 年。对于围绝经期患者，可先应用他莫昔芬 2～3 年，确认绝经后换用 AI 2～3 年，或先使用他莫昔芬 5 年，确认绝经后换用 AI 5 年。

（3）LHRH 类似物：通过负反馈抑制下丘脑产生促性腺激素释放激素（GnRH），同时竞争性地与垂体细胞膜上的 GnRH 受体或 LHRH 受体结合，阻止垂体产生促性腺激素，从而减少卵巢分泌雌激素。代表性药物为戈舍瑞林。某些复发转移高风险的绝经前乳腺癌患者，可考虑术后辅助内分泌治疗应用 LHRH 类似物联合依西美坦。腹壁皮下注射，每 4 周应用 1 次。

2. 化疗药物：治疗乳腺癌的常用化疗药物，包括烷化剂、抗代谢性药物、抗菌药物、生物碱和紫杉醇类。化疗药物通过改变或抑制癌细胞的生化代谢过程，从而干扰癌细胞的繁殖。依其作用的细胞周期时相可分为：①细胞周期特异性药物，这类药物仅在细胞周期的特异时相才有作用，如抗代谢药物和有丝分裂抑制剂；②细胞周期非特异性药物，这类药物在细胞周期的任一时相都有作用，对非增殖周期的细胞也有作用，如烷化剂和抗菌药物类药物。

（1）蒽环类药物：表柔比星为代表，与环磷酰胺联用时推荐剂量为 $100mg/m^2$，与紫杉类药物联用时推荐剂量为 $75mg/m^2$。静脉输入，每 3 周 1 次。

（2）紫杉类药物：多西他赛为代表，只能用于静脉滴注。所有患者在接受多西他赛治疗期前均必须口服糖皮质激素类，如地塞米松，在多西他赛滴注 1 天前服用，每天 16mg，持续至少 3 天，以预防过敏反应和体液潴留。多西他赛单药的推荐剂量为 $100mg/m^2$，联合用药的

推荐剂量为 $75mg/m^2$，静脉滴注 1 小时，每 3 周 1 次。

3. 靶向治疗药物：用于浸润性乳腺癌 HER2 阳性的患者。HER2 阳性的定义为免疫组化 HER2（+++）或（++）但 FISH 检测 HER2 基因扩增。以曲妥珠单抗为代表药物。首次剂量 8mg/kg，维持剂量 6mg/kg，每 3 周静脉输入 1 次。推荐用药时间为 1 年。靶向治疗开始前需评估心脏功能，用药期间每 3 个月复查超声心动。

【药学提示】

1. 雌激素受体拮抗剂（他莫昔芬）：用药前应评估血栓栓塞的风险。用药前检查有视力障碍、肝肾功能不全者慎用。多数耐受性良好，常见不良反应包括子宫内膜增厚，高脂血症，血栓栓塞性疾病。用药期间定期复查肝肾功能及血脂，每年行妇科彩超检查。

2. 芳香化酶抑制剂：多数耐受性良好，常见不良反应包括骨质疏松，骨密度下降，骨折事件发生率升高，肌肉关节疼痛，乏力、不适等。用药期间应同时补充钙剂及维生素 D，定期复查骨密度。

3. 紫杉类药物：常见不良反应包括乏力、骨髓抑制、过敏、水钠潴留、腹泻及胃肠道反应。部分病例可发生严重过敏反应，其特征为低血压与支气管痉挛，需要中断治疗。停止滴注并立即治疗后患者可恢复正常。部分病例也可发生轻度过敏反应，如脸红，伴有或不伴有瘙痒的红斑、胸闷、背痛、呼吸困难、药物热或寒战。极少病例发生胸腔积液、腹水、心包积液、毛细血管通透性增加以及体重增加。为了减少液体潴留，应给患者预防性使用皮质类固醇。

4. 曲妥珠单抗：不良反应较少，主要为心脏功能损害。临床试验中观察到使用本药治疗的患者中有心功能不全的表现。在单独使用曲妥珠单抗治疗的患者中，中至重度心功能不全（NTHA 分级 III／IV）的发生率为 5%。用药前及用药开始后每 3 个月复查超声心动，评估左室射血分数。出现下列情况时，应停止曲妥珠单抗治疗至少 4 周，并每 4 周检测 1 次 LVEF。LVEF 较治疗前绝对数值下降≥16%；LVEF 低于该检测中心正常范围并且 LVEF 较治疗前绝对数值下降≥10%；4～8 周 LVEF 回升至正常范围或 LVEF 较治疗前绝对数值下降≤15%，可恢复使用曲妥珠单抗；LVEF 持续下降（>8 周），或者 3 次以上因心肌病而停止曲妥珠单抗治疗，应永久停止使用曲妥珠单抗。

【注意事项】

1. 他莫昔芬与华法林或任何其他香豆素抗凝药联合应用时可发生抗凝作用显著增高，故联合应用时应密切监测患者。与细胞毒药物联合使用时，血栓栓塞的风险增加。骨转移患者使用他莫昔芬治疗初期，如同时使用那些能够降低肾脏钙排泄的药物如噻嗪类利尿药，可能增加高钙血症的风险。

2. 多西他赛与顺铂联合使用时，宜先用多西他赛后用顺铂，以免降低多西他赛的消除率；而与蒽环类药物联合使用时，给药顺序与上述相反，宜先予蒽环类药物后予多西他赛。多西他赛与酮康唑之间可能发生相互作用，同用时应格外小心。

五、推荐表单

(一) 医师表单

乳腺癌临床路径医师表单

适用对象：第一诊断为乳腺癌（C50.900）
行手术治疗

患者姓名：		性别： 年龄： 门诊号：	住院号：
住院日期： 年 月 日		出院日期： 年 月 日	标准住院日：≤18 天

时间	住院第 1 天	住院第 2~5 天	住院第 3~6 天（手术日）
主要诊疗工作	□ 询问病史及体格检查 □ 交代病情，将乳腺肿瘤诊疗计划书交给患者 □ 书写病历 □ 开具实验室检查单 □ 上级医师查房与术前评估 □ 初步确定手术方式和日期	□ 上级医师查房 □ 完成术前准备与术前评估 □ 穿刺活检（视情况而定） □ 根据体检、彩超、钼靶、穿刺病理结果等，行术前讨论，确定手术方案 □ 完成必要的相关科室会诊 □ 住院医师完成术前小结、上级医师查房记录等病历书写 □ 签署手术知情同意书、自费用品协议书、输血同意书 □ 向患者及家属交代围术期注意事项	□ 实施手术 □ 术者完成手术记录 □ 住院医师完成术后病程记录 □ 上级医师查房 □ 向患者及家属交代病情及术后注意事项
重点医嘱	**长期医嘱** □ 乳腺外科护理常规 □ 二级护理 □ 饮食 □ 留陪 1 人 □ 患者既往基础用药 **临时医嘱** □ 血常规、尿常规、粪常规 □ 血糖、血脂、肝肾功能、电解质、甲状腺功能、性激素六项、凝血功能、传染病四项、肿瘤标志物全套 □ X 线胸片、肝胆胰脾彩超、甲状腺彩超、心脏彩超、心电图、双肾输尿管膀胱彩超 □ 双乳彩超、钼靶、MRI □ 肺功能、24 小时动态心动图（视情况而定）	**长期医嘱** □ 患者既往基础用药 **临时医嘱** □ 手术医嘱 □ 在全身麻醉下行乳腺癌改良根治术、乳腺癌根治术或扩大根治术、乳腺癌保乳术、乳腺单纯切除术，必要时行前哨淋巴结活检术、乳房再造 □ 术前 12 小时禁食，4 小时禁水 □ 送手术通知单，麻醉会诊单 □ 术区备皮 □ 预约术中快速冷冻 □ 预防性抗菌药物应用 □ 术晨留置尿管	**长期医嘱** □ 术后禁食、禁水 □ 一级护理 □ 吸氧、心电监护、尿管护理、会阴护理、口腔护理 □ 术后引流管护理、持续负压吸引 □ 置气垫床、平卧位 □ 双下肢气压泵治疗 **临时医嘱** □ 必要时给予止吐、镇痛药物 □ 给予止血、补液、雾化吸入等对症支持治疗 □ 必要时给予提高免疫力治疗

续　表

时间	住院第1天	住院第2~5天	住院第3~6天 （手术日）
病情 变异 记录	□无　□有，原因： 1. 2.	□无　□有，原因： 1. 2.	□无　□有，原因： 1. 2.
医师 签名			

时间	住院第4~7天（术后第1日）	住院第5~9天（术后第2~3日）	至住院第18天（术后第4~12日）
主要诊疗工作	□ 上级医师查房，注意病情变化 □ 住院医师完成常规病历书写 □ 注意引流量	□ 上级医师查房 □ 住院医师完成常规病历书写 □ 根据引流情况明确是否拔除引流管	□ 上级医师查房，进行手术及切口评估，确定有无手术并发症和切口愈合不良情况，明确是否出院 □ 完成出院记录、并案首页、出院证明书等，向患者交代出院后的注意事项，如：返院复诊的时间、地点，发生紧急情况时的处理等
重点医嘱	**长期医嘱** □ 普通饮食 □ 自主体位 □ 双下肢气压泵治疗 □ 负压吸引 □ 胸壁负压鼓护理，按时更换负压引流器 **临时医嘱** □ 继续止血、补液、雾化吸入治疗 □ 止吐（必要时） □ 镇痛（必要时） □ 提高免疫力治疗（必要时）	**长期医嘱** □ 胸壁引流管护理 □ 每日更换负压引流器 □ 负压吸引 **临时医嘱** □ 继续止血、补液、雾化吸入治疗 □ 止吐（必要时） □ 镇痛（必要时） □ 静脉输液（必要时） □ 提高免疫力治疗（必要时）	**出院医嘱** □ 出院带药 □ 适时切口换药
病情变异记录	□ 无　□ 有，原因： 1. 2.	□ 无　□ 有，原因： 1. 2.	□ 无　□ 有，原因： 1. 2.
医师签名			

（二）护士表单

乳腺癌临床路径护士表单

适用对象：第一诊断为乳腺癌（C50.900）
行手术治疗

患者姓名：		性别：	年龄：	门诊号：	住院号：
住院日期：	年　月　日	出院日期：	年　月　日		标准住院日：≤18 天

时间	住院第 1 天	住院第 2~5 天	住院第 3 天（手术日）	
			术前与术中	术后
健康宣教	□ 入院宣教 介绍主管医师、护士 介绍环境、设施 介绍住院注意事项	□ 术前宣教 宣教疾病知识、术前准备及手术过程 告知准备物品、沐浴 告知术后饮食、活动及探视注意事项告知术后可能出现的情况及应对方式 □ 主管护士与患者沟通，了解并指导心理应对 □ 告知家属等候区位置	□ 术后当日宣教 告知饮食、体位要求 告知疼痛注意事项 告知术后可能出现情况及应对方式 □ 给予患者及家属心理支持 □ 再次明确探视陪护须知	□ 术后宣教 药物作用及频率 饮食、活动指导 复查患者对术前宣教内容的掌握程度 疾病恢复期注意事项 下床活动注意事项
护理处置	□ 核对患者姓名，佩戴腕带 □ 建立入院护理病历 □ 卫生处置：剪指（趾）甲、沐浴，更换病号服	□ 协助医师完成术前检查化验 □ 术前准备 备皮、宣教 备皮、禁食、禁水	□ 送手术 摘除患者各种活动物品 核对患者资料及带药 填写手术交接单，签字确认 □ 接手术 核对患者及资料，签字确认	□ 功能训练指导
主要护理工作	□ 入院介绍 □ 入院评估 □ 静脉抽血 □ 健康教育 □ 饮食指导 □ 患者相关检查配合的指导 □ 执行入院后医嘱 □ 心理支持	□ 健康教育 □ 饮食：术前禁食、禁水 □ 术前沐浴、更衣，取下活动义齿、饰物 □ 告知患者及家属手术流程及注意事项 □ 手术备皮、药敏试验 □ 术前手术物品准备 □ 促进睡眠（环境、药物）	□ 健康教育 □ 术前更衣 □ 饮食指导：禁食、禁水 □ 指导术前注射麻醉用药后注意事项 □ 安排陪送患者入手术室 □ 心理支持	□ 术后活动：按相应麻醉采取体位，指导并协助术后活动 □ 全身麻醉后禁食、禁水 6 小时 □ 密切观察患者情况 □ 疼痛护理 □ 生活护理 □ 术后饮食指导 □ 心理支持（患者及家属）

续　表

时间	住院第 1 天	住院第 2~5 天	住院第 3 天 （手术日）	
			术前与术中	术后
病情 变异 记录	□无　□有，原因： 1. 2.	□无　□有，原因： 1. 2.	□无　□有，原因： 1. 2.	□无　□有，原因： 1. 2.
护士 签名				

时间	住院第 4~7 天 （术后第 1 日）	住院第 5~9 天 （术后第 2~3 日）	至住院第 18 天 （术后第 4~12 日）
健康宣教	□ 记录生命体征 □ 记录引流量 □ 肢体功能锻炼指导 □ 术后宣教	□ 记录引流量 □ 肢体功能锻炼指导 □ 术后宣教	□ 出院宣教 □ 指导办理出院手续
护理处置	□ 功能锻炼指导 □ 翻身拍背	□ 功能锻炼指导	□ 出院指导
主要护理工作	□ 体位与活动：自主体位 □ 观察患者情况 □ 协助生活护理 □ 心理支持（患者及家属） □ 康复指导（运动指导、功能锻炼）	□ 体位与活动：自主体位 □ 观察患者情况 □ 协助生活护理 □ 心理支持（患者及家属） □ 康复指导（运动指导、功能锻炼）	□ 出院指导 □ 办理出院手续 □ 复诊时间 □ 作息、饮食、活动 □ 服药指导 □ 日常保健 □ 清洁卫生 □ 疾病知识
病情变异记录	□ 无　□ 有，原因： 1. 2.	□ 无　□ 有，原因： 1. 2.	□ 无　□ 有，原因： 1. 2.
护士签字			

（三）患者表单

乳腺癌临床路径患者表单

适用对象：第一诊断为乳腺癌（C50.900）
　　　　　行手术治疗

患者姓名：	性别：　　年龄：　　门诊号：	住院号：
住院日期：　　年　月　日	出院日期：　　年　月　日	标准住院日：≤18天

时间	住院第1天	住院第2~5天	住院第3天（手术日）	
			术前与术中	术后
监测	□ 测量生命体征、体重	□ 每日测量生命体征、询问排便，手术前1天晚测量生命体征		□ 测量生命体征
医患配合	□ 护士行入院护理评估（简单询问病史） □ 接受入院宣教 □ 医师询问病史、既往病史、用药情况，收集资料 □ 进行体格检查	□ 配合完善术前相关化验、检查，术前宣教 □ 乳腺肿瘤疾病知识、临床表现、治疗方法 □ 术前用物准备：备皮刀、弹力胸带 □ 手术室接患者，配合核对 □ 医师与患者及家属介绍病情及手术谈话 □ 手术时家属在等候区等候 □ 探视及陪护制度	□ 摘除患者各种活动物品	
重点诊疗及检查	**重点诊疗** □ 二级护理 □ 既往基础用药	**重点诊疗** □ 术前准备 　备皮 　术前签字 **重要检查** □ 心电图、X线胸片 □ 彩超，钼靶 □ 乳腺MR		□ 术前更衣
饮食及活动	□ 普通饮食 □ 正常活动	□ 术前12小时禁食、禁水 □ 正常活动	□ 禁食、禁水12小时	□ 正常饮食 □ 正常活动

时间	住院第 4 ~ 7 天 （术后第 1 日）	住院第 5 ~ 9 天 （术后第 2 ~ 3 日）	至住院第 18 天 （术后第 4 ~ 12 日）
监测	□ 记录生命体征 □ 记录引流量 □ 肢体功能锻炼	□ 测量生命体征	
医患配合	□ 下地活动 □ 功能锻炼	□ 功能训练	
重点诊疗及检查	□ 体位与活动：自主体位 □ 观察患者情况 □ 协助生活护理 □ 心理支持（患者及家属） □ 康复指导（运动指导、功能锻炼）	□ 更换伤口辅料，观察伤口愈合情况	□ 办理出院手续 □ 确定复查时间
饮食及活动	□ 禁食、禁水 12 小时	□ 正常饮食 □ 正常活动	□ 正常饮食 □ 正常活动

附：原表单（2016 年版）

乳腺癌临床路径表单

适用对象：第一诊断为乳腺癌（C50.900）
　　　　　行手术治疗

患者姓名：	性别： 年龄： 门诊号：	住院号：
住院日期： 年 月 日	出院日期： 年 月 日	标准住院日：≤18 天

时间	住院第 1 天	住院第 2～5 天	住院第 3～6 天 （手术日）
主要诊疗工作	□ 询问病史及体格检查 □ 交代病情，将乳腺肿瘤诊疗计划书交给患者 □ 书写病历 □ 开具化验单 □ 上级医师查房与术前评估 □ 初步确定手术方式和日期	□ 上级医师查房 □ 完成术前准备与术前评估 □ 穿刺活检（视情况而定） □ 根据体检、彩超、钼靶、穿刺病理结果等，行术前讨论，确定手术方案 □ 完成必要的相关科室会诊 □ 住院医师完成术前小结、上级医师查房记录等病历书写 □ 签署手术知情同意书、自费用品协议书、输血同意书 □ 向患者及家属交代围术期注意事项	□ 实施手术 □ 术者完成手术记录 □ 住院医师完成术后病程记录 □ 上级医师查房 □ 向患者及家属交代病情及 □ 术后注意事项
重点医嘱	**长期医嘱** □ 乳腺外科护理常规 □ 二级护理 □ 饮食 □ 留陪 1 人 □ 患者既往基础用药 **临时医嘱** □ 血常规、尿常规、粪常规 □ 血糖、血脂、肝肾功能、电解质、甲状腺功能、性激素六项、凝血功能、传染病四项、肿瘤标志物全套 □ X 线胸片、肝胆胰脾彩超、甲状腺彩超、心脏彩超、心电图、双肾输尿管膀胱彩超 □ 双乳彩超、钼靶、MRI □ 肺功能、24 小时动态心动图（视情况而定）	**长期医嘱** □ 患者既往基础用药 **临时医嘱** □ 手术医嘱 □ 在全身麻醉下行乳腺癌改良根治术、乳腺癌根治术或扩大根治术、乳腺癌保乳术、乳腺单纯切除术，必要时行前哨淋巴结活检术、乳房再造 □ 术前 12 小时禁食，4 小时禁水 □ 送手术通知单，麻醉会诊单 □ 术区备皮 □ 预约术中快速冷冻 □ 预防性抗菌药物应用 □ 术晨留置尿管	**长期医嘱** □ 术后禁食、禁水 □ 一级护理 □ 吸氧、心电监护、尿管护理、会阴护理、口腔护理 □ 术后引流管护理、持续负压吸引 □ 置气垫床、平卧位 □ 双下肢气压泵治疗 **临时医嘱** □ 必要时给予止吐、镇痛药物 □ 给予止血、补液、雾化吸入等对症支持治疗 □ 必要时给予提高免疫力治疗

续　表

时间	住院第 1 天	住院第 2~5 天	住院第 3~6 天 （手术日）
主要 护理 工作	□ 入院介绍 □ 入院评估 □ 指导患者进行相关辅助检查	□ 术前准备 □ 术前宣教（提醒患者术前禁 　食、禁水） □ 心理护理	□ 观察患者病情变化 □ 术后生活护理、疼痛护理 □ 定时巡视病房
病情 变异 记录	□ 无　□ 有，原因： 1. 2.	□ 无　□ 有，原因： 1. 2.	□ 无　□ 有，原因： 1. 2.

护士 签名	白班	小夜班	大夜班	白班	小夜班	大夜班	白班	小夜班	大夜班

医师 签名									

第十一章

乳腺癌改良根治术临床路径释义

一、乳腺癌编码

1. 国家卫生和计划生育委员会原编码：

疾病名称及编码：乳腺癌（ICD-10：C50/D05）

乳腺癌改良根治术（ICD-9-CM-3：85.43 或 85.44）

2. 修改编码：

疾病名称及编码：乳腺癌（ICD-10：C50）

手术操作名称及编码：单侧乳房改良根治术（ICD-9-CM-3：85.43）

双侧乳房改良根治术（ICD-9-CM-3：85.44）

二、临床路径检索方法

C50 伴（85.43/85.44）

三、乳腺癌改良根治术临床路径标准住院流程

（一）适用对象

第一诊断为乳腺癌（ICD-10：C50/D05）。

行乳腺癌改良根治术（ICD-9-CM-3：85.43 或 85.44）。

> **释义**
>
> ■ 适用对象编码参见第一部分。
>
> ■ 本临床路径适用对象是第一诊断为乳腺癌的患者。
>
> ■ 适用对象中不包括良性肿瘤、炎性疾病等乳腺疾病。
>
> ■ 本路径的乳腺癌不包括ⅢB 期以上不可手术的乳腺癌。
>
> ■ 传统的改良根治术指全乳切除+腋窝淋巴结清扫。由于前哨淋巴结活检目前已经取代腋窝淋巴结清扫成为临床阴性乳腺癌患者腋窝分期的主要手段。因此，只要符合全乳切除的乳腺癌患者（包括保留乳头乳晕及皮肤的全乳切除者），无论采用何种方法对腋窝进行分期，均可拟定为乳腺癌改良根治术的临床路径。

（二）诊断依据

根据《乳腺癌诊疗规范（2011 年版）》（卫办医政发〔2011〕78 号），NCCN《乳腺癌临床实践指南（2011 年）》等。

1. 病史：发现乳腺肿块，可无肿块相关症状。

2. 体征：乳腺触及肿块，腺体局灶性增厚，乳头、乳晕异常，乳头溢液等。

3. 辅助检查：乳腺超声、乳腺 X 线摄影、乳腺 MRI、乳管镜等。

4. 病理学诊断明确（组织病理学、细胞病理学）。

> **释义**
>
> ■ 现根据 NCCN《乳腺癌临床实践指南（2017 年）》《中国抗癌协会乳腺癌诊治指南与规范（2015 版）》《中国临床肿瘤学会（CSCO）乳腺癌诊疗指南（2017 年版)》等。
> ■ 本路径的制定主要参考国际及国内权威参考书籍及诊疗指南。
> ■ 典型的乳腺癌诊断并不困难，根据病史中肿瘤的性质、活动度、边界、乳头乳晕异常、溢液性质、腋下淋巴结性质等给予临床初步诊断。
> ■ 乳腺 B 超及数字化钼靶摄影可作为乳腺癌诊断的主要辅助手段。
> ■ 常规行胸部 X 线正侧位、B 超（颈部、锁骨上淋巴结、腋窝、上腹、盆腔）除外乳腺癌常见远端转移以利准确分期，必要时可行 CT、MRI、ECT、PET-CT 等以协助诊断。
> ■ 病理是诊断的金标准，常用粗针穿刺活检或切检明确，细胞学检查不能作为确诊依据。

（三）治疗方案的选择及依据

根据《乳腺癌诊疗规范（2011 年版)》（卫办医政发〔2011〕78 号），NCCN《乳腺癌临床实践指南（2011 年）》等。

（活检）+乳腺癌改良根治术。

> **释义**
>
> ■ 现根据 NCCN《乳腺癌临床实践指南（2017 年）》《中国抗癌协会乳腺癌诊治指南与规范（2015 版)》《中国临床肿瘤学会（CSCO）乳腺癌诊疗指南（2017 年版)》等。
> ■ 本路径针对所有具备该手术适应证并排除手术禁忌证的患者。
> ■ 应根据患者年龄、一般状况、肿瘤特点、医疗条件、技术力量综合决定治疗方案。
> ■ 根据权威的诊疗规范，将不能手术的晚期患者及有条件行保乳术的患者另行选择相应路径入组。
> ■ 病理是诊断乳腺癌的金标准，粗针穿刺活检阳性的患者可不行术中切检，直接行改良根治术；阴性患者仍需行术中切检送快速病理进一步明确诊断。

（四）临床路径标准住院日

≤15 天。

> **释义**
>
> ■ 根据病情决定具体住院天数。术前准备 2~4 天，手术日为入院的第 3~5 天，术后住院恢复 7~10 天，符合出院标准时可以出院，总住院时间不超过 15 天均符合路径。

（五）进入路径标准

1. 第一诊断必须符合 ICD-10：C50/D05 乳腺癌疾病编码。

2. 可手术乳腺癌（Ⅰ～ⅢA 期）。

3. 符合手术适应证，无手术禁忌证。

4. 知情并同意行乳房切除。

5. 当患者合并其他疾病，但住院期间不需要特殊处理也不影响第一诊断的临床路径流程实施时，可以进入路径。

> **释义**
>
> ■ 本路径需第一诊断满足乳腺癌疾病编码。
>
> ■ 本路径不包括良性肿瘤、炎性疾病、ⅢB 期以上乳腺癌。
>
> ■ 对于合并其他疾病，但不需特殊处理，不影响第一诊断且对手术无较大影响者可以进入本路径。
>
> ■ 对于合并其他疾病经合理治疗后病情稳定，亦或目前尚需持续用药，但不影响手术预后和路径实施的，可进入本路径，但可能会延长住院时间，增加治疗费用。
>
> ■ 对于合并对手术有较大影响的内科疾病者，需请相关科室会诊，对病情进行评估和控制以保证手术安全，影响路径实施的退出本路径。
>
> ■ 患者对手术导致的乳房缺失及腋窝淋巴结清扫导致的患肢功能障碍等重要并发症知情，并同意行乳房切除及腋窝淋巴结清扫。

（六）术前准备

2～4 天。

1. 必须检查的项目：

（1）血常规+血型、尿常规、凝血功能、肝肾功能、电解质、血糖、感染性疾病筛查（乙型肝炎、丙型肝炎、梅毒、艾滋病等）。

（2）心电图、胸部 X 线平片。

（3）B 超：双乳、双腋下、双锁骨上、腹盆。

（4）双乳腺 X 线摄影。

2. 根据情况可选择的检查项目：

（1）肿瘤标志物。

（2）ECT 全身骨扫描。

（3）双乳 MRI、超声心动图、血或尿妊娠试验。

（4）检查结果提示肿瘤有转移时，可进行相关部位 CT 或 MRI 检查。

（5）肿瘤组织 ER、PR、HER2 检查。

（6）合并其他疾病相关检查，如心肌酶谱、24 小时动态心电图、心肺功能检查等。

> **释义**
>
> ■ 择期手术，根据病情决定术前时间，不需急诊手术。
>
> ■ 乳腺癌治疗需根据具体病情决定治疗方案，术前必须全面了解病情，准确评估，确定治疗方案，选择合适的手术方式并确保手术安全，进入相应路径管理。
>
> ■ 根据临床情况，可以在术前行新辅助治疗。新辅助治疗可在重组人粒细胞集落刺激因子（rhGM-CSF）支持下进行。

（七）手术日

入院第 3~5 天。

1. 麻醉方式：全身麻醉。
2. 手术内固定物：如皮肤钉合器等。
3. 术中用药：麻醉常规用药等。
4. 输血：视术中情况而定。
5. 病理：冰冻、石蜡标本病理学检查。

释义

- 乳腺癌改良根治术常规使用全身麻醉，麻醉药均为麻醉常规用药，麻醉期间注意加强合并内科病患者的控制。
- 乳腺癌手术一般不需输血，但应具备紧急输血条件，应对突发情况，如大血管破裂等。
- 手术可以使用合适器械，如皮肤钉合器等，不要求作为手术常规使用。

（八）术后住院恢复

7~10 天。

1. 全身麻醉术后麻醉恢复平稳后，转回外科病房。
2. 术后用药：酌情镇痛、止吐、输液、维持水电解质平衡治疗。
3. 抗菌药物使用：按照《抗菌药物临床应用指导原则》（卫医发〔2004〕285 号）执行，Ⅰ类手术切口原则上不使用抗菌药物；如为高龄或免疫缺陷者等高危人群，可预防性应用抗菌药物，术前 0.5~2 小时给药，总的预防性应用抗菌药物时间不超过 24 小时，个别情况可延长至 48 小时。

释义

- 手术常规全身麻醉下进行，术后需行麻醉苏醒，平稳后由麻醉医师送至外科病房，及时监测相关指标确保安全。
- 术后患者可出现术区疼痛、麻醉相关呕吐、暂时不能进食导致的水电解质平衡紊乱等，可酌情使用镇痛、止吐、补液等对症支持治疗。
- 乳腺癌改良根治术切口属于Ⅰ类手术切口，不常规使用抗菌药物；但患者若存在感染高危因素如免疫缺陷、高龄、行术前化疗免疫低下等可酌情预防性应用抗菌药物，并严格按照术前 0.5~2 小时给药，总时间不超过 24 小时，重度高危的患者可延长至 48 小时。术后免疫功能低下的患者可酌情选用免疫调节药，如脾多肽注射液等，改善患者免疫功能，利于疾病恢复。
- 出现院内感染者可经验性用药并及时行细菌培养，需根据细菌培养及药敏试验及时调整抗菌药物，轻度感染增强局部控制后不影响路径实施者可不退出路径，中重度感染可能导致住院时间延长及治疗费用增加的病例退出路径。
- 术后行患肢功能锻炼帮助患肢功能恢复。

（九）出院标准

1. 患者一般情况良好，体温正常，完成复查项目。
2. 伤口愈合好：引流管拔除或引流液每日 50ml 以下，伤口无感染，伤口无皮下积液或皮下积液<20ml，无皮瓣坏死。
3. 没有需要住院处理的与本手术有关并发症。

释义

■ 患者出院前应一般情况良好。

■ 患者出院时引流液<50ml，无感染、无皮瓣坏死者可带管出院；拔管患者伤口无感染、无皮瓣坏死、无皮下积液者可以出院；拔管患者皮下积液<20ml 者可以出院，但需遵医嘱返院处理伤口至皮下积液消失、伤口完全贴合。

■ 没有需要住院处理的与本手术有关的并发症如皮瓣坏死、下肢深静脉血栓等。

（十）变异及原因分析

1. 有影响手术的合并症，需要进行相关的诊断和治疗。
2. 围术期并发症，可能造成住院日延长或费用超出参考费用标准。
3. 医师认可的变异原因分析。
4. 其他患者方面的原因等。

释义

■ 有影响手术的合并症，如糖尿病、心脑血管疾病等，可能需要同时治疗或疾病本身导致术后恢复缓慢，从而导致治疗时间延长或治疗费用增加，严重影响路径实施者退出路径。

■ 围术期的并发症，如术后出血等，可能导致二次手术或恢复延迟，从而造成住院日延长或费用超出参考标准。

■ 医师认可的变异原因主要是指患者入选路径后，医师在检查及治疗过程中发现患者合并存在一些事前未预知的对本路径治疗可能产生影响的情况，需要终止执行路径或者是延长治疗时间、增加治疗费用。该情况需在表单中明确说明。

■ 因患者方面的主观原因导致执行路径出现变异，该情况亦需在表单中明确说明。

（十一）参考费用标准：1.3 万 ~1.9 万元

释义

■ 建议参考费用标准：1.5 万 ~2.5 万元。

四、推荐表单

（一）医师表单

乳腺癌改良根治术医师表单

适用对象：第一诊断为乳腺癌（ICD-10：C50/D05）

行乳腺癌改良根治术（ICD-9-CM-3：85.43 或 85.44）

患者姓名：		性别：	年龄：	门诊号：	住院号：
住院日期： 年 月 日		出院日期： 年 月 日			标准住院日：≤15 天

时间	住院第 1 天	住院第 2～4 天
主要诊疗工作	□ 询问病史及体格检查 □ 完成首次病程记录 □ 完成大病历 □ 开具常规检查 □ 上级医师查房 □ 确定初步诊断	□ 实施检查检验并回收结果，异常者复查或增加相应检查项目 □ 完成术前准备与术前评估 □ 完成三级查房 □ 完成术前小结，行术前讨论，确定手术方案 □ 完成上级医师查房记录等 □ 穿刺活检（视情况而定） □ 向患者及家属交代病情及围手术期注意事项 □ 签署手术及麻醉同意书、粗针吸活检或冰冻病理同意书、安全核查单、自费药品协议书、输血同意书、24 小时病情告知书、授权委托书、不收受财物协议书等文书 □ 完成必要的相关科室会诊 □ 初步确定手术术式和日期 □ 递交手术单 □ 麻醉医师术前访视患者及完成记录
重点医嘱	**长期医嘱** □ 乳腺肿瘤外科护理常规 □ 二级护理 □ 饮食医嘱（普通饮食/糖尿病饮食） □ 患者既往合并用药 **临时医嘱** □ 血常规、血型 □ 尿常规 □ 凝血功能 □ 肝肾功能、电解质、血糖 □ 感染性疾病筛查 □ 激素全项 □ 乳腺肿瘤标志物 □ 胸部正侧位 X 线片 □ 多导心电图 □ 双乳腺 X 线摄影 □ B 超：双乳腺、双腋下、颈部淋巴结、上腹、盆腔 □ 根据病情可选择：双乳 MRI、超声心动等	**长期医嘱** □ 乳腺肿瘤外科护理常规 □ 二级护理 □ 饮食医嘱（普通饮食/糖尿病饮食） □ 患者既往合并用药 **临时医嘱** □ 备皮 □ 术前禁食、禁水 □ 术前无创血压监测 □ 艾司唑仑 □ 其他特殊医嘱：Holter、双下肢静脉 B 超等

续　表

时间	住院第 1 天	住院第 2~4 天
病情 变异 记录	□无　□有，原因： 1. 2.	□无　□有，原因： 1. 2.
医师 签名		

时间	住院第 3~5 天 （手术日）	住院第 4~6 天 （术后第 1 日）
主要诊疗工作	□ 完成手术安全核对 □ 行肿瘤切除术并送快速冰冻病理 □ 实施乳腺癌改良根治术 □ 24 小时内完成手术记录 □ 完成术后病程记录 □ 向患者及家属交代病情及术后注意事项 □ 手术标本常规送病理检查 □ 麻醉医师随访，检查麻醉并发症	□ 上级医师查房，观察病情变化 □ 查看引流情况，行伤口换药处理 □ 完成常规病历书写
重点医嘱	**长期医嘱** □ 全身麻醉下乳腺癌改良根治术后护理常规 □ 一级护理 □ 禁食、禁水 □ 吸氧（酌情） □ 心电监护（酌情） □ 口腔护理（酌情） □ 保留负压接引流管 □ 会阴护理 **临时医嘱** □ 导尿（酌情） □ 其他特殊医嘱 □ 补液维持水电解质平衡 □ 酌情使用止吐、镇痛药物	**长期医嘱** □ 普通饮食/糖尿病饮食 □ 一级护理 □ 雾化吸入（酌情） □ 保留负压接引流管 **临时医嘱** □ 补液维持水电解质平衡 □ 酌情使用止吐、镇痛药物 □ 患者既往合并用药
病情变异记录	□ 无　□ 有，原因： 1. 2.	□ 无　□ 有，原因： 1. 2.
医师签名		

时间	住院第 7~9 天 （术后第 2~4 日）	住院第 10~15 天 （术后第 5~10 日）
主 要 诊 疗 工 作	□ 上级医师查房 □ 完成常规病历书写 □ 观察引流，酌情切口换药处理	□ 上级医师查房，进行手术及伤口评估，确 　定有无手术并发症和切口愈合不良情况， 　明确是否出院 □ 根据引流情况确定拔除引流管时间 □ 完成常规病历书写、出院记录、病案首页、 　出院证明书等文书 □ 向患者交代出院后注意事项
重 点 医 嘱	**长期医嘱** □ 乳腺肿瘤外科护理常规 □ 二级护理（术后第 2 天开始） □ 肢体功能康复治疗 □ 饮食医嘱（普通饮食/糖尿病饮食） □ 患者既往合并用药 **临时医嘱** □ 常规换药	**出院医嘱** □ 出院带药
病情 变异 记录	□ 无　□ 有，原因： 1. 2.	□ 无　□ 有，原因： 1. 2.
医师 签名		

（二）护士表单

乳腺癌改良根治术临床路径护士表单

适用对象：第一诊断为乳腺癌 （ICD-10：C50/D05）

行乳腺癌改良根治术 （ICD-9-CM-3：85.43 或 85.44）

患者姓名：	性别： 年龄： 门诊号：	住院号：
住院日期： 年 月 日	出院日期： 年 月 日	标准住院日：≤15 天

时间	住院第 1 天	住院第 2～4 天
主要护理工作	□ 入院宣教 　介绍主管医师、护士 　介绍病室环境、设施 　介绍常规制度及注意事项 　介绍疾病相关注意事项 □ 核对患者姓名，佩戴腕带 □ 建立住院病历 □ 评估患者并书写护理评估单 □ 卫生处置：剪指（趾）甲、沐浴，更换病号服 □ 二级护理 □ 晨晚间护理 □ 患者安全管理 □ 遵医嘱通知实验室检查 □ 给予患者及家属心理支持	□ 术前宣教 □ 宣教疾病知识、术前准备及手术过程 □ 指导术前保持良好睡眠 □ 告知准备物品 □ 告知术后饮食、活动及探视注意事项 □ 告知术后可能出现的情况及应对方式 □ 告知家属等候区位置 □ 协助医师完成术前检查及化验 □ 术前准备 □ 备皮 □ 术前禁食、禁水 □ 术前无创血压监测 □ 艾司唑仑 □ 二级护理 □ 晨晚间护理 □ 患者安全管理 □ 遵医嘱完成相关检查 □ 给予患者及家属心理支持
重点医嘱	□ 详见医嘱执行单	□ 详见医嘱执行单
病情变异记录	□ 无　□ 有，原因： 1. 2.	□ 无　□ 有，原因： 1. 2.
护士签名		

时间	住院第 3~5 天（手术日）	住院第 4~6 天（术后第 1 日）
主要护理工作	□ 术后当日宣教 　告知监护设备、管路功能及注意事项 　告知饮食、体位要求 　告知术后可能出现的情况及应对方式 　再次明确探视陪护须知 □ 术前监测生命体征 □ 送手术 　摘除患者各种活动物品 　核对患者资料及带药 　填写手术交接单，签字确认 □ 接手术 　核对患者及资料，签字确认 □ 一级护理 □ 晨晚间护理 □ 卧位护理；雾化吸入护理；预防深静脉血栓形成 □ 排泄护理 □ 患者安全管理 □ 病情观察，写特护记录：日间 q2h、夜间 q4h 评估生命体征、伤口敷料、引流情况及出入量等 □ 遵医嘱指导康复锻炼 □ 给予患者及家属心理支持	□ 术后宣教 □ 复查患者对术前宣教内容的掌握程度 □ 饮食、活动、安全指导 □ 药物作用及频率 □ 疾病恢复期注意事项 □ 疼痛及睡眠指导 □ 一级护理 □ 晨晚间护理 □ 协助进食进水 □ 协助翻身、创伤移动、防止压疮 □ 排泄护理 □ 患者安全管理 □ 病情观察，写护理记录 □ 评估生命体征、伤口敷料、引流情况、尿管情况 □ 遵医嘱给予预防深静脉血栓形成治疗 □ 遵嘱指导康复锻炼 □ 给予患者及家属心理支持 □ 需要时，联系主管医师给予相关治疗及用药
重点医嘱	□ 详见医嘱执行单	□ 详见医嘱执行单
病情变异记录	□ 无　□ 有，原因： 1. 2.	□ 无　□ 有，原因： 1. 2.
护士签名		

时间	住院第 7~9 天 （术后第 2~4 日）	住院第 10~15 天 （术后第 5~10 日）
主要护理工作	□ 术后宣教 □ 复查患者对术前宣教内容的掌握程度 □ 饮食、活动、安全指导 □ 疾病恢复期注意事项 □ 一级或二级护理 □ 晨晚间护理 □ 协助进食进水 □ 协助翻身、创伤移动、防止压疮 □ 排泄护理 □ 患者安全管理 □ 病情观察，写护理记录 □ 评估生命体征、伤口敷料、引流情况 □ 遵医嘱给予预防深静脉血栓形成治疗 □ 遵嘱指导康复锻炼 □ 给予患者及家属心理支持	□ 出院宣教 □ 遵医嘱告示后续治疗（化疗、放疗、内分泌治疗、靶向治疗）安排 □ 告知随诊及复查时间 □ 嘱患者自行继续进行功能锻炼 □ 指导出院后患肢功能锻炼 □ 二级护理 □ 晨晚间护理 □ 指导床旁活动及患肢功能锻炼 □ 指导饮食 □ 患者安全管理 □ 病情观察 □ 评估生命体征，局部敷料及引流管情况 □ 遵嘱给予防止深静脉血栓形成功能锻炼 □ 遵医嘱指导出院后功能康复锻炼 □ 给予患者及家属心理支持 □ 办理出院手续
重点医嘱	□ 详见医嘱执行单	□ 详见医嘱执行单
病情变异记录	□ 无　□ 有，原因： 1. 2.	□ 无　□ 有，原因： 1. 2.
护士签名		

（三）患者表单

乳腺癌改良根治术临床路径患者表单

适用对象：第一诊断为乳腺癌（ICD-10：C50/D05）

行乳腺癌改良根治术（ICD-9-CM-3：85.43 或 85.44）

患者姓名：	性别：　　年龄：　　门诊号：	住院号：
住院日期：　　年　月　日	出院日期：　　年　　月　　日	标准住院日：≤15 天

时间	入院	手术前	手术当天
医患配合	□ 配合询问病史，收集资料，请务必详细告知既往史、用药史、过敏史 □ 如服用抗凝药物，请明确告知 □ 配合测量生命体征，进行体格检查 □ 接受入院宣教 □ 遵守医院的相关规定和家属探视制度 □ 有不适症状请及时告知医师和护士	□ 配合完善术前相关化验检查，如采血、留尿、心电图、X线胸片、钼靶、B超等 □ 医师向患者及家属介绍病情及治疗计划，告知手术方案及风险，术前签字 □ 麻醉师进行术前访视 □ 接受术前宣教，了解围术期需要注意的问题，提前做好准备 □ 完成术前准备：备皮、配合禁食、禁水、准备好必要物品、取下义齿及饰品等并将贵重物品交由家属保管、术前保证良好睡眠 □ 有不适症状请及时告知医师和护士	□ 晨起配合测量生命体征 □ 配合医师完成手术标示 □ 入手术室前协助完成核对 □ 出手术室后配合心电、呼吸、血氧、血压监测，以及输液、导尿等 □ 遵医嘱采取正确体位 □ 有不适症状及时告知医师和护士
重点诊疗及检查	**诊疗重点** □ 协助医师记录病史 □ 初步确定乳腺疾病治疗方案 □ 告知医师既往的基础疾病并继续治疗 **重要检查** □ 测量生命体征，身高体重 □ 进行全身体格检查 □ 进行专科检查	**诊疗重点** □ 按照预约时间完成必要的实验室检查 □ 了解病情和可选择的治疗方案 □ 了解麻醉和手术风险、围术期可能出现的并发症等 **重要检查** □ 完成血尿常规、血型、血凝常规、生化全项、感染性疾病筛查等实验室检查 □ 完成 X 线胸片、心电图、钼靶、B 超等检查 □ 根据专科情况完成必要的实验室检查，如激素全项、肿瘤标志物、CT、MR、ECT 等 □ 根据既往病史完成相关实验室检查，如心肌标志物、超声心动、甲状腺功能全项等	

时间	手术后	出院
医患配合	□ 配合定时测量生命体征、监测出入量、引流量等 □ 卧床期间注意活动下肢，预防静脉血栓形成，必要时接受抗凝治疗 □ 配合伤口换药 □ 接受进食、进水、排便等生活护理 □ 注意保护引流管及尿管，避免牵拉、脱出、打折等 □ 遵医嘱逐步进行功能锻炼，注意动作禁忌，避免因活动不当造成皮瓣游离 □ 出现不适症状及时告知医师和护士，如心前区不适、心悸、下肢疼痛等，并配合进行相应实验室检查 □ 配合拔除尿管、引流管 □ 注意活动安全，避免坠床或跌倒 □ 配合执行探视及陪护制度 □ 根据术后病理回报追加必要的实验室检查	□ 接受出院前指导 □ 获取出院诊断书 □ 获取出院带药 □ 知晓服药方法、作用、注意事项 □ 遵医嘱进行适度功能锻炼，注意动作禁忌 □ 知晓复查、术后放化疗等的时间及程序 □ 知晓在院外出现不适症状时应及时就诊 □ 接受出院宣教 □ 办理出院手续
重点诊疗及检查	□ 如出现心前区不适、心悸等症状，应配合完成心电图、心功能、心肌标志物等化验检查 □ 如出现腹痛、腹泻等症状应配合完成便常规、腹部 B 超等检查 □ 如出现下肢疼痛应配合完成下肢血管 B 超等检查 □ 如术后病理提示淋巴结转移转移较多，应配合完成相关检查除外远端转移，如头部、胸部或上腹 CT、ECT、PET-CT 等	

附：原表单（2012 年版）

乳腺癌改良根治术临床路径表单

适用对象：第一诊断为 0、Ⅰ、ⅡA（T_2，N_0，M_0）、ⅡB（T_2，N_1，M_0 或 T_3，N_0，M_0）或 ⅢA（仅 $T_3N_1M_0$）期的乳腺癌（ICD-10：C50/D05）
行乳腺癌改良根治术（ICD-9-CM-3：85.43 或 85.44）

患者姓名：	性别： 年龄： 门诊号：	住院号：
住院日期： 年 月 日	出院日期： 年 月 日	标准住院日：≤15 天

时间	住院第 1 天	住院第 2~4 天	住院第 3~5 天 （手术日）
主要诊疗工作	□ 询问病史及体格检查 □ 完成入院病历书写 □ 开具实验室检查单及相关检查	□ 完成术前准备与术前评估 □ 三级医师查房 □ 术前讨论，确定手术方案 □ 完成上级医师查房记录等 □ 向患者及家属交代病情及围术期注意事项 □ 穿刺活检（视情况而定） □ 签署手术及麻醉同意书、自费药品协议书、输血同意书 □ 完成必要的相关科室会诊 □ 初步确定手术术式和日期 □ 麻醉医师术前访视患者及完成记录	□ 手术（包括手术安全核对） □ 完成手术记录 □ 完成术后病程记录 □ 向患者及家属交代病情及术后注意事项 □ 手术标本常规送病理检查
重点医嘱	**长期医嘱** □ 乳腺肿瘤护理常规 □ 三级护理 □ 普通饮食 □ 患者既往合并用药 **临时医嘱** □ 血常规、血型、尿常规、凝血功能、电解质、肝肾功能、血糖、感染性疾病筛查 □ X 线胸片、心电图 □ 双乳腺 X 线摄影 □ 超声：双乳、双腋下、双锁骨上、腹盆腔 □ 根据病情可选择：双乳 MRI、超声心动图、肿瘤标志物	**长期医嘱** □ 患者既往合并用药 **临时医嘱** □ 备皮 □ 术前禁食、禁水 □ 其他特殊医嘱	**长期医嘱** □ 全身麻醉下乳腺癌改良根治术后护理常规 □ 特级护理 □ 禁食禁水 □ 吸氧（酌情） □ 心电监护（酌情） □ 口腔护理（酌情） □ 保留闭式引流 □ 胸壁负压引流管接负压引流装置 □ 会阴护理 **临时医嘱** □ 导尿（酌情） □ 其他特殊医嘱 □ 输液、维持水电平衡 □ 酌情使用止吐、镇痛药物

续　表

时间	住院第 1 天	住院第 2~4 天	住院第 3~5 天 （手术日）
主要护理工作	□ 入院介绍 □ 入院评估 □ 指导患者进行相关辅助检查	□ 术前准备 □ 术前宣教（提醒患者术前禁食禁水） □ 沐浴、剪指甲、更衣 □ 心理护理 □ 患肢康复操指导	□ 观察患者病情变化 □ 术后生活护理 □ 术后疼痛护理 □ 定时巡视病房
病情变异记录	□ 无　□ 有，原因： 1. 2.	□ 无　□ 有，原因： 1. 2.	□ 无　□ 有，原因： 1. 2.
护士签名			
医师签名			

时间	住院第 4~6 天 （术后第 1 日）	住院第 7~9 天 （术后第 2~4 日）	住院第 10~15 天 （术后第 5~10 日）
主要诊疗工作	□ 上级医师查房，观察病情变化 □ 住院医师完成常规病历书写 □ 注意引流管	□ 上级医师查房 □ 住院医师完成常规病历书写 □ 观察引流量	□ 上级医师查房，进行手术及伤口评估，确定有无手术并发症和切口愈合不良情况，明确是否出院 □ 根据引流情况确定拔除引流管时间 □ 完成出院记录、病案首页、出院证明书等 □ 向患者交代出院后的注意事项，如返院复诊时间，发生紧急情况时处理等
重点医嘱	**长期医嘱** □ 普通饮食 □ 一级护理 □ 雾化吸入（酌情） **临时医嘱** □ 输液、维持水电平衡 □ 酌情使用止吐、镇痛药物	**长期医嘱** □ 二级护理（术后第二天开始） □ 肢体功能康复治疗 **临时医嘱** □ 常规换药	**出院医嘱** □ 出院带药
主要护理工作	□ 观察患者病情变化 □ 术后生活护理 □ 术后心理护理 □ 术后疼痛护理 □ 指导术后功能锻炼	□ 观察患者病情变化 □ 术后生活护理 □ 术后心理护理 □ 术后指导（功能锻炼等）	□ 指导患者术后康复 □ 出院指导 □ 协助办理出院手续
病情变异记录	□ 无　□ 有，原因： 1. 2.	□ 无　□ 有，原因： 1. 2.	□ 无　□ 有，原因： 1. 2.
护士签名			
医师签名			

第十二章

乳腺癌保留乳房手术临床路径释义

一、乳腺癌编码

1. 国家卫生和计划生育委员会原编码：

疾病名称及编码：乳腺癌（ICD-10：C50/D05）

手术操作名称及编码：乳腺癌保留乳房手术（ICD-9-CM-3：85.21-85.23）

2. 修改编码：

疾病名称及编码：乳腺癌（ICD-10：C50/D05）

手术操作名称及编码：乳腺癌保留乳房手术（ICD-9-CM-3：85.21-85.23/85.34/85.36）

二、临床路径检索方法

（C50/D05）伴（85.21-85.23/85.34/85.36）

三、乳腺癌保留乳房手术临床路径标准住院流程

（一）适用对象

第一诊断为乳腺癌（ICD-10：C50/D05），行乳腺癌保留乳房手术（ICD-9-CM-3：85.21 或 85.22 或 85.23，以下简称保乳手术）。

> **释义**
>
> ■ 适用对象编码参见第一部分。
> ■ 本临床路径适用对象是第一诊断为乳腺癌的患者。
> ■ 可手术乳腺癌 0、Ⅰ、部分Ⅱ期及部分Ⅱ、Ⅲ期（炎性乳腺癌除外）经新辅助化疗降期患者。
> ■ 适用对象中不包括良性肿瘤、炎性疾病等乳腺疾病。

（二）诊断依据

根据《乳腺癌诊疗规范（2011 年版）》（卫办医政发〔2011〕78 号），NCCN《乳腺癌临床实践指南（2011 年）》等。

1. 病史：发现乳腺肿块，可无肿块相关症状。
2. 体征：乳腺触及肿块、腺体局灶性增厚、乳头溢液等。
3. 辅助检查：乳腺超声、乳腺 X 线摄影、乳腺 MRI、乳管镜等。
4. 病理学诊断明确（组织病理学、细胞病理学）。

> **释义**
>
> ■ 现根据 NCCN《乳腺癌临床实践指南（2017 年）》《中国抗癌协会乳腺癌诊治指南与规范（2015 版）》《中国临床肿瘤学会（CSCO）乳腺癌诊疗指南（2017 年版）》等。

　　■ 本路径的制订主要参考国际及国内权威参考书籍及诊疗指南，上述临床资料及实验室检查是确诊乳腺癌及评估患者是否符合保乳手术适应证的重要依据。

　　■ 典型的乳腺癌诊断并不困难，根据病史中肿瘤的性质、活动度、边界、乳头乳晕异常、溢液性质、腋下淋巴结性质等给予临床初步诊断。

　　■ 乳腺 B 超及数字化钼靶摄影可作为乳腺癌诊断的主要辅助手段。

　　■ 常规行胸部 X 线正侧位、B 超（颈部、锁骨上淋巴结、腋窝、上腹、盆腔）除外乳腺癌常见远端转移以利准确分期，必要时可行 CT、MRI、ECT、PET-CT 等以协助诊断。

　　■ 术前乳腺 MRI 是确定乳腺肿瘤范围，排除多灶或多中心肿瘤的重要手段。

　　■ 病理是诊断的金标准，常用粗针吸活检或切检明确，细胞学检查不能作为确诊依据。

（三）治疗方案的选择及依据

根据《乳腺癌诊疗规范（2011 年版）》（卫办医政发〔2011〕78 号），NCCN《乳腺癌临床实践指南（2011 年）》等。

1. 早期乳腺癌行保乳手术加放疗可获得与乳房切除手术同样的效果。

2. 保乳手术相对乳房切除手术创伤小，并发症少，且可获得良好的美容效果。

3. 需要强调的是：

（1）应当严格掌握保乳手术适应证。

（2）开展保乳手术的医院应当能够独立完成手术切缘的组织病理学检查，保证切缘阴性。

（3）开展保乳手术的医院应当具备放疗的设备和技术，否则术后应当将患者转入有相应设备的医院进行放射治疗。

> **释义**
>
> 　　■ NCCN《乳腺癌临床实践指南（2017 年）》《中国抗癌协会乳腺癌诊治指南与规范（2015 版）》《中国临床肿瘤学会（CSCO）乳腺癌诊疗指南（2017 年版）》等。
>
> 　　■ 保乳手术因保留了大量乳腺组织，为确保患者手术安全，降低复发转移风险，应严格掌握其适应证。
>
> 　　■ 使患者充分了解保乳手术的相关治疗方案及风险，充分尊重患者意愿。
>
> 　　■ 术前检查、术中病理标本切缘诊断不符合保乳条件，或患者无法接受术后放疗时应退出本路径。

（四）标准住院日

≤12 天。

> **释义**
>
> 　　■ 完善术前相关辅助实验室检查需2~4天，第3~5天行手术治疗，术后恢复5~7天，病情平稳（见"出院标准"）时可出院。总住院时间不超过12天均符合路径要求。

（五）进入路径标准

1. 第一诊断必须符合 ICD-10：C50/D05 乳腺癌疾病编码。
2. 患者有保乳意愿且无手术禁忌；乳腺肿瘤可以完整切除，达到阴性切缘；可获得良好的美容效果。
3. 当患者合并其他疾病，但住院期间不需要特殊处理也不影响第一诊断的临床路径流程实施时，可以进入路径。

> **释义**
>
> 　　■ 本路径需第一诊断满足乳腺癌疾病编码。
> 　　■ 本路径包括可手术乳腺癌0、Ⅰ、部分Ⅱ期及部分Ⅱ、Ⅲ期（炎性乳腺癌除外）经新辅助化疗降期患者。不包括乳头乳晕区病变、多中心及多造性病变、良性肿瘤、炎性疾病、ⅢB 期以上乳腺癌。
> 　　■ 对于合并其他疾病，但不需特殊处理，不影响第一诊断且对手术无较大影响者可以进入路径。
> 　　■ 对于合并其他疾病经合理治疗后病情稳定，亦或目前尚需持续用药，但不影响手术预后和路径实施的，可进入路径，但可能会延长住院时间，增加治疗费用。
> 　　■ 对于合并对手术有较大影响的内科疾病者，需请相关科室会诊，对病情进行评估和控制以保证手术安全，影响路径实施的退出本路径。
> 　　■ 患者对保乳手术造成的双侧乳房外观不对称等情况知情并接受，同意行病变周围扩大切除。
> 　　■ 患者对手术行腋窝淋巴结清扫导致的患肢功能障碍等重要并发症知情，并同意行腋窝淋巴结清扫术。为了避免不必要的腋窝清扫，减低腋窝清扫术后并发症，对临床阴性和临床阳性但经针吸活检病理证实阴性的腋窝淋巴结可由有经验的外科团队行前哨淋巴结活检术。患者对前哨淋巴结活检术的获益和风险充分知情和同意。
> 　　■ 患者对保乳手术后须行辅助放疗知情，并对辅助放疗过程中相关并发症充分知情并接受。
> 　　■ 患者对保乳手术因术中切缘反复阳性造成保乳手术失败知情并接受。

（六）术前准备

2~4 天。
1. 必须的检查项目：
（1）血常规+血型、尿常规、凝血功能、肝肾功能、电解质、血糖、感染性疾病筛查（乙型肝炎、丙型肝炎、梅毒、艾滋病等）。
（2）心电图、胸部 X 线平片。

（3）B 超：双乳、双腋下、锁骨上、腹盆；双乳腺 X 线摄影；双乳 MRI。

2. 根据情况可选择的检查项目：

（1）肿瘤标志物。

（2）ECT 全身骨扫描。

（3）超声心动图、血或尿妊娠试验。

（4）检查结果提示肿瘤有转移时，可进行相关部位 X 线、CT 或 MRI 检查。

（5）肿瘤组织 ER、PR、HER2 检查。

（6）合并其他疾病相关检查：如心肌酶谱、24 小时动态心电图、心肺功能检查等。

> **释义**
>
> ■ 择期手术，根据病情决定术前时间，不需急诊手术。
>
> ■ 乳腺癌治疗需根据具体病情决定治疗方案，术前必须全面了解病情，准确评估，确定治疗方案，选择合适的手术方式并确保手术安全，进入相应路径管理。
>
> ■ 双乳 MRI 检查显示病变为多灶性或多中心时，不符合保乳手术适应证，应退出本路径，进入乳腺癌改良根治术路径。
>
> ■ 根据临床情况，可以在术前行新辅助治疗。

（七）手术日

入院第 3～5 天。

1. 麻醉方式：全身麻醉。

2. 手术内固定物：如切缘钛夹标志等。

3. 术中用药：麻醉常规用药等。

4. 输血：视术中情况而定。

5. 病理：

（1）术中病理诊断：保乳手术标本的规范处理包括原发灶标本进行上下、内外、前后标记；钙化灶活检时行钼靶摄片；由病理科进行标本周围断端冰冻检查，明确是否切缘阴性，切缘阴性即保乳手术成功。

（2）术后病理诊断：病理报告中对保乳标本的评价应包括以下内容：大体检查应明确多方位切缘情况（前、后、上、下、内、外侧）。

> **释义**
>
> ■ 乳腺癌保留乳房手术常规使用全身麻醉，麻醉药均为麻醉常规用药，麻醉期间注意加强合并内科病患者的控制。
>
> ■ 乳腺癌手术一般不需输血，但应具备紧急输血条件，应对突发情况，如大血管破裂等。
>
> ■ 术中可以使用钛夹标记瘤床位置便于术后辅助放疗定位。

（八）术后住院恢复

5～7 天。

1. 全身麻醉术后麻醉恢复平稳后，转回外科病房。

2. 术后用药：酌情镇痛、止吐、输液、维持水电解质平衡治疗。

3. 抗菌药物使用：按照《抗菌药物临床应用指导原则》（卫医发〔2004〕285号）执行，Ⅰ类手术切口原则上可不使用抗菌药物；如为高龄或免疫缺陷者等高危人群，可预防性应用抗菌药物，术前0.5~2小时给药，总的预防性应用抗菌药物时间不超过24小时，个别情况可延长至48小时。

> **释义**
>
> ■ 手术常规全身麻醉下进行，术后需行麻醉苏醒，平稳后由麻醉医师送至外科病房，及时监测相关指标确保安全。
>
> ■ 术后患者可出现术区疼痛、麻醉相关呕吐、暂时不能进食导致的水电解质平衡紊乱等，可酌情使用镇痛、止吐、补液等对症支持治疗。
>
> ■ 乳腺癌保留乳房手术属于Ⅰ类手术，不常规使用抗菌药物；但患者如存在感染高危因素如免疫缺陷、高龄、行术前化疗免疫低下等可酌情预防性应用抗菌药物，并严格按照术前0.5~2小时给药，总时间不超过24小时，重度高危的患者可延长至48小时。
>
> ■ 出现院内感染者可经验性用药并及时行细菌培养，需根据菌培养及药敏试验及时调整抗菌药物，轻度感染增强局部控制后不影响路径实施者可不退出路径，中重度感染可能导致住院时间延长及治疗费用增加的病例退出路径。
>
> ■ 术后行患肢功能锻炼帮助患肢功能恢复。

（九）出院标准

1. 患者一般情况良好，体温正常，完成复查项目。
2. 伤口愈合好：引流管拔除或引流液每日50ml以下，伤口无出血感染。
3. 没有需要住院处理的与本手术有关并发症。
4. 没有需要住院处理的与本手术有关的并发症如下肢深静脉血栓等。

> **释义**
>
> ■ 患者出院前应一般情况良好。
>
> ■ 患者引流液<50ml/d，且无出血感染者可带管出院，告知患者保持敷料清洁干燥，定期返院换药，待腋窝引流小于10ml/d时可拔除引流管。
>
> ■ 已拔管患者伤口无感染出血可以出院可以出院。

（十）变异及原因分析

1. 有影响手术的合并症，需要进行相关的诊断和治疗。
2. 术中保乳标本切缘阳性表示保乳失败，建议改为乳房切除手术。
3. 术前诊断行Core needle穿刺活检（包括真空辅助活检）。
4. 围手术期并发症，可能造成住院日延长或费用超出参考费用标准。
5. 医师认可的变异原因。
6. 其他患者方面的原因等。

> **释义**
>
> ■ 有影响手术的合并症，如糖尿病、心脑血管疾病等，可能需要同时治疗或疾病本身导致术后恢复缓慢，从而导致治疗时间延长或治疗费用增加，严重影响路径实施者退出路径。
>
> ■ 围术期的并发症，如术后出血等，可能导致二次手术或恢复延迟，从而造成住院日延长或费用超出参考标准。
>
> ■ 医师认可的变异原因主要是指患者入选路径后，医师在检查及治疗过程中发现患者合并存在一些事前未预知的对本路径治疗可能产生影响的情况，需要终止执行路径或者是延长治疗时间、增加治疗费用。该情况需在表单中明确说明。
>
> ■ 因患者方面的主观原因导致执行路径出现变异，该情况亦需在表单中明确说明。

（十一）参考费用标准：1.2 万~1.8 万元

> **释义**
>
> ■ 建议参考费用标准：1.5 万~2.5 万元。

四、推荐表单

（一）医师表单

乳腺癌保留乳房手术临床路径医师表单

适用对象：第一诊断为乳腺癌（ICD-10：C50/D05）：临床 0、Ⅰ、部分Ⅱ期及部分Ⅱ、Ⅲ期（炎性乳腺癌除外）经新辅助化疗降期患者

行乳腺癌保留乳房手术（ICD-9-CM-3：85.21 或 85.22 或 85.23）

患者姓名：	性别：	年龄：	门诊号：	住院号：
住院日期： 年 月 日	出院日期： 年 月 日		标准住院日：≤12 天	

时间	住院第 1 天	住院第 2~4 天
主要诊疗工作	□ 询问病史及体格检查 □ 完成首次病程记录 □ 完成大病历 □ 开具各项检查单 □ 上级医师查房 □ 确定初步诊断	□ 实施检查检验并回收结果，异常者复查或增加相应检查项目 □ 完成术前准备与术前评估 □ 完成三级查房 □ 完成术前小结，行术前讨论，确定手术方案 □ 完成上级医师查房记录等 □ 穿刺活检（视情况而定） □ 向患者及家属交代病情及围术期注意事项 □ 签署手术及麻醉同意书、粗针吸活检或冰冻病理同意书、安全核查单、自费药品协议书、输血同意书、24 小时病情告知书、授权委托书、不收受财物协议书等文书 □ 完成必要的相关科室会诊 □ 初步确定手术术式和日期 □ 递交手术单 □ 麻醉医师术前访视患者及完成记录
重点医嘱	**长期医嘱** □ 乳腺肿瘤外科护理常规 □ 二级护理 □ 饮食医嘱（普通饮食/糖尿病饮食） □ 患者既往合并用药 **临时医嘱** □ 血常规、血型 □ 尿常规 □ 凝血功能 □ 肝肾功能、电解质、血糖 □ 感染性疾病筛查 □ 激素全项 □ 乳腺肿瘤标志物 □ 胸部正侧位 X 线片 □ 多导心电图	**长期医嘱** □ 同前 **临时医嘱** □ 备皮 □ 术前禁食、禁水 □ 术前无创血压监测 □ 艾司唑仑 □ 其他特殊医嘱：Holter、双下肢静脉 B 超等

续　表

时间	住院第 1 天	住院第 2 ~ 4 天
	□ 双乳腺 X 线摄影 □ B 超：双乳腺、双腋下、颈部淋巴结、上腹、盆腔 □ 根据病情可选择：双乳 MRI、超声心动等	
病情 变异 记录	□ 无　□ 有，原因： 1. 2.	□ 无　□ 有，原因： 1. 2.
医师 签名		

时间	住院第 3~5 天 （手术日）	住院第 4~6 天 （术后第 1 日）
主要诊疗工作	□ 完成手术安全核对 □ 行肿瘤切除术并送快速冰冻病理 □ 实施乳腺癌保留乳房手术 □ 24 小时内完成手术记录 □ 完成术后病程记录 □ 向患者及家属交代病情及术后注意事项 □ 手术标本常规送病理检查 □ 麻醉医师随访，检查麻醉并发症	□ 上级医师查房，观察病情变化 □ 查看引流情况，行伤口换药处理 □ 完成常规病历书写
重点医嘱	**长期医嘱** □ 全身麻醉下乳腺癌保留乳房手术后护理常规 □ 一级护理 □ 禁食、禁水 □ 吸氧（酌情） □ 心电监护（酌情） □ 口腔护理（酌情） □ 保留负压接引流管 □ 会阴护理 **临时医嘱** □ 导尿（酌情） □ 其他特殊医嘱 □ 补液维持水电解质平衡 □ 酌情使用止吐、镇痛药物	**长期医嘱** □ 普通饮食/糖尿病饮食 □ 一级护理 □ 雾化吸入（酌情） □ 保留负压接引流管 **临时医嘱** □ 补液维持水电解质平衡 □ 酌情使用止吐、镇痛药物 □ 患者既往合并用药
病情变异记录	□ 无　□ 有，原因： 1. 2.	□ 无　□ 有，原因： 1. 2.
医师签名		

时间	住院第 7~9 天 （术后第 2~4 日）	住院第 10~12 天 （术后第 5~7 日）
主 要 诊 疗 工 作	□ 上级医师查房 □ 完成常规病历书写 □ 观察引流，酌情切口换药处理	□ 上级医师查房，进行手术及伤口评估，确 　定有无手术并发症和切口愈合不良情况， 　明确是否出院 □ 根据引流情况确定拔除引流管时间 □ 完成常规病历书写、出院记录、病案首页、 　出院证明书等文书 □ 向患者交代出院后注意事项
重 点 医 嘱	**长期医嘱** □ 乳腺肿瘤外科护理常规 □ 二级护理（术后第 2 天开始） □ 肢体功能康复治疗 □ 饮食医嘱（普通饮食/糖尿病饮食） □ 患者既往合并用药 **临时医嘱** □ 常规换药	**出院医嘱** □ 出院带药
病情 变异 记录	□ 无　□ 有，原因： 1. 2.	□ 无　□ 有，原因： 1. 2.
医师 签名		

（二）护士表单

乳腺癌保留乳房手术临床路径护士表单

适用对象：第一诊断为乳腺癌（ICD-10：C50/D05）：临床0、Ⅰ、部分Ⅱ期及部分Ⅱ、Ⅲ期
（炎性乳腺癌除外）经新辅助化疗降期患者
行乳腺癌保留乳房手术（ICD-9-CM-3：85.21 或 85.22 或 85.23）

患者姓名：	性别： 年龄： 门诊号：	住院号：
住院日期： 年 月 日	出院日期： 年 月 日	标准住院日：≤12 天

时间	住院第 1 天	住院第 2~4 天
主要护理工作	□ 入院宣教 　　介绍主管医师、护士 　　介绍病室环境、设施 　　介绍常规制度及注意事项 　　介绍疾病相关注意事项 □ 核对患者姓名，佩戴腕带 □ 建立住院病历 □ 评估患者并书写护理评估单 □ 卫生处置：剪指（趾）甲、沐浴，更换病号服 □ 二级护理 □ 晨晚间护理 □ 患者安全管理 □ 遵医嘱通知实验室检查 □ 给予患者及家属心理支持	□ 术前宣教 □ 宣教疾病知识、术前准备及手术过程 □ 指导术前保持良好睡眠 □ 告知准备物品 □ 告知术后饮食、活动及探视注意事项 □ 告知术后可能出现的情况及应对方式 □ 告知家属等候区位置 □ 协助医师完成术前检查及实验室检查 □ 术前准备 □ 备皮 □ 术前禁食、禁水 □ 术前无创血压监测 □ 艾司唑仑 □ 二级护理 □ 晨晚间护理 □ 患者安全管理 □ 遵医嘱完成相关检查 □ 给予患者及家属心理支持
重点医嘱	□ 详见医嘱执行单	□ 详见医嘱执行单
病情变异记录	□ 无　□ 有，原因： 1. 2.	□ 无　□ 有，原因： 1. 2.
护士签名		

时间	住院第 3~5 天 （手术日）	住院第 4~6 天 （术后第 1 日）
主要护理工作	□ 术后当日宣教 　　告知监护设备、管路功能及注意事项 　　告知饮食、体位要求 　　告知术后可能出现的情况及应对方式 　　再次明确探视陪护须知 □ 术前监测生命体征 □ 送手术 　　摘除患者各种活动物品 　　核对患者资料及带药 　　填写手术交接单、签字确认 □ 接手术 　　核对患者及资料，签字确认 □ 一级护理 □ 晨晚间护理 □ 卧位护理：雾化吸入护理；预防深静脉血栓形成 □ 排泄护理 □ 患者安全管理 □ 病情观察，写特护记录：日间 q2h、夜间 q4h 评估生命体征、伤口敷料、引流情况及出入量等 □ 遵医嘱指导康复锻炼 □ 给予患者及家属心理支持	□ 术后宣教 □ 复查患者对术前宣教内容的掌握程度 □ 饮食、活动、安全指导 □ 药物作用及频率 □ 疾病恢复期注意事项 □ 疼痛及睡眠指导 □ 一级护理 □ 晨晚间护理 □ 协助进食进水 □ 协助翻身、创伤移动、防止压疮 □ 排泄护理 □ 患者安全管理 □ 病情观察，写护理记录 □ 评估生命体征、伤口敷料、引流情况、尿管情况 □ 遵医嘱给予预防深静脉血栓形成治疗 □ 遵嘱指导康复锻炼 □ 给予患者及家属心理支持 □ 需要时，联系主管医师给予相关治疗及用药
重点医嘱	□ 详见医嘱执行单	□ 详见医嘱执行单
病情变异记录	□ 无　□ 有，原因： 1. 2.	□ 无　□ 有，原因： 1. 2.
护士签名		

时间	住院第 7~9 天 （术后第 2~4 日）	住院第 10~12 天 （术后第 5~7 日）
主要护理工作	□ 术后宣教 □ 复查患者对术前宣教内容的掌握程度 □ 饮食、活动、安全指导 □ 疾病恢复期注意事项 □ 一级或二级护理 □ 晨晚间护理 □ 协助进食进水 □ 协助翻身、创伤移动、防止压疮 □ 排泄护理 □ 患者安全管理 □ 病情观察，写护理记录 □ 评估生命体征、伤口敷料、引流情况 □ 遵医嘱给予预防深静脉血栓形成治疗 □ 遵嘱指导康复锻炼 □ 给予患者及家属心理支持	□ 出院宣教 □ 遵医嘱告示后续治疗（化疗、放疗、内分泌治疗、靶向治疗）安排 □ 告知随诊及复查时间 □ 嘱患者自行继续进行功能锻炼 □ 指导出院后患肢功能锻炼 □ 二级护理 □ 晨晚间护理 □ 指导床旁活动及患肢功能锻炼 □ 指导饮食 □ 患者安全管理 □ 病情观察 □ 评估生命体征、局部敷料及引流管情况 □ 遵嘱给予防止深静脉血栓形成功能锻炼 □ 遵医嘱指导出院后功能康复锻炼 □ 给予患者及家属心理支持 □ 办理出院手续
重点医嘱	□ 详见医嘱执行单	□ 详见医嘱执行单
病情变异记录	□ 无 □ 有，原因： 1. 2.	□ 无 □ 有，原因： 1. 2.
护士签名		

（三）患者表单

乳腺癌保留乳房手术临床路径患者表单

适用对象：第一诊断为乳腺癌（ICD-10：C50/D05）

　　　　　行乳腺癌保留乳房手术（ICD-9-CM-3：85.21 或 85.22 或 85.23）

患者姓名：	性别：　　　年龄：　　　门诊号：	住院号：
住院日期：　　年　月　日	出院日期：　　年　月　日	标准住院日：≤12 天

时间	入院	手术前	手术当天
医患配合	□ 配合询问病史，收集资料，务必详细告知既往史、用药史、过敏史 □ 如服用抗凝药物，明确告知 □ 配合测量生命体征，进行体格检查 □ 接受入院宣教 □ 遵守医院的相关规定和家属探视制度 □ 有不适症状及时告知医师和护士	□ 配合完善术前相关检查，如采血、留尿、心电图、X 线胸片、钼靶、B 超等 □ 医师向患者及家属介绍病情及治疗计划，告知手术方案及风险，术前签字 □ 麻醉师进行术前访视 □ 接受术前宣教，了解围手术期需要注意的问题，提前做好准备 □ 完成术前准备：备皮、配合禁食、禁水、准备好必要物品、取下义齿及饰品等并将贵重物品交由家属保管、术前保证良好睡眠 □ 有不适症状及时告知医师和护士	□ 晨起配合测量生命体征 □ 配合医师完成手术标示 □ 入手术室前协助完成核对 □ 出手术室后配合心电、呼吸、血氧、血压监测，以及输液、导尿等 □ 遵医嘱采取正确体位 □ 有不适症状及时告知医师和护士
重点诊疗及检查	**诊疗重点** □ 协助医师记录病史 □ 初步确定乳腺疾病治疗方案 □ 告知医师既往的基础疾病并继续治疗 **重要检查** □ 测量生命体征，身高体重 □ 进行全身体格检查 □ 进行专科检查	**诊疗重点** □ 按照预约时间完成必要的实验室检查 □ 了解病情和可选择的治疗方案 □ 根据病情和医师建议选择适合自己的手术方案 □ 了解麻醉和手术风险、围术期可能出现的并发症等 **重要检查** □ 完成血尿常规、血型、血凝常规、生化全项、感染性疾病筛查等实验室检查 □ 完成 X 线胸片、心电图、钼靶、B 超双乳 MR 等检查 □ 根据专科情况完成必要的实验室检查，如激素全项、肿瘤标志物、CT、ECT 等 □ 根据既往病史完成相关实验室检查，如心肌标志物、超声心动、甲状腺功能全项等	

时间	手术后	出院
医患配合	□ 配合定时测量生命体征、监测出入量、引流量等 □ 卧床期间注意活动下肢，预防静脉血栓形成，必要时接受抗凝治疗 □ 配合伤口换药 □ 接受进食、进水、排便等生活护理 □ 注意保护引流管及尿管，避免牵拉、脱出、打折等 □ 遵医嘱逐步进行功能锻炼，注意动作禁忌，避免因活动不当造成皮瓣游离 □ 出现不适症状及时告知医师和护士，如心前区不适、心悸、下肢疼痛等，并配合进行相应实验室检查 □ 配合拔除尿管、引流管 □ 注意活动安全，避免坠床或跌倒 □ 配合执行探视及陪护制度 □ 根据术后病理回报追加必要的实验室检查	□ 接受出院前指导 □ 获取出院诊断书 □ 获取出院带药 □ 知晓服药方法、作用、注意事项 □ 遵医嘱进行适度功能锻炼，注意动作禁忌 □ 知晓复查、术后放化疗等的时间及程序 □ 知晓在院外出现不适症状时应及时就诊 □ 接受出院宣教 □ 办理出院手续
重点诊疗及检查	□ 如出现心前区不适、心悸等症状，应配合完成心电图、心功能、心肌标志物等实验室检查 □ 如出现腹痛、腹泻等症状应配合完成便常规、腹部 B 超等检查 □ 如出现下肢疼痛应配合完成下肢血管 B 超等检查 □ 如术后病理提示淋巴结转移转移较多，应配合完成相关检查除外远端转移，如头部、胸部或上腹 CT、ECT、PET-CT 等	

附：原表单（2012 年版）

乳腺癌保留乳房手术临床路径表单

适用对象：第一诊断为乳腺癌（ICD-10：C50/D05）：临床 0、Ⅰ、部分Ⅱ期及部分Ⅱ、Ⅲ期（炎性乳腺癌除外）经新辅助化疗降期患者

行乳腺癌保留乳房手术（ICD-9-CM-3：85.21 或 85.22 或 85.23）

| 患者姓名： | | 性别： 年龄： 门诊号： | | 住院号： | |
| 住院日期： 年 月 日 | | 出院日期： 年 月 日 | | 标准住院日：≤12 天 | |

时间	住院第 1 天	住院第 2～4 天	住院第 3～5 天（手术日）
主要诊疗工作	□ 询问病史及体格检查 □ 完成入院病历书写 □ 开具实验室检查单及相关检查	□ 完成术前准备与术前评估 □ 三级医师查房 □ 术前讨论，确定手术方案 □ 完成上级医师查房记录等 □ 向患者及家属交代病情及围手术期注意事项 □ 穿刺活检（视情况而定） □ 签署手术及麻醉同意书、自费药品协议书、输血同意书 □ 完成必要的相关科室会诊 □ 初步确定手术方式和日期 □ 麻醉医师术前访视患者及完成记录	□ 手术（包括手术安全核对） □ 完成手术记录 □ 完成术后病程记录 □ 向患者及家属交代病情及术后注意事项 □ 手术标本常规送病理检查
重点医嘱	**长期医嘱** □ 乳腺肿瘤护理常规 □ 三级护理 □ 普通饮食 □ 患者既往合并用药 **临时医嘱** □ 血常规、血型、尿常规、凝血功能、电解质、肝肾功能、血糖、感染性疾病筛查 □ X 线胸片、心电图 □ 双乳腺 X 线摄影 □ 超声：双乳、双腋下、双锁上、腹盆腔 □ 根据病情可选择：双乳 MRI、超声心动图、肿瘤标志物	**长期医嘱** □ 患者既往合并用药 **临时医嘱** □ 备皮 □ 术前禁食禁水 □ 其他特殊医嘱	**长期医嘱** □ 全身麻醉下乳腺癌保乳术后护理常规 □ 禁食禁水 □ 吸氧（酌情） □ 心电监护（酌情） □ 口腔护理（酌情） □ 保留闭式引流 □ 腋下负压引流管接负压引流装置 □ 会阴护理（酌情） **临时医嘱** □ 导尿（酌情） □ 其他特殊医嘱 □ 输液、维持水电平衡 □ 酌情使用止吐、镇痛药物

时间	住院第 1 天	住院第 2 ~ 4 天	住院第 3 ~ 5 天（手术日）
主要护理工作	□ 入院介绍 □ 入院评估 □ 指导患者进行相关辅助检查	□ 术前准备 □ 术前宣教（提醒患者术前禁食禁水） □ 沐浴、剪指甲、更衣 □ 心理护理 □ 患肢康复操指导	□ 观察患者病情变化 □ 术后生活护理 □ 术后疼痛护理 □ 定时巡视病房
病情变异记录	□ 无　□ 有，原因： 1. 2.	□ 无　□ 有，原因： 1. 2.	□ 无　□ 有，原因： 1. 2.
护士签名			
医师签名			

时间	住院第 4~6 天 （术后第 1 日）	住院第 7~9 天 （术后第 2~4 日）	住院第 10~12 天 （术后第 5~7 日）
主要诊疗工作	□ 上级医师查房，观察病情变化 □ 住院医师完成常规病历书写 □ 注意引流量	□ 上级医师查房 □ 住院医师完成常规病历书写 □ 观察引流量	□ 上级医师查房，进行手术及伤口评估，确定有无手术并发症和切口愈合不良情况，明确是否出院 □ 根据引流情况确定拔除引流管时间 □ 完成出院记录、病案首页、出院证明书等 □ 向患者交代出院后的注意事项，如返院复诊时间，发生紧急情况时处理等
重点医嘱	**长期医嘱** □ 一级护理 □ 普通饮食 □ 雾化吸入（酌情） □ 肢体功能治疗 **临时医嘱** □ 输液、维持水电平衡 □ 酌情使用止吐、镇痛药物	**长期医嘱** □ 二级护理（术后第二天开始） **临时医嘱** □ 换药	**出院医嘱** □ 出院带药
主要护理工作	□ 观察患者病情变化 □ 术后生活护理 □ 术后心理护理 □ 术后疼痛护理 □ 指导术后功能锻炼	□ 观察患者病情变化 □ 术后生活护理 □ 术后心理护理 □ 术后指导（功能锻炼等）	□ 指导患者术后康复 □ 出院指导 □ 协助办理出院手续
病情变异记录	□ 无　□ 有，原因： 1. 2.	□ 无 □ 有，原因： 1. 2.	□ 无　□ 有，原因： 1. 2.
护士签名			
医师签名			

第十三章

腹股沟疝临床路径释义

一、腹股沟疝编码

1. 国家卫生和计划生育委员会原编码：

疾病名称及编码：腹股沟疝（不伴有梗阻或坏疽者）（ICD-10：K43.9）

手术操作名称及编码：腹股沟疝无张力修补术

2. 修改编码：

疾病名称及编码：腹股沟疝（不伴有梗阻或坏疽者）（ICD-10：K40.2/K40.9/K41.2/
　　　　　　　　　　K41.9）

手术操作名称及编码：腹腔镜腹股沟疝无张力修补术（ICD-9-CM-3：17.1/17.2）

　　　　　　　　　　腹股沟疝无张力修补术（ICD-9-CM-3：53.03-53.05/53.14-53.17）

　　　　　　　　　　股疝无张力修补术（ICD-9-CM-3：53.21/53.31）

二、临床路径检索方法

（K40.2/K40.9/K41.2/K41.9）伴（17.1/17.2/53.03-53.05/53.14-53.17/53.21/53.31）

三、腹股沟疝临床路径标准住院流程

（一）适用对象

第一诊断为腹股沟疝（不伴有梗阻或坏疽者）（ICD-10：K43.9）行腹股沟疝无张力修补术。

> **释义**
>
> ■ 本临床路径适用于腹股沟区的斜疝、直疝、股疝等，难复性疝可以进入此路径。
>
> ■ 如患者发生包块无法回纳，还需考虑嵌顿性疝甚或绞窄性疝，应行急诊处理，进入其他相应路径。
>
> ■ 腹股沟疝无张力修补术包含开放手术及腹腔镜手术（TAPP 和 TEP）。

（二）诊断依据

根据《临床诊疗指南·外科学分册》（中华医学会编著，人民卫生出版社），《成人腹股沟疝、股疝修补手术治疗方案（修订稿)》（中华医学会外科分会疝与腹壁外科学组，2003）。

1. 有明确体征：腹股沟区可复性包（肿）块。患者一般无特殊不适。长时站立或出现包块较久时偶伴局部胀痛和牵涉痛。分为腹股沟斜疝与直疝。

2. 腹股沟斜疝：多见于儿童及青壮年，位于腹股沟韧带上内方，疝块外形呈梨形或椭圆，经腹股沟管途径突出。

3. 股沟直疝：多见于老年人，位于腹股沟韧带上方，疝块外形呈半球形，基底较宽，由直疝三角突出。

4. 排除鞘膜积液、腹股沟淋巴结等其他疾病。

释义

　　■ 最新文献可参考《成人腹股沟疝诊疗指南（2014年版）》[中华医学会外科学分会疝与腹壁外科学组、中国医师协会外科医师分会疝和腹壁外科医师委员会（联合制定），中华外科杂志]。

　　■ 术前无需强调对腹股沟斜疝和直疝进行鉴别。

　　■ 为避免发生对非疝患者进行疝的手术，对腹股沟区存在包块患者需要鉴别以下疾病：鞘膜积液、异位睾丸、腹股沟淋巴结肿大、动（静）脉瘤、软组织肿瘤、脓肿及女性的妇科肿瘤、圆韧带囊肿等；对局部有疼痛不适症状且包块不明显的患者需鉴别以下疾病：髋关节炎、肌腱炎、滑囊炎、辐射性腰痛、子宫内膜异位症等。

　　■ 腹股沟疝可同时合并鞘膜积液、精索脂肪瘤及圆韧带囊肿。

　　■ 超声检查对腹股沟疝的诊断及鉴别有帮助：嘱患者腹部用力，可见疝内容物进出疝环口。但并不是常规项。

（三）治疗方案的选择

根据《临床诊疗指南·外科学分册》（中华医学会编著，人民卫生出版社），《成人腹股沟疝、股疝修补手术治疗方案（修订稿）》（中华医学会外科分会疝与腹壁外科学组，中华普通外科杂志，2003）。

1. 1周岁以内婴儿，可暂不手术。
2. 儿童腹股沟疝仅做疝囊高位结扎（可腹腔镜下修补）。
3. 成人腹股沟疝需使用人工材料行无张力疝修补术（开放式或腹腔镜）。

释义

　　■ 最新文献可参考《成人腹股沟疝诊疗指南（2014年版）》[中华医学会外科学分会疝与腹壁外科学组、中国医师协会外科医师分会疝和腹壁外科医师委员会（联合制定），中华外科杂志]。

　　■ 对于非手术治疗患者不进入此路径。

　　■ 非急诊的腹股沟疝手术属无菌手术，因此，凡手术区域（腹腔镜术式包含脐部）存在感染病灶应视为手术禁忌证。

　　■ 存在明显的腹腔高压因素者，如严重腹腔积液、便秘、咳嗽、前列腺肥大等，术前应行相应处理，待情况稳定或控制后择期行手术治疗。

　　■ 疝囊高位结扎仅适用于儿童及未发育成熟的青少年，术式包括开放手术及腹腔镜手术。

　　■ 疝修补术是指组织对组织的张力缝合修补，因其复发率高、术后疼痛率高，不建议常规使用，仅用于因特殊情况无法放置补片的患者。

　　■ 无张力疝修补术指使用补片行疝修补，术式包含李金斯坦手术、网塞-平片及腹膜前疝修补术。

　　■ 腹腔镜下的腹股沟疝修补术包括TAPP及TEP术式，因其复发率低、术后恢复快等优势，已成为腹股沟疝修补术的主要术式之一。

（四）标准住院日

24～48 小时。

（五）进入路径标准

1. 第一诊断必须符合 ICD-10：K43.9 腹股沟疝疾病编码。

2. 当患者同时具有其他疾病诊断时，但不需要特殊处理也不影响第一诊断的临床路径流程实施时，可以进入路径。

3. 已在门诊完成各项术前检查，无手术禁忌，经手术医师评估适合经行且经患者同意的病例，可进入路径。

（六）术前准备已完成

1. 必须的检查项目：

（1）血、尿、便常规。

（2）肝肾功能、电解质、血糖、血型、凝血功能、感染性疾病筛查（乙型肝炎、丙型肝炎、梅毒、艾滋病）。

（3）心电图及正位胸片。

2. 必要时行肺功能、超声心动图、立位阴囊/腹股沟 B 超及 CT 检查。

> 释义
>
> ■ 腹股沟疝患者较多为老年人，术前行肺功能、超声心动图有助于评估患者心肺功能、围术期手术及麻醉安全性。腹股沟 B 超有助于鉴别腹股沟区包块及明确疝内容物性质。腹部 CT 检查并非必需，对于诊断困难或复杂的腹股沟疝可行腹部 CT 检查。

（七）预防性抗菌药物选择与使用时机

按照《抗菌药物临床应用指导原则（2015 年版）》（国卫办医发〔2015〕43 号）执行，可选用二代头孢类，预防性用药时间为手术前 1 小时。

> 释义
>
> ■ 非急诊腹股沟疝手术为无菌手术，一般不需要常规预防性应用抗菌药物，仅对高危人群（如高龄、体弱、免疫力低下及患有糖尿病等全身性疾病）可适当预防性使用抗菌药物。抗菌药物选择可以覆盖革兰阳性菌的抗菌药物，如二代头孢类。术后无明确感染并发症无需继续使用抗菌药物。

（八）手术日

入院当天。

1. 麻醉方式：局部浸润麻醉联合神经安定麻醉，硬膜外麻醉，或全身麻醉。

2. 手术内固定物：人工合成疝修补网片。

3. 术中用药：麻醉常规用药。

4. 输血：通常无需输血。

> **释义**
>
> ■ 麻醉方式根据手术方式进行选择，开放手术可选择局部麻醉、硬膜外麻醉或全身麻醉，腹腔镜术式选择全身麻醉。可根据患者具体情况合理选择麻醉及手术方式。
>
> ■ 手术内植入的选择：腹股沟疝补片推荐使用轻质大网孔补片，发育良好的青少年及生育期青壮年可选择生物补片。

（九）术后住院恢复

12～24 小时。

1. 必须复查的检查项目：根据患者病情变化情况而定。

2. 术后用药：一般不用抗菌药物，除非患者属高危感染人群，如糖尿病、肥胖、高龄、化疗或放疗等可致人体免疫力低下的病情等。

> **释义**
>
> ■ 腹股沟疝术后无常规特殊的实验室检查，手术当日注意患者生命体征、腹部情况、阴囊情况，尤其是肥胖患者、疝缺损较大患者注意术后伤口下或阴囊内有无血肿及积液。术后可使用沙袋或紧身弹力裤加压固定。术后早期注意患者排便、排尿情况，避免便秘及排尿困难的发生。
>
> ■ 术后出现短时间的低热属术后机体反应，可对症处理。
>
> ■ 术后 1～2 天患者可因麻醉反应、牵拉腹膜反应出现头晕、恶心、呕吐等不适，可对症处理。
>
> ■ 术后镇痛：术后应评估患者的疼痛强度，进行管理及监测。腹股沟疝术后预期疼痛强度为轻中度疼痛，可使用非甾体抗炎药（氟比洛芬酯注射液）、曲马多、阿片类等镇痛药物实施多模式镇痛。

（十）出院标准

1. 伤口无渗血渗液。

2. 阴囊无水肿或血肿，无尿潴留等。

3. 没有需要住院处理的并发症。

（十一）有无变异及原因分析

1. 伴有影响手术的合并症，需进行相关诊断和治疗等。

2. 出现手术并发症，需进一步诊断和治疗。

3. 根据患者具体情况手术后尽早下地，如腹壁缺损巨大或内科疾病不稳定者应推迟。

> **释义**
>
> ■ 按标准治疗方案如患者中途出现包块无法还纳或发现其他严重基础疾病，需行急诊手术或继续其他基础疾病的治疗，则终止本路径，并做好原因记录及分析。

四、推荐表单

(一) 医师表单

腹股沟疝临床路径医师表单

适用对象：第一诊断为腹股沟疝（不伴有梗阻或坏疽）（ICD-10：K43.9）

拟行腹股沟疝无张力修补术

患者姓名：		性别：	年龄：	门诊号：	住院号：
住院日期：	年 月 日	出院日期：	年 月 日		标准住院日：24~48 小时

时间	住院 24~48 小时
主要诊疗工作	□ 病史询问与体格检查，完善病历，上级医师查房与手术前评估，签署手术知情同意书、自费/贵重用品协议书，向患者及其家属交代围术期注意事项 □ 手术，完成手术记录和术后病程记录，向患者及家属交代病情及术后注意事项，确定有无术后并发症 □ 通知患者及其家属出院 □ 完成出院记录、病案首页、出院证明书 □ 向患者及其家属交代出院后注意事项，预约复诊日期及拆线日期 □ 将出院小结及出院证明书交患者或其家属
重点医嘱	**临时医嘱** □ 今日拟在全身麻醉下/硬膜外/局部麻醉+神经安定麻醉下行开放/腹腔镜左/右侧腹股沟疝无张力修补术 □ 术前禁食、禁水（必要时） □ 预防性抗菌药物应用（可选） □ 术后禁食 6 小时、补液（必要时） □ 心电监护、吸氧小时 □ 伤口处沙袋或弹力裤加压固定 □ 观察伤口情况 □ 出院带药 □ 其他特殊医嘱
主要护理工作	□ 介绍病房环境、设施和设备，入院护理评估，护理计划 □ 术前宣教，送手术 □ 观察患者病情变化，术后心理与生活护理 □ 指导并监督患者手术后活动，指导患者术后康复锻炼 □ 帮助患者办理出院手续、交费等事项
病情变异记录	□ 无 □ 有，原因： 1. 2.
护士签名	白班　　　　　　　　小夜班　　　　　　　　　　　大夜班
医师签名	

（二）护士表单

腹股沟疝临床路径护士表单

适用对象：第一诊断为腹股沟疝（不伴有梗阻或坏疽）（ICD-10：K43.9）
拟行腹股沟疝无张力修补术

患者姓名：	性别： 年龄： 门诊号：	住院号：
住院日期： 年 月 日	出院日期： 年 月 日	标准住院日：24 ~48 小时

时间	住院24~48 小时
健康宣教	□ 介绍主管医师、护士 □ 介绍医院内相关制度、环境、设施 □ 介绍住院注意事项、疾病相关知识 □ 介绍术前准备（备皮、禁食、禁水）方法及手术过程 □ 告知术前沐浴、物品管理 □ 告知签字及麻醉科访视事宜 □ 告知监护设备、管路功能及注意事项 □ 告知术后饮食、体位要求 □ 告知术后可能出现情况及应对方式 □ 指导办理出院手续
护理处置	□ 核对患者姓名，佩戴腕带条，更换病号服 □ 建立入院护理病历 □ 防跌倒、坠床宣教 □ 了解患者基础疾病，遵医嘱予以相应处理 □ 协助完成相关术前检查，做好解释说明 □ 送手术：核对患者及资料并摘除衣物；填写手术交接单 □ 接手术：核对患者及资料，填写手术交接单 □ 术后：核对患者及资料，填写手术交接单 □ 遵医嘱完成治疗、用药 □ 根据病情测量生命体征 □ 办理出院手续，书写出院小结
基础护理	□ 二级或一级护理 □ 晨晚间护理 □ 患者安全管理 □ 心理护理 □ 麻醉部位的护理
专科护理	□ 护理查体 □ 填写跌倒及压疮防范表（需要时） □ 密切监测患者生命体征及伤口情况
重点医嘱	□ 详见医嘱执行单
病情变异记录	□ 无 □ 有，原因： 1. 2.
护士签名	

（三）患者表单

腹股沟疝临床路径患者表单

适用对象：第一诊断为腹股沟疝（不伴有梗阻或坏疽）（ICD-10：K43.9）
　　　　　拟行腹股沟疝无张力修补术

患者姓名：	性别：　　年龄：　　门诊号：	住院号：
住院日期：　　年　月　日	出院日期：　　年　月　日	标准住院日：24~48 小时

时间	住院 24~48 小时
监测	□ 监测生命体征、体重、24 小时出入量（必要时）
医患配合	□ 接受介绍相关制度 □ 医师询问现病史、既往病史、用药情况，收集资料并进行体格检查 □ 配合完善相关术前检查、化验 □ 配合进行病情介绍、手术谈话、术前签字 □ 配合检查生命体征、伤口敷料、肛门排气排便情况 □ 接受出院前指导、复查程序宣教 □ 获取出院诊断书
护患配合	□ 配合测量生命体征、身高、体重 □ 配合完成入院护理评估 □ 接受入院宣教及术前宣教 □ 接受备皮等术前准备 □ 送手术室前，协助完成核对 □ 返回病房后，协助完成核对 □ 配合术后心电监护、吸氧、输液等 □ 接受出院宣教 □ 办理出院手续 □ 获取出院带药，知道服药方法、作用、注意事项 □ 知道护理伤口方法 □ 知道复印病历方法
饮食	□ 遵医嘱普通饮食 □ 术前禁食、禁水 4~6 小时，予以补液治疗（必要时） □ 术后可予清流食或半流质饮食
排泄	□ 避免便秘
活动	□ 术前正常活动 □ 麻醉清醒后，可垫枕卧床休息，保护管路，双下肢床上活动 □ 术后可床边或下床活动，避免疲劳

附：原表单（2016年版）

腹股沟疝临床路径表单

适用对象：第一诊断为腹股沟疝（不伴有梗阻或坏疽）（ICD-10：K43.9）
　　　　　拟行腹股沟疝无张力修补术

患者姓名：	性别：	年龄：	门诊号：	住院号：
住院日期： 年 月 日	出院日期： 年 月 日		标准住院日：24~48小时	

时间	住院24~48小时
主要诊疗工作	□ 病史询问与体格检查，完善病历，上级医师查房与手术前评估，签署手术知情同意书、自费/贵重用品协议书，向患者及其家属交代围术期注意事项 □ 手术，完成手术记录和术后病程记录，向患者及家属交代病情及术后注意事项，确定有无术后并发症 □ 通知患者及其家属出院 □ 完成出院记录、病案首页、出院证明书 □ 向患者及其家属交代出院后注意事项，预约复诊日期及拆线日期 □ 将出院小结及出院证明书交患者或其家属
重点医嘱	**临时医嘱** □ 今日拟在全身麻醉下/硬膜外/局部麻醉+神经安定麻醉下行开放/腹腔镜左/右侧腹股沟疝无张力修补术 □ 术前禁食、禁水 □ 预防性抗菌药物应用（可选） □ 术后禁食6小时、补液 □ 心电监护、吸氧小时 □ 伤口处沙袋加压 □ 观察伤口情况 □ 出院带药 □ 其他特殊医嘱
主要护理工作	□ 介绍病房环境、设施和设备，入院护理评估，护理计划 □ 术前宣教，送手术 □ 观察患者病情变化，术后心理与生活护理 □ 指导并监督患者手术后活动，指导患者术后康复锻炼 □ 帮助患者办理出院手续、交费等事项
病情变异记录	□ 无 □ 有，原因： 1. 2.
护士签名	白班　　　　　　　　小夜班　　　　　　　　大夜班
医师签名	

第十四章

胃十二指肠溃疡临床路径释义

一、胃十二指肠溃疡编码

1. 国家卫生和计划生育委员会原编码：

疾病名称及编码：胃十二指肠溃疡（ICD-10：K25-K27）

手术操作名称及编码：迷走神经切断（ICD-9-CM-3：44.0）

胃大部切除术伴吻合术（ICD-9-CM-3：43.5-43.7）

2. 修改编码：

疾病名称及编码：胃十二指肠溃疡（ICD-10：K25-K27 中亚目为 .3.7.9）

手术操作名称及编码：胃大部切除术伴吻合术（ICD-9-CM-3：43.5-43.7）

迷走神经干切断（ICD-9-CM-3：44.01）

胃空肠吻合术（ICD-9-CM-3：44.3903）

二、临床路径检索方法

（K25-K27 中亚目为 .3.7.9）伴 ［43.5/43.6/43.7/（44.3903+44.01）］

三、胃十二指肠溃疡临床路径标准住院流程

（一）适用对象

第一诊断为胃十二指肠溃疡（ICD-10：K25-K27），行胃大部切除术、迷走神经切断加胃窦切除术、胃空肠吻合加迷走神经切断术（ICD-9-CM-3：43.6-43.8，44.39）。

> **释义**
>
> ■ 本路径适用对象是第一诊断为胃十二指肠溃疡者，包括胃溃疡、十二指肠溃疡以及胃十二指肠复合性溃疡。对于一些特殊类型的胃十二指肠溃疡，如应激性溃疡、胰源性溃疡、术后复发性溃疡等，不进入本路径。对于胃十二指肠溃疡有并发症者，如穿孔、瘢痕性幽门梗阻、出血、恶变等，不进入本路径。若术前诊断符合本路径，但术中或术后病理提示为胃癌等其他疾病者，按变异情况处理，进入其他相关路径。
>
> ■ 绝大多数胃十二指肠溃疡属于内科治疗范围，仅一小部分患者需要外科治疗。本路径针对的是因胃十二指肠溃疡行外科手术的患者。胃十二指肠溃疡的手术方式经过长期的发展与演变，目前主要存在胃部分切除术和迷走神经切断术两种基本方法。纳入本路径的具体术式包括胃大部切除术、迷走神经切断加胃窦切除术、胃空肠吻合加迷走神经切断术。其他手术方式，如选择性迷走神经切断术（或加幽门成形术）等，不进入本路径。腹腔镜手术不进入本路径。

（二）诊断依据

根据《临床诊疗指南·外科学分册》（中华医学会编著，人民卫生出版社），《外科学（第7版）》（人民卫生出版社），《胃肠外科学》（人民卫生出版社）。

1. 病史：慢性、节律性和周期性的上腹疼痛伴消化不良症状。

2. 体征：上腹局限性轻压痛。

3. 辅助检查：Hp 检测试验阳性，上消化道 X 线钡餐检查和（或）内镜检查明确。

释义

　　■ 临床表现是诊断胃十二指肠溃疡的初步依据。多数患者表现为慢性、节律性和周期性的上腹疼痛，可伴有反酸、胃灼热、恶心、呕吐等症状。十二指肠溃疡的节律性较胃溃疡更加明显。体格检查可于上腹有局限性轻压痛。少数患者可无明显临床症状和体征，仅通过其他辅助检查偶然发现。

　　■ 上消化道 X 线钡餐和（或）内镜检查是常用的检查方法，胃十二指肠溃疡的典型表现为龛影。十二指肠球部溃疡多数表现为间接征象，如球部激惹、球部变形、幽门痉挛等。对于 X 线钡餐检查不能确定者，应行内镜检查。内镜检查已成为溃疡病的最主要诊断手段，内镜下可见到溃疡的大小、形态等，还可进行组织活检除外癌变，并检测有无幽门螺杆菌感染。部分患者临床表现不典型，如 X 线钡餐或内镜检查支持胃十二指肠溃疡亦可进入路径。

（三）选择治疗方案的依据

根据《临床诊疗指南·外科学分册》（中华医学会编著，人民卫生出版社），《外科学（第 7 版）》（人民卫生出版社），《胃肠外科学》（人民卫生出版社）

胃十二指肠溃疡患者手术适应证：

1. 严格内科治疗（包括根治 Hp 措施）无效的顽固性溃疡，表现为溃疡不愈合或短期内复发。

2. 胃溃疡巨大（直径>2.5cm）或高位溃疡。

3. 胃十二指肠复合性溃疡。

4. 溃疡不能除外恶变者。

释义

　　■ 随着多种抗溃疡药物的出现以及对 Hp 感染的认识增加，目前内科药物治疗胃十二指肠溃疡的效果明显提高，需手术治疗的病例逐渐减少。确诊胃十二指肠溃疡为良性溃疡时，应首先考虑内科治疗，严格内科治疗（包括根治 Hp 措施）无效的顽固性溃疡，表现为溃疡不愈合或短期内复发，可考虑外科手术治疗。

　　■ 巨大胃溃疡指直径>2.5cm 者，高位胃溃疡常指距贲门 3cm 以内的小弯及贲门、胃底部的胃溃疡。这两类胃溃疡恶变率高，可考虑外科手术治疗。

　　■ 复合性溃疡指胃与十二指肠同时存在溃疡，多数是先发生十二指肠溃疡，后发生胃溃疡。本病病情较顽固，并发症发生率较高，出血率高达 50% 左右，且多为大出血，故应积极治疗。

　　■ 内镜下形态学观察及组织学活检是确诊溃疡病灶良恶性最重要和有效的诊断方法。对于经病理确诊的溃疡型胃癌，应进入相应临床路径。对于形态学观察不除外早期胃癌，或良性溃疡随诊中怀疑继发恶变，而病理学活检阴性的胃十二指肠溃疡，可考虑手术治疗，进入本路径。

（四）标准住院日

9~18 天。

> **释义**
>
> ■ 胃十二指肠溃疡患者入院后，术前准备 2~6 天，在第 3~7 天实施手术，术后恢复 6~11 天出院。

（五）进入路径标准

1. 第一诊断必须符合 ICD-10：K25-K27 胃十二指肠溃疡疾病编码。
2. 当患者同时患有其他疾病诊断，但在住院期间无需特殊处理，也不影响第一诊断的临床路径流程实施时，可以进入路径。

> **释义**
>
> ■ 进入本路径的患者第一诊断必须为胃十二指肠溃疡，包括胃溃疡、十二指肠溃疡以及胃十二指肠复合性溃疡。需除外应激性溃疡、胰源性溃疡、术后复发性溃疡等特殊类型。本路径适用于择期手术患者，对胃十二指肠溃疡合并穿孔、出血、幽门梗阻等急症者需进入其他相关路径。
>
> ■ 入院后术前检查发现其他疾病，而该疾病的诊治对患者健康更为重要，或者该疾病可能影响手术实施、增加手术和麻醉风险、影响预后，则应优先考虑诊治该疾病，暂不宜进入路径，如高血压、糖尿病、心功能不全、肝肾功能不全、凝血功能障碍等。
>
> ■ 若既往患有上述疾病，经合理治疗后达到稳定，或目前尚需要维持药物治疗，经术前评估无手术及麻醉禁忌，则可进入路径。但可能会增加医疗费用，延长住院时间。

（六）术前准备

2~6 天。

1. 必须的检查项目：
（1）血常规、尿常规、大便常规+隐血。
（2）肝肾功能、电解质、凝血功能、血型、感染性疾病筛查（乙型肝炎、丙型肝炎、艾滋病、梅毒等）。
（3）胃镜（可门诊完成）、腹部超声、上消化道钡剂造影（必要时门诊完成）。
（4）心电图、胸部正位片。
2. 根据患者病情选择：肺功能测定、超声心动图等。

> **释义**
>
> ■ 血常规、尿常规、便常规+隐血、肝肾功能、电解质、凝血功能、心电图、胸部 X 线正位片等常规检查主要用于评估身体状况，评估有无合并其他基础疾病，除外手术禁忌。血型、感染性疾病筛查是为手术及输血做准备。上消化道钡剂造影、胃镜为进一步明确诊断。上消化道钡剂造影可显示胃十二指肠整体轮廓，并提示溃疡

部位，便于制订手术方案。而胃镜可直视病灶，描述形态学变化，行组织活检除外胃癌，并行幽门螺杆菌检测，为后续内科治疗提供依据。腹部超声可评估腹腔脏器情况，鉴别其他腹腔脏器病变所引起的上腹痛症状，如肝、胆、胰等疾病。上述检查为术前必查项目，为缩短住院时间，可适当安排于门诊完成。

　　■ 高龄患者（年龄>65 岁）、既往有心肺疾病的患者、术前心电图或 X 线胸片提示异常的患者，应增加超声心动图和（或）肺功能检查。

（七）选择用药

1. 口服制酸剂：H_2受体拮抗剂或质子泵抑制剂。
2. 抗菌药物：按照《抗菌药物临床应用指导原则》（卫医发〔2004〕285 号）执行，并结合患者的病情决定抗菌药物的选择，预防性用药时间为 1 天。

释义

　　■ 抑酸剂可以缓解活动性溃疡的症状。目前抑酸剂主要包括 H_2 受体拮抗剂（H_2RA）和质子泵抑制剂（PPI）两大类，PPI 较 H_2RA 抑制胃酸分泌的作用更强，持续时间更久。术前可予以口服抑酸剂治疗。

　　■ 按照《抗菌药物临床应用指导原则》，胃十二指肠手术属于清洁 - 污染手术，需预防性应用抗菌药物，可选用第一代、第二代头孢菌素，预防用药时间通常为 24 小时，必要时延长至 48 小时。

（八）手术日［门诊已完成胃镜和（或）X 线钡餐检查］

入院第 3~7 天。
1. 麻醉方式：气管插管全身麻醉或硬膜外麻醉。
2. 手术内固定物：无。
3. 术中用药：麻醉常规用药、术后镇痛泵的应用。
4. 输血：视术中情况定。

释义

　　■ 开腹胃手术的麻醉方式一般选择全身麻醉。若无禁忌，亦可选择硬膜外麻醉。
　　■ 对于手术切口引起的疼痛应该积极给予药物镇痛治疗，以减少患者痛苦，并避免因为腹部伤口疼痛限制患者的呼吸与咳痰，从而引发肺部感染等并发症，因此，术后可给予 PCA 镇痛泵。

（九）术后住院恢复

6~11 天。
1. 必须复查的检查项目：
（1）血常规、肝肾功能、电解质。

（2）出院1个月后门诊复诊。

（3）出院3个月后复查胃镜。

2. 术后用药：

抗菌药物：按照《抗菌药物临床应用指导原则》（卫医发〔2004〕285号）选用药物，用药时间1天。

3. 术后饮食指导。

> **释义**
>
> ■ 胃术后3天内患者需禁食，予以补液治疗，故需注意复查血常规、肝肾功能、电解质等，及时发现并处理可能的感染、贫血、水电解质紊乱等情况，检查频率通常可按照术后当天、第3天、第6天以及出院前，可根据具体情况增加或减少检查次数。出院1个月后门诊复诊，了解患者饮食等恢复情况，并复查上述指标评价身体状况。出院3个月后复查胃镜观察吻合口情况。
>
> ■ 患者术后4~5天根据情况可予以少量饮水，术后3~4天后可逐步过渡至流食，减少补液至停液，术后1周左右恢复半流食。因胃大部切除术后食物改道及胃容积缩小，饮食恢复要循序渐进，由少到多，开始时要少量多餐，术后2个月内以每日5~6餐为宜，第3个月可改为4餐，第4个月可恢复正常人的进食习惯。

（十）出院标准

1. 无发热，恢复肛门排气排便，可进半流食。

2. 切口愈合良好：引流管拔除，伤口无感染，无皮下积液（或门诊可处理的少量积液）。

3. 没有需要住院处理的并发症和（或）合并症。

> **释义**
>
> ■ 出院前需全面评估患者病情，在其恢复良好的情况下安排出院：化验检查无明显异常；体温正常，排气排便、饮食恢复满意；伤口愈合良好，包括引流管拔除后的伤口，简单的伤口换药及拆线可安排出院后在门诊进行。如果术后出现出血、吻合口溃疡、消化道梗阻、胃排空障碍等并发症，需积极处理，待病情好转后，方可出院，但可能增加医疗费用并延长住院时间。

（十一）变异及原因分析

1. 术前合并其他基础疾病影响手术的患者，需要进行相关的诊断和治疗。

2. 术前需确定手术方式（迷走神经切断+胃引流术，胃大部切除术），视术中情况定胃肠道重建方式。

3. 胃溃疡患者术中活检提示胃癌，则按胃癌处理，进入相应路径。

4. 有并发症（穿孔、瘢痕性幽门梗阻、出血、恶变等）的胃十二指肠溃疡患者，则转入相应临床路径。

释义

■ 患者既往存在或者术前检查发现其他基础疾病，如高血压、糖尿病、心功能不全、肝肾功能不全、凝血功能障碍等，则经过相关科室会诊后，考虑该疾病情况会增加手术和麻醉风险，需要先进行相关的诊断和治疗，则应退出本路径。

■ 术前根据患者具体病情决定行胃大部切除术或迷走神经切断相关术式。胃大部切除术后消化道重建主要分为毕Ⅰ和毕Ⅱ两种，需根据术中情况选择重建方式。

■ 入院后术前胃镜活检病理明确诊断为胃癌，或者术中冷冻病理明确诊断为胃癌的患者，需退出本路径，而转入胃癌相关临床路径。

■ 入院后在完善术前检查过程中发生胃十二指肠溃疡相关并发症，如出血、穿孔、幽门梗阻等，导致病情复杂，则退出本路径。

四、胃十二指肠溃疡手术临床路径给药方案

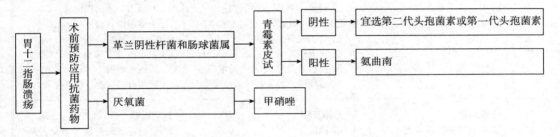

【用药选择】

1. 为预防术后切口或手术部位感染，应针对革兰阴性杆菌、肠球菌属和厌氧菌选用药物。

2. 第二代头孢菌素常用的注射剂有头孢呋辛、头孢替安等。第一代头孢菌素常用注射剂有头孢氨苄、头孢拉定、头孢唑林等。对青霉素过敏者不宜使用头孢菌素时可用氨曲南替代。

【药学提示】

1. 预防性抗菌药物给药时机极为关键，应在术前 0.5~2 小时给药，以保证在发生细菌污染之前血清及组织中的药物达到有效浓度。

2. 如手术时间超过 3 小时，或失血量大（超过 1500ml），可手术中给予第 2 剂。

3. 预防用药时间不超过 24 小时，必要时延长至 48 小时。

【注意事项】

1. 用药前必须详细询问患者先前有否对头孢菌素类、青霉素类或其他药物的过敏史。

2. 如果手术当中发生手术部位污染者，治疗时间应根据患者的症状、体温、血常规检查等综合决定。

五、推荐表单

（一）医师表单

胃十二指肠溃疡临床路径医师表单

适用对象：第一诊断为胃十二指肠溃疡（ICD-10：K25-K27）

行胃大部切除术、迷走神经切断加胃窦切除术、胃空肠吻合加迷走神经切断术（ICD-9-CM-3：43.6-43.8，44.39）

患者姓名：	性别： 年龄： 门诊号：	住院号：
住院日期： 年 月 日	出院日期： 年 月 日	标准住院日：9~18 天

时间	住院第 1 天	住院第 2~6 天（术前准备日）	住院第 3~7 天（手术日）
主要诊疗工作	□ 询问病史，体格检查，完善病历 □ 开实验室检查单 □ 上级医师查房与手术前评估	□ 上级医师查房并确定有手术指征，确定手术方案 □ 疑难病例需要全科讨论 □ 改善一般情况，完善术前准备 □ 请相应科室会诊 □ 完成病历书写 □ 向患者及家属交代围术期注意事项、签署各种医疗文书	□ 手术 □ 完成手术记录、麻醉记录和术后当天的病程记录 □ 上级医师查房 □ 开术后医嘱 □ 向患者及家属交代病情及术后注意事项 □ 确定有无麻醉、手术并发症
重点医嘱	**长期医嘱** □ 普通外科护理常规 □ 二级护理 □ 饮食：按病情 □ 抑酸剂口服 **临时医嘱** □ 血常规、尿常规、便常规+隐血 □ 肝肾功能、电解质、凝血功能、血型、感染性疾病筛查 □ 胃镜、腹部超声、上消化道钡剂造影 □ 心电图、胸部 X 线正位片 □ 肺功能测定和超声心动图（必要时）	**长期医嘱** □ 同前 □ 至术前全停 **临时医嘱** □ 既往基础用药临时下达 □ 拟明日在硬膜外麻醉或全身麻醉下行胃大部切除术/迷走神经切断加胃窦切除术/胃空肠吻合加迷走神经切断术 □ 今日流食，术前禁食、禁水 □ 明晨留置胃管 □ 幽门梗阻者术前 3 天留置胃管，温盐水洗胃 □ 明晨留置尿管 □ 常规皮肤准备 □ 术前麻醉辅助药 □ 预防性抗菌药物	**长期医嘱** □ 今日在硬膜外麻醉或全身麻醉下行胃大部切除术/迷走神经切断加胃窦切除术/胃空肠吻合加迷走神经切断术 □ 普通外科术后常规护理 □ 一级护理 □ 禁食、禁水 □ 记 24 小时出入量 □ 留置胃管、胃肠减压、记量 □ 腹腔引流记量、尿管接袋记量 □ 静脉予以 H_2 受体拮抗剂或 PPI 抑制剂 **临时医嘱** □ 术后急查肝肾功能、血常规 □ 心电监护、吸氧 □ 抗菌药物、补液 □ 其他特殊医嘱
病情变异记录	□ 无 □ 有，原因： 1. 2.	□ 无 □ 有，原因： 1. 2.	□ 无 □ 有，原因： 1. 2.
医师签名			

时间	住院第 4~8 天 （术后第 1 日）	住院第 5~9 天 （术后第 2 日）	住院第 6~10 天 （术后第 3 日）
主要诊疗工作	□ 上级医师查房 □ 注意观察生命体征 □ 观察胃管、腹腔引流量及性状 □ 观察肠功能恢复情况 □ 观察切口情况 □ 评估辅助检查结果 □ 完成常规病历书写	□ 上级医师查房 □ 注意胃管、腹腔引流量及性状 □ 注意观察体温、血压等生命体征 □ 观察肠功能恢复情况 □ 观察切口情况 □ 完成常规病历书写	□ 上级医师查房 □ 住院医师完成病历书写 □ 注意病情变化、引流量 □ 注意观察体温、血压等 □ 根据引流情况明确是否拔除引流管
重点医嘱	**长期医嘱** □ 普通外科术后常规护理 □ 一级护理 □ 禁食、禁水 □ 记 24 小时出入量 □ 留置胃管、胃肠减压、胃管护理记量 □ 腹腔引流记量及护理 □ 尿管接袋记量 □ 会阴擦洗 □ 心电监护、吸氧 □ 补液 **临时医嘱** □ 切口换药	**长期医嘱** □ 普通外科术后常规护理 □ 一级护理 □ 禁食、禁水 □ 记 24 小时出入量 □ 留置胃管、胃肠减压、胃管记量（视情况早期拔除） □ 腹腔引流记量 □ 尿管接袋记量（视情况早期拔除） □ 心电监护、吸氧 □ 补液 **临时医嘱** □ 视情况早期拔除胃管、尿管	**长期医嘱** □ 普通外科术后常规护理 □ 一级或二级护理 □ 禁食、禁水 □ 停止引流记量 □ 停尿管接袋记量 □ 停胃肠减压、胃管记量 □ 测血压、脉搏 □ 补液 **临时医嘱** □ 切口换药 □ 复查血常规、肝肾功能、电解质 □ 拔除胃管、尿管（酌情）
病情变异记录	□ 无　□ 有，原因： 1. 2.	□ 无　□ 有，原因： 1. 2.	□ 无　□ 有，原因： 1. 2.
医师签名			

时间	住院第 7 ~ 12 天（术后第 4 ~ 5 日）	住院第 9 ~ 13 天（术后第 6 日）	住院第 10 ~ 18 天（术后第 7 ~ 11 日，出院日）
主要诊疗工作	□ 上级医师查房，确定有无手术并发症和手术切口感染 □ 住院医师完成病历书写 □ 根据肠功能恢复情况，逐步恢复到流质饮食、减少补液 □ 注意观察体温、血压等	□ 上级医师查房，确定有无手术并发症和手术切口感染 □ 完成日常病程记录	□ 上级医师查房，进行手术及伤口评估，确定有无手术并发症和切口愈合不良情况，明确是否出院 □ 通知患者及其家属出院 □ 向患者及其家属交代出院后注意事项，预约复诊日期及拆线日期 □ 完成出院记录、病案首页、出院证明书 □ 将出院小结的副本交给患者或家属
重点医嘱	**长期医嘱** □ 普通外科术后常规护理 □ 二级护理 □ 清流半量 □ 补液 **临时医嘱** □ 伤口换药	**长期医嘱** □ 普通外科术后常规护理 □ 二级护理 □ 半流 **临时医嘱** □ 复查血常规、电解质、肝肾功能	**临时医嘱** □ 根据患者全身状况决定检查项目 □ 拆线、换药 □ 出院带药
病情变异记录	□ 无　□ 有，原因： 1. 2.	□ 无　□ 有，原因： 1. 2.	□ 无　□ 有，原因： 1. 2.
医师签名			

（二）护士表单

胃十二指肠溃疡临床路径护士表单

适用对象：第一诊断为胃十二指肠溃疡（ICD-10：K25-K27）

行胃大部切除术、迷走神经切断加胃窦切除术、胃空肠吻合加迷走神经切断术（ICD-9-CM-3：43.6-43.8，44.39）

患者姓名：	性别： 年龄： 门诊号：	住院号：
住院日期： 年 月 日	出院日期： 年 月 日	标准住院日：9~18 天

时间	住院第 1 天	住院第 2 天	住院第 3 天
健康宣教	□ 入院宣教 　介绍主管医师、护士 　介绍环境、设施 　介绍住院注意事项 　介绍探视和陪护制度 　介绍贵重物品制度	□ 药物宣教 □ 胃镜检查前宣教 □ 宣教胃镜检查前准备及检查后注意事项 □ 告知胃镜检查后饮食 □ 告知患者在检查中配合医师 □ 主管护士与患者沟通，消除患者紧张情绪 □ 告知检查后可能出现的情况及应对方式	□ 胃镜检查当日宣教 □ 告知饮食、体位要求 □ 告知胃镜检查后需禁食 2~4 小时 □ 给予患者及家属心理支持再次明确探视陪护须知
护理处置	□ 核对患者姓名，佩戴腕带 □ 建立入院护理病历 □ 协助患者留取各种标本 □ 测量体重	□ 协助医师完成胃镜检查前的相关化验 □ 胃镜检查前准备 □ 禁食、禁水	□ 送患者至内镜中心 □ 摘除患者义齿 □ 核对患者资料及带药 □ 接患者 □ 核对患者及资料
基础护理	□ 三级护理 □ 晨晚间护理 □ 排泄管理 □ 患者安全管理	□ 三级护理 □ 晨晚间护理 □ 排泄管理 □ 患者安全管理	□ 二级或一级护理 □ 晨晚间护理 □ 患者安全管理
专科护理	□ 护理查体 □ 病情观察呕吐物及粪便的观察腹部体征的观察 □ 填写跌倒及压疮防范表（需要时） □ 请家属陪护（需要时） □ 确定饮食种类 □ 心理护理	□ 病情观察 □ 呕吐物及粪便的观察 □ 腹部体征的观察 □ 遵医嘱完成相关检查 □ 心理护理	□ 遵医嘱予补液 □ 病情观察 □ 呕吐物及粪便的观察 □ 腹部体征的观察 □ 心理护理
重点医嘱	□ 详见医嘱执行单	□ 详见医嘱执行单	□ 详见医嘱执行单
病情变异记录	□ 无　□ 有，原因： 1. 2.	□ 无　□ 有，原因： 1. 2.	□ 无　□ 有，原因： 1. 2.
护士签名			

时间	住院第 4 天	住院第 5~7 天 （出院日）
健 康 宣 教	□ 胃镜检查后宣教 □ 药物作用及频率 □ 饮食、活动指导	□ 出院宣教 □ 复查时间 □ 服药方法 □ 活动休息 □ 指导饮食 □ 指导办理出院手续
护理 处置	□ 遵医嘱完成相关检查	□ 办理出院手续 □ 书写出院小结
基 础 护 理	□ 二级护理 □ 晨晚间护理 □ 排泄管理 □ 患者安全管理	□ 三级护理 □ 晨晚间护理 □ 协助或指导进食、进水 □ 协助或指导活动 □ 患者安全管理
专 科 护 理	□ 病情观察 □ 监测生命体征 □ 出血、穿孔、感染等并发症的观察 □ 粪便的观察 □ 腹部体征的观察 □ 心理护理	□ 病情观察 □ 监测生命体征 □ 出血、穿孔、感染等并发症的观察 □ 粪便的观察 □ 腹部体征的观察 □ 出院指导（胃溃疡者需要治疗后复查胃镜和病理） □ 心理护理
重点 医嘱	□ 详见医嘱执行单	□ 详见医嘱执行单
病情 变异 记录	□ 无　□ 有，原因： 1. 2.	□ 无　□ 有，原因： 1. 2.
护士 签名		

（三）患者表单

胃十二指肠溃疡临床路径患者表单

适用对象：第一诊断为胃十二指肠溃疡（ICD-10：K25-K27）

行胃大部切除术、迷走神经切断加胃窦切除术、胃空肠吻合加迷走神经切断术（ICD-9-CM-3：43.6-43.8，44.39）

患者姓名：		性别：	年龄：	门诊号：	住院号：
住院日期： 年 月 日		出院日期： 年 月 日			标准住院日：9~18 天

时间	入院	胃镜术前	胃镜检查当天
医患配合	□ 配合询问病史、收集资料，请务必详细告知既往史、用药史、过敏史 □ 配合进行体格检查 □ 有任何不适请告知医师	□ 配合完善胃镜检查前相关检查、化验，如采血、留尿、心电图、X 线胸片 □ 医师向患者及家属介绍病情，并进行胃镜检查前谈话、胃镜检查前签字	□ 配合完善相关检查、化验，如采血、留尿、胃镜 □ 配合医师摆好检查体位
护患配合	□ 配合每日测量体温、脉搏、呼吸 3 次，血压、体重 1 次 □ 配合完成入院护理评估（简单询问病史、过敏史、用药史） □ 接受入院宣教（环境介绍、病室规定、订餐制度、贵重物品保管等） □ 配合执行探视和陪护制度 □ 有任何不适请告知护士	□ 配合测量体温、脉搏、呼吸 3 次，询问排便 1 次 □ 接受胃镜检查前宣教 □ 接受饮食宣教 □ 接受药物宣教	□ 配合测量体温、脉搏、呼吸 3 次，询问排便 1 次 □ 送内镜中心前，协助完成核对，带齐影像学检查资料及用药 □ 返回病房后，配合接受生命体征的测量 □ 配合检查意识（全身麻醉者） □ 配合缓解疼痛 □ 接受胃镜检查后宣教 □ 接受饮食宣教：胃镜当天禁食 □ 接受药物宣教 □ 有任何不适请告知护士
饮食	□ 遵医嘱饮食	□ 遵医嘱饮食	□ 遵医嘱饮食 □ 胃镜检查前禁食、禁水 □ 胃镜检查后，根据医嘱 2 小时后试饮水，无恶心、呕吐进少量流食或者半流食
排泄	□ 正常尿便	□ 正常尿便	□ 正常尿便
活动	□ 正常活动	□ 正常活动	□ 正常活动

时间	胃镜检查后	出院
医患 配合	□ 配合腹部检查 □ 配合完善术后检查，如采血，留尿、便等	□ 接受出院前指导 □ 知道复查程序 □ 获取出院诊断书
护 患 配 合	□ 配合定时测量生命体征、每日询问排便情况 □ 配合检查腹部 □ 接受输液、服药等治疗 □ 接受进食、进水、排便等生活护理 □ 配合活动，预防皮肤压力伤 □ 注意活动安全，避免坠床或跌倒 □ 配合执行探视及陪护	□ 接受出院宣教 □ 办理出院手续 □ 获取出院带药 □ 知道服药方法、作用、注意事项 □ 知道复印病历程序
饮食	□ 遵医嘱饮食	□ 遵医嘱饮食
排泄	□ 正常排尿便	□ 正常排尿便
活动	□ 正常适度活动，避免疲劳	□ 正常适度活动，避免疲劳

附：原表单（2009 年版）

胃十二指肠溃疡临床路径表单

适用对象：第一诊断为胃十二指肠溃疡（ICD-10：K25-K27）
行胃大部切除术、迷走神经切断加胃窦切除术、胃空肠吻合加迷走神经切断术
（ICD-9-CM-3：43.6-43.8，44.39）

| 患者姓名： | | 性别：　　年龄：　　门诊号：　　住院号： |
| 住院日期：　　　年　月　日 | 出院日期：　　　年　月　日 | 标准住院日：9～18 天 |

时间	住院第 1 天	住院第 2～6 天（术前准备日）	住院第 3～7 天（手术日）
主要诊疗工作	□ 询问病史，体格检查，完善病历 □ 开实验室检查单 □ 上级医师查房与手术前评估	□ 上级医师查房并确定有手术指征，确定手术方案 □ 疑难病例需要全科讨论 □ 改善一般情况，完善术前准备 □ 请相应科室会诊 □ 完成病历书写 □ 向患者及家属交代围术期注意事项、签署各种医疗文书	□ 手术 □ 完成手术记录、麻醉记录和术后当天的病程记录 □ 上级医师查房 □ 开术后医嘱 □ 向患者及家属交代病情及术后注意事项 □ 确定有无麻醉、手术并发症
重点医嘱	**长期医嘱** □ 普通外科护理常规 □ 二级护理 □ 饮食：按病情 □ 制酸剂口服 **临时医嘱** □ 血常规、尿常规、便常规+隐血 □ 肝肾功能、电解质、凝血功能、血型、感染性疾病筛查 □ 胃镜、腹部超声、上消化道钡剂造影 □ 心电图、胸部正位片 □ 肺功能测定和超声心动图（必要时）	**长期医嘱** □ 同前 □ 至术前全停 **临时医嘱** □ 既往基础用药临时下达 □ 拟明日在硬膜外麻醉或全身麻醉下行胃大部切除术/迷走神经切断加胃窦切除术/胃空肠吻合加迷走神经切断术 □ 今日流食，术前禁食、禁水 □ 明晨留置胃管 □ 幽门梗阻者术前 3 天留置胃管温盐水洗胃 □ 明晨留置尿管 □ 常规皮肤准备 □ 术前麻醉辅助药 □ 预防性抗菌药物	**长期医嘱** □ 今日在硬膜外麻醉或全身麻醉下行胃大部切除术/迷走神经切断加胃窦切除术/胃空肠吻合加迷走神经切断术 □ 普通外科术后常规护理 □ 一级护理 □ 禁食、禁水 □ 记 24 小时出入量 □ 留置胃管、胃肠减压、记量 □ 腹腔引流记量、尿管接袋记量 □ 静脉予以 H_2 受体拮抗剂或 PPI 抑制剂 **临时医嘱** □ 术后急查肝肾功能、血常规 □ 心电监护、吸氧 □ 抗菌药物、补液 □ 其他特殊医嘱
主要护理工作	□ 环境介绍、护理评估 □ 制定护理计划 □ 静脉取血（明晨取血） □ 指导患者到相关科室进行检查 □ 饮食、心理、生活指导 □ 服药指导	□ 饮食、心理指导 □ 静脉抽血 □ 术前指导 □ 术前准备：备皮、肠道准备等 □ 告知患者及家属术前流程及注意事项 □ 术前手术物品准备	□ 清洁肠道、保留胃管、尿管 □ 术后密切观察患者情况 □ 术后心理、生活护理 □ 疼痛护理及镇痛泵使用 □ 留置管道护理及指导 □ 记录 24 小时出入量

续 表

时间	住院第 1 天	住院第 2~6 天 （术前准备日）	住院第 3~7 天 （手术日）
病情 变异 记录	□无 □有，原因： 1. 2.	□无 □有，原因： 1. 2.	□无 □有，原因： 1. 2.
护士 签名			
医师 签名			

时间	住院第 4~8 天 （术后第 1 日）	住院第 5~9 天 （术后第 2 日）	住院第 6~10 天 （术后第 3 日）
主要诊疗工作	□ 上级医师查房 □ 注意观察生命体征 □ 观察胃管、腹腔引流量及性状 □ 观察肠功能恢复情况 □ 观察切口情况 □ 评估辅助检查结果 □ 完成常规病历书写	□ 上级医师查房 □ 注意胃管、腹腔引流量及性状 □ 注意观察体温、血压等生命体征 □ 观察肠功能恢复情况 □ 观察切口情况 □ 完成常规病历书写	□ 上级医师查房 □ 住院医师完成病历书写 □ 注意病情变化、引流量 □ 注意观察体温、血压等 □ 根据引流情况明确是否拔除引流管
重点医嘱	**长期医嘱** □ 普通外科术后常规护理 □ 一级护理 □ 禁食、禁水 □ 记 24 小时出入量 □ 留置胃管、胃肠减压、胃管护理记量 □ 腹腔引流记量及护理 □ 尿管接袋记量 □ 会阴擦洗 □ 心电监护、吸氧 □ 补液 **临时医嘱** □ 切口换药	**长期医嘱** □ 普通外科术后常规护理 □ 一级护理 □ 禁食、禁水 □ 记 24 小时出入量 □ 留置胃管、胃肠减压、胃管记量（视情况早期拔除） □ 腹腔引流记量 □ 尿管接袋记量（视情况早期拔除） □ 心电监护、吸氧 □ 补液 **临时医嘱** □ 视情况早期拔除胃管、尿管	**长期医嘱** □ 普通外科术后常规护理 □ 一级或二级护理 □ 禁食、禁水 □ 停止引流记量 □ 停尿管接袋记量 □ 停胃肠减压、胃管记量 □ 测血压 □ 补液 **临时医嘱** □ 切口换药 □ 复查血常规、肝肾功能、电解质 □ 拔除胃管、尿管（酌情）
主要护理工作	□ 体位：协助改变体位、取斜坡卧位 □ 密切观察患者病情变化 □ 观察胃肠功能恢复情况 □ 留置管道护理及指导 □ 生活、心理护理 □ 记录 24 小时出入量 □ 疼痛护理指导 □ 营养支持护理	□ 体位：协助改变体位、取斜坡卧位或半坐卧位 □ 密切观察患者病情变化 □ 观察胃肠功能恢复情况 □ 留置管道护理及指导 □ 生活、心理护理 □ 记录 24 小时出入量 □ 疼痛护理指导 □ 营养支持护理	□ 活动：斜坡卧位，协助下地活动 □ 密切观察患者病情变化， □ 静脉取血 □ 心理支持、饮食指导、协助生活护理 □ 按医嘱拔除胃管、尿管、镇痛泵管 □ 营养支持护理
病情变异记录	□ 无　□ 有，原因： 1. 2.	□ 无　□ 有，原因： 1. 2.	□ 无　□ 有，原因： 1. 2.
护士签名			
医师签名			

时间	住院第 7~12 天 （术后第 4~5 日）	住院第 9~13 天 （术后第 6 日）	住院第 10~18 天 （术后第 7~11 日，出院日）
主要诊疗工作	□ 上级医师查房，确定有无手术并发症和手术切口感染 □ 住院医师完成病历书写 □ 根据肠功能恢复情况，逐步恢复到流质饮食、减少补液 □ 注意观察体温、血压等	□ 上级医师查房，确定有无手术并发症和手术切口感染 □ 完成日常病程纪录	□ 上级医师查房，进行手术及伤口评估，确定有无手术并发症和切口愈合不良情况，明确是否出院 □ 通知患者及其家属出院 □ 向患者及其家属交代出院后注意事项，预约复诊日期及拆线日期 □ 完成出院记录、病案首页、出院证明书 □ 将出院小结的副本交给患者或家属
重点医嘱	**长期医嘱** □ 普通外科术后常规护理 □ 二级护理 □ 清流半量 □ 补液 **临时医嘱** □ 伤口换药	**长期医嘱** □ 普通外科术后常规护理 □ 二级护理 □ 半流 **临时医嘱** □ 复查血常规、电解质、肝肾功能	**临时医嘱** □ 根据患者全身状况决定检查项目 □ 拆线、换药 □ 出院带药
主要护理工作	□ 观察患者病情变化 □ 心理支持、饮食指导、协助生活护理 □ 营养支持护理 □ 留置深静脉导管护理	□ 指导半流质饮食 □ 观察患者生命体征、伤口敷料、腹部体征 □ 协助生活护理 □ 按医嘱拔除深静脉导管 □ 静脉取血 □ 按二级护理常规护理	□ 指导对疾病的认识及日常保健 □ 指导按时服药 □ 指导作息、饮食及活动 □ 指导复诊时间 □ 指导办理出院手续、结账等事项 □ 进行出院宣教
病情变异记录	□ 无　□ 有，原因： 1. 2.	□ 无　□ 有，原因： 1. 2.	□ 无　□ 有，原因： 1. 2.
护士签名			
医师签名			

第十五章

胃癌根治手术临床路径释义

一、胃癌编码

疾病名称及编码：胃癌（ICD-10：C16）

手术操作及编码：胃癌根治术（ICD-9-CM-3：43.5-43.9）

二、临床路径检索方法

C16 伴（43.5-43.9）

三、胃癌根治手术临床路径标准住院流程

（一）适用对象

1. 第一诊断为胃癌（ICD-10：C16）。

2. 行胃癌根治术（ICD-9-CM-3：43.5-43.9）。

3. 肿瘤分期为 $cT1 \sim 4aN0 \sim 3M0$（根据 AJCC 第 8 版）。

> **释义**
>
> ■ 适用对象编码参见第一部分。
>
> ■ 本路径适用于外科手术途径（包括开腹手术、腹腔镜辅助手术和机器人腹腔镜辅助手术）治疗胃癌患者。手术切除是胃癌的主要治疗手段，也是目前能治愈胃癌的唯一方法。NCCN 对胃癌外科手术指征具有严格的适应证原则。
>
> ■ 早期局限于黏膜层和黏膜下层的部分 T1 期肿瘤可分别考虑内镜下黏膜切除术（EMR）和内镜下黏膜下层切除术（ESD），需要在有经验的单位进行诊断评估和治疗，但不进入本路径。不适合内镜手术的早期胃癌患者，应行标准胃癌根治术，进入路径。
>
> ■ 早期胃癌的诊断需要在有经验的医院和医师经过超声胃镜等分期检查确定。对于进展期胃癌，应实行标准胃癌根治术或扩大的胃癌根治术，推荐适用于临床ⅠB 期、Ⅱ期，Ⅲ期即 $T_{1b}-T_{4a}N_{0\sim3}$ 的胃癌。临床 T_{4b} 期胃癌在 AJCC 第 8 版分期中为临床ⅣA 期不纳入临床路径，可以考虑腹腔镜探查灌洗细胞学检查或组织学检查，如果证实转移，分期为 cTcNpM1，既是临床Ⅳ期，也是病理学Ⅳ期，应该接受内科治疗或进入临床试验；即使无腹腔转移，也可以考虑将受侵部位联合切除，但不纳入临床路径。目前对临床ⅠB 期以上的胃癌进行围手术期化疗也是治疗的选择之一，因此接受围手术期化疗的患者如果在术前化疗结束后，再次入院拟行根治性手术治疗也可纳入本路径。手术方式为胃切除术加合理范围的区域淋巴结清扫术（D），进展期胃癌需行 D_2 淋巴结清扫手术。淋巴结检出数目一般应超过 15 枚。
>
> ■ 对于无法切除的肿瘤，短路手术有助于缓解梗阻症状，胃造口术和放置空肠营养管可改善患者生活质量，但不进入本路径。

（二）诊断依据

根据原卫生部《胃癌诊疗规范（2011 年）》、NCCN《胃癌临床实践指南中国版（2011
年)》等。

1. 临床表现：上腹不适、隐痛、贫血等。
2. 大便隐血试验多呈持续阳性。
3. 胃镜及超声胃镜（必要时）检查明确肿瘤情况，取活组织检查作出病理学诊断。
4. 影像学检查提示并了解有无淋巴结及脏器转移；钡剂造影、CT 或 MRI 检查了解肿瘤大
小、形态和病变范围。
5. 根据上述检查结果进行术前临床分期。

> **释义**
>
> ■ 早期可无症状和体征，常见的症状为无规律性上腹部疼痛、饱胀不适、食欲
> 减退、消瘦，晚期可出现呕血、黑便。贲门部癌可引起吞咽困难。幽门部癌可出现
> 幽门梗阻症状和体征。实验室检查大便隐血（+）。肿瘤标志物可有异常增高。
>
> ■ 影像学主要明确胃癌的临床分期及判断手术切除性，CT、内镜超声、双重对
> 比造影、PET-CT、MRI 等均为参考手段，CT 腹部增强一般作为必需手段。影像学分
> 期主要依靠对肿瘤局部情况、淋巴结及脏器转移情况综合判定。近年来 NCCN 推荐
> 腹腔镜探查及腹腔游离细胞学检测亦可作为治疗前分期的手段。
>
> ■ 确诊主要依赖胃镜活检病理组织学诊断。
>
> ■ 正确的治疗前分期对指导选择手术适应证及制订综合治疗方案具有重要的临
> 床意义。
>
> ■ 术前评估还应包括营养风险评估、心肺功能、是否伴随其他基础疾病（如糖
> 尿病、高血压）等综合评估。

（三）治疗方案的选择

根据《临床诊疗指南·外科学分册》（中华医学会编著，人民卫生出版社），《临床诊疗指
南·肿瘤分册》（中华医学会编著，人民卫生出版社），《NCCN 胃癌临床实践指南》（中国
版，2012 年）等。

1. 胃癌根治手术（胃癌 D_2 根治术，缩小/扩大胃癌根治术）：早期胃癌或进展期胃癌，无远
端转移。
2. 胃切除范围：全胃切除、远端胃大部切除、近端胃大部切除、胃部分切除。

> **释义**
>
> ■ 国际、国内胃癌指南对不同分期的胃癌手术方式均有明晰的介绍，因此，术
> 前分期对进入临床路径至关重要。
>
> ■ 胃癌手术治疗方式近年有较大进步，早期胃癌腹腔镜和机器人腔镜切除手术
> 的安全和有效性已经得到证实，但需要在有经验的单位进行。进展期胃癌应行标准
> 的开腹胃癌根治术，确保阴性的外科切缘（R0）、淋巴结清扫范围以及合理的消化
> 道重建。

（四）标准住院日

16~18 天。

> **释义**
>
> ■ 患者收治入院后，术前准备（术前评估）2~3 天，手术日为入院第 4~6 天，术后住院恢复 12~14 天，各医疗机构根据临床科室不同的运行状况在此时间范围内完成诊治均符合路径要求。可能包括确诊性质的部分检查需在入院前完成，且患者术后需正常恢复，无影响住院日的并发症出现。

（五）进入路径标准

1. 第一诊断必须符合 ICD-10：C16 胃癌疾病编码。
2. 术前评估肿瘤切除困难者可先行新辅助化疗后再次评估，符合手术条件者可以进入路径（包括新辅助化疗后符合手术条件者）。
3. 当患者合并其他疾病，但住院期间不需要特殊处理也不影响第一诊断的临床路径流程实施时，可以进入路径。
4. 早期患者行胃镜下肿物切除术，不进入本路径。

> **释义**
>
> ■ 无论患者是否已经入院，进入路径前必须有确诊胃癌的临床病理证据。
>
> ■ 具备手术适应证，且无下列禁忌证：①全身状况恶化无法耐受手术；②局部浸润过于广泛已无法切除；③已有远端转移的确切证据，包括 D_2 手术范围外的淋巴结转移、腹腔转移（包括肉眼转移和腹腔游离细胞学检测阳性）和肝脏转移等；④心、肺、肝、肾等重要脏器功能有明显缺陷；⑤存在营养风险需要进行营养支持或存在严重的低蛋白血症和贫血、营养不良不耐受手术之可能者。
>
> ■ 对部分局部晚期胃癌（无法切除或切除困难者，胃周淋巴结转移较多）一般为经病理证实的进展期（Ⅱ、ⅢA、ⅢB、ⅢC 期）的胃癌患者，经多学科联合讨论（MDT）纳入术前化疗（新辅助化疗）但需有客观的基线检测水平（如可测量的病灶）便于评价效果，患者的其他脏器功能可以耐受化疗，经过 2~4 个周期治疗后，再次经 MDT 讨论后，对可获得手术治疗机会者亦可进入路径。接受新辅助放疗或放化疗的患者应参照上述原则。
>
> ■ 入院检查发现其他疾患或伴随疾病时，如该疾病必须于术前治疗或调整，否则增大手术风险，增加并发症出现概率，延长术前准备时间及住院时间影响患者预后，则不宜进入路径，如高血压三级、严重的未良好控制的糖尿病、心肺功能不全、肝肾功能不全、严重出血倾向、严重感染等。
>
> ■ 部分预约时间较长的检查以及活检病理等耗时较长的检查，应争取门诊完成。

（六）术前准备（术前评估）

2~3 天。
1. 必须的检查项目：

（1）血常规、尿常规、大便常规+隐血。

（2）肝功能、肾功能、电解质、凝血功能、消化道肿瘤标志物、幽门螺杆菌检查、感染性疾病筛查（乙型肝炎、丙型肝炎、艾滋病、梅毒等）。

（3）胃镜、腹部及盆腔超声（女性）、腹部及盆腔 CT 平扫+增强。

（4）心电图、胸部 X 线检查或胸部 CT。

（5）病理学活组织检查与诊断。

2. 根据患者病情可选择的检查：

（1）血型、交叉配血、血糖、血脂。

（2）年龄>60 岁或既往有心肺疾患病史，行超声心动图、肺功能、动脉血气分析。

（3）根据患者病情必要时行钡剂造影、超声内镜检查等鉴别诊断。

> **释义**
>
> ■ 必需检查项目旨在术前明确诊断、明确手术指征、排除手术禁忌证并指导术后治疗和随访，不可或缺。对疑难者或出现指标明显异常者必要时复查明确，且应采取相应处置措施直至指标符合手术要求。
>
> ■ 多学科术前讨论能有效控制质量。
>
> ■ 胃癌肿瘤标志物检查是评价手术、放化疗效果及随访的重要指标。
>
> ■ 详细询问病情，了解患者既往史、家族史及用药情况是术前准备基础性的重要工作，也是保障围术期安全的重要因素。
>
> ■ 高龄患者应进行心肺肾功能评价，术前征询患者及家属的治疗意见非常重要。
>
> ■ PET-CT 对发现微小病变或转移灶，超声内镜对早期病变及肿瘤侵犯深度，淋巴结转移情况能够提供有效的证据，可进一步精确术前分期，明确治疗方向。有条件的医疗机构可以根据诊断具体需要添加。
>
> ■ 超声内镜检查（EUS）对于检测肿瘤浸润深度及周边淋巴结转移具有较好的指示意义，腹腔镜探查及腹腔脱落细胞学检查对于检测腹膜转移及远端转移具有较好的指示意义，各医疗机构可以根据具体需要添加，但尚不能替代上述传统的诊断手段。

（七）预防性抗菌药物选择与使用时机

抗菌药物使用：按照《抗菌药物临床应用指导原则》（卫医发〔2004〕285 号）执行，并结合患者的病情决定抗菌药物的选择与使用时间。建议使用第一、第二代头孢菌素。

> **释义**
>
> ■ 胃癌手术切口为 II 类切口，术后有发生感染的风险，按照规定于围术期可预防性使用抗菌药物，可选用第一代或第二代头孢菌素，或改良的青霉素类，但应严格掌握使用指征，使用剂量及疗程根据患者身体状况，手术分级，发热情况，血象情况综合判断。胃肠道内存在厌氧菌属，通常情况下应联合抗厌氧菌药物。
>
> ■ 围术期可根据患者情况预防性应用重组人粒细胞巨噬细胞集落刺激因子（rhGM-CSF）皮下注射 $2 \sim 3 \mu g/(kgd)$，以增加体内巨噬细胞、中性粒细胞及树突状细胞数量并增强其活性、提高机体免疫抗感染能力，降低术后感染风险。

（八）手术日

入院第 4～6 天（检查齐全可提前）。

1. 麻醉方式：连续硬膜外麻醉或全身麻醉。
2. 手术耗材：根据患者病情，可能使用吻合器和闭合器（肠道重建用）。
3. 术中用药：麻醉常规用药，腹腔化疗、腹腔热灌注化疗相关耗材及药物。
4. 术中病理：冰冻（必要时），腹腔灌洗液细胞学检查（必要时）。
5. 输血：视术中情况而定。

释义

■ 应用外科器械进行切除吻合目前在具备相当条件的医疗机构中已经逐步成为常规，特别是对困难吻合者（近端胃切除高位吻合，全胃切除吻合等），可减少创伤，缩短手术时间。但这不意味着排斥传统的手工吻合。器械吻合会增加相应的治疗费用。

■ 术中行腹腔化疗或腹腔热灌注化疗，可预防或阻止腹膜转移和淋巴转移，减少或杀死腹腔脱落肿瘤细胞，如氟尿嘧啶植入剂以清除残留癌细胞，降低局部复发率。

■ 术中如发现可疑转移病灶（淋巴结、腹腔转移等）、术前未取得明确病理者、为明确肿瘤切除范围（切缘）等需术中获得病理证据时，应进行术中冰冻病理或细胞学检查，根据结果明确诊断，修正分期，明确治疗包括手术方式及范围。

■ 由于胃癌肿瘤的大小、浸润深度和范围、部位等会影响淋巴转移，因此肿瘤的淋巴流注及淋巴结转移有不确定性。为了彻底清除转移淋巴结，提高微转移淋巴结的清除率，明确病理分期，必要时可在术中采用淋巴示踪技术，为术后治疗方案的选择提供指南（放疗方案、化疗方案）。

■ 严重贫血影响手术治疗者应术前输注血制品纠正，除非出现急性失血状况或预计出现手术失血较多的情况下，否则不鼓励术中常规输血。

■ NCCN 不推荐腹腔化疗和腹腔热灌注化疗。各医疗单位可以根据经验选择，并鼓励进行深入的临床研究。

■ 胃癌根治术剥离显露范围较广泛，必要时可使用止血药，如注射用尖吻蝮蛇血凝酶。

（九）术后住院恢复

12～14 天。

1. 术后病理：病理学检查与诊断包括：
(1) 切片诊断（分类、分型、分期、切缘、脉管侵犯、淋巴结情况、神经纤维受侵情况）。
(2) 免疫组化指标，包括诊断、治疗、预后相关指标，如 HER2、CK 等。
2. 必须复查的检查项目：血常规、肝肾功能、电解质、消化道肿瘤标志物、幽门螺杆菌检查。
3. 术后抗菌药物使用：按照《抗菌药物临床应用指导原则》（卫医发〔2004〕285 号）执行，并结合患者的病情决定抗菌药物的选择与使用时间。

> **释义**
>
> ■ 胃癌术后获取足够数目的淋巴结需要病理科、外科共同配合，是诊疗单位胃癌诊治质量的关键指标。
> ■ 胃癌标准的病理报告应包括大体标本描述及病理诊断内容。Lauren 分型应作为病理常规报告。淋巴结应描述为：受累淋巴结数目/检取淋巴结总数目，应分组报告淋巴结转移情况。
> ■ 原发瘤的 HER2 免疫组织化学检测应作为常规，为指导下一步治疗提供依据。
> ■ 术后 1~7 天应根据患者的恢复状况按时复查，包括血象、肝肾功能、电解质情况、血糖等，及时掌握患者状态并完成相应处置。若患者出现水电解质紊乱，应及时考虑使用复方（糖）电解质注射液，如醋酸钠林格注射液等用于液体补充治疗。除此常规项目外，可根据患者围手术期出现的异常情况添加相关检查以便准确把握并正确处理。

（十）出院标准

1. 伤口愈合好：引流管拔除，无伤口感染、无皮下积液。
2. 患者恢复经口进流质饮食，无需肠外营养支持，满足日常能量和营养素供给。
3. 没有需要住院处理的并发症。

> **释义**
>
> ■ 在伤口基本愈合，无感染、无积液及脂肪液化情况下，如患者同意且条件允许，可出院后拆线。
> ■ 对于肠内营养管饲患者，在本人或家属掌握肠内营养流程情况下，可出院继续予以肠内营养，直到恢复经口进食。
> ■ 出院证明材料中，应包括：手术时间及方式、肿瘤的详细病理诊断、出院注意事项、下一步治疗方案及复查计划等。
> ■ 无需住院处理的并发症包括胃肠道功能紊乱（便秘、腹泻）、食欲不振、近端胃切除患者反酸、术后轻度贫血、引流管口尚未完全愈合、营养不良等。

（十一）变异及原因分析

1. 围手术期的合并症和（或）并发症，需要进行相关的诊断和治疗，导致住院时间延长、费用增加。
2. 胃癌根治术中，胃的切除范围根据肿瘤部位、大小、浸润程度等决定，可分为根治性远端胃大部切除、近端胃大部切除、全胃切除术、胃部分切除。
3. 营养不良、贫血或幽门梗阻者术前准备阶段可延长 7 天。

> **释义**
>
> ■ 围手术期时伴随疾病，住院期间必须予以治疗或调整改善，否则增加手术风险或术后增加患者出现并发症概率，影响恢复。如高血压、未良好控制的糖尿病、呼

吸道感染、梗阻造成营养不良、出血、贫血、术前放化疗等情况，造成延长术前准备时间及住院时间，以及增加住院费用，应视为变异情况。

■ 术后出现并发症，包括感染情况（腹腔、伤口等）、出血（急性出血、慢性失血）、吻合口瘘、机械性梗阻、伤口延迟愈合等情况，部分并发症需进行再次手术解决，部分需经过相应的非手术治疗，造成延长准备时间及术后住院时间以及增加住院费用，应视为变异情况。

■ 手术方式（开腹手术、腹腔镜手术、机器人腔镜辅助手术）不同会造成住院费用的差异。

■ 患者或家属于术前准备期间因自身原因提出放弃手术或终止治疗出院，患者或家属术后恢复期间在尚未达到出院标准因自身原因提出终止治疗自动出院情况，应视为变异情况。

（十二）参考费用标准

3 万 ~ 5 万元。

四、胃癌根治手术临床路径给药方案

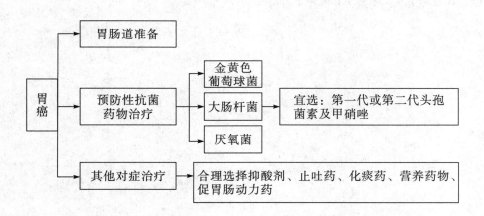

（一）抗菌药物使用

【用药选择】

1. 为预防术后切口感染，应针对金黄色葡萄球菌、大肠杆菌等革兰阴性杆菌以及部分厌氧菌选用药物。

2. 进入消化道的手术可以用第一代头孢菌素，常用的注射剂有头孢唑林、头孢噻吩、头孢拉定等，口服制剂有头孢拉定、头孢氨苄和头孢羟氨苄等。但考虑到深部器官或腔隙感染常由革兰阴性杆菌引起，可以选用第二代头孢菌素，注射剂有头孢呋辛、头孢替安等，口服制剂有头孢克洛、头孢呋辛酯和头孢丙烯等。考虑到厌氧菌感染，可以给予口服甲硝唑等。

【药学提示】

1. 接受胃癌根治手术者，应在术前 0.5 ~ 2 小时给药，或麻醉开始时给药，使手术切口暴露时局部组织中已达到足以杀灭手术过程中入侵切口细菌的药物浓度。

2. 若手术时间超过 3 小时，或失血量大（>1500ml），可手术中给予第 2 剂。

3. 接受胃癌根治手术者，抗菌药物的有效覆盖时间应包括整个手术过程和手术结束后 4 小时。总的预防用药时间不超过 24 小时，必要情况下可延长至 48 小时。

【注意事项】

1. 胃癌根治手术切口属于 Ⅱ 类切口，由于手术部位存在大量人体寄生菌群，手术时可能污染手术野，导致感染，故需要常规预防性使用抗菌药物。

2. 用药前必须详细询问患者先前有否对头孢菌素类、青霉素类或其他药物的过敏史，并做相应的皮试。

（二）根据病情，按照《国家基本药物》目录要求选择

（1）抑酸剂，如奥美拉唑、兰索拉唑等。

（2）止吐药，如甲氧氯普胺等。

（3）止血药或抗凝药：因为肿瘤患者常存在高凝状态，应该评估静脉血栓形成风险。对存在中高风险者，应用止血药可能增加手术后下肢静脉血栓形成甚至肺栓塞风险，因此建议不要常规使用止血药。

（4）化痰药。

（5）镇痛药。

（6）肠内肠外营养药物等，术后加强营养支持治疗，按照能量估计分配原则给予肠外营养，肠内营养应尽早给予以维持肠屏障功能，待患者能经口进食后停用。

（7）注意调节水、电解质和酸碱平衡紊乱。

五、推荐表单

（一）医师表单

胃癌根治手术临床路径医师表单

适用对象：第一诊断胃癌（ICD-10：C16）

行胃癌根治术（ICD-9-CM-3：43.5-43.9）

患者姓名：	性别：　　年龄：　　门诊号：	住院号：
住院日期：　　年　月　日	出院日期：　　年　月　日	标准住院日：16～18 天

时间	住院第 1 天	住院第 2 天	住院第 3 或 4 天 （手术准备日）
主要诊疗工作	□ 询问病史及体格检查 □ 完成病历书写 □ 完善检查 □ 上级医师查房与初步术前评估 □ 初步确定手术方式和日期	□ 上级医师查房，根据检查结果完善诊疗方案 □ 根据检查结果进行术前分期，判断手术切除的可能性 □ 完成必要的会诊，综合评估身体健康状况 □ 完成上级医师查房记录等病历书写	□ 术前讨论，确定手术方案 □ 签署手术知情同意书、自费用品协议书、输血同意书 □ 麻醉科医师访视患者并完成麻醉前评估 □ 向患者及家属交待围术期注意事项
重点医嘱	**长期医嘱** □ 外科护理常规 □ 二级护理 □ 饮食：根据患者情况 **临时医嘱** □ 血、尿、大便常规+隐血 □ 肝肾功能、电解质、凝血功能、消化道肿瘤标志物 □ 乙型肝炎两对半、肝炎系列抗体、抗 HIV 抗体、梅毒抗体 □ X 线胸片、胸部 CT（可选）、心电图 □ 胃镜、幽门螺杆菌、腹部及盆腔超声、腹部及盆腔 CT 平扫+增强 □ 病理或会诊病理 □ 上消化道造影 □ PET-CT、EUS、MRI（可选） □ 营养风险筛查	**长期医嘱** □ 外科护理常规 □ 二级护理 □ 饮食：根据患者情况 □ 患者既往疾病基础用药 **临时医嘱** □ 纠正水电解质紊乱（酌情） □ 必要时行血型、配血、肺功能、超声心动图 □ 请相关科室会诊、MDT 讨论	**长期医嘱** □ 同前 **临时医嘱** □ 术前医嘱 □ 拟明日在连续硬膜外或气管插管全身麻醉下行胃部分切除术/胃大部切除术/胃癌根治术 □ 明晨禁食、禁水 □ 明晨术前置胃管 □ 中心静脉置管 □ 术前留置导尿管 □ 手术区域皮肤准备 □ 肠道准备抗菌药物皮试 □ 阿托品 0.5mg im，术前 30 分钟 □ 备血 □ 其他特殊医嘱
病情变异记录	□ 无　□ 有，原因： 1. 2.	□ 无　□ 有，原因： 1. 2.	□ 无　□ 有，原因： 1. 2.
医师签名			

时间	住院第 4~6 天 （手术日）	住院第 5~7 天 （术后第 1 日）	住院第 6~8 天 （术后第 2 日）
主要诊疗工作	□ 进行术中分期，根据分期决定手术范围 □ 确定有无手术或麻醉并发症 □ 向患者及家属交代术中情况及术后注意事项 □ 术者完成手术记录 □ 上级医师查房 □ 完成术后病程记录和上级医师查房记录	□ 上级医师查房，对手术及手术伤口进行评估 □ 完成病历书写 □ 注意观察胃液、腹腔引流液的量、颜色、性状 □ 观察胃肠功能恢复情况 □ 注意观察生命体征 □ 根据情况决定是否需要复查实验室检查	□ 上级医师查房，进行手术及伤口评估 □ 完成病历书写 □ 观察胃肠功能恢复情况，决定是否拔除胃管 □ 注意观察胃液、腹腔引流液的量、颜色、性状 □ 注意观察生命体征 □ 根据情况决定是否需要复查
重点医嘱	**长期医嘱** □ 外科手术术后护理常规 □ 一级护理 □ 手术后半卧位（血压平稳后） □ 心电监护、SpO_2 监护 □ 持续吸氧 □ 禁食、禁水 □ 胃肠减压记量 □ 腹腔引流记量 □ 尿管记量 □ 保留中心静脉置管、肠外营养 □ 记录 24 小时出入量 □ 补液、补钾 **临时医嘱** □ 酌情抑酸 □ 镇痛 □ 止血 □ 抗菌药物	**长期医嘱** □ 同前 **临时医嘱** □ 复查血常规、电解质、血糖，根据结果决定是否需要输血，调整电解质、血糖等 □ 换药 □ 镇痛 □ 抗菌药物 □ 改善呼吸功能，祛痰，雾化	**长期医嘱** □ 同前 □ 饮食：禁食或流质饮食 □ 拔尿管，停尿管接袋记量 **临时医嘱** □ 测心率、血压 □ 开始肠内营养，补液 □ 改善呼吸功能，祛痰，雾化
病情变异记录	□ 无　□ 有，原因： 1. 2.	□ 无　□ 有，原因： 1. 2.	□ 无　□ 有，原因： 1. 2.
医师签名			

时间	住院第 7 ~ 9 天 （术后第 3 日）	住院第 8 或 9 ~ 15、16、17 天 （术后第 4 ~ 12 日）	住院第 16、17 或 18 天 （出院日）
主要诊疗工作	□ 上级医师查房，进行术后恢复及伤口评估 □ 完成常规病历书写 □ 根据腹腔引流液情况，拔除部分引流管 □ 根据胃肠功能恢复情况，决定是否拔除胃管 □ 注意观察生命体征 □ 根据情况决定是否需要复查实验室检查等	□ 上级医师查房，进行手术及伤口评估 □ 完成常规病历书写 □ 根据腹腔引流液情况，拔除全部引流管 □ 根据情况决定是否需要复查血常规、肝肾功能、电解质、血糖等	□ 上级医师查房，进行手术后评估，明确是否出院 □ 根据术后病理进行最终病理分期，制订进一步治疗计划及随访计划 □ 完成出院记录、病案首页、出院证明书等 □ 向患者交待出院后注意事项，预约复诊日期，告知化疗方案
重点医嘱	**长期医嘱** □ 二级护理 □ 饮食：禁食或流质饮食 □ 腹腔引流接引流袋，记量 □ 保留中心静脉置管 □ 记录 24 小时出入量 □ 根据肠道功能恢复情况，拔除胃管者，停胃肠减压 **临时医嘱** □ 测心率、血压 □ 肠内营养	**长期医嘱** □ 二级护理 □ 饮食：禁食或流质饮食或半流质饮食 □ 保留中心静脉置管 □ 记录 24 小时出入量 **临时医嘱** □ 必要时复查血常规、肝肾功能、电解质、血糖 □ 换药 □ 拔引流管，根据肠道功能恢复情况，拔除胃管者，停胃肠减压 □ 逐渐减少肠外营养，直至完全停止	**出院医嘱** □ 门诊随诊 **临时医嘱** □ 复查血常规、肝功能、肿瘤标志物
病情变异记录	□ 无 □ 有，原因： 1. 2.	□ 无 □ 有，原因： 1. 2.	□ 无 □ 有，原因： 1. 2.
医师签名			

（二）护士表单

胃癌根治手术临床路径护士表单

适用对象：第一诊断胃癌（ICD-10：C16）
行胃癌根治术（ICD-9-CM-3：43.5-43.9）

患者姓名：	性别： 年龄： 门诊号：	住院号：
住院日期： 年 月 日	出院日期： 年 月 日	标准住院日：16～18 天

时间	住院第 1 天	住院第 2 天	住院第 3 或 4 天（手术准备日）
主要诊疗工作	□ 询问病史及体格检查 □ 完成病历书写 □ 完善检查 □ 上级医师查房与初步术前评估 □ 初步确定手术方式和日期	□ 上级医师查房，根据检查结果完善诊疗方案 □ 根据检查结果进行术前分期，判断手术切除的可能性 □ 完成必要的会诊，综合评估身体健康状况 □ 完成上级医师查房记录等病历书写	□ 术前讨论，确定手术方案 □ 签署手术知情同意书、自费用品协议书、输血同意书 □ 麻醉科医师访视患者并完成麻醉前评估 □ 向患者及家属交待围术期注意事项
重点医嘱	**长期医嘱** □ 外科护理常规 □ 二级护理 □ 饮食：根据患者情况 **临时医嘱** □ 血、尿、大便常规+隐血 □ 肝肾功能、电解质、凝血功能、消化道肿瘤标志物 □ 乙型肝炎两对半、肝炎系列抗体、抗 HIV 抗体、梅毒抗体 □ X 线胸片、胸部 CT（可选）、心电图 □ 胃镜、幽门螺杆菌、腹部及盆腔超声、腹部及盆腔 CT 平扫+增强 □ 病理或会诊病理 □ 上消化道造影 □ PET-CT、EUS、MRI（可选） □ 营养风险筛查	**长期医嘱** □ 外科护理常规 □ 二级护理 □ 饮食：根据患者情况 □ 患者既往疾病基础用药 **临时医嘱** □ 纠正水电解质紊乱（酌情） □ 必要时行血型、配血、肺功能、超声心动图 □ 请相关科室会诊、MDT 讨论	**长期医嘱** □ 同前 **临时医嘱** □ 术前医嘱 □ 拟明日在连续硬膜外或气管插管全身麻醉下行胃部分切除术/胃大部切除术/胃癌根治术 □ 明晨禁食、禁水 □ 明晨术前置胃管 □ 中心静脉置管 □ 术前留置导尿管 □ 手术区域皮肤准备 □ 肠道准备抗菌药物皮试 □ 阿托品 0.5mg im，术前 30 分钟 □ 备血 □ 其他特殊医嘱
主要护理工作	□ 入院宣教 □ 入院护理评估 □ 实施相应级别护理及饮食护理 □ 告知相关检验项目及注意事项，指导并协助患者到相关科室进行检查	□ 晨起空腹留取实验室检查 □ 实施相应级别护理及饮食护理 □ 告知特殊检查注意事项 □ 指导并协助患者进行检查 □ 相关治疗配合及用药指导 □ 心理疏导	□ 手术前皮肤准备、交叉配血、抗菌药物皮试 □ 手术前肠道准备 □ 手术前物品准备 □ 手术前心理疏导及手术相关知识的指导 □ 告知患者明晨禁食、禁水

时间	住院第 1 天	住院第 2 天	住院第 3 或 4 天 （手术准备日）
病情 变异 记录	□无　□有，原因： 1. 2.	□无　□有，原因： 1. 2.	□无　□有，原因： 1. 2.
护士 签名			

时间	住院第 4~6 天（手术日）	住院第 5~7 天（术后第 1 日）	住院第 6~8 天（术后第 2 日）
主要诊疗工作	□ 进行术中分期，根据分期决定手术范围 □ 确定有无手术、麻醉并发症 □ 向患者及家属交代术中情况及术后注意事项 □ 术者完成手术记录 □ 上级医师查房 □ 完成术后病程记录和上级医师查房记录	□ 上级医师查房，对手术及手术伤口进行评估 □ 完成病历书写 □ 注意观察胃液、腹腔引流液的量、颜色、性状 □ 观察胃肠功能恢复情况 □ 注意观察生命体征 □ 根据情况决定是否需要复查实验室检查	□ 上级医师查房，进行手术及伤口评估 □ 完成病历书写 □ 观察胃肠功能恢复情况，决定是否拔除胃管 □ 注意观察胃液、腹腔引流液的量、颜色、性状 □ 注意观察生命体征 □ 根据情况决定是否需要复查
重点医嘱	**长期医嘱** □ 外科手术术后护理常规 □ 一级护理 □ 手术后半卧位（血压平稳后） □ 心电监护、SpO_2 监护 □ 持续吸氧 □ 禁食、禁水 □ 胃肠减压记量 □ 腹腔引流记量 □ 尿管记量 □ 保留中心静脉置管、肠外营养 □ 记录 24 小时出入量 □ 补液、补钾 **临时医嘱** □ 酌情抑酸 □ 镇痛 □ 止血 □ 抗菌药物	**长期医嘱** □ 同前 **临时医嘱** □ 复查血常规、电解质、血糖，根据结果决定是否需要输血，调整电解质、血糖等 □ 换药 □ 镇痛 □ 抗菌药物 □ 改善呼吸功能，祛痰，雾化	**长期医嘱** □ 同前 □ 饮食：禁食或流质饮食 □ 拔尿管，停尿管接袋记量 **临时医嘱** □ 测心率、血压 □ 开始肠内营养，补液 □ 改善呼吸功能，祛痰，雾化
主要护理工作	□ 晨起完成术前常规准备 □ 术前置胃管、营养管、尿管，术前 30 分钟静脉输注抗菌药物 □ 全身麻醉复苏物品准备 □ 与医师进行术后患者交接 □ 书写重症护理记录 □ 各种管道的观察与护理 □ 观察患者病情变化 □ 准确记录出入量	□ 各种管道的观察与护理 □ 观察患者病情变化 □ 书写重症护理记录 □ 准确记录出入量 □ 协助患者床上活动，促进肠蠕动恢复，预防并发症发生 □ 用药及相关治疗指导	□ 各种管道的观察与护理 □ 观察患者病情变化 □ 书写护理记录 □ 准确记录出入量 □ 协助患者活动，促进肠蠕动恢复，预防并发症发生 □ 用药及相关治疗指导
病情变异记录	□ 无 □ 有，原因： 1. 2.	□ 无 □ 有，原因： 1. 2.	□ 无 □ 有，原因： 1. 2.

时间	住院第 4~6 天 （手术日）	住院第 5~7 天 （术后第 1 日）	住院第 6~8 天 （术后第 2 日）
护士 签名			

时间	住院第 7~9 天 （术后第 3 日）	住院第 8 或 9~15、16、17 天 （术后第 4~11 日）	住院第 16、17 或 18 天 （出院日）
主要诊疗工作	□ 上级医师查房，进行术后恢复及伤口评估 □ 完成常规病历书写 □ 根据腹腔引流液情况，拔除部分引流管 □ 根据胃肠功能恢复情况，决定是否拔除胃管 □ 注意观察生命体征 □ 根据情况决定是否需要复查实验室检查等	□ 上级医师查房，进行手术及伤口评估 □ 完成常规病历书写 □ 根据腹腔引流液情况，拔除全部引流管 □ 根据情况决定是否需要复查血常规、肝肾功能、电解质、血糖等	□ 上级医师查房，进行手术后评估，明确是否出院 □ 根据术后病理进行最终病理分期，制订进一步治疗计划及随访计划 □ 完成出院记录、病案首页、出院证明书等 □ 向患者交待出院后注意事项，预约复诊日期，告知化疗方案
重点医嘱	**长期医嘱** □ 二级护理 □ 饮食：禁食或流质饮食 □ 腹腔引流接引流袋，记量 □ 保留中心静脉置管 □ 记录 24 小时出入量 □ 根据肠道功能恢复情况，拔除胃管者，停胃肠减压 **临时医嘱** □ 测心率、血压 □ 肠内营养	**长期医嘱** □ 二级护理 □ 饮食：禁食或流质饮食或半流质饮食 □ 保留中心静脉置管 □ 记录 24 小时出入量 **临时医嘱** □ 必要时复查血常规、肝肾功能、电解质、血糖 □ 换药 □ 拔引流管，根据肠道功能恢复情况，拔除胃管者，停胃肠减压 □ 逐渐减少肠外营养，直至完全停止	**出院医嘱** □ 门诊随诊 **临时医嘱** □ 复查血常规、肝功能、肿瘤标志物
主要护理工作	□ 做好饮食指导 □ 拔除胃管后的观察 □ 各种管道的观察与护理 □ 观察患者病情变化 □ 书写护理记录 □ 准确记录出入量 □ 协助患者活动，促进肠蠕动恢复，预防并发症发生 □ 肠内营养液灌注后的观察 □ 心理及生活护理	□ 做好饮食指导 □ 各种管道的观察与护理 □ 定时观察患者病情变化 □ 书写一般护理记录 □ 准确记录出入量 □ 鼓励患者下床活动，并逐步增加活动量 □ 肠内营养液灌注后的观察 □ 心理及生活护理	□ 告知拆线及拔管后相关注意事项 □ 对即将出院的患者进行出院指导
病情变异记录	□ 无 □ 有，原因： 1. 2.	□ 无 □ 有，原因： 1. 2.	□ 无 □ 有，原因： 1. 2.
护士签名			

时间	住院第 1 天	住院第 2 ~ 4 天	住院第 4 或 5 天 （手术日）
健康宣教	□ 入院宣教 　介绍病房环境、设施 　介绍主管医师、责任护士、护士长 　介绍住院注意事项 　告知探视制度	□ 术前宣教 　告知术前检查项目及注意事项 　宣教疾病知识、说明手术的目的；术前准备及手术过程；强调洗胃的重要性 　告知围手术期营养支持重要性 　告知相关药物知识及不良反应预防 □ 训练床上排尿便、深呼吸、咳嗽 □ 责任护士与患者沟通，了解心理反应指导应对方法 □ 告知家属等候区位置	□ 术后当日宣教 　告知监护设备的功能及注意事项 　告知胃管、营养管、引流管等管路的功能及注意事项 　告知饮食、体位的要求 　告知术后可能出现情况的应对方式 □ 给予患者及家属心理支持 □ 再次明确探视陪护须知
护理处置	□ 核对患者信息，佩戴腕带 □ 卫生处置：剪指（趾）甲、洗澡，更换病号服 □ 入院评估	□ 协助医师完成术前检查 □ 术前准备 □ 交叉配血 □ 皮肤准备 □ 抗菌药物皮试 □ 洗胃 □ 肠道准备 □ 术前晚禁食、禁水	□ 术前置胃管 □ 送手术 　摘除患者各种活动物品 　核对患者资料及药物 　核对手术交接单，签字确认 □ 接手术 　核对患者及资料，签字确认 　接通各管路，保持畅通 　给予吸氧、心电监护
基础护理	□ 三级护理 □ 患者安全管理	□ 三级护理 □ 卫生处置 □ 患者睡眠管理 □ 患者安全管理	□ 特级护理 □ 卧位护理：协助翻身、床上移动、预防压疮 □ 排泄护理 □ 患者安全管理
专科护理	□ 护理查体 □ 跌倒、压疮等风险因素评估 　需要时安置危险标志 □ 心理护理	□ 相关指征监测，如血压、血糖等 □ 心理护理 □ 饮食指导	□ 病情观察，记特护记录 □ 评估生命体征、引流液性质及量、出入量、伤口敷料、皮肤情况 □ 遵医嘱给予抗感染、营养支持治疗 □ 心理护理
病情变异记录	□ 无　□ 有，原因 1. 2.	□ 无　□ 有，原因 1. 2.	□ 无　□ 有，原因 1. 2.
护士签名			

时间	住院第 6～15 天 （术后第 1～10 日）	住院第 16、17 或 18 天 （出院日）
健康宣教	□ 术后宣教 □ 药物作用及频率 □ 饮食、活动指导 □ 强调拍背咳嗽的重要性 □ 复查患者对术前宣教内容的掌握程度 □ 指导下床活动注意事项 □ 告知拔管后注意事项 □ 告知拆线注意事项 □ 疾病恢复期注意事项	□ 出院宣教 □ 复查时间 □ 服药方法 □ 活动指导 □ 饮食指导 □ 告知办理出院的流程 □ 指导出院带管的注意事项
护理处置	□ 遵医嘱完成相应检查及治疗 □ 夹闭尿管，训练膀胱功能	□ 办理出院手续
基础护理	□ 特级或一级护理（根据患者病情和自理能力给予 　相应的护理级别） □ 晨晚间护理 □ 协助翻身、下床活动 □ 排泄护理 □ 协助进食、进水 □ 患者安全管理	□ 二级护理 □ 晨晚间护理 □ 协助进食、进水 □ 患者安全管理
专科护理	□ 病情观察，记特护记录 □ 评估生命体征、引流液性质及量、出入量、伤口 　敷料、皮肤情况 □ 遵医嘱给予抗感染、营养支持治疗 □ 鼓励患者下床活动 □ 肠内营养的护理 □ 心理护理	□ 病情观察 □ 心理护理
病情变异记录	□ 无　□ 有，原因： 1. 2.	□ 无　□ 有，原因： 1. 2.
护士签名		

（三）患者表单

胃癌根治手术临床路径患者表单

适用对象：第一诊断胃癌（ICD-10：C16）
行胃癌根治术（ICD-9-CM-3：43.5-43.9）

患者姓名：		性别： 年龄： 门诊号：	住院号：
住院日期： 年 月 日		出院日期： 年 月 日	标准住院日：16～18 天

时间	入院	住院第 2～3 天
医患配合	□ 配合询问病史、收集资料，详细告知既往史、用药史、过敏史、家族史 □ 如服用抗凝药，明确告知 □ 配合进行体格检查 □ 有任何不适告知医师	□ 配合完善术前相关检查：采血、留尿便、心电图、肺功能、X 线胸片、胃镜、上消化道造影、腹部、盆腔 B 超和 CT 等常规项目。需要时完成特殊检查，如 PET-CT、MRI 等（腹部检查要空腹） □ 医师与患者及家属介绍病情及手术谈话、术前签字 □ 麻醉师与患者进行术前访视
护患配合	□ 配合测量体温、脉搏、呼吸、血压、体重 □ 配合完成入院护理评估 □ 接受入院宣教（环境介绍、病室规定、订餐制度、探视制度、贵重物品保管等） □ 有任何不适告知护士	□ 配合测量体温、脉搏、呼吸、询问排便次数 □ 接受术前宣教 □ 接受配血，以备术中需要时用 □ 抗菌药物皮试 □ 接受备皮 □ 自行卫生处置：剪指（趾）甲、剃胡须、洗澡 □ 肠道准备 □ 准备好必要用物、吸水管、纸巾 □ 取下义齿、饰品等，贵重物品交家属保管
饮食	□ 普通饮食	□ 半流质饮食；术前 12 小时禁食、禁水
排泄	□ 正常排尿便	□ 正常排尿便
活动	□ 正常活动	□ 正常活动

时间	手术后	出院
医患配合	□ 术中分期，根据分期决定手术范围 □ 确定有无手术、麻醉并发症 □ 向患者及家属交代术中情况及术后注意事项 □ 术者完成手术记录 □ 上级医师查房 □ 完成术后病程记录和上级医师查房记录	□ 上级医师查房，对手术及手术伤口进行评估 □ 完成病历书写 □ 注意观察胃液、腹腔引流液的量、颜色、性状 □ 观察胃肠功能恢复情况 □ 注意观察生命体征 □ 根据情况决定是否需要复查实验室检查
护患配合	□ 配合定时测量生命体征、每日询问排便 □ 配合冲洗胃管，查看引流管，检查伤口情况 □ 接受输液、注射、服药、雾化吸入等治疗 □ 接受营养管注入肠内营养液 □ 配合夹闭尿管，训练膀胱功能 □ 配合晨晚间护理 □ 接受进食、进水、排便等生活护理 □ 配合拍背咳痰，预防肺部并发症 □ 配合活动，预防压疮 □ 注意活动安全，避免坠床或跌倒 □ 配合执行探视及陪护	□ 接受出院宣教 □ 办理出院手续 □ 获取出院带药 □ 知道服药方法、作用、注意事项 □ 知道护理伤口方法 □ 知道复印病历方法
饮食	□ 肛门排气前禁食、禁水 □ 肠道功能恢复后，根据医嘱试饮水，无恶心呕吐可进少量清流质饮食，到流质饮食再过渡到半流质饮食	□ 根据医嘱，从半流质饮食过渡到普通饮食
排泄	□ 保留尿管至正常排尿便	□ 正常排尿便
活动	□ 根据医嘱，半卧位至床边或下床活动 □ 注意保护管路，勿牵拉、脱出等	□ 正常适度活动，避免疲劳

附：原表单（2012 年版）

胃癌根治性手术临床路径表单

适用对象：第一诊断胃癌（ICD-10：C16）

行胃癌根治术（ICD-9-CM-3：43.5-43.9）

患者姓名：	性别：	年龄：	门诊号：	住院号：

住院日期：　　年　月　日	出院日期：　　年　月　日	标准住院日：16～18 天

时间	住院第 1 天	住院第 2 天	住院第 3 或 4 天（手术准备日）
主要诊疗工作	□ 询问病史及体格检查 □ 完成病历书写 □ 完善检查 □ 上级医师查房与初步术前评估 □ 初步确定手术方式和日期	□ 上级医师查房，根据检查结果完善诊疗方案 □ 根据检查结果进行术前分期，判断手术切除的可能性 □ 完成必要的会诊 □ 完成上级医师查房记录等病历书写	□ 术前讨论，确定手术方案 □ 签署手术知情同意书、自费用品协议书、输血同意书 □ 麻醉科医师看患者并完成麻醉前评估 □ 向患者及家属交待围术期注意事项
重点医嘱	**长期医嘱** □ 外科护理常规 □ 二级护理 □ 饮食：根据患者情况 **临时医嘱** □ 血、尿、大便常规+隐血 □ 肝肾功能、电解质、凝血功能、消化道肿瘤标志物 □ X 线胸片、胸部 CT（可选）、心电图 □ 胃镜、幽门螺杆菌、腹部及盆腔超声、CT 平扫+增强 □ 病理或会诊病理 □ 钡餐造影（可选）	**长期医嘱** □ 外科护理常规 □ 二级护理 □ 饮食：根据患者情况 □ 患者既往疾病基础用药 **临时医嘱** □ 术前营养支持（营养不良或幽门梗阻者） □ 纠正贫血、低蛋白血症、水电解质紊乱（酌情） □ 必要时行血型、配血、肺功能、超声心动图、超声内镜检查	**长期医嘱** □ 同前 **临时医嘱** □ 术前医嘱 □ 拟明日在连续硬膜外或全身麻醉下行胃部分切除术/胃大部切除术/胃癌根治术 □ 明晨禁食、禁水 □ 明晨置胃管、营养管、尿管 □ 手术区域皮肤准备 □ 肠道准备（口服药物或灌肠） □ 抗菌药物皮试 □ 备血 □ 其他特殊医嘱
主要护理工作	□ 入院宣教 □ 入院护理评估 □ 实施相应级别护理及饮食护理 □ 告知相关检验项目及注意事项，指导并协助患者到相关科室进行检查	□ 晨起空腹留取实验室检查 □ 实施相应级别护理及饮食护理 □ 告知特殊检查注意事项 □ 指导并协助患者进行检查 □ 相关治疗配合及用药指导 □ 心理疏导	□ 手术前皮肤准备、交叉配血、抗菌药物皮试 □ 手术前肠道准备 □ 手术前物品准备 □ 手术前心理疏导及手术相关知识的指导 □ 告知患者明晨禁食、禁水
病情变异记录	□ 无　□ 有，原因： 1. 2.	□ 无　□ 有，原因： 1. 2.	□ 无　□ 有，原因： 1. 2.

续　表

时间	住院第 1 天	住院第 2 天	住院第 3 或 4 天 （手术准备日）
护士 签名			
医师 签名			

时间	住院第 4 或 5 天 （手术日）	住院第 5 或 6 天 （术后第 1 日）	住院第 6 或 7 天 （术后第 2 日）
主要诊疗工作	□ 进行术中分期，根据分期决定手术范围 □ 确定有无手术或麻醉并发症 □ 向患者及家属交代术中情况及术后注意事项 □ 术者完成手术记录 □ 上级医师查房 □ 完成术后病程记录和上级医师查房记录	□ 上级医师查房，对手术及手术伤口进行评估 □ 完成病历书写 □ 注意观察胃液、腹腔引流液的量、颜色、性状 □ 观察胃肠功能恢复情况 □ 注意观察生命体征 □ 根据情况决定是否需要复查实验室检查	□ 上级医师查房，进行手术及伤口评估 □ 完成病历书写 □ 观察胃肠功能恢复情况，决定是否拔除胃管 □ 注意观察胃液、腹腔引流液的量、颜色、性状 □ 注意观察生命体征 □ 根据情况决定是否需要复查
重点医嘱	**长期医嘱** □ 外科手术术后护理常规 □ 一级护理 □ 心电监护、SpO_2 监护 □ 禁食、禁水 □ 胃肠减压接袋记量 □ 腹腔引流接袋记量 □ 尿管接袋记量 □ 保留营养管 □ 记录出入量 **临时医嘱** □ 手术后半卧位 □ 心电、SpO_2 监护 □ 持续吸氧 □ 酌情抑酸 □ 镇痛、补液 □ 抗菌药物	**长期医嘱** □ 同前 **临时医嘱** □ 心电监护、SpO_2 监护 □ 持续吸氧 □ 复查血常规、电解质、血糖，根据结果决定是否需要输血，调整电解质、血糖等 □ 换药 □ 镇痛、补液 □ 抗菌药物 □ 改善呼吸功能，祛痰，雾化	**长期医嘱** □ 同前 □ 饮食：禁食或流质饮食 **临时医嘱** □ 测心率、血压 □ 持续吸氧 □ 开始肠内营养，补液 □ 抗菌药物 □ 改善呼吸功能，祛痰，雾化
主要护理工作	□ 晨起完成术前常规准备 □ 术前置胃管、营养管、尿管，术前 30 分钟静脉输注抗菌药物 □ 全身麻醉复苏物品准备 □ 与医师进行术后患者交接 □ 书写重症护理记录 □ 各种管道的观察与护理 □ 观察患者病情变化 □ 准确记录出入量	□ 各种管道的观察与护理 □ 观察患者病情变化 □ 书写重症护理记录 □ 准确记录出入量 □ 协助患者床上活动，促进肠蠕动恢复，预防并发症发生 □ 用药及相关治疗指导	□ 各种管道的观察与护理 □ 观察患者病情变化 □ 书写护理记录 □ 准确记录出入量 □ 协助患者活动，促进肠蠕动恢复，预防并发症发生 □ 用药及相关治疗指导
病情变异记录	□ 无　□ 有，原因： 1. 2.	□ 无　□ 有，原因： 1. 2.	□ 无　□ 有，原因： 1. 2.

续　表

时间	住院第 4 或 5 天 （手术日）	住院第 5 或 6 天 （术后第 1 日）	住院第 6 或 7 天 （术后第 2 日）
护士 签名			
医师 签名			

时间	住院第 7 或 8 天 （术后第 3 日）	住院第 7 或 8 ~ 15、16 或 17 天 （术后第 4 ~ 11、12、13 或 14 日）	住院第 16、17 或 18 天 （出院日）
主要诊疗工作	□ 上级医师查房，进行术后恢复及伤口评估 □ 完成常规病历书写 □ 根据腹腔引流液情况，拔除部分引流管 □ 根据胃管功能恢复情况，决定是否拔除胃管 □ 注意观察生命体征 □ 根据情况决定是否需要复查实验室检查等	□ 上级医师查房，进行手术及伤口评估 □ 完成常规病历书写 □ 根据腹腔引流液情况，拔除全部引流管 □ 根据情况决定是否需要复查血常规、肝肾功能、电解质、血糖等	□ 上级医师查房，进行手术后评估，明确是否出院 □ 根据术后病理进行最终病理分期，制订进一步治疗计划 □ 完成出院记录、病案首页、出院证明书等 □ 向患者交待出院后注意事项，预约复诊日期，告知化疗方案
重点医嘱	**长期医嘱** □ 二级护理 □ 饮食：禁食或流质饮食 　腹腔引流接袋记量 　保留营养管 　记录出入量 □ 根据肠道功能恢复情况，拔除胃管者，停胃肠减压 □ 拔尿管，停尿管接袋记量 **临时医嘱** □ 测心率、血压 □ 肠内营养	**长期医嘱** □ 二级护理 □ 饮食：禁食或流质饮食或半流质饮食 □ 保留营养管 □ 记录出入量 **临时医嘱** □ 必要时复查血常规、肝肾功能、电解质、血糖 □ 换药 □ 拔引流管，根据肠道功能恢复情况，拔除胃管者，停胃肠减压 □ 逐渐减少肠外营养，直至完全停止	**出院医嘱** □ 门诊随诊 **临时医嘱** □ 复查血常规、肝功能、肿瘤标志物
主要护理工作	□ 做好饮食指导 □ 拔除胃管后的观察 □ 各种管道的观察与护理 □ 观察患者病情变化 □ 书写护理记录 □ 准确记录出入量 □ 协助患者活动，促进肠蠕动恢复，预防并发症发生 □ 肠内营养液灌注后的观察 □ 心理及生活护理	□ 做好饮食指导 □ 各种管道的观察与护理 □ 定时观察患者病情变化 □ 书写一般护理记录 □ 准确记录出入量 □ 鼓励患者下床活动，并逐步增加活动量 □ 肠内营养液灌注后的观察 □ 心理及生活护理	□ 告知拆线及拔管后相关注意事项 □ 对即将出院的患者进行出院指导
病情变异记录	□ 无　□ 有，原因： 1. 2.	□ 无　□ 有，原因： 1. 2.	□ 无　□ 有，原因： 1. 2.
护士签名			

续　表

时间	住院第 7 或 8 天 （术后第 3 日）	住院第 7 或 8 ~ 15、16 或 17 天 （术后第 4 ~ 11、12、13 或 14 日）	住院第 16、17 或 18 天 （出院日）
医师 签名			

第十六章

胃癌联合脏器切除手术临床路径释义

一、胃癌联合脏器切除手术编码

1. 国家卫生和计划生育委员会原编码：

疾病名称及编码：胃癌（ICD-10：C16）

手术操作及编码：胃癌根治术（ICD-9-CM-3：43.5-43.9）

2. 修改编码：

疾病名称及编码：胃癌（ICD-10：C16）肿瘤分期为 T_4

手术操作及编码：胃癌根治术（ICD-9-CM-3：43.5-43.9）

脾切除术（ICD-9-CM-3：41.43/41.5）

胰腺部分切除术（ICD-9-CM-3：52.5）

胰十二指肠切除术（ICD-9-CM-3：52.6/52.7）

横结肠切除术（ICD-9-CM-3：45.74）

部分肝切除术（ICD-9-CM-3：50.22/50.3）

二、临床路径检索方法

C16 伴（43.5-43.9）+（41.43/41.5/52.5-52.7/45.74/50.22/50.3）

三、胃癌联合脏器切除手术临床路径标准住院流程

（一）适用对象

1. 第一诊断为胃癌（ICD-10：C16）。

2. 肿瘤分期为 T_4，与周围脏器浸润，无远端转移。

3. 需行联合脏器切除的扩大胃癌根治术（ICD-9-CM-3：43.5-43.9），或联合脏器切除的姑息性胃切除术（ICD-9-CM-3：43.5-43.9）。

> **释义**
>
> ■ 适应对象编码参见第一部分。
>
> ■ 本路径适用于术前判断有可能需行联合脏器切除术手术者，包括胃肿瘤直接侵犯脏器和（或）脏器转移。
>
> ■ 术前的分期检查至关重要，根据最新 NCCN 指南，临床分期为 T_{4b} 考虑进入此临床路径，术前的增强影像学检查是必须的，临床分期未达到 T_4，但存在符合下述条件（治疗方案选择）肿瘤转移的胃癌病例也可酌情纳入临床路径。
>
> ■ 对脏器转移病灶的同期切除要慎重考虑，应在术前充分讨论、综合评价患者联合脏器切除后的生存或生活质量获益后决定。
>
> ■ 联合脏器切除实施应在保障患者安全的前提下，保证手术的根治性，不推荐姑息性联合脏器切除。联合脏器切除应当由有经验的外科医师完成，必要时请相关学科术中会诊，以减少术后并发症。

■ 多数 T_4 期患者，可首先考虑术前治疗，包括术前化疗或放化疗，然后再进入临床路径，以期达到术前降期和长期生存获益的目标。

■ 对于无法切除的肿瘤，短路手术有助于缓解梗阻症状，胃造口术和放置空肠营养管可改善患者生活质量，但不进入本路径。

（二）诊断依据

根据原卫生部《胃癌诊疗规范（2011 年)》、NCCN《胃癌临床实践指南中国版（2011年)》等。

1. 临床表现：上腹不适、隐痛、贫血等。
2. 大便隐血试验多呈持续阳性。
3. 胃镜检查明确肿瘤情况，取活组织检查作出病理学诊断。
4. 影像学检查提示并了解有无淋巴结及肝脏转移，肿瘤局部脏器浸润；钡餐检查了解肿瘤大小、形态和病变范围。
5. 根据上述检查结果进行临床分期。

释义

■ 根据原卫生部《胃癌诊疗规范（2015 年)》、NCCN《胃癌临床实践指南中国版（2015 年)》等。

■ 早期可无症状和体征，常见的症状为无规律性上腹部疼痛、饱胀不适、食欲减退、消瘦，晚期可出现呕血、黑便。贲门部癌可引起吞咽困难。幽门部癌可出现幽门梗阻症状和体征。实验室检查大便隐血（+）。肿瘤标志物可有异常增高。

■ 影像学主要明确胃癌的临床分期及判断手术切除性，腹部及盆部超声、CT 平扫及增强、内镜超声及以上消化道造影，PET-CT、MRI 等均为有效手段，其中 PET-CT 不推荐常规使用，但对于常规检查无法明确的转移复发病灶可作为有效的辅助检查。影像学分期主要对肿瘤局部情况、淋巴结及脏器转移情况进行综合判定。近年来 NCCN 推荐腹腔镜探查及腹腔游离细胞学检测亦可作为治疗分期的手段。

■ 确诊主要依赖胃镜活检病理组织学诊断，应充分掌握肿瘤的浸润与远端转移情况。

■ 不能忽略充分的体格检查，如锁骨上窝淋巴结转移、盆腔转移等可通过查体发现。

■ 正确的治疗前分期对指导选择手术适应证及制订综合治疗方案具有重要的临床意义。

■ 术前评估还应包括营养风险评估、心肺功能、是否伴随其他基础疾病（如糖尿病、高血压）等综合评估。

（三）治疗方案的选择

根据原卫生部《胃癌诊疗规范（2011 年)》、NCCN《胃癌临床实践指南中国版（2011年)》等。

1. 根治性手术：对于 T_4 期胃癌，行根治性联合脏器切除手术。

（1）胃癌根治联合脾脏切除：胃癌直接侵犯脾实质或脾门，或脾门区转移淋巴结融合成团。

（2）胃癌根治联合胰体尾加脾切除：胃癌直接侵犯胰腺体尾部实质或脾血管。

（3）胃癌根治联合部分肝切除：胃癌直接侵犯肝脏。

（4）胃癌根治联合横结肠及其系膜切除：胃癌直接侵犯横结肠或横结肠系膜。

（5）胃癌根治联合胰十二指肠切除：胃癌直接侵犯胰头区的胰腺实质。

2. 姑息手术：仅对于非手术治疗无法控制的出血、梗阻症状，且肿瘤与周围脏器浸润的胃癌患者。

释义

■ 根据原卫生部《胃癌诊疗规范（2015 年）》、NCCN《胃癌临床实践指南中国版（2015 年）》等。

■ 目前没有明确指南指示胃癌联合脏器切除术的适应证，多数数据来自临床报道和专家共识。胃癌联合脏器切除术后并发症发生率相应增加，应在术前与患者和家属充分沟通。

■ 术前或术中判断胃肿瘤直接侵犯脾脏、胰腺、肝脏、结肠及结肠系膜，需要综合评估患者病期、手术麻醉风险及手术团队能力及患者可能获益后决定是否行联合脏器切除。

■ 联合脾脏切除至今存在争议，目前保留脾脏的脾门淋巴结清扫术也已可行，若①脾门淋巴结转移、粘连并侵犯脾门血管或脾动脉干；②肿瘤直接侵犯脾脏或脾脏发生转移，可以进行联合脾脏切除，但不建议以淋巴结清扫为目的的预防性脾脏切除。

■ 胃癌根治联合胰体尾切除尤其适合淋巴结转移数目较少的情况，若胰尾、脾门明显肿大，淋巴结无法分离应加脾脏切除。

■ 胃癌根治联合部分肝切除适用于胃癌直接侵犯肝脏以及转移灶局限于 1 个肝叶内（H1）或 2 叶内散在的少数转移灶（H2）的患者，但是肝脏多灶性转移是本路径的禁忌证，若胃癌肝转移灶为单个或局限于单叶，在不存在其他非治愈因素时，可采用包含外科切除的综合治疗。临床肝转移手术成功的前提，往往具备以下的一个条件：①HER2 阳性、肝转移灶数目少，局限在 1 个肝叶或肝段，在肝转移灶切除前，经过多个周期的曲妥珠单抗联合化疗治疗有效，或者是在肝转移灶切除后，以曲妥珠单抗联合化疗巩固治疗的患者。②个别病例经过术前化疗后，肝转移灶明显缩小，缓解期较长。故肝转移灶的个数少，不存在其他非治愈因素时，经过全身治疗后病灶能获长期缓解时，可选择包含外科切除的综合治疗。

■ 胃癌根治联合横结肠及其系膜切除：胃癌直接侵犯横结肠或横结肠系膜、结肠中动脉。

■ 胃癌根治联合胰十二指肠切除：胃癌或转移的淋巴结侵犯十二指肠，淋巴结转移局限于第二站以内，原发灶及淋巴结能行根治性切除，无远端转移，且患者一般情况良好可以耐受手术。要强调的是此类手术创伤大，应该由有经验的医师实施。

■ 肝十二指肠韧带有肿瘤侵犯者慎行联合脏器切除。

■ 胃癌的姑息性切除应仅限于非手术治疗无法控制的出血、梗阻等症状，目标在于减轻患者症状和严重并发症，并改善患者生活质量。

（四）标准住院日

18～20 天。

> **释义**
>
> ■ 患者收治入院后，术前准备（术前评估）3～4 天，手术日为入院第 5～7 天，术后住院恢复 8～10 天，各医疗机构根据临床科室不同的运行状况在此时间范围内完成诊治均符合路径要求。推荐标准住院日为 14～16 天可能包括确诊性质的部分检查需在入院前完成，且患者术后需正常恢复，无影响住院目的并发症出现。

（五）进入路径标准

1. 第一诊断必须符合 ICD-10：C16 胃癌疾病编码。
2. 术前评估肿瘤切除困难者可先行新辅助化疗后再次评估，符合手术条件者可以进入路径。
3. 当患者合并其他疾病，但住院期间不需要特殊处理也不影响第一诊断的临床路径流程实施时，可以进入路径。

> **释义**
>
> ■ 无论患者是否已经入院，进入路径前必须有确诊胃癌的临床病理证据。
>
> ■ 具备手术适应证，且无下列禁忌证：①全身状况恶化无法耐受手术；②局部浸润过于广泛已无法切除；③已有远端转移的确切证据，包括 D2 手术范围外的淋巴结转移、腹腔转移（包括肉眼转移和腹腔游离细胞学检测阳性）和多发肝脏转移等；④心、肺、肝、肾等重要脏器功能有明显缺陷，或严重的低蛋白血症和贫血或营养不良等无法纠正、无法耐受手术之情况者。
>
> ■ 对部分局部晚期胃癌（无法切除或切除困难者，胃周淋巴结转移较多）一般为经病理证实的进展期的胃癌患者，经多学科联合讨论（MDT）纳入术前化疗（新辅助化疗），但需有客观可测量的病灶便于评价效果，患者的其他脏器功能可以耐受化疗，经过 2～4 周期治疗，再次经 MDT 讨论后，对可获得手术治疗机会者亦可进入路径。接受新辅助放疗或放化疗的患者应参照上述原则。
>
> ■ 入院检查发现其他疾患或伴随疾病时，如该疾病必须于术前治疗或调整，否则增大手术风险，增加并发症出现概率，延长术前准备时间及住院时间影响患者预后，则不宜进入路径，如高血压三级；严重的未良好控制的基础病，如糖尿病、心肺功能不全、肝肾功能不全、严重出血倾向、严重感染等；患有免疫系统疾病需服用糖皮质激素类药物患者可能影响愈合等情况。
>
> ■ 部分预约时间较长的检查，及活检病理等耗时较长的检查，应争取门诊完成。

（六）住院期间检查项目

1. 术前准备：
（1）血常规、尿常规、大便常规+隐血。
（2）肝功能、肾功能、电解质、凝血功能、消化道肿瘤标志物、感染性疾病筛查（乙型肝炎、丙型肝炎、艾滋病、梅毒等）、幽门螺杆菌检查。
（3）胃镜、钡餐造影。

（4）腹部及盆腔超声、CT平扫+强化，全身PET-CT。

（5）X线胸片、心电图。

（6）病理学活组织检查与诊断。

（7）CVS或PICC或输液港等深静脉输液通道的建立。

2. 根据患者病情可选择的检查：

（1）年龄>50岁或既往有心肺疾患的患者，还需行肺功能、血气分析、超声心动图检查。

（2）超声胃镜检查、腹部及盆腔MRI平扫+增强、胸部CT平扫+增强等，腹腔血管重建（CTA）。

> **释义**
>
> ■ 必须检查的项目旨在术前明确诊断、明确手术指征、排除手术禁忌证并指导术后治疗和随访，不可或缺。对疑难者或出现指标明显异常者必要时复查明确，且应采取相应处置措施直至指标符合手术要求。
> ■ 多学科术前讨论能有效控制质量。
> ■ 胃癌肿瘤标志物检查是评价手术、放化疗效果及随访的重要指标。
> ■ 详细询问病情，了解患者既往史、家族史及用药史是术前准备基础性的重要工作，也是保障围术期安全的重要因素。
> ■ 高龄患者应进行心、肺、肾功能评价，术前征询患者及家属的治疗意见非常重要。
> ■ PET-CT对发现微小病变或转移灶，有助于预测胃癌患者术前化疗的疗效及评估复发。尽管可能存在假阳性，但其对隐匿性转移也有价值。因此，对于CT疑诊全身转移时，推荐对PET浓聚的潜在隐匿性转移灶进行组织学确认。超声内镜对早期病变及肿瘤侵犯深度、淋巴结转移情况能够提供有效的证据，可进一步精确术前分期，明确治疗方向。有条件的医疗机构可以根据诊断具体需要添加。

（七）预防性抗菌药物选择与使用时机

抗菌药物使用：按照《抗菌药物临床应用指导原则》（卫医发〔2004〕285号）执行，并结合患者的病情决定抗菌药物的选择与使用时间。建议使用第一、二代头孢菌素。

> **释义**
>
> ■ 胃癌手术切口为Ⅱ类切口，术后有发生感染的风险，按照规定围术期可预防性使用抗菌药物，可选第一代或第二代头孢菌素，或改良的青霉素类，但应严格掌握使用指征，使用剂量及疗程根据患者身体状况、手术分级、发热情况、血象情况综合判断。单一药物可有效治疗的感染不需要联合用药，仅在有指征联合用药情况下才用联合用药。胃肠道内存在厌氧菌属，在联合脏器切除手术中涉及下消化道的手术，如联合阑尾、结直肠切除时，通常情况下应联合抗厌氧菌药物。

（八）手术日

入院第5~6天。

1. 麻醉方式：全身麻醉。

2. 手术耗材：根据患者病情，可能使用吻合器和闭合器（肠道重建用）。

3. 术中用药：麻醉常规用药。

4. 术中病理：冰冻（必要时），腹腔灌洗液细胞学检查（必要时）。

5. 输血：视术中情况而定。

释义

■ 术前预防性抗菌药物的使用应在术前 0.5～2 小时或麻醉开始时首次给药；手术时间超过 3 小时或失血量 >1500ml，术中可给予第二剂；总预防用药时间一般不超过 24 小时，个别情况可延长至 48 小时。

■ 低分子肝素预防 VTE，皮下注射，推荐术前 12 小时给药。

■ 术中应根据探查情况决定手术方式，应该提前与患者家属做好沟通。对于 CT 疑诊腹膜转移时可选择运用进行腹腔镜探查。

■ 应用外科器械进行切除吻合目前在具备相当条件的医疗机构中已经逐步成为常规，特别是对吻合困难者（近端胃切除高位吻合、全胃切除吻合等），可减少创伤，缩短手术时间。但这不意味着排斥传统的手工吻合。器械吻合会增加相应的治疗费用。

■ 术中如发现可疑转移病灶（淋巴结、腹腔转移等），术前未取得明确病理者，为明确肿瘤切除范围（切缘）等需术中获得病理证据时，应进行术中冷冻病理或细胞学检查，根据结果明确诊断，修正分期，明确治疗包括手术方式及范围。

■ 胃癌手术剥离显露范围较广泛，必要时可使用止血药物，如注射用尖吻蝮蛇血凝酶。

■ 严重贫血影响手术治疗者，应术前输注血制品、纠正缺铁性。除非出现急性失血状况或预计手术失血较多的情况，否则不鼓励术中常规输血。

（九）术后住院恢复

15～16 天。

1. 术后病理：病理学检查与诊断包括：

（1）切片诊断（分类分型、分期、切缘、脉管侵犯、淋巴结情况、神经纤维受侵情况）。

（2）免疫组化指标，包括诊断、治疗、预后相关指标，如 HER2、CK 等。

2. 必须复查的检查项目：血常规、肝肾功能、电解质，引流液淀粉酶。

3. 术后用药：按照《抗菌药物临床应用指导原则》（卫医发〔2004〕285 号）执行，并结合患者的病情决定抗菌药物的选择与使用时间。

释义

■ 胃癌术后获取足够数目（不少于 15 枚）的淋巴结需要、外科共同配合，是诊疗单位胃癌诊治质量的关键指标。

■ 胃癌标准的病理报告应包括大体标本描述及病理诊断内容。Lauren 分型应作为病理报告常规。淋巴结应描述为：受累淋巴结数目/检取淋巴结总数目。

■ 应分组报告淋巴结转移情况；原发肿瘤的 HER2 免疫组织化学检测应作为常规。

■ 术后 1～7 天应根据患者的恢复状况按时复查，包括血象、肝肾功能、电解质情况、血糖等，及时掌握患者状态并完成相应处置。除常规项目外，可根据患者围术期出现的异常情况添加相关检查以便准确把握并正确处理。

　　■ 患者因手术导致免疫功能低下，可考虑选用免疫调节药，如脾多肽注射液等，以提高免疫功能，利于疾病恢复。

（十）出院标准

1. 伤口愈合好：引流管拔除，伤口无感染、无皮下积液。
2. 患者恢复经口进食，无需静脉输液，可以满足日常能量和营养素供给。
3. 没有需要住院处理的并发症。

释义

　　■ 在伤口基本愈合，无感染、无积液及脂肪液化情况下，如患者同意且条件允许，可出院后拆线。
　　■ 对于肠内营养管饲患者，在本人或家属掌握肠内营养流程情况下，可出院继续予以肠内营养，直到恢复经口进食。
　　■ 出院证明材料中，应包括手术时间及方式、肿瘤的详细病理诊断、出院注意事项、下一步治疗方案及复查计划等。
　　■ 无需住院处理的并发症包括胃肠道功能紊乱（便秘、腹泻）、食欲缺乏、近端胃切除患者反酸、术后轻度贫血、引流管口尚未完全愈合、营养不良等。

（十一）变异及原因分析

1. 围术期的合并症或并发症，需要进行相关的诊断和治疗，导致住院时间延长、费用增加。
2. 胃癌根治术中，胃的切除范围根据肿瘤部位、大小、浸润程度等决定，联合脏器切除术根据胃癌浸润脏器而定。

释义

　　■ 围术时伴随疾病，住院期间必须予以治疗或调整改善，否则增加手术风险或术后增加患者出现并发症概率，影响恢复。如高血压、未良好控制的糖尿病、呼吸道感染、梗阻造成营养不良、出血、贫血、术前放化疗等情况，造成术前准备时间及住院时间延长，以及住院费用增加，应视为变异情况。
　　■ 术后出现并发症，包括感染情况（肺部感染、泌尿系统感染等）、出血（急性出血、慢性失血及延迟出血）、吻合口瘘、胰瘘、胆瘘、机械性梗阻、伤口延迟愈合等情况，部分并发症需进行再次手术解决，部分需经过相应的非手术治疗，造成准备时间及术后住院时间延长，以及住院费用增加，应视为变异情况。
　　■ 患者或家属于术前准备期间因自身原因提出放弃手术或终止治疗出院，患者或家属术后恢复期间在尚未达到出院标准因自身原因提出终止治疗自动出院，应视为变异情况。

（十二）参考费用标准

4~7万元。

> 释义
>
> ■ 建议参考费用标准为：8～12 万元。

四、胃癌联合脏器切除术临床路径给药方案

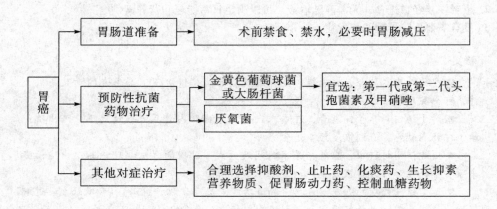

【用药选择】

1. 为预防术后切口感染，应针对金黄色葡萄球菌，大肠杆菌等革兰阴性杆菌以及部分厌氧菌选用药物。

2. 进入消化道的手术可以用第一代头孢菌素，常用的注射剂有头孢唑林、头孢噻肟、头孢拉定等，口服制剂有头孢拉定、头孢氨苄和头孢羟氨苄等。但考虑到深部器官或腔隙感染常由革兰阴性杆菌引起，可以选用第二代头孢菌素，注射剂有头孢呋辛、头孢替安等，口服制剂有头孢克洛、头孢呋辛酯和头孢丙烯等。考虑到厌氧菌感染，可以给予口服甲硝唑等。

3. 根据病情，按照《国家基本药物》目录要求选择

①抑酸剂，如奥美拉唑、兰索拉唑等。

②止吐药，如甲氧氯普胺等。

③纠正贫血。

④化痰药。

⑤镇痛药，若患者术后疼痛剧烈，给予术后镇痛泵或吗啡皮下注射，常用量：一次 5～15mg，一日 10～40mg；极量：一次 20mg，一日 60mg。

⑥肠内肠外营养药物等，术后加强营养支持治疗，按照能量估计分配原则给予肠外营养，肠内营养应尽早给予以维持肠屏障功能，待患者能经口进食后停用。

⑦注意调节水、电解质和酸碱平衡紊乱。

⑧生长抑素或生长抑素类似物：静脉给药，通过慢速冲击注射（3～5 分钟）0.25mg 或以每小时 0.25mg 的速度连续滴注给药（一般是每小时每公斤体重用药量为 0.0035mg），3mg 配备够使用 12 小时的药液。

⑨Caprini 评分 ≥3 分的运用低分子肝素钠，<3 分的不推荐使用。低分子肝素钠预防 VTE，皮下注射，1 次/天。建议术前 12 小时开始给药，4000～4500IU。

【抗菌药物药学提示】

1. 接受胃癌联合脏器切除手术者，应在术前 0.5 ~ 2 小时给药，或麻醉开始时给药，使手术切口暴露时局部组织中已达到足以杀灭手术过程中入侵切口细菌的药物浓度。

2. 若手术时间超过 3 小时，或失血量大（>1500ml），可手术中予以第 2 剂。

3. 接受胃癌联合脏器切除术者，抗菌药物的有效覆盖时间应包括整个手术过程和手术结束后 4 小时。总的预防用药时间不超过 24 小时，必要情况下可延长至 48 小时。

【注意事项】

1. 胃癌联合脏器切除术切口属于 Ⅱ 类切口，由于手术部位存在大量人体寄生菌群，手术时可能污染手术野，导致感染，故需要常规预防性使用抗菌药物。

2. 用药前必须详细询问患者先前有否对头孢菌素类、青霉素类或其他药物的过敏史，并作相应的皮试。

五、推荐表单

（一）医师表单

胃癌联合脏器切除术临床路径医师表单

适用对象：第一诊断胃癌（ICD-10：C16）

　　　　　行胃癌联合脏器切除术（ICD-9-CM-3：43.5-43.9）

患者姓名：		性别： 年龄 门诊号：	住院号：
住院日期： 年 月 日		出院日期： 年 月 日	标准住院日：18~20 天

时间	住院第 1 天	住院第 2 天	住院第 3~4 天
主要诊疗工作	□ 询问病史及体格检查 □ 完成病历书写 □ 完善检查 □ 上级医师查房与初步术前评估 □ 初步确定手术方式和日期	□ 上级医师查房，根据检查结果完善诊疗方案 □ 根据检查结果进行术前分期，判断手术切除的可能性 □ 完成必要的会诊 □ 完成上级医师查房记录等病历书写	□ 上级医师查房，根据检查结果完善诊疗方案 □ 根据检查结果进行术前分期，判断手术切除的可能性 □ 完成必要的会诊 □ 完成上级医师查房记录等病历书写
重点医嘱	**长期医嘱** □ 外科护理常规 □ 一级或二级护理 □ 饮食：禁食、禁水或软质半流质为主，根据患者情况雾化、肺功能锻炼 **临时医嘱** □ 血常规、尿常规、大便常规+隐血 □ 肝功能、肾功能、电解质、凝血功能、生化全套、消化道肿瘤标志物、感染性疾病筛查，血型，必要时备皮 □ 胃镜、钡餐造影，必要时行超声内镜检查 □ 腹部及盆腔超声、CT 平扫+强化 □ 应激反应 □ X 线胸片、心电图；有条件时建议选择 PET-CT 查转移灶	**长期医嘱** □ 外科护理常规 □ 二级护理 □ 饮食：根据患者情况 □ 患者既往疾病基础用药 **临时医嘱** □ 开始术前营养支持（营养不良或幽门梗阻者） □ 继续完善术前检查盆腔超声、CT，肺功能，超声心动图 □ 病理或会诊病理 □ 行血型、配血	**长期医嘱** □ 外科护理常规 □ 二级护理 □ 饮食：根据患者情况 □ 患者既往疾病基础用药 **临时医嘱** □ 继续术前营养支持（营养不良或贲门幽门梗阻者） □ 纠正贫血、低蛋白血症、水电解质紊乱（酌情） □ 抑酸护胃 □ 必要时免疫治疗 □ 检验（急） □ 输血，白蛋白

续　表

时间	住院第 1 天	住院第 2 天	住院第 3~4 天
主要护理工作	□ 入院宣教 □ 入院护理评估 □ 实施相应级别护理及饮食护理 □ 告知相关检验项目及注意事项，指导并协助患者到相关科室进行检查 □ 入院处置（卫生处置，戴腕带） □ 执行医嘱，抽血	□ 病情观察 □ 晨起空腹留取实验室检查 □ 实施相应级别护理及饮食护理 □ 告知特殊检查注意事项 □ 指导并协助患者进行检查 □ 相关治疗配合及用药指导 □ 心理疏导	□ 病情观察 □ 必要时肠道准备 □ 根据患者血红蛋白，血白蛋白情况予以其他相关 □ 晨起空腹留取实验室检查 □ 实施相应级别护理及饮食护理 □ 告知特殊检查注意事项 □ 指导并协助患者进行检查 □ 相关治疗配合及用药指导 □ 心理疏导
病情变异记录	□ 无　□ 有，原因： 1. 2.	□ 无　□ 有，原因： 1. 2.	□ 无　□ 有，原因： 1. 2.
医师签名			

时间	住院第 4~5 天 （手术准备日）	住院第 5~6 天 （手术日）	住院第 6~7 天 （术后第 1 日）
主要诊疗工作	□ 术前讨论：确定手术方案 □ 签署手术知情同意书、自费用品协议书、输血同意书 □ 麻醉科医师看患者并完成麻醉前评估 □ 向患者及家属交待围术期注意事项 □ 备皮	□ 导尿，插胃管或营养管 □ 补充液体 □ 进行术中分期，根据分期决定手术范围 □ 确定有无手术、麻醉并发症 □ 向患者及家属交代术中情况及术后注意事项 □ 术者完成手术记录 □ 上级医师查房 □ 完成术后病程记录和上级医师查房记录	□ 上级医师查房，对手术及手术伤口进行评估 □ 完成病历书写 □ 注意观察胃液、腹腔引流液的量、颜色、性状 □ 观察胃肠功能恢复情况 □ 注意观察生命体征 □ 根据情况决定是否需要复查实验室检查
重点医嘱	**长期医嘱** □ 同前 **临时医嘱** □ 术前医嘱 □ 拟明日在连续硬膜外或全身麻醉下行扩大胃癌根治术 □ 通知麻醉会诊 □ 营养支持 □ 流质饮食 □ 术前小时禁食、禁水 □ 明晨置胃管、营养管、尿管 □ 手术区域皮肤准备 □ 肠道准备（口服药物或灌肠） □ 抗菌药物皮试 □ 备血 □ 通知血库手术用血 □ 其他特殊医嘱 □ 快速康复［术前 12 小时饮 800ml 碳水化合物（12.5%）饮品，术前 2~3 小时再饮 400ml]	**长期医嘱** □ 胃外科手术术后护理常规 □ 一级护理 □ 心电监护、SpO$_2$ 监护 □ 禁食、禁水 □ TPN □ 胃管护理 □ 胃肠减压接袋记量 □ 腹腔引流接袋记量 □ 尿管接袋记量 □ 中心静脉置管护理 □ 肠外静脉营养支持治疗 □ 保留营养管 □ 记录出入量 □ 肝素钠；必要时生长抑素 **临时医嘱** □ 术前 30 分钟抗菌药物使用 □ 手术后半卧位 □ 心电、SpO$_2$ 监护 □ 持续吸氧 □ 持续胃肠减压 □ 抑酸（胃次全切除者）可选 □ 镇痛、补液 □ 抗菌药物	**长期医嘱** □ 同前 □ TPN **临时医嘱** □ 心电监护、SpO$_2$ 监护 □ 持续吸氧 □ 复查血常规、电解质、血糖，根据结果决定是否需要输血，调整电解质、血糖等 □ 镇痛、补液、支持治疗 □ 术后 24 小时内进行鼻饲 □ 改善呼吸功能，祛痰，雾化 □ 根据情况决定是否给予保肝治疗

续　表

时间	住院第 4~5 天 （手术准备日）	住院第 5~6 天 （手术日）	住院第 6~7 天 （术后第 1 日）
主 要 护 理 工 作	□ 病情观察 □ 流质饮食 □ 手术前皮肤准备、交叉配血、抗菌药物皮试 □ 手术前肠道准备 □ 手术前物品准备 □ 手术前心理疏导及手术相关知识的指导 □ 告知患者术前 8 小时禁食、禁水 □ 促进睡眠（环境、药物）	□ 晨起完成术前常规准备 □ 置胃管、营养管、尿管，术前 30 分钟静脉输注抗菌药物 □ 全身麻醉复苏物品准备 □ 与医师进行术后患者交接 □ 书写重症护理记录 □ 各种管道的观察与护理 □ 观察患者病情变化 □ 准确记录出入量	□ 各种管道的观察与护理 □ 观察患者病情变化 □ 书写重症护理记录 □ 准确记录出入量 □ 协助患者床上活动，促进肠蠕动恢复，预防并发症发生 □ 用药及相关治疗指导
病情 变异 记录	□ 无　□ 有，原因： 1. 2.	□ 无　□ 有，原因： 1. 2.	□ 无　□ 有，原因： 1. 2.
医师 签名			

时间	住院第7或8天 （术后第2日）	住院第8或9天 （术后第3日）	住院第9或10～12天 （术后第4～6日）
主要诊疗工作	□ 上级医师查房，进行手术及伤口评估 □ 完成病历书写 □ 观察胃肠功能恢复情况，决定是否拔除胃管 □ 注意观察胃液、腹腔引流液的量、颜色、性状 □ 注意观察生命体征 □ 根据情况决定是否需要复查	□ 上级医师查房，进行术后恢复及伤口评估 □ 完成常规病历书写 □ 根据腹腔引流液情况，拔除部分引流管 □ 根据胃肠功能恢复情况，决定是否拔除胃管 □ 注意观察生命体征 □ 根据情况决定是否需要复查实验室检查等	□ 上级医师查房，进行手术及伤口评估 □ 完成常规病历书写 □ 根据腹腔引流液情况，拔除全部引流管 □ 根据情况决定是否需要复查血常规、肝肾功能、电解质、血糖等
重点医嘱	**长期医嘱** □ 同前 □ 饮食：禁经口饮食 **临时医嘱** □ 测心率、血压 □ 持续吸氧 □ 改善呼吸功能，祛痰，雾化	**长期医嘱** □ 一级护理 □ 腹腔引流接袋记量 □ 保留营养管 □ 记录出入量 □ 观察引流情况，肠道功能恢复情况 **临时医嘱** □ 排除吻合口瘘 □ 测心率、血压 □ 继续营养支持	**长期医嘱** □ 二级护理 □ 饮食：全胃切除者，禁食或流质饮食；远侧胃大部切除者，经口流质饮食 □ 保留营养管 □ 停心电监护，停尿管，远侧胃大部切除者拔胃管 □ 记录出入量 **临时医嘱** □ 必要时复查血常规、肝肾功能、电解质、血糖 □ 伤口换药 □ 拔引流管 □ 逐渐减少肠外营养
主要护理工作	□ 各种管道的观察与护理 □ 观察患者病情变化 □ 书写护理记录 □ 准确记录出入量 □ 协助患者活动，促进肠蠕动恢复，预防并发症发生 □ 用药及相关治疗指导	□ 做好饮食指导 □ 拔除胃管后的观察 □ 各种管道的观察与护理 □ 观察患者病情变化 □ 书写护理记录 □ 准确记录出入量 □ 协助患者活动，促进肠蠕动恢复，预防并发症发生 □ 肠内营养液灌注后的观察 □ 心理及生活护理	□ 做好饮食指导 □ 各种管道的观察与护理 □ 定时观察患者病情变化 □ 书写一般护理记录 □ 准确记录出入量 □ 鼓励患者下床活动，并逐步增加活动量 □ 肠内营养液灌注后的观察 □ 心理及生活护理
病情变异记录	□ 无　□ 有，原因： 1. 2.	□ 无　□ 有，原因： 1. 2.	□ 无　□ 有，原因： 1. 2.
医师签名			

时间	住院第 13 天 （术后第 7 日）	住院第 14 ~ 16 天 （术后第 8 ~ 10 日，出院日）
主要诊疗工作	□ 上级医师查房，进行手术及伤口评估 □ 完成常规病历书写 □ 根据腹腔引流液情况，拔除全部引流管 □ 根据情况决定是否需要复查血常规、肝肾功能，电解质、血糖等	□ 根据术后病理进行病理分期，制订进一步治疗计划 □ 上级医师查房，进行手术后评估，明确是否出院 □ 评估切口恢复情况 □ 完成出院记录、病案首页、出院证明书等 □ 向患者交待出院后注意事项，及进一步治疗计划，预约复诊日期，告知化疗方案
重点医嘱	**长期医嘱** □ 二级护理 □ 饮食：远侧胃大部切除者经口半流质饮食，全胃切除者经口流质饮食 □ 停营养管 **临时医嘱** □ 必要时复查血常规、肝肾功能、电解质、血糖、引流液实验室检查，腹部超声或 CT □ 换药 □ 远侧胃大部切除者拔鼻饲管 □ 全胃切除者拆线 □ 逐渐减少肠外营养 □ 促进排气 □ 可能需要的检查 □ 可疑腹腔感染检查 □ 雾化吸入 □ 化痰 □ 保肝 □ 纠正贫血 □ 补液，升白蛋白 □ 营养支持 □ 抗感染	**出院医嘱** □ 8 天，远侧胃大部切除者出院；9 天，全胃切除者经口半流质饮食；10 天，全胃切除者出院 □ 出院带药 □ 门诊随诊，定期化疗 □ 门诊随诊，定期复查 □ 快速检验：复查血常规、肝功能、肿瘤标志物 □ 临出院治疗
主要护理工作	□ 做好饮食指导 □ 各种管道的观察与护理 □ 定时观察患者病情变化 □ 书写一般护理记录 □ 准确记录出入量 □ 肠内营养液灌注后的观察 □ 心理及生活护理	□ 告知拆线及拔管后相关注意事项 □ 对即将出院的患者进行出院指导
病情变异记录	□ 无　□ 有，原因： 1. 2.	□ 无　□ 有，原因： 1. 2.
医师签名		

（二）护士表单

胃癌联合脏器切除术临床路径护士表单

适用对象：第一诊断胃癌（ICD-10：C16）
　　　　　行胃癌联合脏器切除术（ICD-9-CM-3：43.5-43.9）

患者姓名：	性别：　　年龄：　　门诊号：	住院号：
住院日期：　　年　月　日	出院日期：　　年　月　日	标准住院日：18~20 天

时间	住院第 1 天	住院第 2~4 天	住院第 4 或 5 天（手术日）
主要诊疗工作	□ 入院宣教 　介绍病房环境、设施 　介绍主管医师、责任护士、护士长 　介绍住院注意事项 　告知探视制度	□ 术前宣教 □ 告知术前检查、实验室检查项目及注意事项 □ 宣教疾病知识、说明手术的目的 □ 术前准备及手术过程；强调洗胃的重要性 □ 告知围术期营养支持的重要性 □ 告知相关药物知识及不良反应预防 □ 训练床上排尿便、深呼吸、咳嗽 □ 责任护士与患者沟通，了解心理反应，指导应对方法 □ 告知家属等候区位置	□ 术后当日宣教 □ 告知监护设备的功能及注意事项 　告知胃管、营养管、引流管等管路的功能及注意事项 　告知饮食、体位的要求 　告知术后可能出现情况的应对方式 □ 给予患者及家属心理支持 □ 再次明确探视陪护须知
护理处置	□ 核对患者信息，佩戴腕带 □ 卫生处置：剪指（趾）甲、洗澡，更换病号服 □ 入院评估	□ 协助医师完成术前检查实验室检查 □ 术前准备 □ 交叉配血 □ 皮肤准备 □ 抗菌药物皮试 □ 洗胃 □ 肠道准备 □ 术前晚禁食、禁水	□ 术前置胃管 □ 送手术 　摘除患者各种活动物品 　核对患者资料及药物 　核对手术交接单，签字确认 □ 接手术 　核对患者及资料，签字确认 　接通各管路，保持畅通 　给予吸氧、心电监护
基础护理	□ 三级护理 □ 患者安全管理	□ 三级护理 □ 卫生处置 □ 患者睡眠管理 □ 患者安全管理	□ 特级护理 □ 卧位护理：协助翻身、床上 □ 移位、预防压疮 □ 排泄护理 □ 患者安全管理
专科护理	□ 护理查体 □ 跌倒、压疮等风险因素评估，需要时安置	□ 护理查体 □ 跌倒、压疮等风险因素评估，需要时安置	□ 护理查体 □ 跌倒、压疮等风险因素评估，需要时安置

时间	住院第 1 天	住院第 2~4 天	住院第 4 或 5 天 （手术日）
病情 变异 情况	□ 无　□ 有，原因： 1. 2.	□ 无　□ 有，原因： 1. 2.	□ 无　□ 有，原因： 1. 2.
护士 签名			

时间	住院第 6~13 天 （术后第 1~7 日）	住院第 14、15 或 16 天 （出院日）
健康宣教	□ 术后宣教 □ 药物作用及频率 □ 饮食、活动指导 □ 强调拍背咳嗽的重要性 □ 复查患者对术前宣教内容的掌握程度 □ 指导下床活动注意事项 □ 告知拔管后注意事项 □ 告知拆线注意事项 □ 疾病恢复期注意事项	□ 出院宣教 □ 复查时间 □ 服药方法 □ 活动方法 □ 饮食指导 □ 告知办理出院的流程 □ 指导出院带管的注意事项
护理处置	□ 遵医嘱完成相应检查及治疗 □ 拔导尿管，训练膀胱功能	□ 办理出院手续
基础护理	□ 特级或一级护理（根据患者病情和自理能力给予相应的护理级别） □ 晨晚间护理 □ 协助翻身、下床活动 □ 排泄护理 □ 协助进食、进水 □ 患者安全管理	□ 二级护理 □ 晨晚间护理 □ 协助进食、进水 □ 患者安全管理
专科护理	□ 病情观察，记特护记录 □ 评估生命体征、引流液性质及量、出入量、伤口敷料、皮肤情况 □ 遵医嘱给予抗感染、营养支持治疗 □ 鼓励患者下床活动 □ 肠内营养的护理 □ 心理护理	□ 病情观察 □ 心理护理
病情变异情况	□ 无　□ 有，原因： 1. 2.	□ 无　□ 有，原因： 1. 2.
护士签名		

（三）患者表单

胃癌联合脏器切除术临床路径患者表单

适用对象：第一诊断胃癌（ICD-10：C16）

行胃癌联合脏器切除术（ICD-9-CM-3：43.5-43.9）

患者姓名：	性别：	年龄：	门诊号：	住院号：
住院日期：　年　月　日	出院日期：　年　月　日			标准住院日：18～20 天

时间	入院	住院第 2～3 天
医患配合	□ 配合询问病史、收集资料，详细告知既往史、用药史、过敏史、家族史 □ 如服用抗凝药，明确告知 □ 配合进行体格检查 □ 有任何不适告知医师	□ 配合完善术前相关检查、实验室检查：采血、留尿便、心电图、肺功能、X 线胸片、胃镜、上消化道造影、腹部及盆部 B 超和 CT 等常规项目。需要时完成特殊检查，如 PET-CT、MRI 等（腹部检查要空腹） □ 医师与患者及家属介绍病情及手术谈话、术前签字 □ 麻醉师对患者进行术前访视
护患配合	□ 配合测量体温、脉搏、呼吸、血压、体重 □ 配合完成入院护理评估 □ 接受入院宣教（环境介绍、病室规定、订餐制度、探视制度、贵重物品保管等） □ 有任何不适告知护士	□ 配合测量体温、脉搏、呼吸、询问排便次数 □ 接受术前宣教 □ 接受配血，以备术中需要时用 □ 抗菌药物皮试 □ 接受备皮 □ 自行卫生处置：剪指（趾）甲、剃胡须、洗澡 □ 肠道准备 □ 准备好必要用物、吸水管、纸巾 □ 取下义齿、饰品等，尊重物品交家属保管
饮食	□ 普通饮食	□ 普通饮食或半流质饮食：术前 12 小时禁食、禁水
排泄	□ 正常排尿便	□ 正常排尿便
医师签名	□ 正常活动	□ 正常活动

时间	手术后	出院
医患配合	□ 术中分期，根据分期决定手术范围 □ 确定有无手术、麻醉并发症 □ 向患者及家属交代术中情况及术后注意事项 □ 术者完成手术记录 □ 上级医师查房 □ 完成术后病程记录和上级医师查房记录	□ 上级医师查房，对手术及手术伤口进行评估 □ 完成病历书写 □ 注意观察胃液、腹腔引流液的量、颜色、性状 □ 观察胃肠功能恢复情况 □ 注意观察生命体征 □ 根据情况决定是否需要复查实验室检查
护患配合	□ 配合定时测量生命体征、每日询问排便 □ 配合冲洗胃管，查看引流管，检查伤口情况 □ 接受输液、注射、服药、雾化吸入等治疗 □ 配合营养管注入肠内营养液 □ 配合夹闭尿管，训练膀胱功能 □ 配合晨晚间护理 □ 接受进食、进水、排便等生活护理 □ 配合拍背咳嗽，预防肺部并发症 □ 配合活动，预防压疮 □ 注意活动安全，避免坠床或跌倒 □ 配合执行探视及陪护	□ 接受出院宣教 □ 办理出院手续 □ 获取出院带药 □ 知道服药方法、作用、注意事项 □ 知道护理伤口方法 □ 知道复印病历方法
饮食	□ 肛门排气前禁食、禁水 □ 肠道功能恢复后，根据医嘱试饮水，无恶心呕吐可进少量清流质饮食，到流质饮食再过渡到半流质饮食	□ 根据医嘱，从半流质饮食过渡到普通饮食
排泄	□ 保留尿管至正常排尿便	□ 正常排尿便
活动	□ 根据医嘱，半卧位至床边或下床活动 □ 注意保护管路，无牵拉、脱出等	□ 正常适度活动，避免疲劳

附：原表单（2012 年版）

胃癌联合脏器切除术临床路径表单

适用对象：第一诊断胃癌（ICD-10：C16）

行胃癌联合脏器切除术（ICD-9-CM-3：43.5-43.9）

患者姓名：	性别：　　年龄：　　门诊号：	住院号：
住院日期：　　年　月　日	出院日期：　　年　月　日	标准住院日：18～20 天

时间	住院第 1 天	住院第 2 天	住院第 3～4 天
主要诊疗工作	□ 询问病史及体格检查 □ 完成病历书写 □ 完善检查 □ 上级医师查房与初步术前评估 □ 初步确定手术方式和日期	□ 上级医师查房，根据检查结果完善诊疗方案 □ 根据检查结果进行术前分期，判断手术切除的可能性 □ 完成必要的会诊 □ 完成上级医师查房记录等病历书写	□ 上级医师查房，根据检查结果完善诊疗方案 □ 根据检查结果进行术前分期，判断手术切除的可能性 □ 完成必要的会诊 □ 完成上级医师查房记录等病历书写
重点医嘱	**长期医嘱** □ 外科护理常规 □ 二级护理 □ 饮食：根据患者情况 **临时医嘱** □ 血常规、尿常规、大便常规+隐血 □ 肝功能、肾功能、电解质、凝血功能、消化道肿瘤标志物、感染性疾病筛查、幽门螺杆菌检查 □ 胃镜、钡餐造影 □ 腹部及盆腔（妇科）超声（女性）、或腹部及盆腔 CT 平扫+强化 □ X 线胸片、心电图	**长期医嘱** □ 外科护理常规 □ 二级护理 □ 饮食：根据患者情况 □ 患者既往疾病基础用药 **临时医嘱** □ 开始术前营养支持（营养不良或幽门梗阻者） □ 继续完善术前检查盆腔超声、盆腔强化 CT，肺功能，超声心动图 □ 病理或会诊病理 □ 必要时行血型、配血	**长期医嘱** □ 外科护理常规 □ 二级护理 □ 饮食：根据患者情况 □ 患者既往疾病基础用药 **临时医嘱** □ 继续术前营养支持（营养不良或幽门梗阻者） □ 纠正贫血、低蛋白血症、水电解质紊乱（酌情）
主要护理工作	□ 入院宣教 □ 入院护理评估 □ 实施相应级别护理及饮食护理 □ 告知相关检验项目及注意事项，指导并协助患者到相关科室进行检查	□ 晨起空腹留取实验室检查 □ 实施相应级别护理及饮食护理 □ 告知特殊检查注意事项 □ 指导并协助患者进行检查 □ 相关治疗配合及用药指导 □ 心理疏导	□ 晨起空腹留取实验室检查 □ 实施相应级别护理及饮食护理 □ 告知特殊检查注意事项 □ 指导并协助患者进行检查 □ 相关治疗配合及用药指导 □ 心理疏导
病情变异记录	□ 无　□ 有，原因： 1. 2.	□ 无　□ 有，原因： 1. 2.	□ 无　□ 有，原因： 1. 2.

续　表

时间	住院第 1 天	住院第 2 天	住院第 3~4 天
护士 签名			
医师 签名			

时间	住院第 4~5 天 （手术准备日）	住院第 5~6 天 （手术日）	住院第 6~7 天 （术后第 1 天）
主要诊疗工作	□ 术前讨论，确定手术方案 □ 签署手术知情同意书、自费用品协议书、输血同意书 □ 麻醉科医师看患者并完成麻醉前评估 □ 向患者及家属交待围术期注意事项	□ 进行术中分期，根据分期决定手术范围 □ 确定有无手术、麻醉并发症 □ 向患者及家属交代术中情况及术后注意事项 □ 术者完成手术记录 □ 上级医师查房 □ 完成术后病程记录和上级医师查房记录	□ 上级医师查房，对手术及手术伤口进行评估 □ 完成病历书写 □ 注意观察胃液、腹腔引流液的量、颜色、性状 □ 观察胃肠功能恢复情况 □ 注意观察生命体征 □ 根据情况决定是否需要复查实验室检查
重点医嘱	**长期医嘱** □ 同前 **临时医嘱** □ 术前医嘱 □ 拟明日在连续硬膜外或全身麻醉下行扩大胃癌根治术 □ 明晨禁食、禁水 □ 明晨置胃管、营养管、尿管 □ 手术区域皮肤准备 □ 肠道准备（口服药物或灌肠） □ 抗菌药物皮试 □ 备血，其他特殊医嘱	**长期医嘱** □ 外科手术术后护理常规 □ 一级护理 □ 心电监护、SpO_2 监护 □ 禁食、禁水 □ 胃肠减压接袋记量 □ 腹腔引流接袋记量 □ 尿管接袋记量 □ 保留营养管 □ 记录出入量 **临时医嘱** □ 手术后半卧位 □ 心电、SpO_2 监护 □ 持续吸氧 □ 抑酸（胃次全切除者） □ 镇痛、补液 □ 抗菌药物	**长期医嘱** □ 同前 **临时医嘱** □ 心电监护、SpO_2 监护 □ 持续吸氧 □ 复查血常规、电解质、血糖，根据结果决定是否需要输血，调整电解质、血糖等 □ 换药 □ 镇痛、补液、支持治疗 □ 抗菌药物 □ 改善呼吸功能，祛痰，雾化 □ 根据情况决定是否给予保肝治疗
主要护理工作	□ 手术前皮肤准备、交叉配血、抗菌药物皮试 □ 手术前肠道准备 □ 手术前物品准备 □ 手术前心理疏导及手术相关知识的指导 □ 告知患者明晨禁食、禁水	□ 晨起完成术前常规准备 □ 置胃管、营养管、尿管，术前 30 分钟静脉输注抗菌药物 □ 全身麻醉复苏物品准备 □ 与医师进行术后患者交接 □ 书写重症护理记录 □ 各种管道的观察与护理 □ 观察患者病情变化 □ 准确记录出入量	□ 各种管道的观察与护理 □ 观察患者病情变化 □ 书写重症护理记录 □ 准确记录出入量 □ 协助患者床上活动，促进肠蠕动恢复，预防并发症发生 □ 用药及相关治疗指导
病情变异记录	□ 无 □ 有，原因： 1. 2.	□ 无 □ 有，原因： 1. 2.	□ 无 □ 有，原因： 1. 2.
护士签名			

续　表

时间	住院第 4~5 天 （手术准备日）	住院第 5~6 天 （手术日）	住院第 6~7 天 （术后第 1 日）
医师 签名			

时间	住院第7或8天 （术后第2日）	住院第8或9天 （术后第3日）	住院第9或10~15天 （术后第4~9日）
主要诊疗工作	□ 上级医师查房，进行手术及伤口评估 □ 完成病历书写 □ 观察胃肠功能恢复情况，决定是否拔除胃管 □ 注意观察胃液、腹腔引流液的量、颜色、性状 □ 注意观察生命体征 □ 根据情况决定是否需要复查	□ 上级医师查房，进行术后恢复及伤口评估 □ 完成常规病历书写 □ 根据腹腔引流液情况，拔除部分引流管 □ 根据胃肠功能恢复情况，决定是否拔除胃管 □ 注意观察生命体征 □ 根据情况决定是否需要复查实验室检查等	□ 上级医师查房，进行手术及伤口评估 □ 完成常规病历书写 □ 根据腹腔引流液情况，拔除全部引流管 □ 根据情况决定是否需要复查血常规、肝肾功能、电解质、血糖等
重点医嘱	**长期医嘱** □ 同前 □ 饮食：禁食 **临时医嘱** □ 测心率、血压 □ 持续吸氧 □ 考虑开始肠内营养，继续支持治疗 □ 抗菌药物 □ 改善呼吸功能，祛痰，雾化	**长期医嘱** □ 一级护理 □ 饮食：禁食 □ 腹腔引流接袋记量 □ 保留营养管 □ 记录出入量 □ 观察引流情况，肠道功能恢复情况 **临时医嘱** □ 测心率、血压 □ 继续营养支持	**长期医嘱** □ 二级护理 □ 饮食：禁食或流质饮食 □ 保留营养管 □ 停心电监护，停尿管，停胃管 □ 记录出入量 **临时医嘱** □ 必要时复查血常规、肝肾功能、电解质、血糖 □ 伤口换药 □ 拔引流管 □ 逐渐减少肠外营养
主要护理工作	□ 各种管道的观察与护理 □ 观察患者病情变化 □ 书写护理记录 □ 准确记录出入量 □ 协助患者活动，促进肠蠕动恢复，预防并发症发生 □ 用药及相关治疗指导	□ 做好饮食指导 □ 拔除胃管后的观察 □ 各种管道的观察与护理 □ 观察患者病情变化 □ 书写护理记录 □ 准确记录出入量 □ 协助患者活动，促进肠蠕动恢复，预防并发症发生 □ 肠内营养液灌注后的观察 □ 心理及生活护理	□ 做好饮食指导 □ 各种管道的观察与护理 □ 定时观察患者病情变化 □ 书写一般护理记录 □ 准确记录出入量 □ 鼓励患者下床活动，并逐步增加活动量 □ 肠内营养液灌注后的观察 □ 心理及生活护理
病情变异记录	□ 无　□ 有，原因： 1. 2.	□ 无　□ 有，原因： 1. 2.	□ 无　□ 有，原因： 1. 2.
护士签名			
医师签名			

时间	住院第 16 ~ 18 天 （术后第 10 ~ 12 日）	住院第 18 ~ 20 天 （术后第 12 ~ 14 日，出院日）
主要诊疗工作	□ 上级医师查房，进行手术及伤口评估 □ 完成常规病历书写 □ 根据腹腔引流液情况，拔除全部引流管 □ 根据情况决定是否需要复查血常规、肝肾功能、电解质、血糖等	□ 完成出院记录、病案首页、出院证明书等 □ 向患者交待出院后注意事项及进一步治疗计划，预约复诊日期，告知化疗方案
重点医嘱	**长期医嘱** □ 二级护理 □ 饮食：流质饮食 □ 停营养管 **临时医嘱** □ 必要时复查血常规、肝肾功能、电解质、血糖、引流液实验室检查，腹部超声或 CT □ 换药 □ 拔引流管，拆线 □ 逐渐减少肠外营养	**出院医嘱** □ 门诊随诊 □ 复查血常规、肝功能、肿瘤标志物
主要护理工作	□ 做好饮食指导 □ 各种管道的观察与护理 □ 定时观察患者病情变化 □ 书写一般护理记录 □ 准确记录出入量 □ 肠内营养液灌注后的观察 □ 心理及生活护理	□ 告知拆线及拔管后相关注意事项 □ 对即将出院的患者进行出院指导
病情变异记录	□ 无　□ 有，原因： 1. 2.	□ 无　□ 有，原因： 1. 2.
护士签名		
医师签名		

第十七章

克罗恩病临床路径释义

一、克罗恩病编码

1. 国家卫生和计划生育委员会原编码：

疾病名称及编码：克罗恩病（ICD-10：K50）

手术操作名称及编码：单肠段切除吻合术（ICD-9-CM-3：45.62/45.72-45.8）

2. 修改编码：

疾病名称及编码：克罗恩病（ICD-10：K50）

手术操作名称及编码：小肠部分切除术（ICD-9-CM-3：45.61-45.62）

大肠部分切除术（ICD-9-CM-3：45.7）

二、临床路径检索方法

K50 伴（45.61/45.62/45.7）

三、克罗恩病临床路径标准住院流程

（一）适用对象

第一诊断为克罗恩病（ICD-10：K50）

行单肠段切除吻合术（ICD-9-CM-3：45.62/45.72-45.8）。

> **释义**
>
> ■ 适用对象编码参见第一部分。
>
> ■ 本路径适用于诊断明确的克罗恩病患者，克罗恩病是一种以药物治疗为主的疾病，当其出现梗阻、出血、穿孔、内瘘等并发症以及药物治疗效果不佳时，可考虑外科治疗。具体手术时机和指征参见《中国炎症性肠病诊断治疗规范的共识（2012年版）》。
>
> ■ 根据患者全身和局部情况，可选择病变肠管切除吻合手术，如全身中毒症状重、一般情况差，可选择病变肠管切除、近端肠管造瘘术。
>
> ■ 手术方式应以解决症状为主。切除克罗恩肠病病变时，仅以切除有病变的部分为主，一是认为克罗恩病的病变呈节段性，二是为以后的再次、三次手术保留肠襻。再如，克罗恩病所致的狭窄，采用狭窄成形术亦即狭窄部纵切横缝，还有在内镜下行狭窄部气囊扩张者，采取非手术治疗肠外瘘。目的在于保留肠襻，避免难以处理的短肠综合征。

（二）诊断依据

根据《临床诊疗指南·普通外科分册（第1版）》（中华医学会编著，人民卫生出版社）、《克罗恩病的诊断及治疗标准》（中华医学会2000年修订）。

1. 临床表现：慢性、反复发作性右下腹或脐周腹痛、腹泻、腹胀，可伴腹部肿块、肠瘘和肛门病变，以及发热、贫血、体重下降、发育迟缓等全身症状。

2. 体征：消瘦体质，脐周轻压痛，常伴肠鸣音亢进，偶可有炎性包块或外瘘口。

3. 辅助检查：钡剂小肠造影、钡剂灌肠或纤维结肠镜检查可明确诊断，超声内镜检查有助于确定病变范围和深度，确诊需要病理结果支持。

> **释义**
>
> ■ 克罗恩病可发生于结肠和小肠，但以回肠及右半结肠最为常见。
>
> ■ 结肠镜和活检被列为克罗恩病诊断的首选检查，镜下表现为节段性、非对称性各种黏膜炎性反应。其中最具特征性表现为非连续性病变、纵行溃疡和卵石样外观。无论结肠镜检查结果如何，均需选择有关检查明确小肠和上消化道受累情况，以便为诊断提供证据。
>
> ■ 少部分克罗恩病可累及食管、胃和十二指肠，但很少单独累及，原则上胃镜检查应列为常规检查，尤其是有消化道症状者。
>
> ■ CT 肠道成像（CTE）或磁共振肠道成像（MRE）是迄今评估小肠炎性病变的标准影像学检查。活动期克罗恩病的 CTE 表现为肠壁明显增厚（>4mm），肠黏膜明显强化伴肠壁分层改变"双边征"，肠系膜血管增多、扩张、扭曲，呈"梳齿征"。相应系膜脂肪密度增高、模糊，肠系膜淋巴结肿大。还可观察肠壁的炎性反应改变、病变分布部位和范围、肠管狭窄的存在、肠腔外并发症如瘘管形成、腹腔脓肿或蜂窝织炎。

（三）选择治疗方案的依据

根据《临床诊疗指南·普通外科分册（第 1 版）》（中华医学会编著，人民卫生出版社）、《克罗恩病的诊断及治疗标准》（中华医学会 2000 年修订）。

1. 基本治疗：包括营养支持、纠正代谢紊乱、心理支持及对症处理等。

2. 药物治疗：根据病情选择水杨酸制剂，病情重时改用免疫抑制剂或皮质类固醇激素，肠道继发感染时加用广谱抗菌药物。

3. 必要时手术治疗。

> **释义**
>
> ■ 各单位执行克罗恩病临床路径时，要根据患者具体情况选择名称。
>
> ■ 克罗恩病患者个体之间病情差异较大，要根据指南来选择适合患者具体情况的治疗方案。
>
> ■ FMT 作为一种治疗 CDI 的方法在 2013 年美国已将其写入了临床指南。
>
> ■ 药物治疗主要以联合用药为主：①水杨酸类药物，如柳氮磺胺嘧啶、美沙拉嗪等；②肾上腺皮质激素，如泼尼松龙，同时它还可以抑制机体免疫系统；③免疫调节剂，如硫唑嘌呤；④生物制剂，如 TNFα 抗体、类克 infliximab；⑤联合应用生物制剂与免疫调节剂，如硫唑嘌呤＋TNFα 抗体。最近，又有其他的生物制剂 Vedolizumab（抗 $\alpha_4\beta_7$），etrolizumab（抗 β_7 抗体），PF-00547，659（抗 MACLCAM-1 抗体），toafacitinib（抑制 Janus kinase1、2 与 3）。还有用 Ustekinumab 治疗顽固性克罗恩病；更有用干细胞治疗者，亦有以肠内营养作为调控缓解期的措施。上述药物的应用，可参照炎症性肠病学组《炎症性肠病诊断与治疗的共识意见（2012 年·广州）》实施。

（四）标准住院日

9～18 天。

（五）进入路径标准

1. 第一诊断必须符合 ICD-10：K50 克罗恩病疾病编码。

2. 当患者合并其他疾病，但住院期间不需要特殊处理也不影响第一诊断的临床路径流程实施时，可以进入路径。

> **释义**
>
> ■ 本路径适用对象为诊断明确的克罗恩病患者。对诊断不明确，需要与肠结核等疾病相鉴别时，应做相应检查或诊断性治疗，待诊断明确后再进入路径。

（六）术前准备检查项目

1. 必须的检查项目：

（1）血常规+血型、尿常规、大便常规+隐血。

（2）肝功能、肾功能、电解质、凝血功能、感染性疾病筛查（乙型肝炎、丙型肝炎、艾滋病、梅毒等）。

（3）血沉、C 反应蛋白。

（4）心电图、胸部正位片。

2. 根据患者病情选择：肠镜（包括纤维结肠镜或小肠镜，可门诊完成）、腹部超声、消化道钡剂造影、CT、肺功能测定、超声心动图等。

> **释义**
>
> ■ 腹部 CT 作为必须检查。
>
> ■ 必查项目是确保手术治疗安全、有效、顺利开展的基础，术前必须完成，即使在急诊手术情况下，亦要完成。
>
> ■ 为缩短平均住院日，这些检查项目可以在门诊完成。
>
> ■ 病理检查至关重要，非急诊情况下，应于术前完成。

（七）选择用药

1. 口服药物：柳氮磺胺吡啶片（SASP），或水杨酸类制剂，免疫抑制剂、地塞米松或泼尼松（必要时）。

2. 灌肠剂：地塞米松、5-ASA 制剂。

3. 抗菌药物：按照《抗菌药物临床应用指导原则》（卫医发〔2004〕285 号）执行。建议使用第二代头孢菌素或头孢曲松或头孢噻肟，可加用甲硝唑；明确感染患者，可根据药敏试验结果调整抗菌药物。预防性抗菌药物，时间为术前 0.5 小时，手术超过 3 小时加用 1 次抗菌药物；总预防性用药时间一般不超过 24 小时，个别情况可延长至 48 小时。

> **释义**
>
> ■ 抗菌药物选择与使用时间严格按照《抗菌药物临床应用指导原则（2015 年版）》要求实施。
> ■ 药物的选择，要根据疾病活动性严重程度及对治疗反应的情况选择相应治疗方案，临床上用克罗恩病活动指数（CDAI 计算法）来评估疾病活动性严重程度。轻度活动性 CD 首选氨基水杨酸类，中度活动性 CD 首选激素治疗。重度活动性 CD 要考虑综合的治疗方案，包括全身使用激素、IFX 单抗以及手术治疗。

（八）手术日

入院后第 4~7 天。
1. 麻醉方式：气管内插管全身麻醉和（或）硬膜外麻醉。
2. 术中用药：麻醉常规用药。
3. 输血：根据术前血红蛋白状况及术中出血情况而定。
4. 根据患者病情使用空肠营养管，吻合器，PICC。
5. 病理学检查：切除标本解剖后作病理学检查，必要时行术中冰冻病理学检查。

> **释义**
>
> ■ 术前用抗菌药物参考《抗菌药物临床应用指导原则》执行。
> ■ 手术方法分为肠管切除吻合和肠管切除造瘘，根据患者局部和全身情况而定。
> ■ 手术剥离显露范围较广泛，必要时可使用止血药，如注射用尖吻蝮蛇血凝酶。

（九）术后住院恢复

6~11 天。
1. 术后复查检查检验项目：
(1) 必须复查的检查项目：血常规、肝肾功能、电解质。
(2) 可选择的复查项目：CRP，血沉。
2. 术后用药
(1) 抗菌药物：按照《抗菌药物临床应用指导原则》（卫医发〔2004〕285 号）选用药物。
(2) 可选择用药：生长抑素、生长激素（必要时）。
3. 术后饮食指导。
4. 出院 1 个月内门诊复诊。

释义

■ 术后可根据患者恢复情况做必须复查的项目，并根据病情变化增加检查的频次。

■ 病理检查在患者出院前完成，要根据病理检查结果为患者制订药物治疗方案。

■ 克罗恩病肠切除术后复发率相当高。有高危因素者（吸烟、肛周病变、穿透性疾病行为、有肠切除术史等），术后需要早期开始药物治疗（术后 2 周开始用药），并定期复查肠镜。

（十）出院标准

1. 无发热，恢复肛门排气排便，可进半流食。
2. 没有需要住院处理的并发症和（或）合并症。

释义

■ 主治医师在出院前仔细评估，排除发生并发症（如伤口感染、吻合口漏或瘘、肠腔出血等）的可能性后决定出院。

（十一）变异及原因分析

1. 术前合并重度营养不良或合并腹盆腔脓肿、内瘘以及其他基础疾病影响手术的患者，不进入本路径。
2. 临床症状改善不明显，调整药物治疗，导致住院时间延长。
3. 复杂性病例以及需要多肠段切除，再次手术或复发性病例，不进入本路径。
4. 出现术后并发症（手术切口不愈合，吻合口瘘、术后早期炎性肠梗阻等），则转入相应临床路径。

释义

■ 对于轻微变异，不会影响最终治疗效果，仅是没有完成某一天的操作而延期，不会增加更多住院天数和住院费用，可不退出本路径。

■ 除上述变异原因外，如出现其他影响治疗效果和费用的因素要及时退出路径。同时对这些因素进行分析总结，以便日后完善路径。

四、克罗恩病临床路径给药方案

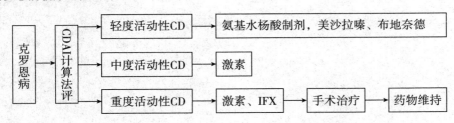

【用药选择】

1. 氨基水杨酸制剂包括 SASP、巴柳氮、奥沙拉嗪及美沙拉嗪。激素制剂，泼尼松 0.75mg/（kg·d）。达到症状缓解开始减量，每周减 5mg，至 20mg/d 时每周减 2.5mg 至停药。局部作用激素：有布地奈德。硫嘌呤类免疫抑制剂包括硫嘌呤（AZA）、6-巯基嘌呤（6-MP）。免疫抑制剂还包括肿瘤坏死因子（TNF）抑制剂英夫利昔单抗。

2. 建议使用第二代头孢菌素注射剂有头孢呋辛、头孢替安等，口服制剂有头孢克洛、头孢呋辛酯和头孢丙烯等。可加用甲硝唑；明确感染者，可根据药敏试验结果调整抗菌药物。

【药学提示】

1. 克罗恩病复发率高，轻度和中度活动性患者以药物治疗为主。即使是重度活动者，手术前后亦要密切配合药物治疗。药物的选择，可参考《中国炎症性肠病诊断治疗规范的共识意见》。激素和英夫利昔单抗，主要用于诱导重度活动性 CD 的缓解，氨基水杨酸类制剂用于维持缓解。对于高危患者，宜开展早起积极治疗，不必进行"递进式"模式治疗，一开始即给予更强的治疗方案，一是激素联合免疫抑制剂，或者直接给予英夫利昔单抗。

2. 克罗恩病患者接受常规切除手术者，应在术前 0.5~2 小时给抗菌药，或麻醉开始时给药，使手术切口暴露时局部组织中已达到足以杀灭手术过程中入侵切口细菌的药物浓度。手术时间较短（<2 小时）的清洁手术，术前用药一次即可。手术时间超过 3 小时，或失血量大（>1500ml），可手术中给予第 2 剂。

【注意事项】

1. 需要手术的 CD 患者多半病情较重，长期使用激素或者其他免疫抑制剂药物，往往合并严重营养不良和感染，存在巨大手术风险。围术期处理非常重要。手术前后要加强营养支持。

2. 用药前必须详细询问患者先前有否对头孢菌素类、青霉素类或其他药物的过敏史。

3. 硫嘌呤类药物常有骨髓抑制作用，有些用药 1 年后出现。可检测硫嘌呤甲基转移酶基因型，预测骨髓抑制的发生。

五、推荐表单

(一) 医师表单

克罗恩病临床路径医师表单

适用对象：第一诊断为克罗恩病（ICD-10：K50）

行单肠段切除吻合术（ICD-9-CM-3：45.62/45.72-45.8）

患者姓名：		性别：	年龄：	门诊号：	住院号：

住院日期：　年　月　日	出院日期：　年　月　日	标准住院日：9~18 天

时间	住院第 1 天	住院第 2 天	住院第 3~4 天 （手术前日）
主要诊疗工作	□ 询问病史和体格检查 □ 完成首次病程记录、住院病历 □ 开具实验室检查单 □ 评估有无急性并发症（如大出血、穿孔等） □ 上级医师查房	□ 上级医师查房 □ 完成术前准备与术前评估 □ 完成必要的相关科室会诊 □ 根据各项检查检验结果，进行术前讨论，确定治疗方案 □ 基础疾病治疗	□ 上级医师查房并确定下一步诊疗计划，完成上级医师查房记录，疑难病例需要全科讨论 □ 改善一般情况，完善术前准备 □ 请相应科室会诊 □ 向患者及家属介绍手术方案和可能出现的并发症，交代围术期注意事项 □ 签署各种医疗文书（病理活检、输血、麻醉、手术同意书）
重点医嘱	**长期医嘱** □ 普通外科护理常规 □ 二级护理 □ 饮食（根据患者病情） □ 必要时 5-ASA 制剂、激素或免疫抑制剂 □ 对症处理 **临时医嘱** □ 血常规+血型、尿常规、便常规+隐血、肝肾功能、电解质、凝血功能、感染性疾病筛查、血沉、C 反应蛋白 □ 心电图、胸部正位片 □ 必要时行肠镜（包括消化内镜检查）、腹部超声、消化道钡剂造影、CT □ 必要时行肺功能测定和超声心动图 □ 排除肠结核检查如 PPD 试验等	**长期医嘱** □ 患者既往基础用药 □ 若有轻中度营养不良者，则予肠内肠外营养治疗 □ 其他相关治疗 **临时医嘱** □ 相关专科医师的会诊单 □ 必要时术前营养支持 □ 复查有异常的检查及化验	**长期医嘱** □ 普通外科护理常规 □ 二级护理 □ 饮食（视情况） □ 必要时 5-ASA 制剂、激素或免疫抑制剂 □ 对症处理 **临时医嘱** □ 既往基础用药 □ 拟明日在硬膜外麻醉或全身麻醉下 行病变肠段切除吻合术 □ 术前或术中留置胃管、尿管 □ 常规皮肤准备 □ 术前麻醉辅助药 □ 预防性抗菌药物 □ 必要时行肠道准备 □ 药物过敏试验

续　表

时间	住院第 1 天	住院第 2 天	住院第 3~4 天 （手术前日）
病情 变异 记录	□无　□有，原因： 1. 2.	□无　□有，原因： 1. 2.	□无　□有，原因： 1. 2.
医师 签名			

时间	住院第 4~7 天 （手术日）		住院第 5~8 天 （术后第 1 日）
	术前与术中	术后	
主要诊疗工作	□ 送患者入手术室 □ 麻醉准备，监测生命体征 □ 施行手术 □ 保持各引流管通畅 □ 必要时冷冻病理检查	□ 完成术后各项处理 □ 住院医师完成常规病程记录书写 □ 完成手术记录、麻醉记录和术后当天的病程记录（常规情况术后 24 小时内） □ 向患者及家属介绍手术情况，交代病情及术后注意事项 □ 防治肺部感染和深静脉血栓形成 □ 实施阵痛措施	□ 上级医师查房 □ 监测术后病情。观察、预判和处理可能出现的并发症（肺部感染、腹腔感染、深静脉血栓），修订监测和治疗方案 □ 实施镇痛 □ 促进肠功能早日恢复 □ 指导下地活动计划 □ 完成常规病程记录
重点医嘱	**长期医嘱** □ 今日在硬膜外麻醉和（或）全身麻醉下行病变肠段切除吻合术 □ 二级护理 □ 禁食 **临时医嘱** □ 手术切开前 30 分钟使用抗菌药物 □ 液体治疗 □ 相应治疗（视情况）	**长期医嘱** □ 外科术后护理常规和肠外瘘术 □ 护理常规 □ 一级护理 □ 禁食 □ 相关监护 □ 合理氧治疗 □ 记 24 小时出入量 □ 胃肠减压记量、腹腔引流记量、尿管接袋记量 □ 患者既往基础用药 **临时医嘱** □ 液体治疗及纠正水电解质失衡 □ 抗菌药物：手术时间长或污染重，可加用 □ 根据病情变化施行相关治疗	**长期医嘱** □ 今日在硬膜外麻醉或全身麻醉下行病变肠段切除吻合术 □ 一级护理 □ 防治肺部感染，拍背、雾化吸入 □ 下肢静脉气压泵使用、弹力袜佩戴 □ 相应监护和氧治疗记 24 小时出入量 记录相关引流量 □ 饮食指导 □ 镇痛泵使用，镇痛药物 **临时医嘱** □ 相关检验复查 □ 引流管管理和引流记量 □ 必要时抗菌药物（非常规使用） 必要时抑酸剂（非常规使用） 必要时生长抑素（非常规使用） □ 液体和营养治疗（如根据情况小剂量开始肠内营养，逐日递进） □ 其他特殊医嘱
病情变异记录	□ 无　□ 有，原因： 1. 2.	□ 无　□ 有，原因： 1. 2.	□ 无　□ 有，原因： 1. 2.
医师签名			

时间	住院第 7 ~ 13 天 （术后第 2 ~ 6 日）	住院第 10 ~ 18 天 （术后第 7 ~ 11 日，出院日）
主要诊疗工作	□ 上级医师查房 □ 监测术后恢复情况。观察、预判和处理可能出现的并发症（肺部感染、腹腔感染、深静脉血栓） □ 根据病情变化修订治疗措施 □ 处置各种管路 □ 完成病历书写 □ 根据胃肠功能恢复情况指导饮食、减少补液 □ 早期恢复肠内营养 □ 早起下床活动	□ 上级医师查房 □ 手术效果、术后并发症、伤口愈合评估 □ 明确是否出院 □ 通知患者及其家属出院 □ 向患者及其家属交代出院后注意事项，预约复诊日期及拆线日期 □ 完成出院记录、病案首页、出院证明书 □ 将出院小结的副本交给患者或家属
重点医嘱	**长期医嘱** □ 二级或三级护理 □ 饮食指导、液体和营养治疗 □ 记录相关引流量 □ 防治肺部感染，拍背、雾化吸入 □ 下肢静脉气压泵使用、弹力袜佩戴 **临时医嘱** □ 引流管和伤口处理（视情况） □ 复查必要检验（视病情）	**临时医嘱** □ 根据患者全身状况决定检查项目 □ 拆线、换药 □ 出院带药
病情变异记录	□ 无　□ 有，原因： 1. 2.	□ 无　□ 有，原因： 1. 2.
医师签名		

（二）护士表单

克罗恩病临床路径护士表单

适用对象：第一诊断为克罗恩病（ICD-10：K50）

行单肠段切除吻合术（ICD-9-CM-3：45.62/45.72-45.8）

患者姓名：	性别：　年龄：　门诊号：	住院号：
住院日期：　　年　月　日	出院日期：　　年　月　日	标准住院日：9～18 天

时间	住院第 1 天	住院第 2 天	住院第 3~4 天 （手术前日）
健康宣教	□ 入院宣教 　介绍主管医师、护士 　介绍环境、设施 　介绍住院注意事项	□ 术前宣教，宣教疾病知识 □ 主管护士与患者沟通，了解并指导心理应对 □ 饮食、心理、生活指导 □ 服药指导	□ 术前宣教，术前准备 □ 告知准备物品、沐浴 □ 告知术后饮食、活动及探视注意事项 □ 告知术后可能出现的情况及应对方式 □ 告知家属等候区位置
护理处置	□ 核对患者姓名，佩戴腕带 □ 建立入院护理病历 □ 卫生处置：剪指（趾）甲、沐浴，更换病号服 □ 完成入院评估	□ 静脉抽血 □ 指导患者到相关科室进行检查	□ 术前准备配血、抗菌药物皮试、备皮、药物灌肠、禁食禁水
基础护理	□ 三级护理 □ 晨晚间护理 □ 患者安全管理	□ 三级护理 □ 晨晚间护理 □ 患者安全管理	□ 三级护理 □ 晨晚间护理 □ 患者安全管理
专科护理	□ 护理查体，检查腹部情况 □ 瞳孔、意识监测 □ 需要时，填写跌倒及压疮防范表 □ 需要时，请家属陪护		□ 术前禁食、禁水、备皮
重点医嘱	□ 详见医嘱执行单	□ 详见医嘱执行单	□ 详见医嘱执行单
病情变异记录	□ 无　□ 有，原因： 1. 2.	□ 无　□ 有，原因： 1. 2.	□ 无　□ 有，原因： 1. 2.
护士签名			

时间	住院第 4~7 天 （手术日）	住院第 5~9 天 （术后第 1~6 日）	住院第 10~18 天 （术后第 7~11 天，出院日）
健康宣教	□ 术后当日宣教 □ 告知监护设备、管路功能及注意事项，告知饮食、体位要求，告知疼痛注意事项，告知术后可能出现情况及应对方式，告知用药情况 □ 给予患者及家属心理支持 □ 再次明确探视陪护须知	□ 术后宣教 □ 药物作用及频率，饮食、活动指导，复查患者对术前宣教内容的掌握程度 □ 疾病恢复期注意事项（若有肠造口的宣教） □ 拔尿管后注意事项 □ 防治深静脉血栓意义 □ 防治肺部感染的意义 □ 早期下床活动意义	□ 出院宣教 复查时间，服药方法，活动休息，指导饮食 □ 康复训练方法 □ 指导办理出院手续
护理处置	□ 送手术 摘除患者各种活动物品 核对患者资料及带药 填写手术交接单，签字确认 □ 接手术，核对患者及资料，签字确认 □ 遵医嘱予输液、抗感染、止血、抑酸、激素、控制血糖等治疗	□ 夹闭尿管，锻炼膀胱功能 □ 遵医嘱予输液、抗感染、抑酸、激素、控制血糖等治疗 □ 防治深静脉血栓（弹力袜，下肢气压治疗） □ 雾化吸入，拍背，防治肺部感染	□ 办理出院手续 □ 书写出院小结
基础护理	□ 特级或一级护理 □ 病情观察，制定特护记录 □ q2h 评估生命体征、瞳孔、意识、皮肤情况 □ 排泄护理 □ 防治深静脉血栓形成 □ 患者安全管理	□ 特级或二级护理 □ 晨晚间护理 □ 协助早期进食、进水 □ 排泄护理 □ 协助更衣 □ 患者安全管理 □ 预防深静脉血栓形成	□ 三级护理 □ 晨晚间护理 □ 协助指导进食、进水 □ 协助或指导下地活动，每天 4~8 小时 □ 患者安全管理
专科护理	□ 卧位护理：麻醉清醒后半卧位，协助翻身、床上移动、预防压疮 □ 病情观察，写特护记录 □ 皮肤情况、伤口敷料、各种引流管情况、出入量 □ 术后观察意识、生命体征、腹部体征	□ 病情观察，必要时写特护记录 □ 观察腹部症状和体征、伤口敷料、各种引流管情况、出入量 □ 半卧位 □ 遵医嘱予、抗感染、激素、控制血糖治疗 □ 需要时，联系主管医师给予相关处置	□ 病情观察 □ 腹部情况，伤口愈合、引流管路情况
重点医嘱	□ 详见医嘱执行单	□ 详见医嘱执行单	□ 详见医嘱执行单
病情变异记录	□ 无　□ 有，原因： 1. 2.	□ 无　□ 有，原因： 1. 2.	□ 无　□ 有，原因： 1. 2.
护士签名			

（三）患者表单

克罗恩病临床路径患者表单

适用对象：第一诊断为克罗恩病（ICD-10：K50）

行单肠段切除吻合术（ICD-9-CM-3：45.62/45.72-45.8）

患者姓名：		性别： 年龄： 门诊号：	住院号：
住院日期： 年 月 日		出院日期： 年 月 日	标准住院日：9~18 天

时间	住院第 1 天	住院第 2 天	住院第 3~4 天（手术前日）
监测	□ 测量生命体征、体重	□ 每日测量生命体征、询问排便，术前 1 晚测量生命体征	□ 手术清晨测量生命体征、血压 1 次
医患配合	□ 护士行入院护理评估（简单询问病史） □ 接受入院宣教 □ 医师询问病史、既往病史、用药情况，收集资料 □ 进行体格检查	□ 配合完善术前相关化验、检查 □ 接受术前宣教 □ 克罗恩病知识、临床表现、治疗方法	□ 医师与患者及家属介绍病情及手术谈话 □ 术前宣教，术前用物准备 □ 告知准备物品、沐浴 □ 告知术后饮食 □ 告知术后探视及陪护制度 □ 告知术后可能出现的情况及应对方式 □ 告知家属手术室等候区位置 □ 手术室接患者，配合核对
重点诊疗及检查	**重点诊疗** □ 三级护理 □ 既往基础用药	**重点诊疗** □ 三级护理 □ 既往基础用药 □ 重要检查 □ 心电图、X 线胸片、肠镜、活检 □ 必要时查肺功能、心脏彩超	**重点诊疗** □ 术前准备 □ 术前准备配血、抗菌药物皮试、备皮、药物灌肠、禁食、禁水、皮肤准备 □ 术前各种知情同意书签字（输血、病理活检、麻醉、手术）
重点诊疗及检查	□ 三级护理 □ 晨晚间护理 □ 患者安全管理	□ 三级护理 □ 晨晚间护理 □ 患者安全管理	□ 三级护理 □ 晨晚间护理 □ 患者安全管理
饮食及活动	□ 根据病情半流食或鼻饲 □ 根据病情选用配方制剂 □ 正常活动	□ 根据病情半流食或鼻饲 □ 根据病情选用配方制剂 □ 卧床休息，自主体位	□ 术前 12 小时禁食、禁水 □ 正常活动

时间	住院第 4~7 天 （手术日）	住院第 5~10 天 （术后第 1~6 日）	住院第 11~18 天 （术后第 7~11 日）
监测	□ 定时监测生命体征，各种管道情况	□ 定时监测生命体征 □ 每日询问肠功能恢复、静脉血栓和肺部感染情况	□ 每日询问腹部症状和体征
医患配合	**术后宣教** □ 术后体位：麻醉未醒时平卧，清醒后，4~6 小时无不适反应可垫枕或根据医嘱予监护设备、吸氧 □ 配合护士定时监测生命体征、瞳孔、伤敷料和引流管等 □ 不要随意动引流管 □ 疼痛的注意事项及处理 □ 告知医护不适及异常感受	□ 医师巡视了解病情 □ 配合饮食、活动指导 □ 护士协助进食、进水、排泄等生活护理 □ 配合防治深静脉血栓防治、肺部感染 □ 护士行晨晚间护理 □ 配合监测出入量 □ 膀胱功能锻炼，成功后可将尿管拔除 □ 注意探视及陪护时间	□ 护士行晨晚间护理 □ 医师拆线 □ 伤口注意事项 □ 配合康复训练（必要时） **出院宣教** □ 接受出院前康复宣教 □ 学习出院注意事项 □ 了解复查程序 □ 办理出院手续，取出院带药
重点诊疗及检查	**重点诊疗** □ 特级护理 □ 予监护设备、吸氧 □ 注意留置管路安全与通畅 □ 用药：抗菌药、止血药、抑酸、激素、补液药物的应用 □ 护士协助记录出入量	**重点诊疗** □ 特级或一级护理 □ 静脉用药逐渐过渡至口服药医师定时予伤口换药 **重要检查** □ 定期抽血化验 □ 必要时行腹部影像学检查	**重点诊疗** □ 二级或三级护理 □ 普通饮食或配方制剂 □ 医师观察伤口（必要时） **重要检查** □ 定期抽血化验（必要时）
饮食及活动	□ 根据病情半流食或鼻饲 □ 卧床休息，自主体位	□ 协助早期进食、进水。根据病情 □ 逐渐由半流食过渡到普通饮食 □ 协助下地活动，5~7 次/天，10~30 分钟/次。过渡到每天 4~8 小时	□ 半流食、普通饮食，或膳食配方制剂 □ 协助或指导下地活动，每天 4~8 小时

附：原表单（2011 年版）

克罗恩病临床路径表单

适用对象：第一诊断为克罗恩病（ICD-10：K50）

行单肠段切除吻合术（ICD-9-CM-3：45.62/45.72-45.8）

患者姓名：	性别：　　年龄：　　门诊号：	住院号：
住院日期：　　年　月　日	出院日期：　　年　月　日	标准住院日：9～18 天

时间	住院第 1 天	住院第 2 天	手术前日
主要诊疗工作	□ 询问病史和体格检查 □ 完成首次病程记录、住院病历 □ 开具实验室检查单 □ 评估有无急性并发症（如大出血、穿孔等） □ 上级医师查房	□ 上级医师查房 □ 完成术前准备与术前评估 □ 完成必要的相关科室会诊 □ 根据各项检查检验结果，进行术前讨论，确定治疗方案	□ 上级医师查房并确定下一步诊疗计划，完成上级医师查房记录，疑难病例需要全科讨论 □ 改善一般情况，完善术前准备 □ 请相应科室会诊 □ 向患者及家属交代围术期注意事项、签署各种医疗文书
重点医嘱	**长期医嘱** □ 普通外科护理常规 □ 二级护理 □ 饮食（根据患者病情） □ 必要时 5-ASA 制剂、激素或免疫抑制剂 □ 对症处理 **临时医嘱** □ 血常规+血型、尿常规、大便常规+隐血 □ 肝肾功能、电解质、凝血功能、感染性疾病筛查 □ 心电图、胸部正位片 □ 血沉、C 反应蛋白 □ 必要时行肠镜（包括消化内镜检查）、腹部超声、消化道钡剂造影、CT □ 必要时行肺功能测定和超声心动图 □ 排除肠结核检查如 PPD 试验等	**长期医嘱** □ 患者既往基础用药 □ 若有轻中度营养不良者，则予静脉肠外营养治疗 □ 肠内营养使用 □ 其他相关治疗 **临时医嘱** □ 相关专科医师的会诊单 □ 必要时术前营养支持 □ 复查有异常的检查及化验	**长期医嘱** □ 普通外科护理常规 □ 二级护理 □ 饮食（视情况） □ 必要时 5-ASA 制剂、激素或免疫抑制剂 □ 对症处理 **临时医嘱** □ 既往基础用药 □ 拟明日在硬膜外麻醉或全身麻醉下行病变肠段切除吻合术 □ 术前或术中 □ 留置胃管、尿管 □ 常规皮肤准备 □ 术前麻醉辅助药 □ 预防性抗菌药物 □ 必要时行肠道准备 □ 药物过敏试验
主要护理工作	□ 环境介绍、护理评估 □ 制定护理计划 □ 静脉取血（明晨取血） □ 指导患者到相关科室进行检查 □ 饮食、心理、生活指导 □ 服药指导 □ 造口的宣教	□ 饮食、心理指导 □ 静脉抽血 □ 术前指导	□ 饮食、心理指导 □ 静脉抽血 □ 术前指导 □ 术前准备：备皮、肠道准备等 □ 告知患者及家属术前流程及注意事项 □ 术前手术物品准备 □ 造口的宣教

续　表

时间	住院第 1 天	住院第 2 天	手术前日
病情 变异 记录	□无 □有，原因： 1. 2.	□无 □有，原因： 1. 2.	□无 □有，原因： 1. 2.
护士 签名			
医师 签名			

时间	住院第 4 ~ 7 天 （手术日）		住院第 5 ~ 8 天 （术后第 1 日）
	术前与术中	术后	
主要诊疗工作	□ 送患者入手术室 □ 麻醉准备，监测生命体征 □ 施行手术 □ 保持各引流管通畅 □ 必要时冰冻病理检查	□ 完成术后各项处理 □ 住院医师完成常规病程记录书写 □ 完成手术记录、麻醉记录和术后当天的病程记录（常规情况术后 24 小时内） □ 向患者及家属交代病情及术后注意事项	□ 上级医师查房 □ 监测术后病情，修订监测和治疗方案 □ 完成常规病程记录
重点医嘱	**长期医嘱** □ 今日在硬膜外麻醉和（或）全身麻醉下行病变肠段切除吻合术 □ 一级护理 □ 禁食 **临时医嘱** □ 手术切开前 30 分钟使用抗菌药物 □ 液体治疗 □ 相应治疗（视情况）	**长期医嘱** □ 外科术后护理常规和肠外瘘术后护理常规 □ 一级护理 □ 禁食 □ 相关监护 □ 合理氧治疗 □ 记 24 小时出入量 □ 胃肠减压记量 □ 腹腔引流记量 □ 可以拔出，尿管接袋记量 □ 患者既往基础用药 **临时医嘱** □ 液体治疗及纠正水电解质失衡 □ 抗菌药物：手术时间长或污染重，可加用 □ 肠内、外营养治疗 □ 根据病情变化施行相关治疗	**长期医嘱** □ 今日在硬膜外麻醉或全身麻醉下行病变肠段切除吻合术 □ 一级护理 □ 相应监护和氧治疗 □ 记 24 小时出入量 □ 记录相关引流量 □ 饮食指导 **临时医嘱** □ 相关检验复查 □ 引流管管理和引流记量 □ 必要时造口记量 □ 必要时抗菌药物 □ 必要时制酸剂 □ 必要时生长抑素 □ 液体和营养治疗 □ 其他特殊医嘱
主要护理工作	□ 术晨按医嘱清洁肠道、留置胃管、尿管 □ 术前注射麻醉用药（酌情） □ 指导术前注射麻醉用药后注意事项 □ 术前护理、饮食指导 □ 安排陪送患者入手术室 □ 心理支持	□ 指导和协助体位与活动 □ 生活护理（一级护理） □ 饮食指导 □ 密切观察患者病情变化 □ 观察患者腹部体征及肠道功能恢复的情况 □ 管道护理及指导 □ 记录 24 小时出入量 □ 疼痛护理 □ 皮肤护理 □ 营养支持护理 □ 伤口和造口护理 □ 心理支持（患者及家属） □ 康复指导（运动指导）	□ 指导体位和活动 □ 生活护理（一级护理） □ 密切观察患者病情变化 □ 观察患者腹部体征及肠道功能恢复的情况 □ 管道护理及指导 □ 记录 24 小时出入量 □ 疼痛护理 □ 皮肤护理 □ 营养支持护理 □ 治疗护理 □ 造口护理（必要时） □ 心理支持（患者及家属）

续　表

时间	住院第 4~7 天 （手术日）		住院第 5~8 天 （术后第 1 日）
	术前与术中	术后	
病情 变异 记录	□无　□有，原因： 1. 2.	□无　□有，原因： 1. 2.	□无　□有，原因： 1. 2.
护士 签名			
医师 签名			

时间	住院第 6~9 天 （术后第 2 日）	住院第 7~13 天 （术后第 3~6 日）	住院第 10~18 天 （术后第 7~11 日，出院日）
主要诊疗工作	□ 上级医师查房 □ 监测术后恢复情况 □ 根据病情变化修订观察指标和治疗措施 □ 完成病历书写 □ 根据胃肠功能恢复情况指导、减少补液	□ 上级医师查房 □ 监测术后恢复情况 □ 根据病情变化修订观察指标和治疗措施 □ 完成病历书写 □ 根据胃肠功能恢复情况指导、减少补液	□ 上级医师查房 □ 手术效果、术后并发症、伤口愈合评估 □ 明确是否出院 □ 通知患者及其家属出院 □ 向患者及其家属交代出院后注意事项，预约复诊日期及拆线日期 □ 完成出院记录、病案首页、出院证明书 □ 将出院小结的副本交给患者或家属
重点医嘱	**长期医嘱** □ 二级或三级护理 □ 饮食指导、液体和营养治疗（鼓励早期恢复饮食、减少输液） □ 记录相关引流量 **临时医嘱** □ 引流管和伤口处理（视情况） □ 复查必要检验（视病情）	**长期医嘱** □ 二级或三级护理 □ 饮食指导、液体和营养治疗（鼓励早期恢复饮食、减少输液） □ 记录相关引流量 **临时医嘱** □ 引流管和伤口处理（视情况） □ 复查必要检验（视病情）	**临时医嘱** □ 根据患者全身状况决定检查项目 □ 拆线、换药 □ 出院带药
主要护理工作	□ 观察病情变化和康复情况 □ 指导体位与活动 □ 协助生活护理 □ 协助指导饮食 □ 营养支持护理 □ 伤口和造口护理（视病情）	□ 观察病情变化和康复情况 □ 指导体位与活动 □ 协助生活护理 □ 协助指导饮食 □ 营养支持护理 □ 伤口和造口护理（视病情）	□ 出院指导 □ 办理出院手续 □ 复诊时间 □ 服药指导 □ 康复指导 □ 疾病知识及后续治疗 □ 造口护理指导
病情变异记录	□ 无　□ 有，原因： 1. 2.	□ 无　□ 有，原因： 1. 2.	□ 无　□ 有，原因： 1. 2.
护士签名			
医师签名			

第十八章

肠梗阻临床路径释义

一、肠梗阻编码

1. 国家卫生和计划生育委员会原编码：

疾病名称及编码：肠梗阻（ICD-10：K56）

手术操作名称及编码：肠粘连松解术、小肠部分切除吻合术、肠短路吻合术、肠外置术、结肠造口术（ICD-9-CM-3：45.62/ 45.91/46.01 /46.10/54.59）

2. 修改编码：

疾病名称及编码：肠梗阻（ICD-10：K56）

手术操作名称及编码：肠粘连松解术（ICD-9-CM-3：54.5）

小肠部分切除吻合术（ICD-9-CM-3：45.62）

肠短路吻合术（ICD-9-CM-3：45.9）

肠外置术（ICD-9-CM-3：46.01）

结肠造口术（ICD-9-CM-3：46.1）

二、临床路径检索方法

K56 伴（54.5/45.62/45.9/46.1）

三、肠梗阻临床路径标准住院流程

（一）适用对象

第一诊断为肠梗阻（ICD-10：K56.0/K56.2 /K56.5- K56.7），行肠粘连松解术、小肠部分切除吻合术、肠短路吻合术、肠外置术、结肠造口术（ICD-9-CM-3：45.62/45.91/46.01 /46.10/54.59）。

（二）诊断依据

根据《临床诊疗指南·外科学分册》（中华医学会编著，人民卫生出版社），《外科学（第8版）》（人民卫生出版社），《胃肠外科学》（人民卫生出版社）。

1. 病史：腹痛、腹胀、呕吐并肛门停止排气排便。

2. 体征：单纯梗阻早期患者表情痛苦，严重患者可出现脱水、虚弱或休克现象。

3. 查体：腹部查体可见腹胀、肠型、蠕动波，触诊可有压痛，叩诊鼓音，听诊肠鸣音活跃，可闻及气过水声及高调金属音或振水音。绞窄性肠梗阻，可表现为腹膜炎体征，有时可有移动性浊音，腹壁压痛，肠鸣音微弱或消失。

4. 辅助检查：白细胞计数、血红蛋白和红细胞比容都可增高，尿比重增高，血气分析、血生化、肾功能紊乱。腹部立位平片、腹部CT和钡剂灌肠检查可辅助诊断。

> 释义
>
> ■ 在临床实践中，以粘连性肠梗阻最为常见，多发生在以往有过腹部手术、损伤或腹膜炎病史的患者。肿瘤所致的肠梗阻约占20%，需特别提高警惕。嵌顿性腹外

疝或绞窄性腹外疝是常见的肠梗阻原因之一，约占所有肠梗阻的10%。新生儿以肠道先天性畸形为多见。2周岁以内小儿，则肠套叠多见。蛔虫团所致的肠梗阻常发生于儿童。老年人则以肿瘤及粪块阻塞为常见。

■ 有以下表现者，应考虑绞窄性肠梗阻可能：①腹痛发作急骤，起始即为持续性剧烈疼痛，或在阵发性加重之间仍有持续性疼痛。肠鸣音可不亢进。有时出现腰背部痛，呕吐出现早、剧烈而频繁；②病情发展迅速，早期出现休克，抗休克治疗后改善不显著；③有明显腹膜刺激征，体温升高、脉率增快、白细胞计数增高；④腹胀不对称，腹部有局部隆起或触及有压痛的肿块（胀大的肠襻）；⑤呕吐物、胃肠减压抽出液、肛门排出物为血性，或腹腔穿刺抽出血性液体；⑥经积极非手术治疗而症状体征无明显改善；⑦腹部X线检查见孤立、突出胀大的肠襻、不因时间而改变位置，或有假肿瘤状阴影；或肠间隙增宽，提示有腹腔积液。

■ 腹部立位平片：一般在肠梗阻发生4~6小时，X线检查即显示出肠腔内气体；立位或侧卧位透视或拍片，可见液平面及气胀肠襻。但无上述征象，也不能排除肠梗阻的可能。由于肠梗阻的部位不同，X线表现也各有其特点：如空肠黏膜环状皱襞可显示"鱼肋骨刺"状；回肠黏膜则无此表现；结肠胀气位于腹部周边，显示结肠袋形。

■ 腹部CT和钡剂灌肠用于怀疑肠套叠、乙状结肠扭转或结肠肿瘤时，同时可以初步判断梗阻部位及梗阻的原因。钡剂消化道造影检查可用于一些可疑的肠梗阻患者。但腹部CT不建议作为肠梗阻的早期诊断。腹部立位平片可用于60%左右的肠梗阻患者，而20%~30%的肠梗阻患者需要腹部CT检查。

■ 血气分析主要用于对电解质紊乱和酸碱失衡的判断。

■ 在肠梗阻的诊断中应该重点辨明是单纯性肠梗阻还是绞窄性肠梗阻。

（三）选择治疗方案的依据

根据《临床诊疗指南·外科学分册》（中华医学会编著，人民卫生出版社），《外科学（第8版）》（人民卫生出版社），《胃肠外科学》（人民卫生出版社）。
经保守治疗无效拟行肠粘连松解术、小肠部分切除吻合术、肠短路吻合术、肠外置术、结肠造口术。

释义

■ 只有少部分完全性肠梗阻的患者经保守治疗好转，多数患者需要手术治疗。手术风险较大者（高龄、妊娠期、合并较严重内科病），需向患者或家属交代病情；如不同意手术，应当充分告知风险，履行签字手续，并予严密观察。

■ 肠粘连松解术：主要用于粘连或束带造成的肠管折叠成角、肠管形成内疝、肠襻间粘连等未造成肠管坏死的病变。

■ 小肠部分切除吻合术：主要用于绞窄性肠梗阻，如肠扭转、绞窄性疝所造成的小肠坏死。

■ 肠短路吻合术：当梗阻部位的肠管切除有困难，如肿瘤向周围组织广泛侵犯，或是粘连广泛难以分离，但肠管无坏死现象，为解除梗阻，可分离梗阻部远、近端肠管做短路吻合，旷置梗阻部。

■肠外置术或肠造口术：主要适用于低位肠梗阻，如急性结肠梗阻，由于回盲瓣的作用，结肠完全性梗阻时多形成闭襻性肠梗阻，肠腔压力很高，结肠的血液供应也不如小肠丰富，容易发生肠壁血运障碍，且结肠内细菌较多，所以一期肠切除吻合，常不易顺利愈合。因此采用梗阻近端造口，以解除梗阻。如已有肠坏死或肠肿瘤，可切除坏死或肿瘤肠段，将两断端外置做造口术，以后再行二期手术重建肠道的连续性。

■对于肠梗阻症状较轻、高位肠梗阻的患者可选择腹腔镜手术治疗。腹腔镜手术可缩短住院时间，减少二次粘连的可能。

■肠梗阻的非手术治疗，胃肠减压、纠正水、电解质紊乱和酸碱失衡、抗感染、加强营养支持是重要的治疗措施。

■诊断不明确时，禁用强烈镇痛药。

■本病多为急症，各种类型的绞窄性肠梗阻，以及非手术治疗无效的患者，应行急诊手术。

（四）标准住院日

9～18天。

释义

■肠梗阻多为急症，在急诊完善相关检查（血常规、生化、心电图、凝血功能、腹部立位平片、腹部 CT）后，即可行手术治疗，术后恢复7～10天；对于保守治疗48～72小时后，症状不缓解的患者可行手术治疗，或在保守治疗中出现症状加重者，可立刻行手术治疗，术后恢复7～10天。如术后出现切口感染、腹腔内感染、肠瘘、肠梗阻、吻合口出血等并发症，可适当延长住院时间。

（五）进入路径标准

1. 第一诊断必须符合 ICD-10：K56.0/K56.2/K56.5- K56.7 肠梗阻疾病编码。
2. 当患者合并其他疾病，但住院期间不需要特殊处理也不影响第一诊断的临床路径流程实施时，可以进入路径。

释义

■本路径适用对象为肠梗阻患者。

■患者如果合并高血压、糖尿病、冠心病、慢性阻塞性肺疾病、慢性肾病等其他慢性疾病，需要术前对症治疗时，如果不影响麻醉和手术，不影响术前准备的时间，可进入本路径。上述慢性疾病如果需要经治疗稳定后才能手术、或抗凝、抗血小板治疗等，术前需特殊准备的，先进入其他相应内科疾病的诊疗路径。

（六）术前准备

1～3天。

1. 必须的检查项目：
（1）血常规、尿常规。
（2）肝功能、肾功能、电解质、凝血功能、血型、血淀粉酶、感染性疾病筛查（乙型肝炎、丙型肝炎、艾滋病、梅毒等）。
（3）腹部立卧位片。
（4）心电图、胸部正位片。
2. 其他根据病情可考虑选择：如消化系统肿瘤标志物检查、腹部超声检查、腹部 CT、肺功能测定、钡灌肠或结肠镜、动脉血气分析、超声心动图等。

> **释义**
>
> ■ 必查项目是确保手术治疗安全、有效开展的基础，术前必须完成，对保证围术期的安全提供治疗依据。
>
> ■ 部分患者需行急诊手术治疗，检查项目可以在急诊入院时完成，如血常规、肝功能、肾功能、电解质、凝血功能、血型、血淀粉酶、腹部立卧位片、心电图、腹部 CT。血淀粉酶的检查一般用于排除胰腺炎等疾病。腹部 CT 的检查，在明确梗阻病因、梗阻部位和程度等方面与腹部平片相比有一定优势。
>
> ■ 高龄患者或有心肺功能异常患者，术前可根据病情，增加心脏彩超、肺功能、血气分析等检查。

（七）选择用药

1. 按照《抗菌药物临床应用指导原则》（卫医发〔2004〕285 号）执行。建议使用第二代头孢菌素或第三代头孢菌素，如头孢曲松或头孢噻肟，可加用甲硝唑；明确感染患者，可根据药敏试验结果调整抗菌药物。
2. 根据患者病情，可考虑选择：
（1）静脉用制酸剂：H_2受体拮抗剂或质子泵抑制剂。
（2）注射用电解质：氯化钾、氯化钠、葡萄糖酸钙、碳酸氢钠等。
（3）循环、呼吸系统用药：维持血流动力学和气体交换稳定。
（4）通便、灌肠药物。

> **释义**
>
> ■ 肠梗阻可以造成细菌的移位或肠腔内细菌直接穿透肠壁，引起继发性腹腔感染，常是混合感染，以革兰阴性杆菌和厌氧菌为主，因此应该常规使用抗菌药。非手术治疗的患者，梗阻缓解、无全身症状即可停用抗菌药。患者合并糖尿病、贫血、低蛋白血症、营养不良，应适当延长术后使用抗菌药的时间。
>
> ■ 肠梗阻一般是等渗或低渗性脱水，各种电解质有不同程度的丧失，首先应输注5%葡萄糖盐水或平衡盐溶液。碳酸氢钠用于纠正代谢性酸中毒。输液所需的容量和配方，根据脱水程度、尿量、尿比重、血细胞比容、电解质及血气分析等结果来调整。
>
> ■ 严重的缺水、血液浓缩、血容量减少、电解质紊乱、酸碱平衡失调、细菌感染、中毒等，可引起严重休克。肠坏死、穿孔，发生腹膜炎时，全身中毒尤为严重。肠腔膨胀使腹压增高，膈肌上升，腹式呼吸减弱，影响肺内气体交换，同时妨碍下腔

静脉血液回流，而致呼吸、循环功能障碍。为维持血流动力学和气体交换稳定，应使用循环、呼吸系统药物。

(八) 手术日

入院第 4~7 天。

1. 麻醉方式：气管插管全身麻醉或硬膜外麻醉。
2. 手术植入物：吻合器（可选用）。
3. 术中用药：麻醉常规用药。
4. 输血：根据术前血红蛋白状况及术中出血情况决定。

> **释义**
>
> ■ 原则上动力性肠梗阻采用非手术治疗，机械性完全性肠梗阻采用手术治疗，绞窄性肠梗阻应急诊手术。
>
> ■ 行肠切除和肠吻合时，使用吻合器可以提高手术效率，应熟悉各种吻合器的性能和型号，选用合适的管型吻合器或一次性切割吻合器。吻合完成后，必要时应加强缝合，直至满意为止。
>
> ■ 单纯性肠梗阻的晚期或绞窄性肠梗阻时因丢失大量血浆，有效循环血量进一步减少，胶体渗透压降低，在适当补液后应输注血浆，可选用混合糖电解质注射液补充水分、能量及电解质，胰岛素抵抗患者可选用果糖注射液。外科患者血红蛋白<70g/L 或术中出血量超过 800ml 时，应考虑输注红细胞悬液；血红蛋白在 70~100g/L 之间，应根据患者的贫血程度、心肺代偿功能及有无代谢率增高等因素决定。

(九) 术后住院恢复

5~11 天。

1. 必须复查的检查项目：血常规、肝功能、肾功能、电解质、血尿淀粉酶。
2. 复查安排：
（1）出院 1 个月后门诊复诊。
（2）出院 3 个月后复查肠镜。
3. 术后用药：
抗菌药物：按照《抗菌药物临床应用指导原则》（卫医发〔2004〕285 号）选用抗菌药物，用药时间 1~3 天。
4. 术后饮食指导。

> **释义**
>
> ■ 术后可根据患者恢复情况做必须复查的检查项目，并根据病情变化增加检查的频次。复查项目并不仅局限于路径中的项目。
>
> ■ 术后饮食指导：宜选择清淡、纤维素含量多、易消化并富有营养的食物；应少食多餐，不可暴饮暴食，避免饭后剧烈活动。忌食生冷水果、过酸食物及产气食物。

■ 出院3个月后复查电子肠镜，排除结肠的器质性病变。肠道准备充分、并且术者有一定的操作经验，其准确率可达95%以上。尤其对怀疑低位肠梗阻或排便习惯及性状异常者，此项检查更有意义。

（十）出院标准

1. 患者一般情况良好，恢复正常饮食，恢复肛门排气排便。
2. 切口愈合良好：引流管拔除，伤口无感染，无皮下积液（或门诊可处理的少量积液）。
3. 体温正常，腹部无阳性体征，相关实验室检查结果和腹平片基本正常，没有需要住院处理的并发症和（或）合并症。

释义

■ 主治医师应在出院前，通过复查的各项检查并结合患者恢复情况决定是否能出院。如果确有需要继续留院治疗的情况，超出了路径所规定的时间，应先处理并发症待符合出院条件后再准许患者出院。

■ 如果出现并发症，是否需要继续住院处理，由主管医师具体决定。

（十一）变异及原因分析

1. 术前合并其他影响手术的基础疾病，需要进行相关的诊断和治疗。
2. 术前根据患者病情初步确定手术方式，根据患者术中情况更改手术方式。
3. 机械性肠梗阻患者术中活检提示肿瘤、结核、Crohn's病、胰腺炎等，转入相应临床路径管理。
4. 手术后继发切口感染、腹腔内感染、肠瘘、肠梗阻、吻合口出血等并发症，导致围术期住院时间延长与费用增加。
5. 住院后出现其他内、外科疾病需进一步明确诊断，导致住院时间延长与费用增加。

释义

■ 微小变异：如由于某种原因，路径指示应当于某一天的操作不能如期进行而要延期的；因为节假日不能按照要求完成检查；患者不愿配合完成相应检查，短期不愿按照要求出院随诊。这种改变不会对最终结果产生重大改变，也不会更多的增加住院天数和住院费用，可不出本路径。

■ 重大变异：如因基础疾病需要进一步诊断和治疗；因各种原因需要其他治疗措施；医院与患者或家属发生医疗纠纷，患者要求离院或转院；不愿按照要求出院随诊而导致入院时间明显延长。此时应阐明变异相关问题的重要性，必要时须及时退出本路径，并应将特殊的变异原因进行归纳、总结，以便重新修订路径时作为参考，不断完善和修订路径。

四、肠梗阻临床路径给药方案

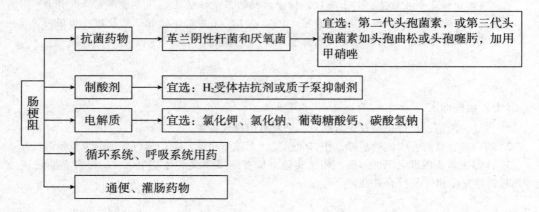

【用药选择】

1. 肠梗阻常是混合感染，以革兰阴性杆菌和厌氧菌为主，因此建议使用第二代头孢菌素，或第三代头孢菌素如头孢曲松或头孢噻肟，加用甲硝唑；明确感染患者，可根据药敏试验结果调整抗菌药物。第二代头孢菌素注射剂有头孢呋辛、头孢替安等。头孢菌素过敏者可考虑使用氨曲南。

2. 为减少消化液分泌量或预防急性胃黏膜病变，可选用 H_2 受体拮抗剂或质子泵抑制剂，如西咪替丁、雷尼替丁、法莫替丁、奥美拉唑或埃索美拉唑等。

3. 根据患者电解质及血气分析结果，适当补充氯化钾、氯化钠、葡萄糖酸钙、碳酸氢钠等。

4. 血流动力学和气体交换不稳定，可适当使用循环系统、呼吸系统药物，如多巴胺，去甲肾上腺素、前列腺素 E_1 等。

5. 肠梗阻时可根据病情适当选用通便、灌肠药物，如开塞露等。

【药学提示】

1. 接受手术者，应在术前 0.5~2 小时给药，或麻醉开始时给药，使手术切口暴露时局部组织中已达到足以杀灭手术过程中入侵切口细菌的药物浓度。

2. 手术时间超过 3 小时，或失血量大（>1500ml），可手术中给予第 2 剂。抗菌药物的有效覆盖时间应包括整个手术过程和手术结束后 4 小时。污染手术可依据患者情况酌量延长。对手术前已形成感染者，抗菌药物使用时间应按治疗性应用而定。

【注意事项】

1. 肠梗阻可以造成细菌的移位或肠腔内细菌直接穿透肠壁，引起继发性腹腔感染，常是混合感染，以革兰阴性杆菌和厌氧菌为主，因此应该常规使用抗菌药物。

2. 患者合并糖尿病、贫血、低蛋白血症、营养不良，应适当延长术后使用抗菌药物的时间。

3. 用药前必须详细询问患者先前有否对头孢菌素类、青霉素类或其他药物的过敏史。

五、推荐表单

（一）医师表单

肠梗阻临床路径医师表单

适用对象：第一诊断为肠梗阻（ICD-10：K56.0/K56.2 /K56.5- K56.7）

行肠粘连松解术、小肠部分切除吻合术、肠短路吻合术、肠外置术、结肠造口术
（ICD-9-CM-3：45.62/ 45.91/46.01 /46.10/54.59）

患者姓名：		性别： 年龄： 门诊号：	住院号：
住院日期： 年 月 日		出院日期： 年 月 日	标准住院日：9~18 天

日期	住院第 1 天	住院第 2~4 天
主要诊疗工作	□ 询问病史和体格检查 □ 完成住院病历和首次病程记录 □ 开实验室检查单 □ 上级医师查房 □ 初步确定诊治方案和特殊检查项目	□ 上级医师查房 □ 完成术前准备与术前评估 □ 完成必要的相关科室会诊 □ 根据各项检验及检查结果，进行术前讨论，确定治疗方案
重点医嘱	**长期医嘱** □ 普通外科护理常规 □ 一级或二级护理 □ 饮食：禁食、禁水 □ 测生命体征 □ 留置胃管、胃肠减压、记量（必要时） □ 记尿量 □ 记 24 小时液体出入量 □ 通便灌肠（必要时） □ 药物治疗：抑酸剂（必要时） □ 维持水电解质平衡 □ 应用抗菌药物 **临时医嘱** □ 血常规、尿常规 □ 肝肾功能、电解质、凝血功能、血型、血尿淀粉酶、感染性疾病筛查 □ 腹部立卧位片、心电图、胸部正位片 □ 肺功能测定、超声心动图、CT、动脉血气分析（必要时）	**长期医嘱** □ 患者既往基础用药 □ 若有梗阻或轻中度营养不良者，则予静脉肠外营养治疗 □ 其他相关治疗 **临时医嘱** □ 相关专科医师会诊 □ 术前营养支持（必要时） □ 复查有异常的检查及化验
病情变异记录	□ 无 □ 有，原因： 1. 2.	□ 无 □ 有，原因： 1. 2.
医师签名		

日期	住院第 3~5 天 （术前 1 日）	入院第 4~7 天 （手术日）	
		术前与术中	术后
主要诊疗工作	□ 手术医嘱 □ 完成上级医师查房记录、术前小结等，术前造口评估 □ 完成术前总结 □ 向患者及家属交代病情、手术安排及围术期注意事项 □ 签署手术知情同意书、自费用品协议书、输血同意书、麻醉同意书、授权委托书 □ 必要时预约 ICU	□ 送患者入手术室 □ 麻醉准备，监测生命体征 □ 施行手术 □ 保持各引流管通畅 □ 解剖标本，送病理检查	□ 完成手术记录、麻醉记录和术后当天的病程记录 □ 上级医师查房 □ 手术后医嘱 □ 向患者及家属交代病情及术后注意事项 □ 有切除标本时送病理检查
重点医嘱	长期医嘱 □ 外科二级护理常规 □ 半流饮食 临时医嘱 □ 术前医嘱 　常规准备明日在气管内插管全身麻醉下行肠梗阻松解术 □ 备皮及造口定位 □ 术前禁食 4~6 小时，禁水 2~4 小时 □ 必要时行肠道准备 □ 麻醉前用药 □ 术前留置胃管和尿管 □ 术中特殊用药带药 □ 备血 □ 药物过敏试验	长期医嘱 □ 肠梗阻常规护理 □ 一级护理 □ 禁食 临时医嘱 □ 术前 0.5 小时使用抗菌药物 □ 液体治疗 □ 相应治疗（视情况）	长期医嘱 □ 普通外科术后常规护理 □ 一级护理 □ 禁食、禁水 □ 记 24 小时出入量 □ 留置胃管、胃肠减压、记量 □ 腹腔引流记量 □ 尿管接袋记量 □ 抗菌药物 □ 制酸剂、生长抑素（必要时） □ 液体治疗 临时医嘱 □ 术后、查血生化、肝肾功能、血常规、血淀粉酶 □ 心电监护、吸氧 □ 其他特殊医嘱
病情变异记录	□ 无 □ 有，原因： 1. 2.	□ 无 □ 有，原因： 1. 2.	□ 无 □ 有，原因： 1. 2.
医师签名			

日期	住院第 5~8 天 （术后第 1 日）	住院第 6~9 天 （术后第 2 日）	住院第 7~10 天 （术后第 3 日）
主要诊疗工作	□ 上级医师查房 □ 注意胃管、腹腔引流量及性状 □ 注意观察体温、血压等生命体征 □ 观察肠功能恢复情况 □ 观察切口情况 □ 完成常规病程记录 □ 评估镇痛效果（视情况）	□ 上级医师查房 □ 观察病情变化 □ 观察引流量和性状 □ 评估镇痛效果（视情况） □ 复查实验室检查 □ 住院医师完成常规病程记录 □ 必要时进行相关特殊检查	□ 上级医师查房 □ 住院医师完成病历书写 □ 注意病情变化、引流量 □ 注意观察体温、血压等 □ 根据引流情况明确是否拔除引流管 □ 复查化验检查
重点医嘱	**长期医嘱** □ 一级或二级护理 □ 禁食、禁水 □ 记 24 小时液体出入量 □ 留置胃管、胃肠减压、胃管记量（视情况早期拔除） □ 腹腔引流记量 □ 尿管接袋记量（视情况） □ 心电监护、吸氧 □ 液体治疗 **临时医嘱** □ 早期拔除胃管、尿管、引流管（视情况）	**长期医嘱** □ 继续监测生命体体征（视情况） □ 肠外营养支持或液体治疗 □ 无感染证据时停用抗菌药物 **临时医嘱** □ 营养支持或液体支持 □ 血常规、血液生化、肝功能	**长期医嘱** □ 二级或三级护理 □ 禁食、禁水 □ 停止引流记量 □ 停尿管接袋记量 □ 停胃肠减压、胃管记量 □ 液体治疗 **临时医嘱** □ 手术伤更换敷料 □ 复查血常规、肝肾功能、电解质
病情变异记录	□ 无　□ 有，原因： 1. 2.	□ 无　□ 有，原因： 1. 2.	□ 无　□ 有，原因： 1. 2.
医师签名			

时间	住院第 8～12 天 （术后第 4～5 日）	住院第 9～13 天 （术后第 6 日）	住院第 10～18 天 （出院日）
主要诊疗工作	□ 上级医师查房，确定有无手术并发症和手术切口感染 □ 住院医师完成病程记录 □ 根据肠功能恢复情况，逐步恢复到流质饮食，减少补液 □ 注意观察体温、血压等 □ 复查化验检查	□ 上级医师查房，确定有无手术并发症和手术切口感染 □ 完成日常病程记录	□ 上级医师查房，进行手术及伤口评估，确定有无手术并发症和切口愈合不良情况，明确是否出院 □ 通知患者及其家属办理出院 □ 向患者及其家属交代出院后注意事项，预约复诊日期及拆线日期 □ 完成出院记录、病案首页、出院证明书 □ 将出院小结的副本交给患者或家属
重点医嘱	**长期医嘱** □ 二级或三级护理 □ 流质饮食 □ 补液 **临时医嘱** □ 伤口换药	**长期医嘱** □ 三级护理 □ 半流食 **临时医嘱** □ 复查血常规、电解质、肝肾功能	**临时医嘱** □ 根据患者全身状况决定检查项目 □ 拆线、换药 □ 出院带药
病情变异记录	□ 无　□ 有，原因： 1. 2.	□ 无　□ 有，原因： 1. 2.	□ 无　□ 有，原因： 1. 2.
医师签名			

（二）护士表单

肠梗阻临床路径护士表单

适用对象：第一诊断为肠梗阻（ICD-10：K56.0/K56.2 /K56.5– K56.7）
行肠粘连松解术、小肠部分切除吻合术、肠短路吻合术、肠外置术、结肠造口术
（ICD-9-CM-3：45.62/ 45.91/46.01 /46.10/54.59）

患者姓名：	性别：　　年龄：　　门诊号：	住院号：
住院日期：　　年　月　日	出院日期：　　年　月　日	标准住院日：9～18 天

日期	住院第 1 天	住院第 2～4 天
主要护理工作	□ 入院介绍 □ 入院评估 □ 协助生活护理 □ 停留胃管 □ 停留尿管（必要时） □ 记录 24 小时出入量 □ 健康教育：活动指导、饮食指导、患者相关检查配合的指导、疾病知识指导、术前指导、用药指导、心理支持 □ 留置管道护理及指导 □ 治疗护理 □ 密切观察患者病情变化	□ 静脉抽血 □ 健康教育 □ 饮食：术前禁食、禁水 □ 术前沐浴、更衣，取下义齿、饰物 □ 告知患者及家属术前流程及注意事项 □ 备皮、配血、药物过敏试验等 □ 术前手术物品准备 □ 促进睡眠（环境、药物） □ 心理支持（患者及家属）
重点医嘱	**长期医嘱** □ 普通外科护理常规 □ 一级或二级护理 □ 饮食：禁食、禁水 □ 测生命体征 □ 留置胃管、胃肠减压、记量（必要时） □ 记尿量 □ 记 24 小时液体出入量 □ 通便灌肠（必要时） □ 药物治疗：抑酸剂（必要时） □ 维持水电解质平衡 □ 应用抗菌药物 **临时医嘱** □ 血常规、尿常规 □ 肝肾功能、电解质、凝血功能、血型、血尿淀粉酶、感染性疾病筛查 □ 腹部立卧位片、心电图、胸部正位片 □ 肺功能测定、超声心动图、CT、动脉血气分析（必要时）	**长期医嘱** □ 患者既往基础用药 □ 若有梗阻或轻中度营养不良者，则予静脉肠外营养治疗 □ 其他相关治疗 **临时医嘱** □ 相关专科医师会诊 □ 术前营养支持（必时） □ 复查有异常的检查及化验
病情变异记录	□ 无　□ 有，原因 1. 2.	□ 无　□ 有，原因 1. 2.
护士签名		

日期	住院第 3~5 天 （术前 1 日）	住院第 4~7 天 （手术日）	
		术前与术中	术后
主要护理工作	□ 患者活动：无限制 □ 饮食：禁食（术前 1 天晚上 8 点后） □ 心理支持 □ 进行备皮、肠道准备等术前准备 □ 告知患者手术流程及注意事项	□ 术晨按医嘱清洁肠道，留置胃管、尿管 □ 术前注射麻醉用药 □ 健康教育 □ 饮食指导：禁食禁水 □ 指导术前注射麻醉用药后注意事项 □ 安排陪送患者入手术室 □ 心理支持（患者及家属）	□ 体位与活动：去枕平卧 6 小时，协助改变体位及足部活动，指导有效咳嗽排痰 □ 生活护理（一级护理） □ 禁食、禁水 □ 密切观察患者病情变化 □ 观察患者腹部体征及观察肠功能恢复情况 □ 疼痛护理、皮肤护理、管道护理及指导、治疗护理 □ 记录 24 小时出入量 □ 营养支持护理 □ 造口护理（必要时） □ 心理支持（患者及家属）
重点医嘱	长期医嘱 □ 外科二级护理常规 □ 半流饮食 临时医嘱 □ 术前医嘱 □ 常规准备明日在气管内插管全身麻醉下行肠梗阻松解术 □ 备皮及造口定位 □ 术前禁食 4~6 小时，禁水 2~4 小时 □ 必要时行肠道准备 □ 麻醉前用药 □ 术前留置胃管和尿管 □ 术中特殊用药带药 □ 备血 □ 药物过敏试验	长期医嘱 □ 肠梗阻常规护理 □ 一级护理 □ 禁食 临时医嘱 □ 术前 0.5 小时使用抗菌药物 □ 液体治疗 □ 相应治疗（视情况）	长期医嘱 □ 普通外科术后常规护理 □ 一级护理 □ 禁食、禁水 □ 记 24 小时出入量 □ 留置胃管、胃肠减压、记量 □ 腹腔引流记量 □ 尿管接袋记量 □ 抗菌药物 □ 抑酸剂、生长抑素（必要时） □ 液体治疗 临时医嘱 □ 术后、查血生化、肝肾功能、血常规、血淀粉酶 □ 心电监护、吸氧 □ 其他特殊医嘱
病情变异记录	□ 无　□ 有，原因： 1. 2.	□ 无　□ 有，原因： 1. 2.	□ 无　□ 有，原因： 1. 2.
护士签名			

日期	住院第 5~8 天 （术后第 1 日）	住院第 6~9 天 （术后第 2 日）	住院第 7~10 天 （术后第 3 日）
主要护理工作	□ 体位与活动：协助翻身、取半坐或斜坡卧位，指导床上活动 □ 生活护理（一级护理） □ 饮食：禁食、禁水 □ 密切观察患者病情变化 □ 观察患者腹部体征及肠道功能恢复的情况 □ 记录 24 小时出入量 □ 疼痛护理 □ 皮肤护理 □ 管道护理及指导营养支持护理 □ 治疗护理 □ 造口护理（必要时） □ 康复指导（运动指导）	□ 体位与活动：取半卧位，指导床上或床边活动 □ 禁食、禁水 □ 疼痛护理 □ 留置管道护理及指导（腹腔、深静脉管） □ 生活护理（一级护理） □ 观察患者腹部体征、伤口、敷料、胃肠道功能恢复等情况 □ 皮肤护理 □ 营养支持护理 □ 心理支持（患者及家属） □ 康复指导	□ 体位与活动：斜坡卧位，协助下床活动 □ 协助生活护理 □ 饮食：禁食、禁水 □ 密切观察患者病情变化，观察患者腹部体征及肠道功能恢复的情况 □ 遵医嘱拔除胃管、尿管 □ 营养支持护理 □ 造口护理（必要时） □ 心理支持（患者及家属） □ 康复指导 □ 静脉抽血
重点医嘱	**长期医嘱** □ 一级或二级护理 □ 禁食、禁水 □ 记 24 小时液体出入量 □ 留置胃管、胃肠减压、胃管记量（视情况早期拔除） □ 腹腔引流记量 □ 尿管接袋记量（视情况） □ 心电监护、吸氧 □ 液体治疗 **临时医嘱** □ 早期拔除胃管、尿管、引流管（视情况）	**长期医嘱** □ 继续监测生命体征（视情况） □ 肠外营养支持或液体治疗 □ 无感染证据时停用抗菌药物 **临时医嘱** □ 营养支持或液体支持 □ 血常规、血液生化、肝功能	**长期医嘱** □ 二级或三级护理 □ 禁食、禁水 □ 停止引流记量 □ 停尿管接袋记量 □ 停胃肠减压、胃管记量 □ 液体治疗 **临时医嘱** □ 手术伤口更换敷料 □ 复查血常规、肝肾功能、电解质
病情变异记录	□ 无　□ 有，原因： 1. 2.	□ 无　□ 有，原因： 1. 2.	□ 无　□ 有，原因： 1. 2.
护士签名			

时间	住院第 8~12 天 （术后第 4~5 日）	住院第 9~13 天 （术后第 6 日）	住院第 10~18 天 （出院日）
主要护理工作	□ 体位与活动：自主体位，鼓励离床活动 □ 协助生活护理 □ 清流质饮食指导 □ 密切观察患者病情变化 □ 营养支持护理 □ 造口护理（必要时） □ 康复指导	□ 体位与活动：离床活动 □ 协助生活护理 □ 半流质饮食指导 □ 密切观察患者病情变化 □ 造口护理（必要时） □ 静脉抽血 □ 康复指导	□ 出院指导 □ 办理出院手续 □ 预约复诊时间 □ 作息、饮食、活动指导 □ 服药指导 □ 日常保健 □ 清洁卫生 □ 疾病知识及后续治疗宣教 □ 造口护理教育
重点医嘱	**长期医嘱** □ 二级或三级护理 □ 流质饮食 □ 补液 **临时医嘱** □ 伤口换药	**长期医嘱** □ 三级护理 □ 半流食 **临时医嘱** □ 复查血常规、电解质、肝肾功能	**临时医嘱** □ 根据患者全身状况决定检查项目 □ 拆线、换药 □ 出院带药
病情变异记录	□ 无　□ 有，原因： 1. 2.	□ 无　□ 有，原因： 1. 2.	□ 无　□ 有，原因： 1. 2.
护士签名			

（三）患者表单

肠梗阻临床路径患者表单

适用对象：第一诊断为肠梗阻（ICD-10：K56.0/K56.2/K56.5- K56.7）
行肠粘连松解术、小肠部分切除吻合术、肠短路吻合术、肠外置术、结肠造口术
（ICD-9-CM-3：45.62/ 45.91/46.01 /46.10/54.59）

患者姓名：		性别： 年龄： 门诊号：	住院号：
住院日期： 年 月 日		出院日期： 年 月 日	标准住院日：9~18 天

日期	住院第 1 天	住院第 2~4 天及术前 1 天	住院第 4~7 天（手术日）
医患配合	□ 护士行入院护理评估（简单询问病史） □ 接受入院宣教 □ 医师询问病史、既往病史、用药情况、收集资料 □ 进行体格检查	□ 上级医师查房 □ 完成术前准备与术前评估 □ 根据各项检验及检查结果，进行术前讨论，确定治疗方案	术后宣教 □ 术后体位：麻醉未醒时平卧，清醒后，4~6 小时无不适反应可垫枕或根据医嘱予监护设备、吸氧 □ 配合护士定时监测生命体征、腹腔引流液、尿量、伤口敷料等 □ 不要随意动引流管 □ 疼痛的注意事项及处理 □ 告知医护不适及异常感受 □ 配合评估于术效果
重点诊疗及检查	重点诊疗 □ 普通外科护理常规 □ 一级或二级护理 □ 饮食：禁食、禁水 □ 测生命体征 □ 留置胃管、胃肠减压、记量（必要时） □ 记尿量 □ 记 24 小时液体出入量 □ 通便灌肠（必要时） □ 药物治疗：抑酸剂（必要时） □ 维持水电解质平衡 □ 应用抗菌药物 □ 如需急诊手术应急诊行如下检查：血常规、尿常规 □ 肝肾功能、电解质、凝血功能、血型、血尿淀粉酶 □ 腹部立卧位片、心电图、CT、动脉血气分析（必要时） □ 暂行保守治疗（在急诊检查的前提下还需行如下检查）：肺功能测定、超声心动图、感染性疾病筛查、胸部正位片	重点诊疗 □ 患者既往基础用药的调整 □ 若有梗阻或轻中度营养不良者，则予静脉肠外营养治疗 □ 其他相关治疗 □ 配合相关专科医师会诊 □ 术前营养支持（必要时） □ 复查有异常的检查及化验 □ 向患者及家属交代病情、手术安排及围术期注意事项 □ 签署手术知情同意书、自费用品协议书、输血同意书、麻醉同意书、授权委托书 □ 必要时预约 ICU □ 术前禁食 4~6 小时，禁水 2~4小时 □ 必要时行肠道准备 □ 麻醉前用药 □ 术前留置胃管和尿管 □ 备血 □ 药物过敏试验	重点诊疗 □ 特级护理 □ 予监护设备、吸氧 □ 注意留置管路安全与通畅 □ 用药：抗菌药物、止血药、抑酸、化痰、生长抑素（必要时）、补液药物的应用 □ 护士协助记录出入量 □ 术后、查血生化、肝肾功能、血常规、血淀粉酶等检查
饮食及活动	□ 饮食：禁食、禁水 □ 正常活动	□ 饮食：禁食、禁水 □ 正常活动	□ 饮食：禁食、禁水 □ 卧床休息，自主体位

时间	住院第 5~8 天 （术后第 1 日）	住院第 6~9 天 （术后第 2 日）	住院第 7~10 天 （术后第 3 日）
医患配合	□ 医师巡视，了解病情 □ 各项生命体征的观察、腹腔引流液、胃管、尿量、伤口敷料、造口、腹部切口的检查 □ 护士行晨晚间护理 □ 护士协助擦身等生活护理，造口护理（必要时）配合监测出入量 □ 膀胱功能锻炼，成功后可将尿管拔除 □ 注意探视及陪护时间	□ 医师巡视，了解病情 □ 各项生命体征的观察、腹腔引流液、胃管、尿量、伤口敷料、造口、腹部切口的检查 □ 护士行晨晚间护理 □ 护士协助擦身等生活护理，造口护理（必要时）配合监测出入量 □ 注意探视及陪护时间	□ 医师巡视，了解病情 □ 各项生命体征的观察、腹腔引流液、胃管、伤口敷料、造口、腹部切口的检查 □ 护士行晨晚间护理 □ 护士协助擦身等生活护理，造口护理（必要时）配合监测出入量 □ 注意探视及陪护时间
重点诊疗及检查	**重点诊疗** □ 一级或二级护理 □ 禁食、禁水 □ 留置胃管、胃肠减压、胃管记量（视情况早期拔除） □ 腹腔引流记量 □ 尿管接袋记量（视情况） □ 心电监护、吸氧 □ 液体治疗 □ 用药：抗菌药物、止血药、抑酸、化痰、生长抑素（必要时）的应用 **重要检查** □ 定期抽血化验	**重点诊疗** □ 一级或二级护理 □ 禁食、禁水 □ 腹腔引流记量 □ 尿管接袋记量（视情况） □ 营养支持或液体支持 **重要检查** □ 血常规、血液生化、肝功能	**重点诊疗** □ 二级或三级护理 □ 禁食、禁水 □ 停止引流记量 □ 停尿管接袋记量 □ 停胃肠减压、胃管记量 □ 液体治疗 □ 手术伤口更换敷料 **重要检查** □ 复查血常规、肝肾功能、电解质
饮食及活动	□ 饮食：禁食、禁水 □ 卧床休息，自主体位	□ 饮食：禁食、禁水 □ 早期下床活动	□ 饮食：禁食、禁水 □ 下床活动

时间	住院第 8~12 天 （术后第 4~5 日）	住院第 9~13 天 （术后第 6 日）	住院第 10~18 天 （出院日）
医患配合	□ 上级医师查房，确定有无手术并发症和手术切口感染 □ 观察腹腔引流液、造口的检查，根据情况可拔出腹腔引流管 □ 护士行晨晚间护理 □ 护士协助造口护理（必要时） □ 注意探视及陪护时间	□ 上级医师查房，确定有无手术并发症和手术切口感染 □ 造口的检查，有无造口并发症 □ 护士行晨晚间护理 □ 护士协助造口护理（必要时） □ 注意探视及陪护时间	□ 上级医师查房，进行手术及伤口评估，确定有无手术并发症和切口愈合不良情况，明确是否出院 □ 通知患者及其家属办理出院 □ 向患者及其家属交代出院后注意事项，预约复诊日期 □ 将出院小结的副本交给患者或家属
重点诊疗及检查	**重点诊疗** □ 二级或三级护理 □ 流质饮食 □ 补液 □ 手术伤口更换敷料	**重点诊疗** □ 三级护理 □ 半流质饮食 □ 检查：复查血常规、电解质、肝肾功能	**重点诊疗** □ 根据患者全身况决定检查项目 □ 拆线、换药 □ 出院带药
饮食及活动	□ 饮食：流质饮食 □ 下床活动	□ 饮食：半流质饮食 □ 自由活动	□ 饮食：半流质饮食 □ 自由活动

附：原表单（2011 年版）

肠梗阻临床路径表单

适用对象：第一诊断为肠梗阻（ICD-10：K56.0/K56.2 /K56.5- K56.7）

行肠粘连松解术、小肠部分切除吻合术、肠短路吻合术、肠外置术、结肠造口术（ICD-9-CM-3：45.62/ 45.91/46.01 /46.10/54.59）

患者姓名：		性别： 年龄： 门诊号：	住院号：
住院日期： 年 月 日		出院日期： 年 月 日	标准住院日：9～18 天

日期	住院第 1 天	住院第 2～4 天
主要诊疗工作	□ 询问病史和体格检查 □ 完成住院病历和首次病程记录 □ 开实验室检查单 □ 上级医师查房 □ 初步确定诊治方案和特殊检查项目	□ 上级医师查房 □ 完成术前准备与术前评估 □ 完成必要的相关科室会诊 □ 根据各项检验及检查结果，进行术前讨论，确定治疗方案
重点医嘱	**长期医嘱** □ 普通外科护理常规 □ 一级或二级护理 □ 饮食：禁食、禁水 □ 测生命体征 □ 留置胃管、胃肠减压、记量（必要时） □ 记尿量 □ 记 24 小时液体出入量 □ 通便灌肠（必要时） □ 药物治疗：抑酸剂（必要时） □ 维持水电解质平衡 □ 应用抗菌药物 **临时医嘱** □ 血常规、尿常规 □ 肝肾功能、电解质、凝血功能、血型、血尿淀粉酶、感染性疾病筛查 □ 腹部立卧位片、心电图、胸部正位片 □ 肺功能测定、超声心动图、CT、动脉血气分析（必要时）	**长期医嘱** □ 患者既往基础用药 □ 若有梗阻或轻中度营养不良者，则予静脉肠外营养治疗 □ 其他相关治疗 **临时医嘱** □ 相关专科医师会诊 □ 术前营养支持（必要时） □ 复查有异常的检查及化验
主要护理工作	□ 入院介绍 □ 入院评估 □ 协助生活护理 □ 停留胃管 □ 停留尿管（必要时） □ 记录 24 小时出入量 □ 健康教育：活动指导、饮食指导、患者相关检查配合的指导、疾病知识指导、术前指导、用药指导、心理支持 □ 留置管道护理及指导 □ 治疗护理 □ 密切观察患者病情变化	□ 静脉抽血 □ 健康教育 □ 饮食：术前禁食、禁水 □ 术前沐浴、更衣，取下义齿、饰物 □ 告知患者及家属术前流程及注意事项 □ 备皮、配血、药物过敏试验等 □ 术前手术物品准备 □ 促进睡眠（环境、药物） □ 心理支持（患者及家属）

续 表

日期	住院第 1 天	住院第 2~4 天
病情 变异 记录	□无 □有，原因： 1. 2.	□无 □有，原因： 1. 2.
护士 签名		
医师 签名		

日期	住院第 3~5 天 （术前 1 日）	住院第 4~7 天 （手术日）	
		术前与术中	术后
主要诊疗工作	□ 手术医嘱 □ 完成上级医师查房记录、术前小结等，术前造口评估 □ 完成术前总结 □ 向患者及家属交代病情、手术安排及围术期注意事项 □ 签署手术知情同意书、自费用品协议书、输血同意书、麻醉同意书、授权委托书 □ 必要时预约 ICU	□ 送患者入手术室 □ 麻醉准备，监测生命体征 □ 施行手术 □ 保持各引流管通畅 □ 解剖标本，送病理检查	□ 完成手术记录、麻醉记录和术后当天的病程记录 □ 上级医师查房 □ 开术后医嘱 □ 向患者及家属交代病情及术后注意事项 □ 有切除标本时送病理检查
重点医嘱	**长期医嘱** □ 外科二级护理常规 □ 半流饮食 **临时医嘱** □ 术前医嘱 □ 常规准备明日在气管内插管全身麻醉下行肠梗阻松解术 □ 备皮及造口定位 □ 术前禁食 4~6 小时，禁水 2~4 小时 □ 必要时行肠道准备 □ 麻醉前用药 □ 术前留置胃管和尿管 □ 术中特殊用药带药 □ 备血 □ 药物过敏试验	**长期医嘱** □ 肠梗阻常规护理 □ 一级护理 □ 禁食 **临时医嘱** □ 术前 0.5 小时使用抗菌药物 □ 液体治疗 □ 相应治疗（视情况）	**长期医嘱** □ 普通外科术后常规护理 □ 一级护理 □ 禁食、禁水 □ 记 24 小时出入量 □ 留置胃管、胃肠减压、记量 □ 腹腔引流记量 □ 尿管接袋记量 □ 抗菌药物 □ 抑酸剂、生长抑素（必要时） □ 液体治疗 **临时医嘱** □ 术后、查血生化、肝肾功能、血常规、血淀粉酶 □ 心电监护、吸氧 □ 其他特殊医嘱
主要护理工作	□ 患者活动：无限制 □ 饮食：禁食（术前 1 天晚上 8 点后） □ 心理支持 □ 进行备皮、肠道准备等术前准备 □ 告知患者手术流程及注意事项	□ 术晨按医嘱清洁肠道、留置胃管、尿管 □ 术前注射麻醉用药 □ 健康教育 □ 饮食指导：禁食、禁水 □ 指导术前注射麻醉用药后注意事项 □ 安排陪送患者入手术室 □ 心理支持（患者及家属）	□ 体位与活动：去枕平卧 6 小时，协助改变体位及足部活动，指导有效咳嗽排痰 □ 生活护理（一级护理） □ 禁食、禁水 □ 密切观察患者病情变化，观察患者腹部体征及观察肠功能恢复情况 □ 疼痛护理、皮肤护理、管道护理及指导、治疗护理 □ 记录 24 小时出入量 □ 营养支持护理 □ 造口护理（必要时） □ 心理支持（患者及家属）

续 表

日期	住院第 3~5 天 （术前 1 日）	住院第 4~7 天 （手术日）	
		术前与术中	术后
病情 变异 记录	□ 无 □ 有，原因： 1. 2.	□ 无 □ 有，原因： 1. 2.	□ 无 □ 有，原因： 1. 2.
护士 签名			
医师 签名			

日期	住院第 5~8 天 （术后第 1 日）	住院第 6~9 天 （术后第 2 日）	住院第 7~10 天 （术后第 3 日）
主要诊疗工作	□ 上级医师查房 □ 注意胃管、腹腔引流量及性状 □ 注意观察体温、血压等生命体征 □ 观察肠功能恢复情况 □ 观察切口情况 □ 完成常规病程记录 □ 评估镇痛效果（视情况）	□ 上级医师查房 □ 观察病情变化 □ 观察引流量和性状 □ 评估镇痛效果（视情况） □ 复查实验室检查 □ 住院医师完成常规病程记录 □ 必要时进行相关特殊检查	□ 上级医师查房 □ 住院医师完成病历书写 □ 注意病情变化、引流量 □ 注意观察体温、血压等 □ 根据引流情况明确是否拔除引流管 □ 复查化验检查
重点医嘱	**长期医嘱** □ 一级或二级护理 □ 禁食、禁水 □ 记 24 小时液体出入量 □ 留置胃管、胃肠减压、胃管记量（视情况早期拔除） □ 腹腔引流记量 □ 尿管接袋记量（视情况） □ 心电监护、吸氧 □ 液体治疗 **临时医嘱** □ 早期拔除胃管、尿管、引流管（视情况）	**长期医嘱** □ 继续监测生命体征（视情况） □ 肠外营养支持或液体治疗 □ 无感染证据时停用抗菌药物 **临时医嘱** □ 营养支持或液体支持 □ 血常规、血液生化、肝功能	**长期医嘱** □ 二级或三级护理 □ 禁食、禁水 □ 停止引流记量 □ 停尿管接袋记量 □ 停胃肠减压、胃管记量 □ 液体治疗 **临时医嘱** □ 手术伤口更换敷料 □ 复查血常规、肝肾功能、电解质
主要护理工作	□ 体位与活动：协助翻身、取半坐或斜坡卧位，指导床上活动 □ 生活护理（一级护理） □ 饮食：禁食、禁水 □ 密切观察患者病情变化 □ 观察患者腹部体征及肠道功能恢复的情况 □ 记录 24 小时出入量 □ 疼痛护理 □ 皮肤护理 □ 管道护理及指导营养支持护理 □ 治疗护理 □ 造口护理（必要时） □ 康复指导（运动指导）	□ 体位与活动：取半卧位，指导床上或床边活动 □ 禁食、禁水 □ 疼痛护理 □ 留置管道护理及指导（腹腔、深静脉管） □ 生活护理（一级护理） □ 观察患者腹部体征、伤口敷料、胃肠道功能恢复等情况 □ 皮肤护理 □ 营养支持护理 □ 心理支持（患者及家属） □ 康复指导	□ 体位与活动：斜坡卧位，协助下床活动 □ 协助生活护理 □ 饮食：禁食、禁水 □ 密切观察患者病情变化 □ 观察患者腹部体征及肠道功能恢复的情况 □ 遵医嘱拔除胃管、尿管 □ 营养支持护理 □ 造口护理（必要时） □ 心理支持（患者及家属） □ 康复指导 □ 静脉抽血
病情变异记录	□ 无 □ 有，原因： 1. 2.	□ 无 □ 有，原因： 1. 2.	□ 无 □ 有，原因： 1. 2.
护士签名			
医师签名			

时间	住院第 8~12 天 （术后第 4~5 日）	住院第 9~13 天 （术后第 6 日）	住院第 10~18 天 （出院日）
主要诊疗工作	□ 上级医师查房，确定有无手术并发症和手术切口感染 □ 住院医师完成病程记录 □ 根据肠功能恢复情况，逐步恢复到流质饮食、减少补液 □ 注意观察体温、血压等 □ 复查化验检查	□ 上级医师查房，确定有无手术并发症和手术切口感染 □ 完成日常病程记录	□ 上级医师查房，进行手术及伤口评估，确定有无手术并发症和切口愈合不良情况，明确是否出院 □ 通知患者及其家属办理出院 □ 向患者及其家属交代出院后注意事项，预约复诊日期及拆线日期 □ 完成出院记录、病案首页、出院证明书 □ 将出院小结的副本交给患者或其家属
重点医嘱	**长期医嘱** □ 二级或三级护理 □ 流质饮食 □ 补液 **临时医嘱** □ 伤口换药	**长期医嘱** □ 三级护理 □ 半流食 **临时医嘱** □ 复查血常规、电解质、肝肾功能	**临时医嘱** □ 根据患者全身状况决定检查项目 □ 拆线、换药 □ 出院带药
主要护理工作	□ 体位与活动：自主体位，鼓励离床活动 □ 协助生活护理 □ 清流质饮食指导 □ 密切观察患者病情变化 □ 营养支持护理 □ 造口护理（必要时） □ 康复指导	□ 体位与活动：离床活动 □ 协助生活护理 □ 半流质饮食指导 □ 密切观察患者病情变化 □ 造口护理（必要时） □ 静脉抽血 □ 康复指导	□ 出院指导 □ 办理出院手续 □ 预约复诊时间 □ 作息、饮食、活动指导 □ 服药指导 □ 日常保健 □ 清洁卫生 □ 疾病知识及后续治疗宣教 □ 造口护理教育
病情变异记录	□ 无　□ 有，原因： 1. 2.	□ 无　□ 有，原因： 1. 2.	□ 无　□ 有，原因： 1. 2.
护士签名			
医师签名			

第十九章

直肠息肉临床路径释义

一、直肠息肉编码

1. 国家卫生和计划生育委员会原编码：

疾病名称及编码：直肠息肉（ICD-10：K62.1；D12.8，M8210/0）

手术操作名称及编码：息肉切除术（ICD-9-CM-3：48.36）

2. 修改编码：

疾病名称及编码：直肠息肉（ICD-10：K62.1）

腺瘤样息肉（ICD-10：D12.8 M8210/0）

手术操作名称及编码：息肉切除术（ICD-9-CM-3：48.36）

二、临床路径检索方法

（K62.1/ D12.8 M8210/0）伴 48.36

三、直肠息肉临床路径标准住院流程

（一）适用对象

第一诊断为直肠息肉（ICD-10：K62.1；D12.8，M8210/0），行息肉切除术（ICD-9CM-3：48.36）。

> 释义
>
> ■ 本临床路径适用对象是第一诊断为单发的良性直肠息肉患者，直肠息肉癌变应视为直肠癌，患者需进入其他相应路径。结直肠息肉病也需进入其他相应路径。

（二）诊断依据

根据《临床诊疗指南·外科学分册》（中华医学会编著，人民卫生出版社）。

1. 症状：大便带血，肛门肿物脱出，大便次数增多，黏液便或黏液血便。
2. 体征：直肠指检触及质软、有弹性或带蒂的肿物，指套或带血或黏液。
3. 肠镜提示（如无法作肠镜可考虑 CT 等检查）。

> 释义
>
> ■ 直肠息肉体积较小者，患者常无特异性症状，多于查体或结肠镜检查时无意中发现。随着直肠息肉体积增大，患者会出现相应症状，如粪便带血，肛门肿物脱出，排便次数增多，黏液便或黏液血便。通过直肠指检或结肠镜检查可以诊断。

■ 直肠息肉应注意与直肠癌鉴别。直肠癌患者多有排便习惯改变和粪便带血。中晚期可出现急性或慢性肠梗阻表现，便隐血为阳性，血清癌胚抗原（CEA）可升高。腹部增强 CT 可见直肠壁增厚、异常强化或肠腔狭窄等征象。结肠镜检查和活检可明确诊断。

■ 结直肠息肉病与直肠息肉的区别首先在于息肉或腺瘤数目之分。根据 Morson 的标准为 100 个以上腺瘤者属息肉（腺瘤）病。另外，不同结直肠息肉病有各自的特征，如黑斑息肉病患者口腔黏膜、口唇、口周、肛周及双手指掌足、底常有斑是色素沉着；Gardner 综合征患者常并发胃及小肠腺瘤、骨瘤病和皮肤软组织肿瘤。上述特征有助于鉴别。

（三）治疗方案的选择

根据《临床诊疗指南·外科学分册》（中华医学会编著，人民卫生出版社）。

1. 对于有蒂息肉，直径小于 2cm 的广基息肉，非息肉病者，可行经肛门的切除术或行内镜下圈套摘除、活检钳钳除、高频电凝凝除。

2. 对直径大于 2cm 的广基息肉，可根据临床实际情况选择手术方案：

（1）经肛门手术：适用于位于腹膜反折以下直肠息肉。

（2）经腹手术：适应于腹膜反折以上基底直径大于 2cm 的息肉。

（3）内镜黏膜下剥离术：直径大于 2cm 的广基息肉，病变仅位于黏膜层。

（4）对于息肉距肛缘 5～15cm 者，有条件可行经肛门内镜微创手术（TEM 术）切除息肉。

（5）对于息肉距肛缘 5～10cm 者，也可行经肛门括约肌途径的切除术（Mason 术）。

释义

■ 息肉是直肠常见疾病，由于其临床及病理特征，处理正确与否涉及其预后。

■ 直肠息肉的外科手术切除有多种方法可供选择，应综合考虑息肉的具体部位、大小、术前活检的病理结果以及手术者的经验，选择合适的手术方式。常见手术方式包括：①EMR 术；②ESD 术；③经肛手术；④TEM 手术；⑤腹腔镜手术。

■ 局部切除术在现代直肠肿瘤患者的治疗中起着有限的但又十分重要的作用，其优势是创伤小、保留肛门括约肌功能、消除永久性肠造口所带来的极大不便。

（四）标准住院日

4～9 天。

释义

■ 进入本路径的直肠息肉患者入院后一般住院后第 2～3 天安排手术治疗，术后主要观察患者体温、腹部体征、伤口及排便情况，根据患者胃肠道恢复情况进食。总住院时间不超过 9 天符合本路径要求。

（五）进入路径标准

1. 第一诊断必须符合 ICD-10：K62.1；D12.8，M8210/0 直肠息肉疾病编码。
2. 门诊纤维内镜不能切除的广基息肉，病理未排除腺瘤癌变、家族性腺瘤性息肉病的患者。
3. 当患者同时具有其他疾病诊断，但在住院期间不需要特殊处理也不影响第一诊断的临床路径流程实施时，可以进入路径。

> **释义**
>
> ■ 进入本路径的患者第一诊断为直肠息肉，需要外科手术治疗。
>
> ■ 入院后常规检查发现以往没有发现的疾病或既往有基础病（如高血压、冠状动脉粥样硬化性心脏病、糖尿病、肝肾功能不全等），经系统评估后对手术治疗无特殊影响，仅需要药物维持治疗者，可进入路径。但可能会增加医疗费用，延长住院时间。

（六）术前准备

1 天。

必须的检查项目：

1. 血常规、尿常规、大便常规+隐血。
2. 肝肾功能、电解质、血型、凝血功能、感染性疾病筛查（乙型肝炎、丙型肝炎、梅毒、艾滋病等）。
3. X 线胸片、心电图。

> **释义**
>
> ■ 血常规、尿常规、便常规+隐血是基本的常规检查，每个进入路径的患者均需完成。肝肾功能、凝血功能、心电图、X 线胸片主要是评估有无基础病，可能会影响到手术风险、住院时间、费用以及治疗预后；感染性疾病筛查主要是用于手术前准备。

（七）预防性抗菌药物选择与使用时机

预防性抗菌药物：按照《抗菌药物临床应用指导原则》（卫医发〔2004〕285 号）执行，并结合患者的病情决定抗菌药物的选择，预防性用药时间为 1 天。

> **释义**
>
> ■ 直肠息肉手术预防性抗菌药物应用首选第二代头孢菌素及部分第三代头孢菌素（头孢曲松钠）；对青霉素过敏者不宜使用头孢菌素时可用喹诺酮类替代。
>
> ■ 预防性抗菌药物给药时机极为关键，应在术前 0.5~2 小时 1 次性给药，以保证在发生细菌污染之前血清及组织中的药物达到有效浓度。术后如无感染并发症不再使用抗菌药物。

（八）手术日

入院第 2 天。

1. 麻醉方式：全身麻醉或局部麻醉。
2. 手术内固定物：吻合器的应用。
3. 术中用药：麻醉常规用药。
4. 输血：视术中情况而定。
5. 病理学检查：冷冻加石蜡切片。

释义

■ 根据不同的手术方式选择不同的麻醉方式，可供选择的麻醉方式包括全身麻醉、腰麻及硬膜外麻醉或局部麻醉。

■ 经腹手术行肠切除肠吻合，可能需用吻合器。

■ 如怀疑直肠息肉癌变，术中需送冷冻病理检查。

（九）术后住院恢复

2～7 天。

1. 根据患者情况复查血常规、肝功能、电解质。
2. 术后用药：预防性抗菌药物使用，按照《抗菌药物临床应用指导原则》（卫医发〔2004〕285 号）执行，并结合患者的病情决定抗菌药物的选择，用药时间 1 天。

释义

■ 腰麻或硬膜外麻醉患者需去枕平卧 6 小时，恢复进食前静脉补液，可选用混合糖电解质注射液补充水分、能量及电解质，胰岛素抵抗患者可选用果糖注射液。短期禁食者无需静脉营养支持。严格遵循预防性抗菌药物应用的原则，术后如无感染并发症不再使用抗菌药物。

■ 患者排气后可以进水，如无不适可以进流食，逐渐过渡到半流食。

■ 术后换药主要观察切口有无红肿渗出，如有切口红肿时可使用 75% 酒精湿敷，如已有局部感染及时敞开切口，取除线结，充分引流。

（十）出院标准

1. 伤口愈合好：伤口无感染及皮下积液，引流管拔除或无便血，体温正常。
2. 没有需要住院处理的并发症。

释义

■ 出院标准以患者症状、体征及临床化验为评判标准。无便血及手术并发症，自主进半流无不适，局部无明显压痛，血常规基本恢复正常。

■ 切口愈合良好的患者无需住院等待拆线，术后 7～14 天门诊拆线。

（十一）变异及原因分析

1. 息肉性质判断与术中情况或术后病理不符，需进行相关检查和治疗，导致住院时间延长。
2. 腺瘤癌变术前病理分期，需进行相关检查。
3. 息肉大小、数目、性质影响手术方式的选择。
4. 腺瘤癌变者（高级别上皮内瘤变）患者，按直肠癌临床路径执行。
5. 有影响手术的并发症，需要进行相关的诊断和治疗。

> **释义**
>
> ■ 变异是指入选临床路径的患者未能按路径流程完成医疗行为或未达到预期的医疗质量控制目标，包含以下情况：①按路径流程完成治疗，但超出了路径规定的时限或限定的费用，如术后腹腔感染、切口感染、术后粘连性肠梗阻，导致术后住院时间延长。住院后发现的其他疾病，需本次住院期间诊断和治疗，导致住院时间延长与费用增加；②不能按路径流程完成治疗，患者需要中途退出路径。检查发现直肠息肉癌变则建议行直肠癌根治术，转入相应路径。围术期出现严重并发症，需二次手术或需接受重症监护治疗。
>
> ■ 医师认可的变异原因主要指患者入选路径后，医师在检查及治疗过程中发现患者合并存在一些事前未预知的对本路径治疗可能产生影响的情况，需要终止执行路径或者是延长治疗时间、增加治疗费用。医师需在表单中明确说明。
>
> ■ 因患者方面的主观原因导致执行路径出现变异，也需要医师在表单中予以说明。

四、直肠息肉手术临床路径给药方案

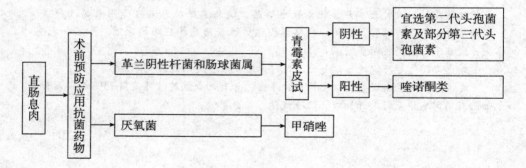

【用药选择】

1. 为预防术后切口或手术部位感染，应针对革兰阴性杆菌、肠球菌属和厌氧菌选用药物。
2. 第三代头孢菌素常用的注射剂有头孢曲松、头孢他啶等。对于感染较重者可选用第三代头孢菌素+甲硝唑；对青霉素过敏者不宜使用头孢菌素时可用喹诺酮类抗菌药物替代。

【药学提示】

1. 预防性抗菌药物给药时机极为关键，应在术前0.5~2小时给药，以保证在发生细菌污染之前血清及组织中的药物达到有效浓度。
2. 预防用药时间不超过24小时，必要时延长至48小时。

【注意事项】

1. 用药前必须详细询问患者先前有否对头孢菌素类、青霉素类或其他药物的过敏史。

2. 如果手术当中发生手术部位污染者。治疗时间应根据患者的症状、体温、血常规检查等综合决定。

五、推荐表单

（一）医师表单

直肠息肉临床路径医师表单

适用对象：第一诊断为直肠息肉（ICD-10：K62.1；D12.8，M8210/0）
行息肉切除术（ICD-9-CM-3：48.36）

患者姓名：		性别： 年龄： 门诊号：	住院号：
住院日期： 年 月 日		出院日期： 年 月 日	标准住院日：4~9 天

时间	门诊	住院第1~2天 （手术准备日）	住院第2~3天 （手术日）
主要诊疗工作	□ 询问病史与体格检查 □ 完成门诊病历 □ 完善检查 □ 完成电子结肠镜检查及病理学检查	□ 上级医师查房 □ 完成术前准备与术前评估 □ 根据体检、肠镜、病理等，行术前讨论，确定手术方案 □ 完成必要的相关科室会诊 □ 向患者及家属交代病情，签署手术同意书 □ 麻醉师访视并签麻醉同意书	□ 上级医师查房 □ 手术 □ 根据术中病理决定手术方式 □ 术者完成手术记录 □ 住院医师完成术后病程 □ 向患者及家属交代病情及术后注意事项
重点医嘱	□ 门诊处方 □ 血常规、凝血功能（可术前完成） □ 电子结肠镜	□ 门诊处方 □ 血常规、凝血功能（可术前完成） □ 电子结肠镜 **长期医嘱** □ 普通外科护理常规 □ 二级护理 **临时医嘱** □ 血常规、尿常规、便常规+隐血 □ 肝肾功能、电解质、血型、凝血功能、感染性疾病筛查 □ 心电图、正侧位X线胸片 □ 术前准备 □ 拟明日全身麻醉或局部麻醉行息肉切除术 □ 禁食、禁水 □ 留置尿管 □ 抗菌药物（术中） □ 术前肠道准备：口服泻药+清洁灌肠 □ 麻醉辅助药（术前30分钟）	**长期医嘱** □ 今日行直肠息肉切除术 □ 普通外科术后护理常规 □ 一级护理 □ 禁食、禁水 □ 低流量吸氧 □ 尿管接无菌引流袋、记量 □ 会阴擦洗，bid □ 记24小时尿量 □ 抗菌药物 **临时医嘱** □ 术中抗菌药物 □ 心电监护（必要时） □ 血常规、电解质 □ 镇痛、镇静（必要时） □ 更换敷料
病情变异记录	□ 无 □ 有，原因： 1. 2.	□ 无 □ 有，原因： 1. 2.	□ 无 □ 有，原因： 1. 2.
医师签名			

时间	住院第 3~4 天 （术后第 1 日）	住院第 4~9 天 （出院日）
主要诊疗工作	□ 上级医师查房，注意病情变化 □ 完成常规病历书写 □ 注意观察心率、血压、血氧、呼吸、体温 □ 评估伤口情况 □ 根据病情可考虑拔除尿管	□ 上级医师查房，进行手术评估，确定是否出院 □ 评估肠鸣音及注意肛门排气、排便情况 □ 视情况予流质饮食 □ 完成常规病历、出院记录、病案首页、出院证明书 □ 向患者交代出院后的注意事项 □ 将出院小结的副本交给患者
重点医嘱	**长期医嘱** □ 直肠息肉切除术后常规护理 □ 一级护理 □ 根据病情可进水和清流饮食 □ 低流量吸氧 □ 尿管接无菌引流袋 □ 会阴擦洗，bid □ 记 24 小时尿量 □ 停用抗菌药物（酌情） **临时医嘱** □ 更换敷料（视情况）	**出院医嘱** □ 拔除尿管 □ 更换敷料 □ 切口拆线 □ 门诊随诊
病情变异记录	□ 无　□ 有，原因： 1. 2.	□ 无　□ 有，原因： 1. 2.
医师签名		

（二）护士表单

直肠息肉临床路径护士表单

适用对象：第一诊断为直肠息肉（ICD-10：K62.1；D12.8，M8210/0）
　　　　　行息肉切除术（ICD-9-CM-3：48.36）

患者姓名：		性别：　　年龄：　　门诊号：	住院号：
住院日期：　　年　月　日		出院日期：　　年　月　日	标准住院日：4~9 天

时间	住院第 1 天 （手术日）	住院第 2~3 天 （手术准备日）	住院第 4 天 （手术日）
健康宣教	□ 入院宣教 　介绍主管医师、护士 　介绍环境、设施 　介绍住院注意事项	□ 术前宣教 　宣教疾病知识、术前准备，特别是肠道准备方法及手术过程 　告知准备物品、沐浴 　告知术后饮食、活动及探视注意事项 　告知术后可能出现的情况及应对方式 □ 主管护士与患者沟通，了解并指导心理应对告知家属等候区位置	□ 术后当日宣教 　告知监护设备、管路功能及注意事项 　告知饮食、体位要求 　告知疼痛注意事项 　告知术后可能出现情况的应对方式 □ 给予患者及家属心理支持 □ 再次明确探视陪护须知
护理处置	□ 核对患者姓名，佩戴腕带 □ 建立入院护理病历 □ 卫生处置：剪指（趾）甲、沐浴，更换病号服 □ 防跌倒、坠床宣教	□ 协助医师完成术前检查化验 □ 术前准备 □ 抗菌药物皮试 □ 备会阴部皮肤 □ 肠道准备：术前 2 日禁食、不禁水，口服肠内营养制剂及导泻药物；术前 1 日禁食予静脉补液及口服泻药，术前 12 小时禁食、禁水	□ 送手术 　摘除患者各种活动物品 　核对患者资料及带药 　填写手术交接单，签字确认 □ 接手术 　核对患者及资料，签字确认
基础护理	□ 三级护理 □ 晨晚间护理 □ 患者安全管理	□ 三级护理 □ 晨晚间护理 □ 患者安全管理	□ 特级护理 □ 卧位护理：协助翻身、床上移动、预防压疮 □ 排泄护理 □ 患者安全管理
专科护理	□ 护理查体 □ 填写跌倒及压疮防范表（需要时） □ 请家属陪护（需要时） □ 心理护理	□ 遵医嘱完成相关检查和治疗 □ 观察肠道准备是否干净 □ 观察有无肠道准备不良反应 □ 心理护理	□ 病情观察，写特护记录日间至少 q2h，夜间至少 q4h □ 评估生命体征、出入量、伤口敷料情况 □ 遵医嘱予抑酸禁食补液治疗 □ 心理护理

续　表

时间	住院第 1 天 （手术日）	住院第 2~3 天 （手术准备日）	住院第 4 天 （手术日）
重点 医嘱	□ 详见医嘱执行单	□ 详见医嘱执行单	□ 详见医嘱执行单
病情 变异 记录	□ 无　□ 有，原因： 1. 2.	□ 无　□ 有，原因： 1. 2.	□ 无　□ 有，原因： 1. 2.
护士 签名			

时间	住院第5~6天 （术后第1~2日）	住院第7~9天 （术后第3~5日）
健康宣教	□ 术后宣教 　饮食、活动指导 　下床活动注意事项 　复查患者对术前宣教内容的掌握程度 　疾病恢复期注意事项 □ 下床活动注意事项 □ 拔尿管后注意事项	□ 出院宣教 　复查时间 　服药方法 　活动休息 　指导饮食 □ 指导办理出院手续
护理处置	□ 遵医嘱完成相关检查 □ 夹闭尿管，锻炼膀胱功能	□ 办理出院手续 □ 书写出院小结
基础护理	□ 一级或二级护理 □ 晨晚间护理 □ 协助饮水、进食米汤 □ 协助翻身、床上移动及床旁活动、预防压疮 □ 排泄护理 □ 协助更衣 □ 患者安全管理	□ 二级护理 □ 晨晚间护理 □ 协助或指导进食半流少渣饮食 □ 协助或指导床旁活动 □ 患者安全管理
专科护理	□ 病情观察，写一般护理记录 □ 评估生命体征、出入量、伤口敷料、肛周皮肤、肛门排气排便情况 □ 遵医嘱给予抑酸、补液治疗 □ 需要时，联系主管医师给予相关治疗及用药 □ 心理护理	□ 病情观察 □ 评估生命体征、伤口敷料、排尿、肛周皮肤、肛门排气排便情况以及排便次数、大便性状 □ 心理护理
重点医嘱	□ 详见医嘱执行单	□ 详见医嘱执行单
病情变异记录	□ 无　□ 有，原因： 1. 2.	□ 无　□ 有，原因： 1. 2.
护士签名		

（三）患者表单

直肠息肉临床路径患者表单

适用对象：第一诊断为直肠息肉（ICD-10：K62.1；D12.8，M8210/0）

行息肉切除术（ICD-9-CM-3：48.36）

患者姓名：		性别：　年龄：　门诊号：	住院号：
住院日期：　　年　月　日		出院日期：　　年　月　日	标准住院日：4~9 天

时间	入院	手术前	手术当天
医患配合	□ 配合询问病史、收集资料，请务必详细告知既往史、用药史、过敏史 □ 如服用抗凝剂，请明确告知 □ 配合进行体格检查 □ 有任何不适请告知医师	□ 配合完善术前相关检查、化验，如采血、留尿、心电图、X 线胸片、经肛门直肠腔内超声（ERUS）、电子结肠镜 □ 医师与患者及家属介绍病情及手术谈话、术前签字 □ 麻醉师与患者进行术前访视	□ 配合评估手术效果 □ 配合检查生命体征、伤口敷料、肛门排气排便情况；记录出入量
护患配合	□ 配合测量体温、脉搏、呼吸、血压、体重 1 次 □ 配合完成入院护理评估（简单询问病史、过敏史、用药史） □ 接受入院宣教（环境介绍、病室规定、订餐制度、贵重物品保管、防跌倒坠床等） □ 有任何不适请告知护士	□ 配合测量体温、脉搏、呼吸、询问排便 1 次 □ 接受术前宣教 □ 接受会阴部备皮 □ 抗菌药物皮试 □ 肠道准备：术前 2 日禁食、不禁水，口服肠内营养制剂及导泻药物大量饮水；术前 1 日禁食停用肠内营养制剂给予静脉补液，继续口服泻药大量饮水；术前 12 小时禁食、禁水 □ 自行沐浴，加强会阴部清洁 □ 准备好必要用物，如吸水管、纸巾等 □ 取下义齿、饰品等，贵重物品交家属保管	□ 清晨测量体温、脉搏、呼吸 1 次 □ 送手术室前，协助完成核对，带齐影像资料，脱去衣物，上手术车 □ 返回病房后，协助完成核对，配合移至病床 □ 配合检查生命体征、伤口敷料、肛门排气排便情况；记录出入量 □ 配合术后吸氧、监护仪监测、输液、排尿用尿管 □ 配合缓解疼痛 □ 有任何不适请告知护士
饮食	□ 遵医嘱半流或全流	□ 术前 2 日禁食、不禁水，口服肠内营养制剂；术前 1 日禁食，停用肠内营养制剂给予静脉补液，术前 12 小时禁食、禁水	□ 禁食、禁水
排泄	□ 正常排尿便	□ 尿：正常 □ 便：机械性肠道准备	□ 保留尿管、无排便活动
活动	□ 正常活动	□ 正常活动	□ 麻醉清醒后，头高位或半坐卧位 □ 卧床休息，保护管路 □ 双下肢床上活动

时间		手术后	出院
医患配合		□ 配合检查观察生命体征、伤口情况、肛门排气排便情况 □ 需要时，配合伤口换药 □ 配合拔除尿管	□ 接受出院前指导 □ 知道复查程序 □ 获取出院诊断书
护患配合		□ 配合定时测量生命体征、每日询问排便情况 □ 配合检查伤口敷料、肛门排气排便情况，记录出入量 □ 接受输液等治疗 □ 配合夹闭尿管、锻炼膀胱功能 □ 接受进水、进食、排便等生活护理 □ 注意活动安全，避免坠床或跌倒 □ 配合执行探视及陪护	□ 接受出院宣教 □ 办理出院手续 □ 获取出院带药 □ 知道服药方法、作用、注意事项 □ 知道护理伤口的方法 □ 知道复印病历方法饮食
饮食		□ 根据医嘱，可进水或清流饮食	□ 根据医嘱予以少渣半流质饮食
排泄		□ 保留尿管、无排便或稀便 □ 避免便秘	□ 拔除尿管：正常排尿，无排便或稀便 □ 避免便秘
活动		□ 可床边或下床活动 □ 注意保护管路，勿牵拉、脱出等	□ 正常适度活动，避免疲劳

附：原表单（2009 年）

直肠息肉临床路径表单

适用对象：第一诊断为直肠息肉（ICD-10：K62.1；D12.8，M8210/0）

行息肉切除术（ICD-9-CM-3：48.36）

患者姓名：		性别：　年龄：　门诊号：	住院号：
住院日期：　　年　月　日		出院日期：　　年　月　日	标准住院日：4~9 天

时间	门诊	住院第 1 天 （手术准备日）	住院第 2 天 （手术日）
主要诊疗工作	□ 询问病史与体格检查 □ 完成门诊病历 □ 完善检查 □ 完成纤维结肠镜检查及病理学检查	□ 上级医师查房 □ 完成术前准备与术前评估 □ 根据体检、肠镜、病理等，行术前讨论，确定手术方案 □ 完成必要的相关科室会诊 □ 向患者及家属交代病情，签署手术同意书 □ 麻醉师访视并签麻醉同意书	□ 上级医师查房 □ 手术 □ 根据术中病理决定手术方式 □ 术者完成手术记录 □ 住院医师完成术后病程 □ 向患者及家属交代病情及术后注意事项
重点医嘱	□ 门诊处方 □ 血常规、凝血功能（可术前完成） □ 纤维结肠镜	**长期医嘱** □ 普通外科护理常规 □ 二级护理 **临时医嘱** □ 血常规、尿常规、大便常规+隐血 □ 肝肾功能、电解质、血型、凝血功能、感染性疾病筛查 □ 心电图、正侧位胸片 □ 术前准备 □ 拟明日全身麻醉或局部麻醉行息肉切除术 □ 禁食、禁水 □ 留置尿管 □ 抗菌药物（术中） □ 术前肠道准备：口服泻药+清洁灌肠 □ 麻醉辅助药（术前 30 分钟）	**长期医嘱** □ 今日行直肠息肉切除术 □ 普通外科术后护理常规 □ 一级护理 □ 禁食、禁水 □ 低流量吸氧 □ 尿管接无菌引流袋、记量 □ 会阴擦洗，bid □ 记 24 小时尿量 □ 抗菌药物 **临时医嘱** □ 术中抗菌药物 □ 心电监护（必要时） □ 血常规、电解质 □ 镇痛、镇静（必要时） □ 更换敷料
主要护理工作	□ 患者活动：无限制 □ 饮食：半流或全流 □ 肠道准备等检查说明及指导 □ 心理支持	□ 患者活动：无限制 □ 禁食 □ 心理支持 □ 入院护理评估 □ 术前准备	□ 饮食：禁食、禁水 □ 观察患者病情变化 □ 术后生活、心理护理 □ 术后疼痛护理及指导 □ 留置管道护理及指导 □ 记录出入量

续　表

时间	门诊	住院第 1 天 （手术准备日）	住院第 2 天 （手术日）
病情 变异 记录	□无　□有，原因： 1. 2.	□无　□有，原因： 1. 2.	□无　□有，原因： 1. 2.
护士 签名			
医师 签名			

时间	住院第 3 天 （术后第 1 日）	住院第 4~9 天 （出院日）
主要诊疗工作	□ 上级医师查房，注意病情变化 □ 完成常规病历书写 □ 注意观察心率、血压、血氧、呼吸、体温 □ 评估伤口情况 □ 根据病情可考虑拔除尿管	□ 上级医师查房，进行手术评估，确定是否出院 □ 评估肠鸣音及注意肛门排气、排便情况 □ 视情况予流质饮食 □ 完成常规病历、出院记录、病案首页、出院证明书 □ 向患者交代出院后的注意事项 □ 将出院小结的副本交给患者
重点医嘱	**长期医嘱** □ 直肠息肉切除术后常规护理 □ 一级护理 □ 根据病情可进水和清流饮食 □ 低流量吸氧 □ 尿管接无菌引流袋 □ 会阴擦洗，bid □ 记 24 小时尿量 □ 停用抗菌药物（酌情） **临时医嘱** □ 更换敷料（视情况）	**出院医嘱** □ 拔除尿管 □ 更换敷料 □ 切口拆线 □ 门诊随诊
主要护理工作	□ 观察患者病情变化 □ 术后心理护理 □ 术后疼痛护理及指导 □ 术后生活护理 □ 留置管道护理及指导 □ 会阴或伤口皮肤护理 □ 记录出入量	□ 指导患者术后康复锻炼 □ 指导出院后饮食及活动 □ 帮助患者办理出院手续、交费等事项
病情变异记录	□ 无　□ 有，原因： 1. 2.	□ 无　□ 有，原因： 1. 2.
护士签名		
医师签名		

第二十章

直肠癌低位前切除手术临床路径释义

一、直肠癌低位前切除手术编码

疾病名称及编码：直肠癌（ICD-10：C20）

手术操作名称及编码：直肠前切除术同时伴结肠造口术（ICD-9-CM-3：48.62）

其他直肠切除术（ICD-9-CM-3：48.63）

二、临床路径检索方法

C20 伴（48.62/48.63）

三、直肠癌低位前切除手术临床路径标准住院流程

（一）适用对象

1. 第一诊断为直肠癌（ICD-10：C20），行直肠癌低位前切除手术（ICD-9-CM-3：48.62 或 48.63）。

2. 可 R0 切除的高中位直肠癌（Ⅰ期及部分Ⅱ、Ⅲ期患者）。

（二）诊断依据

根据国家卫生和计划生育委员会《结直肠癌诊疗规范（2010 年）》等。

1. 症状：便血、脓血便、排便习惯改变、里急后重、下腹坠痛等。

2. 体格检查：

（1）一般情况评价：体力状况评估、是否有贫血、全身浅表淋巴结肿大。

（2）腹部检查：是否看到肠型及肠蠕动波、触及肿块、叩及鼓音、听到高调肠鸣音或金属音。

（3）直肠指检：明确肿瘤位于直肠壁的位置，下极距肛缘的距离；占肠壁周径的范围。肿瘤大体类型（隆起、溃疡、浸润），基底部活动度及与周围脏器的关系，了解肿瘤向肠壁外浸润情况。观察是否有指套血染。

3. 实验室检查：大便常规+隐血；血清肿瘤标志物 CEA 和 CA19-9，必要时可查 CA242、CA72-4、AFP 和 CA125。

4. 辅助检查：术前肿瘤定性及 TNM 分期，指导选择正确的术式。

（1）结肠镜取活检，病理检查明确肿瘤组织类型（腺癌、黏液腺癌、印戒细胞癌）和分化程度（高、中、低）；排除同时性结直肠多原发癌。可使用乙状结肠镜确定直肠肿瘤位置（低位、中位、高位）。

（2）术前应当明确肿瘤分期；行盆腔 MRI 或 CT 明确肿瘤与周围脏器和盆壁的关系，或行直肠腔内超声内镜，诊断肿瘤浸润肠壁深度及周围淋巴结是否转移。

（3）术前还应进行胸部 CT 和腹部增强 CT 扫描，以除外肝肺等部位转移。

5. 鉴别诊断：必要时需行经肛门直肠壁穿刺活检病理，并请相关科室会诊。

（1）其他常见的结直肠疾病：胃肠道间质瘤（GIST）、炎性肠疾病、淋巴瘤、寄生虫感染、息肉等。

（2）腹腔其他脏器疾病累及直肠：妇科肿瘤、子宫内膜异位症及男性前列腺癌累及直肠。

> **释义**
>
> ■ 本路径的制订主要参考国家卫生和计划生育委员会《结直肠癌诊疗规范（2015 年）》及国内权威参考书籍和诊疗指南。
>
> ■ 早期直肠癌大多数无症状，直肠癌的主要表现为便血，脓血便，排便习惯改变。直肠指诊为主要检查手段，大约80％的直肠癌可以通过直肠指诊发现，必要时辅以肠镜检查。
>
> ■ 虽然通过硬质乙状结肠镜可以对绝大多数直肠癌患者进行组织学检查，但全结肠的电子结肠镜检查仍十分必要，有助于发现结肠内其他病灶。
>
> ■ 病理诊断是直肠癌诊断的金标准，建议术前能通过各种方法取得病理诊断。直肠癌的分期根据 AJCC 直肠癌 TNM 分期（第八版）的分期标准。
>
> ■ 直肠癌的术前分期首选盆腔 MRI，术前准确分期有利于后续诊治工作开展。

（三）治疗方案的选择

根据原卫生部《结直肠癌诊疗规范（2010 年）》和 NCCN《结肠癌临床实践指南中国版（2011 年）》等。

1. 直肠癌低位前切除手术。
2. 抗菌药物使用按照《抗菌药物临床应用指导原则》（卫医发〔2004〕285 号）执行。
3. 术前临床分期为 cT3 或 cN+的患者可接受术前放化疗（参考放疗临床路径）。

> **释义**
>
> ■ 根据国家卫生和计划生育委员会《结直肠癌诊疗规范（2015 年）》和 NCCN《结肠癌临床实践指南中国版（2016 年）》等。
>
> ■ 本病确诊后即应开始以手术为主的综合性治疗。
>
> ■ 术前新辅助放化疗目前已成为进展期直肠癌的重要内容，建议有条件的单位采纳。
>
> ■ 直肠癌低位前切除术应遵循全直肠系膜切除术（TME）原则。

（四）临床路径标准住院日

14～16 天。

> **释义**
>
> ■ 对有症状的患者入院完善各项检查 3 天，术前准备 1 天，手术及术后康复 8～10 天。

（五）进入路径标准

1. 第一诊断必须符合 ICD-10：C20 直肠癌疾病编码。
2. 有手术适应证，无绝对禁忌证。

3. 当患者合并其他疾病，但住院期间不需要特殊处理也不影响第一诊断的临床路径流程实施时，可以进入路径。

> **释义**
>
> ■ 进入本路径的患者第一诊断为直肠癌，临床分期为 I 期，部分 II 和 III 期。
>
> ■ 同时合并有其他疾病，但不影响手术方式及术后恢复的直肠癌患者可进入本路径。
>
> ■ 入院后常规检查发现有基础疾病，如高血压、冠状动脉粥样硬化性心脏病、糖尿病、肝肾功能不全等，经系统评估后对手术治疗无特殊影响者，可进入路径。但可能增加医疗费用，延长住院时间。
>
> ■ 对于有明确局部梗阻、出血、穿孔等症状的，可不进入路径。
>
> ■ 对于长期服用激素类、抗凝类药物的患者，以及重度贫血、低蛋白等严重营养不良患者，可以不进入路径。

（六）住院期间检查项目

1. 必须的检查项目：

（1）血常规、尿常规、大便常规+隐血。

（2）凝血功能、肝功能、肾功能、电解质、血糖、血清肿瘤标志物、血型、感染性疾病筛查、心电图检查。

（3）结肠镜。

（4）胸部平扫 CT，必要时强化。

（5）腹部强化 CT 或 MRI 或超声主要排除脏器转移。

（6）盆腔 MRI 或盆腔增强 CT，或直肠腔内超声。

2. 根据患者病情可选择的检查：

（1）疑似膀胱或尿道受累者应行膀胱镜检查，疑似阴道受累者应行阴道镜检查，必要时取组织活检。

（2）疑似骨转移应行全身 ECT 骨扫描检查。

（3）高龄、危重患者应行血气分析、肺功能及超声心动图检查。

（4）合并其他疾病应行相关检查，如心肌酶、血糖等。

3. 肠道准备：

（1）无肠梗阻病例：于术前 12~24 小时开始口服泻药，2~3 小时内服完。

（2）不完全性肠梗阻病例：于入院当日起每日口服 2 次小剂量泻药。

（3）完全性肠梗阻病例：禁忌任何方式的肠道准备。

4. 签署手术及其他相关同意书。

> **释义**
>
> ■ 血常规、尿常规、便常规+隐血是最基本的三大常规检查，每个进入路径的患者均需完成。便隐血试验和血红蛋白检测可以进一步了解患者有无急性或慢性失血；肝肾功能、电解质、血糖、凝血功能、心电图、X 线胸片可评估有无基础疾病，是否影响住院时间、费用及其治疗预后；血型、Rh 因子、感染性疾病筛查用于备血和术前准备；无禁忌证患者均应行肠镜检查。

■ 本病需与其他引起直肠内占位的疾病如间质瘤、腺瘤、淋巴瘤等疾病相鉴别。

■ 血清肿瘤标志物可协助判断疗效，并用于术后随访。

■ 盆腔 MRI 或直肠腔内超声等检查用于评估直肠癌的临床分期至关重要。胸腔、腹腔 CT 或 MRI 等检查排除胸部、腹部转移等异常情况，对于了解术前肾脏等泌尿系统情况、子宫妇科情况也十分必要。

■ 年龄较大、长期吸烟及伴有心脑肺血管等基础病的患者，应在术前进行充分检查，充分评估手术风险，并积极予以干预，必要时排除出路径。

■ 术前肠道准备的目的是使肠道清洁空虚便于手术操作，并减少肠道内致病菌的数量以降低术后感染并发症。

（七）预防性抗菌药物选择与使用时机。

按照《抗菌药物临床应用指导原则》（卫医发〔2004〕285 号）执行，并根据患者的病情决定抗菌药物的选择与使用时间。建议使用第二代头孢菌素或头孢曲松或头孢噻肟，可加用甲硝唑。

预防性应用抗菌药物：术前 0.5~2 小时或麻醉开始时静脉给药，手术超过 3 小时可再给第二剂。

释义

■ 直肠癌低位前切除术属于清洁–污染手术（Ⅱ类切口），手术创面大，手术时可能污染手术野引致感染，故需要预防性应用抗菌药物。

■ 治疗性抗菌药物的使用，如果术前患者发热，直肠肿瘤已存在出血坏死穿孔或可疑合并感染者，应在术前抽血行细菌培养，根据病原菌种类和药敏结果选用治疗性抗菌药物。或者根据手术情况，结合患者症状、体温、血常规检查等综合决定。

（八）手术日

入院第 4 天。

1. 麻醉方式：全身麻醉或静脉复合连续硬膜外麻醉。
2. 手术方式：直肠癌低位前切除术。
3. 手术内固定物：部分患者可能使用肠道吻合器等。
4. 术中用药：麻醉常规用药。
5. 输血：根据术中情况而定。
6. 病理：术前病理诊断不明确者术中应行快速组织活检；术后切除标本全部送病理。病理报告必须符合原卫生部《结直肠癌诊疗规范（2010 年）》中病理评估的要求。
7. 高危患者，如术前行新辅助放疗和化疗等，可行预防性回肠造口。

释义

■ 病理报告必须符合国家卫生和计划生育委员会《结直肠癌诊疗规范（2015 年）》中病理评估的要求。

■ 直肠癌低位前切除术手术创伤较大，建议首选全身麻醉。

■ 直肠癌低位前切除术应遵循全直肠系膜切除术原则（TME）。

■ 术中必要时可送快速冷冻病理检查，术中切除的所有标本均应术后送常规石蜡切片组织病理学检查。

■ 可根据术中情况决定是否经腹或经盆留置引流管。

■ 手术多采用双吻合器吻合的方式。

■ 手术可采用开腹或腹腔镜的方式完成。

■ 病理报告应报告癌组织的组织学分型、分级、浸润深度、远近端切缘；环周切缘情况、脉管及神经侵犯情况、错配修复（MMR）蛋白表达情况。

■ 手术必要时可做临时预防性造口，造口可于术后 3 个月或辅助化疗后，经全面检查无转移迹象时回纳。

（九）入院后第 5~13 天（术后第 1~9 天）治疗

1. 静脉肠外营养治疗 5~7 天，维持水电解质平衡。
2. 排气后可考虑进食流质或半流质。
3. 术后隔日腹部切口换药；切口感染时应及时局部拆线，引流。
4. 术后第 1 天、3 天和 5 天复查血常规、电解质等，根据检查结果调整抗菌药物和肠外营养治疗。
5. 术后第 7~10 天腹部切口拆线。

> **释义**
>
> ■ 术后必须复查的检查项目应在术后 3 天内完成，目的是了解患者术后的恢复情况，及时发现贫血、电解质紊乱等常见的异常情况便于及时处理。对异常情况在治疗后应予复查，除必须的检查项目外，可根据病情需要增加检查项目。
>
> ■ 围手术期应遵循快速康复外科的原则，应用循证医学证据，优化围术期处理，减少创伤应激，减少并发症，缩短住院时间，加速患者康复。

（十）出院标准

1. 患者一般情况良好，基本恢复正常饮食和肠道功能。
2. 体温正常，腹部检查无阳性体征，相关实验室检查结果基本正常。
3. 腹部切口Ⅱ/甲愈合。

> **释义**
>
> ■ 患者出院前应当生命体征平稳，无发热，肠道功能恢复，无吻合口漏的发生，实验室检查无严重贫血和电解质异常等。
>
> ■ 伤口愈合良好，无红肿、渗出，无脂肪液化或感染征象。
>
> ■ 无手术并发症或出现并发症但无需住院治疗的患者可以出院（如术后尿潴留需继续保留导尿管的患者）。

（十一）变异及原因分析

1. 有影响手术的合并症，需要进行相关的诊断和治疗。
2. 对于完全肠梗阻患者，可一期行乙状结肠双腔造口术，缓解梗阻症状后可行新辅助化疗。
3. 围手术期并发症可能造成住院日延长或费用超出参考标准。
4. 医师认为的变异原因。
5. 患者其他原因的变异。

> **释义**
>
> ■ 认可的变异原因主要是指患者入选路径后，在检查及治疗过程中发现患者合并存在事前未预知的、对本路径治疗可能产生影响的情况，需要终止执行路径或延长治疗时间、增加治疗费用。医师需在表单中明确说明。
>
> ■ 术前检查发现其他严重基础疾病，需调整药物治疗或调整治疗方案的，则终止本路径，如下肢深静脉血栓、难以控制的高血压、糖尿病需要额外治疗等。
>
> ■ 术中发现术前检查未能发现的病变，导致无法按照术前计划实施根治性直肠癌低位前切除。如严重的腹盆腔粘连无法手术或合并其他恶性肿瘤需改变手术方案。
>
> ■ 因患者方面的主观原因导致执行路径出现变异，需医师在表单中予以说明。

（十二）费用参考标准

2 万 ~ 5 万元。

四、直肠癌低位前切除手术临床路径给药方案

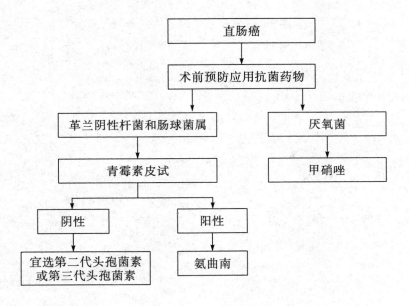

【用药选择】

1. 为预防术后切口或手术部位感染，应针对革兰阴性杆菌、肠球菌属和厌氧菌选用药物。
2. 第二代头孢菌素常用的注射剂有头孢呋辛、头孢替安等。对于感染较重者可选用第三代

头孢菌素+甲硝唑；对青霉素过敏者不宜使用头孢菌素时可用氨曲南替代。

【药学提示】

1. 预防性抗菌药物给药时机极为关键，应在术前 0.5~2 小时给药，以保证在发生细菌污染之前血清及组织中的药物达到有效浓度。

2. 如手术时间超过 3 小时，或失血量大（>1500ml），可手术中给予第 2 剂。

3. 预防用药时间不超过 24 小时，必要时延长至 48 小时。

【注意事项】

1. 用药前必须详细询问患者先前有否对头孢菌素类、青霉素类或其他药物的过敏史。

2. 如果直肠肿瘤已存在梗阻、坏死、穿孔或可疑合并感染者，应在术前抽血行血细菌培养，根据病原菌种类和药敏结果选用治疗性抗菌药物，手术当中发生手术部位污染者也应选用治疗性抗菌药物。治疗时间应根据患者的症状、体温、血常规检查等综合决定。

五、推荐表单

（一）医师表单

直肠癌低位前切除手术临床路径医师表单

适用对象：第一诊断为直肠癌（ICD-10：C20）

　　　　　行直肠癌低位前切除术（ICD-9-CM-3：48.62 或 48.63）

患者姓名：		性别：　　年龄：　　门诊号：	住院号：
住院日期：　　年　月　日		出院日期：　　年　月　日	标准住院日：14~16 天

时间	住院第 1 天 （术前 3 日）	住院第 2 天 （术前 2 日）	住院第 3 天 （术前 1 日）
主要诊疗工作	□ 询问病史、体格检查 □ 书写病历 □ 上级医师查房，完成查房记录 □ 完善相关检查并开始术前肠道准备	□ 三级医师查房 □ 术前讨论，分析检查结果，制订治疗方案 □ 完成上级医师查房记录等病历书写 □ 完成必要相关科室会诊	□ 向患者及家属交待病情，明确告知围术期治疗中可能出现的意外和危险 □ 签署手术及麻醉同意书、委托书、自费药品协议书、输血同意书 □ 完成术前准备 □ 完成手术医嘱及术前小结 □ 麻醉医师术前访视患者及完成记录 □ 通知手术室拟定手术时间
重点医嘱	**长期医嘱** □ 二级护理 □ 半流质饮食/无渣流质饮食/禁食、禁水 □ 口服抗菌药物 □ 继续合并症治疗用药 **临时医嘱**（如门诊未查） □ 血常规、尿常规、大便常规+隐血 □ 凝血功能、肝功能、肾功能、电解质、血糖、血清肿瘤标志物、血型、感染性疾病筛查、心电图检查 □ 结肠镜 □ 胸部 X 线检查或胸部平扫 CT，必要时强化 □ 盆腔 MRI 或盆腔增强 CT，或直肠腔内超声	**长期医嘱** □ 二级护理 □ 半流质饮食/无渣流质饮食/禁食、禁水 □ 口服抗菌药物 □ 继续合并症治疗用药 □ 新制订的治疗方案	**长期医嘱** □ 二级护理 □ 半流质饮食/无渣流质饮食/禁食、禁水 □ 口服抗菌药物 □ 继续合并症治疗用药 **临时医嘱** □ 晚 8 点开始口服复方聚乙二醇清洁肠道 □ 备皮 □ 检查血型，备血制品 □ 准备术中特殊器械及材料 □ 抗菌药物皮试
病情变异记录	□ 无　□ 有，原因： 1. 2.	□ 无　□ 有，原因： 1. 2.	□ 无　□ 有，原因： 1. 2.

续 表

时间	住院第 1 天 （术前 3 日）	住院第 2 天 （术前 2 日）	住院第 3 天 （术前 1 日）
医师 签名			

时间	住院第 4 天 （手术日）	住院第 5~6 天 （术后第 1~2 日）	住院第 7~8 天 （术后第 3~4 日）
主要诊疗工作	□ 手术（包括手术安全核对） □ 完成手术记录 □ 完成术后病程记录 □ 向患者及家属交待术中情况及术后注意事项 □ 手术标本常规送病理检查	□ 上级医师查房：观察切口及出入量（特别注意尿量和引流）情况；根据各项检查结果评价重要脏器功能，提出诊治意见 □ 直肠指诊促进排气 □ 记录每日病程和上级医师查房意见	□ 切口换药，必要时引流 □ 检查腹部临床表现，注意排气情况 □ 记录每日病程
重点医嘱	**长期医嘱** □ 全身麻醉下经腹直肠癌根治术后护理常规 □ 一级护理 □ 禁食、禁水 □ 心电监护、吸氧、留置尿管长期开放 □ 记录出入量，注意引流情况 □ 预防性应用抗菌药物 □ 抑酸、化痰和镇痛治疗 □ 静脉肠外营养治疗，补充液量和能量，维持水电解质平衡 **临时医嘱** □ 复查血常规及相关指标	**长期医嘱** □ 雾化吸入 **临时医嘱** □ 试饮水 □ 直肠指诊	**长期医嘱** □ 酌情进流质饮食 □ 根据病情停用心电监护和吸氧 □ 尿管 q4h 开放 □ 根据病情停用预防性抗菌药物治疗 **临时医嘱** □ 切口换药 □ 复查血常规及相关指标
病情变异记录	□ 无 □ 有，原因： 1. 2.	□ 无 □ 有，原因： 1. 2.	□ 无 □ 有，原因： 1. 2.
医师签名			

时间	住院第 9 ~ 10 天（术后第 5 ~ 6 日）	住院第 11 ~ 12 天（术后第 7 ~ 8 日）	住院第 13 ~ 14 天（术后第 9 ~ 10 日）	住院第 14 ~ 16 天（出院日）
主要诊疗工作	□ 上级医师查房 □ 根据临床表现、血常规及相关生化检查结果调整治疗方案 □ 已排气排便，可拔除引流管 □ 依根据患者胃肠道功能决定饮食 □ 切口换药，检查愈合情况 □ 拔除尿管	□ 切口换药，可间断拆线 □ 根据血常规及相关指标检查结果，决定是否停用治疗性抗菌药物 □ 根据病理分期，制订术后放化疗方案 □ 书写病程记录	□ 上级医师查房 □ 询问进食情况 □ 观察排尿和排便情况 □ 切口换药拆线 □ 上级医师进行术后康复评估，决定出院日期 □ 向患者及家属交代病情	□ 完成出院记录、病案首页、出院证明等书写 □ 向患者交代出院后的注意事项，重点交代复诊时间及发生紧急情况时处理方法
重点医嘱	长期医嘱 □ 二级护理 □ 半流质饮食 □ 停用相关治疗 □ 停导尿管和引流管 临时医嘱 □ 复查血常规及相关指标 □ 切口换药	长期医嘱 □ 停用治疗性抗菌药物 临时医嘱 □ 切口换药、间断拆线	长期医嘱 □ 三级护理 □ 普通饮食 临时医嘱 □ 换药拆线	出院医嘱 □ 出院带药
病情变异记录	□ 无　□ 有，原因： 1. 2.	□ 无　□ 有，原因： 1. 2.	□ 无　□ 有，原因： 1. 2.	□ 无　□ 有，原因： 1. 2.
医师签名				

（二）护士表单

直肠癌低位前切除手术临床路径护士表单

适用对象：第一诊断为直肠癌（ICD-10：C20）

行直肠癌低位前切除术（ICD-9-CM-3：48.62 或 48.63）

患者姓名：		性别：　年龄：　门诊号：	住院号：
住院日期：　　年　月　日		出院日期：　　年　月　日	标准住院日：≤14 天

时间	住院第 1 天 （术前 3 日）	住院第 2 天 （术前 2 日）	住院第 3 天 （术前 1 日）
健康宣教	□ 入院宣教 　介绍主管医师、护士 　介绍环境、设施 　介绍住院注意事项	□ 术前宣教 　宣教疾病知识、术前准备及 　手术过程 　告知准备物品、洗澡 　告知术后饮食、活动及探视 　注意事项 □ 主管护士与患者沟通，了解 　并指导心理应对	□ 术前宣教 　宣教疾病知识、术前准备及 　手术过程 　告知准备物品、洗澡 　告知术后饮食、活动及探视 　注意事项 □ 主管护士与患者沟通，了解 　并指导心理应对
护理处理	□ 核对患者姓名，佩戴腕带 □ 建立入院护理病历 □ 卫生处置：剪指（趾）甲、 　洗澡、更换病号服	□ 协助医师完成术前检查 □ 术前准备 □ 禁食、禁水 □ 需要时备皮	□ 协助医师完成术前检查 □ 术前准备 □ 禁食、禁水 □ 需要时备皮
基础护理	□ 三级护理 □ 晨晚间护理 □ 患者安全管理	□ 三级护理 □ 晨晚间护理 □ 患者安全管理	□ 三级护理 □ 晨晚间护理 □ 患者安全管理
专科护理	□ 入院介绍 □ 入院评估：一般情况、营养 　状况、心理变化、生命体 　征等 □ 指导患者进行辅助检查	□ 观察患者病情及情绪变化等 □ 心理护理	□ 术前宣教（提醒患者术前禁 　食、禁水） □ 术前准备 □ 沐浴、更衣
重点医嘱	□ 详见医嘱执行单	□ 详见医嘱执行单	□ 详见医嘱执行单
病情变异记录	□ 无　□ 有，原因： 1. 2.	□ 无　□ 有，原因： 1. 2.	□ 无　□ 有，原因： 1. 2..
护士签名			

时间	住院第4天 （手术日）	住院第5~6天 （术后第1~2日）	住院第7~8天 （术后第3~4日）
健康宣教	□ 告知家属等候区位置 □ 术后当日宣教 □ 告知饮食、体位要求 □ 告知术后可能出现情况的应对方式 □ 如保留引流管，造口宣教注意事项 □ 如保留胃管，宣教注意事项 □ 给予患者及家属心理支持 □ 再次明确探视陪伴须知	□ 术后宣教 □ 药物作用及频率 □ 饮食、活动指导 □ 复查患者对宣教内容的掌握程度 □ 疾病恢复期注意事项	□ 术后宣教 □ 药物作用及频率 □ 饮食、活动指导 □ 复查患者对宣教内容的掌握程度 □ 疾病恢复期注意事项
护理处理	□ 送手术 　摘除患者各种活动物品 　核对患者资料及带药 　填写手术交接单，签字确认 □ 接手术 　核对患者及资料，签字确认	□ 遵医嘱完成相关治疗	□ 遵医嘱完成相关治疗
基础护理	□ 一级护理 □ 晨晚间护理 □ 患者安全管理 □ 遵医嘱吸氧及监护治疗 □ 协助及指导进食	□ 二级护理 □ 晨晚间护理 □ 协助或指导进食 □ 患者安全管理	□ 二级护理 □ 晨晚间护理 □ 协助或指导进食 □ 患者安全管理
专科护理	□ 病情观察，观察伤口情况 □ 如保留引流管，固定并观察引流管情况 □ 如保留胃管，观察胃管长度并固定 □ 书写护理记录 □ 遵医嘱予抗感染治疗 □ 口腔清洁 □ 心理护理	□ 观察患者一般状况及切口敷料 □ 术后生活护理 □ 鼓励患者床上活动预防DVT □ 拍背排痰	□ 观察患者一般状况及切口敷料 □ 术后生活护理 □ 指导排尿 □ 鼓励患者下床活动，促进肠功能恢复
重点医嘱	□ 详见医嘱执行单	□ 详见医嘱执行单	□ 详见医嘱执行单
病情变异记录	□ 无　□ 有，原因： 1. 2.	□ 无　□ 有，原因： 1. 2.	□ 无　□ 有，原因： 1. 2. .
护士签名			

时间	住院第 9～10 天（术后第 5～6 日）	住院第 11～12 天（术后第 7～8 日）	住院第 13～14 天（术后第 9～10 日）	住院第 14～16 天（出院日）
健康宣教	□ 术后宣教 □ 药物作用及频率 □ 饮食、活动指导 □ 复查患者对宣教内容的掌握程度 □ 疾病恢复期注意事项	□ 术后宣教 □ 药物作用及频率 □ 饮食、活动指导 □ 复查患者对宣教内容的掌握程度 □ 疾病恢复期注意事项	□ 术后宣教 □ 饮食指导 □ 疾病恢复期注意事项	□ 出院宣教 □ 复查时间 □ 服药方法 □ 活动休息 □ 指导饮食 □ 指导办理出院手续
护理处置	□ 遵医嘱完成相关治疗	□ 遵医嘱完成相关治疗	□ 遵医嘱完成相关治疗	□ 遵医嘱完成相关治疗
基础护理	□ 二级护理 □ 晨晚间护理 □ 协助或指导进食 □ 患者安全管理	□ 二级护理 □ 晨晚间护理 □ 协助或指导进食 □ 患者安全管理	□ 二级护理 □ 晨晚间护理 □ 协助或指导进食 □ 患者安全管理	□ 二级护理 □ 晨晚间护理 □ 协助及指导进食 □ 患者安全管理
专科护理	□ 观察患者一般状况及切口情况 □ 鼓励患者下床活动，促进肠功能恢复 □ 术后生活护理，注意进食情况	□ 观察患者一般状况及切口情况 □ 鼓励患者下床活动，促进肠功能恢复 □ 术后生活护理，注意进食情况和体温	□ 指导患者术后康复 □ 术后生活护理	□ 协助患者办理出院手续 □ 出院指导，重点出院后用药方法
重点医嘱	□ 详见医嘱执行单	□ 详见医嘱执行单	□ 详见医嘱执行单	□ 详见医嘱执行单
病情变异记录	□ 无 □ 有，原因： 1. 2.	□ 无 □ 有，原因： 1. 2.	□ 无 □ 有，原因： 1. 2.	□ 无 □ 有，原因： 1. 2. .
护士签名				

（三）患者表单

直肠癌低位前切除手术临床路径患者表单

适用对象：第一诊断为直肠癌（ICD-10：C20）

行直肠癌低位前切除术（ICD-9-CM-3：48.62 或 48.63）

患者姓名：	性别： 年龄： 门诊号：	住院号：
住院日期： 年 月 日	出院日期： 年 月 日	标准住院日：≤14 天

时间	住院第 1 天	住院第 2～3 天	住院第 3～4 天（手术日）
医患配合	□ 配合询问病史、收集资料，务必详细告知既往史、用药史、过敏史 □ 如服用抗凝剂激素类药物、降压药，明确告知 □ 配合进行体格检查 □ 有任何不适告知医师	□ 配合完善术前相关检查，如采血、留尿、心电图、X 线胸片等 □ 医师与患者及家属介绍病情及手术谈话、书前签字 □ 麻醉师与患者进行术前访视	□ 接受手术治疗 □ 如术后需要，配合监护及检查治疗 □ 交流手术情况及术后注意事项 □ 有任何不适告知医师
护患配合	□ 配合测量体温、脉搏、呼吸、血压、体重 1 次 □ 配合完成入院护理评估（简单询问病史、过敏史、用药时） □ 接受入院宣教（环境介绍、病室规定、订餐制度、贵重物品保管等） □ 有任何不适告知护士	□ 配合测量体温、脉搏、呼吸 □ 接受术前宣教 □ 接受术前准备 □ 需要时配合备皮 □ 准备好必要用物	□ 清晨测量体温、脉搏、呼吸 1 次 □ 术晨剃须、漱口 □ 取下义齿、饰品等贵重物品交家属保管 □ 送手术室前，协助完成核对，带齐影像资料，脱去衣物，上手术车 □ 返回病房后，协助完成核对，配合过病床 □ 配合输液治疗 □ 需要时配合术后吸氧，监护仪监测 □ 如保留引流管或胃管，配合固定，保持有效性 □ 如术后需要，配合监护及检查治疗 □ 有任何不适告知护士
饮食	□ 正常普通饮食或半流质饮食	□ 术前 12 小时禁食、禁水	□ 术前禁食、禁水 □ 如保留胃管，不能经口进食、进水
排泄	□ 正常排尿便	□ 正常排尿便	□ 如果需要配合尿管排尿和锻炼
活动	□ 正常活动	□ 正常活动	□ 术后 6 小时可垫枕，可床上翻身术

时间	手术后	出院
医患配合	□ 配合术后检查 □ 配合术后治疗 □ 配合术后换药 □ 如保留引流管，需要时配合拔除引流管 □ 如保留胃管，需要时配合拔除胃管	□ 接受出院前指导 □ 知道复查程序 □ 获取出院诊断书
护患配合	□ 配合定时测量生命体征、每日询问大便 □ 接受输液、服药等治疗 □ 接受饮食宣教 □ 接受用药及治疗宣教 □ 如保留引流管，配合固定及计量 □ 如保留胃管 □ 注意活动安全，避免坠床或跌倒 □ 配合执行探视及陪护 □ 配合口腔清洁	□ 接受出院宣教 □ 办理出院手续 □ 获取出院带药 □ 知道服药方法、作用、注意事项 □ 术后禁烟酒 □ 知道复印病历方法
饮食	□ 遵医嘱配合护士调整饮食	□ 遵医嘱配合护士调整饮食
排泄	□ 正常排尿便	□ 正常排尿便
活动	□ 遵医嘱配合护士调整活动量	□ 遵医嘱配合护士调整活动量

附：原表单（2012 年版）

直肠癌低位前切除手术临床路径表单

适用对象：第一诊断为直肠癌（ICD-10：C20）

行直肠癌低位前切除术（ICD-9-CM-3：48.62 或 48.63）

患者姓名：		性别： 年龄： 门诊号：	住院号：
住院日期： 年 月 日		出院日期： 年 月 日	标准住院日：14~16 天

时间	住院第 1 天（术前 3 日）	住院第 2 天（术前 2 日）	住院第 3 天（术前 1 日）
主要诊疗工作	□ 询问病史、体格检查 □ 书写病历 □ 上级医师查房，完成查房记录 □ 完善相关检查并开始术前肠道准备	□ 三级医师查房 □ 术前讨论，分析检查结果，制订治疗方案 □ 完成上级医师查房记录等病历书写 □ 完成必要相关科室会诊	□ 向患者及家属交待病情，明确告知围术期治疗中可能出现的意外和危险 □ 签署手术及麻醉同意书、委托书、自费药品协议书、输血同意书 □ 完成术前准备 □ 完成手术医嘱及术前小结 □ 麻醉医师术前访视患者及完成记录 □ 通知手术室拟定手术时间
重点医嘱	**长期医嘱** □ 二级护理 □ 半流质饮食/无渣流质饮食/禁食、禁水 □ 口服抗菌药物 □ 继续合并症治疗用药 **临时医嘱**（如门诊未查） □ 血常规、尿常规、大便常规+隐血 □ 凝血功能、肝功能、肾功能、电解质、血糖、血清肿瘤标志物、血型、感染性疾病筛查、心电图检查 □ 结肠镜 □ 胸部 X 线检查或胸部平扫 CT，必要时强化 □ 盆腔 MRI 或盆腔增强 CT，或直肠腔内超声	**长期医嘱** □ 二级护理 □ 半流质饮食/无渣流质饮食/禁食、禁水 □ 口服抗菌药物 □ 继续合并症治疗用药 □ 新制订的治疗方案	**长期医嘱** □ 二级护理 □ 半流质饮食/无渣流质饮食/禁食、禁水 □ 口服抗菌药物 □ 继续合并症治疗用药 **临时医嘱** □ 晚 8 点开始口服复方聚乙二醇清洁肠道 □ 备皮 □ 检查血型，备血制品 □ 睡前地西泮 10mg im □ 准备术中特殊器械及材料 □ 抗菌药物皮试
主要护理工作	□ 入院介绍 □ 入院评估：一般情况、营养状况、心理变化、生命体征等 □ 指导患者进行辅助检查	□ 观察患者病情及情绪变化等 □ 心理护理	□ 术前宣教（提醒患者术前禁食、禁水） □ 术前准备 □ 沐浴、剪指甲、更衣

时间	住院第1天 （术前3日）	住院第2天 （术前2日）	住院第3天 （术前1日）
病情 变异 记录	□无　□有，原因： 1. 2.	□无 □有，原因： 1. 2.	□无　□有，原因： 1. 2.
护士 签名			
医师 签名			

时间	住院第4天 （手术日）	住院第5~6天 （术后第1~2日）	住院第7~8天 （术后第3~4日）
主要诊疗工作	□ 手术（包括手术安全核对） □ 完成手术记录 □ 完成术后病程记录 □ 向患者及家属交待术中情况及术后注意事项 □ 手术标本常规送病理检查	□ 上级医师查房：观察切口及出入量（特别注意尿量和引流）情况；根据各项检查结果评价重要脏器功能，提出诊治意见 □ 直肠指诊促进排气 □ 记录每日病程和上级医师查房意见	□ 切口换药，必要时引流 □ 检查腹部临床表现，注意排气情况 □ 记录每日病程
重点医嘱	**长期医嘱** □ 全身麻醉下经腹直肠癌根治术后护理常规 □ 一级护理 □ 禁食、禁水 □ 心电监护、吸氧、留置尿管长期开放 □ 记录出入量，注意引流情况 □ 预防性应用抗菌药物 □ 抑酸、化痰和镇痛治疗 □ 静脉肠外营养治疗，补充液量和能量，维持水电解质平衡 **临时医嘱** □ 复查血常规及相关指标	**长期医嘱** □ 雾化吸入 **临时医嘱** □ 试饮水 □ 直肠指诊	**长期医嘱** □ 酌情进流质饮食 □ 根据病情停用心电监护和吸氧 □ 尿管 q4h 开放 □ 根据病情停用预防性抗菌药物治疗 **临时医嘱** □ 切口换药 □ 复查血常规及相关指标
主要护理工作	□ 定时巡视病房 □ 观察患者病情变化及切口敷料 □ 术后生活护理 □ 鼓励患者床上活动，尤其下肢，预防 DVT 的发生	□ 观察患者一般状况及切口敷料 □ 术后生活护理 □ 鼓励患者床上活动预防 DVT □ 拍背排痰	□ 观察患者一般状况及切口敷料 □ 术后生活护理 □ 指导排尿 □ 鼓励患者下床活动，促进肠功能恢复
病情变异记录	□ 无　□ 有，原因： 1. 2.	□ 无　□ 有，原因： 1. 2.	□ 无　□ 有，原因： 1. 2.
护士签名			
医师签名			

时间	住院第 9 ~ 10 天 （术后第 5 ~ 6 日）	住院第 11 ~ 12 天 （术后第 7 ~ 8 日）	住院第 13 ~ 14 天 （术后第 9 ~ 10 日）	住院第 14 ~ 16 天 （出院日）
主要诊疗工作	□ 上级医师查房 □ 根据临床表现、血常规及相关生化检查结果调整治疗方案 □ 已排气排便，可拔除引流管 □ 依根据患者胃肠道功能决定饮食 □ 切口换药，检查愈合情况 □ 拔除尿管	□ 切口换药，可间断拆线 □ 根据血常规及相关指标检查结果，决定是否停用治疗性抗菌药物 □ 根据病理分期，制订术后放化疗方案 □ 书写病程记录	□ 上级医师查房 □ 询问进食情况 □ 观察排尿和排便情况 □ 切口换药拆线 □ 上级医师进行术后康复评估，决定出院日期 □ 向患者及家属交代病情	□ 完成出院记录、病案首页、出院证明等书写 □ 向患者交代出院后的注意事项，重点交代复诊时间及发生紧急情况时处理方法
重点医嘱	长期医嘱 □ 二级护理 □ 半流质饮食 □ 停用相关治疗 □ 停导尿管和引流管 临时医嘱 □ 复查血常规及相关指标 □ 切口换药	长期医嘱 □ 停用治疗性抗菌药物 临时医嘱 □ 切口换药、间断拆线	长期医嘱 □ 三级护理 □ 普通饮食 临时医嘱 □ 换药拆线	出院医嘱 □ 出院带药
主要护理工作	□ 观察患者一般状况及切口情况 □ 鼓励患者下床活动，促进肠功能恢复 □ 术后生活护理，注意进食情况	□ 观察患者一般状况及切口情况 □ 鼓励患者下床活动，促进肠功能恢复 □ 术后生活护理，注意进食情况和体温	□ 指导患者术后康复 □ 术后生活护理	□ 协助患者办理出院手续 □ 出院指导，重点出院后用药方法
病情变异记录	□ 无　□ 有，原因： 1. 2.	□ 无　□ 有，原因： 1. 2.	□ 无　□ 有，原因： 1. 2.	□ 无　□ 有，原因： 1. 2.
护士签名				
医师签名				

第二十一章

直肠癌腹会阴联合切除手术临床路径释义

一、直肠癌腹会阴联合切除手术编码

1. 国家卫生和计划生育委员会原编码：

疾病名称及编码：直肠癌（ICD-10：C20）

手术操作名称及编码：直肠癌腹会阴联合切除手术（ICD-9-CM-3：48.49 或 48.65）

2. 修改编码：

疾病名称与编码：直肠癌（ICD-10：C20）

手术操作名称及编码：腹会阴直肠切除术（ICD-9-CM-3：48.5）

二、临床路径检索方法

C20 伴 48.5

三、直肠癌腹会阴联合切除手术临床路径标准住院流程

（一）适用对象

1. 第一诊断为直肠癌（ICD-10：C20），行直肠癌腹会阴联合切除手术（ICD-9-CM-3：48.49 或 48.65）。

2. 可 R0 切除的低位直肠癌（Ⅰ期及部分Ⅱ、Ⅲ期患者，cT1~4N0~2M0）。

> **释义**
>
> ■ 本路径适用对象为将进行根治性切除作为首选治疗手段的低位直肠癌患者。
> ■ 可以进行低位或超低位保肛手术（开腹或腹腔镜手术）的中低位直肠癌患者不纳入本路径。
> ■ 原位癌（T 分期为 Tis）及部分早期浸润癌（T 分期为 T1 期）可行经肛门肿瘤局部切除术的低位直肠癌患者不进入本路径。
> ■ 对于无法手术或不愿意进行手术，采用根治性放疗作为首选治疗方式的中低位直肠癌患者或采用放化疗等综合治疗的晚期或复发性直肠癌患者均不进入本路径。

（二）诊断依据

依据国家卫生和计划生育委员会《结直肠癌诊疗规范（2015 年）》。

1. 症状：便血、脓血便、排便习惯改变、里急后重、下腹坠痛等。

2. 体格检查：

（1）一般情况评价：体力状况评估、是否有贫血、全身浅表淋巴结肿大。

（2）腹部检查：是否看到肠型及肠蠕动波、触及肿块、叩及鼓音、听到高调肠鸣音或金属音。

（3）直肠指检：明确肿瘤位于直肠壁的位置，下极距肛缘的距离；占肠壁周径的范围。肿瘤大体类型（隆起、溃疡、浸润），基底部活动度及与周围脏器的关系，了解肿瘤向肠壁外浸润情况。观察是否有指套血染。

3. 实验室检查：大便常规＋隐血；血清肿瘤标志物 CEA、CA19-9，必要时可查 AFP 和 CA125。

4. 辅助检查：明确肿瘤性质及临床分期（cTNM），指导选择正确的术式。

（1）结肠镜：可以取活检，病理检查明确肿瘤组织类型（腺癌、黏液腺癌、印戒细胞癌）和分化程度（高、中、低）；全结肠镜检查排除同时性结直肠多原发癌。可使用乙状结肠镜确定直肠肿瘤位置（低位、中位、高位）。

（2）盆腔 MRI 或 CT：盆腔 MRI 或 CT 明确肿瘤与周围脏器和盆壁的关系，肿瘤浸润肠壁深度及周围淋巴结是否转移，确定肿瘤的临床分期（cTNM）。

（3）直肠腔内超声或内镜超声：可以辅助判断肿瘤浸润肠壁深度及周围淋巴结是否转移。

5. 鉴别诊断：必要时需行经肛门直肠壁穿刺活检病理，并请相关科室会诊。

（1）其他常见的结直肠疾病：恶性黑色素瘤、肛管癌、胃肠道间质瘤（GIST）、炎性肠疾病、淋巴瘤、寄生虫感染、息肉等。

（2）腹腔其他脏器疾病累及直肠：妇科肿瘤、子宫内膜异位症、腹腔肿瘤转移至盆底及男性前列腺癌累及直肠。

释义

■ 依据国家卫生和计划生育委员会《结直肠癌诊疗规范（2015 年）》。

■ 早期直肠癌大多数无症状，直肠癌的主要表现为便血、脓血便、排便习惯改变。直肠指诊为主要检查手段，大约 80% 的直肠癌可以通过直肠指诊发现，必要时辅以硬质乙状结肠镜检查。

■ 通过硬质乙状结肠镜可以对绝大多数直肠癌患者进行组织学活检，并送病理学检查。直肠癌的治疗依据必须为组织病理学诊断，如通过硬质乙状结肠镜去活检困难或考虑患者存在多发性结肠肿瘤的情况，应进行全结肠的纤维结肠镜检查。

■ 直肠癌的术前分期检查首选盆腔 MRI 检查或直肠腔内超声检查。

■ 直肠癌分期根据 AJCC 直肠癌 TNM 分期（第七版）的分期标准。

■ PET-CT：不推荐常规使用，但对于病情复杂、常规检查无法明确诊断的患者可作为有效的辅助检查。术前检查提示为 III 期以上肿瘤，为了解有无远端转移，推荐使用。

■ 直肠癌患者在诊断、治疗前、评价疗效、随访时必须检测 CEA、CA19-9；有肝转移患者建议检测 AFP；疑有卵巢转移患者建议检测 CA125。

（三）治疗方案的选择

根据国家卫生和计划生育委员会《结直肠癌诊疗规范（2015 年）》和 NCCN《Clinical Practice Guidelines in Oncology-Rectal Cancer. Version 2（2017）》等。

1. 直肠癌腹会阴联合切除手术。

2. 抗菌药物使用按照《抗菌药物临床应用指导原则》（国卫办医发〔2015〕43 号）执行。

3. 术前临床分期（cTNM）为 cT3 以上或 cN+ 的患者可接受术前新辅助放化疗（参考放疗临床路径）。

释义

■ 根据国家卫生和计划生育委员会《结直肠癌诊疗规范（2015 年)》和 NCCN 《Clinical Practice Guidelines in Oncology-Rectal Cancer. Version 2 (2017)》等。

■ 下段直肠癌行腹会阴联合切除手术必须遵循直肠癌全系膜切除术原则，尽可能锐性游离直肠系膜，连同肿瘤远侧系膜整块切除，尽量保证环周切缘阴性，对可疑环周切缘阳性者，应加后续治疗。

■ 直肠癌的新辅助放化疗：（1）直肠癌术前治疗推荐以氟尿嘧啶类药物为基础的新辅助放化疗。（2）T1～2N0M0 或有放化疗禁忌的患者推荐直接手术，不推荐新辅助治疗。（3）T3 和（或）N+的可切除直肠癌患者，推荐术前新辅助放化疗。（4）T4 或局部晚期不可切除的直肠癌患者，必须行新辅助放化疗。治疗后必须重新评价，多学科讨论是否可行手术。

（四）临床路径标准住院日

19～21 天。

释义

■ 住院治疗包括术前检查和术前准备、手术治疗、术后恢复，共三个部分，总住院时间不应超过 16 天。

■ 部分患者在手术治疗前行新辅助放化疗或术后接受辅助放化疗，均不计算在本路径的住院时间内。

（五）进入路径标准

1. 第一诊断必须符合 ICD-10：C20 直肠癌疾病编码。
2. 可 R0 切除的低位直肠癌（Ⅰ期和部分Ⅱ、Ⅲ期，cT1～4N0～2M0）。
3. 有手术适应证，无绝对禁忌证。
4. 当患者合并其他疾病，但住院期间不需要特殊处理也不影响第一诊断的临床路径流程实施时，可以进入路径。

释义

■ 进入本路径的患者第一诊断为直肠癌，临床分期为Ⅰ期和部分Ⅱ、Ⅲ期。

■ 同时合并有其他疾病，但不影响手术方式及术后恢复的直肠癌患者可以进入本路径。

■ 术前检查发现以往未发现的疾病或既往基础疾病（如高血压病、心脏病、糖尿病等），经相关科室会诊后，如果仅需要药物维持治疗，对手术及术后恢复无影响，可进入本路径。但可能会增加治疗费用，延长住院时间，需要主管医师在临床路径的表单中予以说明。

（六）术前准备（术前评估）

≤3 天。

1. 必须的检查项目：

（1）血常规、尿常规、大便常规+隐血。

（2）凝血功能、肝功能、肾功能、电解质、血糖、血清肿瘤标志物、血型、感染性疾病筛查、心电图检查。

（3）结肠镜。

（4）胸部 X 线检查或胸部平扫 CT，必要时强化。

（5）中上腹部强化 CT 或 MRI 或超声排除腹腔脏器转移。

（6）盆腔 MRI 或盆腔增强 CT，或直肠腔内超声。

2. 根据患者病情可选择的检查：

（1）疑似膀胱或尿道受累者应行膀胱镜检查，疑似阴道受累者应行阴道镜检查，必要时取组织活检。

（2）疑似骨转移应行全身 ECT 骨扫描检查。

（3）疑似输尿管受累者，行静脉尿路造影（IVU）或磁共振尿路造影（MRU）。

（4）高龄、危重患者应行血气分析、肺功能及超声心动图检查。

（5）合并其他疾病应行相关检查，如心肌酶、血糖等。

3. 肠道准备：

（1）无肠梗阻病例：于术前 12～24 小时开始口服泻药，2～3 小时内服完。

（2）不完全性肠梗阻病例：于入院当日起每日口服两次小剂量泻药。

（3）完全性肠梗阻病例：禁忌任何方式的肠道准备。

4. 签署手术及其他相关同意书。

释义

■血、尿、大便常规是最基本的三大常规检查，每个进入路径的患者均需要完成；肝肾功能、电解质、血糖、凝血功能、心电图及 X 线胸片检查主要是评估有无基础疾病，排除手术禁忌；感染性疾病筛查是为住院治疗期间的医疗安全以及为输血等治疗做准备。

■盆腔 MRI 或直肠腔内超声等检查用于评估直肠癌的临床分期至关重要。胸腔、腹腔 CT 或 MRI 等检查排除肺脏、肝脏、胆囊、胰腺、脾脏和肾脏等腹腔脏器以及盆腹腔淋巴结有无增大等异常情况，对于了解术前肾脏及输尿管等泌尿系统的情况也十分必要。对于可疑宫旁浸润影响输尿管或肾脏的患者，建议行静脉肾盂造影或 CT、磁共振尿路成像等泌尿系统检查。根据临床情况，部分患者需要术前进一步评估肾功能（如肾脏血流图检查）以及尿动力学检查。

■直肠癌的血清学肿瘤标志物 CEA、CA19-9 应作为常规检查项目。

■年龄较大、长期吸烟以及伴有心脑肺血管等基础病的患者，应在术前进行充分的检查，如心脏超声、血管超声、血气分析及肺功能检查等，充分评估手术风险，必要时予以干预，排除出本路径。

（七）预防性抗菌药物选择与使用时机

按照《抗菌药物临床应用指导原则》（国卫办医发〔2015〕43 号）执行，并根据患者的病情决定抗菌药物的选择与使用时间。建议使用第一、第二代头孢菌素±甲硝唑，或头霉素类，或头孢曲松±甲硝唑。

预防性应用抗菌药物：术前0.5~2小时或麻醉开始时静脉给药，手术超过3小时可再给第二剂。

> **释义**
>
> ■ 预防性抗菌药物首选第二代头孢菌素，可以联合使用抗厌氧菌类药物。
>
> ■ 预防性抗菌药物的使用：预防用药从术前0.5~2小时给药，或麻醉开始时给药，使手术切口暴露时局部组织中已达到足以杀灭手术过程中入侵切口细菌的药物浓度。如果手术时间超过3小时，或失血量大（>1500ml），可手术中给予第2剂。预防用药时间不超过24小时，必要时延长至48小时。
>
> ■ 治疗性抗菌药物的使用：如果术前患者发热，直肠肿瘤已存在出血、坏死、穿孔或可疑合并感染者，应抽血行血细菌培养，根据病原菌种类和药敏结果选用治疗性抗菌药物。治疗时间应根据患者的症状、体温、血常规检查等综合决定。

（八）手术日

入院第4天。

1. 麻醉方式：全身麻醉或静脉复合连续硬膜外麻醉。
2. 手术方式：直肠癌腹会阴联合切除术。
3. 手术内固定物：部分患者可能使用肠道吻合器等。
4. 术中用药：麻醉常规用药，必要时腹腔化疗药物等。
5. 输血：根据术中情况而定。
6. 病理：术前病理诊断不明确者术中应行快速组织活检；术后切除标本全部送病理。病理报告必须符合国家卫生和计划生育委员会《结直肠癌诊疗规范（2015年)》中病理评估的要求。
7. 高危患者，如术前行新辅助放疗和化疗等，可行预防性回肠造口。

> **释义**
>
> ■ 直肠癌腹会阴联合切除术存在腹部和会阴两个手术切口、术野暴露较大、手术时间较长、出血等手术风险较大，应当选择全身麻醉。
>
> ■ 术中除麻醉药、常规补液外，对于存在高血压病、心脏病等基础病的患者，应根据术中情况给予相应药物；术中出血较多的患者可酌情给予止血药物。
>
> ■ 直肠癌腹会阴联合切除术术中不进行常规输血。对于出血量较大的患者，为保证术中循环稳定和术后恢复，可根据出血量及术中检查血红蛋白的水平决定输血的治疗量。提倡成分输血。
>
> ■ 手术标本的病理报告内容和要求：（1）患者基本信息及送检信息。（2）大体情况：肿瘤大小、大体类型、肉眼所见浸润深度、切除肠管两端距肿瘤远近端的长度。（3）肿瘤分化程度（肿瘤分型、分级）。（4）肿瘤浸润深度（T分期）（T分期或ypT是根据有活力的肿瘤细胞来决定的，经过新辅助治疗的标本内无细胞的黏液湖不认为是肿瘤残留）。（5）检出淋巴结数目和阳性淋巴结数目（N分期）以及淋巴结外肿瘤种植（ENTD，Extra Nodal Tumor Deposit）（指沉积于远离原发肿瘤边缘的结直肠周围脂肪组织内的不规则肿瘤实性结节，没有残余淋巴结组织学证据，但分布于肿瘤的淋巴引流途径上）。（6）近端切缘、远端切缘的状况。（7）建议报告系

膜/环周切缘的状况（如果肿瘤距切缘很近，应当在显微镜下测量并报告肿瘤与切缘的距离，肿瘤距切缘 1mm 以内报切缘阳性）。（8）新辅助放和（或）化疗疗效评估：0 级，完全反应，无肿瘤残留；1 级，中度反应，少量肿瘤残留；2 级，低度反应，大部分肿瘤残留；3 级，无反应。（9）脉管侵犯情况（以 V 代表血管，V1 为镜下血管浸润，V2 为肉眼血管浸润，L 代表淋巴管）。建议尽量区分血管与淋巴管浸润。（10）神经侵犯。（11）错配修复（MMR）蛋白（MLH1、MSH2、MSH6、PMS2）表达情况。建议选择检测错配修复蛋白的基因状态和甲基化状态。（12）确定为复发或转移性结直肠癌时，推荐检测 K-ras、N-ras、BRAF 基因状态。如无手术切除标本可从活检标本中测定。

- 一般应经盆腔留置引流管。
- 手术中如发现切除肿瘤标本的环周切缘可疑阳性，应在盆腔内可疑肿瘤残留部位留置银夹，以利术后放疗定位。

（九）入院后第 5~18 天（术后 1~14 天）治疗

1. 静脉肠外营养治疗 5~7 天，维持水电解质平衡。
2. 术后排气后即可进食流质或半流质饮食。
3. 术后隔日腹部切口换药；切口感染时应及时局部拆线，引流。
4. 术后第 1 天、3 天、5 天和 10 天复查血常规、电解质等，根据检查结果调整抗菌药物和肠外营养治疗。
5. 术后第 7~10 天腹部切口拆线；术后第 14 天会阴伤口拆线。

释义

- 术后必须复查的检查项目应在术后 3 天内完成。目的是了解患者术后的恢复情况，及时发现贫血、电解质紊乱等常见的异常情况便于及时处理。对异常情况在治疗后应予以复查。除必须检查的项目外，可根据病情需要增加检查项目，如：怀疑血栓形成的患者需要进行凝血功能检查、双下肢静脉 B 超等；怀疑肺栓塞的患者需进一步检查血气分析及胸部 CT 等；怀疑肠梗阻的患者应进行 X 线腹部平片或立位片检查；怀疑泌尿系瘘的患者应进行膀胱美蓝注射检查或静脉肾盂造影检查等。
- 术后应常规观察患者的生命体征、出入量及各脏器功能恢复情况以确定对症治疗的手段与时间；尤其应关注患者的伤口愈合情况、胃肠道功能恢复情况；鼓励患者尽早离床活动，预防血栓形成；尽量减少输液治疗；留置引流管的拔除时机应根据术中情况和术后引流液的性状等决定。
- 直肠癌腹会阴联合切除术由于手术创面较大，对周围组织损伤范围较广，术后容易出现尿潴留，因此在拔除导尿管前应间断夹闭尿管进行膀胱功能锻炼以增加导尿管拔除后患者能够自主排尿的机会。导尿管拔除后应继续密切观察患者排尿情况，并通过 B 超检查测量残余尿量确认患者排尿功能的恢复；对于存在尿潴留的患者，应再次予以保留导尿管。
- 如果患者术后无感染证据，需及时停用预防性应用抗菌药物。

■ 根据患者的症状、体征及血、尿常规等实验室检查结果诊断为细菌性感染者以及经病原微生物检查确诊为感染者,具有治疗性应用抗菌药物的指征。抗菌药物的使用因感染不同而异,一般宜使用至体温正常、症状消退后72~96小时。特殊情况,妥善处理。

■ 术后辅助治疗应根据患者原发部位、病理分期、分子指标及术后恢复状况来决定。

(1) 术后病理分期 pT3 以上或 pN+、手术远近端切缘或环周切缘肿瘤阳性,如术前未进行新辅助放化疗,术后需要进行辅助放化疗。

(2) 术前已经进行过术前新辅助放化疗,则进行术后辅助化疗

(3) 术后辅助治疗推荐术后 8 周内开始,辅助时限应当不超过 6 个月。

■ 会阴部伤口缝合线可以根据会阴部伤口的愈合情况延迟拆线。如遇到盆腔积液、感染等情况,可以根据情况局部拆除会阴缝合线以利盆腔引流。

■ 告知:术后主管医师应注意结合患者病情与患者本人及或患者委托人及时沟通。

(十) 出院标准

1. 患者一般情况良好,基本恢复正常饮食和肠道功能。
2. 体温正常,腹部检查无阳性体征,相关实验室检查基本正常。
3. 切口Ⅱ/甲愈合。

释义

■ 患者出院前应当生命体征平稳,无发热,肠道功能恢复,无吻合口漏的发生(腹-会阴联合切除无吻合口),实验室检查无严重贫血和电解质异常等。

■ 腹部伤口对合良好,无红肿、渗出,无脂肪液化或感染征象的患者可以出院。会阴部伤口因愈合所需时间较长,部分患者可以拆线出院,部分患者根据伤口情况,出院后可返回医院拆线。

■ 术后恢复满意,无手术并发症,或术后出现并发症但无需继续住院治疗的患者可出院(如术后尿潴留需继续保留导尿管的患者)。

■ 告知:出院前主管医师应注意结合患者病理报告与患者本人及或患者委托人及时沟通,内容包括患者的预后、术后是否需要辅助放化疗、复查及随访要求。

(十一) 变异及原因分析

1. 有影响手术的合并症,需要进行相关的诊断和治疗。
2. 对于完全肠梗阻患者,可一期行乙状结肠或横结肠双腔造口术,缓解梗阻症状后可行新辅助放化疗后再行手术治疗。
3. 围手术期并发症可能造成住院日延长或费用超出参考标准。
4. 医师认为的变异原因。
5. 患者其他原因的变异。

释义

■ 变异是指医疗不能按照预定的路径进行或不能达到预期的医疗目标。

■ 微小变异是指由于某种原因，表单中的检查或操作提前或延后进行，但不影响总体治疗进程和康复，或者整体住院日有小的出入，不影响纳入路径。

■ 重大变异是指入选临床路径的患者未能按照路径流程完成医疗行为或未达到预期的医疗治疗控制目标，需要终止执行路径；或者是因严重合并症或并发症导致治疗时间延长、治疗费用增加而无法按照规定完成路径。对这些患者，主管医师可决定患者退出临床路径，并进行变异原因分析，且需要在临床路径的表单中予以明确说明变异原因。这包含有以下情况。

（1）术前检查发现严重合并症，如血栓栓塞性疾病需要抗凝治疗、放置下腔静脉滤网等；严重感染需要抗感染治疗；无法控制的活跃出血需要介入治疗；合并未能控制的高血压病、糖尿病等需要治疗而影响住院时间和产生额外治疗费用等。

（2）术中发现术前检查未能发现的病变，导致无法按照术前计划实施根治性直肠癌低位腹会阴联合切除术。如：术中发现肝脏其他脏器发生转移无法完成手术；严重的盆腹腔粘连无法完成手术；腹膜后淋巴结广泛转移或无法行根治性直肠切除（可根据具体情况仅行腹膜后淋巴结清扫）；发现合并盆腔其他恶性肿瘤如妇科恶性肿瘤等需要改变手术范围及术后治疗方案等。

（3）术后组织病理学检查发现存在高危因素，需要术后进行放化疗等辅助治疗，影响患者住院时间及治疗费用等（见九）。

（4）术中、术后出现严重并发症需要进行相应诊断和治疗，导致住院时间明显延长和费用明显增加。如：肠梗阻患者需要手术治疗或肠道外营养支持治疗；术中、术后因严重贫血、感染、肺栓塞等需要转重症监护病房治疗；术中、术后发生吻合口漏、肠瘘、泌尿系瘘等并发症等需要进一步治疗等。

（5）因患者主观原因，如放弃手术治疗改为放疗等，导致本路径无法实施，也需要主管医师在表单中予以说明。

（十二）费用参考标准

3～6万元。

四、直肠癌腹会阴联合切除手术临床路径给药方案

【围手术期预防性应用抗菌药物用药选择】

给药应选用针对肠道革兰阴性菌和脆弱拟杆菌等厌氧菌的抗菌药物。第一、第二代头孢菌素±甲硝唑，或头霉素类，或头孢曲松±甲硝唑。如果对头孢菌素过敏患者可以可选择使用氨曲南或氨基糖苷类。

【药学提示】

给药途径大部分为静脉输注，仅有少数为口服给药。静脉输注应在皮肤、黏膜切开前0.5～1小时或麻醉开始时给药，在输注完毕后开始手术，保证手术部位暴露时局部组织中抗菌药物已达到足以杀灭手术过程中沾染细菌的药物浓度。

【注意事项】

抗菌药物的有效覆盖时间应包括整个手术过程。手术时间较短（<2 小时）的清洁手术术前给药 1 次即可。如手术时间超过 3 小时或超过所用药物半衰期的 2 倍以上，或成人出血量>1500ml，术中应追加 1 次。清洁手术的预防用药时间不超过 24 小时，清洁-污染手术和污染手术的预防用药时间亦为 24 小时，污染手术必要时延长至 48 小时。过度延长用药时间并不能进一步提高预防效果，且预防用药时间超过 48 小时，耐药菌感染机会增加。

五、推荐表单

（一）医师表单

直肠癌腹会阴联合切除手术临床路径医师表单

适用对象：第一诊断为直肠癌（ICD-10：C20）

行直肠癌腹会阴联合切除手术（ICD-9-CM-3：48.49 或 48.65）

患者姓名：	性别：	年龄：	门诊号：	住院号：

住院日期： 年 月 日	出院日期： 年 月 日	标准住院日：9~21 天

时间	住院第 1 天 （术前 3 日）	住院第 2 天 （术前 2 日）	住院第 3 天 （术前 1 日）
诊疗工作	□ 询问病史、体格检查 □ 书写病历 □ 上级医师查房，完成查房记录 □ 完善相关检查并开始术前肠道准备	□ 三级医师查房 □ 术前讨论，分析检查结果，制订治疗方案 □ 完成上级医师查房记录等病历书写 □ 完成必要相关科室会诊	□ 向患者及家属交待病情，明确告知围术期治疗中可能出现的意外和危险 □ 签署手术及麻醉同意书、委托书、自费药品协议书、输血同意书 □ 完成术前准备 □ 完成手术医嘱及术前小结 □ 麻醉医师术前访视患者及完成记录 □ 通知手术室拟定手术时间
重点医嘱	**长期医嘱** □ 二级护理 □ 半流质饮食/无渣流质饮食/禁食、禁水 □ 口服抗菌药物 □ 继续合并症治疗用药 **临时医嘱（如门诊未查）** □ 血常规和凝血功能、尿常规、大便常规+隐血；肝肾功能、电解质、血糖及 CEA；感染疾病筛查 □ 中上腹部增强 CT；盆腔增强 MRI 或 CT；电子结肠镜，取活检病理及乙状结肠镜检查；胸部平扫 CT □ 心电图，肺功能，超声心动图	**长期医嘱** □ 二级护理 □ 半流质饮食/无渣流质饮食/禁食、禁水 □ 口服抗菌药物 □ 继续合并症治疗用药 **临时医嘱** □ 新制订的治疗方案	**长期医嘱** □ 二级护理 □ 半流质饮食/无渣流质饮食/禁食、禁水 □ 口服抗菌药物 □ 继续合并症治疗用药 **临时医嘱** □ 晚 8 点开始口服复方聚乙二醇清洁肠道 □ 备皮 □ 检查血型，备血制品 □ 睡前地西泮 10mg im □ 准备术中特殊器械及材料 □ 抗菌药物皮试 □ 乙状结肠造口定位
病情变异记录	□ 无 □ 有，原因： 1. 2.	□ 无 □ 有，原因： 1. 2.	□ 无 □ 有，原因： 1. 2.
医师签名			

时间	住院第 4 天 （手术日）	住院第 5~6 天 （术后第 1~2 日）	住院第 7~8 天 （术后第 3~4 日）
诊疗工作	□ 手术（包括手术安全核对） □ 完成手术记录 □ 完成术后病程记录 □ 向患者及家属交待术中情况及术后注意事项 □ 手术标本常规送病理检查	□ 上级医师查房：观察切口及出入量（特别注意尿量和引流）情况、以及造口情况、根据各项检查结果评价重要脏器功能，提出诊治意见 □ 乙状结肠指诊促进排气 □ 记录每日病程和上级医师查房意见	□ 切口换药，必要时引流 □ 检查腹部临床表现，注意排气情况及造口情况 □ 记录每日病程
重点医嘱	长期医嘱 □ 全身麻醉下经腹直肠癌根治术后护理常规 □ 一级护理 □ 禁食、禁水 □ 心电监护、吸氧、尿管长期开放 □ 记录出入量，注意引流情况 □ 预防性应用抗菌药物 □ 抑酸、化痰和镇痛治疗 □ 静脉肠外营养治疗，补充液量和能量，维持水电解质平衡 临时医嘱 □ 复查血常规及相关指标	长期医嘱 □ 雾化吸入 临时医嘱 □ 试饮水 □ 乙状结肠造口指诊	长期医嘱 □ 酌情进流质饮食 □ 根据病情停用心电监护和吸氧 □ 尿管 q4h 开放 □ 根据病情停用预防性抗菌药物治疗 临时医嘱 □ 腹部和会阴切口换药 □ 复查血常规及相关指标
病情变异记录	□ 无 □ 有，原因： 1. 2.	□ 无 □ 有，原因： 1. 2.	□ 无 □ 有，原因： 1. 2.
医师签名			

时间	住院第 9~10 天 （术后第 5~6 日）	住院第 11~12 天 （术后第 7~8 日）	住院第 13~14 天 （术后第 9~10 日）
诊疗工作	□ 上级医师查房 □ 根据临床表现、血常规及相关生化检查结果调整治疗方案 □ 会阴切口引流量<20ml 可拔除引流管 □ 根据患者胃肠道功能决定饮食 □ 腹部和会阴切口换药，检查愈合情况 □ 男性患者可拔除尿管 □ 更换乙状结肠造口袋	□ 腹部和会阴切口换药，腹部切口可间断拆线 □ 根据血常规及相关指标检查结果，决定是否停用抗菌药物治疗 □ 根据病理分期，制订术后放化疗方案，向上级医师汇报 □ 向家属交待病理结果及放化疗方案，家属签字 □ 对以上如实记录病程	□ 上级医师查房 □ 询问进食情况 □ 询问排尿和排便情况 □ 观察腹部情况 □ 腹部和会阴切口换药，腹部切口拆线 □ 更换乙状结肠造口袋
重点医嘱	长期医嘱 □ 二级护理 □ 半流质饮食 □ 停用相关治疗 □ 男性患者停导尿管 □ 停会阴引流管 临时医嘱 □ 复查血常规及相关指标 □ 腹部和会阴切口换药 □ 乙状结肠造口护理	长期医嘱 □ 停用抗菌药物 临时医嘱 □ 腹部和会阴切口换药，腹部间断拆线	长期医嘱 □ 三级护理 □ 普通饮食 临时医嘱 □ 腹部和会阴切口换药，腹部切口拆线 □ 复查血常规及相关指标
病情变异记录	□ 无　□ 有，原因： 1. 2.	□ 无　□ 有，原因： 1. 2.	□ 无　□ 有，原因： 1. 2.
医师签名			

时间	住院第 14 ~ 16 天 （术后第 10 ~ 12 日）	住院第 16 ~ 18 天 （术后第 12 ~ 14 日）	住院第 19 ~ 21 天 （术后第 15 ~ 17 日，出院日）
诊疗工作	□ 询问患者进食和排便情况 □ 会阴切口换药，可间断拆线 □ 女性患者拔除尿管	□ 上级医师查房 □ 询问进食情况 □ 询问排尿和排便情况 □ 会阴切口换药、拆线 □ 上级医师进行术后康复评估，决定出院日期 □ 向患者及家属交代病情 □ 更换乙状结肠造口袋	□ 完成出院记录、病案首页、出院证明等书写 □ 向患者交代出院后的注意事项，重点交代复诊时间及发生紧急情况时处理方法
重点医嘱	□ 会阴切口换药，间断拆线 □ 女性患者停尿管 □ 复查血常规及相关指标	**长期医嘱** □ 三级护理 □ 普通饮食 **临时医嘱** □ 会阴切口换药拆线 □ 乙状结肠造口护理	**出院医嘱** □ 出院带药
病情变异记录	□ 无 □ 有，原因： 1. 2.	□ 无 □ 有，原因： 1. 2.	□ 无 □ 有，原因： 1. 2.
医师签名			

（二）护士表单

直肠癌腹会阴联合切除手术临床路径护士表单

适用对象：第一诊断为直肠癌（ICD-10：C20）

行直肠癌腹会阴联合切除手术（ICD-9-CM-3：48.49 或 48.65）

患者姓名：	性别： 年龄： 门诊号：	住院号：
住院日期： 年 月 日	出院日期： 年 月 日	标准住院日： 天

时间	住院第 1 天 （术前 3 日）	住院第 2 天 （术前 2 日）	住院第 3 天 （术前 1 日）
主要护理工作	□ 入院宣教 　介绍主管医师、护士 　介绍病室环境、设施 　介绍常规制度及注意事项 　介绍疾病相关注意事项 □ 核对患者姓名，佩戴腕带 □ 建立住院病历 □ 评估患者并书写护理评估单 □ 卫生处置：剪指（趾）甲、 　沐浴，更换病号服 □ 二级护理 □ 晨晚间护理 □ 患者安全管理 □ 遵医嘱通知实验室检查	□ 化疗前宣教 　宣教疾病知识、化疗前准备 　及化疗过程 　告知准备物品 　告知化疗过程中饮食、活动 　及探视注意事项 　告知化疗后可能出现的不良 　反应及应对方式等 　告知家属探视须知 □ 二级护理 □ 晨晚间护理 □ 患者安全管理 □ 抽血，大小便常规检查 □ 指导患者到相关科室进行检 　查并讲明各种检查的目的 □ 给予患者和家属心理支持	□ 化疗当日宣教 □ 告知监护设备、管理功能及 　注意事项 □ 告知饮食等要求 □ 告知化疗后可能出现的不良 　反应及应对方式 □ 再次明确探视陪护须知 □ 化疗前监测生命体征 □ 给予患者和家属心理支持 □ 一级或二级护理 □ 晨晚间护理 □ 患者安全管理 □ 药物配置、输液及抽血 □ 观察化疗期间患者反应及 　血管
重点医嘱	□ 详见医嘱执行单	□ 详见医嘱执行单	□ 详见医嘱执行单
病情变异记录	□ 无 □ 有，原因： 1. 2.	□ 无 □ 有，原因： 1. 2.	□ 无 □ 有，原因： 1. 2.
护士签名			

时间	住院第 4 天 （手术日）	住院第 5~6 天 （术后第 1~2 日）	住院第 7~8 天 （术后第 3~4 日）
主 要 护 理 工 作	□ 定时巡视病房 □ 观察患者病情变化及切口 　敷料 □ 术后生活护理 □ 鼓励患者床上活动，尤其下 　肢，预防 DVT 的发生	□ 观察患者一般状况及切口 　敷料 □ 术后生活护理 □ 鼓励患者床上活动预防 DVT □ 拍背排痰 □ 针对乙状结肠造口进行心理 　护理	□ 观察患者一般状况及切口 　敷料 □ 术后生活护理 □ 指导排尿 □ 鼓励患者床上活动，促进肠 　功能恢复 □ 针对乙状结肠造口进行心理 　护理
重点 医嘱	□ 详见医嘱执行单	□ 详见医嘱执行单	□ 详见医嘱执行单
病情 变异 记录	□ 无　□ 有，原因： 1. 2.	□ 无　□ 有，原因： 1. 2.	□ 无　□ 有，原因： 1. 2.
护士 签名			

时间	住院第 9~10 天 （术后第 5~6 日）	住院第 11~12 天 （术后第 7~8 日）	住院第 13~14 天 （术后第 9~10 日）
主 要 护 理 工 作	□ 观察患者一般状况及切口 　情况 □ 鼓励患者床上活动，促进肠 　功能恢复 □ 术后生活护理，注意进食 　情况	□ 观察患者一般状况及切口 　情况 □ 鼓励患者下床活动，促进肠 　功能恢复 □ 术后生活护理，注意进食情 　况和体温	□ 指导患者和家属更换乙状结 　肠造口袋 □ 术后生活护理
重点 医嘱	□ 详见医嘱执行单	□ 详见医嘱执行单	□ 详见医嘱执行单
病情 变异 记录	□ 无　□ 有，原因： 1. 2.	□ 无　□ 有，原因： 1. 2.	□ 无　□ 有，原因： 1. 2.
护士 签名			

时间	住院第 14~16 天 （术后第 10~12 日）	住院第 16~18 天 （术后第 12~14 日）	住院第 19~21 天 （术后第 15~17 日，出院日）
主要 护理 工作	□ 向患者及家属宣教乙状结肠 造口护理常识	□ 指导患者和家属更换乙状结 肠造口袋	□ 协助患者办理出院手续 □ 出院指导，重点出院后用药 方法
重点 医嘱	□ 详见医嘱执行单	□ 详见医嘱执行单	□ 详见医嘱执行单
病情 变异 记录	□ 无　□ 有，原因： 1. 2.	□ 无　□ 有，原因： 1. 2.	□ 无　□ 有，原因： 1. 2.
护士 签名			

（三）患者表单

直肠癌腹会阴联合切除手术临床路径患者表单

适用对象：第一诊断为直肠癌（ICD-10：C20）

行直肠癌腹会阴联合切除手术（ICD-9-CM-3：48.49 或 48.65）

患者姓名：	性别： 年龄： 门诊号：	住院号：
住院日期： 年 月 日	出院日期： 年 月 日	标准住院日：19～21 天

时间	住院第 1 天 （术前 3 日）	住院第 2 天 （术前 2 日）	住院第 3 天 （术前 1 日）
医患配合	□ 配合询问病史，务必详细告知既往史、用药史、过敏史 □ 如服用抗凝药物，明确告知 □ 配合测量生命体征和体格检查 □ 接受入院宣教 □ 遵守医院的相关规定和家属探视制度 □ 有不适症状及时告知医师和护士	□ 配合完善化疗前相关实验室检查，如采血、留尿、心电图、中上腹部增强 CT；盆腔增强 MRI 或 CT；电子结肠镜，取活检病理及乙状结肠镜检查；胸部平扫 CT 等 □ 有不适症状及时告知医师和护士	□ 签署手术及麻醉同意书、委托书、自费药品协议书、输血同意书 □ 配合完成术前准备 □ 配合乙状结肠造口定位
重点诊疗及检查	**诊疗重点** □ 协助医师记录病史 □ 告知医师既往的基础疾病并继续治疗 □ 半流质饮食/无渣流质饮食/禁食、禁水 □ 口服抗菌药物 **重要检查** □ 测量生命体征，身高体重 □ 进行全身体格检查	**诊疗重点** □ 半流质饮食/无渣流质饮食/禁食、禁水 □ 口服抗菌药物 **重要检查** □ 血常规和凝血功能、尿常规、大便常规+隐血；肝肾功能、电解质、血糖及 CEA；感染疾病筛查 □ 中上腹部增强 CT；盆腔增强 MRI 或 CT；电子结肠镜，取活检病理及乙状结肠镜检查；胸部平扫 CT	**诊疗重点** □ 禁食、禁水 □ 口服抗菌药物 □ 晚 8 点开始口服复方聚乙二醇清洁肠道 □ 备皮 □ 睡前地西泮 10mg im □ 乙状结肠造口定位 □ 静脉营养治疗

时间	住院第 4 天 （手术日）	住院第 5~6 天 （术后第 1~2 日）	住院第 7~8 天 （术后第 3~4 日）
医患配合	□ 配合麻醉医师和手术医师完成手术治疗	□ 配合医师观察切口及出入量情况、以及造口情况 □ 配合医师进行乙状结肠指诊促进排气 □ 配合医师护士下地活动 □ 少量饮水	□ 配合医师切口换药，必要时引流 □ 配合医师护士下地活动 □ 饮水，视情况流质饮食 □ 配合锻炼排尿功能
重点诊疗及检查	诊疗重点 □ 禁食、禁水 □ 心电监护、吸氧、尿管长期开放 □ 记录出入量，注意引流情况 □ 预防性应用抗菌药物 □ 抑酸、化痰和镇痛治疗 □ 静脉肠外营养治疗，补充液量和能量，维持水电解质平衡 重要检查 □ 复查血常规及相关指标	诊疗重点 □ 心电监护、吸氧、尿管长期开放 □ 记录出入量，注意引流情况 □ 预防性应用抗菌药物 □ 抑酸、化痰和镇痛治疗 □ 静脉肠外营养治疗，补充液量和能量，维持水电解质平衡 □ 雾化吸入	诊疗重点 □ 酌情进流质饮食 □ 根据病情停用心电监护和吸氧 □ 静脉肠外营养治疗，补充液量和能量，维持水电解质平衡 □ 雾化吸入 □ 尿管 q4h 开放 重要检查 □ 复查血常规及相关指标

时间	住院第 9~10 天 （术后第 5~6 日）	住院第 11~12 天 （术后第 7~8 日）	住院第 13~14 天 （术后第 9~10 日）
诊疗工作	□ 进食半流质饮食 □ 配合医师拔除引流管 □ 配合医师腹部和会阴切口换药 □ 配合医师拔除尿管 □ 配合护士更换乙状结肠造口袋	□ 配合医师腹部和会阴切口换药和间断拆线 □ 与医师沟通了解病理结果及放化疗方案，配合签字	□ 进食普通饮食 □ 配合配合腹部和会阴切口换药，腹部切口拆线 □ 配合护士更换乙状结肠造口袋
重点诊疗及检查	诊疗重点 □ 半流质饮食 □ 停用相关治疗 □ 男性患者停导尿管 □ 停会阴引流管 重要检查 □ 复查血常规及相关指标	诊疗重点 □ 腹部和会阴切口换药，腹部间断拆线	诊疗重点 □ 普通饮食 □ 腹部和会阴切口换药，腹部切口拆线 重要检查 □ 复查血常规及相关指标

时间	住院第 14～16 天 （术后第 10～12 日）	住院第 16～18 天 （术后第 12～14 日）	住院第 19～21 天 （术后第 15～17 日，出院日）
诊疗 工作	□ 配合医师会阴切口换药和间 　断拆线	□ 配合医师会阴切口换药、 　拆线	□ 了解医师的交代出院后的注 　意事项，重点交代复诊时间 　及发生紧急情况时处理方法
重点 诊疗 及检 查	诊疗重点 □ 会阴切口换药，间断拆线 重要检查 □ 复查血常规及相关指标	诊疗重点 □ 会阴切口换药拆线 □ 乙状结肠造口护理	诊疗重点 □ 出院带药

附：原表单（2012 年版）
直肠癌腹会阴联合切除手术临床路径表单

适用对象：第一诊断为直肠癌（ICD-10：C20）

行直肠癌腹会阴联合切除手术（ICD-9-CM-3：48.49 或 48.65）

| 患者姓名： | | 性别： 年龄： 门诊号： | 住院号： |

| 住院日期： 年 月 日 | 出院日期： 年 月 日 | 标准住院日：19~21 天 |

时间	住院第 1 天 （术前 3 日）	住院第 2 天 （术前 2 日）	住院第 3 天 （术前 1 日）
主要诊疗工作	□ 询问病史、体格检查 □ 书写病历 □ 上级医师查房，完成查房记录 □ 完善相关检查并开始术前肠道准备	□ 三级医师查房 □ 术前讨论，分析检查结果，制订治疗方案 □ 完成上级医师查房记录等病历书写 □ 完成必要相关科室会诊	□ 向患者及家属交待病情，明确告知围术期治疗中可能出现的意外和危险 □ 签署手术及麻醉同意书、委托书、自费药品协议书、输血同意书 □ 完成术前准备 □ 完成手术医嘱及术前小结 □ 麻醉医师术前访视患者及完成记录 □ 通知手术室拟定手术时间
重点医嘱	长期医嘱 □ 二级护理 □ 半流质饮食/无渣流质饮食/禁食、禁水 □ 口服抗菌药物 □ 继续合并症治疗用药 临时医嘱（如门诊未查） □ 血常规和凝血功能、尿常规、大便常规+隐血；肝肾功能、电解质、血糖及CEA；感染疾病筛查 □ 中上腹部强化CT；盆腔MRI或CT；电子结肠镜，取活检病理及乙状结肠镜检查；胸部强化CT □ 心电图，肺功能，超声心动图	长期医嘱 □ 二级护理 □ 半流质饮食/无渣流质饮食/禁食、禁水 □ 口服抗菌药物 □ 继续合并症治疗用药 □ 新制订的治疗方案	长期医嘱 □ 二级护理 □ 半流质饮食/无渣流质饮食/禁食、禁水 □ 口服抗菌药物 □ 继续合并症治疗用药 □ 临时医嘱： □ 晚8点开始口服复方聚乙二醇清洁肠道 □ 备皮 □ 检查血型，备血制品 □ 睡前地西泮 10mg im □ 准备术中特殊器械及材料 □ 抗菌药物皮试 □ 乙状结肠造口定位
主要护理工作	□ 入院介绍 □ 入院评估：一般情况、营养状况、心理变化、生命体征等 □ 指导患者进行辅助检查	□ 观察患者病情及情绪变化等 □ 心理护理	□ 术前宣教（提醒患者术前禁食、禁水） □ 术前准备 □ 沐浴、剪指甲、更衣

续　表

时间	住院第 1 天 （术前 3 日）	住院第 2 天 （术前 2 日）	住院第 3 天 （术前 1 日）
病情 变异 记录	□无　□有，原因： 1. 2.	□无　□有，原因： 1. 2.	□无　□有，原因： 1. 2.
护士 签名			
医师 签名			

时间	住院第 4 天 （手术日）	住院第 5~6 天 （术后第 1~2 日）	住院第 7~8 天 （术后第 3~4 日）
主要诊疗工作	□ 手术（包括手术安全核对） □ 完成手术记录 □ 完成术后病程记录 □ 向患者及家属交待术中情况及术后注意事项 □ 手术标本常规送病理检查	□ 上级医师查房：观察切口及出入量（特别注意尿量和引流）情况以及造口情况，根据各项检查结果评价重要脏器功能，提出诊治意见 □ 乙状结肠指诊促进排气 □ 记录每日病程和上级医师查房意见	□ 切口换药，必要时引流 □ 检查腹部临床表现，注意排气情况及造口情况 □ 记录每日病程
重点医嘱	**长期医嘱** □ 全身麻醉下经腹直肠癌根治术后护理常规 □ 一级护理 □ 禁食、禁水 □ 心电监护、吸氧、尿管长期开放 □ 记录出入量，注意引流情况 □ 预防性应用抗菌药物 □ 抑酸、化痰和镇痛治疗 □ 静脉肠外营养治疗，补充液量和能量，维持水电解质平衡 **临时医嘱** □ 复查血常规及相关指标	**长期医嘱** □ 雾化吸入 **临时医嘱** □ 试饮水 □ 乙状结肠造口指诊	**长期医嘱** □ 酌情进流质饮食 □ 根据病情停用心电监护和吸氧 □ 尿管 q4h 开放 □ 根据病情停用预防性抗菌药物治疗 **临时医嘱** □ 腹部和会阴切口换药 □ 复查血常规及相关指标
主要护理工作	□ 定时巡视病房 □ 观察患者病情变化及切口敷料 □ 术后生活护理 □ 鼓励患者床上活动，尤其下肢，预防 DVT 的发生	□ 观察患者一般状况及切口敷料 □ 术后生活护理 □ 鼓励患者床上活动预防 DVT □ 拍背排痰 □ 针对乙状结肠造口进行心理护理	□ 观察患者一般状况及切口敷料 □ 术后生活护理 □ 指导排尿 □ 鼓励患者床上活动，促进肠功能恢复 □ 针对乙状结肠造口进行心理护理
病情变异记录	□ 无　□ 有，原因： 1. 2.	□ 无　□ 有，原因： 1. 2.	□ 无　□ 有，原因： 1. 2.
护士签名			
医师签名			

时间	住院第 9 ~ 10 天 （术后第 5 ~ 6 日）	住院第 11 ~ 12 天 （术后第 7 ~ 8 日）	住院第 13 ~ 14 天 （术后第 9 ~ 10 日）
主要诊疗工作	□ 上级医师查房 □ 根据临床表现、血常规及相关生化检查结果调整治疗方案 □ 会阴切口引流量<20ml 可拔除引流管 □ 根据患者胃肠道功能决定饮食 □ 腹部和会阴切口换药，检查愈合情况 □ 男性患者可拔除尿管 □ 更换乙状结肠造口袋	□ 腹部和会阴切口换药，腹部切口可间断拆线 □ 根据血常规及相关指标检查结果，决定是否停用抗菌药物治疗 □ 根据病理分期，制订术后放化疗方案，向上级医师汇报 □ 向家属交待病理结果及放化疗方案，家属签字 □ 对以上如实记录病程	□ 上级医师查房 □ 询问进食情况 □ 询问排尿和排便情况 □ 观察腹部情况 □ 腹部和会阴切口换药，腹部切口拆线 □ 更换乙状结肠造口袋
重点医嘱	长期医嘱 □ 二级护理 □ 半流质饮食 □ 停用相关治疗 □ 男性患者停导尿管 □ 停会阴引流管 临时医嘱 □ 复查血常规及相关指标 □ 腹部和会阴切口换药 □ 乙状结肠造口护理	长期医嘱 □ 停用抗菌药物 临时医嘱 □ 腹部和会阴切口换药，腹部间断拆线	长期医嘱 □ 三级护理 □ 普通饮食 临时医嘱 □ 腹部和会阴切口换药，腹部切口拆线 □ 复查血常规及相关指标
主要护理工作	□ 观察患者一般状况及切口情况 □ 鼓励患者床上活动，促进肠功能恢复 □ 术后生活护理，注意进食情况	□ 观察患者一般状况及切口情况 □ 鼓励患者下床活动，促进肠功能恢复 □ 术后生活护理，注意进食情况和体温	□ 指导患者和家属更换乙状结肠造口袋 □ 术后生活护理
病情变异记录	□ 无 □ 有，原因： 1. 2.	□ 无 □ 有，原因： 1. 2.	□ 无 □ 有，原因： 1. 2.
护士签名			
医师签名			

时间	住院第 14~16 天 （术后第 10~12 日）	住院第 16~18 天 （术后第 12~14 日）	住院第 19~21 天 （术后第 15~17 日，出院日）
主要诊疗工作	□ 询问患者进食和排便情况 □ 会阴切口换药，可间断拆线 □ 女性患者拔除尿管	□ 上级医师查房 □ 询问进食情况 □ 询问排尿和排便情况 □ 会阴切口换药、拆线 □ 上级医师进行术后康复评估，决定出院日期 □ 向患者及家属交代病情 □ 更换乙状结肠造口袋	□ 完成出院记录、病案首页、出院证明等书写 □ 向患者交代出院后的注意事项，重点交代复诊时间及发生紧急情况时处理方法
重点医嘱	□ 会阴切口换药，间断拆线 □ 女性患者停尿管 □ 复查血常规及相关指标	**长期医嘱** □ 三级护理 □ 普通饮食 **临时医嘱** □ 会阴切口换药拆线 □ 乙状结肠造口护理	**出院医嘱** □ 出院带药
主要护理工作	□ 向患者及家属宣教乙状结肠造口护理常识	□ 指导患者和家属更换乙状结肠造口袋	□ 协助患者办理出院手续 □ 出院指导，重点出院后用药方法
病情变异记录	□ 无　□ 有，原因： 1. 2.	□ 无　□ 有，原因： 1. 2.	□ 无　□ 有，原因： 1. 2.
护士签名			
医师签名			

第二十二章

肠外瘘临床路径释义

一、肠外瘘编码

1. 国家卫生和计划生育委员会原编码：

疾病名称及编码：肠外瘘（ICD-10：K31.6/K63.2）

手术操作名称及编码：病变肠段切除肠吻合术（ICD-9-CM-3：45.6/45.7）

2. 修改编码：

疾病名称及编码：胃和十二指肠瘘（ICD-10：K31.6）

肠瘘（ICD-10：K63.2）

手术操作名称及编码：胃瘘闭合术（ICD-9-CM-3：44.63）

小肠部分切除术（ICD-9-CM-3：45.62）

大肠部分切除术（ICD-9-CM-3：45.7）

十二指肠瘘闭合术（ICD-9-CM-3：46.72）

小肠瘘闭合术（ICD-9-CM-3：46.74）

大肠瘘闭合术（ICD-9-CM-3：46.76）

二、临床路径检索方法

（K31.6/K63.2）伴（44.63/45.62/45.7/46.72/46.74/46.76）

三、肠外瘘临床路径标准住院流程

（一）适用对象

第一诊断为肠外瘘（ICD-10：K63.2）。

行病变肠段切除肠吻合术（ICD-9-CM-3：45.6/45.7）。

> **释义**
>
> ■ 适用对象编码参见第一部分。
>
> ■ 本路径适用对象为肠外瘘，包括胃外瘘、十二指肠外瘘、回肠外瘘和结肠外瘘。不包括伴有伤口裂口、腹壁缺损和严重腹腔感染者，不包括伴有肠衰竭、营养和水电解质严重障碍以及全身情况不佳的患者。

（二）诊断依据

根据《临床诊疗指南·普通外科分册》（中华医学会编著，人民卫生出版社），《肠外瘘》（黎介寿主编，人民军医出版社）。

1. 病史：手术、创伤、炎症、疾病以及放射治疗、先天异常等诱因。

2. 症状体征：肠内容物从引流物或创口中流出腹壁，创口经久不愈或反复感染。

3. 辅助检查：

（1）口服染料或炭末：记录瘘口染料或炭末排出的时间、量。

（2）瘘管造影：明确瘘的部位、大小，瘘管的长短、走行及脓腔范围，了解肠襻情况。

（3）胃肠道造影：了解是否胃肠道内瘘，判断瘘的位置，瘘远端肠道是否梗阻。

（4）胸腹部X线片：了解胸腹是否积液、膈下游离气体或肠梗阻。

（5）B超、CT和/或MRI：了解有无深部脓肿、积液或梗阻因素，观察脓肿、积液与胃肠道的关系。

> **释义**
>
> ■ 伴有消化液外漏的患者，诊断肠瘘多无困难。但是，对选择恰当的手术方式和手术时机仍然需要了解瘘的大小、部位和数目，需要了解瘘管周围是否有脓腔形成，这就需要进行各种造影检查来明确诊断。
>
> ■ 有些检查可以在门诊进行，这样可以缩短住院时间。

（三）治疗方案的选择

根据《临床诊疗指南·普通外科分册》（中华医学会编著，人民卫生出版社），《肠外瘘》（黎介寿主编，人民军医出版社）。

1. 治疗原则：纠正贫血、水电解质平衡失调、营养不良，合理有效引流、控制感染，加强瘘口管理，重视营养支持治疗，维持重要器官功能，防治并发症，设法闭合瘘口。

2. 行病变肠段切除肠吻合术。

> **释义**
>
> ■ 肠外瘘术后失败发生率较高，为5%～10%，治疗方法选择不当常容易造成手术失败。常见的失败原因有以下几点：①术前未了解肠道通畅情况，术中未探查整个肠道解除肠管狭窄；②手术时机不恰当，患者有严重腹腔感染，肠壁组织水肿炎症，全身处于SIRS状态，此时选择肠瘘修补或肠切除吻合，术后容易再次形成瘘，愈合不良。因此，应当选择全身和局部最佳状态时手术来提高手术成功率。

（四）标准住院日

9～18天。

> **释义**
>
> 肠外瘘患者入院后完成常规检查2～4天，术后恢复7～10天，总住院时间小于18天应符合本路径要求。

（五）进入路径标准

1. 第一诊断符合ICD-10：K63.2肠外瘘疾病编码。

2. 当患者合并其他疾病，但住院期间不需要特殊处理也不影响第一诊断的临床路径流程实施时，可以进入路径。

> **释义**
>
> ■ 本路径适用对象为肠外瘘患者，包括胃外瘘、十二指肠外瘘、小肠外瘘和结肠外瘘。
>
> ■ 入院后进行急性生理学和既往健康评分（APACHE Ⅱ评分），同时行脏器功能障碍严重度评分（SOFA 评分）。
>
> ■ 但是对于伴有严重腹腔感染、腹腔脓肿、全身严重营养不良（NRS2002 评分>3 分）水电离子代谢紊乱的患者，其治疗过程复杂，变异较多，建议不进入本路径标准。
>
> ■ 肠瘘原因复杂，如 IBD，肠结核等引起的肠瘘，医疗单位可以根据情况决定是否进入路径。

（六）明确诊断及入院常规检查

≤5 天。

1. 常规检查：

（1）实验室检查：血型、血常规、尿常规、大便常规+隐血、电解质、肝功能、肾功能、凝血功能，感染性疾病筛查（乙型肝炎、丙型肝炎、HIV、梅毒等）。

（2）辅助检查：心电图、胸部 X 线检查等。

2. 明确诊断检查：

（1）实验室检查：引流液常规检查、胆红素浓度、细菌培养及药物敏感试验等。

（2）辅助检查：口服染料或炭末、瘘管造影、胃肠道造影、B 超及腹部 CT 和（或）MRI。

> **释义**
>
> ■ 必查项目是确保手术成功的关键，术前必须完成。
>
> ■ 为缩短患者住院等待时间，检查项目可以在患者入院前于门诊完成。
>
> ■ 高龄患者或有心肺疾病患者，术前根据病情增加心脏彩超、肺功能、血气分析等。
>
> ■ 由 IBD、肠结核等复杂原因引起的肠外瘘，可选择肠镜（结肠、小肠镜）等检查，并完善病理活检。

（七）选择用药

1. 抗菌药物：按照《抗菌药物临床应用指导原则》（卫医发〔2004〕285 号）执行。建议使用第二代头孢菌素或头孢曲松或头孢噻肟，可加用甲硝唑；明确感染患者，可根据药敏试验结果调整抗菌药物。在急性腹膜炎与全身性感染时，应静脉给予针对性强的抗菌药物；注意导管相关感染的发生。

2. 其他用药：营养制剂等。

> **释义**
>
> ■ 抗菌药物选择与使用时间严格按照《抗菌药物临床应用指导原则（2015 年版）》要求建议。

■ 肠外瘘手术切口，属于Ⅲ类切口，瘘管中常会有肠道中常见的细菌，通常按规定给予预防和术后应用抗菌药物。

■ 营养制剂：患者术后需行营养支持及维持水电解质平衡治疗，如静脉输注氨基酸、葡萄糖及电解质溶液等。氨基酸一般选用种类完整的平衡氨基酸溶液（如复方氨基酸）和能更快纠正负氮平衡的高支链复方氨基酸溶液（如六合氨基酸）等，以促进损伤的组织细胞愈合及器官功能恢复，防止术后疲劳综合征。

■ 肠外营养虽有补充营养的功效，但存在明显不足：①与腔静脉置管有关的并发症，特别是感染的发生率较高；②产生与代谢有关的并发症，特别是肝功能损害、淤胆；③旷置了肠道，引起肠屏障功能障碍与肠组织失用性萎缩，不利于后期肠道修补手术，肠组织愈合功能降低。2009年美国肠内肠外学会的营养支持指南中指出，当危重患者入院后24~48小时需要给予肠内营养，在5天后仍不能经肠道给予营养或不足时，开始给予肠外营养。肠外瘘患者的营养支持，亦进入采用肠内营养为主的阶段。由于肠外瘘患者肠道的完整性受损，不可能如日常采用鼻肠管、鼻胃管直接滴注的方法。因此，现在衍生了多种给予肠内营养的方法：①在高位瘘如十二指肠瘘、高位空肠瘘可采用长鼻肠管，将导管尖端置于肠瘘以下的肠管部分，或是在肠瘘口以下肠管行置管造口进行喂养；②在低位瘘口，瘘的近、远端均有较长的肠管可利用时，可收集近端瘘口的肠液或肠液加营养液，再从远端灌入（fistuloclysis）；③瘘口的位置很低，瘘以上的肠段有消化吸收功能，可经鼻肠管滴入，瘘口部做好有效的引流；④如为多发瘘，可根据瘘的发生部位设计灌注的方法，如从第1瘘口收集肠液，混合营养液后，从第2瘘口灌入，再从第3瘘口收集，第4瘘口灌入，成为接力灌注；⑤空气肠瘘由于肠黏膜直接暴露在空气中，因此利用肠瘘灌注有一定的困难，但现在也有设计用硅胶片或特殊的装置将瘘封堵，而进行肠内营养灌注。因此，肠外瘘的营养支持也从20世纪80年代以后由肠外营养改为肠内营养为主。

（八）手术日

入院第3~6天。

1. 麻醉方式：气管内插管全身麻醉和（或）硬膜外麻醉。
2. 术中用药：麻醉常规用药、补充血容量药物（晶体、胶体）、止血药、血管活性药物。
3. 手术植入物：根据患者病情使用空肠营养管、吻合器。
4. 输血：根据术前血红蛋白状况及术中出血情况而定。
5. 病理：切除标本解剖后作病理学检查，必要时行术中冷冻病理学检查。

> **释义**
>
> ■ 术前用抗菌药物参考《抗菌药物临床应用指导原则》执行。
>
> ■ 病变肠段切除肠吻合术剥离显露范围较广泛，可使用补充血容量的药物，必要时可使用止血药，如注射用尖吻蝮蛇血凝酶。
>
> ■ 术中是否输血，依照术中出血量而定。

（九）术后住院恢复

≤12 天。

1. 必须复查的检查项目：血常规、肝肾功能、电解质。

2. 出院 1 个月内门诊复诊。

> **释义**
>
> 　　术后可根据患者恢复情况做必须复查的检查项目，并根据病情变化增加检查的频次。复查项目不限于路径中的项目。

（十）出院标准

1. 患者一般情况良好，伤口愈合，可开始经口进食。

2. 体温正常，腹部无阳性体征，相关实验室检查结果基本正常。

3. 没有需要住院处理的并发症和（或）合并症。

> **释义**
>
> 　　■ 主治医师在出院前复查各项检查，以及患者症状和体征。如有并发症超出了路径规定的时间，应先处理并发症，符合出院条件后再准许患者出院。

（十一）变异及原因分析

1. 存在严重影响预后的因素，无治愈可能者，须退出本路径，如结核、肿瘤以及无法解除的肠梗阻等。

2. 出现难治性并发症如大出血、多器官功能衰竭等时退出本路径，转入相应路径处理。

3. 由外院转入经治疗后稳定的患者，经评估后可进入相应的治疗阶段。

4. 严重营养不良或合并其他脏器疾病，有手术禁忌证者，不进入本路径。

> **释义**
>
> 　　■ 对于轻微变异，不会影响最终治疗效果，仅是没有完成某一天的操作而延期，不会增加更多住院天数和住院费用，可不退出本路径。
>
> 　　■ 除上述变异原因外，如出现其他影响治疗效果和费用的因素要及时退出路径。同时对这些因素进行分析总结，以便日后完善路径。

四、肠外瘘临床路径给药方案

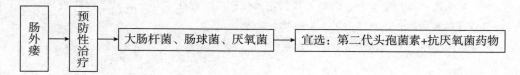

【用药选择】

为预防术后切口感染，应针对肠道常见菌群选用药物。

1. 胃十二指肠、空肠手术：对于择期的胃十二指肠、空肠手术选用头孢一代（首选头孢唑林）和头孢二代（首选头孢呋辛）或者头孢西丁，如果对头孢菌素类过敏可选用克林霉素或者氨曲南替代，术前 0.5～2 小时给药，术后 24 小时内停药，如果患者存在高危因素（胃pH 值升高、消化道穿孔、患者基础状况差、癌症、肠梗阻等）可适当延长抗菌药物使用疗程。

2. 远端回肠手术：对于远端回肠手术，头孢二代（首选头孢呋辛）联合甲硝唑或者单用头孢西丁、头孢美唑；若患者存在肠梗阻并有感染体征、癌症、肠穿孔、消化道出血等情况可选用头孢噻肟、氨苄西林、舒巴坦等广谱青霉素，同时加用甲硝唑。如果对头孢类或青霉素类抗菌药物过敏可选用克林霉素或者氨曲南替代，在 MRSA 检出率高的病区还可以考虑使用万古霉素，术前 0.5～2 小时给药，术后 48 小时内停药。

3. 阑尾、结肠、直肠手术：择期手术的口服抗菌药物预防：新霉素 1g 或红霉素 1g+甲硝唑1g，术前 1 日给药；静脉给药选用头孢呋辛或者头孢曲松+甲硝唑，也可单独使用头孢西丁、头孢美唑，如果对头孢类或青霉素类抗菌药物过敏可选用克林霉素或者氨曲南替代，术前0.5～2 小时给药，术后 48 小时内停药。

【药学提示】

1. 接受肠外瘘手术者，应在术前 0.5～2 小时给药，或麻醉开始时给药，使手术切口暴露时局部组织中已达到足以杀灭手术过程中入侵切口细菌的药物浓度。

2. 手术时间较短（<2 小时）的清洁手术，术前用药 1 次即可。手术时间超过 3 小时，或失血量大（>1500ml），可手术中给予第 2 剂。

【注意事项】

1. 肠外瘘手术切口属于Ⅲ类切口，易导致感染。因此可按规定适当预防性和术后应用抗菌药物，但需注意应尽可能单一、短程、较小剂量给药。

2. 用药前必须详细询问患者先前有否对头孢菌素类、青霉素类或其他药物的过敏史。

五、推荐表单

（一）医师表单

肠外瘘临床路径医师表单

适用对象：第一诊断为肠外瘘（ICD-10：K63.2）

行病变肠段切除肠吻合术（ICD-9-CM-3：45.6/45.7）

患者姓名：		性别：	年龄：	门诊号：	住院号：
住院日期：	年 月 日	出院日期：	年 月 日		标准住院日：9~18 天

时间	住院第 1 天	住院第 2 天	住院第 3~4 天（手术前日）
主要诊疗工作	□ 询问病史和体格检查 □ 完成首次病程记录、住院病历 □ 开具实验室检查单 □ 评估有无急性并发症（如腹腔脓肿等） □ 上级医师查房	□ 上级医师查房 □ 完成术前准备与术前评估 □ 完成必要的相关科室会诊 □ 根据各项检查检验结果，进行术前讨论，尽量明确肠瘘原因（有无结核、炎性肠病），肠瘘部位，确定治疗方案 □ 基础疾病诊治	□ 上级医师查房并确定下一步诊疗计划，完成上级医师查房记录，疑难病例需要全科讨论 □ 改善一般情况，完善术前准备 □ 请相应科室会诊 □ 向患者及家属介绍手术方案和可能出现的并发症，交代围术期注意事项 □ 签署各种医疗文书（病理活检、输血、麻醉和手术）
重点医嘱	**长期医嘱** □ 普通外科护理常规 □ 二级护理 □ 饮食（根据患者病情） □ 必要时给予肠内营养制剂 □ 对症处理 **临时医嘱** □ 血常规+血型、尿常规、便常规+隐血、肝肾功能、电解质、凝血功能、感染性疾病筛查、血沉、C 反应蛋白 □ 心电图、胸部正位片 □ 肠瘘造影或消化道钡剂造影 □ 必要时行肠镜、腹部超声、CT □ 必要时行肺功能测定和超声心动图 □ 排除肠结核检查如 PPD 试验等	**长期医嘱** □ 患者既往基础用药 □ 若有轻中度营养不良者，则予肠内和肠外营养治疗 □ 其他相关治疗 **临时医嘱** □ 相关专科医师的会诊单 □ 必要时术前营养支持 □ 复查有异常的检查及化验	**长期医嘱** □ 普通外科护理常规 □ 二级护理 □ 饮食（视情况） □ 对症处理 **临时医嘱** □ 既往基础用药 □ 拟明日在硬膜外麻醉或全身麻醉下行病变肠段切除吻合术 □ 术前或术中留置胃管、尿管 □ 常规皮肤准备 □ 术前麻醉辅助药 □ 预防性抗菌药物 □ 必要时行肠道准备 □ 药物过敏试验
病情变异记录	□ 无 □ 有，原因： 1. 2.	□ 无 □ 有，原因： 1. 2.	□ 无 □ 有，原因： 1. 2.
医师签名			

时间	住院第 4~7 天 （手术日）		住院第 5~8 天 （术后第 1 日）
	术前与术中	术后	
主要诊疗工作	□ 送患者入手术室 □ 麻醉准备，监测生命体征 □ 施行手术 □ 保持各引流管通畅 □ 必要时冷冻病理检查	□ 完成术后各项处理 □ 住院医师完成常规病程记录书写 □ 完成手术记录、麻醉记录和术后当天的病程记录（常规情况术后 24 小时内） □ 向患者及家属介绍手术情况，交代病情及术后注意事项 □ 防治肺部感染和深静脉血栓形成 □ 实施完善镇痛	□ 上级医师查房 □ 监测术后病情，观察、预判和处理可能出现的并发症（肺部感染、腹腔感染、深静脉血栓），修订监测和治疗方案 □ 实施镇痛 □ 促进肠功能早日恢复 □ 指导下地活动计划 □ 完成常规病程记录
重点医嘱	长期医嘱 □ 今日在硬膜外麻醉和（或）全身麻醉下行病变肠段切除吻合术 □ 二级护理禁食 临时医嘱 □ 手术切开前 30 分钟使用抗菌药物 □ 液体治疗 □ 相应治疗（视情况）	长期医嘱 □ 外科术后护理常规和肠外瘘术后护理常规 □ 一级护理 □ 禁食 □ 相关监护 □ 合理氧治疗 □ 记 24 小时出入量 □ 胃肠减压记量、腹腔引流记量、尿管接袋记量 □ 患者既往基础用药 临时医嘱 □ 液体治疗及纠正水电解质失衡 □ 抗菌药物：手术时间长或污染重，可加用 □ 根据病情变化施行相关治疗	长期医嘱 □ 今日在硬膜外麻醉或全身麻醉下行病变肠段切除吻合术 □ 一级护理 □ 防治肺部感染，拍背、雾化吸入 □ 下肢静脉气压泵使用、弹力袜佩戴 □ 记 24 小时出入量记录相关引流量饮食指导 □ 镇痛泵使用，镇痛药物服用 临时医嘱 □ 相关检验复查 □ 引流管管理和引流记量 □ 必要时抗菌药物（非常规使用）；必要时抑酸剂（非常规使用）；必要时生长抑素（非常规使用） □ 液体和营养治疗（如根据情况小剂量开始肠内营养，逐日递进） □ 其他特殊医嘱
病情变异记录	□ 无　□ 有，原因： 1. 2.	□ 无　□ 有，原因： 1. 2.	□ 无　□ 有，原因： 1. 2.
医师签名			

时间	住院第 7 ~ 13 天 （术后第 2 ~ 6 日）	住院第 10 ~ 18 天 （术后第 7 ~ 11 日，出院日）
主要诊疗工作	□ 上级医师查房 □ 监测术后病情。观察、预判和处理可能出现的并发症（肺部感染、腹腔感染、深静脉血栓），修订监测和治疗方案 □ 根据病情变化修订治疗措施 □ 处置各种管路 □ 完成病历书写 □ 根据胃肠功能恢复情况指导饮食、减少补液 □ 指导下地活动计划 □ 完成常规病程记录	□ 上级医师查房 □ 手术效果、术后并发症、伤口愈合评估 □ 明确是否出院 □ 通知患者及其家属出院 □ 向患者及其家属交代出院后注意事项，预约复诊日 □ 期及拆线日期 □ 完成出院记录、病案首页、出院证明书 □ 将出院小结的副本交给患者或家属
重点医嘱	**长期医嘱** □ 二级或三级护理 □ 饮食指导、液体和营养治疗 □ 记录相关引流量 □ 防治肺部感染，拍背、雾化吸入 □ 下肢静脉气压泵使用、弹力袜佩戴 **临时医嘱** □ 引流管和伤口处理（视情况） □ 复查必要检验（视病情）	**临时医嘱** □ 根据患者全身状况决定检查项目 □ 拆线、换药 □ 出院带药
病情变异记录	□ 无　□ 有，原因： 1. 2.	□ 无　□ 有，原因： 1. 2.
医师签名		

（二）护士表单

肠外瘘临床路径护士表单

适用对象：第一诊断为肠外瘘（ICD-10：K63.2）

行病变肠段切除肠吻合术（ICD-9-CM-3：45.6/45.7）

| 患者姓名： | 性别： 年龄： 门诊号： | 住院号： |
| 住院日期： 年 月 日 | 出院日期： 年 月 日 | 标准住院日：9～18 天 |

时间	住院第 1 天	住院第 2 天	住院第 3～4 天 （手术前日）
健康宣教	□ 入院宣教 　介绍主管医师、护士 　介绍环境、设施 　介绍住院注意事项 　饮食指导	□ 术前宣教，宣教疾病知识 □ 主管护士与患者沟通，了解 　并指导心理应对 □ 饮食、心理、生活指导 □ 服药指导	□ 术前宣教，术前准备 □ 告知准备物品、沐浴 □ 告知术后饮食、活动及探视 　注意事项 □ 告知术后可能出现的情况及 　应对方式 □ 告知家属等候区位置
护理处置	□ 核对患者姓名，佩戴腕带 □ 建立入院护理病历 □ 卫生处置：剪指（趾） 　甲、沐浴，更换病号服 □ 完成入院评估	□ 静脉抽血 □ 指导患者到相关科室进行 　检查	□ 术前准备配血、抗菌药物皮 　试、备皮、药物灌肠、禁食 　禁水、外瘘口周围皮肤的 　准备
基础护理	□ 三级护理 □ 晨晚间护理 □ 患者安全管理	□ 三级护理 □ 晨晚间护理 □ 患者安全管理	□ 三级护理 □ 晨晚间护理 □ 患者安全管理
专科护理	□ 护理查体，检查腹部情况 □ 生命体征 □ 需要时，填写跌倒及压疮 　防范表 □ 需要时，请家属陪护	□ 必要时护理查体，检查腹部 　情况	□ 术前禁食、禁水、备皮
重点医嘱	□ 详见医嘱执行单	□ 详见医嘱执行单	□ 详见医嘱执行单
病情变异记录	□ 无 □ 有，原因： 1. 2.	□ 无 □ 有，原因： 1. 2.	□ 无 □ 有，原因： 1. 2.
护士签名			

时间	住院第 4~7 天 （手术日）	住院第 5~9 天 （术后第 1~6 日）	住院第 10~18 天 （术后第 7~11 天，出院日）
健康宣教	□ 术后当日宣教 告知监护设备、管路功能及注意事项，告知饮食、体位要求，告知疼痛注意事项，告知术后可能出现情况及应对方式，告知用药情况 □ 给予患者及家属心理支持 □ 再次明确探视陪护须知	□ 术后宣教，药物作用及频率，饮食、活动指导 □ 复查患者对术前宣教内容的掌握程度 □ 疾病恢复期注意事项（若有肠造口的宣教） □ 拔尿管后注意事项 □ 防治深静脉血栓意义 □ 防治肺部感染的意义 □ 早期下床活动意义	□ 出院宣教，复查时间，服药方法，活动休息，指导饮食 □ 康复训练方法 □ 指导办理出院手续
护理处置	□ 送手术 　摘除患者各种活动物品 　核对患者资料及带药 　填写手术交接单，签字确认 □ 接手术 　核对患者及资料，签字确认 □ 遵医嘱予输液、抗感染、止血、抑酸、激素、控制血糖等治疗	□ 夹闭尿管锻炼膀胱功能 □ 遵医嘱予输液、抗感染、抑酸、激素、控制血糖等治疗 □ 防治深静脉血栓（弹力袜，下肢气压治疗） □ 雾化吸入，拍背，防治肺部感染	□ 办理出院手续 □ 书写出院小结
基础护理	□ 特级或一级护理 □ 病情观察，制定特护计划 □ q2h 评估生命体征、瞳孔、意识、皮肤情况 □ 排泄护理 □ 防治深静脉血栓形成 □ 患者安全管理	□ 特级或二级护理 □ 晨晚间护理 □ 协助早期进食、进水 □ 排泄护理 □ 协助下地活动 □ 协助更衣 □ 患者安全管理 □ 预防深静脉血栓形成	□ 三级护理 □ 晨晚间护理 □ 协助指导进食、进水 □ 协助或指导下地活动，每天 4~8 小时 □ 患者安全管理
专科护理	□ 卧位护理：麻醉清醒后半卧位，协助翻身、床上移动、预防压疮 □ 病情观察，写特护记录 □ 皮肤情况、伤口敷料、各种引流管情况、出入量 □ 术后观察意识、生命体征、腹部体征	□ 病情观察，必要时写特护记录 □ 观察腹部症状和体征、伤口敷料、各种引流管情况、出入量 □ 半卧位 □ 遵医嘱予、抗感染、激素、控制血糖治疗 □ 需要时，联系主管医师给予相关处置	□ 病情观察 □ 腹部情况，伤口愈合、引流管路情况
重点医嘱	□ 详见医嘱执行单	□ 详见医嘱执行单	□ 详见医嘱执行单
病情变异记录	□ 无　□ 有，原因： 1. 2.	□ 无　□ 有，原因： 1. 2.	□ 无　□ 有，原因： 1. 2.
护士签名			

（三）患者表单

肠外瘘临床路径患者表单

适用对象：第一诊断为肠外瘘（ICD-10：K63.2）
　　　　　行病变肠段切除肠吻合术（ICD-9-CM-3：45.6/45.7）

患者姓名：		性别：　　年龄：　　门诊号：	住院号：
住院日期：　　年　月　日		出院日期：　　年　月　日	标准住院日：9~18 天

时间	住院第 1 天	住院第 2 天	住院第 3~4 天（手术前日）
监测	□ 测量生命体征、体重	□ 每日测量生命体征、询问排便，术前 1 晚测量生命体征	□ 手术清晨测量生命体征、血压 1 次
医患配合	□ 护士行入院护理评估（简单询问病史） □ 接受入院宣教 □ 医师询问病史、既往病史、用药情况，收集资料 □ 进行体格检查	□ 配合完善术前相关化验、检查 □ 接受术前宣教 □ 疾病知识、临床表现、治疗方法	□ 医师与患者及家属介绍病情及手术谈话 □ 术前宣教，术前用物准备 □ 告知准备物品、沐浴 □ 告知术后饮食 □ 告知术后探视及陪护制度 □ 告知术后可能出现的情况及应对方式 □ 告知家属手术室等候区位置 □ 手术室接患者，配合核对
重点诊疗及检查	**重点诊疗** □ 三级护理 □ 既往基础用药	**重点诊疗** □ 三级护理 □ 既往基础用药 □ 重要检查 □ 心电图、X 线胸片、肠镜、活检 □ 必要时查肺功能、心脏彩超	**重点诊疗** □ 术前准备 □ 术前准备配血、抗菌药物皮试、备皮、药物灌肠、禁食禁水、皮肤准备 □ 术前各种知情同意书签字（输血、病理活检、麻醉、手术）
基础护理	□ 三级护理 □ 晨晚间护理 □ 患者安全管理	□ 三级护理 □ 晨晚间护理 □ 患者安全管理	□ 三级护理 □ 晨晚间护理 □ 患者安全管理
饮食及活动	□ 根据病情半流食或鼻饲 □ 根据病情选用配方制剂 □ 正常活动	□ 根据病情半流食或鼻饲 □ 根据病情选用配方制剂 □ 卧床休息，自主体位	□ 术前 12 小时禁食、禁水 □ 正常活动

时间	住院第 4~7 天 （手术日）	住院第 5~10 天 （术后第 1~6 日）	住院第 11~18 天 （术后第 7~11 日）
监测	□ 定时监测生命体征，各种管道情况	□ 定时监测生命体征，每日询问肠功能恢复、静脉血栓和肺部感染情况	□ 每日询问腹部症状和体征
医患配合	**术后宣教** □ 术后体位：麻醉未醒时平卧，清醒后，4~6 小时无不适反应可垫枕或根据医嘱予监护设备、吸氧 □ 配合护士定时监测生命体征、瞳孔、伤敷料和引流管等 □ 不要随意动引流管 □ 疼痛的注意事项及处理 □ 告知医护不适及异常感受	□ 医师巡视了解病情 □ 配合饮食、活动指导 □ 护士协助进食、进水、排泄等生活护理 □ 配合防治深静脉血栓防治、肺部感染 □ 护士行晨晚间护理 □ 配合监测出入量 □ 膀胱功能锻炼，成功后可将尿管拔除 □ 注意探视及陪护时间	□ 护士行晨晚间护理 □ 医师拆线 □ 伤口注意事项 □ 配合康复训练（必要时） □ 出院宣教 □ 接受出院前康复宣教 □ 学习出院注意事项 □ 了解复查程序 □ 办理出院手续，取出院带药
重点诊疗及检查	**重点诊疗** □ 特级护理 □ 予监护设备、吸氧 □ 注意留置管路安全与通畅 □ 用药：抗菌药、止血药、抑酸、激素、补液药物的应用 □ 护士协助记录出入量	**重点诊疗** □ 特级或一级护理 □ 静脉用药逐渐过渡至口服药 医师定时予伤口换药 **重要检查** □ 定期抽血化验 □ 必要时行腹部影像学检查	**重点诊疗** □ 二级或三级护理 □ 普通饮食或配方制剂 □ 医师观察伤口（必要时） **重要检查** □ 定期抽血化验（必要时）
饮食及活动	□ 根据病情半流食或鼻饲 □ 卧床休息，自主体位	□ 协助早期进食、进水。根据病情逐渐由半流食过渡到普通饮食 □ 协助下地活动，5~7 次/天，10~30 分/次。过渡到每天 4~8 小时	□ 半流食、普通饮食，或膳食配方制剂 □ 协助或指导下地活动，每天 4~8 小时

附：原表单（2011 年版）

肠外瘘临床路径表单

适用对象：第一诊断为肠外瘘（ICD-10：K63.2）

行病变肠段切除肠吻合术（ICD-9-CM-3：45.6/45.7）

| 患者姓名： | 性别： | 年龄： | 门诊号： | 住院号： |

| 住院日期： 年 月 日 | 出院日期： 年 月 日 | 标准住院日：9~18 天 |

时间	住院第 1 天	住院第 2 天	住院第 3~6 天 （手术日前）
主要诊疗工作	□ 询问病史和体格检查 □ 完成首次病程记录、住院病历 □ 开实验室检查单 □ 评估有无急性并发症（如大出血、穿孔等） □ 上级医师查房	□ 上级医师查房 □ 进行术前准备与术前评估 □ 进行必要的相关科室会诊 □ 根据各项检验及检查结果，进行术前讨论，初步制定治疗方案	□ 上级医师查房并确定下一步诊疗计划，完成上级医师查房记录，疑难病例需要全科讨论 □ 改善一般情况，完善术前准备 □ 完成相应科室会诊 □ 向患者及家属交代围术期注意事项、签署各种医疗文书
重点医嘱	**长期医嘱** □ 普通外科护理常规 □ 二级护理 □ 饮食（视情况） □ 对症处理 □ 伤口处理 **临时医嘱** □ 血常规+血型、尿常规、大便常规+隐血 □ 肝肾功能、电解质、凝血功能、感染性疾病筛查 □ 心电图、胸部正位片 □ 必要时引流液常规检查、胆红素浓度、细菌培养及药物敏感试验等，口服染料或炭末、瘘管造影、胃肠道造影、B 超及常规腹部 CT 检查和（或）MRI	**长期医嘱** □ 患者既往基础用药 □ 若有轻中度营养不良者，则予肠内/外营养治疗 □ 其他相关治疗 **临时医嘱** □ 相关专科医师的会诊单 □ 必要时术前营养治疗 □ 根据病情复查有异常的检查及化验	**长期医嘱** □ 普通外科护理常规 □ 二级护理 □ 饮食（视情况） □ 营养治疗 □ 对症处理 **临时医嘱** □ 既往基础用药临时下达 □ 拟明日在硬膜外麻醉和（或）全身麻醉下行病变肠段切除吻合术 □ 饮食指导 □ 术前或术中留置胃管、尿管 □ 常规皮肤准备 □ 术前麻醉辅助药 □ 预防性抗菌药物 □ 必要时行肠道准备 □ 药物过敏试验
主要护理工作	□ 环境介绍、护理评估 □ 制定护理计划 □ 静脉取血（明晨取血） □ 指导患者到相关科室进行检查 □ 饮食、心理、生活指导 □ 服药指导	□ 饮食、心理指导 □ 静脉抽血 □ 术前指导	□ 饮食、心理指导 □ 静脉抽血 □ 术前指导 □ 术前准备：备皮、肠道准备等 □ 告知患者及家属术前流程及注意事项 □ 术前手术物品准备

续　表

时间	住院第 1 天	住院第 2 天	住院第 3~6 天 （手术日前）
病情 变异 记录	□无　□有，原因： 1. 2.	□无　□有，原因： 1. 2.	□无　□有，原因： 1. 2.
护士 签名			
医师 签名			

时间	住院第 4~7 天 （手术日）		住院第 5~8 天 （术后第 1 日）
	术前	术后	
主要 诊疗 工作	□ 送患者入手术室 □ 麻醉准备，监测生命体征 □ 施行手术 □ 必要时冷冻病理检查	□ 完成术后各项处理 □ 住院医师完成病程记录 □ 完成手术记录、麻醉记录和术后当天的病程记录 □ 向患者及家属交代病情及术后注意事项	□ 上级医师查房 □ 实施术后治疗 □ 监测术后病情 □ 完成常规病程记录
重点 医嘱	**长期医嘱** □ 硬膜外麻醉和（或）全身麻醉下行病变肠段切除吻合术 **临时医嘱** □ 术前 0.5 小时使用抗菌药物 □ 液体治疗 □ 相应治疗（视情况）	**长期医嘱** □ 外科术后护理常规和肠外瘘术后护理常规 □ 一级护理 □ 禁食 □ 相关监护 □ 合理氧治疗 □ 记 24 小时出入量 □ 胃肠减压记量 □ 腹腔引流记量 □ 尿管接袋记量 □ 患者既往基础用药 **临时医嘱** □ 液体治疗及纠正水电解质失衡 □ 抗菌药物：手术时间长或污染重，可加用 □ 肠内、外营养治疗 □ 根据病情变化施行相关治疗	**长期医嘱** □ 一级护理 □ 饮食指导 □ 液体和营养治疗 □ 记录 24 小时出入量 □ 记录相关引流量 □ 必要时抗菌药物 □ 必要时制酸剂 □ 必要时生长抑素 **临时医嘱** □ 相关检验复查 □ 其他特殊医嘱
主要 护理 工作	□ 术晨按医嘱清洁肠道、留置胃管、尿管 □ 术前注射麻醉用药 □ 健康教育 □ 饮食指导 □ 指导术前注射麻醉用药后注意事项 □ 安排陪送患者入手术室 □ 心理支持	□ 指导和协助体位与活动 □ 生活护理（一级护理） □ 饮食指导 □ 密切观察患者病情变化 □ 观察患者腹部体征及肠道功能恢复的情况 □ 管道护理及指导 □ 记录 24 小时出入量 □ 疼痛护理 □ 皮肤护理 □ 营养支持护理 □ 伤口和造口护理 □ 心理支持（患者及家属） □ 康复指导（运动指导）	□ 指导体位与活动 □ 生活护理（一级护理） □ 密切观察患者病情变化 □ 观察患者腹部体征及肠道功能恢复的情况 □ 管道护理及指导 □ 记录 24 小时出入量 □ 疼痛护理 □ 皮肤护理 □ 营养支持护理 □ 治疗护理 □ 造口护理（必要时） □ 心理支持
病情 变异 记录	□ 无　□ 有，原因： 1. 2.	□ 无　□ 有，原因： 1. 2.	□ 无　□ 有，原因： 1. 2.
护士 签名			
医师 签名			

时间	住院第 6~9 天（术后第 2 日）	住院第 7~10 天（术后第 3 日）	住院第 8~11 天（术后第 4~5 日）	住院第 9~18 天（出院日）
主要诊疗工作	□ 上级医师查房 □ 监测术后恢复情况 □ 根据病情变化修订观察和治疗措施 □ 液体和营养治疗 □ 记录相关引流量 □ 完成常规病程记录	□ 上级医师查房 □ 监测术后恢复情况 □ 根据病情变化修订观察和治疗措施 □ 完成常规病程记等 □ 根据病情行伤口换药	□ 上级医师查房 □ 监测术后恢复情况 □ 根据病情变化修订观察指标和治疗措施 □ 完成病历书写 □ 根据胃肠功能恢复情况指导、减少补液	□ 手术效果、术后并发症、伤口愈合评估 □ 明确是否出院 □ 通知患者及其家属出院 □ 向患者及其家属交代出院后注意事项，预约复诊及拆线日期 □ 完成出院记录、病案首页、出院证明书 □ 将出院小结的副本交给患者或家属
重点医嘱	**长期医嘱** □ 一级或二级护理 □ 液体和营养治疗 □ 记录相关引流量 □ 饮食指导 □ 下地活动指导 **临时医嘱** □ 引流管管理（视病情拔除或继续使用） □ 伤口处理（视病情） □ 复查必要检验（视病情）	**长期医嘱** □ 一级或二级护理 □ 液体和营养治疗（鼓励早期恢复饮食、减少输液） □ 记录相关引流量 **临时医嘱** □ 引流管管理（视病情拔除或继续使用） □ 伤口处理（视病情） □ 复查必要检查检验项目（视病情）	**长期医嘱** □ 二级或三级护理 □ 饮食指导、液体和营养治疗（鼓励早期恢复饮食、减少输液） □ 记录相关引流量 **临时医嘱** □ 引流管和伤口处理（视情况） □ 复查必要检查检验项目（视病情）	**临时医嘱** □ 根据患者全身状况决定检查项目 □ 预约拆线 □ 换药 □ 出院带药
主要护理工作	□ 指导体位与活动 □ 生活护理（一级或二级护理） □ 观察患者病情变化 □ 观察患者腹部体征及肠道功能恢复的情况 □ 管道护理及指导 □ 记录相关引流量 □ 皮肤护理 □ 营养支持护理 □ 造口护理 □ 心理支持、疼痛护理 □ 康复指导	□ 指导体位与活动 □ 协助饮食指导和生活护理 □ 静脉抽血 □ 观察病情变化和修订护理计划 □ 营养支持护理 □ 造口护理 □ 心理支持 □ 康复指导 □ 饮食指导	□ 观察病情变化和康复情况 □ 指导体位与活动 □ 协助生活护理 □ 协助指导饮食 □ 营养支持护理 □ 伤口和造口护理（视病情）	□ 出院指导 □ 办理出院手续 □ 复诊时间 □ 服药指导 □ 康复指导 □ 疾病知识及后续治疗 □ 造口护理指导
病情变异记录	□ 无 □ 有，原因： 1. 2.	□ 无 □ 有，原因： 1. 2.	□ 无 □ 有，原因： 1. 2.	□ 无 □ 有，原因： 1. 2.
护士签名				
医师签名				

第二十三章

结肠癌根治切除手术临床路径释义

一、结肠癌根治切除手术编码

疾病名称及编码：结肠癌（ICD-10：C18）

手术操作名称及编码：结肠癌根治手术（ICD-9-CM-3：45.73-45.79，45.8）

二、临床路径检索方法

C18 伴（45.73-45.79/45.8）

三、结肠癌根治切除手术临床路径标准住院流程

（一）适用对象

1. 第一诊断为结肠癌（ICD-10：C18），行结肠癌根治切除手术（ICD-9-CM-3：45.73-45.79，45.8）。

2. 可 R0 切除的结肠癌（Ⅰ期、Ⅱ期和部分Ⅲ期）。

3. 对诊断为多原发并多部位的结肠癌（ICD-10：C18），结肠息肉病（如 FAP、HNPCC）和炎性肠病合并癌变的患者，直肠无病变者，可考虑行全结肠切除术。

> **释义**
>
> ■ 本路径适用于经外科手术治疗的结肠癌患者，根治性结肠切除+区域性淋巴结清扫是目前结肠癌治疗的主要手段。
>
> ■ 对于根治性术后患者，需要与病理科医师共同讨论确定最终病理分期，根据病理分期结果决定术后是否行辅助化疗以及化疗方案的选择。
>
> ■ 以下情况均不纳入本路径：采用内镜下 EMR 或 ESD 患者、以化疗作为主要治疗方式的患者、无法耐受手术或不愿接受手术治疗的患者、Ⅳ期或局部晚期无法行根治性手术的患者。

（二）诊断依据

根据原卫生部《结直肠癌诊疗规范（2010 年）》和 NCCN《结肠癌临床实践指南中国版（2011 年）》等。

1. 症状：便血、脓血便、排便习惯改变、腹痛、贫血、腹部肿块等。

2. 体格检查：

（1）一般情况评价：体力状况评分、是否有贫血、全身浅表淋巴结肿大。

（2）腹部检查：是否看到肠型及肠蠕动波、触及肿块、叩及鼓音、听到高调肠鸣音或金属音。

（3）直肠指诊：是否有指套血染。

3. 实验室检查：大便常规+隐血；血清肿瘤标志物 CEA 和 CA19-9，必要时可查 CA242、CA72-4、AFP 和 CA125。

4. 辅助检查：术前肿瘤定性及 TNM 分期，指导选择正确的术式。

（1）结肠镜取活检，病理检查明确肿瘤组织类型（腺癌、黏液腺癌、印戒细胞癌）和分化程度（高、中、低）；排除同时性结直肠多原发癌。必要时全结肠直肠气钡双重造影，确定肿瘤位置。

（2）胸部 X 线检查或胸部平扫 CT 排除肿瘤肺转移。全腹部强化 CT 或超声，排除其他脏器转移。

5. 鉴别诊断：与胃肠道间质瘤（GIST）、炎性肠疾病、淋巴瘤、肠结核、阑尾炎、寄生虫感染、息肉等常见的结肠疾病，以及腹腔其他脏器疾病累及结肠等鉴别。

> **释义**
>
> ■ 早期结肠癌无明显症状，癌瘤生长到一定程度依据其生长部位不同临床表现亦有不同。
>
> ■ 右半结肠癌的临床表现：腹痛，多为隐痛，约占 70%~80%；贫血，多为癌瘤坏死、脱落引起；腹部肿块亦是右半结肠常见症状。
>
> ■ 左半结肠癌的临床表现：便血、黏液血便，70% 以上患者会出现；腹痛，多为隐痛；腹部肿块，约 40% 患者腹壁可触及肿块。
>
> ■ 大便常规+隐血：可作为结肠癌筛查的最简单、经济的手段，最少 3 次隐血检查为宜，隐血试验阳性的患者建议进一步行纤维结肠镜检查。
>
> ■ CEA 和 CA19-9 对结肠癌的诊断及术后监测具有重要意义，但作为早期诊断敏感度差；CEA 的阳性率与结肠癌 TNM 分期呈正相关。CA72-4 及 CA125 增高提示腹膜转移可能。
>
> ■ 影像学检查主要用于评估术前分期及手术可切除性，为治疗方案及手术方式的选择提供依据。
>
> ■ 诊断金标准：纤维结肠镜检查及活检，对于疑难病例可行免疫组化检查。
>
> ■ 目前结肠癌分期主要依据国际抗癌联盟及美国肿瘤联合会 TNM 分期标准（第七版），2018 年 1 月 1 日起将施行第八版分期标准。准确的术前分期对治疗方案的选择及手术方式的确定具有重要意义，准确的术后分期可指导术后辅助治疗。

（三）治疗方案的选择

根据原卫生部《结直肠癌诊疗规范（2010 年）》和 NCCN《结肠癌临床实践指南（中国版，2011 年）》等。

1. 结肠癌根治切除手术。

2. 抗菌药物使用按照《抗菌药物临床应用指导原则》（卫医发〔2004〕285 号）执行。

> **释义**
>
> ■ 应按照原卫生部《结直肠癌诊疗规范（2015 年）》和 NCCN《结肠癌临床实践指南（中国版，2017 年）》规范诊疗行为。
>
> ■ 抗菌药物使用原则应严格按照《抗菌药物临床应用指导原则》（卫医发〔2004〕285 号）的修订版《抗菌药物临床应用指导原则（2015 年版）》规范抗菌药物使用，防止抗菌药物滥用。

（四）临床路径标准住院日

14～16 天。

> **释义**
>
> ■ 住院日包括：术前检查及准备、手术过程、术后恢复，总住院时间不应该超过 16 天。

（五）进入路径标准

1. 第一诊断必须符合 ICD-10：C18 结肠癌疾病编码。
2. 可 R0 切除的结肠癌（Ⅰ期、Ⅱ期和部分Ⅲ期）。
3. 有手术适应证，无绝对禁忌证。
4. 当患者合并其他疾病，但住院期间不需要特殊处理也不影响第一诊断的临床路径流程实施时，可以进入路径。

> **释义**
>
> ■ 进入本路径的患者第一诊断必须为结肠癌，且为可根治性切除的结肠癌，分期为Ⅰ期、Ⅱ期和Ⅲ期。
> ■ 合并有其他疾病，但不影响手术方式及术后恢复的结肠癌患者可进入本路径。
> ■ 术前检查发现以往未发现的疾病或既往基础疾病（如高血压、心脏病、糖尿病等），经相关科室会诊后，如对手术及术后无明显影响可进入本路径；若延长住院时间及提高治疗费用，需在临床路径中特殊说明。

（六）术前准备（术前评估）

≤3 天。

1. 必须的检查：
（1）血常规、尿常规、大便常规+隐血。
（2）凝血功能、肝功能、肾功能、电解质、血糖、血清肿瘤标志物、血型、感染性疾病筛查、心电图检查。
（3）结肠镜。
（4）胸部 X 线检查或胸部平扫 CT，必要时强化。
（5）全腹部强化 CT 或超声。
2. 根据患者病情可选择的检查：
（1）高龄、危重患者应行血气分析、肺功能及超声心动图检查。
（2）肿瘤定位不准确时可行全结肠直肠气钡双重造影。
（3）疑似骨转移者应行全身 ECT 进行筛查。
（4）合并其他疾病应行相关检查，如心肌酶、血糖等。
3. 肠道准备：
（1）无肠梗阻病例：于术前 12～24 小时开始口服泻药，2～3 小时内服完。
（2）不完全性肠梗阻病例：于入院当日起每日口服 2 次小剂量泻药。
（3）完全性肠梗阻病例：禁忌任何方式的肠道准备。

4. 签署手术及其他相关同意书。

> **释义**
>
> ■ 血常规、尿常规、大便常规+隐血、凝血功能、肝功能、肾功能、电解质、血糖为入院时基础检查，评估患者一般情况；血清肿瘤标志物检查协助结肠癌诊断；血型、感染性疾病筛查确保医疗安全及为手术及输血做准备。
>
> ■ 心电图、胸部 X 线检查或胸部平扫 CT，评估重要脏器功能及有无远端转移。
>
> ■ 全腹部强化 CT 或 MRI，可评估肝脏、胆囊、胰腺、脾脏、肾、输尿管、膀胱、子宫、附件等重要器官转移情况，同时可评估腹膜后、腹腔淋巴结的转移情况。对怀疑有肾、输尿管、膀胱、子宫、附件等侵犯者，应请相应科室会诊。疑似骨及全身转移者应行全身 ECT 或 PET-CT 进行筛查。
>
> ■ 年龄较大、长期吸烟、饮酒史以及伴有心脑肺等基础疾病患者，可行心肌酶、超声心动、肺功能、脑血流图及颈部血管超声等检查，充分评估重要脏器功能，发现严重病变者，可退出本路径。
>
> ■ 术前肠道准备：无肠梗阻病例可选择聚乙二醇电解质散，不完全性肠梗阻病例可选用甘油乳果糖、甘露醇，完全性肠梗阻病例禁忌肠道准备；不推荐机械性灌肠作为肠道准备。

（七）预防性抗菌药物选择与使用时机

按照《抗菌药物临床应用指导原则》（卫医发〔2004〕285 号）执行，并根据患者的病情决定抗菌药物的选择与使用时间。建议使用第二代头孢菌素或头孢曲松或头孢噻肟，可加用甲硝唑。

预防性应用抗菌药物：术前 0.5~2 小时或麻醉开始时静脉给药，手术超过 3 小时可再给第二剂。

> **释义**
>
> ■ 结肠癌根治切除手术为清洁-污染手术（Ⅱ类切口），手术部位存在大量人体寄殖菌群，手术时可能污染手术部位引致感染，故此类手术通常需预防用抗菌药物。
>
> ■ 预防性抗菌药物选择：第二代头孢菌素或第三代头孢菌素头孢曲松、头孢噻肟等，可加用甲硝唑。
>
> ■ 给药方法：给药途径多为静脉输注。静脉输注时间应在皮肤、黏膜切开前 0.5~2 小时内或麻醉开始时给药，在输注完毕后开始手术；如手术时间超过 3 小时或超过所用药物半衰期的 2 倍以上，或成人出血量超过 1500ml，术中应追加 1 次。结肠癌根治切除手术预防用药时间为 24 小时，延长用药时间并不能进一步提高预防效果，且预防用药时间超过 48 小时，耐药菌感染机会增加。
>
> ■ 治疗性抗菌药物使用：患者术前发热，结肠肿瘤存在出血、坏死、穿孔或可疑合并感染，应在术前抽血行血细菌培养，根据病原菌种类和药敏结果选用治疗性抗菌药物；术后发生腹腔、泌尿生殖系统、呼吸道等感染应请相应科室会诊，选用合理的治疗性抗菌药物；治疗性抗菌药物时程应根据患者的症状、体温、血常规等检查综合判断。

（八）手术日

入院第 4 天。

1. 麻醉方式：全身麻醉或静脉复合连续硬膜外麻醉。
2. 手术方式：结肠癌根治切除。
3. 手术内固定物：部分患者可能使用肠道吻合器等。
4. 术中用药：麻醉常规用药。
5. 输血：根据术中情况而定。
6. 病理：术前病理诊断不明确者术中应行快速组织活检；术后切除标本全部送病理。病理报告必须符合原卫生部《结直肠癌诊疗规范（2010 年）》中病理评估的要求。

> **释义**
>
> ■ 术前不常规放置胃管；术前 6 小时可进食，2 小时可进水；术前放置导尿管，术后清醒后可拔除。
>
> ■ 结肠癌根治切除手术目前多采用腹腔镜，手术时间较长、术野暴露较大、出血风险较高，建议全身麻醉手术；若患者心肺功能不能耐受全身麻醉手术，可采用静脉复合连续硬膜外麻醉。
>
> ■ 结肠癌根治切除手术，除保证癌瘤两端 10cm 的手术切缘，还需根据术前淋巴结评估情况行相应淋巴结清扫。
>
> ■ 术中可根据实际情况使用合适的肠道吻合器，建议薄弱部位可浆肌层间断缝合加固吻合口。
>
> ■ 术中除麻醉药、常规补液外，对于存在高血压病、心脏病、慢性支气管炎等基础病的患者，应根据术中情况给予相应药物；术中出血较多的患者可酌情给予止血药物；术中粘连严重，可酌情放置防粘连材料。
>
> ■ 结肠癌根治切除术术中不常规输血，对于出血量较大，为保证术中循环稳定和术后恢复，可根据出血量及术中检查血红蛋白的水平决定输血量，提倡成分输血。
>
> ■ 术中必要时可送快速冰冻病理检查；术中切除的所有标本均要在术后进行常规石蜡切片组织学检查；所有临床研究行标本取材应术前取得患者同意，且在病理科医师的指导下取材，不可影响病理结果的判读。
>
> ■ 不常规推荐放置引流管，若渗出较多、出血风险大，可经腹壁放置引流管。

（九）入院后第 5~13 天（术后 1~9 天）治疗

1. 维持水电解质平衡，酌情给予肠外营养治疗。
2. 鼓励术后早期下床活动，排气后可酌情进食流质或半流质。
3. 术后隔日腹部切口换药；切口感染时应及时局部拆线，引流。
4. 术后第 1 天、3 天和 5 天复查血常规、电解质等，根据检查结果调整抗菌药物和肠外营养治疗。
5. 术后第 9 天腹部切口拆线。

释义

■ 术后严密监测患者血常规、电解质等，及时发现贫血、电解质紊乱等常见术后并发症，及时对症处理；出现水电解质紊乱，及时考虑使用复方（糖）电解质注射液，如醋酸钠林格注射液等用于液体补充治疗。除常规检查项目外，可根据病情增加相应检查：如怀疑下肢深静脉血栓形成需要进行凝血功能、下肢静脉彩超等检查；怀疑肺栓塞患者应行血气分析、胸部 X 线或胸部增强 CT 等检查；怀疑心脏病应行心肌酶学、心电图、超声心动等检查；怀疑肠梗阻患者行立位腹平片或腹部 CT 检查；怀疑吻合口出血或瘘，行腹部 CT 或结肠镜检查等。

■ 术后密切观察患者生命体征、出入量及脏器功能恢复情况，尤其关注吻合口及胃肠功能恢复情况；鼓励患者尽早离床活动，术后 12 小时无出血倾向的患者皮下注射低分子量肝素可预防下肢深静脉血栓形成；早期肠内营养支持，尽量减少输液量，维持出入量平衡；若放置引流管，拔除时机应根据术后引流液的形状和量决定。

■ 导尿管术后应及早拔除，减少导管相关性感染；若有明显前列腺增生伴尿潴留患者，可服用抗前列腺增生药物，并适当延长导尿管放置时间。

■ 术后无感染证据，预防性抗菌药物使用不应超过 24 小时。

■ 术后免疫功能低下，可酌情选用免疫调节药，如脾多肽注射液等，改善患者免疫功能，利于疾病恢复。

■ 术后关注切口愈合情况，及时发现有无红、肿、热、痛及波动等情况，发现积液或感染及时引流，术后根本切口愈合情况，7~9 天给拆线，若减张缝合可 14 天拆线。

（十）出院标准

1. 患者一般情况良好，基本恢复正常饮食和肠道功能。
2. 体温正常，腹部检查无阳性体征，相关实验室检查结果基本正常。
3. 腹部切口 Ⅱ/甲愈合。

释义

■ 患者出院时应当生命体征平稳，无发热，胃肠功能恢复，能够经口进流质或半流质饮食，无吻合口瘘发生，实验室检查无严重贫血、电解质紊乱、酸碱平衡紊乱等。

■ 切口愈合良好，无红肿、渗出、脂肪液化、感染等可出院。

■ 术后恢复良好，无严重手术并发症，或术后出现并发症无需继续住院治疗的患者。

■ 术后告知患者或家属如有以下情况需后续辅助化疗：有淋巴结转移者；无淋巴结转移，但存在高危因素的 Ⅱ 期患者。

（十一）变异及原因分析

1. 有影响手术的合并症，需要进行相关的诊断和治疗。
2. 对于完全肠梗阻患者，可一期行横结肠或末端回肠双腔造口术，缓解梗阻症状后可行化疗。

3. 围术期并发症可能造成住院日延长或费用超出参考标准。

4. 医师认为的变异原因。

5. 结肠癌肝转移切除术者，酌情处理。

6. 患者其他原因的变异。

释义

■ 变异是指医疗不能按照预定的路径进行或不能达到预期的医疗目标。

■ 微小变异是指由于某种原因，表单中的检查或操作提前或延后进行，但不影响总体治疗进程和康复，或者整体住院日有小的出入，不影响纳入路径。

■ 重大变异是指入选临床路径的患者未能按照路径流程完成医疗行为或未达到预期的医疗治疗控制目标，需要终止执行路径；或者是因严重合并症或并发症导致治疗时间延长、治疗费用增加而无法按照规定完成路径。对这些患者，主管医师可决定患者退出临床路径，并进行变异原因分析，且需要在临床路径的表单中予以明确说明变异原因。这包含有以下情况：

（1）术前检查发现严重合并症，如血栓栓塞性疾病需要抗凝治疗，放置下腔静脉滤网等；严重感染需要抗感染治疗；无法控制的活动性出血需要介入治疗；合并未控制的高血压病、糖尿病等需要治疗而影响住院时间和产生额外治疗费用等。

（2）术中发现术前检查未能发现的病变，导致无法按照术前计划实施结肠癌切除术。如：严重的盆腹腔粘连无法完成手术；腹膜后淋巴结广泛转移或无法行根治性切除（可根据具体情况仅行腹膜后淋巴结清扫）；发现合并其他恶性肿瘤如妇科恶性肿瘤等需要改变手术范围及术后治疗方案等。

（3）术中、术后出现严重并发症需要进行相应诊断和治疗，导致住院时间明显延长和费用明显增加。如：肠梗阻患者需要手术治疗或肠外营养支持治疗；术中、术后因严重贫血、感染、肺栓塞等需要转重症监护病房治疗；术中、术后发生肠瘘、泌尿系瘘等并发症等需要进一步治疗等。

（4）因患者主观原因，如：放弃手术治疗改为放疗等，导致本路径无法实施，也需要主管医师在表单中予以说明。

（十二）费用参考标准

4 万 ~ 6 万元。

四、结肠癌根治切除手术临床路径给药方案

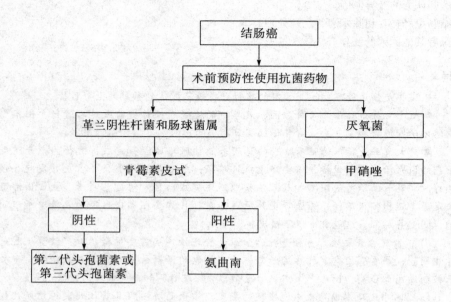

【用药选择】

1. 预防手术部位感染或全身性感染，需依据手术野污染或可能的污染菌种类选用；结肠手术前应选用对大肠埃希菌、脆弱拟杆菌及厌氧菌等有效的抗菌药物。

2. 第二代头孢菌素可选用头孢呋辛或头孢替安等；第二代头孢菌素可选用头孢曲松或头孢噻肟等；可加用甲硝唑。对青霉素皮试阳性者，可使用氨曲南。

【药学提示】

1. 给药途径多为静脉输注。静脉输注时间应在皮肤、黏膜切开前 0.5 ~ 2 小时或麻醉开始时给药，在输注完毕后开始手术。

2. 如手术时间超过 3 小时或超过所用药物半衰期的 2 倍以上，或成人出血量超过 1500ml，术中应追加 1 次。

3. 结肠癌根治切除手术预防用药时间为 24 小时，延长用药时间并不能进一步提高预防效果，且预防用药时间超过 48 小时，耐药菌感染机会增加。

【注意事项】

1. 用药前需仔细询问药物过敏史，尤其是否对青霉素及头孢菌素过敏。

2. 如果肿瘤已经存在出血、坏死、穿孔或合并其他感染者，应当术前行血培养及相应感染部位细菌培养；术中取相应腹水、脓液等送细菌培养；根据病原菌及药敏试验结果选择合理抗菌药物。

3. 手术中若发生手术部位污染者应按照治疗性选择抗菌药物。

4. 治疗性抗菌药物使用时限应根据患者症状、体征、血常规及相应病原学检查等综合因素决定。

五、推荐表单

(一) 医师表单

结肠癌根治切除手术临床路径医师表单

适用对象: (1) 第一诊断为结肠癌 (ICD-10: C18), 行结肠癌根治切除手术 (ICD-9-CM-3: 45.73-45.79, 45.8)。(2) 可 R0 切除的结肠癌 (Ⅰ期、Ⅱ期和部分Ⅲ期)。(3) 对诊断为多原发并多部位的结肠癌 (ICD-10: C18), 结肠息肉病 (如 FAP、HNPCC) 和炎性肠病合并癌变的患者, 直肠无病变者, 可考虑行全结肠切除术

患者姓名:	性别: 年龄: 门诊号:	住院号:
住院日期: 年 月 日	出院日期: 年 月 日	标准住院日: 14 ~ 16 天

时间	住院第 1 天 (术前 3 日)	住院第 2 天 (术前 2 日)	住院第 3 天 (术前 1 日)
主要诊疗工作	□ 完成询问病史和体格检查, 按要求完成病历书写 □ 二级医师查房, 完成查房记录 □ 安排完善常规术前检查 □ 对患者进行健康宣教	□ 三级医师查房, 完成查房记录 □ 术前讨论, 分析检查结果, 制订治疗方案 □ 完成相关科室会诊 □ 开始术前肠道准备	□ 向患者及家属交代病情, 充分交代围术期的风险及意外 □ 签署手术及麻醉知情同意书、委托书、自费药品协议书、输血同意书、互助献血同意书 □ 完成术前准备 □ 完成术前医嘱及术前小结、术前讨论 □ 麻醉医师术前访视患者及完成记录 □ 通知手术室拟定手术时间
重点医嘱	**长期医嘱** □ 普外科护理常规 □ 二级护理 □ 半流质饮食/无渣流质饮食/禁食、禁水 □ 对症治疗 **临时医嘱** □ 血、尿、便常规+隐血 □ 肝肾功能、电解质、血糖、凝血功能、血型、血清肿瘤标志物、感染性疾病筛查及相关合并症筛查 □ 心电图 □ X 线胸片或胸部低剂量平扫 □ 腹盆腔增强 CT □ 结肠镜或超声内镜	**长期医嘱** □ 普外科护理常规 □ 二级护理 □ 半流质饮食/无渣流质饮食/禁食、禁水 □ 对症治疗	**长期医嘱** □ 普外科护理常规 □ 二级护理 □ 无渣流质饮食/禁食、禁水 □ 对症治疗 **临时医嘱** □ 晚 8 点开始服用复方聚乙二醇清洁肠道 □ 备皮 □ ABO 正反定, 备血 □ 睡前地西泮 (酌情) □ 准备术中特殊器械及耗材 □ 青霉素皮试 (酌情) □ 复查血常规

续　表

时间	住院第 1 天 （术前 3 日）	住院第 2 天 （术前 2 日）	住院第 3 天 （术前 1 日）
病情 变异 记录	□无　□有，原因： 1. 2.	□无　□有，原因： 1. 2.	□无　□有，原因： 1. 2.
医师 签名			

时间	住院第 4 天 （手术日）	住院第 5~6 天 （术后第 1~2 日）	住院第 7~8 天 （术后第 3~4 日）
主要诊疗工作	□ 术前安全核查 □ 术前导尿 □ 手术 □ 完成手术记录 □ 完成术后志 □ 向患者及家属交代手术情况及术后注意事项 □ 手术标本常规送病理检查 □ 完成术者查房记录	□ 上级医师查房：观察腹部切口及出入量情况；根据各项检查结果评估重要脏器功能，提出诊治意见 □ 可下床活动，促进排气、预防深静脉血栓 □ 拔除尿管 □ 记录每日病程和上级医师查房意见 □ 根据血常规及相关检查是否需要使用抗菌药物	□ 腹部切口换药，必要时引流 □ 检查腹部临床表现，注意排气、排大便情况 □ 注意腹腔引流管情况 □ 记录每日病程及上级医师查房意见
重点医嘱	**长期医嘱** □ 全身麻醉术后护理常规 □ 一级护理 □ 禁食、禁水 □ 心电监护、吸氧、留置尿管、留置引流管 □ 记录出入量，注意引流情况 □ 预防性应用抗菌药物 □ 抑酸、化痰和镇痛治疗 □ 静脉肠外营养治疗，补充液量及能量，维持水电解质及酸碱平衡 **临时医嘱** □ 复查血常规及血生化 □ 复查相关指标	**长期医嘱** □ 雾化吸入 **临时医嘱** □ 试饮水 □ 复查血常规、血生化 □ 复查相关指标	**长期医嘱** □ 酌情进流质饮食或半流质饮食 □ 根据病情停用心电监护、吸氧 **临时医嘱** □ 腹部切口换药 □ 复查血常规、血生化 □ 复查相关指标
病情变异记录	□ 无　□ 有，原因： 1. 2.	□ 无　□ 有，原因： 1. 2.	□ 无　□ 有，原因： 1. 2.
医师签名			

时间	住院第 9 ~ 10 天 （术后第 5 ~ 6 日）	住院第 11 ~ 12 天 （术后第 7 ~ 8 日）	住院第 13 ~ 14 天 （术后第 9 ~ 10 日）	住院第 14 ~ 16 天 （出院日）
主要诊疗工作	□ 上级医师查房 □ 根据临床表现、血常规及相关生化检查结果调整治疗方案 □ 已排气排大便，可拔除引流管 □ 根据患者胃肠道功能决定饮食 □ 腹部切口换药，检查愈合情况	□ 腹部切口换药，可间断拆线 □ 根据病理分期，制订术后化疗方案，向上级医师汇报 □ 记录病程及上级医师查房记录	□ 上级医师查房 □ 询问进食及排大便情况 □ 腹部切口拆线 □ 评估是否可以出院 □ 向患者及家属交代病情	□ 完成出院记录、出院证明、病案首页等 □ 向患者及家属交代出院后注意事项，重点交代复诊时间及发生紧急情况时处理方法
重点医嘱	**长期医嘱** □ 二级护理 □ 半流质饮食 □ 停用相关药物 □ 停引流管 **临时医嘱** □ 复查血常规及血生化 □ 复查相关指标 □ 腹部切口换药	**长期医嘱** □ 二级护理 □ 半流质饮食 **临时医嘱** □ 腹部切口换药、间断拆线	**长期医嘱** □ 三级护理 □ 普通饮食 **临时医嘱** □ 换药、拆线	**长期医嘱** □ 酌情进流质饮食或半流质饮食 □ 根据病情停用心电监护、吸氧 **临时医嘱** □ 出院带药
病情变异记录	□ 无　□ 有，原因： 1. 2.	□ 无　□ 有，原因： 1. 2.	□ 无　□ 有，原因： 1. 2.	□ 无　□ 有，原因： 1. 2.
医师签名				

（二）护士表单

结肠癌根治切除手术临床路径护士表单

适用对象：1. 第一诊断为结肠癌（ICD-10：C18），行结肠癌根治切除手术（ICD-9-CM-3：45.73-45.79，45.8）。2. 可 R0 切除的结肠癌（Ⅰ期、Ⅱ期和部分Ⅲ期）。3. 对诊断为多原发并多部位的结肠癌（ICD-10：C18），结肠息肉病（如 FAP、HNPCC）和炎性肠病合并癌变的患者，直肠无病变者，可考虑行全结肠切除术

患者姓名：	性别： 年龄：	住院号：
住院日期： 年 月 日	出院日期： 年 月 日	标准住院日：5~7 天

时间	住院第 1 天	住院第 2~3 天	住院第 3~4 天（手术日）
健康宣教	□ 入院宣教 　介绍主管医师、护士 　介绍环境、设施 　介绍住院注意事项 　介绍探视和陪伴制度 　介绍贵重物品制度	□ 术前宣教 　宣教疾病知识、术前准备及手术过程 　告知准备物品、洗澡 　告知术后饮食、活动及探视注意事项 □ 责任护士与患者沟通，了解心理反应指导应对方法	□ 告知家属等待区位置 □ 术后当日宣教 □ 告知饮食、体位要求 □ 告知术后可能出现情况的应对方式 □ 如保留引流管，宣教注意事项 □ 如有造口，宣教注意事项 □ 给予患者及家属心理支持 □ 再次明确探视陪护须知
护理处置	□ 核对患者姓名，佩戴腕带 □ 建立入院护理病历 □ 协助患者留取各种标本 □ 测量体重	□ 协助医师完成术前的相关实验室检查 □ 术前准备 □ 禁食、禁水 □ 备皮	□ 送手术 　摘除患者义齿 　核对患者资料及带药 　填写手术交接班 □ 接患者 　核对患者及资料
基础护理	□ 三级护理 □ 晨晚间护理 □ 排泄管理 □ 患者安全管理	□ 三级护理 □ 晨晚间护理 □ 排泄管理 □ 患者安全管理	□ 一级护理 □ 晨晚间护理 □ 患者安全管理 □ 遵照医嘱吸氧及心电监护 □ 协助及指导进食
专科护理	□ 护理查体 □ 病情观察 □ 呕吐物及大便的观察 □ 腹部体征的观察 □ 需要时，填写跌倒及压疮防范表 □ 需要时，请家属陪护 □ 确定饮食种类 □ 心理护理	□ 遵医嘱完成相关检查 □ 心理护理	□ 病情观察，观察伤口情况 □ 如有引流管，固定并观察引流情况 □ 书写护理记录 □ 口腔护理 □ 心理护理

续　表

时间	住院第1天	住院第2~3天	住院第3~4天 （手术日）
重点 医嘱	□ 详见医嘱执行单	□ 详见医嘱执行单	□ 详见医嘱执行单
病情 变异 记录	□ 无　□ 有，原因： 1. 2.	□ 无　□ 有，原因： 1. 2.	□ 无　□ 有，原因： 1. 2.
护士 签名			

时间	住院第 4~6 天 （术后第 1~2 日）	住院第 6~10 天 （术后第 3~6 日）	住院第 10~14 天 （术后第 7~10 日，入院日）
健康宣教	□ 术后宣教 □ 药物作用及频率 □ 饮食及活动指导 □ 复查患者对宣教内容的掌握程度 □ 疾病恢复期注意事项	□ 术后宣教 □ 饮食指导 □ 疾病恢复期注意事项	□ 出院宣教 □ 复查时间 □ 服药方法 □ 活动休息 □ 饮食指导 □ 指导办理出院手续
护理处置	□ 遵医嘱完成相关治疗	□ 遵医嘱完成相关治疗	□ 遵医嘱完成相关治疗
基础护理	□ 二级护理 □ 晨晚间护理 □ 排泄管理 □ 患者安全管理	□ 二级护理 □ 晨晚间护理 □ 排泄管理 □ 患者安全管理	□ 二级护理 □ 晨晚间护理 □ 排泄管理 □ 患者安全管理
专科护理	□ 病情观察、写护理记录 □ 如保留引流管，观察并记录引流量 □ 需要时，联系主管医师给予相应治疗及处理 □ 口腔护理 □ 心理护理	□ 病情观察、写护理记录 □ 如保留引流管，观察并记录引流量 □ 需要时，联系主管医师给予相应治疗及处理 □ 口腔护理 □ 心理护理	□ 病情观察，写出院记录 □ 口腔护理 □ 心理护理
重点医嘱	□ 详见医嘱执行单	□ 详见医嘱执行单	□ 详见医嘱执行单
病情变异记录	□ 无 □ 有，原因： 1. 2.	□ 无 □ 有，原因： 1. 2.	□ 无 □ 有，原因： 1. 2.
护士签名			

（三）患者表单

结肠癌根治切除手术临床路径患者表单

适用对象：1. 第一诊断为结肠癌（ICD-10：C18），行结肠癌根治切除手术（ICD-9-CM-3：45.73-45.79，45.8）。2. 可 R0 切除的结肠癌（Ⅰ期、Ⅱ期和部分Ⅲ期）。3. 对诊断为多原发并多部位的结肠癌（ICD-10：C18），结肠息肉病（如 FAP、HNPCC）和炎性肠病合并癌变的患者，直肠无病变者，可考虑行全结肠切除术

患者姓名：	性别： 年龄： 门诊号：	住院号：
住院日期： 年 月 日	出院日期： 年 月 日	标准住院日：5~7 天

时间	住院第 1 天	住院第 2~3 天	住院第 3~4 天（手术日）
医患配合	□ 配合询问病史、收集资料，务必详细告知既往史、用药史、过敏史 □ 如用抗凝剂，告知医师 □ 配合进行体格检查 □ 有任何不适告知医师	□ 配合完善胃镜检查前相关检查、实验室检查，如采血、留尿、心电图、X 线胸片 □ 医师与患者及家属介绍病情及手术谈话、术前签字 □ 麻醉医师与患者进行交流、术前访视	□ 接受手术治疗 □ 如术后需要，配合监护及检查治疗 □ 交流手术情况及术后注意事项 □ 有任何不适告知医师
护患配合	□ 配合测量体温、脉搏、呼吸 3 次，血压、体重 1 次 □ 配合完成入院护理评估（简单询问病史、过敏史、用药史） □ 接受入院宣教（环境介绍、病室规定、订餐制度、贵重物品保管等） □ 配合执行探视和陪护制度 □ 有任何不适告知护士	□ 配合测量体温、脉搏、呼吸 3 次，询问大便 1 次 □ 接受术前宣教 □ 接受术前准备 □ 配合术前备皮 □ 准备后必要物品	□ 配合测量体温、脉搏、呼吸 □ 术前剃须漱口 □ 取下义齿、饰品等贵重物品交予家属保存 □ 送手术前，协助完成核对，带齐影像资料及用药 □ 返回病房后，配合接受生命体征的测量，完成核对 □ 配合检查意识（全身麻醉者） □ 配合缓解疼痛、输液治疗 □ 配合术后吸氧、心电监护 □ 如保留引流管，配合固定 □ 有任何不适告知护士
饮食	□ 遵医嘱饮食	□ 遵医嘱饮食	□ 术前禁食、禁水 □ 如保留胃管，不能经口进食
排泄	□ 正常排尿便	□ 正常排尿便	□ 需要配合尿管排尿及训练
活动	□ 正常活动	□ 正常活动	□ 术后 6 小时可垫枕，可床上翻身

时间	手术后	出院
医患配合	□ 配合术后检查 □ 配合术后治疗 □ 配合术后换药 □ 如保留引流管，需要配合拔除引流管	□ 接受出院前指导 □ 知道复查程序 □ 获取出院诊断书
护患配合	□ 配合定时测量生命体征、每日询问大便 □ 配合检查腹部 □ 接受输液、服药等治疗 □ 接受进食、进水、排便等生活护理 □ 配合活动，预防皮肤压力伤 □ 注意活动安全，避免坠床或跌倒 □ 配合执行探视及陪护	□ 接受出院宣教 □ 办理出院手续 □ 获取出院带药 □ 知道服药方法、作用、注意事项 □ 知道复印病历程序
饮食	□ 遵医嘱饮食	□ 遵医嘱饮食
排泄	□ 正常排尿便	□ 正常排尿便
活动	□ 正常适度活动，避免疲劳	□ 正常适度活动，避免疲劳

附：原表单（2012 年版）

结肠癌根治性切除手术临床路径表单

适用对象：第一诊断为Ⅰ、ⅡA（T3，N0，M0）、ⅢA（仅 T1～2、N1、M0）或ⅢB（仅 T3N1M0）期的结肠癌（ICD-10：C18）

行结肠癌根治手术（ICD-9-CM-3：45.73-45.79，45.8）

患者姓名：	性别： 年龄： 门诊号：	住院号：
住院日期： 年 月 日	出院日期： 年 月 日	标准住院日：14～16 天

时间	住院第 1 天 （术前 3 日）	住院第 2 天 （术前 2 日）	住院第 3 天 （术前 1 日）
主要诊疗工作	□ 询问病史、体格检查 □ 书写病历 □ 上级医师查房，完成查房记录 □ 完善相关检查并开始术前肠道准备	□ 三级医师查房 □ 术前讨论，分析检查结果，制订治疗方案 □ 完成上级医师查房记录等病历书写 □ 完成必要相关科室会诊	□ 向患者及家属交待病情，明确告知围术期治疗中可能出现的意外和危险 □ 签署手术及麻醉同意书、委托书、自费药品协议书、输血同意书 □ 完成术前准备 □ 完成手术医嘱及术前小结 □ 麻醉医师术前访视患者及完成记录 □ 通知手术室拟定手术时间
重点医嘱	**长期医嘱** □ 二级护理 □ 半流质饮食/无渣流质饮食/禁食、禁水 □ 继续合并症治疗用药 **临时医嘱**（如门诊未查） □ 血常规、尿常规、大便常规+隐血 □ 凝血功能、肝功能、肾功能、电解质、血糖，血清肿瘤标志物，感染性疾病筛查 □ 结肠镜 □ 胸部 X 线检查或胸部平扫 CT，必要时强化 □ 全腹部强化 CT 或超声 □ 心电图	**长期医嘱** □ 二级护理 □ 半流质饮食/无渣流质饮食/禁食、禁水 □ 继续合并症治疗用药 □ 新制订的治疗方案	**长期医嘱** □ 二级护理 □ 半流质饮食/无渣流质饮食/禁食、禁水 □ 继续合并症治疗用药 **临时医嘱** □ 晚 8 点开始口服复方聚乙二醇清洁肠道 □ 备皮 □ 检查血型，备血制品 □ 睡前地西泮 10mg im（酌情） □ 准备术中特殊器械及材料 □ 抗菌药物皮试（酌情）
主要护理工作	□ 入院介绍 □ 入院评估：一般情况、营养状况、心理变化、生命体征等 □ 指导患者进行辅助检查	□ 观察患者病情及情绪变化等 □ 心理护理	□ 术前宣教（提醒患者术前禁食、禁水） □ 术前准备 □ 沐浴、剪指甲、更衣

续　表

时间	住院第 1 天 （术前 3 日）	住院第 2 天 （术前 2 日）	住院第 3 天 （术前 1 日）
病情 变异 记录	□ 无　□ 有，原因： 1. 2.	□ 无 □ 有，原因： 1. 2.	□ 无　□ 有，原因： 1. 2.
护士 签名			
医师 签名			

时间	住院第 4 天 （手术日）	住院第 5~6 天 （术后第 1~2 日）	住院第 7~8 天 （术后第 3~4 日）
主要诊疗工作	□ 手术（包括手术安全核对） □ 完成手术记录 □ 完成术后病程记录 □ 向患者及家属交待术中情况及术后注意事项 □ 手术标本常规送病理检查	□ 上级医师查房：观察腹部切口及出入量（特别注意尿量和引流）情况；根据各项检查结果评价重要脏器功能，提出诊治意见 □ 可下床活动，促进排气、预防 DVT □ 记录每日病程和上级医师查房意见	□ 腹部切口换药，必要时引流 □ 检查腹部临床表现，注意排气、排便情况 □ 注意腹腔引流情况 □ 记录每日病程
重点医嘱	**长期医嘱** □ 全身麻醉下经腹结肠癌根治术后护理常规 □ 一级护理 □ 禁食、禁水 □ 心电监护、吸氧、留置导尿 □ 记录出入量，注意引流情况 □ 预防性应用抗菌药物 □ 抑酸、化痰和镇痛治疗 □ 静脉肠外营养治疗，补充液量和能量，维持水电解质平衡 **临时医嘱** □ 复查血常规及相关指标	**长期医嘱** □ 雾化吸入 **临时医嘱** □ 试饮水 □ 尿管 q4h 开放	**长期医嘱** □ 酌情进流质或半流质饮食 □ 根据病情停用心电监护和吸氧 □ 停用尿管 □ 根据病情停用预防性抗菌药物 **临时医嘱** □ 腹部切口换药 □ 复查血常规及相关指标
主要护理工作	□ 定时巡视病房 □ 观察患者病情变化及腹部切口敷料 □ 术后生活护理 □ 鼓励患者床上活动，尤其下肢，预防 DVT 的发生	□ 观察患者一般状况及腹部切口敷料 □ 术后生活护理 □ 鼓励患者下床活动 □ 拍背排痰	□ 观察患者一般状况及腹部切口敷料 □ 术后生活护理 □ 指导排尿 □ 鼓励患者下床活动
病情变异记录	□ 无 □ 有，原因： 1. 2.	□ 无 □ 有，原因： 1. 2.	□ 无 □ 有，原因： 1. 2.
护士签名			
医师签名			

时间	住院第 9～10 天（术后第 5～6 日）	住院第 11～12 天（术后第 7～8 日）	住院第 13～14 天（术后第 9～10 日）	住院第 14～16 天（出院日）
主要诊疗工作	□ 上级医师查房 □ 根据临床表现、血常规及相关生化检查结果调整治疗方案 □ 已排气排便，可拔除引流管 □ 根据患者胃肠道功能决定饮食 □ 腹部切口换药，检查愈合情况	□ 腹部切口换药，可间断拆线 □ 根据血常规及相关指标检查结果，决定是否停用治疗性抗菌药物 □ 根据病理分期，制订术后化疗方案，向上级医师汇报 □ 对以上如实记录病程	□ 上级医师查房 □ 询问进食和排便情况 □ 腹部切口换药拆线 □ 上级医师进行术后康复评估，决定出院日期 □ 向患者及家属交代病情	□ 完成出院记录、病案首页、出院证明等书写 □ 向患者交代出院后的注意事项，重点交代复诊时间及发生紧急情况时处理方法
重点医嘱	**长期医嘱** □ 二级护理 □ 半流质饮食 □ 停用相关治疗 □ 停引流管 **临时医嘱** □ 复查血常规及相关指标 □ 腹部切口换药	**长期医嘱** □ 停用治疗性抗菌药物 **临时医嘱** □ 腹部切口换药、间断拆线	**长期医嘱** □ 三级护理 □ 普通饮食 **临时医嘱** □ 换药拆线	**出院医嘱** □ 出院带药
主要护理工作	□ 观察患者一般状况及腹部切口情况 □ 鼓励患者下床活动 □ 术后生活护理，注意进食和排便情况	□ 观察患者一般状况及腹部切口情况 □ 鼓励患者下床活动 □ 术后生活护理，注意进食情况和排便情况	□ 指导患者术后康复 □ 术后生活护理	□ 协助患者办理出院手续 □ 出院指导，重点出院后用药方法
病情变异记录	□ 无　□ 有，原因： 1. 2.	□ 无　□ 有，原因： 1. 2.	□ 无　□ 有，原因： 1. 2.	□ 无　□ 有，原因： 1. 2.
护士签名				
医师签名				

第二十四章

急性单纯性阑尾炎临床路径释义

一、急性单纯性阑尾炎编码

1. 国家卫生和计划生育委员会原编码：

疾病名称及编码：急性单纯性阑尾炎（ICD-10：K35.9）

手术操作名称及编码：开腹阑尾切除术或腹腔镜阑尾切除术（ICD-9-CM-3：47.01/47.09）

2. 修改编码：

疾病名称及编码：急性单纯性阑尾炎（ICD-10：K35.900）

手术操作名称及编码：开腹阑尾切除术或腹腔镜阑尾切除术（ICD-9-CM-3：47.01/47.09）

二、临床路径检索方法

K35.900 伴（47.01/47.09）

三、急性单纯性阑尾炎临床路径标准住院流程

（一）适用对象

第一诊断为急性单纯性阑尾炎（ICD-10：K35.1/K35.9），行阑尾切除术（ICD-9-CM-3：47.09）。

> **释义**
>
> ■ 本临床路径适用对象是第一诊断为急性单纯性阑尾炎患者，急性化脓性阑尾炎、坏疽性及穿孔性阑尾炎及阑尾周围脓肿患者需进入其他相应路径。
>
> ■ 急性单纯性阑尾炎发病时间较长超过72小时者，手术操作难度增加，术后并发症多。如病情稳定，宜应用抗菌药物治疗，也需要进入其他相应路径。

（二）诊断依据

根据《临床诊疗指南·外科学分册》（中华医学会编著，人民卫生出版社）。

1. 病史：转移性右下腹痛（女性包括月经史、婚育史）。

2. 体格检查：体温、脉搏、心肺查体、腹部查体、直肠指诊、腰大肌试验、结肠充气试验、闭孔内肌试验。

3. 实验室检查：血常规、尿常规，如可疑胰腺炎，查血尿淀粉酶。

4. 辅助检查：腹部立位 X 线片除外上消化道穿孔、肠梗阻等；有右下腹包块者行腹部超声检查，有无阑尾周围炎或脓肿形成。

5. 鉴别诊断：疑似右侧输尿管结石时，请泌尿外科会诊；疑似妇科疾病时，请妇科会诊。

释义

　　■ 病史、临床症状和查体是诊断阑尾炎的主要依据。早期阑尾腔内梗阻引起的腹痛较轻，位于上腹部或脐部。炎症涉及腹壁腹膜，腹痛变为持续性并转移至右下腹。70%～80%的患者有典型的转移性右下腹痛病史。腹痛也有直接起于右下腹并持续位于右下腹。

　　■ 急性阑尾炎全身反应不重，常有低热（37.5～38℃），但当阑尾化脓、坏疽并有腹腔感染时可出现寒战、高热。急性阑尾炎最重要的体征是右下腹麦氏点或其附近压痛、反跳痛。当阑尾处于深部，黏附于腰大肌、闭孔内肌时，可出现腰大肌、闭孔内肌试验阳性。

　　■ 急性阑尾炎患者血液检查常有白细胞增多，但年老体弱及免疫抑制的患者白细胞不一定增多。急性阑尾炎患者尿液检查多无特殊，可以与泌尿系结石相鉴别。

　　■ 上消化道穿孔起病突然，腹痛位于中上腹及右上腹，穿孔漏出的胃肠液沿右结肠旁沟流至右下腹时可出现类似阑尾炎的转移性右下腹痛和局部压痛、反跳痛。立位腹平片发现膈下游离气体可以鉴别。阑尾充血水肿渗出在超声显示中呈低回声管状结构，诊断阑尾炎准确率较高，同时有助于判断有无阑尾周围脓肿形成。

（三）治疗方案的选择

根据《临床诊疗指南·外科学分册》（中华医学会编著，人民卫生出版社）。
1. 诊断明确者，建议手术治疗。
2. 对于手术风险较大者（高龄、妊娠期、合并较严重内科疾病等），要向患者或家属详细交代病情；如不同意手术，应充分告知风险，予加强抗炎保守治疗。
3. 对于有明确手术禁忌证者，予抗炎保守治疗。

释义

　　■ 急性阑尾炎诊断明确，发病72小时以内者建议手术治疗。对于临床高度怀疑阑尾炎者也可以手术探查。

　　■ 对于采取保守治疗的患者应充分告知风险、阑尾炎加重，坏疽、穿孔、形成阑尾周围脓肿的可能，延误手术时机、增加手术难度甚至无法切除阑尾。对于选择保守治疗的患者需严密观察病情变化，必要时手术治疗。

　　■ 有明确手术禁忌者需进入其他路径。

（四）标准住院日

≤7天。

释义

　　■ 进入本路径的急性单纯性阑尾炎患者入院后安排急诊手术治疗，术后主要观察患者体温及腹部体征，根据患者胃肠道恢复情况进食。总住院时间不超过7天符合本路径要求。

（五）进入路径标准

1. 第一诊断符合 ICD-10：K35.1/K35.9 急性单纯性阑尾炎疾病编码。
2. 有手术适应证，无手术禁忌证。
3. 如患有其他疾病，但在住院期间无需特殊处理（检查和治疗），也不影响第一诊断时，亦可进入路径。

> **释义**
>
> ■ 进入本路径的患者为第一诊断为急性单纯性阑尾炎，发病 72 小时以内，同意手术治疗。
> ■ 入院后常规检查发现以往没有发现的疾病或既往有基础病（如高血压、冠状动脉粥样硬化性心脏病、糖尿病、肝肾功能不全等），经系统评估后对手术治疗无特殊影响，仅需要药物维持治疗者，可进入路径。但可能会增加医疗费用，延长住院时间。

（六）术前准备（术前评估）

1 天。
必须的检查项目：

1. 血常规、尿常规。
2. 凝血功能、肝肾功能。
3. 感染性疾病筛查（乙型肝炎、丙型肝炎、艾滋病、梅毒等）。
4. 心电图。
5. 其他根据病情需要而定：如血尿淀粉酶、胸透或胸部 X 线片、腹部立位 X 线片、腹部超声检查、妇科检查等。

> **释义**
>
> ■ 血常规、尿常规是基本的常规检查，每个进入路径的患者均需完成。可以初步了解炎症的严重程度以及与其他疾病，如泌尿系结石相鉴别。肝肾功能、凝血功能、心电图、X 线胸片主要是评估有无基础病，可能会影响到手术风险、住院时间、费用以及治疗预后；感染性疾病筛查主要是用于手术前准备。
> ■ 血尿淀粉酶检查是为了与急性胰腺炎引起的腹痛相鉴别。怀疑有消化道穿孔或肠梗阻患者选择立位腹平片检查。腹部超声检查对明确阑尾炎诊断有很大帮助，同时可以判断有无阑尾周围脓肿形成。女性患者易与妇科疾病导致的腹痛混淆，必要时行妇科检查，请妇科会诊。

（七）预防性抗菌药物选择与使用时机

1. 按《抗菌药物临床应用指导原则》（卫医发〔2004〕285 号）选用用药。
2. 预防性用药时间为术前 0.5~2 小时或麻醉开始时。
3. 如手术时间超过 4 小时，加用 1 次。
4. 无特殊情况，术后 24 至 48 小时内停止使用预防性抗菌药物。

> **释义**
>
> ■ 急性单纯性阑尾炎预防性抗菌药物一般选用第二代头孢菌素+抗厌氧菌药物（如甲硝唑等）。对于感染较重者可选用第三代头孢菌素+抗厌氧菌药物（如甲硝唑等）；对青霉素过敏者不宜使用头孢菌素时可用氨曲南替代。
>
> ■ 预防性抗菌药物给药时机极为关键，应在术前0.5～2小时给药，以保证在发生细菌污染之前血清及组织中的药物达到有效浓度。

（八）手术日

住院当天。

1. 麻醉方式：连续硬膜外麻醉或联合麻醉。
2. 手术方式：顺行或逆行切除阑尾。
3. 病理：术后标本送病理检查。
4. 实验室检查：术中局部渗出物宜送细菌培养及药敏试验检查。

> **释义**
>
> ■ 剖腹探查或腹腔镜探查发现诊断与术前不符，而治疗方案改变者应进入其他路径。
>
> ■ 有开展腹腔镜手术能力的单位应将腹腔镜阑尾切除术作为首选，因为在减轻疼痛，降低手术部位感染发生率，减少住院时间，尽早返回工作岗位等方面具有明显优势。
>
> ■ 对阑尾周围粘连重或盲肠后位阑尾炎以及阑尾系膜过短游离阑尾有困难者，均可采用逆行阑尾切除术。
>
> ■ 根据术中情况，如局部炎症反应重、渗出物较多、可蘸取渗出物送细菌培养，如术后发生腹腔感染可根据培养结果选用抗菌药物。

（九）术后住院恢复

≤7天。

1. 术后回病房平卧6小时，继续补液抗炎治疗。
2. 术后6小时可下床活动，肠功能恢复后即可进流食。
3. 术后2～3天切口换药。如发现切口感染，及时进行局部处理。
4. 术后复查血常规。

> **释义**
>
> ■ 腰硬联合麻醉患者需去枕平卧6小时，恢复进食前静脉补液，可选用混合糖电解质注射液补充水分、能量及电解质，胰岛素抵抗患者可选用果糖注射液。术后24～48小时使用抗菌药物。短期禁食者无需静脉营养支持。
>
> ■ 患者排气后可以进水，如无不适可以进流食，逐渐过渡到半流食。
>
> ■ 术后换药主要观察切口有无红肿渗出，如有切口红肿时可使用75%酒精湿敷，如已有局部感染及时敞开切口，取除线结，充分引流。

（十）出院标准（围绕一般情况、切口情况、第一诊断转归）

1. 患者一般情况良好，恢复正常饮食。
2. 体温正常，腹部无阳性体征，相关实验室检查结果基本正常。
3. 切口愈合良好（可在门诊拆线）。

释义

■ 出院标准以患者症状、体征及临床化验为评判标准。发热、腹痛缓解，自主进半流或普通饮食无不适，腹部无明显压痛，血常规基本恢复正常。
■ 切口愈合良好的患者无需住院等待拆线，术后 6~7 天门诊拆线。

（十一）有无变异及原因分析

1. 对于阑尾周围脓肿形成者，先予抗炎治疗；如病情不能控制，行脓肿引流手术，或行超声引导下脓肿穿刺置管引流术；必要时行Ⅱ期阑尾切除术，术前准备同前。
2. 手术后继发切口感染、腹腔内感染或门脉系统感染等并发症，导致围术期住院时间延长与费用增加。
3. 住院后出现其他内、外科疾病需进一步明确诊断，导致住院时间延长与费用增加。

释义

■ 变异是指入选临床路径的患者未能按路径流程完成医疗行为或未达到预期的医疗质量控制目标，包括有以下情况：①按路径流程完成治疗，但超出了路径规定的时限或限定的费用，如术后腹腔感染、切口感染、术后粘连性肠梗阻，导致术后住院时间延长。住院后发现的其他疾病，需本次住院期间诊断和治疗，导致住院时间延长与费用增加；②不能按路径流程完成治疗，患者需要中途退出路径。检查发现阑尾周围脓肿形成则建议先行抗感染治疗，病情不能控制者行脓肿引流术或穿刺引流术，转入相应路径。围术期出现严重并发症，需二次手术或需接受重症监护治疗。
■ 医师认可的变异原因主要指患者入选路径后，医师在检查及治疗过程中发现患者合并存在一些事前未预知的对本路径治疗可能产生影响的情况，需要终止执行路径或者是延长治疗时间、增加治疗费用。医师需在表单中明确说明。
■ 因患者方面的主观原因导致执行路径出现变异，也需要医师在表单中予以说明。

四、单纯性阑尾炎临床路径给药方案

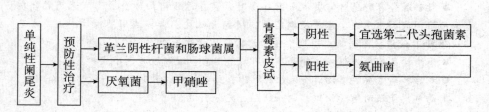

【用药选择】

1. 为预防术后切口感染，应针对革兰阴性杆菌、肠球菌属和厌氧菌选用药物。

2. 第二代头孢菌素常用的注射剂有头孢呋辛、头孢替安等。对于感染较重者可选用第三代头孢菌素+甲硝唑；对青霉素过敏者不宜使用头孢菌素时可用氨曲南替代。

【药学提示】

1. 预防性抗菌药物给药时机极为关键，应在术前 0.5～2 小时给药，以保证在发生细菌污染之前血清及组织中的药物达到有效浓度。

2. 如手术时间超过 4 小时，加用 1 次。

3. 预防性抗菌药物应短程应用，术后再用一次或者用到 24 小时，特殊情况下可以延长到 48 小时。

【注意事项】

1. 用药前必须详细询问患者先前有否对头孢菌素类、青霉素类或其他药物的过敏史。

2. 术中留取相关标本送培养，获病原菌后进行药敏试验，作为调整用药的依据。

五、推荐表单

（一）医师表单

急性单纯性阑尾炎临床路径医师表单

适用对象：第一诊断为急性单纯性阑尾炎（ICD-10：K35.1/ K35.9）

行阑尾切除术或腹腔镜阑尾切除术（ICD-9-CM-3：47.09）（47.01001）

患者姓名：		性别：	年龄：	门诊号：	住院号：
住院日期：　　年　月　　日		出院日期：　　年　月　　日			标准住院日：≤7 天

时间	住院第 1 天 （急诊手术）	住院第 2 天 （术后第 1 日）	住院第 3 天 （术后第 2 日）
主要诊疗工作	□ 询问病史，体格检查 □ 书写病历 □ 上级医师、术者查房 □ 制订治疗方案 □ 完善相关检查和术前准备 □ 交代病情、签署手术知情同意书 □ 通知手术室，急诊手术	□ 上级医师查房 □ 汇总辅助检查结果 □ 完成术后第 1 天病程记录 □ 观察肠功能恢复情况	□ 观察切口情况 □ 切口换药 □ 完成术后第 2 天病程记录
重点医嘱	**长期医嘱** □ 一级护理 **临时医嘱** □ 术前禁食、禁水 □ 急查血、尿常规（如门诊未查） □ 急查凝血功能 □ 肝肾功能 □ 感染性疾病筛查 □ 心电图 □ 胸透或者胸部 X 线片、腹部立位 X 线片	**长期医嘱** □ 二级护理 □ 术后半流食	**长期医嘱** □ 二级护理 □ 术后半流食 **临时医嘱** □ 根据患者情况决定检查项目
病情变异记录	□ 无　□ 有，原因： 1. 2.	□ 无　□ 有，原因： 1. 2.	□ 无　□ 有，原因： 1. 2.
医师签名			

时间	住院第 4 天 （术后第 3 日）	住院第 5 天 （术后第 4 日）	住院第 6~7 天 （术后第 5~6 日）
主要诊疗工作	□ 上级医师查房 □ 复查血常规及相关生化指标 □ 完成术后第 3 天病程记录 □ 观察患者切口有无血肿、渗血 □ 进食情况及一般生命体征	□ 观察切口情况，有无感染 □ 检查及分析化验结果	□ 检查切口愈合情况与换药 □ 确定患者出院时间 □ 向患者交代出院注意事项、复查日期和拆线日期 □ 开具出院诊断书 □ 完成出院记录 □ 通知出院处
重点医嘱	**长期医嘱** □ 二级护理 □ 半流食 **临时医嘱** □ 复查血常规及相关指标	**长期医嘱** □ 三级护理 □ 普通饮食	**临时医嘱** □ 通知出院
病情变异记录	□ 无　□ 有，原因： 1. 2.	□ 无　□ 有，原因： 1. 2.	□ 无　□ 有，原因： 1. 2.
医师签名			

（二）护士表单

急性单纯性阑尾炎临床路径护士表单

适用对象：第一诊断为急性单纯性阑尾炎（ICD-10：K35.1/ K35.9）

行阑尾切除术或腹腔镜阑尾切除术（ICD-9-CM-3：47.09）（47.01001）

患者姓名：	性别： 年龄： 门诊号：	住院号：
住院日期： 年 月 日	出院日期： 年 月 日	标准住院日：≤7 天

时间	住院第 1 天 （手术日）	住院第 2 天 （术后第 1 日）	住院第 3 天 （出院日）
健康宣教	□ 介绍环境、主管医师、护士 □ 介绍医院相关制度及注意事项 □ 介绍术前准备（备皮、配血）及手术过程 □ 术前用药的药理作用及注意事项 □ 告知术前洗浴、物品的准备 □ 告知签字及术前访视 □ 告知术后可能出现情况的应对方式 □ 告知监护设备、管路功能及注意事项 □ 告知术后饮食、体位要求 □ 告知疼痛注意事项 □ 告知术后探视及陪护制度	□ 饮食指导 □ 下床活动注意事项 □ 评价以前宣教效果 □ 相关检查及化验的目的及注意事项 □ 术后用药指导	□ 指导办理出院手续 □ 定时复查、随诊情况 □ 出院带药服用方法 □ 活动休息 □ 指导饮食

护理处置	□ 核对患者姓名，佩戴腕带
	□ 建立入院护理病历
	□ 卫生处置：剪指（趾）甲、沐浴，更换病号服
	□ 防跌倒、坠床宣教
	□ 协助完成相关检查，做好解释说明
	□ 观察病情，协助完成治疗和用药
	□ 送手术
	  核对患者并脱去衣物，保护患者
	  核对患者资料及带药
	  填写手术交接单接手术
	  核对患者及资料，填写手术交接单
	□ 术后
	  核对患者及资料，填写手术交接单
	  遵医嘱完成治疗用药
		□ 遵医嘱完成治疗、用药
		□ 根据病情测量生命体征
		□ 协助并指导患者床旁活动
			□ 办理出院手续
			□ 书写出院小结

基础护理	□ 一级护理 □ 晨晚间护理 □ 患者安全管理 □ 心理护理	□ 一级护理 □ 晨晚间护理 □ 患者安全管理 □ 协助生活护理 □ 协助饮水、流食	□ 二级护理 □ 晨晚间护理 □ 协助或指导饮食 □ 安全护理措施到位 □ 心理护理

时间	住院第 1 天 （手术日）	住院第 2 天 （术后第 1 日）	住院第 3 天 （出院日）
专科护理	□ 护理查体 □ 需要时，填写跌倒及压疮防范表 □ 遵医嘱完成相关检查和治疗 □ 观察肠道准备情况 □ 观察患者生命体征 □ 观察患者伤口敷料	□ 观察患者生命体征 □ 观察患者伤口敷料、肛门排气、排便情况	□ 观察病情变化 □ 观察伤口敷料、肛门排气、排便情况以及排便次数、粪便性状
重点医嘱	□ 详见医嘱执行单	□ 详见医嘱执行单	□ 详见医嘱执行单
病情变异记录	□ 无　□ 有，原因： 1. 2.	□ 无　□ 有，原因： 1. 2.	□ 无　□ 有，原因： 1. 2.
护士签名			

（三）患者表单

急性单纯性阑尾炎临床路径患者表单

适用对象：第一诊断为急性单纯性阑尾炎（ICD-10：K35.1/ K35.9）

行阑尾切除术或腹腔镜阑尾切除术（ICD-9-CM-3：47.09）（47.01001）

患者姓名：		性别：	年龄：	门诊号：	住院号：
住院日期： 年 月 日		出院日期： 年 月 日			标准住院日：≤7 天

时间	住院第 1 天 （急诊手术）	住院第 2 天 （术后第 1 日）	住院第 3 天 （出院日）
监测	□ 测量生命体征、体重	□ 测量生命体征（4 次/日）	□ 测量生命体征
医患配合	□ 护士行入院护理评估和宣教 □ 接受介绍相关制度、环境 □ 医师询问病史、收集资料并进行体格检查 □ 配合完善术前相关化验、检查，如采血、留尿、心电图、X 线胸片、肠镜 □ 医师向患者及家属介绍病情，并进行手术谈话、术前签字 □ 手术时家属在等候区等候 □ 配合检查生命体征、伤口敷料	□ 配合评估手术效果 □ 配合检查生命体征、伤口敷料、肛门排气、排便情况，记录出入量	□ 接受出院前指导 □ 知道复查程序 □ 获取出院诊断书
护患配合	□ 配合测量体温、脉搏、呼吸、血压、体重 1 次 □ 配合完成入院护理评估（简单询问病史、过敏史、用药史） □ 接受入院宣教（环境介绍、病室规定、订餐制度、贵重物品保管、防跌倒坠床等） □ 接受术前宣教、陪护探视制度 □ 接受会阴部备皮和肠道准备 □ 自行沐浴，加强会阴部清洁 □ 准备好必要用物，吸水管、纸巾等 □ 取下义齿、饰品等，贵重物品交家属保管 □ 送手术室前，协助完成核对，带齐影像资料，脱去衣物，上手术车 □ 返回病房后，协助完成核对，配合移至病床上 □ 配合术后吸氧、监护仪监测、输液、排尿用尿管、记录出入量 □ 配合缓解疼痛 □ 有任何不适请告知护士	□ 配合测量体温、脉搏、呼吸、询问排便情况 1 次 □ 配合检查生命体征、伤口敷料、肛门排气排便情况，记录出入量 □ 接受输液等治疗 □ 接受进水、进食、排便等生活护理 □ 注意活动安全，避免坠床或跌倒 □ 配合执行探视及陪护	□ 接受出院宣教 □ 办理出院手续 □ 获取出院带药 □ 知道服药方法、作用、注意事项 □ 知道护理伤口的方法 □ 知道复印病历方法
饮食	□ 连续硬膜外麻醉或腰硬联合麻醉者禁食、禁水 6 小时后，可进水	□ 遵医嘱半流食	□ 遵医嘱半流或流食
排泄	□ 尿正常 □ 术前灌肠后排便，术后暂无排便	□ 正常排尿便	□ 正常排尿便 □ 保持排便通畅、防止便秘
活动	□ 连续硬膜外麻醉或腰硬联合麻醉者术后去枕平卧 6 小时后可下地	□ 可床旁活动	□ 正常适度活动，避免疲劳

附：原表单（2009 年版）

急性单纯性阑尾炎临床路径表单

适用对象：第一诊断为急性单纯性阑尾炎（ICD10：K35.1/ K35.9）
行阑尾切除术或腹腔镜阑尾切除术（ICD9CM-3：47.09）（47.01001）

患者姓名：	性别：	年龄：	门诊号：	住院号：
住院日期： 年 月 日	出院日期： 年 月 日			标准住院日：≤7 天

时间	住院第 1 天 （急诊手术）	住院第 2 天 （术后第 1 日）	住院第 3 天 （术后第 2 日）
主要诊疗工作	□ 询问病史，体格检查 □ 书写病历 □ 上级医师、术者查房 □ 制订治疗方案 □ 完善相关检查和术前准备 □ 交代病情、签署手术知情同意书 □ 通知手术室，急诊手术	□ 上级医师查房 □ 汇总辅助检查结果 □ 完成术后第 1 天病程记录 □ 观察肠功能恢复情况	□ 观察切口情况 □ 切口换药 □ 完成术后第 2 天病程记录
重点医嘱	**长期医嘱** □ 一级护理 **临时医嘱** □ 术前禁食、禁水 □ 急查血、尿常规（如门诊未查） □ 急查凝血功能 □ 肝肾功能 □ 感染性疾病筛查 □ 心电图 □ 胸透或者胸部 X 线片、腹部立位 X 线片	**长期医嘱** □ 二级护理 □ 术后半流食	**长期医嘱** □ 二级护理 □ 术后半流食 **临时医嘱** □ 根据患者情况决定检查项目
主要护理工作	□ 入院评估：一般情况、营养状况、心理变化等 □ 术前准备 □ 术前宣教	□ 观察患者病情变化 □ 嘱患者下床活动以利于肠功能恢复	□ 观察患者一般状况，切口情况 □ 患者下床活动有利于肠功能恢复，观察患者是否排气 □ 饮食指导
病情变异记录	□ 无 □ 有，原因： 1. 2.	□ 无 □ 有，原因： 1. 2.	□ 无 □ 有，原因： 1. 2.
护士签名	白班	小夜班	大夜班	白班	小夜班	大夜班	白班	小夜班	大夜班
医师签名									

时间	住院第 4 天 （术后第 3 日）	住院第 5 天 （术后第 4 日）	住院第 6~7 天 （术后第 5~6 日）
主要诊疗工作	□ 上级医师查房 □ 复查血常规及相关生化指标 □ 完成术后第 3 天病程记录 □ 观察患者切口有无血肿，渗血 □ 进食情况及一般生命体征	□ 观察切口情况，有无感染 □ 检查及分析化验结果	□ 检查切口愈合情况与换药 □ 确定患者出院时间 □ 向患者交代出院注意事项、复查日期和拆线日期 □ 开具出院诊断书 □ 完成出院记录 □ 通知出院处
重点医嘱	长期医嘱 □ 二级护理 □ 半流食 临时医嘱 □ 复查血常规及相关指标	长期医嘱 □ Ⅲ级护理 □ 普通饮食	临时医嘱 □ 通知出院
主要护理工作	□ 观察患者一般状况及切口情况 □ 鼓励患者下床活动，促进肠 □ 功能恢复	□ 观察患者一般状况及切口情况 □ 鼓励患者下床活动，促进肠 □ 功能恢复	□ 协助患者办理出院手续 □ 出院指导
病情变异记录	□ 无　□ 有，原因： 1. 2.	□ 无　□ 有，原因： 1. 2.	□ 无　□ 有，原因： 1. 2.
护士签名	白班　　小夜班　　大夜班	白班　　小夜班　　大夜班	白班　　小夜班　　大夜班
医师签名			

第二十五章

急性单纯性阑尾炎行腹腔镜阑尾切除术临床路径释义

一、急性单纯性阑尾炎行腹腔镜阑尾切除术编码

1. 国家卫生和计划生育委员会原编码：

疾病名称及编码：急性单纯性阑尾炎（ICD-10：K35.1/K35.9/K35.902）

手术操作名称及编码：腹腔镜阑尾切除术（ICD-9-CM-3：47.09）（47.01001）

2. 修改编码：

疾病名称及编码：急性单纯性阑尾炎（ICD-10：K35.900）

手术操作名称及编码：腹腔镜阑尾切除术（ICD-9-CM-3：47.01）

二、临床路径检索方法

K35.900 伴 47.01

三、急性单纯性阑尾炎临床路径标准住院流程

（一）适用对象

第一诊断为急性单纯性阑尾炎（ICD-10：K35.1/K35.9）（k35.902），行腹腔镜阑尾切除术（ICD-9-CM-3：47.09）（47.01001）。

> **释义**
>
> ■ 本临床路径适用对象是第一诊断为急性单纯性阑尾炎患者，急性化脓性阑尾炎、坏疽性及穿孔性阑尾炎及阑尾周围脓肿患者需进入其他相应路径。
>
> ■ 急性单纯性阑尾炎发病时间较长超过 72 小时者，手术操作难度增加，术后并发症多。如病情稳定，宜应用抗菌药物治疗，也需要进入其他相应路径。

（二）诊断依据

根据《临床诊疗指南·外科学分册》（中华医学会编著，人民卫生出版社）。

1. 病史：转移性右下腹痛（女性包括月经史、婚育史）。

2. 体格检查：体温、脉搏、心肺查体、腹部查体、直肠指诊、腰大肌试验、结肠充气试验、闭孔内肌试验。

3. 实验室检查：血常规、尿常规，如可疑胰腺炎，查血尿淀粉酶。

4. 辅助检查：腹部立位 X 线片除外上消化道穿孔、肠梗阻等；有右下腹包块者行腹部超声检查，有无阑尾周围炎或脓肿形成。

5. 鉴别诊断：疑似右侧输尿管结石时，请泌尿外科会诊；疑似妇科疾病时，请妇科会诊。

释义

■ 病史、临床症状和查体是诊断阑尾炎的主要依据。早期阑尾腔内梗阻引起的腹痛较轻，位于上腹部或脐部。炎症涉及腹壁腹膜，腹痛变为持续性并转移至右下腹。70% ~80%的患者有典型的转移性右下腹痛病史。腹痛也有直接起于右下腹并持续位于右下腹。

■ 急性阑尾炎全身反应不重，常有低热（37.5~38℃），但当阑尾化脓、坏疽并有腹腔感染时可出现寒战、高热。急性阑尾炎最重要的体征是右下腹麦氏点或其附近压痛、反跳痛。当阑尾处于深部，黏附于腰大肌、闭孔内肌时，可出现腰大肌、闭孔内肌试验阳性。

■ 急性阑尾炎患者血液检查常有白细胞增多，但年老体弱及免疫抑制的患者白细胞不一定增多。急性阑尾炎患者尿液检查多无特殊，可以与泌尿系结石相鉴别。

■ 上消化道穿孔起病突然，腹痛位于中上腹及右上腹，穿孔漏出的胃肠液沿右结肠旁沟流至右下腹时可出现类似阑尾炎的转移性右下腹痛和局部压痛、反跳痛。立位腹平片发现膈下游离气体可以鉴别。阑尾充血水肿渗出在超声显示中呈低回声管状结构，诊断阑尾炎准确率较高，同时有助于判断有无阑尾周围脓肿形成。

（三）治疗方案的选择

根据《临床诊疗指南 · 外科学分册》（中华医学会编著，人民卫生出版社）。

1. 诊断明确者，建议手术治疗。
2. 对于手术风险较大者（高龄、妊娠期、合并较严重内科疾病尤以不能耐受全身麻醉疾病等），要向患者或家属详细交代病情；如不同意手术，应充分告知风险，予加强抗炎保守治疗。
3. 对于有明确手术禁忌证者，予抗炎保守治疗。
4. 如不能耐受全身麻醉，可行开腹阑尾切除术。

释义

■ 急性阑尾炎诊断明确，发病72小时以内者建议手术治疗。对于临床高度怀疑阑尾炎者也可以腹腔镜探查。

■ 对于采取保守治疗的患者应充分告知风险、阑尾炎加重，坏疽、穿孔、形成阑尾周围脓肿的可能，延误手术时机、增加手术难度甚至无法切除阑尾。对于选择保守治疗的患者需严密观察病情变化，必要时手术治疗。

■ 有明确手术禁忌者需进入其他路径。

（四）标准住院日

≤7 天。

> **释义**
>
> ■进入本路径的急性单纯性阑尾炎患者入院后安排急诊手术治疗，术后主要观察患者体温及腹部体征，根据患者胃肠道恢复情况进食。总住院时间不超过 7 天符合本路径要求。

（五）进入路径标准

1. 第一诊断符合 ICD-10：K35.1/K35.9 急性单纯性阑尾炎疾病编码。
2. 有手术适应证，无手术禁忌证。
3. 如患有其他疾病，但在住院期间无需特殊处理（检查和治疗），也不影响第一诊断时，亦可进入路径。

> **释义**
>
> ■进入本路径的患者为第一诊断为急性单纯性阑尾炎，发病 72 小时以内，同意手术治疗。
>
> ■入院后常规检查发现以往没有发现的疾病或既往有基础病（如高血压、冠状动脉粥样硬化性心脏病、糖尿病、肝肾功能不全等），经系统评估后对手术治疗无特殊影响，仅需要药物维持治疗者，可进入路径。但可能会增加医疗费用，延长住院时间。

（六）术前准备（术前评估）

1 天。
必须的检查项目：
1. 血常规、尿常规。
2. 凝血功能、肝肾功能。
3. 感染性疾病筛查（乙型肝炎、丙型肝炎、艾滋病、梅毒等）。
4. 心电图，胸部 X 线片。
5. 其他根据病情需要而定：如血尿淀粉酶、胸透或腹部立位 X 线片、腹部超声检查、妇科检查等。

> **释义**
>
> ■血常规、尿常规是基本的常规检查，每个进入路径的患者均需完成。可以初步了解炎症的严重程度以及与其他疾病，如泌尿系结石相鉴别。肝肾功能、凝血功能、心电图、X 线胸片主要是评估有无基础病，可能会影响到手术风险、住院时间、费用以及治疗预后；感染性疾病筛查主要是用于手术前准备。
>
> ■血尿淀粉酶检查是为了与急性胰腺炎引起的腹痛相鉴别。怀疑有消化道穿孔或肠梗阻患者选择立位腹平片检查。腹部超声检查对明确阑尾炎诊断有很大帮助，同时可以判断有无阑尾周围脓肿形成。女性患者易与妇科疾病导致的腹痛混淆，必要时行妇科检查，请妇科会诊。

（七）预防性抗菌药物选择与使用时机

1. 按《抗菌药物临床应用指导原则》（卫医发〔2004〕285 号）选择用药。
2. 预防性用药时间为术前 0.5~2 小时或麻醉开始时。

如手术时间超过 3 小时，加用 1 次。

> **释义**
>
> ■ 急性单纯性阑尾炎预防性抗菌药物等，一般选用第二代头孢菌素+抗厌氧菌药物（如甲硝唑等）。对于感染较重者可选用第三代头孢菌素+抗厌氧菌药物（如甲硝唑等）；对青霉素过敏者不宜使用头孢菌素时可用氨曲南替代。
>
> ■ 预防性抗菌药物给药时机极为关键，应在术前 0.5~2 小时给药，以保证在发生细菌污染之前血清及组织中的药物达到有效浓度。

（八）手术日

住院当天。
1. 麻醉方式：全身麻醉。
2. 手术方式：腹腔镜阑尾切除术。
3. 病理：术后标本送病理检查。
4. 实验室检查：术中局部渗出物宜送细菌培养及药敏试验检查。

> **释义**
>
> ■ 腹腔镜探查发现诊断与术前不符，而治疗方案改变者应进入其他路径。
>
> ■ 有条件单位应首选腹腔镜阑尾切除术，因为在减轻疼痛，降低手术部位感染发生率，减少住院时间，尽早返回工作岗位等方面具有明显优势。
>
> ■ 对阑尾周围粘连重或盲肠后位阑尾炎以及阑尾系膜过短游离阑尾有困难者，均可采用逆行阑尾切除术。
>
> ■ 根据术中情况，如局部炎症反应重、渗出物较多、可蘸取渗出物送细菌培养，如术后发生腹腔感染可根据培养结果选用抗菌药物。

（九）术后住院恢复

≤7 天。
1. 术后回病房平卧 6 小时，继续补液抗炎治疗。
2. 术后 12 小时可下床活动，肠功能恢复后即可进流食。
3. 术后 2~3 天切口换药。如发现切口感染，及时进行局部处理。
4. 术后复查血常规。

> **释义**
>
> ■ 术后继续静脉补液，可选用混合糖电解质注射液补充水分、能量及电解质，胰岛素抵抗患者可选用果糖注射液。术后 24~48 小时使用抗菌药物。短期禁食者无需静脉营养支持。

■患者排气后可以进水，如无不适可以进流食，逐渐过渡到半流食。

（十）出院标准（围绕一般情况、切口情况、第一诊断转归）

1. 患者一般情况良好，恢复正常饮食。
2. 体温正常，腹部无阳性体征，相关实验室检查结果基本正常。
3. 切口愈合良好（可在门诊拆线）。

> **释义**
>
> ■出院标准以患者症状、体征及临床化验为评判标准。发热、腹痛缓解，自主进半流或普通饮食无不适，腹部无明显压痛，血常规基本恢复正常。
>
> ■切口愈合良好的患者无需住院等待拆线，术后 6~7 天门诊拆线。

（十一）有无变异及原因分析

1. 对于阑尾周围脓肿形成者，先予抗炎治疗；如病情不能控制，行脓肿引流手术，或行超声引导下脓肿穿刺置管引流术；必要时行Ⅱ期阑尾切除术，术前准备同前。
2. 手术后继发切口感染、腹腔内感染或门脉系统感染等并发症，导致围术期住院时间延长与费用增加。
3. 住院后出现其他内、外科疾病需进一步明确诊断，导致住院时间延长与费用增加。

> **释义**
>
> ■变异是指入选临床路径的患者未能按路径流程完成医疗行为或未达到预期的医疗质量控制目标，包括有以下情况：①按路径流程完成治疗，但超出了路径规定的时限或限定的费用，如术后腹腔感染、切口感染、术后粘连性肠梗阻，导致术后住院时间延长。住院后发现的其他疾病，需本次住院期间诊断和治疗，导致住院时间延长与费用增加；②不能按路径流程完成治疗，患者需要中途退出路径。检查发现阑尾周围脓肿形成则建议先行抗感染治疗，病情不能控制者行脓肿引流术或穿刺引流术，转入相应路径。围术期出现严重并发症，需二次手术或需接受重症监护治疗。
>
> ■医师认可的变异原因主要指患者入选路径后，医师在检查及治疗过程中发现患者合并存在一些事前未预知的对本路径治疗可能产生影响的情况，需要终止执行路径或者是延长治疗时间、增加治疗费用。医师需在表单中明确说明。
>
> ■因患者方面的主观原因导致执行路径出现变异，也需要医师在表单中予以说明。

四、单纯性阑尾炎临床路径给药方案

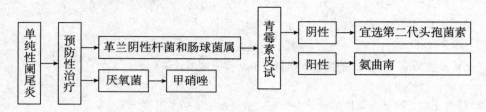

【用药选择】

1. 为预防术后切口感染，应针对革兰阴性杆菌、肠球菌属和厌氧菌选用药物。

2. 第二代头孢菌素常用的注射剂有头孢呋辛、头孢替安等。对于感染较重者可选用第三代头孢菌素+甲硝唑；对青霉素过敏者不宜使用头孢菌素时可用氨曲南替代。

【药学提示】

1. 预防性抗菌药物给药时机极为关键，应在术前0.5~2小时给药，以保证在发生细菌污染之前血清及组织中的药物达到有效浓度。

2. 如手术时间超过4小时，加用1次。

3. 预防性抗菌药物应短程应用，术后再用一次或者用到24小时，特殊情况下可以延长到48小时。

【注意事项】

1. 用药前必须详细询问患者先前有否对头孢菌素类、青霉素类或其他药物的过敏史。

2. 术中留取相关标本送培养，获病原菌后进行药敏试验，作为调整用药的依据。

五、推荐表单

（一）医师表单

急性单纯性阑尾炎临床路径医师表单

适用对象：第一诊断为急性单纯性阑尾炎（ICD-10：K35.1/K35.9）（k35.902）

行腹腔镜阑尾切除术（ICD-9-CM-3：47.09）（47.01001）

患者姓名：	性别：　　年龄：　　门诊号：	住院号：
住院日期：　　年　月　日	出院日期：　　年　月　日	标准住院日：≤7 天

时间	住院第 1 天 （急诊手术）	住院第 2 天 （术后第 1 日）	住院第 3 天 （术后第 2 日）
主要诊疗工作	□ 询问病史，体格检查 □ 书写病历 □ 上级医师、术者查房 □ 制订治疗方案 □ 完善相关检查和术前准备 □ 交代病情、签署手术知情同意书 □ 通知手术室，急诊手术	□ 上级医师查房 □ 汇总辅助检查结果 □ 完成术后第 1 天病程记录 □ 观察肠功能恢复情况	□ 观察切口情况 □ 切口换药 □ 完成术后第 2 天病程记录
重点医嘱	长期医嘱 □ 一级护理 临时医嘱 □ 术前禁食、禁水 □ 急查血、尿常规（如门诊未查） □ 急查凝血功能 □ 肝肾功能 □ 感染性疾病筛查 □ 心电图 □ 胸透或者胸部 X 线片、腹部立位 X 线片	长期医嘱 □ 二级护理 □ 术后半流食	长期医嘱 □ 二级护理 □ 术后半流食 临时医嘱 □ 根据患者情况决定检查项目
病情变异记录	□ 无　□ 有，原因： 1. 2.	□ 无　□ 有，原因： 1. 2.	□ 无　□ 有，原因： 1. 2.
医师签名			

时间	住院第4天 （术后第3日）	住院第5天 （术后第4日）	住院第6~7天 （术后第5~6日）
主要诊疗工作	□ 上级医师查房 □ 复查血常规及相关生化指标 □ 完成术后第3天病程记录 □ 观察患者切口有无血肿、渗血 □ 进食情况及一般生命体征	□ 观察切口情况，有无感染 □ 检查及分析化验结果	□ 检查切口愈合情况与换药 □ 确定患者出院时间 □ 向患者交代出院注意事项、复查日期和拆线日期 □ 开具出院诊断书 □ 完成出院记录 □ 通知出院处
重点医嘱	**长期医嘱** □ 二级护理 □ 半流食 **临时医嘱** □ 复查血常规及相关指标	**长期医嘱** □ 三级护理 □ 普通饮食	**临时医嘱** □ 通知出院
病情变异记录	□ 无　□ 有，原因： 1. 2.	□ 无　□ 有，原因： 1. 2.	□ 无　□ 有，原因： 1. 2.
医师签名			

（二）护士表单

急性单纯性阑尾炎临床路径护士表单

适用对象：第一诊断为急性单纯性阑尾炎（ICD-10：K35.1／K35.9）（k35.902）

行腹腔镜阑尾切除术（ICD-9-CM-3：47.09）（47.01001）

患者姓名：		性别：	年龄：	门诊号：	住院号：	
住院日期：	年　月　日	出院日期：		年　月　日		标准住院日：≤7 天

时间	住院第 1 天 （手术日）	住院第 2 天 （术后第 1 天）	住院第 3 天 （出院日）
健康宣教	□ 介绍环境、主管医师、护士 □ 介绍医院相关制度及注意事项 □ 介绍术前准备（备皮、配血）及手术过程 □ 术前用药的药理作用及注意事项 □ 告知术前洗浴、物品的准备 □ 告知签字及术前访视 □ 告知术后可能出现情况的应对方式 □ 告知监护设备、管路功能及注意事项 □ 告知术后饮食、体位要求 □ 告知疼痛注意事项 □ 告知术后探视及陪护制度	□ 饮食指导 □ 下床活动注意事项 □ 评价以前宣教效果 □ 相关检查及化验的目的及注意事项 □ 术后用药指导	□ 指导办理出院手续 □ 定时复查、随诊情况 □ 出院带药服用方法 □ 活动休息 □ 指导饮食
护理处置	□ 核对患者姓名，佩戴腕带 □ 建立入院护理病历 □ 卫生处置：剪指（趾）甲、沐浴，更换病号服 □ 防跌倒、坠床宣教 □ 协助完成相关检查，做好解释说明 □ 观察病情，协助完成治疗和用药 □ 送手术 　核对患者并脱去衣物，保护患者 　核对患者资料及带药 　填写手术交接单接手术 　核对患者及资料，填写手术交接单 □ 术后 　核对患者及资料，填写手术交接单 　遵医嘱完成治疗、用药	□ 遵医嘱完成治疗、用药 □ 根据病情测量生命体征 □ 协助并指导患者床旁活动	□ 办理出院手续 □ 书写出院小结
基础护理	□ 一级护理 □ 晨晚间护理 □ 患者安全管理 □ 心理护理	□ 一级护理 □ 晨晚间护理 □ 患者安全管理 □ 协助生活护理 □ 协助饮水、流食	□ 二级护理 □ 晨晚间护理 □ 协助或指导饮食 □ 安全护理措施到位 □ 心理护理

续　表

时间	住院第 1 天 （手术日）	住院第 2 天 （术后第 1 日）	住院第 3 天 （出院日）
专科护理	□ 护理查体 □ 需要时，填写跌倒及压疮防范表 □ 遵医嘱完成相关检查和治疗 □ 观察肠道准备情况 □ 观察患者生命体征 □ 观察患者伤口敷料	□ 观察患者生命体征 □ 观察患者伤口敷料、肛门排气、排便情况	□ 观察病情变化 □ 观察伤口敷料、肛门排气、排便情况以及排便次数、粪便性状
重点医嘱	□ 详见医嘱执行单	□ 详见医嘱执行单	□ 详见医嘱执行单
病情变异记录	□ 无　□ 有，原因： 1. 2.	□ 无　□ 有，原因： 1. 2.	□ 无　□ 有，原因： 1. 2.
护士签名			

（三）患者表单

急性单纯性阑尾炎临床路径患者表单

适用对象：第一诊断为急性单纯性阑尾炎（ICD-10：K35.1/ K35.9）（k35.902）
行腹腔镜阑尾切除术（ICD-9-CM-3：47.09）（47.01001）

患者姓名：	性别： 年龄： 门诊号：	住院号：
住院日期： 年 月 日	出院日期： 年 月 日	标准住院日：≤7 天

时间	住院第 1 天 （急诊手术）	住院第 2 天 （术后第 1 日）	住院第 3 天 （出院日）
监测	□ 测量生命体征、体重	□ 测量生命体征（4 次/日）	□ 测量生命体征
医患配合	□ 护士行入院护理评估和宣教 □ 接受介绍相关制度、环境 □ 医师询问病史、收集资料并进行体格检查 □ 配合完善术前相关化验、检查，如采血、留尿、心电图、X 线胸片、肠镜 □ 医师向患者及家属介绍病情，并进行手术谈话、术前签字 □ 手术时家属在等候区等候 □ 配合检查生命体征、伤口敷料	□ 配合评估手术效果 □ 配合检查生命体征、伤口敷料、肛门排气排便情况，记录出入量	□ 接受出院前指导 □ 知道复查程序 □ 获取出院诊断书
护患配合	□ 配合测量体温、脉搏、呼吸、血压、体重 1 次 □ 配合完成入院护理评估（简单询问病史、过敏史、用药史） □ 接受入院宣教（环境介绍、病室规定、订餐制度、贵重物品保管、防跌倒坠床等） □ 接受术前宣教、陪护探视制度 □ 接受会阴部备皮和肠道准备 □ 自行沐浴，加强会阴部清洁 □ 准备好必要用物，吸水管、纸巾等 □ 取下义齿、饰品等，贵重物品交家属保管 □ 送手术室前，协助完成核对，带齐影像资料，脱去衣物，上手术车 □ 返回病房后，协助完成核对，配合移至病床上 □ 配合术后吸氧、监护仪监测、输液、排尿用尿管、记录出入量 □ 配合缓解疼痛 □ 有任何不适请告知护士	□ 配合测量体温、脉搏、呼吸、询问排便情况 1 次 □ 配合检查生命体征、伤口敷料、肛门排气、排便情况，记录出入量 □ 接受输液等治疗 □ 接受进水、进食、排便等生活护理 □ 注意活动安全，避免坠床或跌倒 □ 配合执行探视及陪护	□ 接受出院宣教 □ 办理出院手续 □ 获取出院带药 □ 知道服药方法、作用、注意事项 □ 知道护理伤口的方法 □ 知道复印病历方法
饮食	□ 连续硬膜外麻醉或腰硬联合麻醉者禁食、禁水 6 小时后，可进水	□ 遵医嘱半流食	□ 遵医嘱半流或流食
排泄	□ 尿正常 □ 术前灌肠后排便，术后暂无排便	□ 正常排尿便	□ 正常排尿便 □ 保持排便通畅、防止便秘
活动	□ 连续硬膜外麻醉或腰硬联合麻醉者术后去枕平卧 6 小时后可下地	□ 可床旁活动	□ 正常适度活动，避免疲劳

附：原表单（2016 年版）

急性单纯性阑尾炎临床路径表单

适用对象：第一诊断为急性单纯性阑尾炎（ICD10：K35.1/ K35.9）（k35.902）

行腹腔镜阑尾切除术（ICD9CM-3：47.09）（47.01001）

患者姓名：		性别： 年龄： 门诊号：	住院号：
住院日期： 年 月 日		出院日期： 年 月 日	标准住院日：≤7 天

时间	住院第 1 天 （急诊手术）	住院第 2 天 （术后第 1 日）	住院第 3 天 （术后第 2 日）
主要诊疗工作	□ 询问病史、体格检查 □ 书写病历 □ 上级医师、术者查房 □ 制订治疗方案 □ 完善相关检查和术前准备 □ 交代病情、签署手术知情同意书 □ 通知手术室，急诊手术	□ 上级医师查房 □ 汇总辅助检查结果 □ 完成术后第 1 天病程记录 □ 观察肠功能恢复情况	□ 观察切口情况 □ 切口换药 □ 完成术后第 2 天病程记录
重点医嘱	**长期医嘱** □ 一级护理 **临时医嘱** □ 术前禁食、禁水 □ 急查血、尿常规（如门诊未查） □ 急查凝血功能 □ 肝肾功能 □ 感染性疾病筛查 □ 心电图 □ 胸透或者胸部 X 线片、腹部立位 X 线片	**长期医嘱** □ 二级护理 □ 术后全流食	**长期医嘱** □ 二级护理 □ 术后半流食 **临时医嘱** □ 根据患者情况决定检查项目
主要护理工作	□ 入院评估：一般情况、营养状况、心理变化等 □ 术前准备 □ 术前宣教	□ 观察患者病情变化 □ 嘱患者下床活动以利于肠功能恢复	□ 观察患者一般状况，切口情况 □ 患者下床活动有利于肠功能恢复，观察患者是否排气 □ 饮食指导
病情变异记录	□ 无 □ 有，原因： 1. 2.	□ 无 □ 有，原因： 1. 2.	□ 无 □ 有，原因： 1. 2.
护士签名	白班 | 小夜班 | 大夜班	白班 | 小夜班 | 大夜班	白班 | 小夜班 | 大夜班
医师签名			

时间	住院第 4 天 （术后第 3 日）	住院第 5 天 （术后第 4 日）	住院第 6~7 天 （术后第 5~6 日）
主要诊疗工作	□ 上级医师查房 □ 复查血常规及相关生化指标 □ 完成术后第 3 天病程记录 □ 观察患者切口有无血肿、渗血 □ 进食情况及一般生命体征	□ 观察切口情况，有无感染 □ 检查及分析化验结果	□ 检查切口愈合情况与换药 □ 确定患者出院时间 □ 向患者交代出院注意事项、复查日期和拆线日期 □ 开具出院诊断书 □ 完成出院记录 □ 通知出院处
重点医嘱	**长期医嘱** □ 二级护理 □ 半流食 **临时医嘱** □ 复查血常规及相关指标	**长期医嘱** □ 三级护理 □ 普通饮食	**临时医嘱** □ 通知出院
主要护理工作	□ 观察患者一般状况及切口情况 □ 鼓励患者下床活动，促进肠 □ 功能恢复	□ 观察患者一般状况及切口情况 □ 鼓励患者下床活动，促进肠 □ 功能恢复	□ 协助患者办理出院手续 □ 出院指导
病情变异记录	□ 无　□ 有，原因： 1. 2.	□ 无　□ 有，原因： 1. 2.	□ 无　□ 有，原因： 1. 2.
护士签名	白班　小夜班　大夜班	白班　小夜班　大夜班	白班　小夜班　大夜班
医师签名			

第二十六章

肛周脓肿临床路径释义

一、肛周脓肿编码

疾病名称及编码：肛周、直肠区脓肿（ICD-10：K61）

手术操作名称及编码：肛周脓肿切开引流术（ICD-9-CM-3：49.01）

二、临床路径检索方法

K61 伴 49.01

三、肛周脓肿临床路径标准住院流程

（一）适用对象

第一诊断为肛周、直肠区脓肿（ICD-10：K61），行肛周脓肿切开引流术（ICD-9-CM-3：49.01）。

（二）诊断依据

根据《临床诊疗指南·外科学分册》（中华医学会编著，人民卫生出版社），《外科学》（陈孝平等主编，人民卫生出版社），《黄家驷外科学（第7版）》（吴孟超等主编，人民卫生出版社）等国内、外临床诊疗指南。

1. 临床表现、查体及辅助检查：

（1）肛门周围脓肿：位于肛门两侧方边缘或后方；全身感染不明显；局部持续跳痛，排便加重；局部红肿、发硬、压痛，后期出现波动感，有波动后可自行破溃形成肛瘘；穿刺抽出脓液。必要时行肛管直肠压力测定、肛周或直肠B超声，或盆腔CT、纤维肠镜检查。

（2）坐骨直肠窝脓肿：位于坐骨直肠间隙内，局部剧痛，全身症状明显，寒战、发热、乏力等；患侧肛门旁肿胀及触痛。指诊检查：患者明显触痛，有饱满及波动感，穿刺可抽出脓液。白细胞计数增高，直肠腔内超声或盆腔CT提示坐骨直肠窝液性占位，纤维肠镜检查排除结直肠疾病。

（3）骨盆直肠窝脓肿：位于骨盆直肠窝内，全身感染症状明显，寒战、发热、乏力、头痛等；可有排尿困难及肛门部坠胀感。指诊检查：直肠前壁饱满，有波动感及明显触痛；穿刺可抽出脓液。白细胞计数增高，直肠腔内超声或盆腔CT见骨盆直肠窝液性占位，纤维肠镜检查排除结直肠疾病。

> **释义**
>
> ■ 一般可以根据患者症状和肛门检查做出肛周脓肿的诊断。但也需除外肛门直肠以外疾病导致的肛周感染，如肛周粉瘤、大汗腺炎、骶尾部慢性窦道、前列腺精囊感染、子宫内膜异位症、克罗恩病肛门病变等疾病；要特殊注意除外会阴部坏死性筋膜炎，该病发病迅速，全身感染中毒症状较重，多伴发糖尿病或全身免疫力低下，有一定的死亡风险。

■ 肛周脓肿诊断以后还需要确定感染所波及的范围，一般来讲，浅表感染局部表现较重，可触及明显的波动感，无明显全身症状；深部感染患者全身症状明显，可伴发热、白细胞计数增高等，局部往往仅见皮肤水肿或触及深部压痛；直肠周围感染需行肛门指诊，触及黏膜下或直肠壁外囊性肿物伴触痛。

■ 除必要的血常规和生化检查外，肛周或经直肠超声可以检查感染范围，提示肛周脓肿的存在；必要时行 CT 或 MRI 检查。如怀疑克罗恩病应行肠镜检查，且肠镜检查可排除同时伴发的结直肠疾病。

（三）治疗方案的选择

根据《临床诊疗指南·外科学分册》（中华医学会编著，人民卫生出版社），《外科学》（陈孝平等主编，人民卫生出版社），《黄家驷外科学（第 7 版)》（吴孟超等主编，人民卫生出版社）等国内、外临床诊疗指南。

行肛周脓肿切开引流术。

> **释义**
>
> ■ 肛周脓肿是外科常见的疾病，需通过外科手术治疗，如肛周脓肿诊断明确，应早期手术治疗。手术方式包括肛周脓肿切开引流、肛周脓肿一次性根治、挂线术等。其术中与术后均可应用复方多粘菌素 B 软膏来预防和治疗手术伤口的细菌感染，缓解创面的疼痛与不适。

（四）标准住院日

1 ~ 7 天。

> **释义**
>
> ■ 根据肛周脓肿严重程度和手术方式不同，以及患者伴发疾病有无，住院时间相差较大，简单的脓肿切开引流可以在门诊完成或一日手术，深部脓肿或伴发疾病患者住院时间相对较长。

（五）进入路径标准

1. 第一诊断必须符合 ICD-10：K61 肛周、直肠区脓肿疾病编码。
2. 当患者同时具有其他疾病诊断，但在住院期间不需要特殊处理也不影响第一诊断的临床路径流程实施时，可以进入路径。

（六）术前准备（术前评估）

急诊入院当天。

1. 必须完成的检查：

（1）血常规、尿常规。

（2）肝肾功能、电解质、血糖、凝血功能、感染性疾病筛查（乙型肝炎、丙型肝炎、艾滋病、梅毒等）。

（3）心电图、X 线胸片。

2. 必要时行肛管直肠压力测定、肛周或直肠 B 超、盆腔 CT、纤维肠镜检查等。

> **释义**
>
> ■ 肛管直肠压力测定检查对肛周脓肿诊断无明显帮助，但对手术前后肛门功能评估有意义，应首选肛周或直肠超声检查，深部脓肿可行 CT 或 MRI 检查。
>
> ■ 注意血常规检查，白细胞不高时注意中性粒细胞分类。严重感染时血糖、肝功能指标和凝血功能都可能有一定异常，注意与系统性疾病相鉴别。

（七）抗菌药物选择与使用时机

1. 抗菌药物：按照《抗菌药物临床应用指导原则》（卫医发〔2015〕43 号）执行。明确感染患者，可根据药敏试验结果调整抗菌药物。

2. 在给予抗菌药物治疗之前应尽可能留取相关标本送培养，获病原菌后进行药敏试验，作为调整用药的依据。并于手术过程中采集病变部位标本做细菌培养及药敏试验。

3. 治疗性使用抗菌药物一般宜用至体温正常、症状消退后 72～96 小时。

> **释义**
>
> ■ 详见《抗菌药物临床应用指导原则》（卫医发〔2015〕43 号）。肛周脓肿属于Ⅳ类感染性切口，应用抗菌药物为治疗性应用，一般选用第三代头孢菌素或氟喹诺酮类抗菌药物，根据患者情况可加替硝唑或奥硝唑类抗菌药物。严重感染者，可根据药敏结果调整抗菌药物。

（八）手术日

入院当日。

1. 麻醉方式：局部麻醉、连续硬膜外麻醉或硬膜外蛛网膜下腔联合阻滞麻醉。

2. 手术行肛周脓肿切开引流术或肛周脓肿一次性切开引流术。

3. 必要时术后脓肿壁组织液标本送常规、细菌培养和药敏。

> **释义**
>
> ■ 诊断明确的肛周脓肿应尽早手术治疗。
>
> ■ 除条件不许可或简单浅表脓肿行切开引流手术外，均不建议采用局部麻醉，如脓肿范围大，波及骶尾部也不建议使用骶管麻醉，一般采用蛛网膜下腔阻滞麻醉或静脉麻醉。坏死性筋膜炎应采用气管插管全身麻醉。
>
> ■ 根据患者情况采用切开引流、一次性根治、挂线治疗等方式。如脓肿较深或内口不明确，可采用切开引流方法。
>
> ■ 如感染来源不明确应切取部分囊壁送病理检查。

（九）术后住院恢复

1～7 天。

1. 局部麻醉患者术后即可进食，半小时后可下床活动。

2. 连续硬膜外麻醉或腰硬联合麻醉者，术后去枕平卧、禁食、禁水 6 小时，补液治疗；术后 6 小时可下床活动，可进流食。

3. 每天伤口换药 1～2 次，创面较深时，放置碘仿纱条或胶管凡士林引流条，并保持引流通畅。

4. 术后用药：治疗性使用抗菌药物、局部用药（栓剂、膏剂、洗剂）、口服药和物理治疗等。

5. 术后异常反应处理：

（1）疼痛处理：酌情选用镇静药、镇痛药。

（2）术后尿潴留的预防及处理：理疗、针灸、局部封闭、导尿等。

（3）伤口渗血处理：换药、出血点压迫或使用止血剂。

（4）排便困难：口服软化大便药物，必要时诱导灌肠。

（5）创面水肿：使用局部或全身消水肿药。

（6）术后继发大出血的处理：压迫、填塞止血，必要时手术止血。

（7）其他处理：呕吐、发热、头痛等，对症处理。

> **释义**
>
> ■ 术后可根据患者恢复情况做必需复查的项目，并根据病情变化增加检查频次。复查项并不仅局限路径中的项目；切口渗血时可换药、压迫出血点或使用止血药物，如使用注射用尖吻蝮蛇血凝酶。

（十）出院标准

1. 患者一般情况良好，正常流质或半流质饮食，排便顺畅，无明显肛门周围疼痛，体温正常，无需要住院处理的并发症和（或）合并症。

2. 肛门部创面无异常分泌物，引流通畅，无明显水肿、出血。

> **释义**
>
> ■ 患者感染控制、一般状态好转、疼痛减轻至中度、排便排尿正常、切口无明显并发症即可出院治疗。根据肛周脓肿的严重程度和手术方式不同，以及患者伴发疾病有无，住院时间相差很大，简单脓肿切开引流可在门诊完成一日手术，深部脓肿或有伴发疾病患者住院时间相对较长。

（十一）变异及原因分析

1. 手术后出现继发切口感染或持续性大出血、下肢静脉血栓等其他严重并发症时，导致住院时间延长与费用增加。

2. 伴发其他基础疾病需要进一步明确诊断，导致住院时间延长与费用增加。

> **释义**
>
> ■ 变异是指进入临床路径的患者未能按照路径流程完成医疗行为或未达到预期的医疗质量控制目标，包括以下情况：①按路径流程完成治疗，但超出了路径规定的时限或限定的费用，如切口感染导致住院时间延长；住院后发现其他疾病，需本次住院期间诊断和治疗，导致住院时间延长和费用增加；②不能按路径流程完成治疗，患者需中途退出路径；③围术期出现严重并发症，需二次手术或接受重症监护治疗。
>
> ■ 医师认可的变异原因主要指患者入选路径后，医师在检查和治疗过程中发现患者合并事前未预知的对本路径治疗可能产生影响的情况，需要终止执行路径或者延长治疗时间、增加治疗费用。医师需要在表单中明确说明。
>
> ■ 因患者方面主观原因导致执行路径出现变异，也需医师在表单中予以说明。

四、肛周脓肿临床路径给药方案

【用药选择】

1. 应尽早开始抗菌药物经验治疗。应选用能覆盖革兰阴性杆菌和厌氧菌的广谱抗菌药物。

2. 患者入院后应立即采取腔液标本，最好在应用抗菌药物之前或在手术中同时采取，送细菌培养和药敏试验。

3. 最好选用静脉途径给药，待临床表现显著改善并能口服，改为口服给药。

【药学提示】

1. 头孢类抗菌药物安全有效，应作为首选用药，根据患者情况加替硝唑或奥硝唑类抗菌药物，氟喹诺酮类药物大部分以原型经肾脏排泄，在体内代谢较少，故肾功能不全患者应根据肌酐清除率减量或延迟给药时间。

2. 应在术前 0.5~1 小时或麻醉开始时给药，使手术切口暴露时局部组织中已达到足以杀灭手术过程中入侵切口细菌的血药浓度。氟喹诺酮类药物滴注时间较长，应在手术前 1~2 小时给药。

【注意事项】

1. 肛周脓肿手术切口属于Ⅲ~Ⅳ类切口，对于单纯的低位脓肿治疗用药时间要短，一般选用单一的抗菌药物；对于复杂的深部脓肿，或克罗恩病肛门感染，可联合用药，控制感染后改用口服给药。

2. 用药前必需详细询问患者是否有头孢类、青霉素类或其他药物过敏史。

五、推荐表单

（一）医师表单

肛周脓肿临床路径医师表单

适用对象：第一诊断为肛周、直肠区脓肿（ICD-10：K61）

行肛周脓肿切开引流术（ICD-9-CM-3：49.01）

患者姓名：	性别： 年龄： 门诊号：	住院号：
住院日期： 年 月 日	出院日期： 年 月 日	标准住院日：1~7 天

时间	住院第 1 天（急诊手术）	
	术前与术中	术后
主要诊疗工作	□ 询问病史及体格检查 □ 完成住院病历和首次病程记录 □ 开具实验室检查单 □ 上级医师查房，初步确定诊治方案和特殊检查项目 □ 手术医嘱 □ 向患者及家属交代病情、手术安排及围术期注意事项 □ 签署手术知情同意书、自费用品协议书、输血同意书、麻醉同意书或授权委托书 □ 签署手术麻醉知情同意书，通知手术室急诊手术	□ 麻醉医师完成麻醉记录 □ 完成术后首次病程记录 □ 完成手术记录 □ 向患者及家属说明手术情况，交代病情观察及术后注意事项 □ 观察术后病情：排便情况、有无便血、切口情况（分泌物、水肿等） □ 完成术后病程记录
重点医嘱	**长期医嘱** □ 按普外科常规护理 □ 二级护理 □ 禁食或流质饮食 □ 使用抗菌药物 **临时医嘱** □ 急查血常规、尿常规、肝肾功能、电解质、凝血功能、感染性疾病筛查 □ 急查心电图、X 线胸片 □ 必要时行肛管直肠压力测定、肛周或直肠 B 超或盆腔 CT、纤维肠镜检查 □ 术前准备（通便灌肠、术前镇静、备皮等） □ 今日急诊在局部麻醉或硬膜外麻醉下行肛周脓肿切开引流术	**长期医嘱** □ 按腰硬外麻醉下肛周脓肿切开引流术后常规护理 □ 一级或二级护理 □ 禁食或流质饮食 □ 使用抗菌药物 □ 适当补液 **临时医嘱** □ 创面渗血较多时，加用止血药 □ 伤口更换敷料
主要护理工作	□ 入院介绍、入院评估、健康教育、心理支持 □ 生活护理 □ 静脉抽血 □ 患者相关检查配合的指导 □ 饮食：术前禁食、禁水 □ 术前沐浴、更衣，取下义齿、饰物 □ 告知患者及家属术前流程及注意事项 □ 指导术前注射麻醉用药后注意事项 □ 备皮、药物过敏试验、肠道准备等 □ 术前手术物品准备 □ 术前注射麻醉用药	□ 术后活动：去枕平卧 6 小时，协助改变体位，6 小时后可离床活动 □ 生活护理（一级或二级护理） □ 观察患者生命体征及伤口情况 □ 疼痛护理 □ 指导术后小便 □ 健康教育 □ 饮食：半流质饮食 □ 保持肛门清洁，切忌用力排便 □ 心理支持

续　表

时间	住院第 1 天 （急诊手术）	
	术前与术中	术　后
病情 变异 记录	□无　□有，原因： 1. 2.	□无　□有，原因： 1. 2.
护士 签名		
医师 签名		

时间	住院第 2 天	住院第 3~5 天
主要诊疗工作	□ 上级医师查房 □ 观察术后病情：排便情况、有无便血、切口情况（分泌物、水肿等） □ 完成术后的病程记录 □ 切口换药	□ 上级医师查房 □ 观察生命体征、术后病情及伤口评估 □ 观察切口及排便情况：有无便血、切口情况（分泌物、水肿等）、有无疼痛 □ 评估辅助检查结果 □ 完成病程记录 □ 必要时门诊肛门部理疗
重点医嘱	**长期医嘱** □ 二级护理 □ 半流质饮食 □ 使用抗菌药物 □ 坐浴，bid □ 必要时肛门部理疗，bid（红外线治疗、激光照射治疗等） □ 口服对症处理药物 **临时医嘱** □ 适当补液 □ 创面渗血较多时，加用止血药 □ 伤口换药	**长期医嘱** □ 二级护理 □ 半流质饮食 □ 使用抗菌药物 □ 坐浴，bid □ 必要时肛门部理疗，bid（红外线治疗、激光照射治疗等） □ 口服相应对症处理药物 **临时医嘱** □ 静脉滴注抗菌药物 □ 伤口冲洗、换药
主要护理工作	□ 协助生活护理 □ 观察患者生命体征及伤口情况 □ 疼痛护理 □ 服药指导 □ 半流饮食指导 □ 坐浴、肛门部理疗指导 □ 健康教育 □ 保持肛门清洁，切忌用力排便 □ 心理支持	□ 协助生活护理 □ 观察患者生命体征及伤口情况 □ 疼痛护理 □ 服药指导 □ 半流饮食指导 □ 坐浴、肛门部理疗指导 □ 健康教育 □ 保持肛门清洁，切忌用力排便 □ 心理支持
病情变异记录	□ 无 □ 有，原因： 1. 2.	□ 无 □ 有，原因： 1. 2.
护士签名		
医师签名		

时间	住院第 6 天 （术后第 5 日）	住院第 7 天 （出院日）
主要诊疗工作	□ 上级医师查房 □ 注意观察生命体征及切口及排便情况：有无便血、切口情况（分泌物、水肿等）、有无疼痛 □ 评估辅助检查结果 □ 完成常规病程记录 □ 评估患者术后康复情况	□ 上级医师查房，进行手术及伤口评估，确定有无手术并发症和切口愈合不良情况，明确是否出院 □ 通知患者及其家属出院 □ 向患者及其家属交代出院后注意事项，预约换药、复诊或有并发肛瘘时行第 2 次肛瘘切除时间 □ 完成出院记录、病案首页、出院证明书 □ 将出院小结的副本交给患者或家属
重点医嘱	**长期医嘱** □ 二级护理 □ 普通饮食 □ 坐浴，bid □ 肛内用药：栓剂或膏乳剂 □ 肛门部理疗，bid（红外线治疗、激光照射治疗等） □ 口服软化大便药、消水肿药 **临时医嘱** □ 伤口冲洗、换药	**临时医嘱** □ 根据患者状况决定检查项目 □ 门诊换药 □ 出院带药
主要护理工作	□ 协助生活护理 □ 观察患者生命体征及伤口情况 □ 疼痛护理 □ 服药指导 □ 坐浴、肛门部理疗指导 □ 健康教育 □ 饮食：普通饮食 □ 保持肛门清洁，切忌用力排便 □ 心理支持	□ 出院指导 □ 协助办理出院手续 □ 复诊时间 □ 作息、饮食、活动 □ 服药指导 □ 日常保健 □ 清洁卫生 □ 疾病知识及后续治疗 □ 切口护理指导
病情变异记录	□ 无　□ 有，原因： 1. 2.	□ 无　□ 有，原因： 1. 2.
护士签名		
医师签名		

（二）护士表单

肛周脓肿临床路径护士表单

适用对象：第一诊断为肛周、直肠区脓肿（ICD-10：K61）

行肛周脓肿切开引流术（ICD-9-CM-3：49.01）

患者姓名：	性别：	年龄：	门诊号：	住院号：
住院日期：　　年　月　日	出院日期：　　年　月　日			标准住院日：1~7 天

时间	住院第1天 （手术日）	住院第2天 （术后第1~6天）	住院第3天 （出院日）
健康宣教	□ 介绍主管医师、护士 □ 介绍医院相关制度及注意事项、 □ 介绍术前准备（通便灌肠、术前镇痛、备皮等）及手术过程 □ 术前用药的药理作用及注意事项 □ 告知术前洗浴、物品准备 □ 告知签字及术前访视 □ 告知手术可能出现情况的应对方式 □ 告知监护设备、管路功能及注意事项 □ 告知术后饮食、体位要求 □ 告知疼痛注意事项 □ 告知术后探视及陪护制度	□ 饮食指导 □ 下床活动注意事项 □ 评价以前宣教效果 □ 相关检查、化验的目的及注意事项 □ 术后用药指导 □ 术后相关治疗情况	□ 指导办理出院手续 □ 定时复查、随诊情况 □ 出院带药服用方法 □ 活动及休息 □ 指导饮食及排便
护理处置	□ 核对患者姓名，佩戴腕带 □ 建立入院护理病历 □ 卫生处置：剪指（趾）甲、沐浴、更换病号服 □ 防跌倒、坠床宣教 □ 协助患者留取各种标本，完成相关检验、检查，做好解释说明 □ 测量体重	□ 遵医嘱完成治疗、用药 □ 根据病情测量生命体征 □ 协助并指导患者坐浴	□ 办理出院手续 □ 书写出院小结
基础护理	□ 二级护理 □ 晨晚间护理 □ 心理护理 □ 患者安全管理	□ 二级护理 □ 晨晚间护理 □ 患者安全管理 □ 协助生活护理 □ 协助饮水、进食（创面较大或有肛周缝合切口者，限制排便，予以静脉补液）	□ 二级护理 □ 晨晚间护理 □ 协助或指导饮食 □ 安全护理措施到位 □ 心理护理
专科护理	□ 护理查体 □ 需要时，填写跌倒及压疮防范表 □ 遵医嘱完成相关检查及治疗 □ 观察肠道准备情况 □ 观察有无肠道准备不良反应 □ 观察患者生命体征 □ 观察患者切口敷料、肛周皮肤	□ 观察患者生命体征 □ 观察患者切口敷料、肛周皮肤、肛门排便排气情况 □ 遵医嘱坐浴和口服减轻水肿药物	□ 观察病情变化 □ 观察切口敷料、排尿、肛周皮肤、肛门排气排便情况及排便次数、粪便性状

续　表

时间	住院第 1 天 （手术日）	住院第 2 天 （术后第 1~6 日）	住院第 3 天 （出院日）
重点 医嘱	□ 详见医嘱执行单	□ 详见医嘱执行单	□ 详见医嘱执行单
病情 变异 记录	□ 无　□ 有，原因： 1. 2.	□ 无　□ 有，原因： 1. 2.	□ 无　□ 有，原因： 1. 2.
护士 签名			

（三）患者表单

肛周脓肿临床路径患者表单

适用对象：第一诊断为肛周、直肠区脓肿（ICD-10：K61）
行肛周脓肿切开引流术（ICD-9-CM-3：49.01）

患者姓名：		性别：	年龄：	门诊号：	住院号：
住院日期： 年 月 日		出院日期： 年 月 日			标准住院日：1~7天

时间	住院第1天 （急诊手术）	住院第2~7天 （术后第1~6日）	住院第7天 （出院日）
监测	□ 测量生命体征、体重	□ 测量生命体征（4次/日）	□ 测量生命体征
医患配合	□ 护士行入院护理评估和宣教 □ 接受介绍相关制度和环境 □ 医师询问病史、收集资料并进行体格检查 □ 配合完成术前相关化验、检查，如采血、留尿、心电图、X线胸片、肠镜等 □ 医师向患者及家属介绍病情，并进行手术谈话、术前签字 □ 手术时家属在等候区等候 □ 配合医护检查生命体征、切口敷料	□ 配合评估手术效果 □ 配合检查生命体征、切口敷料、肛门排气排便情况、记录出入量	□ 接受出院前指导 □ 知道复查程序 □ 获取出院诊断书
护患配合	□ 配合测量体温、脉搏、呼吸3次、血压、体重1次 □ 配合完成入院护理评估（简单询问病史、过敏史、用药史） □ 接受入院宣教（环境介绍、病室规定、订餐制度、贵重物品保管、防跌倒和坠床等） □ 接受术前宣教、探视和陪护制度 □ 接受会阴部备皮和肠道准备 □ 自行沐浴，加强会阴部清洁 □ 准备好必要物品 □ 取下义齿、饰品等，贵重物品交家属保管 □ 送手术室前，协助完成核对，带齐影响资料，脱去衣物，上手术车 □ 返回病房后，协助完成核对，配合移动至病床上 □ 配合术后吸氧、监护仪监测、输液、导尿、记录出入量 □ 配合缓解疼痛 □ 有任何不适请告知护士	□ 配合测量体温、脉搏、呼吸3次、询问大便1次 □ 配合检查生命体征、切口敷料、肛门排气排便情况、记录出入量 □ 配合坐浴 □ 接受输液等治疗 □ 接受进水、进食、排便等生活护理 □ 注意活动安全，避免坠床或跌倒 □ 配合执行探视制度及陪护	□ 接受出院宣教 □ 办理出院手续 □ 获取出院带药 □ 告知服药方法、作用、注意事项 □ 知道护理切口方法 □ 知道复印病历方法
饮食	□ 局部麻醉患者术后即可进食 □ 连续硬膜外麻醉或蛛网膜下腔阻滞麻醉患者禁食、禁水6小时后可进食	□ 遵医嘱半流食（创面较大或有肛周缝合切口者，应先禁食1~2天）	□ 遵医嘱半流食或流食

续 表

时间	住院第 1 天 （急诊手术）	住院第 2~7 天 （术后第 1~6 日）	住院第 7 天 （出院日）
排泄	□ 正常排尿 □ 术前经过灌肠，术后暂时无排便（创面较大者或肛周切口缝合者，应禁食 1~2 天，限制排便）	□ 正常排尿便（创面较大者或肛周切口缝合者，应禁食 1~2 天，限制排便）	□ 正常排尿便 □ 保 持 排 便 通畅，避免便秘 □ 保持肛门部清洁
活动	□ 局部麻醉患者术后半小时即可下床活动 □ 连续硬膜外麻醉或蛛网膜下腔阻滞麻醉患者术后去枕头平卧 6 小时后可下床活动	□ 可床边或下床活动	□ 正常活动，避免疲劳

附：原表单（2011 年版）

肛周脓肿临床路径表单

适用对象：第一诊断为肛周、直肠区脓肿（ICD-10：K61）

行肛周脓肿切开引流术（ICD-9-CM-3：49.01）

患者姓名：	性别：	年龄：	门诊号：	住院号：
住院日期：　年　月　日	出院日期：　年　月　日			标准住院日：1～7 天

时间	住院第 1 天（急诊手术）	
	术前与术中	术后
主要诊疗工作	□ 询问病史及体格检查 □ 完成住院病历和首次病程记录 □ 开具实验室检查单 □ 上级医师查房，初步确定诊治方案和特殊检查项目 □ 手术医嘱 □ 向患者及家属交代病情、手术安排及围术期注意事项 □ 签署手术知情同意书、自费用品协议书、输血同意书、麻醉同意书或授权委托书 □ 签署手术麻醉知情同意书，通知手术室急诊手术	□ 麻醉医师完成麻醉记录 □ 完成术后首次病程记录 □ 完成手术记录 □ 向患者及家属说明手术情况，交代病情观察及术后注意事项 □ 观察术后病情：排便情况、有无便血、切口情况（分泌物、水肿等） □ 完成术后病程记录
重点医嘱	**长期医嘱** □ 按普外科常规护理 □ 二级护理 □ 禁食或流质饮食 □ 使用抗菌药物 **临时医嘱** □ 急查血常规、尿常规、肝肾功能、电解质、凝血功能、感染性疾病筛查 □ 急查心电图、X 线胸片 □ 必要时行肛管直肠压力测定、肛周或直肠 B 超或盆腔 CT、纤维肠镜检查 □ 术前准备（通便灌肠、术前镇静、备皮等） □ 今日急诊在局部麻醉或硬膜外麻醉下行肛周脓肿切开引流术	**长期医嘱** □ 按腰硬外麻醉下肛周脓肿切开引流术后常规护理 □ 一级或二级护理 □ 禁食或流质饮食 □ 使用抗菌药物 □ 适当补液 **临时医嘱** □ 创面渗血较多时，加用止血药 □ 伤口更换敷料
主要护理工作	□ 入院介绍、入院评估、健康教育、心理支持 □ 生活护理 □ 静脉抽血 □ 患者相关检查配合的指导 □ 饮食：术前禁食、禁水 □ 术前沐浴、更衣，取下义齿、饰物 □ 告知患者及家属术前流程及注意事项 □ 指导术前注射麻醉用药后注意事项 □ 备皮、药物过敏试验、肠道准备等 □ 术前手术物品准备 □ 术前注射麻醉用药	□ 术后活动：去枕平卧 6 小时，协助改变体位，6 小时后可离床活动 □ 生活护理（一级或二级护理） □ 观察患者生命体征及伤口情况 □ 疼痛护理 □ 指导术后小便 □ 健康教育 □ 饮食：半流质饮食 □ 保持肛门清洁，切忌用力排便 □ 心理支持

续　表

时间	住院第 1 天 （急诊手术）	
	术前与术中	术　后
病情 变异 记录	□无　□有，原因： 1. 2.	□无　□有，原因： 1. 2.
护士 签名		
医师 签名		

时间	住院第 2 天	住院第 3~5 天
主要诊疗工作	□ 上级医师查房 □ 观察术后病情：排便情况、有无便血、切口情况（分泌物、水肿等） □ 完成术后的病程记录 □ 切口换药	□ 上级医师查房 □ 观察生命体征、术后病情及伤口评估 □ 观察切口及排便情况：有无便血、切口情况（分泌物、水肿等）、有无疼痛 □ 评估辅助检查结果 □ 完成病程记录 □ 必要时门诊肛门部理疗
重点医嘱	**长期医嘱** □ 二级护理 □ 半流质饮食 □ 使用抗菌药物 □ 坐浴，bid □ 必要时肛门部理疗，bid（红外线治疗、激光照射治疗等） □ 口服对症处理药物 **临时医嘱** □ 适当补液 □ 创面渗血较多时，加用止血药 □ 伤口换药	**长期医嘱** □ 二级护理 □ 半流质饮食 □ 使用抗菌药物 □ 坐浴，bid □ 必要时肛门部理疗，bid（红外线治疗、激光照射治疗等） □ 口服相应对症处理药物 **临时医嘱** □ 静脉滴注抗菌药物 □ 伤口冲洗、换药
主要护理工作	□ 协助生活护理 □ 观察患者生命体征及伤口情况 □ 疼痛护理 □ 服药指导 □ 半流饮食指导 □ 坐浴、肛门部理疗指导 □ 健康教育 □ 保持肛门清洁，切忌用力排便 □ 心理支持	□ 协助生活护理 □ 观察患者生命体征及伤口情况 □ 疼痛护理 □ 服药指导 □ 半流饮食指导 □ 坐浴、肛门部理疗指导 □ 健康教育 □ 保持肛门清洁，切忌用力排便 □ 心理支持
病情变异记录	□ 无　□ 有，原因： 1. 2.	□ 无　□ 有，原因： 1. 2.
护士签名		
医师签名		

时间	住院第 6 天 （术后第 5 日）	住院第 7 天 （出院日）
主要诊疗工作	□ 上级医师查房 □ 注意观察生命体征及切口及排便情况：有无便血、切口情况（分泌物、水肿等）、有无疼痛 □ 评估辅助检查结果 □ 完成常规病程记录 □ 评估患者术后康复情况	□ 上级医师查房，进行手术及伤口评估，确定有无手术并发症和切口愈合不良情况，明确是否出院 □ 通知患者及其家属出院 □ 向患者及其家属交代出院后注意事项，预约换药、复诊或有并发肛瘘时行第 2 次肛瘘切除时间 □ 完成出院记录、病案首页、出院证明书 □ 将出院小结的副本交给患者或家属
重点医嘱	**长期医嘱** □ 二级护理 □ 普通饮食 □ 坐浴，bid □ 肛内用药：栓剂或膏乳剂 □ 肛门部理疗，bid（红外线治疗、激光照射治疗等） □ 口服软化大便药、消水肿药 **临时医嘱** □ 伤口冲洗、换药	**临时医嘱** □ 根据患者状况决定检查项目 □ 门诊换药 □ 出院带药
主要护理工作	□ 协助生活护理 □ 观察患者生命体征及伤口情况 □ 疼痛护理 □ 服药指导 □ 坐浴、肛门部理疗指导 □ 健康教育 □ 饮食：普通饮食 □ 保持肛门清洁，切忌用力排便 □ 心理支持	□ 出院指导 □ 协助办理出院手续 □ 复诊时间 □ 作息、饮食、活动 □ 服药指导 □ 日常保健 □ 清洁卫生 □ 疾病知识及后续治疗 □ 切口护理指导
病情变异记录	□ 无 □ 有，原因： 1. 2.	□ 无 □ 有，原因： 1. 2.
护士签名		
医师签名		

第二十七章

肛裂临床路径释义

一、肛裂编码

疾病名称及编码：肛裂（ICD-10：K60.0-K60.2）

手术操作名称及编码：肛裂切除术（ICD-9-CM-3：49.04）

二、临床路径检索方法

（K60.0/K60.1/K60.2）伴 49.04

三、肛裂临床路径标准住院流程

（一）适用对象

第一诊断为肛裂（ICD-10：K60.0-K60.2），行肛裂切除术（ICD-9-CM-3：49.04）。

> **释义**
>
> ■ 适用对象编码参见第一部分。
> ■ 肛裂是指肛管齿状线以下皮肤的纵向椭圆形溃疡。早期或急性肛裂表现为肛管黏膜的单纯撕裂，而慢性肛裂是指症状持续 8~12 周，表现为溃疡肿胀和纤维化。
> ■ 本路径适用对象为急性或慢性肛裂，但不包括其他疾病所致的肛裂，如：克罗恩病、结核、梅毒、艾滋病、银屑病、肛管癌等。

（二）诊断依据

根据《临床诊疗指南·外科学分册》（中华医学会编著，人民卫生出版社）。

1. 病史：排便时、排便后肛门疼痛，便秘，出血。

2. 体格检查：肛门视诊可见单纯肛管皮肤全层溃疡，可伴有"前哨痔"、肛乳头肥大，称为肛裂"三联征"。

> **释义**
>
> ■ 早期或急性肛裂表现为肛管黏膜的单纯性撕裂，而慢性肛裂是指症状持续 8~12 周，其特点表现为溃疡肿胀和纤维化。
> ■ 慢性肛裂典型的炎症表现为：裂口远端的前哨痔和裂口近端的肛乳头肥大，在裂口基底部常可看见内括约肌纤维。
> ■ 排便时，特别是排便后的肛门疼痛是肛裂典型的临床特征。病史中通常有粪便干硬或急性腹泻时肛门撕裂感。直肠出血不多见，通常也只是手纸少量带血。

（三）选择治疗方案的依据

根据《临床诊疗指南·外科学分册》（中华医学会编著，人民卫生出版社），行肛裂切除术。

> **释义**
>
> ■ 非手术治疗安全、不良反应少，仍是肛裂治疗的首选方法。将近半数的急性肛裂患者能够在非手术治疗的干预下愈合。
>
> ■ 非手术治疗包括坐浴、服用车前子和容积性腹泻药，无需使用局部麻醉剂或抗炎药物。上述治疗可以使肛裂愈合，也有缓解疼痛和出血症状的作用，几乎没有不良反应。
>
> ■ 非手术治疗无效的病例，可以选择手术治疗；未经非手术治疗的病例也可以直接选择手术治疗。

（四）标准住院日

4~7 天。

> **释义**
>
> ■ 肛裂患者入院后，常规检查、术前准备等 1~2 天，术后恢复 2~3 天，总住院时间小于 7 天的均符合本路径要求。

（五）进入路径标准

1. 第一诊断必须符合 ICD-10：K60.0-K60.2 肛裂疾病编码。
2. 当患者合并其他疾病，但住院期间不需要特殊处理也不影响第一诊断的临床路径流程实施时，可以进入路径。
3. 表浅的、经过保守治疗可以治愈或症状严重，需要加行内括约肌切断术的肛裂患者不进入本路径。

> **释义**
>
> ■ 本路径适用对象为急性或慢性肛裂，但不包括其他疾病所致的肛裂，如克罗恩病、结核、梅毒、艾滋病、银屑病、肛管癌等。
>
> ■ 拟单纯采用非手术治疗的患者，不进入本路径；预计需要选择内括约肌切开术的患者，无论是否进行肛裂切除术，均不进入本路径；预计需要选择除肛裂切除术之外的任何肛裂术式的患者，无论是否进行肛裂切除术，均不进入本路径。
>
> ■ 患者如果合并高血压、糖尿病、冠心病、慢性阻塞性肺炎、慢性肾病等其他慢性疾病，需要术前对症治疗时，如果不影响麻醉和手术，不影响术前准备的时间，可进入本路径。上述慢性疾病如果需要经治疗稳定后才能手术或抗凝、抗血小板治疗等，术前需特殊准备的，先进入其他相应内科疾病的诊疗路径。

（六）术前准备（术前评估）

1~2 天。

1. 必须的检查项目：
(1) 血常规、尿常规、大便常规+隐血。
(2) 肝功能、肾功能、电解质、凝血功能、感染性疾病筛查（乙型肝炎、丙型肝炎、梅毒、艾滋病等）。
(3) 心电图、胸片X线平片。
2. 必要时行肛管直肠压力测定或纤维结肠镜检查。
3. 根据患者年龄和病情可行肺功能、超声心动图检查。

> **释义**
>
> ■ 必查项目是确保手术治疗安全、有效开展的基础，术前必须完成。
> ■ 为缩短患者住院等待时间，检查项目可以在患者入院前于门诊完成。
> ■ 纤维肠镜检查可排除伴发的结直肠疾病，可进行结肠镜检查；长期便秘的患者，可进行肛管直肠压力测定、气钡灌肠检查。
> ■ 高龄患者或有心肺功能异常患者，术前根据病情增加心脏彩超、肺功能、血气分析等检查。

（七）预防性抗菌药物选择与使用时机

预防性抗菌药物：按照《抗菌药物临床应用指导原则》（卫医发〔2004〕285号）执行，并结合患者的病情决定抗菌药物的选择。

> **释义**
>
> ■ 肛裂切除术属于Ⅱ类切口，手术部位感染的可能性较高。因此可按规定适当预防性和术后应用抗菌药物，通常选用第一代、第二代头孢菌素。

（八）手术日

入院第3~4天。
1. 麻醉方式：局部麻醉、腰麻或连续硬膜外麻醉，特殊情况可选用静脉麻醉。
2. 手术行肛裂切除术。
3. 必要时标本送病理。

> **释义**
>
> ■ 肛裂切除术：麻醉完成后，沿肛裂行梭形或下宽上窄的扇形切口，切除肛裂周围及底部的瘢痕组织。切除底部瘢痕时，沿内括约肌表层分离，勿过多损伤内括约肌。如有前哨痔及肛乳头肥大应一并切除。
> ■ 有条件的单位，应将切除标本送病理。

（九）术后住院恢复

4~5天。
1. 局部麻醉患者术后即可进食，半小时后可下床活动。

2. 连续硬膜外麻醉或腰硬联合麻醉者，术后去枕平卧、禁食6小时，补液治疗；术后6小时可下床活动，可进流食。

3. 每天切口换药1~2次，创面较深时，放置纱条引流并保持引流通畅；创面变浅后可改为坐浴。

4. 术后用药：局部用药（栓剂、膏剂、洗剂）、口服药物和物理治疗等。

5. 必须复查的检查项目：血常规、尿常规。

6. 术后异常反应处理：

（1）疼痛处理：酌情选用镇静药、镇痛药等。

（2）术后尿潴留的预防及处理：理疗、针灸或导尿。

（3）伤口渗血处理：换药、出血点压迫或使用止血剂。

（4）排便困难：口服软化大便药物，必要时诱导灌肠。

（5）创面水肿：使用局部或全身消水肿药。

（6）术后继发大出血的处理：结扎或电凝出血点。

（7）其他处理：呕吐、发热、头痛等，对症处理。

> **释义**
>
> ■ 术后可根据患者恢复情况做必须复查的检查项目，并根据病情变化增加检查的频次。复查项目并不仅局限于路径中的项目。
>
> ■ 伤口渗血时可换药、压迫出血或使用止血剂，如使用注射用尖吻蝮蛇血凝酶。
>
> ■ 如出现排便困难，可酌情给予通便治疗，尽可能减少因干硬便导致创面出血，如口服山梨醇、乳果糖等通便药物。

（十）出院标准

1. 体温正常，无需要住院处理的并发症和（或）合并症。

2. 肛门部创面无异常分泌物，引流通畅，无明显水肿、出血。

> **释义**
>
> ■ 主治医师应在出院前，通过复查的各项检查并结合患者恢复情况决定是否能出院。如果确有需要继续留院治疗的情况，超出了路径所规定的时间，应先处理并发症并符合出院条件后再准许患者出院。

（十一）变异及原因分析

1. 手术后出现继发感染或大出血等并发症时，导致住院时间延长与费用增加。

2. 伴发其他基础疾病需要进一步明确诊断，导致住院时间延长与费用增加。

> **释义**
>
> ■ 对于轻微变异，如由于某种原因，路径指示应当于某一天的操作不能如期进行而要延期的，这种改变不会对最终结果产生重大改变，也不会更多地增加住院天数和住院费用，可不出本路径。

　　■ 除以上所列变异及原因外，如还出现医疗、护理、患者、环境等多方面的变异原因，应阐明变异相关问题的重要性，必要时须及时退出本路径，并应将特殊的变异原因进行归纳、总结，以便重新修订路径时作为参考，不断完善和修订路径。

四、肛裂临床路径给药方案

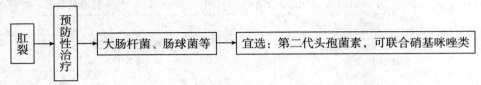

【用药选择】

1. 为预防术后手术部位感染，应针对大肠杆菌、肠球菌及厌氧菌选用药物。

2. 第二代头孢菌素注射剂有头孢呋辛、头孢替安等，口服制剂有头孢克洛、头孢呋辛酯和头孢丙烯等。可联合应用硝基咪唑类抗菌药物，有甲硝唑、奥硝唑等。

【药学提示】

接受肛裂手术患者，应在术前 0.5 ~ 2 小时给药，使手术切口暴露时局部组织中已达到足以杀灭手术过程中入侵切口细菌的药物浓度。

【注意事项】

1. 肛裂切除手术切口属于 Ⅱ 类切口，可按规定适当预防性和术后应用抗菌药物，但需注意应尽可能单一、短程、较小剂量给药。

2. 用药前必须详细询问患者先前有否对头孢菌素类、青霉素类或其他药物的过敏史。

五、推荐表单

(一) 医师表单

肛裂临床路径医师表单

适用对象：第一诊断为肛裂（ICD-10：K60.0-K60.2）

行肛裂切除术（ICD-9-CM-3：49.04）

患者姓名：	性别：	年龄：	门诊号：	住院号：
住院日期： 年 月 日	出院日期： 年 月 日			标准住院日：4~7 天

日期	住院第 1~2 天	住院第 2~3 天（手术日）	
		术前与术中	**术后**
主要诊疗工作	□ 病史询问和体格检查 □ 完成首次病程记录、住院病历 □ 开常规实验室检查单 □ 上级医师查房和手术评估 □ 向患者及家属交代围术期注意事项、签署各种医疗文书 □ 手术医嘱	□ 麻醉和手术 □ 术前 0.5 小时使用抗菌药物 □ 向患者及家属交代病情及术后注意事项	□ 向患者及家属说明手术情况 □ 完成手术记录、麻醉记录和术后病程记录 □ 开术后医嘱 □ 确定有无麻醉、手术并发症
重点医嘱	**长期医嘱** □ 普通外科护理常规 □ 二级护理 □ 流质饮食 **临时医嘱** □ 查血常规、尿常规、肝肾功能、电解质、凝血功能、感染性疾病筛查 □ 心电图、胸部 X 线平片 □ 必要时行肛管直肠压力测定和（或）结肠镜检查 □ 肺功能测定和超声心动图（必要时） □ 术前准备（通便灌肠、术前镇静、备皮等） □ 药物过敏试验	**长期医嘱** □ 肛裂常规护理 □ 禁食 **临时医嘱** □ 液体治疗 □ 相应治疗（视情况）	**长期医嘱** □ 肛裂切除术后常规护理 □ 二级护理 □ 半流质饮食 □ 坐浴，bid（排便后） □ 肛门部理疗，bid（红外线治疗、激光照射治疗等） □ 口服相应对症处理药物 **临时医嘱** □ 必要时液体治疗 □ 必要时使用止血药 □ 视情况静滴或口服抗菌药物和口服镇痛药 □ 创面渗出物较多时，伤口换药
病情变异记录	□ 无 □ 有，原因： 1. 2.	□ 无 □ 有，原因： 1. 2.	□ 无 □ 有，原因： 1. 2.
医师签名			

时间	住院第 3~4 天 （术后第 1 日）	住院第 4~6 天 （术后第 2~4 日）	住院第 7 天 （出院日）
主要诊疗工作	□ 上级医师查房 □ 观察切口（观察内容：渗血、分泌物、水肿等）、有无疼痛及排便情况 □ 完成常规病程记录	□ 上级医师查房 □ 注意观察切口情况有无疼痛 □ 评估昨日检验结果 □ 完成常规病程记录	□ 上级医师查房，进行手术及伤口评估，确定有无手术并发症，明确是否出院 □ 通知患者及其家属出院 □ 向患者及其家属交代出院后创面注意事项，预约复诊日期 □ 完成出院记录、病案首页、出院证明书 □ 将出院小结的副本交给患者或家属
重点医嘱	**长期医嘱** □ 二级护理 □ 半流质饮食 □ 坐浴，bid □ 根据创面水肿情况，选择肛门部理疗，bid（红外线治疗、激光照射治疗等） □ 口服相应对症处理药物 **临时医嘱** □ 视情况应用口服镇痛药 □ 创面换药 □ 复查血尿常规、肝肾功能等	**长期医嘱** □ 二级护理 □ 普通饮食 □ 坐浴，bid □ 视创面情况选用肛内用药：栓剂或膏乳剂 □ 视创面情况选用肛门部理疗，bid（红外线治疗、激光照射治疗等） **临时医嘱** □ 视情况口服镇痛药 □ 创面渗出物较多时，伤口换药	**临时医嘱** □ 根据患者状况决定检查项目 □ 换药 □ 出院带药
病情变异记录	□ 无　□ 有，原因： 1. 2.	□ 无　□ 有，原因： 1. 2.	□ 无　□ 有，原因： 1. 2.
医师签名			

（二）护士表单

肛裂临床路径护士表单

适用对象：第一诊断为肛裂（ICD-10：K60.0-K60.2）

行肛裂切除术（ICD-9-CM-3：49.04）

患者姓名：		性别： 年龄： 门诊号：	住院号：
住院日期： 年 月 日		出院日期： 年 月 日	标准住院日：4~7 天

日期	住院第 1~2 天	住院第 2~3 天（手术日）	
		术前与术中	术后
健康宣教	□ 入院宣教 介绍主管医师、护士 介绍环境、设施 介绍住院注意事项	□ 术前宣教 宣教疾病知识、术前准备及手术过程 告知准备物品、沐浴 告知术后饮食、活动及探视注意事项 告知术后可能出现的情况及应对方式 主管护士与患者沟通，了解并指导心理应对告知家属等候区位置	□ 术后宣教 告知饮食、体位要求 告知疼痛注意事项 告知术后可能出现情况及应对方式 告知用药情况 尿管后注意事项 腰椎穿刺后注意事项给予患者及家属心理支持 再次明确探视陪护须知
护理处置	□ 核对患者姓名，佩戴腕带 □ 建立入院护理病历 □ 卫生处置：剪指（趾）甲、沐浴，更换病号服 □ 协助医师完成术前检查化验	□ 术前准备 配血、抗菌药物皮试 备皮、药物灌肠、禁食、禁水 □ 送手术 摘除患者各种活动物品 核对患者姓名资料及带药 填写手术交接单，签字确认	□ 接手术 核对患者姓名及资料，签字确认
基础护理	□ 三级护理 □ 晨晚间护理 □ 患者安全管理	□ 二级护理 □ 晨晚间护理 □ 患者安全管理	□ 二级护理 □ 晨晚间护理 □ 患者安全管理
专科护理	□ 护理查体 □ 术前肠道准备药物指导	□ 观察患者生命体征 □ 术前心理、生活护理	□ 遵医嘱予抗感染、止血、镇痛等治疗 □ 观察患者生命体征 □ 嘱患者保持肛门清洁，切忌用力排便 □ 观察手术创面有无渗血 □ 术后心理、生活护理 □ 疼痛护理
重点医嘱	□ 详见医嘱执行单	□ 详见医嘱执行单	□ 详见医嘱执行单
病情变异记录	□ 无 □ 有，原因： 1. 2.	□ 无 □ 有，原因： 1. 2.	□ 无 □ 有，原因： 1. 2.
护士签名			

时间	住院第 3~4 天 （术后第 1 日）	住院第 4~6 天 （术后第 2~4 日）	住院第 7 天 （出院日）
健康宣教	□ 术后宣教 　告知饮食要求 　告知疼痛注意事项 　告知术后可能出现情况及应对 　方式 　告知用药情况 □ 给予患者及家属心理支持	□ 术后宣教 　告知饮食要求 　告知疼痛注意事项 　告知术后可能出现情况及应对 　方式 　告知用药情况 □ 给予患者及家属心理支持	□ 出院宣教 　复查时间 　服药方法 　活动休息 　指导饮食 □ 指导办理出院手续
护理处置	□ 遵医嘱完成相关检查 □ 拔除尿管	□ 遵医嘱完成相关检查	□ 办理出院手续 □ 书写出院小结
基础护理	□ 二级护理 □ 晨晚间护理 □ 患者安全管理	□ 三级护理 □ 晨晚间护理 □ 患者安全管理	□ 三级护理 □ 晨晚间护理 □ 患者安全管理
专科护理	□ 观察患者生命体征 □ 嘱患者保持肛门清洁，切忌用 　力排便 □ 观察手术创面有无渗血 □ 术后心理、生活护理 □ 疼痛护理	□ 观察患者生命体征 □ 嘱患者保持肛门清洁，切忌用 　力排便 □ 观察手术创面有无渗血 □ 术后心理、生活护理 □ 疼痛护理	□ 观察患者生命体征 □ 嘱患者保持肛门清 　洁，切忌用力排便 □ 观察手术创面有无渗血 □ 术后心理、生活护理 □ 疼痛护理
重点医嘱	□ 详见医嘱执行单	□ 详见医嘱执行单	□ 详见医嘱执行单
病情变异记录	□ 无　□ 有，原因： 1. 2.	□ 无　□ 有，原因： 1. 2.	□ 无　□ 有，原因： 1. 2.
护士签名			

（三）患者表单

肛裂临床路径患者表单

适用对象：第一诊断为肛裂（ICD-10：K60.0- K60.2）

行肛裂切除术（ICD-9-CM-3：49.04）

| 患者姓名： | | 性别： 年龄： 门诊号： | 住院号： |

| 住院日期： 年 月 日 | 出院日期： 年 月 日 | 标准住院日：4~7 天 |

日期	住院第 1~2 天	住院第 2~3 天（手术日）	
		术前与术中	术后
监测	□ 测量生命体征、体重	□ 术前测量生命体征、询问排便情况	□ 术后测量生命体征、血压 1 次
医患配合	□ 护士行入院护理评估（简单询问病史） □ 接受入院宣教 □ 医师询问病史、既往病史、用药情况，收集资料 □ 进行体格检查 □ 配合完善术前相关化验	□ 配合完成术前宣教 □ 肛裂疾病知识、临床表现、治疗方法 □ 术前用物准备 □ 手术室接患者，配合核对 □ 医师与患者及家属介绍病情及手术谈话 □ 手术时家属在等候区等候 □ 探视及陪护制度	**术后宣教** □ 术后体位：术后去枕平卧 6 小时 □ 配合护士定时监测生命体征、伤口敷料等 □ 疼痛的注意事项及处理 □ 告知医护不适及异常感受 □ 配合评估手术效果
重点诊疗及检查	**重点诊疗** □ 三级护理 □ 既往基础用药	**重点诊疗** □ 术前准备 　备皮 　配血 　药物灌肠 　术前签字 **重要检查** □ 心电图、X 线胸片	**重点诊疗** □ 二级护理 □ 注意留置管路安全与通畅 □ 用药：抗菌药物、止血药物的应用 □ 护士协助记录出入量
饮食及活动	□ 普通饮食 □ 正常活动	□ 术前 12 小时禁食、禁水 □ 正常活动	□ 术后 6 小时普通饮食 □ 术后 6 小时正常活动

时间	住院第 3 ~ 4 天 （术后第 1 日）	住院第 4 ~ 6 天 （术后第 2 ~ 4 日）	住院第 7 天 （出院日）
监测	□ 定时监测生命体征，每日询问排便及疼痛情况	□ 定时监测生命体征，每日询问排便及疼痛情况	□ 定时监测生命体征，每日询问排便及疼痛情况
医患配合	□ 医师巡视，了解病情 □ 护士行晨晚间护理 □ 配合监测出入量 □ 膀胱功能锻炼，成功后可将尿管拔除 □ 注意探视及陪护时间	□ 医师巡视，了解病情 □ 护士行晨晚间护理 □ 配合监测出入量	□ 接受出院前康复宣教 □ 学习出院注意事项 □ 了解复查程序 □ 办理出院手续，取出院带药
重点诊疗及检查	重点诊疗 □ 二级护理 □ 半流质饮食	重点诊疗 □ 三级护理 □ 普通饮食	重点诊疗 □ 三级护理 □ 普通饮食
饮食及活动	□ 半流质饮食 □ 正常活动	□ 普通饮食 □ 正常活动	□ 普通饮食 □ 正常活动

附：原表单（2010 年版）

肛裂临床路径表单

适用对象：第一诊断为肛裂（ICD-10：K60.0- K60.2）

行肛裂切除术（ICD-9-CM-3：49.04）

患者姓名：	性别：	年龄：	门诊号：	住院号：
住院日期：　　年　月　日	出院日期：　　年　月　日			标准住院日：4~7 天

日期	住院第 1~2 天	住院第 2~3 天 （手术日）	
		术前与术中	术后
主要诊疗工作	□ 病史询问和体格检查 □ 完成首次病程记录、住院病历 □ 开常规实验室检查单 □ 上级医师查房和手术评估 □ 向患者及家属交代围术期注意事项、签署各种医疗文书 □ 手术医嘱	□ 麻醉和手术 □ 术前 0.5 小时使用抗菌药物 □ 向患者及家属交代病情及术后注意事项	□ 向患者及家属说明手术情况 □ 完成手术记录、麻醉记录和术后病程记录 □ 开术后医嘱 □ 确定有无麻醉、手术并发症
重点医嘱	**长期医嘱** □ 普通外科护理常规 □ 二级护理 □ 流质饮食 **临时医嘱** □ 查血常规、尿常规、肝肾功能、电解质、凝血功能、感染性疾病筛查 □ 心电图、胸部 X 线平片 □ 必要时行肛管直肠压力测定和（或）结肠镜检查 □ 肺功能测定和超声心动图（必要时） □ 术前准备（通便灌肠、术前镇静、备皮等） □ 药物过敏试验	**长期医嘱** □ 肛裂常规护理 □ 禁食 **临时医嘱** □ 液体治疗 □ 相应治疗（视情况）	**长期医嘱** □ 按腰硬外麻醉下行肛裂切除术后常规护理 □ 二级护理 □ 半流质饮食 □ 坐浴，bid（排便后） □ 肛门部理疗，bid（红外线治疗、激光照射治疗等） □ 口服相应对症处理药物 **临时医嘱** □ 必要时液体治疗 □ 必要时使用止血药 □ 视情况静滴或口服抗菌药物和口服镇痛药 □ 创面渗出物较多时，伤口换药
主要护理工作	□ 环境介绍 □ 护理评估 □ 制定护理计划 □ 静脉取血（明晨取血） □ 指导患者到相关科室进行检查 □ 饮食、心理、生活指导 □ 服药指导 □ 术前准备	□ 观察患者生命体征 □ 嘱患者保持肛门清洁，切忌用力排便 □ 观察手术创面有无渗血 □ 术后心理、生活护理 □ 疼痛护理	□ 记录患者一般状况，营养状况 □ 嘱患者继续注意保持大便通畅，保持肛门局部清洁

续　表

日期	住院第 1~2 天	住院第 2~3 天 （手术日）	
		术前与术中	术后
病情 变异 记录	□无　□有，原因： 1. 2.	□无　□有，原因： 1. 2.	□无　□有，原因： 1. 2.
护士 签名			
医师 签名			

时间	住院第 3~4 天 （术后第 1 日）	住院第 4~6 天 （术后第 2~4 天）	住院第 7 天 （出院日）
主要诊疗工作	□ 上级医师查房 □ 观察切口（观察内容：渗血、分泌物、水肿等）、有无疼痛及排便情况 □ 完成常规病程记录	□ 上级医师查房 □ 注意观察切口情况有无疼痛 □ 评估昨日检验结果 □ 完成常规病程记录	□ 上级医师查房，进行手术及伤口评估，确定有无手术并发症，明确是否出院 □ 通知患者及其家属出院 □ 向患者及其家属交代出院后创面注意事项，预约复诊日期 □ 完成出院记录、病案首页、出院证明书 □ 将出院小结的副本交给患者或家属
重点医嘱	**长期医嘱** □ 二级护理 □ 半流质饮食 □ 坐浴，bid □ 根据创面水肿情况，选择肛门部理疗，bid（红外线治疗、激光照射治疗等） □ 口服相应对症处理药物 **临时医嘱** □ 视情况应用口服镇痛药 □ 创面换药 □ 复查血尿常规、肝肾功能等	**长期医嘱** □ 二级护理 □ 普通饮食 □ 坐浴，bid □ 视创面情况选用肛内用药：栓剂或膏乳剂 □ 视创面情况选用肛门部理疗，bid（红外线治疗、激光照射治疗等） **临时医嘱** □ 视情况口服镇痛药 □ 创面渗出物较多时，伤口换药	**临时医嘱** □ 根据患者状况决定检查项目 □ 换药 □ 出院带药
主要护理工作	□ 记录患者一般状况，营养状况 □ 嘱患者注意保持大便通畅，保持肛门局部清洁	□ 记录患者一般状况，营养状况 □ 嘱患者继续注意保持大便通畅，保持肛门局部清洁	□ 指导对疾病的认识及日常保健 □ 指导患者坐浴、清洁伤口（出院后创面不再换药） □ 指导作息、饮食及活动 □ 指导复诊时间 □ 指导办理出院手续、结账等事项 □ 进行出院宣教
病情变异记录	□ 无 □ 有，原因： 1. 2.	□ 无 □ 有，原因： 1. 2.	□ 无 □ 有，原因： 1. 2.
护士签名			
医师签名			

第二十八章

肛瘘临床路径释义

一、肛瘘编码

1. 国家卫生和计划生育委员会原编码：

疾病名称及编码：肛瘘（ICD-10：K60.301）

2. 修改编码：

疾病名称及编码：低位肛瘘（ICD-10：K60.302）

复杂性肛瘘（ICD-10：K60.303）

手术操作名称及编码：肛瘘切开或切除术、肛瘘闭合术（ICD-9-CM-3：49.1/49.73）

二、临床路径检索方法

（K60.302/K60.303）伴（49.1/49.73）（不包括：高位肛瘘 K60.301/高位复杂性肛瘘 K60.304）

三、肛瘘临床路径标准住院流程

（一）适用对象

第一诊断为肛瘘（ICD-10：K60.301），行肛瘘挂线术、肛瘘切除术、肛瘘切开术。

> **释义**
>
> ■ 适用对象编码参见第一部分。
>
> ■ 本路径适用对象为临床诊断为低位单纯性肛瘘或低位复杂性肛瘘的患者，如为高位单纯性肛瘘、高位复杂性肛瘘，或合并严重感染、肛门狭窄、肛门失禁等并发症，需进入其他相应路径。

（二）诊断依据

根据《临床诊疗指南·外科学分册》（中华医学会编着，人民卫生出版社）。

1. 病史：反复发作的肛周肿痛、流脓，急性期可发热。
2. 体格检查：体温、脉搏、肛周及会阴部查体、直肠指诊。
3. 实验室检查：血常规、分泌物培养。
4. 辅助检查：肛周彩超、直肠腔内彩超，必要时瘘管造影，盆腔 CT、盆腔 MRI.。
5. 鉴别诊断：肛周皮脂腺感染、肛周毛囊腺感染、大汗腺炎等。

> **释义**
>
> ■ 本路径的制订主要参考国内权威参考书籍和诊疗指南。
>
> ■ 临床症状和专科查体是诊断肛瘘的初步依据，肛瘘在不同时期其临床表现亦不同。肛瘘一般由原发性内口、瘘道和继发性外口三部分组成，但也有仅具有内口或

外口者。若引流通畅分泌物少，患者可无任何症状或肛周仅有轻微不适；如外口封闭，脓液积存，则出现红、肿、热、痛等炎症表现。由于炎症浸润，封闭的外口可再次破溃排出脓液，或脓液穿透邻近皮肤流出，形成新的外口。脓液排出后，症状消失。部分患者临床表现不典型，可表现为肛门瘙痒，甚至肛周皮肤发生湿疹样改变。专科查体于肛周可见肛瘘外口、直肠指诊可触及齿线处结节（内口），并可触及条索状瘘管则可诊断。极少数患者为内盲瘘或外盲瘘，查体可未及内口或外口。盆腔 CT 或盆腔 MRI 常有助于诊断。

（三）进入路径标准

1. 第一诊断符合 ICD-10：K60.301 疾病编码。
2. 有手术适应证，无手术禁忌证。
3. 当患者合并其他疾病，但住院期间不需要特殊处理也不影响第一诊断的临床路径流程实施时，可以进入路径。

> **释义**
>
> ■ 本路径适用对象为临床诊断为低位单纯性肛瘘或低位复杂性肛瘘的患者，如为高位单纯性肛瘘、高位复杂性肛瘘，或合并严重感染、肛门狭窄、肛门失禁等并发症，需进入其他相应路径。
>
> ■ 入院后常规检查发现有基础疾病，如高血压、冠状动脉粥样硬化性心脏病、糖尿病、肝肾功能不全等，经系统评估后对肛瘘手术治疗无特殊影响且无特殊专科治疗者，可进入路径。但可能加重基础疾病，增加医疗费用，延长住院时间。

（四）标准住院日

5～7 天。

> **释义**
>
> ■ 怀疑肛瘘的患者入院后，完善相关病史采集、专科查体、术前检查，明确是否符合路径要求，完善术前准备 1～2 天，第 2 天行肛瘘手术治疗。术后开始抗炎、换药等对症支持治疗，观察感染控制情况及局部创面愈合情况，总住院时间不超过 7 天符合本路径要求。
>
> 注：因合并基础疾病，如高血压、冠状动脉粥样硬化性心脏病、糖尿病、肝肾功能不全等明显增加住院时间者应退出路径。

（五）住院期间的检查项目

1. 必须的检查项目：
（1）血常规、尿常规、大便常规+隐血。
（2）凝血功能、肝肾功能、感染性疾病筛查（乙型肝炎、丙型肝炎、艾滋病、梅毒等）、血型。

（3）心电图。

（4）X 线胸片。

（5）肛周彩超。

2. 根据患者病情进行的检查项目：

盆腔 CT、盆腔 MRI、心脏彩超等。

> **释义**
>
> ■ 血常规、尿常规、便常规+隐血是最基本的三大常规检查，进入路径的患者均需完成。便隐血试验和血红蛋白检测可以进一步了解患者有无急性或慢性失血；肝肾功能、电解质、血糖、凝血功能、心电图、X 线胸片可评估有无基础疾病，是否影响住院时间、费用及其治疗预后；血型、Rh 因子、感染性疾病筛查用于手术前准备；所有患者均应行肛周彩超，明确病变部位及程度。
>
> ■ 本病需与其他相关疾病相鉴别，如骶尾部囊肿，除查肛周彩超外，应行盆腔 CT；骶尾部骨髓炎破溃瘘口，应行盆腔 MRI 检查；血清肿瘤标志物可协助鉴别肛瘘有无恶变。此外建议术前常规行肠镜检查，排除同时伴有的结直肠疾患。
>
> ■ 由于部分肛瘘患者病情较为复杂，指诊及彩超无法判断瘘管走形复杂程度时应行瘘管造影，或盆腔 CT 或盆腔 MRI。针对心脏基础疾病患者可增加心脏彩超检查，评估术中心血管风险。

（六）治疗方案的选择

根据《临床诊疗指南·外科学分册》（中华医学会编着，人民卫生出版社）。

1. 诊断明确者，建议手术治疗。

2. 对于手术风险较大者（高龄、合并较严重内科疾病等），需向患者或家属详细交代病情；如不同意手术，应充分告知风险，予加强抗炎保守治疗。

3. 对于有明确手术禁忌证者，予抗炎保守治疗。

> **释义**
>
> ■ 由于肛瘘自愈的机会很低，不及时治疗会反复发作，加重病情，形成新的瘘管或继发感染。因此，对于诊断明确患者均应行手术治疗。肛瘘切开术、肛瘘切除术、肛瘘挂线术是治疗低位肛瘘的常用术式。肛瘘切开术适用于低位肛瘘。因瘘管在外括约肌深部以下，切开后只损伤外括约肌皮下部及浅部，术后不会出现肛门失禁。肛瘘切除术适用于低位单纯性肛瘘。肛瘘挂线术适用于 3~5cm 内，有内外口的低位或高位单纯性肛瘘，或作为复杂性肛瘘切开切除的辅助治疗。
>
> ■ 对于明确手术禁忌无法手术患者，充分向患者及家属告知病情，合并感染者应给予单纯抗炎姑息治疗。应选用革兰阴性杆菌敏感抗菌药物足疗程充分抗炎，同时给予温水坐浴理疗等，缓解患者症状。

（七）预防性抗菌药物选择与使用时机

抗菌药物：建议使用第二代头孢菌素；明确感染患者，可根据药敏试验结果调整抗菌药物。

对本药或其他头孢菌素类药过敏者，对青霉素类药有过敏性休克史者禁用；肝肾功能不全、有胃肠道疾病史者慎用；

1. 使用本药前须进行皮试。

2. 若头孢类药物过敏，可替代应用其他种类抗菌药物。

释义

■ 对于无明显感染征象的肛瘘患者应给予第二代头孢菌素±甲硝唑，或头霉素类，或头孢曲松±甲硝唑预防性给药。输注时间因为皮肤或黏膜切开前 0.5~1 小时，手术时间小于 2 小时于术前输注 1 次即可，若手术时间大于 2 小时则应于术中加用 1 次抗菌药物。

（八）手术日

住院第 2 天。

1. 麻醉方式：局部麻醉、连续硬膜外麻醉、联合麻醉和全身麻醉。

2. 手术方式：肛瘘挂线术、肛瘘切除术、肛瘘切开术。

3. 病理：术后标本送病理检查。

4. 实验室检查：术中局部渗出物宜送细菌培养及药敏试验检查。

释义

■ 由于患者腰椎疾病或其他不适合连续硬膜外、联合麻醉的患者可行全身麻醉，可能增加手术费用。

■ 所有手术患者均应行术后病理检查，如为恶性，则应退出路径。

■ 患者术中少量出血，可能应用特殊卫材止血纱布等，有增加手术费用的可能。

■ 术中局部渗出物送细菌培养及药敏试验，可指导患者诊断敏感菌制定抗菌药物方案。

（九）术后住院恢复

≤5 天。

1. 连续硬膜外麻醉、联合麻醉和全身麻醉患者，术后回病房平卧 6 小时后可进流食，继续补液抗感染治疗；局部麻醉患者术后即可进食，半小时后可下床活动。

2. 术后逐步恢复正常进食。

3. 术后用药：局部用药（栓剂、膏剂、洗剂）；应用广谱抗菌药物和抗厌氧菌药物抗感染 3~5 天，可根据具体情况决定抗菌药物使用频率及使用时间。

4. 术后每天换药 1~2 次，创面较深时，放置纱条引流并保持引流通畅。同时辅助以切口理疗（中药泡洗等）。

5. 术后复查血常规。

6. 术后异常反应处理：

（1）疼痛处理：酌情选用镇静、镇痛药物、患者自控镇痛泵等。

（2）术后尿潴留的预防及处理：控制输液速度及输液量，理疗，导尿等。

（3）切口渗血处理：换药、出血点压迫、使用止血剂。

（4）排便困难：口服软化大便药物，必要时诱导灌肠。
（5）创面水肿：使用局部或全身消肿药物。
（6）术后继发大出血处理。
（7）其他情况处理：呕吐、发热、头痛等，对症处理。

释义

■ 术后48小时复查血常规，如血常规正常，即可停用抗菌药物，后定期复查血常规至术后第5日；如术后48小时复查血常规，白细胞总数、中性粒细胞比率明显增高则应继续应用抗菌药物至术后第5日，再次复查血常规，如仍异常则应退出路径，并寻找感染原因。

■ 术后24小时之内应充分镇痛，至72小时应逐步过渡为口服镇痛药或换药时局部麻醉剂。

■ 术后继发大出血时寻找出血原因，如为血液病等内科疾病，血管变异等原因，则应退出路径。

■ 术后72小时之内应帮助患者首次排便，以免大便嵌顿，压迫周围创面，影响血运，延迟愈合，增加感染概率。

（十）出院标准

1. 患者一般情况良好，正常流食或半流质饮食，排便通畅，无明显肛门周围疼痛，体温正常，无需要住院的并发症或合并症。
2. 肛门部创面无异常分泌物，引流通畅，无明显水肿及出血。

释义

■ 出院前，患者应血常规正常，无明显感染指征，无需继续抗炎治疗，且无便嵌顿情况出现。

■ 局部创面无脓性分泌物，无假性愈合，无明显水肿、出血。

（十一）变异及原因分析

1. 手术后出现继发切口感染或持续性大出血，下肢静脉血栓等其他严重并发症时，导致住院时间延长及费用增加。
2. 住院后出现其他内、外科疾病需进一步明确诊断，导致住院时间延长与费用增加。

释义

■ 存在明显手术禁忌证患者，按标准保守治疗方案治疗，如患者局部症状缓解不明显，所有入路径患者发现其他严重基础疾病，需调整药物治疗或继续其他基础疾病的治疗，则终止本路径；个别肛瘘患者反复感染，治疗疗程长、治疗费用高者，需退出本路径；出现肛门失禁、肛门狭窄，术后感染等并发症时，需转入相应路径。

■ 认可的变异原因主要是指患者入选路径后，在检查及治疗过程中发现患者合并存在事前未预知的、对本路径治疗可能产生影响的情况，需要终止执行路径或延长治疗时间、增加治疗费用。医师需在表单中明确说明。

■ 因患者方面的主观原因导致执行路径出现变异，需医师在表单中予以说明。

四、肛瘘临床路径给药方案

【用药选择】

1. 术前预防用药：肛瘘手术，应于术前给予预防性用药。根据《抗菌药物临床应用指导原则（2015年版）》［国卫办医发〔2015〕43号附件］，抗菌药物应于术前0.5~1小时静脉滴注。肛瘘局部分泌物细菌培养结果多为包括革兰阴性杆菌、革兰阳性球菌及厌氧菌的混合细菌感染，建议使用第二代头孢菌素预防感染，且预防用药术后应用不超过48小时。常用二代头孢菌素包括头孢孟多酯钠、头孢西汀、头孢呋辛等，如头孢孟多酯钠2.0g，1日2次静脉滴注；明确感染者，可应用第三代头孢菌素联合抗厌氧菌药物抗炎治疗，并根据药敏试验结果及时调整抗菌方案。第三代头孢菌素包括头孢哌酮、头孢地嗪、头孢甲肟等。建议给予头孢地嗪2.0g+奥硝唑0.5g，1日2次静脉滴注抗炎治疗，连用5~7天，根据血常规结果停止抗炎治疗。

2. 使用头孢菌素前须进行皮试。对于头孢菌素过敏者可应用其他种类抗菌药物如氨曲南或比阿培南等。

3. 局部创面每日换药，应用中药坐浴洗剂熏洗，促进创面坏死组织脱落，预防感染。痔疮膏剂及栓剂塞入肛内，以收敛止血、消肿镇痛。局部创面外用止痛凝胶，以减少换药带来的痛苦。

4. 若排便困难，可给予润肠通便药物，口服麻仁软胶囊，必要时给予灌肠。

【药学提示】

头孢菌素较为安全，可能出现的不良反应有药物热、皮疹、胃肠道功能紊乱、血小板减少、白细胞减少、嗜酸性粒细胞增多、血清谷丙转氨酶和尿素氮暂时升高以及腹泻。主要为过敏性皮疹、荨麻疹等。

【注意事项】

1. 头孢菌素和青霉素存在交叉过敏，头孢菌素存在迟发过敏，应严密监测。

2. 应用头孢菌素饮酒会出现双硫仑样反应，应严格禁酒。

3. 头孢菌素应用于肝肾功能障碍、儿童患者等应适当较少药物用量。

4. 应用抗菌药物应监测血常规、血培养，及时调整抗菌药物方案。

5. 市场上，中药痔疮膏（栓）种类繁多，有的含有麝香成分，妊娠期及哺乳期妇女慎用。

五、推荐表单

（一）医师表单

肛瘘临床路径医师表单

适用对象：第一诊断为肛瘘（ICD-10：K60.301）

行肛瘘挂线术/肛瘘切除术/肛瘘切开（ICD：49.73002/49.12002/49.11004）

| 患者姓名： | | | 性别： | 年龄： | 门诊号： | | 住院号： |

| 住院日期： 年 月 日 | | | 出院日期： 年 月 日 | | | | 标准住院日：6天 |

时间	住院第 1 天	住院第 2 天	住院第 3 天
主要诊疗工作	□ 病史询问，体格检查 □ 完善病例 □ 完善相关检查 □ 上级医师查看患者，制订治疗方案 □ 医患沟通，签署手术同意书，通知手术室 □ 完成术前辅助检查 □ 完成术前小结	□ 完成手术治疗并 24 小时内完成手术记录及术后首次病程 □ 观察生命体征及创面渗血情况 □ 评估疼痛程度 □ 了解术后排尿情况，必要时导尿	□ 消炎 □ 消肿 □ 切口坐浴 □ 切口换药 □ 肛门部理疗
重点医嘱	**长期医嘱** □ 肛肠科护理常规 □ 二级护理 □ 半流食 □ 自主体位 □ 生命体征检测 **临时医嘱** □ 血常规、血型 □ 凝血 □ 病房生化 □ 乙型肝炎五项、感染疾病筛查 □ 心电图 □ X 线胸片 □ 必要时盆腔 MRI 及直肠镜检查 □ 手术名称（肛瘘挂线术或肛瘘切开术或肛瘘切除术） □ 术前准备（肠道准备、备皮、佩戴腕带）	**长期医嘱** □ 肛肠科术后护理常规 □ 二级护理 □ 全流食 □ 自主体位 **临时医嘱** □ 心电监护 □ 氧气吸入 □ 血压、脉搏检测 □ 消炎、消肿、补液治疗	**长期医嘱** □ 术后护理常规 □ 二级护理 □ 全流食 □ 自主体位 **临时医嘱** □ 切口坐浴 □ 切口换药 □ 肛门部理疗
病情变异记录	□ 无 □ 有，原因： 1. 2.	□ 无 □ 有，原因： 1. 2.	□ 无 □ 有，原因： 1. 2.
医师签名			

时间	住院第2天 （手术日）		住院第3天 （术后第1日）
	术前	术后	
主要 诊疗 工作	□ 完善术前准备 □ 上级医师查房 □ 完成手术治疗	□ 书写手术记录 □ 书写术后病程记录 □ 观察生命体征 □ 评估疼痛程度	□ 医师查房及病程记录 □ 观察术后生命体征 □ 观察手术切口情况 □ 评估疼痛程度
重 点 医 嘱	**长期医嘱** □ 肛肠科护理常规 □ 二级护理 □ 禁食、禁水 **临时医嘱** □ 口服其他内科疾病用药	**长期医嘱** □ 停术前长期医嘱 □ 肛肠科术后护理常规 □ 二级护理 □ 禁食、禁水6小时后改全流食 □ 平卧6小时后改自主体位 □ 必要时保留导尿 □ 口服润肠通便药物、消肿镇痛 　药物 **临时医嘱** □ 静脉输液（抗炎、消肿药物等） □ 其他内科疾病用药	**长期医嘱** □ 肛肠科术后护理常规 □ 二级护理 □ 抗炎、消肿治疗 □ 注意切口疼痛及渗出 □ 必要时口服通便药物 □ 口服消肿药物 □ 切口坐浴 □ 切口换药 **临时医嘱** □ 静脉输液（抗炎、消肿药 　物等） □ 其他内科疾病用药
病情 变异 记录	□ 无　□ 有，原因： 1. 2.	□ 无　□ 有，原因： 1. 2.	□ 无　□ 有，原因： 1. 2.
医师 签名			

时间	住院第 4 天 （术后第 2 日）	住院第 5 天 （术后第 3 日）	住院第 6 天 （术后第 4 日）
主要 诊疗 工作	□ 书写病程记录 　　上级医师查房记录 □ 观察患者切口情况，疼痛情 　　况，切口有无渗血 □ 切口换药及理疗	□ 书写病程记录 □ 观察患者切口情况，疼痛情 　　况，切口有无渗血 □ 切口换药及理疗	□ 书写病程记录 □ 观察患者切口情况，疼痛 　　情况，切口有无渗血 □ 切口换药及理疗
重 点 医 嘱	**长期医嘱** □ 肛肠科术后护理常规 □ 二级护理 □ 半流食或低盐低脂饮食或糖 　　尿病饮食 □ 使用抗菌药物 □ 口服对症治疗药物 □ 切口坐浴 □ 切口换药 **临时医嘱** □ 适当补液 □ 创面渗血较多时使用止血药	**长期医嘱** □ 肛肠科术后护理常规 □ 二级护理 □ 半流食或低盐低脂饮食或糖 　　尿病饮食 □ 使用抗菌药物 □ 口服对症治疗药物 □ 切口坐浴 □ 切口换药 **临时医嘱** □ 适当补液 □ 创面渗血较多时使用止血药	**长期医嘱** □ 肛肠科术后护理常规 □ 二级护理 □ 半流食或低盐低脂饮食或 　　糖尿病饮食 □ 使用抗菌药物 □ 口服对症治疗药物 □ 切口坐浴 □ 切口换药 **临时医嘱** □ 适当补液 □ 复查血常规 □ 创面渗血较多时使用止血 　　药物
病情 变异 记录	□ 无　□ 有，原因： 1. 2.	□ 无　□ 有，原因： 1. 2.	□ 无　□ 有，原因： 1. 2.
医师 签名			

（二）护士表单

<h3 style="text-align:center">肛瘘临床路径护士表单</h3>

适用对象：第一诊断为肛瘘（ICD-10：K60.301）

　　　　　行肛瘘挂线术/肛瘘切除术/肛瘘切开术（ICD：49.73002/49.12002/49.11004）

患者姓名：	性别： 年龄： 门诊号：	住院号：
住院日期： 年 月 日	出院日期： 年 月 日	标准住院日：6 天

时间	住院第 1 天	住院第 2 天 （手术日）	住院第 3 天
健康宣教	□ 入院宣教、术前宣教 　介绍主管医师、护士 　介绍环境、设施 　介绍住院注意事项 　介绍探视和陪护制度 　告知手术所需物品准备	□ 术前、术后宣教 □ 告知饮食、体位要求 □ 告知术后需禁食 6 小时 □ 给予患者及家属心理支持 　再次明确探视陪护须知	□ 术后宣教 □ 饮食活动指导 □ 告知用药作用及频率 □ 告知局部换药坐浴熏洗时间及方法 □ 告知换药准备、时间及要求 □ 强调探视及陪护制度
护理处置	□ 协助医师完成术前的相关化验 □ 核对患者姓名，佩戴腕带 □ 建立入院护理病历 □ 协助患者留取各种标本 □ 测量生命体征 □ 测量体重	□ 术前准备，送患者至手术中心，摘除患者义齿 □ 核对患者资料及术中带药 □ 接患者核对患者及资料 □ 禁食、禁水 □ 静脉输液 □ 观察创面渗出及渗血情况	□ 带患者熏洗坐浴室 □ 遵医嘱完成相关护理
基础护理	□ 二级护理 □ 晨晚间护理 □ 排泄管理 □ 患者安全管理	□ 一级护理 □ 晨晚间护理 □ 排泄管理 □ 患者安全管理	□ 二级或一级护理 □ 晨晚间护理 □ 患者安全管理
专科护理	□ 护理查体 □ 病情观察 □ 大便的观察 □ 局部体征的观察 □ 需要时，填写跌倒及压疮防范表 □ 需要时，请家属陪护 □ 确定饮食种类 □ 心理疏导	□ 病情观察 □ 监测生命体征 □ 创面渗出及渗血情况 □ 患者术后排尿及疼痛情况 □ 遵医嘱完成相关护理 □ 心理护理	□ 病情观察 □ 创面渗出及渗血情况 □ 患者排尿、排便及疼痛情况 □ 遵医嘱完成相关护理 □ 心理护理
重点医嘱	□ 详见医嘱执行单	□ 详见医嘱执行单	□ 详见医嘱执行单
病情变异记录	□ 无　□ 有，原因： 1. 2.	□ 无　□ 有，原因： 1. 2.	□ 无　□ 有，原因： 1. 2.
护士签名			

时间	住院第 4~5 天 （术后第 2 日）	住院第 6 天 （出院日）
健康宣教	□ 术后宣教 □ 饮食、活动指导 □ 引导患者熟悉换药流程	□ 出院宣教 □ 出院门诊换药 □ 活动休息 □ 指导饮食 □ 指导办理出院手续
护理处置	□ 遵医嘱完成相关护理	□ 办理出院手续 □ 书写出院小结
基础护理	□ 二级护理 □ 晨晚间护理 □ 排泄管理 □ 患者安全管理	□ 二级护理 □ 晨晚间护理 □ 协助或指导进食、进水 □ 协助或指导活动 □ 患者安全管理
专科护理	□ 病情观察 □ 创面渗出及渗血情况 □ 患者排尿、排便及疼痛情况 □ 心理护理	□ 病情观察 □ 创面渗出及渗血情况 □ 患者排尿、排便及疼痛情况 □ 出院指导 □ 心理护理
重点医嘱	□ 详见医嘱执行单	□ 详见医嘱执行单
病情变异记录	□ 无　□ 有，原因： 1. 2.	□ 无　□ 有，原因： 1. 2.
护士签名		

（三）患者表单

肛瘘临床路径患者表单

适用对象：第一诊断为肛瘘（ICD-10：K60.301）
行肛瘘挂线术/肛瘘切除术/肛瘘切开（ICD：49.73002/49.12002/49.11004）

患者姓名：		性别： 年龄： 门诊号：		住院号：
住院日期： 年 月 日		出院日期： 年 月 日		标准住院日：6 天

时间	入院	手术前	胃镜检查当天
医患配合	□ 配合询问病史、收集资料，请务必详细告知既往史、用药史、过敏史 □ 配合进行体格检查 □ 有任何不适请告知医师	□ 配合完善术前相关检查、化验，如采血、留尿、心电图、X 线胸片 □ 医师与患者及家属介绍病情及术前谈话、术前签字	□ 配合相关术前准备 □ 配合医师摆好手术体位
护患配合	□ 配合测量体温、脉搏、呼吸3 次、血压、体重 1 次 □ 配合完成入院护理评估（简单询问病史、过敏史、用药史） □ 接受入院宣教（环境介绍、病室规定、订餐制度、贵重物品保管等） □ 配合执行探视和陪护制度 □ 有任何不适请告知护士	□ 配合测量体温、脉搏、呼吸3 次、询问大便 1 次 □ 接受术前宣教 □ 接受饮食宣教 □ 接受药物宣教 □ 完善手术相关物品准备	□ 配合测量体温、脉搏、呼吸 3 次、询问大便 1 次 □ 送手术中心前，协助完成核对，带齐影像资料及术中用药 □ 返回病房后，配合接受生命体征的监测 □ 配合检查意识（全身麻醉者） □ 配合缓解疼痛 □ 接受术后宣教 □ 接受饮食宣教：手术当天术后 6 小时禁食 □ 接受药物宣教 □ 有任何不适请告知护士
饮食	□ 遵医嘱饮食	□ 遵医嘱饮食	□ 术前禁食、禁水 □ 术后，根据医嘱 6 小时后试饮水，无恶心呕吐进少量流食或者半流食
排泄	□ 正常排尿便	□ 正常排尿便	□ 正常排尿便
活动	□ 正常活动	□ 正常活动	□ 正常活动

时间	手术后	出院
医患配合	☐ 配合局部检查及换药 ☐ 配合完善术后检查：如采血、留尿便等	☐ 接受出院前指导 ☐ 知道门诊换药程序 ☐ 获取出院诊断书
护患配合	☐ 配合定时测量生命体征、每日询问大便及术区疼痛情况 ☐ 配合检查局部 ☐ 接受输液、服药等治疗 ☐ 接受进食、进水、排便等生活护理 ☐ 配合活动，预防皮肤压力伤 ☐ 注意活动安全，避免坠床或跌倒 ☐ 配合执行探视及陪护	☐ 接受出院宣教 ☐ 办理出院手续 ☐ 获取出院带药 ☐ 知道服药方法、作用、注意事项 ☐ 知道复印病历程序
饮食	☐ 遵医嘱饮食	☐ 遵医嘱饮食
排泄	☐ 正常排尿便	☐ 正常排尿便
活动	☐ 正常适度活动，避免疲劳	☐ 正常适度活动，避免疲劳

附：原表单（2016 年版）

肛瘘临床路径表单

适用对象：第一诊断为肛瘘（ICD-10：K60.301）

行肛瘘挂线术/肛瘘切除术/肛瘘切开（ICD：49.73002/49.12002/49.11004）

患者姓名：	性别：	年龄：	门诊号：	住院号：

住院日期： 年 月 日	出院日期： 年 月 日	标准住院：6 天

时间	住院第 1 天	住院第 2 天	住院第 3 天
主要诊疗工作	□ 病史询问，体格检查 □ 完善病例 □ 完善相关检查 □ 上级医师查看患者，制定治疗方案 □ 医患沟通，签署手术同意书，通知手术室 □ 完成术前辅助检查 □ 完成术前小结	□ 完成手术治疗并 24 小时内完成手术记录及术后首次病程 □ 观察生命体征及创面渗血情况 □ 评估疼痛程度 □ 了解术后排尿情况，必要时导尿	□ 抗炎 □ 消肿 □ 切口换药 □ 肛门部理疗
重点医嘱	**长期医嘱** □ 肛肠科护理常规 □ 二级护理 □ 半流食 □ 自主体位 □ 生命体征检测 **临时医嘱** □ 血常规、血型 □ 凝血 □ 病房生化 □ 乙型肝炎五项、感染疾病筛查 □ 心电图 □ X 线胸片 □ 必要时盆腔 MRI 及直肠镜检查 □ 手术名称（肛瘘挂线术或肛瘘切开术或肛瘘切除术） □ 术前准备（肠道准备、备皮、佩戴腕带）	**长期医嘱** □ 肛肠科术后护理常规 □ 二级护理 □ 全流食 □ 自主体位 **临时医嘱** □ 心电监护 □ 氧气吸入 □ 血压、脉搏检测 □ 消炎、消肿、补液治疗	**长期医嘱** □ 术后护理常规 □ 二级护理 □ 全流食 □ 自主体位 **临时医嘱** □ 切口坐浴 □ 切口换药 □ 肛门部理疗
护理工作	□ 登记患者基本信息 □ 辅助完善术前准备 □ 宣教 □ 心理疏导	□ 静脉输液 □ 观察创面渗出及渗血情况 □ 宣教 □ 心理疏导	□ 静脉输液 □ 宣教 □ 心理疏导
病情变异记录	□ 无 □ 有，原因： 1. 2.	□ 无 □ 有，原因： 1. 2.	□ 无 □ 有，原因： 1. 2.
护士签名			
医师签名			

时间	住院第 2 天（手术日）		住院第 3 天（术后第 1 日）
	术前	术后	
主要诊疗工作	□ 完善术前准备 □ 上级医师查房 □ 完成手术治疗	□ 书写手术记录 □ 书写术后病程记录 □ 观察生命体征 □ 评估疼痛程度	□ 医师查房及病程记录 □ 观察术后生命体征 □ 观察手术切口情况 □ 评估疼痛程度
重点医嘱	**长期医嘱** □ 肛肠科护理常规 □ 二级护理 □ 禁食、禁水 **临时医嘱** □ 口服其他内科疾病用药	**长期医嘱** □ 停术前长期医嘱 □ 肛肠科术后护理常规 □ 二级护理 □ 禁食、禁水 6 小时后改全流食 □ 平卧 6 小时后改自主体位 □ 必要时保留导尿 □ 口服润肠通便药物、消肿镇痛药物 **临时医嘱** □ 静脉输液（抗炎、消肿药物等） □ 其他内科疾病用药	**长期医嘱** □ 肛肠科术后护理常规 □ 二级护理 □ 抗炎、消肿治疗 □ 注意切口疼痛及渗出 □ 必要时口服通便药物 □ 口服消肿药物 **临时医嘱** □ 静脉输液（抗炎、消肿药物等） □ 其他内科疾病用药
护理工作	□ 交接患者 □ 输液治疗 □ 观察创面渗出情况 □ 术后饮食指导 □ 健康咨询	□ 输液治疗 □ 观察患者一般情况，创面渗出及渗血情况 □ 饮食指导	□ 输液治疗 □ 观察创面渗出及渗血情况 □ 饮食指导
病情变异记录	□ 无　□ 有，原因： 1. 2.	□ 无　□ 有，原因： 1. 2.	□ 无　□ 有，原因： 1. 2.
护士签名			
医师签名			

时间	住院第4天 （术后第2日）	住院第5天 （术后第3日）	住院第6天 （术后第4日）
主要诊疗工作	□ 书写病程记录 　上级医师查房记录 □ 观察患者切口情况，疼痛情况，切口有无渗血 □ 切口坐浴 □ 切口换药及理疗	□ 书写病程记录 □ 观察患者切口情况，疼痛情况，切口有无渗血 □ 切口坐浴 □ 切口换药及理疗	□ 书写病程记录 □ 观察患者切口情况，疼痛情况，切口有无渗血 □ 切口坐浴 □ 切口换药及理疗
重点医嘱	**长期医嘱** □ 肛肠科术后护理常规 □ 二级护理 □ 半流食或低盐低脂饮食或糖尿病饮食 □ 使用抗菌药物 □ 口服对症治疗药物 □ 切口坐浴 □ 切口换药 **临时医嘱** □ 适当补液 □ 创面渗血较多时使用止血药	**长期医嘱** □ 肛肠科术后护理常规 □ 二级护理 □ 半流食或低盐低脂饮食或糖尿病饮食 □ 使用抗菌药物 □ 口服对症治疗药物 □ 切口坐浴 □ 切口换药 **临时医嘱** □ 适当补液 □ 创面渗血较多时使用止血药	**长期医嘱** □ 肛肠科术后护理常规 □ 二级护理 □ 半流食或低盐低脂饮食或糖尿病饮食 □ 使用抗菌药物 □ 口服对症治疗药物 □ 切口坐浴 □ 切口换药 **临时医嘱** □ 适当补液 □ 复查血常规 □ 创面渗血较多时使用止血药物
护理工作	□ 输液治疗 □ 观察创面渗出及渗血情况 □ 饮食指导	□ 输液治疗 □ 观察创面渗出及渗血情况 □ 饮食指导	□ 输液治疗 □ 观察创面渗出及渗血情况 □ 饮食指导
病情变异记录	□ 无　□ 有，原因： 1. 2.	□ 无　□ 有，原因： 1. 2.	□ 无　□ 有，原因： 1. 2.
护士签名			
医师签名			

第二十九章

血栓性外痔临床路径释义

一、血栓性外痔编码

疾病名称及编码：血栓性外痔（ICD-10：I84.3）

手术操作名称及编码：血栓性外痔切除术（ICD-9-CM-3：49.47）

二、临床路径检索方法

I84.3 伴 49.47

三、血栓性外痔临床路径标准住院流程

（一）适用对象

第一诊断为血栓性外痔（ICD-10：I84.3），行血栓性外痔切除术（ICD-9-CM-3：49.47）。

（二）诊断依据

根据《临床诊疗指南·外科学分册》（中华医学会编著，人民卫生出版社），《外科学》（陈孝平等主编，人民卫生出版社），《黄家驷外科学（第7版）》（吴孟超等主编，人民卫生出版社）等国内、外临床诊疗指南。

1. 临床症状：肛门不适、潮湿不洁。发生血栓时，肛门局部剧痛，起病突然。

2. 体格检查：肛门直肠指检，必要时行直肠、乙状结肠硬镜或纤维肠镜检查。

> **释义**
>
> ■ 血栓性外痔诊断简单，临床症状和查体是诊断血栓性外痔的主要依据，早起可以有肛门不适、潮湿不洁。一般可有明显诱因，如便秘、腹泻、劳累、久坐、吃刺激性食物等。起病突然，肛门局部剧烈疼痛，查体可见肛周蓝紫色类圆形肿块，单发或多发。
>
> ■ 血栓性外痔一般无明显全身症状，当血栓较大时，局部疼痛较明显，尤其是排便和行走时疼痛加重。
>
> ■ 血栓性外痔如果没有明显嵌顿、坏死感染时，一般血液检查白细胞计数正常，可以与炎性外痔相鉴别。
>
> ■ 血栓性外痔表现为肛周暗紫色长条圆形肿物，表面皮肤水肿、质硬、压痛明显。但不伴有排便出血，可以和出血性内痔、直肠息肉和直肠癌相鉴别。慢性发病者还需和肛周黑色素痣（瘤）相鉴别。

（三）治疗方案的选择

根据《临床诊疗指南·外科学分册》（中华医学会编著，人民卫生出版社），《外科学》（陈孝平等主编，人民卫生出版社），《黄家驷外科学（第7版）》（吴孟超等主编，人民卫生出版社）等国内、外临床诊疗指南。

1. 一般治疗：包括增加水分摄入及膳食纤维，保持大便通畅，防治便秘和腹泻，温热坐浴，保持会阴清洁等。

2. 手术治疗：血栓性外痔通常伴有明显的疼痛，应急诊手术减压、去除血栓。

（四）标准住院日

3 天。

> **释义**
>
> ■ 血栓性外痔切除术一般在门诊即可完成，也可以短期住院或 1 日手术，一般住院 1~3 天。

（五）进入路径标准

1. 第一诊断必须符合 ICD-10：I84.3 血栓性外痔疾病编码。

2. 当患者同时具有其他疾病诊断，但在住院期间不需要特殊处理也不影响第一诊断的临床路径流程实施时，可以进入路径。

> **释义**
>
> ■ 进入本路径的患者为第一诊断为血栓性外痔，一般治疗对大部分血栓性外痔治疗效果良好，仅在疼痛剧烈、血栓痔巨大、孤立或张力高时，可采取手术治疗。
>
> ■ 入院后常规检查发现有基础疾病，如高血压、冠状动脉粥样硬化性心脏病、糖尿病、肝肾功能不全等，经系统评估后对血栓痔手术治疗无特殊影响者，可进入路径。但可能增加医疗费用，延长住院时间。

（六）术前准备（术前评估）

1 天。

1. 必须完成的检查：

（1）血常规、尿常规。

（2）肝肾功能、电解质、血糖、凝血功能、感染性疾病筛查（乙型肝炎、丙型肝炎、艾滋病、梅毒等）。

（3）心电图、胸部 X 线片。

2. 必要时行直肠、乙状结肠镜或纤维结肠镜检查。

> **释义**
>
> ■ 血常规、尿常规、便常规+隐血是最基本的三大常规检查，进入路径的患者均需完成。便隐血试验和血红蛋白检测可以进一步了解患者有无急性或慢性失血，可初步了解血栓性外痔的严重程度以及其他疾病，如嵌顿性内痔、直肠癌等相鉴别；肝肾功能、电解质、血糖、凝血功能、心电图、X 线胸片可评估有无基础疾病，是否影响手术风险、住院时间、费用及其治疗预后；感染性疾病筛查主要用于手术前准备。

　　■ 直肠、乙状结肠镜或纤维结肠镜检查，主要是与内痔、混合痔、直肠息肉以及直肠癌相鉴别。

　　■ 有系统疾病患者做相关系统疾病评估和检查。

（七）预防性抗菌药物选择与使用时机

1. 预防性抗菌药物：按照《抗菌药物临床应用指导原则》（卫医发〔2017〕43 号）执行。建议使用第一、第二代头孢菌素或头霉素类，或头孢曲松加甲硝唑；明确感染患者，可根据药敏试验结果调整抗菌药物。

（1）推荐头孢呋辛钠静脉注射。

1）成人 0.75 ~ 1.5 克/次，每日 3 次。

2）儿童平均一日剂量为 60mg/kg，严重感染可用到 100mg/kg，分 3 ~ 4 次给予。

3）肾功能不全患者，按照肌酐清除率制定给药方案，肌酐清除率>20ml/min，每日 3 次，每次 0.75 ~ 1.5g；肌酐清除率 10 ~ 20ml/min 患者，每次 0.75g，1 日 2 次；肌酐清除率<10ml/min 患者，每次 0.75g，1 日 1 次。

4）对本药或其他头孢菌素类药过敏者，对青霉素类药物有过敏性休克史患者禁用；肝肾功能不全者、有胃肠道疾病史患者慎用。

5）使用本药前须进行皮试。

（2）建议甲硝唑静脉滴注：0.5g，1 日 3 次。

2. 预防性应用抗菌药物，用药时间一般不超过 24 小时，个别情况可延长至 48 小时。

> **释义**
>
> 　　■ 血栓性外痔预防性应用抗菌药物一般选用一、二代头孢菌素或头霉素类，或头孢曲松+甲硝唑；对内酰胺类抗菌药物过敏者，可选用克林霉素+氨基糖苷类或氨基糖苷类+甲硝唑。明确感染患者，可根据药敏试验结果调整抗菌药物。
>
> 　　■ 预防性使用抗生素给药时机极为关键，应在切开皮肤、黏膜前 0.5 ~ 1 小时或麻醉开始时给药，以保证在发生细菌污染之前血清和组织内的药物达有效浓度。
>
> 　　■ 预防性应用抗菌药物，用药时间一般不超过 24 小时，个别情况可延长至 48 小时。

（八）手术日

入院当天。

1. 麻醉方式：局部麻醉、连续硬膜外麻醉或硬膜外蛛网膜下腔联合阻滞麻醉。

2. 急诊行血栓性外痔切除术。

3. 术后标本送病理。

> **释义**
>
> 　　■ 根据患者具体情况选择麻醉方式，较小的血栓性外痔选用局部麻醉；较大的血栓性外痔或病情可能发生者，选用连续硬膜外麻醉或硬膜外蛛网膜下腔联合阻滞麻醉。

■ 有条件的医院手术一般当天完成。

■ 各国行业协会并未对血栓性外痔术后标本做强制性规定。因肉眼诊断有误诊可能，且一旦遗漏黑色素瘤可能导致严重后果，建议常规送病理检查。

（九）术后住院恢复

2 天。

1. 局部麻醉患者如无异常术后即可进食，半小时后可下床活动。

2. 选用连续硬膜外麻醉或蛛网膜下腔联合阻滞麻醉患者，术后去枕平卧、禁食、禁水 6 小时，补液治疗，术后 6 小时可下床活动，进流食。

3. 每天切口换药 1~2 次，创面较深时，放置纱条引流并保持引流通畅。

4. 术后用药：局部用药（栓剂、膏剂、洗剂）、口服药、物理治疗等。

5. 术后异常反应处理：

（1）疼痛处理：酌情选用镇静药、镇痛药、患者自控镇痛泵等。

（2）术后尿潴留的预防及处理：理疗、针灸、局部封闭、导尿等。

（3）伤口渗血处理：换药、出血点压迫，使用止血剂。

（4）排便困难：软化大便药物口服，必要时诱导灌肠。

（5）创面水肿：使用局部或全身消水肿药。

（6）术后继发性大出血的处理。

（7）其他情况处理：呕吐、发热、头痛等，对症处理。

> **释义**
>
> ■ 选用连续硬膜外麻醉或硬膜外蛛网膜下腔联合阻滞麻醉患者，术后去枕平卧、禁食禁水 6 小时，补液治疗；术后 6 小时如无头痛、头晕、恶心、呕吐等症状，可下床活动，进流食，如有不适对症治疗。
>
> ■ 患者如无不适可以进流食，逐渐过渡到半流食和普通饮食。
>
> ■ 为有效减少术后伤口渗血，可选用止血药，如注射用尖吻蝮蛇血凝酶。
>
> ■ 术后换药主要观察切口有无红肿渗出，如局部感染时要及时敞开切口、热水坐浴（如加苯扎氯铵溶液），充分引流。出现创面水肿时可使用静脉活性药物如七叶皂苷钠、迈之灵等，以减轻术后水肿和疼痛。
>
> ■ 术后切口出血时，经压迫止血后大多数可以停止，如不停止可以缝合或电凝止血。

（十）出院标准

1. 患者一般情况良好，正常饮食，排便顺畅，排便时肛门疼痛较轻，可以耐受，各项实验室检查结果正常，体温正常。

2. 肛门部创面无异常分泌物，引流通畅，无明显水肿、出血。

【释义】

　　■患者普通饮食后可多食富含膳食纤维食物，多饮水，保持大便松软和排便顺畅，可减轻排便时肛门疼痛。肛门疼痛较轻，患者能耐受可出院。

　　■有条件医院可采用当日手术，一般住院1~3天。

（十一）变异及原因分析

1. 手术后出现继发切口感染或持续性大出血等并发症时，导致住院时间延长与费用增加。
2. 伴发其他基础疾病需要进一步明确诊断，导致住院时间延长与费用增加。

【释义】

　　■变异是指进入临床路径的患者未能按照路径流程完成医疗行为或未达到预期的医疗质量控制目标，包括以下情况：①按路径流程完成治疗，但超出了路径规定的时限或限定的费用，如切口感染导致住院时间延长；住院后发现其他疾病，需本次住院期间诊断和治疗，导致住院时间延长和费用增加；②不能按路径流程完成治疗，患者需中途退出路径。围术期出现严重并发症，需二次手术或接受重症监护治疗。

　　■医师认可的变异原因主要指患者入选路径后，医师在检查和治疗过程中发现患者合并事前未预知的对本路径治疗可能产生影响的情况，需要终止执行路径或者延长治疗时间、增加治疗费用。医师需要在表单中明确说明。

　　■因患者方面主观原因导致执行路径出现变异，也需医师在表单中予以说明。

四、血栓性外痔临床路径给药方案

【用药选择】

1. 血栓性外痔术后预防性应用抗菌药物治疗，一般选用能覆盖革兰阴性杆菌的广谱抗菌药物。
2. 最好选用静脉途径给药，对于单一或小血栓性外痔也可以口服抗菌药物治疗。

【药学提示】

1. 头孢类抗菌药物安全有效，应作为首选用药。
2. 应在术前0.5~1小时或麻醉开始时给药，以保证在发生细菌污染之前血清和组织内的药物达有效浓度。

【注意事项】

1. 血栓性外痔手术切口属于Ⅱ类切口，用药疗程短，一般选用单一抗菌药物，也可口服给药。
2. 用药前必需详细询问患者是否对头孢类、青霉素类或其他药物有过敏史。

五、推荐表单

(一) 医师表单

血栓性外痔临床路径医师表单

适用对象：第一诊断为血栓性外痔（ICD-10：I84.3）（无并发症患者）
行血栓性外痔切除术（ICD-9-CM-3：49.47）

患者姓名：		性别：	年龄：	门诊号：	住院号：
住院日期： 年 月 日		出院日期： 年 月 日			标准住院日：3 天

时间	住院第 1 天 （急诊手术）	住院第 2 天 （术后第 1 日）	住院第 3 天 （出院日）
主要诊疗工作	□ 完成询问病史和体格检查，完善病历 □ 进行相关检验检查 □ 按要求完成病历书写 □ 上级医师查看患者，制订治疗方案 □ 医患沟通，签订手术同意书，通知手术室，急诊手术 □ 手术后 24 小时内完成手术记录、术后首次病程记录	□ 上级医师查房 □ 评估辅助检查结果 □ 观察术后病情：排便情况、有无便血、切口情况（水肿、出血、渗出） □ 切口换药 □ 明确下一步诊疗计划 □ 完成上级医师查房记录	□ 上级医师查房 □ 确定符合出院指征 □ 向患者交代出院注意事项、复查日期 □ 完成三级查房记录 □ 完成病历 □ 通知出院
重点医嘱	**长期医嘱** □ 术前禁食、禁水 □ 二级护理 **临时医嘱** □ 急查血常规、尿常规、肝肾功能、电解质、血糖、凝血功能、感染性疾病筛查 □ 急查心电图、X 线胸片 □ 必要时行直肠、乙状结肠镜或纤维肠镜检查 □ 术前准备（通便灌肠、术前镇痛、备皮等） □ 今日急诊性血栓性外痔切除术	**长期医嘱** □ 二级护理 □ 半流食（创面较大或有肛周缝合切口者，应禁食、禁水 1~2 天，并限制排便） □ 坐浴，bid □ 肛门部理疗，bid（红外线治疗、激光照射治疗等） □ 口服软化粪便药物、消除水肿药物 **临时医嘱** □ 创面渗血较多时，加止血药物	**出院医嘱** □ 出院带药 □ 门诊随诊
主要护理工作	□ 患者一般状况资料登记，建立护理记录 □ 术前准备 □ 术后护理	□ 观察患者一般状况，营养状况 □ 嘱患者保持肛门清洁，避免用力排便	□ 记录患者一般状况，营养状况 □ 嘱患者出院后继续注意保持排便通畅，保持肛门部清洁
病情变异记录	□ 无 □ 有，原因： 1. 2.	□ 无 □ 有，原因： 1. 2.	□ 无 □ 有，原因： 1. 2.
护士签名			
医师签名			

（二）护士表单

血栓性外痔临床路径护士表单

适用对象：第一诊断为血栓性外痔（ICD-10：I84.3）（无并发症患者）

行血栓性外痔切除术（ICD-9-CM-3：49.47）

患者姓名：	性别：	年龄：	门诊号：	住院号：
住院日期： 年 月 日	出院日期： 年 月 日			标准住院日：3 天

时间	住院第 1 天 （手术日）	住院第 2 天 （术后第 1 日）	住院第 3 天 （出院日）
健康宣教	□ 介绍主管医师、护士 □ 介绍医院相关制度及注意事项、介绍术前准备（通便灌肠、术前镇痛、备皮等）及手术过程 □ 术前用药的药理作用及注意事项 □ 告知术前洗浴、物品准备 □ 告知签字及术前访视 □ 告知手术可能出现情况的应对方式 □ 告知监护设备、管路功能及注意事项 □ 告知术后饮食、体位要求 □ 告知疼痛注意事项 □ 告知术后探视及陪护制度	□ 饮食指导 □ 下床活动注意事项 □ 评价以前宣教效果 □ 相关检查、化验的目的及注意事项 □ 术后用药指导 □ 术后相关治疗情况	□ 指导办理出院手续 □ 定时复查、随诊情况 □ 出院带药服用方法 □ 活动及休息 □ 指导饮食及排便
护理处置	□ 核对患者姓名，佩戴腕带 □ 建立入院护理病历 □ 卫生处置：剪指（趾）甲、沐浴、更换病号服 □ 防跌倒、坠床宣教 □ 协助患者留取各种标本，完成相关检验、检查，做好解释说明 □ 测量体重	□ 遵医嘱完成治疗、用药 □ 根据病情测量生命体征 □ 协助并指导患者坐浴	□ 办理出院手续 □ 书写出院小结
基础护理	□ 二级护理 □ 晨晚间护理 □ 心理护理 □ 患者安全管理	□ 二级护理 □ 晨晚间护理 □ 患者安全管理 □ 协助生活护理 □ 协助进水、进食（创面较大或有肛周缝合切口者，限制排便，予以静脉补液）	□ 二级护理 □ 晨晚间护理 □ 协助或指导饮食 □ 安全护理措施到位 □ 心理护理
专科护理	□ 护理查体 □ 需要时，填写跌倒及压疮防范表 □ 遵医嘱完成相关检查及治疗 □ 观察肠道准备情况 □ 观察有无肠道准备不良反应 □ 观察患者生命体征 □ 观察患者切口敷料、肛周皮肤	□ 观察患者生命体征 □ 观察患者切口敷料、肛周皮肤、肛门排便排气情况 □ 遵医嘱坐浴和口服减轻水肿药物	□ 观察病情变化 □ 观察切口敷料、排尿、肛周皮肤、肛门排气排便情况及排便次数、粪便性状

续　表

时间	住院第 1 天 （手术日）	住院第 2 天 （术后第 1 日）	住院第 3 天 （出院日）
重点 医嘱	□ 详见医嘱执行单	□ 详见医嘱执行单	□ 详见医嘱执行单
病情 变异 记录	□ 无　□ 有，原因： 1. 2.	□ 无　□ 有，原因： 1. 2.	□ 无　□ 有，原因： 1. 2.
护士 签名			

（三）患者表单

血栓性外痔临床路径患者表单

适用对象：第一诊断为血栓性外痔（ICD-10：I84.3）（无并发症患者）

行血栓性外痔切除术（ICD-9-CM-3：49.47）

患者姓名：	性别：　　　年龄：　　门诊号：	住院号：
住院日期：　　年　月　日	出院日期：　　年　月　日	标准住院日：3 天

时间	住院第 1 天 （急诊手术）	住院第 2 天 （术后第 1 日）	住院第 3 天 （出院日）
监测	□ 测量生命体征、体重	□ 测量生命体征（4 次/日）	□ 测量生命体征
医患配合	□ 接受入院护理评估和宣教 □ 接受介绍相关制度和环境 □ 医师询问病史、收集资料并进行体格检查 □ 配合完成术前相关化验、检查，如采血、留尿、心电图、X 线胸片、肠镜等 □ 医师向患者及家属介绍病情，并进行手术谈话、术前签字 □ 手术时家属在等候区等候 □ 配合医护检查生命体征、切口敷料	□ 配合评估手术效果 □ 配合检查生命体征、切口敷料、肛门排气排便情况、记录出入量	□ 接受出院前指导 □ 知道复查程序 □ 获取出院诊断书
护患配合	□ 配合测量体温、脉搏、呼吸 3 次、血压、体重 1 次 □ 配合完成入院护理评估（简单询问病史、过敏史、用药史） □ 接受入院宣教（环境介绍、病室规定、订餐制度、贵重物品保管、防跌倒和坠床等） □ 接受术前宣教、探视和陪护制度 □ 自行沐浴，加强会阴部清洁 □ 准备好必要物品 □ 取下义齿、饰品等，贵重物品交家属保管 □ 送手术室前，协助完成核对、带齐影像资料，脱去衣物，上手术车 □ 返回病房后，协助完成核对，配合移动至病床上 □ 配合术后吸氧、监护仪监测、输液、导尿、记录出入量 □ 配合缓解疼痛 □ 有任何不适请告知护士	□ 配合测量体温、脉搏、呼吸 3 次、询问大便 1 次 □ 配合检查生命体征、切口敷料、肛门排气排便情况、记录出入量 □ 配合坐浴 □ 接受输液等治疗 □ 接受进水、进食、排便等生活护理 □ 注意活动安全，避免坠床或跌倒 □ 配合执行探视制度及陪护	□ 接受出院宣教 □ 办理出院手续 □ 获取出院带药 □ 告知服药方法、作用、注意事项 □ 知道护理切口方法 □ 知道复印病历方法
饮食	□ 局麻患者术后即可进食 □ 连续硬膜外麻醉或蛛网膜下腔阻滞麻醉患者禁食、禁水 6 小时后可进食	□ 遵医嘱半流食（创面较大或有肛周缝合切口者，应先禁食 1～2 天）	□ 遵医嘱半流食或流食

续　表

时间	住院第 1 天 （急诊手术）	住院第 2 天 （术后第 1 日）	住院第 3 天 （出院日）
排泄	□ 正常排尿 □ 术前经过灌肠，术后暂时无排便（创面较大者或肛周切口缝合者，应禁食 1~2 天，限制排便）	□ 正常排尿便（创面较大者或肛周切口缝合者，应禁食 1~2 天，限制排便）	□ 正常排尿便 □ 保持排便通畅，避免便秘 □ 保持肛门部清洁
活动	□ 局麻患者术后半小时即可下床活动 □ 连续硬膜外麻醉或蛛网膜下腔阻滞麻醉患者术后去枕头平卧 6 小时后可下床活动	□ 可床边或下床活动	□ 正常活动，避免疲劳

附：原表单（2009 年版）

血栓性外痔临床路径表单

适用对象：第一诊断为血栓性外痔（ICD-10：I84.3）（无并发症患者）
行血栓性外痔切除术（ICD-9-CM-3：49.47）

患者姓名：	性别：	年龄：	门诊号：	住院号：
住院日期：　年　月　日	出院日期：　年　月　日			标准住院日：3 天

时间	住院第 1 天 （急诊手术）	住院第 2 天 （术后第 1 日）	住院第 3 天 （出院日）
主要诊疗工作	□ 完成询问病史和体格检查，完善病历 □ 进行相关检验检查 □ 按要求完成病历书写 □ 上级医师查看患者，制订治疗方案 □ 医患沟通，签订手术同意书，通知手术室，急诊手术 □ 手术后 24 小时内完成手术记录、术后首次病程记录	□ 上级医师查房 □ 评估辅助检查结果 □ 观察术后病情：排便情况、有无便血、切口情况（分泌物、水肿） □ 完成术后病程记录 □ 切口换药	□ 上级医师查房 □ 确定符合出院指征 □ 向患者交代出院注意事项、复查日期 □ 完成三级查房记录 □ 完成病历 □ 通知出院
重点医嘱	**长期医嘱** □ 术前禁食、禁水 □ 二级护理 **临时医嘱** □ 急查血常规、尿常规、血型、肝肾功能、电解质、血糖、凝血功能、感染性疾病筛查 □ 急查心电图、X 线胸片 □ 必要时行直肠、乙状结肠镜或纤维肠镜检查 □ 术前准备（通便灌肠、术前镇痛、备皮等） □ 今日急诊性血栓性外痔切除术	**长期医嘱** □ 二级护理 □ 半流食（创面较大或有肛周缝合切口者，应禁食、禁水 1～2 天，并限制排便） □ 坐浴，bid □ 肛门部理疗，bid（红外线治疗、激光照射治疗等） □ 口服软化粪便药物、消除水肿药物 **临时医嘱** □ 创面渗血较多时，加止血药物	**出院医嘱** □ 出院带药 □ 门诊随诊
主要护理工作	□ 患者一般状况资料登记，建立护理记录 □ 术前准备 □ 术后护理	□ 观察患者一般状况，营养状况 □ 嘱患者保持肛门清洁，避免用力排便	□ 记录患者一般状况，营养状况 □ 嘱患者出院后继续注意保持排便通畅，保持肛门部清洁
病情变异记录	□ 无　□ 有，原因： 1. 2.	□ 无　□ 有，原因： 1. 2.	□ 无　□ 有，原因： 1. 2.
护士签名			
医师签名			

第三十章

细菌性肝脓肿临床路径释义

一、细菌性肝脓肿编码

疾病名称及编码：细菌性肝脓肿（ICD-10：K75.0）

手术操作名称及编码：肝脓肿穿刺引流术或肝脓肿切开引流术（ICD-9-CM-3：50.0/50.91）

二、临床路径检索方法

K75.0 伴（50.0/50.91）

三、细菌性肝脓肿临床路径标准住院流程

（一）适用对象

第一诊断为细菌性肝脓肿（ICD-10：K75.0），行肝脓肿穿刺引流术或肝脓肿切开引流术（ICD-9-CM-3：50.0/50.91）。

释义

■ 细菌性肝脓肿（bacterial liverabscess）是指由细菌侵入肝脏形成的肝内化脓性感染病灶，是肝脏外科最常见的感染性疾病，多为继发性病变。可分为腹腔源性肝脓肿、创伤或手术后肝脓肿和血行性肝脓肿。

■ 细菌性肝脓肿的致病菌多为大肠埃希菌、克雷伯杆菌、链球菌、金黄色葡萄球菌、厌氧链球菌、类杆菌属等。

（二）诊断依据

根据《临床诊疗指南·外科学分册》（人民卫生出版社）、《黄家驷外科学（第7版）》（吴孟超等主编，人民卫生出版社）、全国高等学校教材《外科学（第7版）》（陈孝平等主编，人民卫生出版社）。

1. 症状：起病急，主要是寒战、高热、肝区疼痛和肝脏肿大，体温常可高达 39~40℃，伴恶心、呕吐、食欲缺乏和周身乏力；有时也可没有明显临床症状，或仅以消耗性症状为主。

2. 体征：有时可触及肝脏肿大，肝区有压痛。

3. 实验室检查：白细胞计数增高，明显核左移；有时可出现贫血。血培养或脓液培养有时可明确病原菌种类。

4. 影像学检查：B超、CT 或 MRI 检查可明确脓肿位置和大小。

释义

■ 注意与阿米巴肝脓肿相鉴别：后者是由于溶组织阿米巴滋养体从肠道病变处经血流进入肝脏，使肝发生坏死而形成。大多缓起，有不规则发热、盗汗等症状，发热以间歇型或弛张型居多。脓肿较大，多为单发，多见于肝右叶。阿米巴肝脓肿粪中偶可找到阿米巴包囊或滋养体。若肝穿刺获得典型的脓液（棕褐色，无臭味），或脓液中找到阿米巴滋养体，或对特异性抗阿米巴药物治疗有良好效应即可确诊为阿米巴性肝脓肿。

■ 影像学检查：X线检查可见右侧膈肌抬高，活动度受限，有时可见胸膜反应或积液。B超检查对诊断及确定脓肿部位有较肯定的价值，早期脓肿液化不全时需与肝癌鉴别。CT检查可见单个或多个圆形或卵圆形界限清楚、密度不均的低密区，内可见气泡。增强扫描脓腔密度无变化，腔壁有密度不规则增高的强化，称为"环月征"或"日晕征"。鉴于无法排除肝脏恶性肿瘤合并脓肿的可能性，多数患者应完善肝脏二（三）期增强CT等影像学检查，以排除肿瘤性病变（如肝内胆管细胞癌）的可能。

（三）选择治疗方案的依据

根据《临床诊疗指南·外科学分册》（人民卫生出版社）、《黄家驷外科学（第7版）》（吴孟超等主编，人民卫生出版社）、全国高等学校教材《外科学（第7版）》（陈孝平等主编，人民卫生出版社）。

1. 全身支持治疗：给予充分营养；纠正水、电解质失衡，必要时多次少量输血和血浆等纠正低蛋白血症；增强机体抵抗力。
2. 全身使用抗菌药物。
3. 经皮肝穿刺脓肿置管引流术：适用于单个脓肿。在B超引导下行穿刺。
4. 切开引流术：适用于较大或经抗感染治疗无效的脓肿，评估脓肿有穿破可能，或已穿破胸腔或腹腔。

释义

■ 细菌性肝脓肿患者感染程度深，患者全身情况差，应给予支持治疗，积极补液，纠正电解质失衡，可选用混合糖电解质注射液补充水分、能量及电解质，胰岛素抵抗患者可选用果糖注射液。细菌性肝脓肿多需穿刺引流或切开引流，现多选用超声引导下经皮穿刺引流。对于没有液化坏死或只处于组织坏死前的肝脓肿不宜穿刺引流。穿刺引流一般选择经皮经肝途径，以减少脓汁渗漏，亦可配合冲洗。脓汁减少或没有时，冲洗液清亮，肝组织生长良好时可拔出引流管。

（四）标准住院日

8~14天。

> **释义**
>
> ■ 如果患者条件允许，住院时间可以低于上述住院天数。

（五）进入路径标准

1. 第一诊断必须符合 ICD-10：K75.0 细菌性肝脓肿疾病编码。
2. 当患者合并其他疾病，但住院期间不需要特殊处理也不影响第一诊断的临床路径流程实施时，可以进入路径。

> **释义**
>
> ■ 患者同时具有其他疾病影响第一诊断的临床路径流程实施时均不适合进入临床路径。
>
> ■ 重症感染或需要入住 ICU 的患者不适合进入临床路径。

（六）术前准备

2~4 天。

1. 必须的检查项目：
（1）血常规+血型、尿常规、大便常规+隐血。
（2）凝血功能、肝功能、肾功能、血型、感染性疾病筛查（乙型肝炎、丙型肝炎、HIV、梅毒等）。
（3）消化系统肿瘤标志物。
（4）心电图、胸部 X 线片。
（5）肝胆彩超、CT 或 MRI 及术前定位。
2. 根据患者病情可选择：肺功能、血气分析、超声心动图、血培养或脓液培养+药敏检测等。

> **释义**
>
> ■ 部分检查可以在门诊完成，除上述检查外，还应检查血糖、糖化血红蛋白。
>
> ■ 根据病情部分检查可以不进行。
>
> ■ 如果进行了胸部 CT 检查可以不进行胸部 X 线正侧位片。

（七）抗菌药物的选择与使用时机

抗菌药物：按照《抗菌药物临床应用指导原则》（卫医发〔2004〕285 号）执行。
1. 在给予抗菌药物治疗之前应尽可能留取相关标本送培养，获病原菌后进行药敏试验，作为调整用药的依据。
2. 尽早开始抗菌药物的经验治疗，需选用能覆盖肠道革兰阴性杆菌、肠球菌属等需氧菌和脆弱拟杆菌等厌氧菌的药物。
3. 经验性抗菌治疗可选用青霉素类、头孢菌素类、甲硝唑等，一日数次给药。

释义

■ 抗菌药物选择：依据经验，怀疑胆源性或其他腹腔源性肝脓肿，可首先针对大肠埃希菌、克雷伯杆菌、厌氧类杆菌，选用广谱青霉素哌拉西林、第三代头孢菌素头孢哌酮和头孢曲松。这几种抗菌药物均经肝脏排泄，对铜绿假单胞菌也有较强的杀菌活性。此外还应同时加用抗厌氧菌药物替硝唑或奥硝唑，也可选用莫西沙星单药治疗。第二代头孢菌素和氨基糖苷类抗菌药物（庆大霉素、阿米卡星）在肝组织和胆汁中的浓度均低于其血清浓度，一般不作为首选方案，但可与β-内酰胺类抗菌药物配伍使用。严重感染病例，可以直接使用氟喹诺酮类的莫西沙星，或碳青霉烯类的亚胺培南或美洛培南。需要提示的是，耐甲氧西林葡萄球菌、屎肠球菌、嗜麦芽窄食单胞菌等对亚胺培南和美洛培南均耐药。怀疑血行性肝脓肿，主要应针对金黄色葡萄球菌和链球菌，选用苯唑西林、氯唑西林或第一代头孢菌素。严重感染病例也可以直接使用万古霉素。为了兼顾可能存在的革兰阴性杆菌，最好与一种氨基糖苷类抗菌药物或氟喹诺酮类药物联用。在经验用药早期，一般无须覆盖肠球菌。

（八）手术日

入院第 3~5 天。

1. 麻醉方式：气管插管全身麻醉、硬膜外麻醉或局部麻醉。
2. 手术方式：肝脓肿穿刺引流术或肝脓肿切开引流术。
3. 手术内置物：无。
4. 术中用药：麻醉常规用药、补充血容量药物（晶体、胶体）、止血药、血管活性药物、术后镇痛（视情况）。
5. 输血：根据术中出血情况而定。
6. 病理：术后标本送病理行石蜡切片（必要时术中行冷冻病理检查）；取（炎症）肿物或脓腔壁组织及脓液送细菌培养+药物敏感试验，根据结果调整抗菌药物种类。

释义

■ 肝脓肿穿刺引流术指征：在全身使用抗菌药物的同时，对于单个较大的肝脓肿可在 B 超引导下穿刺吸脓，尽可能吸尽脓液后注入抗菌药物至脓腔内，可以隔数日反复穿刺吸脓，也可置管引流脓液，同时冲洗脓腔并注入抗菌药物，待脓肿缩小，无脓液引出后再拔出引流管。

■ 肝脓肿切开引流术指征：对于较大的肝脓肿，估计有穿破可能，或已穿破并引起腹膜炎、脓胸以及胆源性肝脓肿或慢性肝脓肿，在全身应用抗菌药物的同时，应积极进行脓肿外科切开引流术。

■ 肝脓肿外科切除手术指征：对于慢性厚壁肝脓肿和肝脓肿切开引流后脓肿壁不塌陷、留有无效腔或窦道长期流脓不愈合，以及肝内胆管结石合并左外叶多发性肝脓肿，且肝叶已严重破坏、失去正常功能者，可行肝叶切除术。多发性肝脓肿一般不适于手术治疗。

■ 肝脓肿穿刺引流术或肝脓肿切开引流术剥离显露范围较广泛，需要补充血容量药物，必要时可使用止血药，如注射用尖吻蝮蛇血凝酶。

（九）术后住院恢复

5~9天。

1. 必须复查的检查项目：血常规，肝功能、肾功能、电解质、凝血功能。
2. 术后用药：支持治疗用药。
3. 术后抗菌用药：按照《抗菌药物临床应用指导原则》（卫医发〔2004〕285号）执行，并根据血培养或脓液培养+药敏检测结果选择抗菌药物。抗菌药物用至体温正常后3~6天。
4. 严密观察有无胆漏、出血等并发症，并作相应处理。
5. 术后饮食指导。

> **释义**
>
> - 术后可选择应用保肝药物，患侧局部热敷，加快肝实质恢复。
> - 患者长期应用广谱抗菌药物要警惕真菌感染可能。

（十）出院标准

1. 体温正常、引流通畅或已拔除。
2. 常规化验指标无明显异常。
3. 没有需要住院处理的并发症和（或）合并症。
4. 伤口无感染征象，也可门诊拆线。

> **释义**
>
> - 患者出院时不必要求一定拔除引流管，但要嘱其定期返院复查，保持引流管通畅，择期拔管。
> - 如果出现并发症，是否需要继续住院处理，由主管医师具体决定。

（十一）变异及原因分析

1. 有影响手术的其他疾病，需要进行相关的诊断和治疗，住院时间延长。
2. 出现新发脓肿，需要继续治疗，将延长住院时间，增加治疗费用。
3. 术中发现胆管癌、肝癌，进入相应路径。
4. 有并发症（胆漏、出血等）的患者，转入相应临床路径。

> **释义**
>
> - 微小变异：因为医院检验项目的及时性，不能按照要求完成检查；因为节假日不能按照要求完成检查；患者不愿配合完成相应检查，短期不愿按照要求出院随诊。
> - 重大变异：因基础疾病需要进一步诊断和治疗；因各种原因需要其他治疗措施；医院与患者或家属发生医疗纠纷，患者要求离院或转院；不愿按照要求出院随诊而导致入院时间明显延长。

四、细菌性肝脓肿临床路径给药方案

【用药选择】

1. 在治疗原发病灶的同时，使用大剂量有效抗菌药物和全身支持疗法来控制炎症，促使脓肿吸收自愈。目前主张有计划地联合应用抗菌药物，如先选用对需氧菌和厌氧菌均有效的药物，待细菌培养和药敏结果再选用敏感抗菌药物。

2. 依据经验，怀疑胆源性或其他腹腔源性肝脓肿，可首先针对大肠埃希菌、克雷伯杆菌、厌氧类杆菌，选用广谱青霉素哌拉西林、第三代头孢菌素头孢哌酮和头孢曲松。这几种抗菌药物均经肝脏排泄，对铜绿假单胞菌也有较强的杀菌活性。此外，还应同时加用抗厌氧菌药物替硝唑或奥硝唑，也可选用莫西沙星单药治疗。怀疑血行性肝脓肿，主要应针对金黄色葡萄球菌和链球菌，选用苯唑西林、氯唑西林或第一代头孢菌素。严重感染病例也可以直接使用用万古霉素。为了兼顾可能存在的革兰阴性杆菌，最好与一种氨基糖苷类抗菌药物或氟喹诺酮类药物联用。在经验用药早期，一般无须覆盖肠球菌。

【药学提示】

1. 第二代头孢菌素和氨基糖苷类抗菌药物（庆大霉素、阿米卡星）在肝组织和胆汁中的浓度均低于其血清浓度，一般不作为首选方案，但可与 β 内酰胺类抗菌药物配伍使用。

2. 严重感染病例，可以直接使用氟喹诺酮类的莫西沙星，或碳青霉烯类的亚胺培南或美洛培南。

3. 耐甲氧西林葡萄球菌、屎肠球菌、嗜麦芽窄食单胞菌等对亚胺培南和美洛培南均耐药。

【注意事项】

1. 由于细菌性肝脓肿患者中毒症状严重，全身状况差，故在应用大剂量抗菌药物控制感染的同时，应积极补液，纠正水与电解质紊乱，必要时可反复多次输入小剂量新鲜红细胞、血浆和免疫球蛋白，以纠正低蛋白血症，改善肝功能。

2. 用药前必须详细询问患者先前有否对头孢菌素类、青霉素类或其他药物的过敏史。

五、推荐表单

（一）医师表单

细菌性肝脓肿临床路径医师表单

适用对象：第一诊断为细菌性肝脓肿（ICD-10：K75.0）

行肝脓肿穿刺引流术或肝脓肿切开引流术（ICD-9-CM-3：50.0/50.91）

患者姓名：		性别：	年龄：	门诊号：	住院号：
住院日期： 年 月 日		出院日期： 年 月 日			标准住院日：8~14 天

日期	住院第 1 天	住院第 2~4 天 （术前准备日）
主要诊疗工作	□ 询问病史及体格检查 □ 完成住院病历和首次病程记录 □ 开实验室检查单 □ 上级医师查房 □ 初步确定诊治方案和特殊检查项目	□ 手术医嘱 □ 住院医师完成上级医师查房记录、术前小结等书写 □ 完成术前小结（拟行手术方式、手术关键步骤、术中注意事项等） □ 向患者及家属交代病情、手术安排及围术期注意事项 □ 签署手术知情同意书（含标本处置）、自费用品协议书、输血同意书、麻醉同意书、授权委托书 □ 必要时预约 ICU
重点医嘱	**长期医嘱** □ 外科二级护理常规 □ 饮食：根据患者情况决定 □ 患者既往基础用药 □ 使用广谱抗菌药物 **临时医嘱** □ 血常规+血型、尿常规、便常规+隐血 □ 凝血功能、血电解质、肝功能、肾功能、消化系统肿瘤标志物、感染性疾病筛查 □ 心电图、胸部 X 线平片 □ 腹部 B 超、上腹部 CT 平扫+增强或上腹部 MRI □ 必要时行血气分析、肺功能、超声心动图、胃镜、超声内镜、钡餐检查 □ 必要时女性患者行盆腔 CT 或 B 超	**长期医嘱** □ 外科二级护理常规 □ 患者既往基础用药 □ 使用广谱抗菌药物 **临时医嘱** □ 术前医嘱 □ 常规准备明日在全身麻醉或硬膜外麻醉或局部麻醉下行肝脓肿切开引流术/肝脓肿穿刺引流术 □ 备皮 □ 药物过敏试验 □ 术前禁食 4~6 小时，禁水 2~4 小时 □ 必要时行肠道准备（清洁肠道、抗菌药物） □ 麻醉前用药 □ 术前留置胃管和尿管 □ 术中特殊用药（如抗菌药物、胰岛素等） □ 备血
病情变异记录	□ 无 □ 有，原因： 1. 2.	□ 无 □ 有，原因： 1. 2.
医师签名		

日期	住院第 3~5 天 （手术日）	
	术前与术中	术后
主要 诊疗 工作	□ 麻醉准备，监测生命体征 □ 施行手术 □ 保持各引流管通畅 □ 解剖标本，送病理检查	□ 麻醉医师完成麻醉记录 □ 完成术后首次病程记录 □ 完成手术记录 □ 向患者及家属说明手术情况
重 点 医 嘱	**临时医嘱** □ 手术开始前 30 分钟使用抗菌药物 □ 术中液体治疗 □ 术中相应治疗（视情况）	**长期医嘱** □ 肝脓肿术后常规护理 □ 一级护理 □ 禁食 □ 监测生命体征 □ 吸氧 □ 记录 24 小时液体出入量 □ 常规雾化吸入，bid □ 术后镇痛（酌情） □ 肝脓肿引流管接袋负压吸引并记量 □ 胃管接负压瓶吸引并记量（视情况） □ 尿管接尿袋，记尿量 □ 使用广谱抗菌药物 □ 营养支持治疗 □ 监测血糖（视情况） □ 必要时测定中心静脉压 □ 必要时使用制酸剂及生长抑素 **临时医嘱** □ 肝脓肿脓液细菌培养及药敏 □ 液体治疗 □ 必要时术后当天查血常规和血生化 □ 明晨查血常规、血生化和肝功能等 □ 必要时查血尿淀粉酶、凝血功能等
病情 变异 记录	□ 无 □ 有，原因： 1. 2.	□ 无 □ 有，原因： 1. 2.
医师 签名		

日期	住院第 4~7 天 （术后第 1~2 日）	住院第 6~9 天 （术后第 3~4 日）	住院第 8~14 天 （出院日）
主要诊疗工作	□ 上级医师查房 □ 观察病情变化 □ 观察引流量和性状 □ 检查手术伤口 □ 分析实验室检验结果 □ 维持水电解质平衡 □ 评估镇痛效果 □ 住院医师完成常规病程记录	□ 上级医师查房 □ 观察腹部、肠功能恢复情况 □ 观察引流量和性状 □ 检查手术伤口，更换敷料 □ 根据引流情况决定是否拔除引流管 □ 住院医师完成常规病程记录书写	□ 上级医师查房 □ 明确是否符合出院标准 □ 完成出院记录、病案首页、出院证明书等 □ 通知出入院处 □ 通知患者及家属 □ 向患者告知出院后注意事项，如康复计划、返院复诊、后续治疗及相关并发症的处理等 □ 出院小结、疾病证明书及出院须知交予患者
重点医嘱	**长期医嘱** □ 一级护理 □ 禁食 □ 记录 24 小时液体出入量 □ 常规雾化吸入，bid □ 肝脓肿引流管接负压吸引并记量 □ 胃管接负压吸引并记量（视情况） □ 患者既往基础用药 □ 使用广谱抗菌药物 □ 营养支持治疗（肠内或肠外营养） □ 监测血糖（视情况） □ 必要时使用制酸剂及生长抑素 **临时医嘱** □ 液体治疗及纠正水、电解质失衡 □ 必要时测定中心静脉压 □ 根据病情变化施行相关治疗	**长期医嘱** □ 二级护理 □ 流质饮食 □ 使用抗菌药物 □ 肝脓肿引流管接袋、记量 **临时医嘱** □ 液体治疗及纠正水、电解质失衡 □ 更换手术伤口敷料 □ 根据病情变化施行相关治疗	**出院医嘱** □ 出院后相关用药 □ 定期门诊伤口换药及拆线 □ 门诊拔除引流管
病情变异记录	□ 无　□ 有，原因： 1. 2.	□ 无　□ 有，原因： 1. 2.	□ 无　□ 有，原因： 1. 2.
医师签名			

（二）护士表单

细菌性肝脓肿临床路径护士表单

适用对象：第一诊断为细菌性肝脓肿（ICD-10：K75.0）

行肝脓肿穿刺引流术或肝脓肿切开引流术（ICD-9-CM-3：50.0/50.91）

患者姓名：		性别： 年龄： 门诊号：	住院号：
住院日期： 年 月 日		出院日期： 年 月 日	标准住院日：8~14 天

日期	住院第 1 天	住院第 2~4 天 （术前准备日）
健康宣教	□ 入院宣教 　介绍主管医师、护士 　介绍环境、设施 　介绍住院注意事项	□ 术前宣教 　宣教疾病知识、术前准备及手术过程 　告知准备物品、沐浴
护理处置	□ 核对患者姓名，佩戴腕带 □ 建立入院护理病历 □ 卫生处置：剪指（趾）甲、沐浴，更换病号服	□ 协助医师完成术前检查化验 □ 术前准备 　配血、抗菌药物皮试 　禁食、禁水
基础护理	□ 二级护理 □ 晨晚间护理 □ 患者安全管理	□ 二级护理 □ 晨晚间护理 □ 患者安全管理
专科护理	□ 护理查体 □ 需要时，填写跌倒及压疮防范表 □ 需要时，请家属陪护	□ 协助医师完成术前检查化验
重点医嘱	□ 详见医嘱执行单	□ 详见医嘱执行单
病情变异记录	□ 无　□ 有，原因： 1. 2.	□ 无　□ 有，原因： 1. 2.
护士签名		

日期	住院第 3~5 天（手术日）	
	术前与术中	术后
健康宣教	□ 告知术后饮食、活动及探视注意事项 　告知术后可能出现的情况及应对方式 　主管护士与患者沟通，了解并指导心理应对 　告知家属等候区位置	□ 术后宣教 　药物作用及频率 　饮食、活动指导 　复查患者对术前宣教内容的掌握程度 　拔尿管后注意事项 　下床活动注意事项
护理处置	□ 送手术 　摘除患者各种活动物品 　核对患者资料及带药 　填写手术交接单，签字确认 □ 接手术 　核对患者及资料，签字确认	□ 遵医嘱完成相关检查 □ 夹闭尿管，锻炼膀胱功能
基础护理	□ 二级护理 □ 晨晚间护理 □ 患者安全管理	□ 一级护理 □ 晨晚间护理 □ 患者安全管理
专科护理	□ 协助医师完成术前检查化验	□ 病情观察，写护理记录 　评估生命体征、肢体活动、伤口敷料、各种引流管情况、出入量 　遵医嘱予抗感染、止血、抑酸、控制血糖等治疗
重点医嘱	□ 详见医嘱执行单	□ 详见医嘱执行单
病情变异记录	□ 无　□ 有，原因： 1. 2.	□ 无　□ 有，原因： 1. 2.
护士签名		

日期	住院第4~7天 （术后第1~2日）	住院第6~9天 （术后第3~4日）	住院第8~14天 （出院日）
健康宣教	□ 术后宣教 　药物作用及频率 　饮食、活动指导 　复查患者对术前宣教内容的 　掌握程度 　拔尿管后注意事项 　下床活动注意事项	□ 术后宣教 　药物作用及频率 　饮食、活动指导	□ 出院宣教 　复查时间 　服药方法 　活动休息 　指导饮食 　指导办理出院手续
护理处置	□ 遵医嘱完成相关检查 □ 夹闭尿管，锻炼膀胱功能	□ 遵医嘱完成相关检查	□ 办理出院手续 □ 书写出院小结
基础护理	□ 一级护理 □ 晨晚间护理 □ 患者安全管理	□ 二级护理 □ 晨晚间护理 □ 患者安全管理	□ 二级护理 □ 晨晚间护理 □ 协助或指导饮食 □ 患者安全管理
专科护理	□ 病情观察，写护理记录 　评估生命体征、肢体活动、 　伤口敷料、各种引流管情况、 　出入量 　遵医嘱予抗感染、止血、抑 　酸、控制血糖等治疗	□ 协助医师完成前检查化验 　术后观察伤口敷料、各种引 　流管情况、出入量 　遵医嘱予抗感染、控制血糖 　等治疗	□ 病情观察 　评估肢体活动、肝脏功能 　情况
重点医嘱	□ 详见医嘱执行单	□ 详见医嘱执行单	□ 详见医嘱执行单
病情变异记录	□ 无　□ 有，原因： 1. 2.	□ 无　□ 有，原因： 1. 2.	□ 无　□ 有，原因： 1. 2.
护士签名			

（三）患者表单

细菌性肝脓肿临床路径患者表单

适用对象：第一诊断为细菌性肝脓肿（ICD-10：K75.0）

行肝脓肿穿刺引流术或肝脓肿切开引流术（ICD-9-CM-3：50.0/50.91）

患者姓名：		性别： 年龄： 门诊号：	住院号：
住院日期： 年 月 日		出院日期： 年 月 日	标准住院日：8~14 天

日期	住院第1天	住院第2~4天 （术前准备日）
监测	□ 测量生命体征、体重	□ 每日测量生命体征、询问排便
医患配合	□ 护士行入院护理评估（简单询问病史） □ 接受入院宣教 □ 医师询问病史、既往病史、用药情况，收集资料 □ 进行体格检查	□ 配合完善术前相关化验、检查术前宣教 □ 肝脏感染性疾病知识、临床表现、治疗方法 □ 术前用物准备：尿垫、湿巾等
重点诊疗及检查	重点诊疗 □ 二级护理 □ 既往基础用药	重点诊疗 □ 术前准备 　　备皮 　　配血 　　心电图、X线胸片 　　MRI、CT
饮食及活动	□ 普通饮食 □ 正常活动	□ 普通饮食 □ 正常活动

日期	住院第 3~5 天	
	（手术日）	
	术前与术中	术后
监测	□ 定时监测生命体征，每日询问排便，手术前 1 天晚测量生命体征	定时监测生命体征、每日询问排便
医患配合	□ 手术时家属在等候区等候 □ 探视及陪护制度	术后宣教 □ 术后体位：麻醉未醒时平卧，清醒后，4~6小时无不适反应可垫枕或根据医嘱予监护设备、吸氧 □ 配合护士定时监测生命体征、肢体活动、伤口敷料等 □ 不要随意动引流管 □ 疼痛的注意事项及处理 □ 告知医护不适及异常感受 □ 配合评估手术效果
重点诊疗及检查	重点诊疗 □ 术前签字	重点诊疗 □ 一级护理 □ 予监护设备、吸氧 □ 注意留置管路安全与通畅 □ 用药：抗菌药物、止血药、抑酸补液药物的应用 □ 护士协助记录出入量
饮食及活动	□ 根据病情指导饮食 □ 卧床休息	□ 根据病情指导饮食 □ 卧床休息

日期	住院第 4~7 天 （术后第 1~2 日）	住院第 6~9 天 （术后第 3~4 日）	住院第 8~14 天 （出院日）
监测	□ 定时监测生命体征、每日询问排便	□ 定时监测生命体征、每日询问排便	□ 定时监测生命体征、每日询问排便
医患配合	**术后宣教** □ 根据医嘱予监护设备、吸氧 □ 配合护士定时监测生命体征、肢体活动、伤口敷料等 □ 不要随意动引流管 □ 疼痛的注意事项及处理 □ 告知医护不适及异常感受，配合评估手术效果	□ 遵医嘱完成相关检查	□ 办理出院手续 □ 书写出院小结
重点诊疗及检查	**重点诊疗** □ 一级护理 □ 予监护设备、吸氧 □ 注意留置管路安全与通畅 □ 用药：抗菌药物、止血药、抑酸补液药物的应用	□ 二级护理 □ 晨晚间护理 □ 患者安全管理 □ 用药：抗菌药物	□ 二级护理 □ 晨晚间护理 □ 协助或指导饮食 □ 患者安全管理
饮食及活动	□ 适量饮水，根据病情逐渐过渡至流食 □ 勿吸烟、饮酒 □ 卧床休息，自主体位	□ 根据病情逐渐过渡至流食，营养均衡，高蛋白、低脂肪、易消化，避免产气食物（牛奶、豆浆）及油腻食物 □ 卧床休息时可头高位，渐坐起 □ 术后第 2~4 天可视体力情况渐下床活动，循序渐进，注意安全	□ 普通饮食，营养均衡 □ 勿吸烟、饮酒 □ 正常活动

附：原表单（2011 年版）

细菌性肝脓肿临床路径表单

适用对象：第一诊断为细菌性肝脓肿（ICD-10：K75.0）
行肝脓肿穿刺引流术或肝脓肿切开引流术（ICD-9-CM-3：50.0/50.91）

患者姓名：	性别：	年龄：	门诊号：	住院号：

住院日期： 年 月 日	出院日期： 年 月 日	标准住院日：8～14 天

日期	住院第 1 天	住院第 2～4 天 （术前准备日）
主要诊疗工作	□ 询问病史及体格检查 □ 完成住院病历和首次病程记录 □ 开实验室检查单 □ 上级医师查房 □ 初步确定诊治方案和特殊检查项目	□ 手术医嘱 □ 住院医师完成上级医师查房记录、术前小结等书写 □ 完成术前小结（拟行手术方式、手术关键步骤、术中注意事项等） □ 向患者及家属交代病情、手术安排及围术期注意事项 □ 签署手术知情同意书（含标本处置）、自费用品协议书、输血同意书、麻醉同意书、授权委托书 □ 必要时预约 ICU
重点医嘱	**长期医嘱** □ 外科二级护理常规 □ 饮食：根据患者情况决定 □ 患者既往基础用药 □ 使用广谱抗菌药物 **临时医嘱** □ 血常规+血型、尿常规、大便常规+隐血 □ 凝血功能、血电解质、肝功能、肾功能、消化系统肿瘤标志物、感染性疾病筛查 □ 心电图、胸部 X 线平片 □ 腹部 B 超、上腹部 CT 平扫+增强或上腹部 MRI □ 必要时行血气分析、肺功能、超声心动图、胃镜、超声内镜、钡餐检查 □ 必要时女性患者行盆腔 CT 或 B 超	**长期医嘱** □ 外科二级护理常规 □ 患者既往基础用药 □ 使用广谱抗菌药物 **临时医嘱** □ 术前医嘱 □ 常规准备明日在全身麻醉或硬膜外麻醉或局部麻醉下行肝脓肿切开引流术/肝脓肿穿刺引流术 □ 备皮 □ 药物过敏试验 □ 术前禁食 4～6 小时，禁水 2～4 小时 □ 必要时行肠道准备（清洁肠道、抗菌药物） □ 麻醉前用药 □ 术前留置胃管和尿管 □ 术中特殊用药（如抗菌药物、胰岛素等） □ 备血
主要护理工作	□ 入院介绍 □ 入院评估 □ 执行入院后医嘱 □ 健康教育 □ 活动指导 □ 饮食指导 □ 患者相关检查配合的指导 □ 心理支持	□ 健康教育 □ 饮食：术前禁食、禁水 □ 术前沐浴、更衣，取下活动义齿、饰物 □ 告知患者及家属手术流程及注意事项 □ 静脉取血 □ 手术备皮、配血、药敏试验 □ 术前手术物品准备 □ 促进睡眠（环境、药物） □ 心理支持

续　表

日期	住院第 1 天	住院第 2 ~ 4 天 （术前准备日）
病情 变异 记录	□无　□有，原因： 1. 2.	□无　□有，原因： 1. 2.
护士 签名		
医师 签名		

日期	住院第 3~5 天 （手术日）	
	术前与术中	术　后
主要 诊疗 工作	□ 麻醉准备，监测生命体征 □ 施行手术 □ 保持各引流管通畅 □ 解剖标本，送病理检查	□ 麻醉医师完成麻醉记录 □ 完成术后首次病程记录 □ 完成手术记录 □ 向患者及家属说明手术情况
重 点 医 嘱	**临时医嘱** □ 手术开始前 30 分钟使用抗菌药物 □ 术中液体治疗 □ 术中相应治疗（视情况）	**长期医嘱** □ 肝脓肿术后常规护理 □ 一级护理 □ 禁食 □ 监测生命体征 □ 吸氧 □ 记录 24 小时液体出入量 □ 常规雾化吸入，bid □ 术后镇痛（酌情） □ 肝脓肿引流管接袋负压吸引并记量 □ 胃管接负压瓶吸引并记量（视情况） □ 尿管接尿袋记尿量 □ 使用广谱抗菌药物 □ 营养支持治疗 □ 监测血糖（视情况） □ 必要时测定中心静脉压 □ 必要时使用制酸剂及生长抑素 **临时医嘱** □ 肝脓肿脓液细菌培养及药敏 □ 液体治疗 □ 必要时术后当天查血常规和血生化 □ 明晨查血常规、生化和肝功能等 □ 必要时查血尿淀粉酶、凝血功能等
主 要 护 理 工 作	□ 术晨按医嘱留置胃管、尿管 □ 健康教育 □ 术前更衣 □ 饮食指导：禁食、禁水 □ 指导术前注射麻醉用药后注意事项 □ 安排陪送患者入手术室 □ 心理支持	□ 术后活动：去枕平卧 6 小时，协助改变体位及足部活动 □ 禁食、禁水 □ 密切观察患者情况 □ 疼痛护理 □ 生活护理（一级护理） □ 皮肤护理 □ 管道护理及指导 □ 营养支持护理 □ 心理支持（患者及家属）
病情 变异 记录	□ 无　□ 有，原因： 1. 2.	□ 无　□ 有，原因： 1. 2.
护士 签名		
医师 签名		

日期	住院第 4~7 天 （术后第 1~2 日）	住院第 6~9 天 （术后第 3~4 日）	住院第 8~14 天 （出院日）
主要诊疗工作	□ 上级医师查房 □ 观察病情变化 □ 观察引流量和性状 □ 检查手术伤口 □ 分析实验室检验结果 □ 维持水电解质平衡 □ 评估镇痛效果 □ 住院医师完成常规病程记录	□ 上级医师查房 □ 观察腹部、肠功能恢复情况 □ 观察引流量和性状 □ 检查手术伤口，更换敷料 □ 根据引流情况决定是否拔除引流管 □ 住院医师完成常规病程记录书写	□ 上级医师查房 □ 明确是否符合出院标准 □ 完成出院记录、病案首页、出院证明书等 □ 通知出入院处 □ 通知患者及家属 □ 向患者告知出院后注意事项，如康复计划、返院复诊、后续治疗，及相关并发症的处理等 □ 出院小结、疾病证明书及出院须知交予患者
重点医嘱	**长期医嘱** □ 一级护理 □ 禁食 □ 记录 24 小时液体出入量 □ 常规雾化吸入，bid □ 肝脓肿引流管接负压吸引并记量 □ 胃管接负压吸引并记量（视情况） □ 患者既往基础用药 □ 使用广谱抗菌药物 □ 营养支持治疗（肠内或肠外营养） □ 监测血糖（视情况） □ 必要时使用制酸剂及生长抑素 **临时医嘱** □ 液体治疗及纠正水电解质失衡 □ 必要时测定中心静脉压 □ 根据病情变化施行相关治疗	**长期医嘱** □ 二级护理 □ 流质饮食 □ 使用抗菌药物 □ 肝脓肿引流管接袋、记量 **临时医嘱** □ 液体治疗及纠正水电解质失衡 □ 更换手术伤口敷料 □ 根据病情变化施行相关治疗	**出院医嘱** □ 出院后相关用药 □ 定期门诊伤口换药及拆线 □ 门诊拔除引流管
主要护理工作	□ 体位与活动：取半坐或斜坡卧位，指导床上或床边活动 □ 饮食：禁食 □ 疼痛护理 □ 生活护理（一级护理） □ 观察患者引流管情况，腹部体征及肠道功能恢复的情况 □ 皮肤护理 □ 营养支持护理 □ 心理支持（患者及家属） □ 康复指导	□ 体位与活动：自主体位，鼓励离床活动 □ 指导流质饮食 □ 协助或指导生活护理 □ 观察患者腹部体征及肠道功能恢复的情况 □ 营养支持护理 □ 康复指导	**出院指导** □ 办理出院手续 □ 复诊时间 □ 作息、饮食、活动 □ 服药指导 □ 日常保健 □ 清洁卫生 □ 疾病知识及后续治疗
病情变异记录	□ 无　□ 有，原因： 1. 2.	□ 无　□ 有，原因： 1. 2.	□ 无　□ 有，原因： 1. 2.
护士签名			
医师签名			

第三十一章

肝动脉栓塞术临床路径释义

一、肝动脉栓塞术编码

疾病名称及编码：肝和肝内胆管恶性肿瘤（ICD-10：C22）

肝血管瘤（ICD-10：D18.013）

手术操作名称及编码：动脉化疗栓塞（ICD-9-CM-3：99.2501）

肝局部灌注（ICD-9-CM-3：50.93）

二、临床路径检索方法

C22/D18.013 伴（50.93+99.2501）

三、肝动脉栓塞术临床路径标准住院流程

（一）适用对象

主要诊断为肝细胞癌、肝癌破裂出血、肝恶性肿瘤、肝良性肿瘤、肝胆管恶性肿瘤、肝胆管细胞癌、肝占位性病变、肝肿物、肝血管瘤、肝血管肉瘤、肝动脉动脉瘤。

> **释义**
>
> ■ 原发性肝癌指恶性肿瘤来源于肝脏上皮组织者，主要包括肝细胞癌（Hepatocellular carcinoma，HCC）、肝内胆管细胞癌（Intrahepatic cholangiocarcinoma，ICC）和肝细胞癌-肝内胆管细胞癌混合型三种主要类型。肝占位性病变、肝肿物、肝动脉动脉瘤属于血管外科疾病，多采用覆膜支架、弹簧圈栓塞。
>
> ■ 肝血管瘤是肝脏最常见的良性肿瘤，其中以海绵状血管瘤（Hepatic cavernous hemangioma，HCH）最为常见，系肝脏血窦于胚胎阶段的发育障碍所致。
>
> ■ 本路径适用主要对象为中晚期不可切除的原发性肝癌、原发性肝癌复发、符合介入治疗指证的肝血管瘤等病例。

（二）诊断依据

根据《临床诊疗指南·外科学分册》（中华医学会编著，人民卫生出版社）。

1. 病史：肝硬化，体重进行性下降，随访肿物进行性增大，邻近组织器官转移等。
2. 临床症状：肝区不适、疼痛、胀痛等或检查发现，无临床表现。
3. 体征：肝脏增大，肝区叩击痛，腹水、胸腔积液等。
4. 血管彩色多普勒超声检查或 CT/MRI 检查明确病变存在。
5. AFP 异常增高（肝癌）。

> **释义**
>
> ■ 肝癌患者因感染慢性病毒性肝炎，临床表现多以肝炎肝硬化为主，如消瘦、慢性肝病面容、肝掌、蜘蛛痣、黄疸、腹水等，肿瘤进展则可出现肝区肿痛、恶病质及副癌综合征等表现。
>
> ■ 肝良性肿瘤如肝血管瘤一般无明显临床表现，当瘤体巨大压迫周围脏器或肿瘤位于肝包膜下引起疼痛才有临床表现，而瘤体破裂并发出血少见。
>
> ■ 血清 AFP 作为原发性肝癌定性诊断，60% 以上病例血清 AFP>400μg/L，其特异性高于其他肿瘤相关标志物。原发性肝癌诊断参照《原发性肝癌诊断规范（2017年版)》。
>
> ■ 对于肝脏占位常用影像学检查有腹部超声检查、腹部 CT 增强、腹部增强 MRI 等。原发性肝癌以腹部增强 CT 或 MRI 为主要诊断手段，而腹部增强 MRI 对肝血管瘤的诊断有较高的特异性和准确性。

（三）治疗方案的选择

根据《临床诊疗指南·外科学分册》（中华医学会编著，人民卫生出版社）。
1. 手术：介入手术治疗。
2. 手术方式：肝动脉化疗栓塞术；肝血管瘤超选择性栓塞术；肝动脉碘油栓塞术。

> **释义**
>
> ■ 根据中华医学会放射学分会介入学组协作组《原发性肝细胞癌经导管肝动脉化疗性栓塞治疗技术操作规范专家共识》制定的原发性肝细胞癌行 TACE 的适应证：①外科手术不能切除，或虽能手术切除，但患者不愿接受手术的肝癌病灶；②巨块型肝癌，肿瘤占整个肝脏的比例<70%；③多发结节型肝癌；④肝癌术前的减瘤治疗，以减低肿瘤分期，为二期手术切除创造机会；⑤肝功能 Child-Pugh 分级 A、B 级，美国东部肿瘤协作组（ECOG）评分 0～2 分；⑥门静脉主干未完全阻塞，或虽然门静脉主干完全阻塞，但肝门有较多代偿性侧支血管形成；⑦外科手术失败，或切除术后复发的肝癌患者；⑧肝癌破裂出血及肝动脉－门静脉分流造成的门静脉高压出血；⑨肝癌切除术后预防性肝动脉灌注化疗；⑩肝癌肝脏移植术后复发。
>
> ■ 经肝动脉栓塞治疗肝脏海绵状血管瘤的适应证和禁忌证：①适应证：肝脏海绵状血管瘤较大，邻近脏器受压致压迫症状明显者；血管瘤直径大于 5cm，致肝脏包膜受压张力高导致上腹部疼痛者；肿瘤虽小，但位于肝脏包膜下导致疼痛症状明显，且有破裂之虞，同时对疼痛一般治疗效果不佳者；②禁忌证：血管瘤直径小于 4cm，且趋于稳定、无明显临床症状者；有血管造影禁忌者。
>
> ■ 手术方式通常不包括肝动脉碘油栓塞术。

（四）标准住院日

3～10 天。

> **释义**
>
> ■ 行肝动脉栓塞术患者入院后，术前常规检查及准备 1~3 天，术后恢复 1~7 天，无明显术后并发症，总住院时间小于 10 天均符合本路径要求。

（五）进入路径标准

1. 诊断为下列疾病者：肝细胞癌、肝癌破裂出血、肝恶性肿瘤、肝良性肿瘤、肝胆管恶性肿瘤、肝胆管细胞癌、肝占位性病变、肝肿物、肝血管瘤、肝血管肉瘤、肝动脉动脉瘤。
2. 当患者同时具有其他疾病诊断，但在住院期间以主要诊断为治疗目的，其他疾病的处理不影响主要诊断的临床路径流程实施时，可以进入路径。

> **释义**
>
> ■ 本路径适用对象为中晚期不可切除的原发性肝癌、原发性肝癌复发、符合介入治疗指证的肝血管瘤等病例。
>
> ■ 患者合并高血压、糖尿病、冠心病、COPD、慢性肾功能不全等慢性疾病，需要术前治疗稳定后才能手术或存在抗凝、抗血小板等治疗，术前需特殊准备，则不进入本路径。
>
> ■ 对于术前评估患者情况不符合原发性肝癌行 TACE 适应证、肝血管瘤存在肝动脉栓塞术治疗禁忌证，不进入本路径。

（六）入院检查

1~3 天。
1. 必须检查的项目或有三个月内的结果：
（1）血常规、尿常规。
（2）肝、肾功能、电解质、血糖、凝血功能、感染性疾病筛查（乙型肝炎、丙型肝炎、艾滋病、梅毒等）；AFP、CEA、CA19-9。
（3）胸片、心电图、腹部彩超或 CT 增强或磁共振检查。
2. 根据患者病情选择：超声心动、肺功能、全身骨扫描。肿瘤科会诊。

> **释义**
>
> ■ 必查项目是评估患者病情、确保手术治疗安全有效开展的基础。
>
> ■ 为缩短术前等待时间，检查项目可在患者入院前门诊完成。
>
> ■ 高龄、高危合并心肺功能异常者，术前需增加心脏彩超、肺功能等检查。
>
> ■ 对于肝恶性肿瘤患者可加行全身骨扫描等检查评估有无远处骨转移，并请肿瘤科会诊协同治疗。

（七）选择用药

抗菌药物：按照《抗菌药物临床应用指导原则（2015 年版）》（国卫办医发〔2015〕43 号）执行。

> **释义**
>
> ■ 建议术前预防性使用抗菌药物，选用第一、第二代头孢菌素±甲硝唑。

（八）术前准备

1～5 天。
1. 麻醉方式：局部麻醉、全身麻醉。
2. 术中用药：麻醉常规用药、术后镇痛、止吐、镇静、抑酸、对症用药。
3. 术前保肝治疗。
4. 术日空腹，开放静脉，抑酸治疗。
5. 术日必要时，保留导尿。
6. 术前充分评估心、肺、肾、脑功能，必要时相关科室会诊。

> **释义**
>
> ■ 术中预防性抗菌药物应用参考《抗菌药物临床应用指导原则（2015 年版）》执行。
> ■ 手术日可以使用止吐、抑酸、镇痛等对症治疗药物。TACE 常并发上消化道出血，可能系门静脉高压性出血，可给予重组活化凝血因子Ⅶa、去氨加压素等止血药及抑酸药外，根据病情增加使用降低门脉压力药物。

（九）术后处理

1～10 天。
1. 必须复查的检查项目：根据患者具体情况而定。
2. 术后用药：抗菌药物按照《抗菌药物临床应用指导原则（2015 年版）》（国卫办医发〔2015〕43 号）执行。
3. 保肝治疗。
4. 营养支持治疗
5. 对症治疗。

> **释义**
>
> ■ 术后可根据患者恢复情况做相应复查项目（血常规、肝功能等），并根据病情变化调整检查频次。
> ■ 肝动脉栓塞术后肝功能可能出现不同程度的损伤，可适当选用护肝药促进肝功能恢复。

（十）出院日

3～10 天。
1. 患者无严重感染迹象。
2. 没有需要住院处理的并发症。

> **释义**
>
> ■ 主管医师及上级医师评估患者术后恢复是否达到出院条件。若确实存在术后并发症需继续住院治疗，超出本路径规定的时间，则优先处理并发症待痊愈后再准许患者出院。

（十一）变异及原因分析

1. 严重基础疾病可能对手术造成影响者，术前准备时间会延长。
2. 术后出现肝坏死、感染、肝功能衰竭、黄疸等并发症时，住院恢复时间相应延长。

> **释义**
>
> ■ 对于轻微变异，而对最终结果不会产生重大改变，也不会增加住院天数和费用，可不出本路径。
>
> ■ 术后发生严重并发症，如胆管节段性坏死、急性坏疽性胆囊炎、急性肝功能不全等，需进一步加强治疗，导致住院时间延长、费用增加，需在医师表单中说明。
>
> ■ 因患者方面的主观原因导致执行路径出现变异，需医师在表单中予以说明。

四、肝动脉栓塞术临床路径给药方案

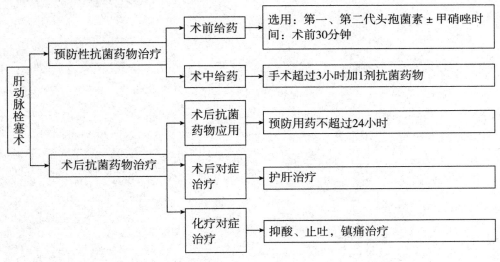

【用药选择】

1. 为预防术后感染，选用第一、第二代头孢菌素±甲硝唑类药物。
2. 行肝动脉栓塞术后常伴有肝功能损伤，术后需根据病情予以护肝类药物治疗，促进术后肝功能的恢复。
3. 行 TACE 患者由于化疗药物作用，术后根据病情予以止吐、护胃抑酸等对症治疗。

【药学提示】

1. 预防性抗菌药物用药时间为静脉输注应在操作前 0.5～1 小时或麻醉开始时给药，在输注完毕后开始手术，保证手术部位暴露时局部组织中抗菌药物已达到足以杀灭手术过程中沾染细菌的药物浓度。

2. 若手术时间超过 3 小时，术中应追加 1 次抗菌药物。术后预防用药时间不超过 24 小时。

【注意事项】

1. 肝动脉栓塞术后常合并肝功能损伤，特别是肝癌行 TACE 患者更容易出现急性肝功能不全，术后需常规检测肝功能，同时予以相关护肝药物支持。

2. 建议禁用或慎用肝损伤类药物，以免加重病情。

五、推荐表单

（一）医师表单

肝动脉栓塞术临床路径医师表单

适用对象：第一诊断为原发性肝癌行肝动脉化疗栓塞术；或第一诊断为肝血管瘤
行肝血管瘤超选择性栓塞术

患者姓名：		性别： 年龄： 住院号：	门诊号：
住院日期： 年 月 日		出院日期： 年 月 日	标准住院日：3～10 天

时间	住院第 1~3 天	住院第 3~4 天 （术前准备）
主要诊疗工作	□ 询问病史、体格检查，病历书写 □ 向患者及家属交代住院诊疗流程及时间 □ 上级医师查房及术前评估 □ 发放入院指导 □ 开具化验和检查单 □ 对症保肝治疗	□ 上级医师查房，根据体检及辅助检查结果 　讨论制订手术方案 □ 完成术前准备及评估 □ 完成术前小结、上级医师查房记录等书写 □ 签署手术同意书等文件 □ 向患者及家属交代围术期注意事项 □ 改善肝功能及一般情况
重点医嘱	**长期医嘱** □ 外科疾病护理常规 □ 二级或三级护理 □ 相关饮食 □ 患者既往基础用药，保肝 **临时医嘱** □ 血常规、尿常规、肝肾功能、电解质、血糖、凝 　血指标、感染性疾病筛查；AFP、CEA、CA19-9 □ 胸片、心电图、腹部 B 超、肝脏 CT；必要时超声 　心动图、肺功能、全身骨扫描检查	**临时医嘱** □ 必要的会诊意见及处理 □ 术前准备 □ 术前禁食、禁水 □ 保肝治疗 □ 术前补液
病情变异记录	□ 无　□ 有，原因： 1. 2.	□ 无　□ 有，原因： 1. 2.
医师签名		

时间	住院第 4~8 天 （术后处理）	住院第 8~10 天 （出院）
主要诊疗工作	□ 手术 □ 完成手术记录书写 □ 术后病程记录书写 □ 向患者及家属交代术后注意事项 □ 检测肝功能变化	□ 观察生命体征及穿刺肢体伤口情况 □ 上级医师查房，进行伤口评估，决定是否可以出院 □ 术后病程记录书写 □ 完成出院记录、病案首页、出院证明等文件 □ 交代出院后注意事项如复查时间、出现手术相关意外情况的处理等 □ 发放出院指导
重点医嘱	**长期医嘱** □ 今日在局部麻醉下行肝动脉造影、肠系膜上动脉造影、间接门静脉造影；肝动脉化疗栓塞术/肝血管瘤超选择性栓塞术；肝动脉造影，碘油栓塞术 □ 术后护理常规 □ 一级护理 □ 易消化饮食 □ 肝肾功能、电解质、血常规 **临时医嘱** □ 补液，营养支持 □ 抗菌药物 □ 对症保肝药物治疗	**长期医嘱** □ 二级护理 **临时医嘱** □ 出院 □ 出院带药
病情变异记录	□ 无　□ 有，原因： 1. 2.	□ 无　□ 有，原因： 1. 2.
医师签名		

（二）护士表单

肝动脉栓塞术临床路径护士表单

适用对象：第一诊断为原发性肝癌行肝动脉化疗栓塞术；或第一诊断为肝血管瘤
行肝血管瘤超选择性栓塞术

患者姓名：	性别： 年龄： 住院号：	介入血管外科
住院日期： 年 月 日	出院日期： 年 月 日	标准住院日：3~10 天

时间	住院第 1~3 天 （入院）	住院第 3~4 天 （术前准备）
健康宣教	□ 入院宣教 　　介绍主管医师、护士 　　介绍环境、设施 　　介绍住院注意事项 　　介绍探视和陪护制度 　　介绍贵重物品制度	□ 健康宣教 □ 心理支持
护理处置	□ 核对患者姓名，佩戴腕带 □ 建立入院护理病历 □ 协助患者留取各种标本 □ 测量体重	□ 常规检查 □ 饮食指导 □ 术前指导 □ 治疗护理
基础护理	□ 三级护理 □ 晨晚间护理 □ 患者安全管理	□ 三级护理 □ 晨晚间护理 □ 患者安全管理
专科护理	□ 护理查体 □ 需要时，填写跌倒及压疮防范表 □ 需要时，请家属陪护 □ 确定饮食种类 □ 心理护理	□ 护理查体 □ 需要时，请家属陪护
重点医嘱	□ 详见医嘱执行单	□ 详见医嘱执行单
病情变异	□ 无　□ 有，原因： 1. 2.	□ 无　□ 有，原因： 1. 2.
护士签名		

时间	住院第 4 ~ 8 天 （术后处理）	住院第 8 ~ 10 天 （出院）
健康宣教	□ 术后宣教 　药物作用及频率 　饮食、活动指导 　复查患者对术前宣教内容的掌握 □ 下床活动注意事项	□ 出院宣教 　复查时间 　服药防范 　活动休息 　指导饮食 　康复训练方法 □ 指导办理出院手续
护理处置	□ 遵医嘱完成相关检查	□ 办理出院手续
基础护理	□ 体位与活动：平卧位，指导床上或床边活动 □ 饮食：半流质饮食 □ 二级护理 □ 皮肤护理	□ 心理和生活护理 □ 指导办理出院手续
专科护理	□ 观察患者腹部体征、股动脉穿刺处伤口等情况 □ 疼痛护理	□ 疾病知识及随访
重点医嘱	□ 详见医嘱执行单	□ 详见医嘱执行单
病情变异记录	□ 无　□ 有，原因： 1. 2.	□ 无　□ 有，原因： 1. 2.
护士签名		

（三）患者表单

肝动脉栓塞术临床路径患者表单

适用对象：第一诊断为原发性肝癌行肝动脉化疗栓塞术；或第一诊断为肝血管瘤
　　　　　行肝血管瘤超选择性栓塞术

患者姓名：		性别：　　年龄：　　住院号：	介入血管外科
住院日期：　　年　月　日		出院日期：　　年　月　日	标准住院日：3～10 天

时间	住院第 1 天 （入院）	住院第 2～3 天 （术前）	住院第 3～4 天 （手术当日）
医患配合	□ 配合询问病史、收集资料，请务必详细告知既往史、用药史、过敏史 □ 配合进行体格检查 □ 有任何不适请告知医师	□ 配合完善术前相关检查、化验，如采血、心电图、X 线胸片、腹部 CT 增强等 □ 医师与患者及家属介绍病情及术前谈话、签字	□ 术后体位：平卧位，股动脉穿刺处压迫 12 小时 □ 告知不适及异常感受 □ 配合评估手术效果
护患配合	□ 配合测量体温、脉搏、呼吸、血压、体重 □ 配合完成入院护理评估（简单询问病史、过敏史、用药史） □ 接受入院宣教（环境介绍、病室规定、订餐制度、贵重物品保管等） □ 配合执行探视和陪护制度 □ 有任何不适请告知护士	□ 配合测量体温、脉搏、呼吸 □ 接受术前宣教 □ 接受饮食宣教 □ 接受药物宣教	□ 配合护士定时监测体温、脉搏、呼吸、血压生命体征 □ 配合检查意识（全身麻醉者） □ 疼痛注意事项及处理 □ 注意留置管路安全与通畅 □ 护士协助记录出入量
饮食	□ 遵医嘱饮食	□ 术前 12 小时禁食、禁水	□ 半流质饮食
活动	□ 正常活动	□ 正常活动	□ 卧床休息，自主体位

时间	住院第 4~8 天 （术后第 1~5 日）	住院第 8~10 天 （术后第 5~7 日）
医 患 配 合	□ 医师巡视，了解病情 □ 配合腹部检查，伤口情况 □ 配合完善术后检查：血常规、肝功能 □ 伤口换药	□ 接受出院前指导 □ 知道复查程序 □ 获取出院诊断书
护 患 配 合	□ 接受输液治疗 □ 配合活动，预防皮肤压力伤 □ 注意活动安全，避免坠床或跌倒 □ 配合执行探视及陪护	□ 接受出院宣教 □ 办理出院手续 □ 获取出院带药 □ 知道服药方法、作用、注意事项 □ 知道复印病历程序
饮食	□ 半流质饮食	□ 普通饮食
活动	□ 卧床休息，床边活动	□ 功能恢复训练，正常活动

附：原表单（2016 年版）

肝动脉栓塞术临床路径表单

适用对象：第一诊断为原发性肝癌行肝动脉化疗栓塞术；或第一诊断为肝血管瘤
　　　　　行肝血管瘤超选择性栓塞术

患者姓名：	性别：　　年龄：　　住院号：	介入血管外科
住院日期：　　年　月　日	出院日期：　　年　月　日	标准住院日：3～10 天

时间	住院第1~3天 （入院）	住院第1~5天 （术前准备）
主要诊疗工作	□ 询问病史、体格检查，病历书写 □ 向患者及家属交代住院诊疗流程及时间 □ 上级医师查房及术前评估 □ 发放入院指导 □ 开具实验室检查单 □ 对症保肝治疗	□ 上级医师查房，根据体检及辅助检查结果 　讨论制订手术方案 □ 完成术前准备及评估 □ 完成术前小结、上级医师查房记录等书写 □ 签署手术同意书等文件 □ 向患者及家属交代围术期注意事项 □ 改善肝功能及一般情况
重点医嘱	**长期医嘱** □ 外科疾病护理常规 □ 二级或三级护理 □ 相关饮食 □ 患者既往基础用药，保肝 **临时医嘱** □ 血常规、尿常规、肝肾功能、电解质、血糖、凝 　血指标、感染性疾病筛查；AFP、CEA、CA19-9 □ X 线胸片、心电图、腹部 B 超、肝脏 CT；必要时 　超声心动图、肺功能、全身骨扫描检查	**临时医嘱** □ 必要的会诊意见及处理 □ 术前准备 □ 术前禁食、禁水 □ 保肝治疗 □ 灌肠 □ 术前补液
主要护理工作	□ 介绍病房环境及设施 □ 告知医院规章制度 □ 入院护理评估	□ 宣传教育及心理护理 □ 执行术前医嘱 □ 告知手术相关注意事项
病情变异记录	□ 无　□ 有，原因： 1. 2.	□ 无　□ 有，原因： 1. 2.
护士签名		
医师签名		

时间	住院第 1~10 天 （术后处理）	住院第 3~10 天 （出院）
主要诊疗工作	□ 手术 □ 完成手术记录书写 □ 术后病程记录书写 □ 向患者及家属交代术后注意事项 □ 检测肝功能变化	□ 观察生命体征及穿刺肢体伤口情况 □ 上级医师查房，进行伤口评估，决定是否可以出院 □ 术后病程记录书写 □ 完成出院记录、病案首页、出院证明等文件 □ 交代出院后注意事项如复查时间、出现手术相关意外情况的处理等 □ 发放出院指导
重点医嘱	**长期医嘱** □ 今日在局部麻醉下行肝动脉造影、肠系膜上动脉造影、间接门静脉造影；肝动脉化疗栓塞术/肝血管瘤超选择性栓塞术；肝动脉造影，碘油栓塞术 □ 术后护理常规 □ 一级护理 □ 易消化饮食 □ 肝肾功能、电解质、血常规 **临时医嘱** □ 补液，营养支持 □ 抗菌药物 □ 对症保肝药物治疗	**长期医嘱** □ 二级护理 **临时医嘱** □ 出院 □ 出院带药（抗炎、保肝、对症）
主要护理工作	□ 观察生命体征情况 □ 胃肠道反应及栓塞不良反应 □ 股动脉穿刺处有无出血、血肿情况 □ 心理和生活护理	□ 心理和生活护理 □ 指导办理出院手续
病情变异记录	□ 无　□ 有，原因： 1. 2.	□ 无　□ 有，原因： 1. 2.
护士签名		
医师签名		

第三十二章

原发性肝细胞癌临床路径释义

一、原发性肝细胞癌编码

疾病名称及编码：原发性肝细胞癌（ICD-10：C22.0）

手术操作名称及编码：部分肝切除术（ICD-9-CM-3：50.22）

肝叶切除术（ICD-9-CM-3：50.3）

二、临床路径检索方法

C22.0 伴（50.22／50.3）

三、原发性肝细胞癌临床路径标准住院流程

（一）适用对象

第一诊断为原发性肝细胞癌（ICD-10：C22.0），行规则性肝切除或非规则性肝切除术（ICD-9-CM-3：50.22/50.3）。

> **释义**
>
> ■ 原发性肝癌（primarylivercancer，PLC），简称肝癌，是指原发性的肝细胞性肝癌是我国常见的恶性肿瘤。在我国，本病年死亡率占肿瘤死亡率的第三位。
>
> ■ 规则性肝切除（anatomic hepatectomy）是严格按照肝的解剖分叶和分段为基础的整叶或整段的肝切除，又称解剖性肝切除。而非规则性肝切除（non-anatomic hepatectomy）是不完全符合肝的解剖，常在保留残肝血供的基础上，以肿瘤为中心做距肿瘤边缘 1~2cm 的局部切除。

（二）诊断依据

根据《临床诊疗指南·普通外科分册》（中华医学会编著，人民卫生出版社，2006）、《黄家驷外科学（第7版）》（吴孟超等主编，人民卫生出版社，2008）及全国高等学校教材《外科学（第7版）》（吴在德等主编，人民卫生出版社，2008）。

1. 主要症状：上腹或肝区疼痛不适，食欲缺乏、腹胀、消化不良、恶心、呕吐、腹泻或便秘等消化道症状，消瘦、乏力、体重下降，晚期可以出现恶病质。

2. 体征：肝脏肿大以及肝硬化的体征。

3. 影像学检查：B超、动态增强螺旋CT、MRI。

4. 实验室检查：血清AFP对于原发性肝细胞癌具有较高的特异性。AFP>400μg/L并能排除妊娠、活动性肝病、生殖腺胚胎源性肿瘤等，即可考虑肝细胞癌的诊断。

> **释义**
>
> ■ 此外，《原发性肝癌诊疗规范（2017年版）》也为重要参照。
>
> ■ 影像学检查：目前超声为具有较好诊断价值的非侵入性检查方法，并可作为高发人群的普查工具，通过超声造影可提高肝癌确诊率；CT分辨率较高，诊断符合率高达90%以上；MRI诊断价值与CT相仿，对良恶性肝内占位病变，特别是血管瘤的鉴别优于CT，且可进行肝内脉管的重建，可显示这些管腔内有无癌栓。
>
> ■ 实验室检查：临床上约有30%的肝癌患者AFP水平不升高，此时应检测AFP异质体，如为阳性，则有助于诊断。

（三）选择治疗方案的依据

根据《临床诊疗指南·普通外科分册》（中华医学会编著，人民卫生出版社，2006）、《黄家驷外科学（第7版）》（吴孟超等主编，人民卫生出版社，2008）及全国高等学校教材《外科学（第7版）》（陈孝平等主编，人民卫生出版社，2008）。

1. 根据术前检查所获得的资料，多学科评估结果。

2. 根据肿瘤分期选择治疗方法。

3. 患者满足肝切除术的条件：

（1）（必备条件）患者的一般情况：一般情况良好，无明显心、肺、肾等重要脏器器质性病变；肝功能正常或仅有轻度损害（Child-Pugh A级）；或肝功能分级属B级，经短期护肝治疗后恢复到A级；肝储备功能（如ICGR 15）基本在正常范围以内；无不可切除的肝外转移性肿瘤。

（2）可行根治性肝切除的局部病变须满足下列条件：单发肝癌，周围界限较清楚或有假包膜形成，受肿瘤破坏的肝组织少于30%；若受肿瘤破坏的肝组织大于30%，则需残肝组织不能低于全肝组织的50%；对多发性肿瘤，肿瘤结节应少于3个，且最大结节<5厘米，且局限在肝脏的一段或一叶内。

> **释义**
>
> ■ Child-Pugh分级标准：是一种临床上常用的用以对肝硬化患者的肝脏储备功能进行量化评估的分级标准，如今临床常用的Child-Pugh改良分级法将患者5个指标（包括血清胆红素、血浆清蛋白浓度及凝血酶原延长时间、腹腔积液、肝性脑病）的不同状态分为三个层次，分别记以1分、2分和3分，并将5个指标计分进行相加，总和最低分为5分，最高分为15分，从而根据该总和的多少将肝脏储备功能分为A、B、C三级，预示着三种不同严重程度的肝脏损害（分数越高，肝脏储备功能越差）。其具体分级标准如下表。
>
> | 项目 | 1 | 2 | 3 |
> | --- | --- | --- | --- |
> | 血清胆红素（mmol/L） | <34.2 | 34.2~51.3 | >51.3 |
> | 血浆清蛋白（g/L） | >35 | 28~35 | <28 |
> | 凝血酶原延长时间（S） | 1~3 | 4~6 | >6 |
> | 腹腔积液 | 无 | 少量，易控制 | 中等量，难控制 |
> | 肝性脑病 | 无 | 轻度 | 中度以上 |

A 级：5~6 分

B 级：7~9 分

C 级：>10 分（包括 10 分）

Child-Pugh 分级标准自提出以来，一直受到临床医学工作者的广泛认同，并因此为肝硬化患者治疗方案的选择提供了较具体的临床参考，具有重要的临床价值。

■ ICGR15：吲哚氰氯 15 分钟滞留率（indocyaninegreen retention rateat 15min，ICGR15），为评价肝储备能力的敏感指标之一。若肝癌患者术前 ICGR15<10%，表明肝储备功能良好，可行各类肝切除；ICGR15 为 10% ~20%，肝切除范围应限制在两个肝段以内；ICGR15 大于 20% 而小于 30% 仅可做亚肝段切除；而 ICGR15>30%，一般仅可做肝楔形切除。

（四）标准住院日

12 ~18 天。

> 释义
>
> ■ 如果患者条件允许，住院时间可以低于上述住院天数；如患者出现并发症或者肝功能恢复缓慢，则住院日期可以高于上述天数。

（五）进入路径标准

1. 第一诊断必须符合 ICD-10：C22.0 原发性肝细胞癌疾病编码。

2. 患者本人有手术治疗意愿。

3. 当患者合并其他疾病，但住院期间不需要特殊处理也不影响第一诊断的临床路径流程实施时，可以进入路径。

> 释义
>
> ■ 患者同时具有其他疾病影响第一诊断的临床路径流程实施时均不适合进入临床路径。
>
> ■ 肝癌自发破裂或需要入住 ICU 的患者不适合进入临床路径。

（六）术前准备

2 ~5 天。

1. 必须的检查项目：

（1）血常规+血型、尿常规、大便常规+隐血。

（2）肝功能、肾功能、电解质、凝血功能、肿瘤标志物检查（含 AFP）、感染性疾病筛查。

（3）X 线胸片（正侧位）、心电图。

（4）肝脏 CT 平扫+增强或肝脏 MRI/MRA，和（或）肝胆胰腺 B 超。

2. 根据病情，可考虑进一步检查：

（1）胃镜、胃肠钡剂造影：对合并门静脉高压症的患者。

（2）靛氰绿清除率（ICGR）。

（3）超声心动图、肺功能检测和（或）血气分析。

（4）必要时行选择性动脉造影：进一步了解肿瘤侵犯情况及提供转移证据。

> **释义**
>
> ■ 部分检查可以在门诊完成。
>
> ■ 根据病情部分检查可以不进行。
>
> ■ 如果进行了胸部 CT 检查可以不进行胸部 X 线正侧位片。
>
> ■ 如果高度怀疑转移性病灶，可进一步选择 PET-CT 检查评估全身病情。

（七）选择用药

1. 抗菌药物：按照《抗菌药物临床应用指导原则》（卫医发〔2004〕285 号）执行。建议使用第二代头孢菌素，有反复感染史者可选头孢曲松或头孢哌酮或头孢哌酮舒巴坦；明确感染患者，可根据药敏试验结果调整抗菌药物。

2. 如有继发感染征象，尽早开始抗菌药物的经验治疗。

3. 预防性用抗菌药物，时间为术前 0.5 小时，手术超过 3 小时加用 1 次抗菌药物；总预防性用药时间一般不超过 24 小时，个别情况可延长至 48 小时。

> **释义**
>
> ■ 肝癌手术患者选用预防性抗菌药物的原则是：①抗菌谱广，涵盖肝脏外科常见感染菌种；②应用安全，不良反应小，尤其是肝脏毒性；③对医院内常见感染的细菌未发生耐药；④价格适宜。此外，还要考虑抗菌药物的药代动力学特点，所用药物不仅能在血液中形成较高的作用浓度，而且应能在肝胆组织以及胆汁中形成较高浓度。因此，应优先选用能从肝脏排泄入胆汁的抗菌药物。研究表明，胆汁浓度高于血清浓度的常用抗菌药物有哌拉西林、头孢曲松、头孢哌酮、莫西沙星、利福霉素、克林霉素、氨苄西林等，其中前五种抗菌药物的胆汁浓度可达到血清浓度 10 倍以上。预防性使用抗菌药物具体究竟以何种抗菌药物为最佳，尚无一致意见，主要应根据当时可得药物和医师习惯而定，但目前国内外多主张首选头孢菌素。
>
> ■ 如若无法排除术中采用酒精注射治疗可能，术前则不建议使用头孢菌素。

（八）手术日

入院后第 4~7 天。

1. 麻醉方式：气管内插管全身麻醉。

2. 手术方式：

（1）规则性肝切除（左外叶肝切除、左半肝切除、右半肝切除、左三叶肝切除、右三叶肝切除、中叶肝切除、右后叶肝切除、尾叶肝切除）。

（2）非规则性肝切除术。

3. 术中用药：麻醉常规用药，补充血容量药物（晶体、胶体）。

4. 输血：根据术前血红蛋白状况及术中出血情况而定。

5. 病理学检查：切除标本解剖后作病理学检查，必要时行术中冷冻病理学检查。

> **释义**
>
> ■ 麻醉方式：气管内插管全身麻醉，或者气管内插管全身麻醉联合硬膜外麻醉。
> ■ 手术方式：目前，在技术条件允许的单位还可选择腹腔镜肝切除手术。
> ■ 术中用药：为预防或阻止腹膜转移和淋巴转移，减少或杀死腹腔脱落肿瘤细胞，可于术中行腹腔化疗，必要时植入抗肿瘤缓释植入剂如氟尿嘧啶植入剂以清除残留癌细胞，降低局部复发率。另外，术中可使用纠正凝血功能药物，补充蛋白制剂等。
> ■ 输血：术前预存式自体血回输可作为肝癌患者围术期"节血"举措的重要手段。预存式自体血回输是术前分次预存一定量的自身血液（全血或成分血）在术中或术后输还给患者的方法。适应于符合条件的择期大手术患者及含有多种红细胞抗体、有严重输血反应、从事放射高度危险工作及忌用他人血液的患者。尤其对于稀有血型，如 Rh 阴性或对异体蛋白易发生过敏反应的体质，术中又需要输血者更适合。一般于术前 2 周及 1 周对患者行肘静脉采血，每次采血为总血容量（血容量占患者体重的 8%）的 12%～15%。二次采血的间隔时间不少于 5 天，术前 3 天停止采血。

（九）术后住院恢复

6～11 天。

1. 必须复查的检查项目：血常规、血电解质、肝功能、肾功能、凝血功能、肿瘤标志物。
2. 根据情况，选择检查项目：腹部 B 超、CT 检查、X 线胸片等。
3. 术后用药：
（1）抗菌药物：按照《抗菌药物临床应用指导原则》（卫医发〔2004〕285 号）执行。
（2）根据病情，按照《国家基本药物》目录要求选择：制酸剂、营养治疗、护肝类药物。
4. 各种管道处理：根据患者病情，尽早拔除胃管、尿管、引流管、深静脉穿刺管。
5. 康复情况监测：监测生命体征、有无并发症发生、胃肠道功能恢复情况、指导患者术后饮食。
6. 伤口护理。

> **释义**
>
> ■ 术后早期应对患者进行持续监测，以便及时掌握病情变化。评估患者病情平稳后，方可终止持续监测。若患者出现水电解质紊乱，应及时考虑使用复方（糖）电解质注射液，例如醋酸钠林格注射液等用于液体补充治疗。
> ■ 通常肝切除手术患者术后 72 小时内即可逐渐进流食，同时减少静脉输液量。
> ■ 复查影像学检查主要是观察术后腹腔、胸腔有无积液，引流管位置是否合适以及余肝实质、肺野有无不良影响。

（十）出院标准

1. 伤口愈合好，无感染征象。

2. 肠道功能基本恢复。

3. 常规化验指标复查无明显异常，影像学复查（根据患者病情进行）无明显异常。

4. 没有需要住院处理的并发症和（或）合并症等。

> **释义**
>
> ■常规化验指标复查：着重观察肝功能是否恢复正常，必要时延长保肝治疗时间。
>
> ■如果出现并发症，是否需要继续住院处理，由主管医师具体决定。

（十一）变异及原因分析

1. 合并症及并发症如全身重要器官功能不全，影响手术安全性者，需要进行相关的诊断和治疗。

2. 肝癌术前存在严重合并症，手术风险高，住院时间延长，费用增加。

（1）合并门静脉主干癌栓（PVTT）和（或）腔静脉癌栓、胆管癌栓。

（2）合并门脉高压症的严重并发症：如消化道大出血。

（3）肝脏功能中重度损害：如肝性脑病、肝肾综合征、黄疸、凝血功能紊乱及难以控制的腹水等。

（4）活动性肝炎。

3. 术前明确符合二期切除适应证者。

4. 不同意手术者，退出本路径。

5. 肝外广泛转移。

> **释义**
>
> ■对于轻微变异，如由于某种原因，路径指示应当于某一天的操作不能如期进行而要延期的，这种改变不会对最终结果产生重大改变，也不会更多地增加住院天数和住院费用，可不出本路径。
>
> ■除以上所列变异及原因外，如还出现医疗、护理、患者、环境等多方面的变异原因，应阐明变异相关问题的重要性，必要时须及时退出本路径，并应将特殊的变异原因进行归纳、总结，以便重新修订路径时作为参考，不断完善和修订路径。

四、原发性肝细胞癌临床路径给药方案

【用药选择】

1. 为预防术后切口感染，应针对金黄色葡萄球菌选用药物。

2. 预防性抗菌药物的原则是：①抗菌谱广，涵盖肝脏外科常见感染菌种；②应用安全，不良反应小，尤其是肝脏毒性；③对医院内常见感染的细菌未发生耐药；④价格适宜。预防性使用抗菌药物具体究竟以何种抗菌药物为最佳，尚无一致意见，主要应根据当时可得药物和医师习惯而定，但目前国内外多主张首选头孢菌素。第一代头孢菌素常用的注射剂有头孢唑林、头孢噻吩、头孢拉定等，口服制剂有头孢拉定、头孢氨苄和头孢羟氨苄等。第二代头孢菌素注射剂有头孢呋辛、头孢替安等，口服制剂有头孢克洛、头孢呋辛酯和头孢丙烯等。

【药学提示】

1. 接受原发性肝细胞癌手术者，应在术前 0.5 ~ 2 小时给药，或麻醉开始时给药，使手术切口暴露时局部组织中已达到足以杀灭手术过程中入侵切口细菌的药物浓度。

2. 手术时间较短（<2 小时）的清洁手术，术前用药一次即可。手术时间超过 3 小时，或失血量大（>1500ml），可手术中给予第 2 剂。

【注意事项】

1. 原发性肝细胞癌手术切口属于 Ⅱ 类切口，因此可按规定适当预防性和术后应用抗菌药物，应优先选用能从肝脏排泄入胆汁的抗菌药物。

2. 用药前必须详细询问患者先前有否对头孢菌素类、青霉素类或其他药物的过敏史。

五、推荐表单

（一）医师表单

原发性肝细胞癌临床路径医师表单

适用对象：第一诊断为原发性肝细胞癌（ICD-10：C22.0）

行规则性肝切除或非规则性肝切除术（ICD-9-CM-3：50.2/50.3）

患者姓名：	性别： 年龄： 门诊号：	住院号：
住院日期： 年 月 日	出院日期： 年 月 日	标准住院日：12~18 天

日期	住院第 1 天	住院第 2~5 天	住院第 3~6 天 （术前 1 日）
主要诊疗工作	□ 询问病史及体格检查 □ 完成住院病历和首次病程记录 □ 开实验室检查单 □ 上级医师查房 □ 初步确定诊治方案和特殊检查项目	□ 上级医师查房 □ 完成术前准备与术前评估 □ 完成必要的相关科室会诊 □ 根据检查检验等，进行术前讨论，确定治疗方案	□ 手术医嘱 □ 住院医师完成上级医师查房记录、术前小结等 □ 完成术前总结（拟行手术方式、手术关键步骤、术中注意事项等） □ 向患者及家属交代病情、手术安排及围术期注意事项 □ 签署手术知情同意书（含标本处置）、自费用品协议书、输血同意书、麻醉同意书或授权委托书
重点医嘱	**长期医嘱** □ 外科二级或三级护理常规 □ 饮食：根据患者情况而定 □ 专科基础用药：保肝类药物、维生素 K_1 **临时医嘱** □ 血常规+血型、尿常规、便常规+隐血 □ 凝血功能、血电解质、肝功能、肾功能、肿瘤标志物、感染性疾病筛查 □ 心电图、X 线胸片 □ 上腹部 CT 平扫+增强 +血管重组和（或）腹部 B 超或 MR/MRA □ 必要时行血气分析、肺功能、超声心动图、选择性腹腔动脉造影、钡剂造影、胃镜	**长期医嘱** □ 外科二级或三级护理常规 □ 患者既往基础用药 □ 专科基础用药：保肝类药物、维生素 K_1 □ 其他相关治疗 **临时医嘱** □ 相关专科医师的会诊 □ 复查有异常的检验及检查结果	**长期医嘱** □ 见左列 **临时医嘱** □ 术前医嘱 □ 常规准备明日在气管内全身麻醉或全身麻醉联合硬膜外麻醉下拟行肝癌切除术 □ 备皮 □ 药物过敏试验 □ 术前禁食 4~6 小时，禁水 2~4 小时 □ 必要时行肠道准备（清洁肠道） □ 麻醉前用药 □ 术前留置胃管和尿管 □ 术中特殊用药带药 □ 备血 □ 带影像学资料入手术室 □ 必要时预约 ICU
病情变异记录	□ 无 □ 有，原因： 1. 2.	□ 无 □ 有，原因： 1. 2.	□ 无 □ 有，原因： 1. 2.
医师签名			

日期	住院第 4~7 天 （手术日）		住院第 5~8 天 （术后第 1 日）
	术前及术中	术后	
主 要 诊 疗 工 作	□ 送患者入手术室 □ 麻醉准备，监测生命体征 □ 施行手术 □ 保持各引流管通畅 □ 解剖标本，送病理检查 □ 麻醉医师完成麻醉记录	□ 完成术后首次病程记录 □ 完成手术记录 □ 向患者及家属说明手术情况	□ 上级医师查房 □ 观察病情变化 □ 观察引流量和性状 □ 检查手术伤口，更换敷料 □ 分析实验室检查结果 □ 维持水、电解质平衡 □ 住院医师完成常规病程记录
重 点 医 嘱	**长期医嘱** □ 肝癌常规护理 □ 禁食 **临时医嘱** □ 液体治疗 □ 相应治疗（视情况） □ 手术前 0.5 小时预防使用 　抗菌药物	**长期医嘱** □ 肝癌术后常规护理 □ 一级护理 □ 禁食 □ 监测生命体征 □ 记录 24 小时液体出入量 □ 常规雾化吸入，bid □ 胃管接负压瓶吸引并记量（酌 　情） □ 腹腔引流管接负压吸引并记量 □ 尿管接尿袋记尿量 □ 预防性抗菌药物使用（酌情） □ 监测血糖（酌情） □ 必要时测定中心静脉压 □ 必要时使用抑酸剂及生长抑素 **临时医嘱** □ 吸氧 □ 液体治疗 □ 术后当天查血常规和血电解质 □ 必要时查肝功能、凝血功能等 □ 明晨查血常规、血生化和肝功 　能等	**长期医嘱** □ 患者既往基础用药（见左列） □ 肠外营养治疗 **临时医嘱** □ 液体治疗及纠正水、电解 　质失衡 □ 复查实验室检查（如血常 　规、血生化等）（视情况） □ 更换手术伤口敷料 □ 必要时测定中心静脉压 □ 根据病情变化施行相关治疗
病情 变异 记录	□ 无　□ 有，原因： 1. 2.	□ 无　□ 有，原因： 1. 2.	□ 无　□ 有，原因： 1. 2.
医师 签名			

日期	住院第 6~10 天 （术后第 2~3 日）	住院第 8~13 天 （术后第 4~6 日）	住院第 12~18 天 （出院日）
主要诊疗工作	□ 上级医师查房 □ 观察病情变化 □ 观察引流量和性状 □ 复查实验室检查 □ 住院医师完成常规病程记录 □ 必要时予相关特殊检查	□ 上级医师查房 □ 观察腹部、肠功能恢复情况 □ 观察引流量和颜色 □ 根据手术情况和术后病理结果，进行肿瘤分期与后续治疗评定 □ 住院医师完成常规病程记录 □ 必要时予相关特殊检查	□ 上级医师查房 □ 明确是否符合出院标准 □ 通知出院处 □ 通知患者及其家属出院 □ 完成出院记录、病案首页、出院证明书等 □ 向患者告知出院后注意事项，如康复计划、返院复诊、后续治疗及相关并发症的处理等 □ 出院小结、出院证明及出院须知并交患者或家属
重点医嘱	**长期医嘱** □ 继续监测生命体征（视情况） □ 拔除引流管（视情况） □ 拔除胃管（视情况） □ 拔除尿管（视情况） □ 肠外营养支持或液体治疗 □ 无感染证据时停用抗菌药物 **临时医嘱** □ 液体治疗及纠正水、电解质失衡 □ 复查实验室检查（如血常规、血生化等）（视情况） □ 更换手术伤口敷料 □ 必要时测定中心静脉压	**长期医嘱** □ 二级或三级护理（视情况） □ 肛门排气后改流质饮食/半流质饮食 □ 拔除深静脉留置管（视情况） □ 停止记 24 小时出入量 □ 逐步减少或停止肠外营养或液体治疗 □ 伤口换药/拆线（视情况） **临时医嘱** □ 复查血常规、生化、肝功能等 □ 必要时行 X 线胸片、CT、B 超 等检查	**出院医嘱** □ 出院相关用药
病情变异记录	□ 无　□ 有，原因： 1. 2.	□ 无　□ 有，原因： 1. 2.	□ 无　□ 有，原因： 1. 2.
医师签名			

（二）护士表单

原发性肝细胞癌临床路径护士表单

适用对象：第一诊断为原发性肝细胞癌（ICD-10：C22.0）
行规则性肝切除或非规则性肝切除术（ICD-9-CM-3：50.2/50.3）

患者姓名：		性别： 年龄： 门诊号：	住院号：
住院日期： 年 月 日		出院日期： 年 月 日	标准住院日：12~18 天

日期	住院第1天	住院第2~5天	住院第3~6天 （术前1日）
健康宣教	□ 入院宣教 介绍主管医师、护士 介绍环境、设施 介绍住院注意事项	□ 活动指导、饮食指导 □ 患者相关检查配合的指导 □ 疾病知识指导 □ 心理支持	□ 术前宣教 宣教疾病知识、术前准备及 手术过程 告知准备物品、沐浴 告知术后饮食、活动及探视 注意事项 告知术后可能出现的情况及 应对方式
护理处置	□ 核对患者姓名，佩戴腕带 □ 建立入院护理病历 □ 卫生处置：剪指（趾）甲、 沐浴，更换病号服	□ 协助医师完成术前实验室 检查	□ 术前准备 □ 备血、抗菌药物皮试药物 □ 禁食、禁水
基础护理	□ 二级护理 □ 晨晚间护理 □ 患者安全管理	□ 二级护理 □ 晨晚间护理 □ 患者安全管理	□ 二级护理 □ 晨晚间护理 □ 患者安全管理
专科护理	□ 护理查体 □ 需要时，填写跌倒及压疮防 范表 □ 需要时，请家属陪护	□ 协助医师完成术前检查 化验	□ 术前禁食、禁水、备皮
重点医嘱	□ 详见医嘱执行单	□ 详见医嘱执行单	□ 详见医嘱执行单
病情变异记录	□ 无 □ 有，原因： 1. 2.	□ 无 □ 有，原因： 1. 2.	□ 无 □ 有，原因： 1. 2.
护士签名			

日期	住院第 4~7 天 （手术日）		住院第 5~8 天 （术后第 1 日）
	术前及术中	术后	
健康宣教	□ 主管护士与患者家属沟通，了解并指导心理应对 □ 告知家属等候区位置	□ 术后当日宣教 □ 告知监护设备、管路功能及注意事项 □ 告知饮食、体位要求 □ 告知疼痛注意事项 □ 告知术后可能出现情况及应对方式 □ 告知用药情况 □ 给予患者及家属心理支持 □ 再次明确探视陪护须知	□ 术后宣教 　药物作用及频率 　饮食，活动指导 　复查患者对术前宣教内容的掌握程度
护理处置	□ 送手术 　摘除患者各种活动物品 　核对患者资料及带药 　填写手术交接单，签字确认 □ 接手术 　核对患者及资料，签字确认	□ 遵医嘱完成相关检查	□ 遵医嘱完成相关检查
基础护理	□ 二级护理 □ 晨晚间护理 □ 患者安全管理	□ 一级护理 □ 卧位护理：协助翻身、床上移动、预防压疮 □ 排泄护理 □ 患者安全管理	□ 一级护理 □ 卧位护理：协助翻身、床上移动、预防压疮 □ 排泄护理 □ 患者安全管理
专科护理	□ 护理查体 □ 需要时，填写跌倒及压疮防范表 □ 需要时，请家属陪护		□ 病情观察，写护理记录 □ 评估生命体征、伤口敷料、各种引流管情况、出入量 □ 遵医嘱予抗感染、止血、抑酸、控制血糖等治疗 □ 需要时，联系主管医师给予相关治疗及用药
重点医嘱	□ 详见医嘱执行单		□ 详见医嘱执行单
病情变异记录	□ 无　□ 有，原因： 1. 2.		□ 无　□ 有，原因： 1. 2.
护士签名			

日 期	住院第 6~10 天 （术后第 2~3 日）	住院第 8~13 天 （术后第 4~6 日）	住院第 12~18 天 （出院日）
健康宣教	□ 术后宣教 　药物作用及频率 　饮食、活动指导 　复查患者对术前宣教内容的 　掌握程度	□ 疾病恢复期注意事项 □ 拔尿管后注意事项 □ 下床活动注意事项	□ 出院宣教 　复查时间 　服药方法 　活动休息 　指导饮食 □ 指导办理出院手续
护理处置	□ 遵医嘱完成相关检查 □ 夹闭尿管，锻炼膀胱功能	□ 遵医嘱完成相关检查	□ 办理出院手续 □ 书写出院小结
基础护理	□ 二级护理 □ 晨晚间护理 □ 协助进食、进水，协助翻身、 　离床活动，预防压疮 □ 排泄护理 □ 协助更衣 □ 患者安全管理	□ 二级护理 □ 晨晚间护理 □ 协助或指导进食、进水 □ 协助或指导床旁活动 □ 患者安全管理	□ 二级护理 □ 晨晚间护理 □ 协助或指导进食、进水 □ 协助或指导床旁活动 □ 患者安全管理
专科护理	□ 病情观察，写护理记录 □ 评估生命体征、伤口敷料、 　各种引流管情况、出入量 □ 遵医嘱予抗感染、止血、抑 　酸、控制血糖等治疗 □ 需要时，联系主管医师给予 　相关治疗及用药	□ 病情观察，写护理记录 □ 评估生命体征、伤口敷料、 　各种引流管情况、出入量 □ 遵医嘱予抗感染、止血、 　抑酸、控制血糖等治疗	□ 病情观察 □ 评估生命体征、肢体活 　动、饮食、二便等恢复 　情况
重点医嘱	□ 详见医嘱执行单	□ 详见医嘱执行单	□ 详见医嘱执行单
病情变异记录	□ 无　□ 有，原因： 1. 2.	□ 无　□ 有，原因： 1. 2.	□ 无　□ 有，原因： 1. 2.
护士签名			

（三）患者表单

原发性肝细胞癌临床路径患者表单

适用对象：第一诊断为原发性肝细胞癌（ICD-10：C22.0）

行规则性肝切除或非规则性肝切除术（ICD-9-CM-3：50.2/50.3）

患者姓名：	性别： 年龄： 门诊号：	住院号：
住院日期： 年 月 日	出院日期： 年 月 日	标准住院日：12-18 天

日期	住院第 1 天	住院第 2~5 天	住院第 3~6 天 （术前 1 日）
监测	□ 测量生命体征、体重	□ 每日测量生命体征、询问 排便	□ 每日测量生命体征、询问 排便，手术前 1 天晚测量 生命体征
医患配合	□ 护士行入院护理评估（简单 询问病史） □ 接受入院宣教 □ 医师询问病史、既往病史、 用药情况，收集资料 □ 进行体格检查	□ 配合完善术前相关化验、检 查术前宣教 □ 肝脏肿瘤疾病知识、临床表 现、治疗方法 □ 术前用物准备：尿垫、湿巾等	□ 手术室接患者，配合核对 □ 医师与患者及家属介绍病 情及手术谈话
重点诊疗及检查	重点诊疗 □ 二级护理 □ 既往基础用药	重点诊疗 □ 术前准备 　备皮 　配血 　心电图、X 线胸片 　MRI、CT	重点诊疗 □ 术前签字
饮食及活动	□ 普通饮食 □ 正常活动	□ 普通饮食 □ 正常活动	□ 术前 12 小时禁食、禁水 □ 正常活动

日期	住院第 4~7 天 （手术日）		住院第 5~8 天 （术后第 1 日）
	术前及术中	术后	
监测	□ 定时监测生命体征，每日询问排便	□ 定时监测生命体征、每日询问排便	□ 定时监测生命体征、每日询问排便
医患配合	□ 手术时家属在等候区等候 □ 探视及陪护制度	术后宣教 □ 术后体位：麻醉未醒时平卧，清醒后，4~6 小时无不适反应可垫枕或 根据医嘱予监护设备、吸氧 □ 配合护士定时监测生命体征、肢体活动、伤口敷料等 □ 不要随意动引流管 □ 疼痛的注意事项及处理 □ 告知医护不适及异常感受 □ 配合评估手术效果	术后宣教 □ 根据医嘱予监护设备、吸氧 □ 配合护士定时监测生命体征、肢体活动、伤口敷料等 □ 不要随意动引流管 □ 疼痛的注意事项及处理 □ 告知医护不适及异常感受，配合评估手术效果
重点诊疗及检查	重点诊疗 □ 术前签字	重点诊疗 □ 一级护理 □ 予监护设备、吸氧 □ 注意留置管路安全与通畅 □ 用药：抗菌药物、止血药、抑酸补液药物的应用 □ 护士协助记录出入量	重点诊疗 □ 一级护理 □ 予监护设备、吸氧 □ 注意留置管路安全与通畅 □ 用药：抗菌药物、止血药、抑酸补液药物的应用
饮食及活动	□ 根据病情指导饮食 □ 卧床休息，自主体位	□ 适量饮水 □ 勿吸烟、饮酒 □ 卧床休息，自主体位	

日期	住院第 6~10 天 （术后第 2~3 日）	住院第 8~13 天 （术后第 4~6 日）	住院第 12~18 天 （出院日）
监测	□ 定时监测生命体征，每日询问排便	□ 定时监测生命体征，每日询问排便	□ 定时监测生命体征，每日询问排便
医患配合	□ 医师巡视，了解病情 □ 护士行晨晚间护理 □ 护士协助进食、进水、排泄等生活护理 □ 配合监测出入量 □ 膀胱功能锻炼，成功后可将尿管拔除 □ 注意探视及陪护时间	□ 医师巡视，了解病情 □ 护士行晨晚间护理 □ 护士协助进食、进水、排泄等生活护理 □ 配合监测出入量 □ 注意探视及陪护时间	□ 护士行晨晚间护理 □ 医师拆线 □ 伤口注意事项 **出院宣教** □ 接受出院前康复宣教 □ 学习出院注意事项 □ 了解复查程序 □ 办理出院手续，取出院带药
重点诊疗及检查	**重点诊疗** □ 一级或二级护理 □ 静脉用药逐渐过渡至口服药 □ 医师定时予伤口换药 **重要检查** □ 定期抽血化验	**重点诊疗** □ 二级护理 □ 医师定时予伤口换药 **重要检查** □ 定期抽血化验	**重点诊疗** □ 二级护理 □ 普通饮食 **重要检查** □ 定期抽血化验（必要时） □ 复查 CT
饮食及活动	□ 根据病情逐渐过渡至流食，营养均衡，高蛋白、低脂肪、易消化，避免产气食物（牛奶、豆浆）及油腻食物 □ 卧床休息时可头高位，渐坐起 □ 术后第 2~4 天可视体力情况渐下床活动，循序渐进，注意安全	□ 根据病情逐渐过渡至流食，营养均衡，高蛋白、低脂肪、易消化，避免产气食物（牛奶、豆浆）及油腻食物 □ 卧床休息时可头高位，渐坐起 □ 术后第 2~4 天可视体力情况渐下床活动，循序渐进，注意安全	□ 普通饮食，营养均衡 □ 勿吸烟、饮酒 □ 正常活动

附：原表单（2011 年版）

原发性肝细胞癌临床路径表单

适用对象：第一诊断为原发性肝细胞癌（ICD-10：C22.0）

行规则性肝切除或非规则性肝切除术（ICD-9-CM-3：50.2/50.3）

患者姓名：		性别：	年龄：	门诊号：	住院号：
住院日期：　年　月　日		出院日期：　年　月　日			标准住院日：12～18 天

日期	住院第 1 天	住院第 2～5 天	住院第 3～6 天（术前 1 日）
主要诊疗工作	□ 询问病史及体格检查 □ 完成住院病历和首次病程记录 □ 开实验室检查单 □ 上级医师查房 □ 初步确定诊治方案和特殊检查项目	□ 上级医师查房 □ 完成术前准备与术前评估 □ 完成必要的相关科室会诊 □ 根据检查检验等，进行术前讨论，确定治疗方案	□ 手术医嘱 □ 住院医师完成上级医师查房记录、术前小结等 □ 完成术前总结（拟行手术方式、手术关键步骤、术中注意事项等） □ 向患者及家属交代病情、手术安排及围术期注意事项 □ 签署手术知情同意书（含标本处置）、自费用品协议书、输血同意书、麻醉同意书或授权委托书
重点医嘱	**长期医嘱** □ 外科二级或三级护理常规 □ 饮食：根据患者情况而定 □ 专科基础用药：保肝类药物、维生素 K_1 **临时医嘱** □ 血常规+血型、尿常规、大便常规+隐血 □ 凝血功能、电解质、肝功能、肾功能、肿瘤标志物、感染性疾病筛查 □ 心电图、X 线胸片 □ 上腹部 CT 平扫+增强+血管重组和（或）腹部 B 超或 MR/MRA □ 必要时行血气分析、肺功能、超声心动图、选择性腹腔动脉造影、钡餐、胃镜	**长期医嘱** □ 外科二级或三级护理常规 □ 患者既往基础用药 □ 专科基础用药：保肝类药物、维生素 K_1 □ 其他相关治疗 **临时医嘱** □ 相关专科医师的会诊 □ 复查有异常的检验及检查结果	**长期医嘱** □ 见左列 **临时医嘱** □ 术前医嘱 □ 常规准备明日在气管内全身麻醉下拟行肝癌切除术 □ 备皮 □ 药物过敏试验 □ 术前禁食 4～6 小时，禁水 2～4 小时 □ 必要时行肠道准备（清洁肠道） □ 麻醉前用药 □ 术前置置胃管和尿管 □ 术中特殊用药带药 □ 备血 □ 带影像学资料入手术室 □ 必要时预约 ICU
主要护理工作	□ 入院介绍 □ 入院评估 □ 静脉抽血 □ 健康教育 □ 活动指导、饮食指导 □ 患者相关检查配合的指导 □ 疾病知识指导 □ 心理支持	□ 患者活动：无限制 □ 饮食：根据患者情况而定 □ 心理支持	□ 入院介绍 □ 入院评估 □ 静脉抽血 □ 健康教育 □ 活动指导、饮食指导 □ 患者相关检查配合的指导 □ 疾病知识指导 □ 心理支持

续　表

日期	住院第 1 天	住院第 2~5 天	住院第 3~6 天 （术前 1 日）
病情 变异 记录	□无　□有，原因： 1. 2.	□无　□有，原因： 1. 2.	□无　□有，原因： 1. 2.
护士 签名			
医师 签名			

日期	住院第 4~7 天 （手术日）		住院第 5~8 天 （术后第 1 日）
	术前及术中	术后	
主要诊疗工作	□ 送患者入手术室 □ 麻醉准备，监测生命体征 □ 施行手术 □ 保持各引流管通畅 □ 解剖标本，送病理检查 □ 麻醉医师完成麻醉记录	□ 完成术后首次病程记录 □ 完成手术记录 □ 向患者及家属说明手术情况	□ 上级医师查房 □ 观察病情变化 □ 观察引流量和性状 □ 检查手术伤口，更换敷料 □ 分析实验室检查结果 □ 维持水电解质平衡 □ 住院医师完成常规病程记录
重点医嘱	**长期医嘱** □ 肝癌常规护理 □ 禁食 **临时医嘱** □ 液体治疗 □ 相应治疗（视情况） □ 手术前 0.5 小时预防使用抗菌药物	**长期医嘱** □ 肝癌术后常规护理 □ 一级护理 □ 禁食 □ 监测生命体征 □ 记录 24 小时液体出入量 □ 常规雾化吸入，bid □ 胃管接负压瓶吸引并记量（酌情） □ 腹腔引流管接负压吸引并记量 □ 尿管接尿袋记尿量 □ 预防性抗菌药物使用（酌情） □ 监测血糖（酌情） □ 必要时测定中心静脉压 □ 必要时使用制酸剂及生长抑素 **临时医嘱** □ 吸氧 □ 液体治疗 □ 术后当天查血常规和血电解质 □ 必要时查肝功能、凝血功能等 □ 明晨查血常规、生化和肝功能等	**长期医嘱** □ 患者既往基础用药（见左列） □ 肠外营养治疗 **临时医嘱** □ 液体治疗及纠正水电解质失衡 □ 复查实验室检查（如血常规、血生化等）（视情况） □ 更换手术伤口敷料 □ 必要时测定中心静脉压 □ 根据病情变化施行相关治疗
主要护理工作	□ 术晨按医嘱留置尿管 □ 健康教育 □ 饮食指导：禁食、禁水 □ 指导术前注射麻醉用药后注意事项 □ 安排陪送患者入手术室 □ 心理支持 □ 夜间巡视	□ 术后活动：去枕平卧 6 小时，协助改变体位及足部活动 □ 吸氧、禁食、禁水 □ 密切观察患者情况 □ 疼痛护理 □ 生活护理（一级护理） □ 皮肤护理 □ 管道护理及指导 □ 记录 24 小时出入量 □ 营养支持护理 □ 心理支持	□ 体位与活动：协助翻身、取半坐或斜坡卧位 □ 密切观察患者病情变化 □ 饮食：禁食、禁水 □ 疼痛护理 □ 生活护理（一级护理） □ 皮肤护理 □ 管道护理及指导 □ 记录 24 小时出入量 □ 营养支持护理 □ 心理支持 □ 夜间巡视

续　表

日期	住院第 4~7 天 （手术日）		住院第 5~8 天 （术后第 1 日）
	术前及术中	术后	
病情 变异 记录	□无　□有，原因： 1. 2.	□无　□有，原因： 1. 2.	
护士 签名			
医师 签名			

日期	住院第 6～10 天 （术后第 2～3 日）	住院第 8～13 天 （术后第 4～6 日）	住院第 12～18 天 （出院日）
主要诊疗工作	□ 上级医师查房 □ 观察病情变化 □ 观察引流量和性状 □ 复查实验室检查 □ 住院医师完成常规病程记录 □ 必要时予相关特殊检查	□ 上级医师查房 □ 观察腹部、肠功能恢复情况 □ 观察引流量和颜色 □ 根据手术情况和术后病理结果，进行肿瘤分期与后续治疗评定 □ 住院医师完成常规病程记录 □ 必要时予相关特殊检查	□ 上级医师查房 □ 明确是否符合出院标准 □ 通知出院处 □ 通知患者及其家属出院 □ 完成出院记录、病案首页、出院证明书等 □ 向患者告知出院后注意事项，如康复计划、返院复诊、后续治疗及相关并发症的处理等 □ 出院小结、出院证明及出院须知并交患者或家属
重点医嘱	**长期医嘱** □ 继续监测生命体征（视情况） □ 拔除引流管（视情况） □ 拔除胃管（视情况） □ 拔除尿管（视情况） □ 肠外营养支持或液体治疗 □ 无感染证据时停用抗菌药物 **临时医嘱** □ 液体治疗及纠正水电解质失衡 □ 复查实验室检查（如血常规、血生化等）（视情况） □ 更换手术伤口敷料 □ 必要时测定中心静脉压	**长期医嘱** □ 二级或三级护理（视情况） □ 肛门排气后改流质饮食/半流质饮食 □ 拔除深静脉留置管（视情况） □ 停止记 24 小时出入量 □ 逐步减少或停止肠外营养或液体治疗 □ 伤口换药/拆线（视情况） **临时医嘱** □ 复查血常规、生化、肝功能等 □ 必要时行 X 线胸片、CT、B 超等检查	**出院医嘱** □ 出院相关用药
主要护理工作	□ 体位与活动：取半坐或斜坡卧位，指导床上或床边活动 □ 饮食：指导流质或半流质饮食 □ 疼痛护理及指导 □ 协助或指导生活护理 □ 观察患者腹部体征及肠道功能恢复的情况 □ 记录 24 小时出入量 □ 营养支持护理 □ 心理支持（患者及家属） □ 康复指导（运动指导） □ 夜间巡视	□ 体位与活动：自主体位，鼓励离床活动 □ 指导半流质饮食 □ 协助或指导生活护理 □ 观察患者腹部体征情况 □ 营养支持护理 □ 康复指导 □ 夜间巡视	□ 出院指导 □ 办理出院手续 □ 复诊时间 □ 作息、饮食、活动 □ 服药指导 □ 日常保健 □ 清洁卫生 □ 疾病知识及后续治疗

续　表

日期	住院第 6 ~ 10 天 （术后第 2 ~ 3 日）	住院第 8 ~ 13 天 （术后第 4 ~ 6 日）	住院第 12 ~ 18 天 （出院日）
病情 变异 记录	□无　□有，原因： 1. 2.	□无　□有，原因： 1. 2.	□无　□有，原因： 1. 2.
护士 签名			
医师 签名			

第三十三章

原发性肝癌（肝癌切除术）临床路径释义

一、原发性肝癌（肝癌切除术）编码

1. 国家卫生和计划生育委员会原编码：

疾病名称及编码：原发性肝癌（ICD-10：C22.900）

2. 修改编码：

疾病名称及编码：原发性肝癌和肝内胆管细胞癌（ICD-10：C22）

手术操作名称及编码：肝组织或肝病损局部切除术、肝叶切除术（ICD-9-CM-3：50.2/50.3）

二、临床路径检索方法

C22 伴（50.2/50.3）

三、原发性肝癌临床路径标准住院流程

（一）适用对象

第一诊断为原发性肝癌 ICD-10：C22.900。

> **释义**
>
> ■ 原发性肝癌指恶性肿瘤来源于肝脏上皮组织者，主要包括肝细胞癌（hepatocellular carcinoma，HCC）、肝内胆管细胞癌（intrahepatic cholangiocarcinoma，ICC）和肝细胞癌-肝内胆管细胞癌混合型三种主要类型。其中 HCC 占到 80% ~ 90%，ICC 约为 5%，而混合型只占约 3%。
>
> ■ 本路径适用对象为临床诊断为原发性肝癌，但不包括肝癌破裂出血、中晚期不可切除原发性肝癌、原发性肝癌复发不可切除等病例，需进入其他临床路径。

（二）诊断依据

根据《2012+EASLEORTC+临床实践指南：肝细胞癌的管理》《NCCN 临床实践指南：肝胆肿瘤（2015.V1）》《内科学（第 8 版）》（葛均波等主编，人民卫生出版社），《外科学（第 8 版）》（陈孝平等主编，人民卫生出版社）《黄家驷外科学（第 7 版）》（吴孟超等主编，人民卫生出版社）。

1. 临床表现：肝区疼痛，肝大，黄疸，肝硬化征象，伴癌综合征，进行性消瘦、发热、食欲不振、乏力、营养不良和恶病质等全身性表现。

2. 实验室检查：肝炎标志物，肿瘤标志物 AFP，AFP 异质体，异常凝血酶原（DCP），血清岩藻糖苷酶（AFU），GGT Ⅱ，肝功能等。

3. 辅助检查：腹部超声，增强 CT 或 MRI，选择性肝动脉造影，超声引导下肝穿刺活体组织检查。

释义

■ 此外，《原发性肝癌诊疗规范（2017 年版）》也为重要参考标准。

■ 我国 95% 肝癌患者有 HBV 感染背景，10% 有 HCV 感染背景，因此临床表现多以肝炎肝硬化为主，如消瘦、慢性肝病面容、肝掌、蜘蛛痣、黄疸、腹水等，肿瘤进展则可出现肝区肿痛、恶病质及副癌综合征等表现。

■ 实验室检查以血清 AFP 作为定性诊断，60% 以上原发性肝癌病例血清 AFP>400μg/L，其特异性高于其他肿瘤相关标志物。而肝功能（ALT、r-GT、总胆红素）、凝血功能等检查可以用来评估术前肝脏储备功能。

■ 影像学检查中，腹部超声检查为非侵入性检查，操作简单、费用低廉，用于肝癌的普查和随访。腹部 CT 增强可清楚地显示肝癌的大小、数目、形态、部位、边界、肿瘤血供丰富程度以及与肝内管道的关系，对门静脉、肝静脉和下腔静脉是否有癌栓，肝门和腹腔淋巴结是否有转移，肝癌是否侵犯邻近组织器官有重要的诊断价值。腹部增强 MRI 可提高小肝癌检出率，利于肝癌与肝脏局灶性增生结节、肝腺瘤等的鉴别诊断，可作为 CT 检查的重要补充。选择性肝动脉造影是侵入性检查，可同时进行化疗和碘油栓塞，常用于诊断合并需要治疗的病例。

■ 对于临床诊断及影像学诊断困难病例，可行超声/CT 引导下肝穿刺活体组织检查帮助明确诊断。

（三）选择治疗方案的依据

根据《2012+EASLEORTC+临床实践指南：肝细胞癌的管理》《NCCN 临床实践指南：肝胆肿瘤（2015.V1）》《内科学（第 8 版）》（葛均波等主编，人民卫生出版社），《外科学（第 8 版）》（陈孝平等主编，人民卫生出版社）《黄家驷外科学（第 7 版）》（吴孟超等主编，人民卫生出版社）。

1. 治疗原则：早期诊断、早期采用以手术为主的综合治疗是提高长期治疗效果的关键。
（1）规则肝癌切除术。
（2）肝移植。
2. 局部治疗：
（1）经皮穿刺瘤内注射无水乙醇（PEI）。
（2）射频消融 RF。
（3）肝动脉栓塞 TAE。

释义

■ 根据中华医学会外科学分会肝脏外科学组《肝细胞癌外科治疗方法的选择》，部分肝切除仍是治疗原发性肝癌的首选手术方式。根据手术入腹方式分为开腹肝切除、经腹腔镜肝切除和机器人辅助下经腹腔镜肝切除。根据手术方式分为解剖性肝切除和非解剖性肝切除。根据肿瘤切除的彻底性分为根治性肝切除和非根治性肝切除。

■ 患者情况：①患者一般情况较好，无明显心、肺、肾等重要脏器器质性病变；②肝功能正常，或仅有轻度损害，按肝功能分级属 A 级；或肝功能分级属 B 级，经短期护肝治疗后肝功能恢复到 A 级（Child-Pugh）；③肝储备功能（如 ICGR15）基本在正常范围以内；⑤无不可切除的肝外转移性肿瘤。

■ 根治性肝切除术标准：①单发肝癌：周围界限较清楚或有假包膜形成，受肿瘤破坏的肝组织体积小于全肝体积的 30%，或虽受肿瘤破坏的肝组织体积大于全肝体积的 30%，但无瘤侧肝脏明显代偿性增大，达全肝体积的 50% 以上；②多发肝癌：肿瘤结节数目<3 个，且局限在肝脏的一段或一叶内。

■ 局部治疗还可选择化疗栓塞（TACE）。

（四）标准住院日

12 ~ 15 天。

原发性肝癌患者入院后，术前常规检查及准备 1 ~ 4 天，术后恢复 1 ~ 9 天，无明显术后并发症，总住院时间小于 15 天均符合本路径要求。

（五）进入路径标准

1. 第一诊断需符合原发性肝癌。

2. 排除有严重并发症的患者（合并心、肺、肾、脑等脏器功能损害）及非肝癌切除术患者。

3. 排除其他：继发性肝癌，其他肝脏肿瘤或病变如血管瘤、肝腺瘤等，需要肝癌局部治疗及需要肝移植者。

4. 当患者同时具有其他疾病诊断，但在住院期间不需要特殊处理也不影响第一诊断的临床路径流程实施时，可以进入路径。

释义

■ 本路径适用对象为原发性肝癌，不包括肝癌破裂出血、中晚期不可切除原发性肝癌、原发性肝癌复发不可切除等病例。

■ 患者合并高血压、糖尿病、冠心病、COPD、慢性肾功能不全等慢性疾病，需要术前治疗稳定后才能手术或存在抗凝、抗血小板等治疗，术前需特殊准备，则不进入本路径。

■ 对于术前评估患者情况不符合根治性肝切除术或中晚期不可根治性切除肝癌需行其他治疗者，不进入本路径。

（六）术前准备（术前评估）

2 ~ 3 天。

1. 必须的检查项目：

（1）血常规、尿常规、粪常规。

（2）肝肾功能、ICG 检测、电解质、血型、凝血功能、血氨、甲胎蛋白、各种肝炎病毒学指标检测（乙型肝炎五项、乙型肝炎 DNA 定量、抗 HCV）、感染性疾病筛查（抗 HIV、TPHA）。

（3）X 线胸片、心电图、腹部超声、腹部 CT（增强及血管重建）、腹部 MRI（增强及MRCP）。

2. 根据患者情况选择：超声心动图和肺功能等。

> **释义**
>
> - 必查项目是评估患者病情、确保手术治疗安全有效开展的基础。
> - 为缩短术前等待时间，检查项目可在患者入院前门诊完成。
> - 高龄、高危合并心肺功能异常者，术前需增加心脏彩超、肺功能等检查。

（七）选择用药

抗菌药物：按照《抗菌药物临床应用指导原则（2015 年版）》（国卫办医发〔2015〕43 号）执行，并结合患者的病情决定抗菌药物的选择和使用时间。

> **释义**
>
> - 根治性肝切除术属于 II 类切口，术前需预防性使用抗菌药物，抗菌药物主要选择针对革兰阴性杆菌、厌氧菌类药物，如第二代头孢菌素或头孢曲松钠±甲硝唑。
> - 预防性抗菌药物用药时间：静脉输注应在皮肤切开前 0.5～1 小时内或麻醉开始时给药，在输注完毕后开始手术。手术时间超过 3 小时或出血量超过 1500ml，术中应追加一次。术后预防用药时间不超过 24 小时。

（八）手术日

入院第 3～4 天。
1. 麻醉方式：全身麻醉。
2. 术中用药：麻醉常规用药、术后镇痛泵。
3. 输血：视术中情况而定。

> **释义**
>
> - 麻醉方式根据实际情况选择全身麻醉或全身麻醉联合硬膜外麻醉。
> - 术中预防性抗菌药物应用参考《抗菌药物临床应用指导原则（2015 年版)》执行。
> - 手术是否输血依照术中出血量定，一般考虑术中给予血浆，有助于术后肝功能恢复。

（九）术后住院恢复

9～12 天。
1. 必须复查的检查项目：血常规、尿常规、肝肾功能、电解质、血氨、凝血五项、肿瘤标志物、腹部增强 CT。
2. 术后用药：
（1）抗菌药物：按照《抗菌药物临床应用指导原则（2015 年版）》（国卫办医发〔2015〕43 号）选择抗菌药物，并结合患者的病情决定抗菌药物的选择和使用时间。
（2）根据患者情况使用护肝药、抑酸剂、支链氨基酸、白蛋白。

> **释义**
>
> ■ 腹部增强 CT 通常不为术后住院必须复查的检查项目。
> ■ 术后可根据患者恢复情况做相应复查项目，并根据病情变化调整检查频次。
> ■ 肝切除后肝功能出现不同程度的损伤，可适当选用护肝药促进肝功能恢复，同时为避免肝功能减退引起的低蛋白血症，可予以输注人血白蛋白予以纠正。

（十）出院标准

1. 肝区疼痛、黄疸减轻，一般情况好，可进半流食。
2. 伤口愈合良好，无皮下积液（或门诊可处理的少量积液），引流管拔除。
3. 没有需住院处理的并发症和（或）合并症。

> **释义**
>
> ■ 主管医师及上级医师评估患者术后恢复是否达到出院条件。若确实存在术后并发症需继续住院治疗，超出本路径规定的时间，则优先处理并发症待痊愈后再准许患者出院。

（十一）变异及原因分析

1. 有影响手术的合并症，需要进行相关的诊断和治疗，住院时间、费用延长。
2. 出现手术并发症，需要进行相关的诊断和治疗，住院时间延长、费用增加。
3. 考虑行肝癌切除手术以外的其他肝癌治疗方式的患者，退出本路径。

> **释义**
>
> ■ 对于轻微变异，而对最终结果不会产生重大改变，也不会增加住院天数和费用，可不出本路径。
> ■ 术后发生严重并发症，如腹腔出血、胆漏、急性肝功能不全，需进一步加强治疗，导致住院时间延长、费用增加，需在医师表单中说明。
> ■ 因患者方面的主观原因导致执行路径出现变异，需医师在表单中予以说明。

四、原发性肝癌临床路径给药方案

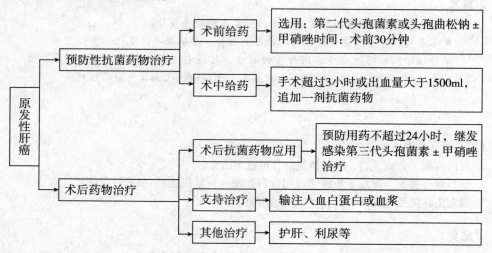

【用药选择】

1. 为预防术后切口感染，应选用针对革兰阴性杆菌、厌氧菌类药物。

2. 对于术后出现腹腔感染者选用第三代头孢菌素±甲硝唑药物经验性治疗；同时应明确致病菌，根据药敏试验结果调整抗菌药物。

3. 行肝切除术常伴有肝功能损伤，术后需根据病情予以输注人血白蛋白或血浆，促进术后肝功能的恢复。

4. 原发性肝癌患者多有肝炎肝硬化病史，围术期可给予维生素 K_1 调整凝血功能，术后根据病情予以护肝类药物、利尿剂等对症治疗。

【药学提示】

1. 预防性抗菌药物用药时间为静脉输注应在皮肤切开前 0.5 ~ 1 小时或麻醉开始时给药，在输注完毕后开始手术，保证手术部位暴露时局部组织中抗菌药物已达到足以杀灭手术过程中沾染细菌的药物浓度。

2. 根治性肝切除术切口属于Ⅱ类切口，手术时间超过 3 小时或出血量超过 1500ml，术中应追加一次抗菌药物。术后预防用药时间不超过 24 小时。

3. 术中一般可考虑给予输注血浆或人血白蛋白，有助于术后肝功能恢复。

【注意事项】

1. 根治性肝切除术后常合并肝功能损伤，特别是残余肝体积不够代偿时，更容易出现急性肝功能不全，术后第 1 天需常规检测肝功能、DIC，及时补充人血白蛋白或新鲜冷冻血浆，同时予以相关护肝药物支持。

2. 建议禁用或慎用肝损伤类药物，以免加重病情。

3. 术后使用利尿类药物预防或治疗腹水时，需监测尿量及电解质，以免引起严重的水电解质紊乱。

五、推荐表单

（一）医师表单

原发性肝癌临床路径医师表单

适用对象：第一诊断为原发性肝癌 ICD-10：C22.900
　　　　　行根治性肝切除术

| 患者姓名： | | 性别：　　年龄：　　门诊号： | | 住院号： |

| 住院日期：　　年　月　日 | | 出院日期：　　年　月　日 | | 标准住院日：12～15 天 |

时间	住院第 1 天	住院第 2～3 天 （手术准备日）	住院第 3～4 天 （手术日）
主要诊疗工作	□ 询问病史与体格检查 □ 完成病历书写 □ 完善检查 □ 上级医师查房 □ 完成上级医师查房记录 □ 确定诊断和初定手术日期 □ 预约各种特殊检查（腹部增强 CT、彩色多普勒超声等）	□ 上级医师查房 □ 改善肝脏储备功能 □ 术前讨论，确定手术方案 □ 完成必要的相关科室会诊 □ 患者及（或）家属签署手术知情同意书、自费用品协议书、输血知情同意书 □ 术前小结和上级医师查房记录 □ 向患者及其家属交代围术期注意事项	□ 手术 □ 术者完成手术记录 □ 麻醉师完成麻醉记录 □ 完成术后病程记录 □ 上级医师查房 □ 向患者及（或）家属交代手术情况和术后注意事项
重点医嘱	**长期医嘱** □ 普通外科护理常规 □ 二级护理 □ 低脂软食 **临时医嘱** □ 血常规、尿常规、大便常规+隐血 □ 肝肾功能、电解质、血型、DIC、血氨、甲胎蛋白、各种肝炎病毒学指标检测、感染性疾病筛查 □ X 线胸片、心电图、腹部超声、腹部 CTA、腹部 MRI □ 超声心动图和肺功能等（必要时）	**长期医嘱** □ 患者既往基础用药 □ 改善肝脏储备功能的药物 **临时医嘱** □ 术前医嘱：常规准备明日在全身麻醉下行：肝部分切除术，术前禁食、禁水 □ 留置尿管 □ 抗菌药物：术前 30 分钟使用 □ 配同型红细胞、血浆	**长期医嘱** □ 普通外科术后护理常规 □ 一级护理 □ 禁食、禁水 □ 尿管接袋，记量 □ 腹腔引流管接袋，记量 □ 记 24 小时出入量 □ 抗菌药物 □ 抑酸剂×3 天 □ 支链氨基酸 **临时医嘱** □ 心电监护、吸氧（必要时） □ 补液 □ 复查血常规、血氨、DIC（必要时） □ 其他特殊医嘱
病情变异记录	□ 无　□ 有，原因： 1. 2.	□ 无　□ 有，原因： 1. 2.	□ 无　□ 有，原因： 1. 2.
医师签名			

时间	住院第 4~5 天 （术后第 1~2 日）	住院第 5~14 天 （术后第 3~9 日）	住院第 12~15 天 （出院日）
主要诊疗工作	□ 注意观察体温、血压等生命体征及神志 □ 注意腹部体征、引流量及性状 □ 上级医师查房，对手术及手术切口进行评估，确定有无早期手术并发症和切口感染 □ 完成病程记录	□ 上级医师查房 □ 根据体温、引流情况明确是否拔除引流管，是否停用抗菌药物 □ 评价肝功能、注意有无门脉系统血栓形成 □ 完成日常病程记录和上级医师查房记录	□ 上级医师查房，确定出院日期 □ 通知患者及家属出院 □ 向患者及其家属交代出院后注意事项，预约复诊日期及拆线日期 □ 完成出院小结 □ 完成病历书写
重点医嘱	**长期医嘱** □ 普通外科术后护理常规 □ 一级护理 □ 禁食、禁水 □ 尿管接袋，记量 □ 腹腔引流管接袋，记量 □ 记 24 小时出入量 □ 抗菌药物 **临时医嘱** □ 换药 □ 对症处理 □ 补液 □ 复查血常规、肝肾功能、血氨、DIC	**长期医嘱** □ 普通外科术后护理常规 □ 二级护理 □ 饮食根据病情 □ 停止引流记量 □ 停用抗菌药物 **临时医嘱** □ 换药 □ 对症处理 □ 补液 □ 肝及门脉系统彩超检查	**出院医嘱** □ 出院带药 □ 门诊随诊 □ 嘱术后 4 周复查
病情变异记录	□ 无 □ 有，原因： 1. 2.	□ 无 □ 有，原因： 1. 2.	□ 无 □ 有，原因： 1. 2.
医师签名			

（二）护士表单

原发性肝癌临床路径护士表单

适用对象：第一诊断为原发性肝癌 ICD-10 C22.900

行根治性肝切除术

患者姓名：		性别：	年龄：	门诊号：	住院号：

住院日期：	年 月 日	出院日期：	年 月 日	标准住院日：12～15 天

时间	住院第 1 天	住院第 2～3 天 （手术准备日）	住院第 3～4 天 （手术日）
健康宣教	□ 入院宣教 　介绍主管医师、护士 　介绍环境、设施 　介绍住院注意事项 　介绍探视和陪护制度 　介绍贵重物品制度	□ 健康宣教 □ 心理支持	□ 手术 □ 术者完成手术记录 □ 麻醉师完成麻醉记录 □ 完成术后病程记录 □ 上级医师查房 □ 向患者及（或）其家属交代手术情况和术后注意事项
护理处置	□ 核对患者姓名，佩戴腕带 □ 建立入院护理病历 □ 协助患者留取各种标本 □ 测量体重	□ 常规检查 □ 饮食指导 □ 术前指导 □ 治疗护理	□ 术前禁食、禁水 □ 术前沐浴、更衣，取下义齿、饰物等 □ 备皮、配血 □ 术中物品准备 □ 促进睡眠
基础护理	□ 三级护理 □ 晨晚间护理 □ 患者安全管理	□ 三级护理 □ 晨晚间护理 □ 患者安全管理	□ 三级护理 □ 晨晚间护理 □ 患者安全管理
专科护理	□ 护理查体 □ 需要时，填写跌倒及压疮防范表 □ 需要时，请家属陪护 □ 确定饮食种类 □ 心理护理	□ 护理查体 □ 需要时，请家属陪护	□ 协助医师完成术前检查及准备 □ 术前禁食、禁水、备皮
重点医嘱	□ 详见医嘱执行单	□ 详见医嘱执行单	□ 详见医嘱执行单
病情变异记录	□ 无　□ 有，原因： 1. 2.	□ 无　□ 有，原因： 1. 2.	□ 无　□ 有，原因： 1. 2.
护士签名			

时间	住院第 4~5 天 （术后第 1~2 日）	住院第 5~14 天 （术后第 3~9 日）	住院第 12~15 天 （出院日）
健康宣教	□ 术后宣教 药物作用及频率 饮食、活动指导 复查患者对术前宣教内容的掌握 膀胱功能训练 □ 下床活动注意事项	□ 术后宣教 药物作用及频率 饮食、活动指导 复查患者对术前宣教内容的掌握 膀胱功能训练 □ 下床活动注意事项	□ 出院宣教 复查时间 服药防范 活动休息 指导饮食 康复训练方法 □ 指导办理出院手续
护理处置	□ 遵医嘱完成相关检查 □ 夹毕尿管，锻炼膀胱功能	□ 遵医嘱完成相关检查 □ 拔除导尿及腹腔引流	□ 办理出院手续
基础护理	□ 体位与活动：半卧位，指导床上或床边活动 □ 饮食：胃肠功能恢复后，流质饮食 □ 一级护理 □ 皮肤护理	□ 体位与活动：半卧位，协助下床活动 □ 指导流质至半流质饮食 □ 皮肤护理 □ 协助指导生活护理	□ 办理出院手续 □ 复诊时间 □ 作息、饮食、活动 □ 服药指导 □ 康复训练
专科护理	□ 观察患者腹部体征、伤口敷料、胃肠功能恢复等情况 □ 疼痛护理 □ 留置导管护理及指导	□ 观察患者腹部体征、伤口敷料、胃肠功能恢复等情况 □ 拔除导尿管、静脉导管、腹腔引流管后护理 □ 营养支持护理	□ 疾病知识及随访
重点医嘱	□ 详见医嘱执行单	□ 详见医嘱执行单	□ 详见医嘱执行单
病情变异记录	□ 无 □ 有，原因： 1. 2.	□ 无 □ 有，原因： 1. 2.	□ 无 □ 有，原因： 1. 2.
护士签名			

（三）患者表单

原发性肝癌临床路径患者表单

适用对象：第一诊断为原发性肝癌 ICD-10 C22.900
行根治性肝切除术

患者姓名：		性别：　　年龄：　　门诊号：	住院号：
住院日期：　　年　月　日		出院日期：　　年　月　日	标准住院日：12～15 天

时间	住院第 1 天 （入院）	住院第 2～3 天 （术前）	住院第 3～4 天 （手术当日）
医患配合	□ 配合询问病史、收集资料，请务必详细告知既往史、用药史、过敏史 □ 配合进行体格检查 □ 有任何不适请告知医师	□ 配合完善术前相关检查、化验，如采血、留尿、心电图、X 线胸片、腹部 CT 增强等 □ 医师与患者及家属介绍病情及术前谈话、签字	□ 术后体位：麻醉未醒时平卧位，清醒后，4～6 小时可垫枕 □ 告知不适及异常感受 □ 配合评估手术效果
护患配合	□ 配合测量体温、脉搏、呼 3 次、血压、体重 1 次 □ 配合完成入院护理评估（简单询问病史、过敏史、用药史） □ 接受入院宣教（环境介绍、病室规定、订餐制度、贵重物品保管等） □ 配合执行探视和陪护制度 □ 有任何不适请告知护士	□ 配合测量体温、脉搏、呼吸 □ 接受术前宣教 □ 接受饮食宣教 □ 接受药物宣教	□ 配合护士定时监测体温、脉搏、呼吸、血压生命体征 □ 配合检查意识（全身麻醉者） □ 疼痛注意事项及处理 □ 不要随意拔除引流管 □ 注意留置管路安全与通畅 □ 护士协助记录出入量
饮食	□ 遵医嘱饮食	□ 术前 12 小时禁食、禁水	□ 禁食
活动	□ 正常活动	□ 正常活动	□ 卧床休息，自主体位

时间	住院第 4~5 天 （术后第 1~2 日）	住院第 5~15 天 （术后第 3~10 日）
医患配合	□ 医师巡视，了解病情 □ 配合腹部检查，观察引流管情况 □ 配合完善术后检查：血常规、肝功能、血氨、DIC □ 腹部伤口换药	□ 拔除导尿管、流管、拆线 □ 接受出院前指导 □ 知道复查程序 □ 获取出院诊断书
护患配合	□ 配合定时测量生命体征、每日询问大便 □ 膀胱功能锻炼 □ 接受输液治疗 □ 配合活动，预防皮肤压力伤 □ 注意活动安全，避免坠床或跌倒 □ 配合执行探视及陪护	□ 接受进食、进水、排便等生活护理 □ 接受出院宣教 □ 办理出院手续 □ 获取出院带药 □ 知道服药方法、作用、注意事项 □ 知道复印病历程序
饮食	□ 禁食、禁水	□ 胃肠功能恢复后，由流质过渡到半流质
活动	□ 卧床休息，床边活动	□ 功能恢复训练，正常活动

附：原表单（2009 年版）

原发性肝癌临床路径表单

适用对象：第一诊断为原发性肝癌 ICD-10 C22.900

行根治性肝切除术

患者姓名：		性别：　　　　年龄：　　　门诊号：	住院号：
住院日期：　　　年　月　日		出院日期：　　　年　月　日	标准住院日：12~15 天

时间	住院第 1 天	住院第 2~3 天 （手术准备日）	住院第 3~4 天 （手术日）
主要诊疗工作	□ 询问病史与体格检查 □ 完成病历书写 □ 完善检查 □ 上级医师查房 □ 完成上级医师查房记录 □ 确定诊断和初定手术日期 □ 预约各种特殊检查（腹部增强 CT、彩色多普勒超声等）	□ 上级医师查房 □ 改善肝脏储备功能 □ 术前讨论，确定手术方案 □ 完成必要的相关科室会诊 □ 患者及（或）其家属签署手术知情同意书、自费用品协议书、输血知情同意书 □ 术前小结和上级医师查房纪录 □ 向患者及其家属交代围术期注意事项	□ 手术 □ 术者完成手术记录 □ 麻醉师完成麻醉记录 □ 完成术后病程记录 □ 上级医师查房 □ 向患者及（或）其家属交代手术情况和术后注意事项
重点医嘱	**长期医嘱** □ 普通外科护理常规 □ 二级护理 □ 低脂软食 **临时医嘱** □ 血常规、尿常规、大便常规+隐血 □ 肝肾功能、电解质、血型、凝血功能、血氨、甲胎蛋白、各种肝炎病毒学指标检测、感染性疾病筛查 □ 胸片、心电图、腹部超声、腹部 CT、CTA/MRA □ 超声心动图和肺功能等（必要时）	**长期医嘱** □ 患者既往基础用药 □ 改善肝脏储备功能的药物 **临时医嘱** □ 术前医嘱 □ 常规准备明日在全身麻醉下行：肝部分切除术，术前禁食、禁水 □ 留置胃管、尿管 □ 今晚明晨各洗肠 1 次 □ 抗菌药物：术前 30 分钟使用 □ 配同型红细胞、血浆	**长期医嘱** □ 普通外科术后护理常规 □ 一级护理 □ 禁食、禁水 □ 胃肠减压接负压吸引，记量 □ 尿管接袋，记量 □ 腹腔引流管接袋，记量 □ 记 24 小时出入量 □ 抗菌药物 □ 抑酸剂×3 天 □ 支链氨基酸 **临时医嘱** □ 心电监护、吸氧（必要时） □ 补液 □ 复查血常规、血氨、凝血功能（必要时） □ 其他特殊医嘱
主要护理工作	□ 介绍病房环境、设施和设备 □ 入院护理评估及计划 □ 指导患者到相关科室进行检查	□ 早晨静脉取血 □ 术前沐浴、更衣、备皮 □ 术前肠道准备、物品准备 □ 术前心理护理	□ 观察患者情况 □ 手术后心理与生活护理 □ 指导并监督患者术后活动

续　表

时间	住院第 1 天	住院第 2~3 天 （手术准备日）	住院第 3~4 天 （手术日）
病情 变异 记录	□无　□有，原因： 1. 2.	□无　□有，原因： 1. 2.	□无　□有，原因： 1. 2.
护士 签名			
医师 签名			

时间	住院第 4~5 天 （术后第 1~2 日）	住院第 5~14 天 （术后第 3~9 日）	住院第 12~15 天 （出院日）
主要诊疗工作	□ 注意观察体温、血压等生命体征及神志 □ 注意腹部体征、引流量及性状 □ 上级医师查房，对手术及手术切口进行评估，确定有无早期手术并发症和切口感染 □ 完成病程纪录	□ 上级医师查房 □ 根据体温、引流情况明确是否拔除引流管，是否停用抗菌药物 □ 评价肝功能、注意有无门脉系统血栓形成 □ 完成日常病程记录和上级医师查房纪录	□ 上级医师查房，确定出院日期 □ 通知患者及家属出院 □ 向患者及家属交代出院后注意事项，预约复诊日期及拆线日期 □ 完成出院小结 □ 完成病历书写
重点医嘱	**长期医嘱** □ 普通外科术后护理常规 □ 一级护理 □ 禁食、禁水 □ 胃肠减压接负压吸引，记量 □ 尿管接袋，记量 □ 腹腔引流管接袋，记量 □ 记 24 小时出入量 □ 抗菌药物 **临时医嘱** □ 换药 □ 对症处理 □ 补液 □ 复查血常规、肝肾功能、血氨、凝血功能	**长期医嘱** □ 普通外科术后护理常规 □ 二级护理 □ 饮食根据病情 □ 停止引流记量 □ 停用抗菌药物 **临时医嘱** □ 换药 □ 对症处理 □ 补液 □ 肝及门脉系统彩超检查	**出院医嘱** □ 出院带药 □ 门诊随诊 □ 嘱术后 4 周复查
主要护理工作	□ 观察患者情况 □ 手术后心理与生活护理 □ 指导并监督患者手术后活动	□ 观察患者情况 □ 手术后心理与生活护理 □ 指导并监督患者手术后活动	□ 出院准备指导（办理出院手续、交费等） □ 出院宣教
病情变异记录	□ 无　□ 有，原因： 1. 2.	□ 无　□ 有，原因： 1. 2.	□ 无　□ 有，原因： 1. 2.
护士签名			
医师签名			

第三十四章

肝门胆管癌临床路径释义

一、肝门胆管癌编码

1. 国家卫生和计划生育委员会原编码：

疾病名称及编码：肝门胆管癌（ICD-10：C24.001-C24.003）

手术操作名称及编码：根治性肝门胆管癌切除术（ICD-9-CM-3：50.22/50.3/51.63/51.69）

伴 51.22

2. 修改编码：

疾病名称及编码：肝门胆管癌（ICD-10：C24.0）

手术操作名称及编码：根治性肝门胆管癌切除术（ICD-9-CM-3：50.22/50.3）

二、临床路径检索方法

C24.0 伴（50.22/50.3）

三、肝门胆管癌临床路径标准住院流程

（一）适用对象

第一诊断为肝门胆管癌 Bismuth-Corlette Ⅰ、Ⅱ、Ⅲ型（C24.001- C24.003）。

行根治性肝门胆管癌切除术（ICD-9-CM-3：50.22/50.3/51.63/51.69）伴 51.22。

> **释义**
>
> ■肝门胆管癌是发生于肝内左右二级肝管汇合部至总肝管以及胆囊管汇合部之间的胆管上皮癌肿。
>
> ■本路径适用对象为肝门胆管癌包括 Bismuth-Corlette Ⅰ、Ⅱ、Ⅲ型。Ⅰ型肿瘤：位于胆管汇合部邻近的肝总管，未侵犯左右肝管；Ⅱ型肿瘤：位于胆管汇合部邻近的肝总管，扩散至左右肝管；Ⅲ型肿瘤：位于胆管汇合部邻近的肝总管，未侵犯左右肝管，扩散至左右肝管达二级胆管，其中累及右侧为Ⅲa型，累及左侧为Ⅲb型。本路径不包括 Bismuth-CorletteⅣ型。

（二）诊断依据

根据《临床诊疗指南·外科学分册》（中华医学会编著，人民卫生出版社，2006）、《黄家驷外科学（第7版）》（吴阶平、裘法祖、吴孟超、吴在德主编，人民卫生出版社，2008）及全国高等学校教材《外科学（第7版）》（吴在德等主编，人民卫生出版社，2008）、《Current diagnosis and treatment：surgery（第13版）》（McGraw-Hill 出版社，2010）。

1. 症状：进行性无痛性黄疸，尿色黄，大便呈白陶土色，可伴皮肤瘙痒、上腹部不适、厌食、乏力、体重减轻等症状。

2. 体检主要有皮肤、巩膜黄染，肝大，一般无胆囊肿大。

3. 实验室检查：提示肝脏功能受损和梗阻性黄疸表现。

4. 超声、CT、MRI、MRCP 或者 PTCD/ERCP 造影提示高位胆管梗阻。

释义

■ 肝门胆管癌患者多出现黄疸，且随着时间延长而逐渐加深，大便色浅、灰白，尿色深黄及皮肤瘙痒，常伴有倦怠、乏力、体重减轻等全身表现。患者出现右上腹痛、畏寒和发热提示伴有胆管炎。因梗阻部位在胆囊管以上，故一般无胆囊肿大表现，可以作为胆囊管以下梗阻的鉴别依据。

■ 实验室检查出现胆红素、碱性磷酸酶和 γ-谷氨酰转太酶升高。转氨酶可升高，伴有胆管炎时会显著升高。长期胆道梗阻可导致脂溶性维生素（维生素 A，维生素 D，维生素 E 和维生素 K）减少，凝血酶原时间延长。随着疾病发展，白蛋白、血红蛋白和乳酸脱氢酶可下降。胆管癌无特异性血清肿瘤标志物，CA19-9、CA125 和 CEA 有一定价值。

■ 影像学检查中，超声是首选，其优势在于区别肿块和结石，并可以根据肝内外胆管扩张初步判定梗阻部位。MRI 是最佳方法，能显示肿瘤范围、肝内有无转移，MRCP 可以反映胆管受累范围，帮助分型及制定手术方案，同时 MR 血管成像可显示肝门部血管受累情况。高分辨率螺旋 CT 相对于 MRI，可以观察腹部淋巴结肿大情况，以及肿瘤和肝门部血管之间的关系。超声内镜检查，可以进一步观察肿瘤和血管关系，以及淋巴结肿大情况，并可引导细针对病灶和淋巴结穿刺活检。

（三）选择治疗方案的依据

根据《临床诊疗指南·外科学分册（第 1 版）》（中华医学会编著，人民卫生出版社，2006）、《黄家驷外科学（第 7 版）》（吴阶平、裘法祖、吴孟超、吴在德主编，人民卫生出版社，2008,）及全国高等学校教材《外科学（第 7 版）》（吴在德等主编，人民卫生出版社，2008）、《Sabiston textbook of surgery（第 18 版）》（Saunder Elsevier 出版社，2008）。

根治性切除是肝门胆管癌患者获得潜在治愈机会的唯一治疗手段，手术方式依据肿瘤的具体部位和范围决定。

1. Bismuth-Corlette Ⅰ 型和 Ⅱ 型肿瘤，一般要求整块切除肿瘤段胆管和胆囊，达到 5~10mm 的胆管切缘，并行局部淋巴结清扫和肝管空肠 Roux-en-Y 吻合术；Ⅱ 型肿瘤还应行肝尾状叶切除术。

2. Bismuth-Corlette Ⅲ 型肿瘤，应根据情况行右半肝（Ⅲ）或左半肝（Ⅲb）、肝尾状叶和胆囊切除术，并行局部淋巴结清扫和肝管空肠 Roux-en-Y 吻合术。

3. 对不能切除及有远处转移的患者，应考虑姑息治疗，包括行手术和非手术的胆道引流（分为内引流和外引流两种方法，进入相应临床路径）。

释义

■ 根据中华医学会外科学分会肝脏外科学组制定的《胆管癌诊断与治疗——外科专家共识》，Ⅰ 型，如左、右肝管的肝外部分长>1cm，不必切肝；如左、右肝管的肝外部分长≤1cm，则联合肝 Ⅳb 段切除。Ⅱ 型，如左、右肝管汇合部位于肝外，联合肝 Ⅳb 段切除；如左、右肝管汇合部位于肝内，联合肝 Ⅳb 段切除+V 段次全切除；肿瘤侵犯 Ⅰ 段，则联合 Ⅳb 段+V+Ⅰ 段切除。Ⅲa 型，联合 Ⅳb 段+V 段切除，如肿瘤侵犯 I 段，则联合Ⅳb 段+V+I 段切除；如肿瘤侵犯右肝动脉，同时切除右肝动脉；如肿瘤侵犯门静脉右支<1cm，门静脉切除后端端吻合重建；如侵犯门静脉右支≥1cm，行同侧半肝切除。Ⅲb 型，联合Ⅳb 段+V 段切除，肿瘤侵犯左肝动脉，同时切除左肝动脉；肿瘤侵犯门静脉左支或 I 段，行包括 I 段的左半肝切除。

■ 淋巴结清扫问题，临床 TNM 分期不超过Ⅱ期的，应根据书中淋巴结冷冻病理检查的结果决定是否行淋巴结清扫。

（四）标准住院日

12～19 天。

> 【释义】
>
> ■ 肝门胆管癌患者入院后，常规检查、影像学检查包括 MRI 检查等准备 2～4 天，术后恢复 10～15 天，总住院时间小于 19 天的均符合本路径要求。

（五）进入路径标准

1. 第一诊断必须符合 C24.001-C24.003 肝门胆管癌疾病编码。
2. 当患者合并其他疾病，但住院期间不需要特殊处理也不影响第一诊断的临床路径流程实施时，可以进入路径。

> 【释义】
>
> ■ 本路径适用对象为肝门胆管癌 Bismuth-Corlette Ⅰ、Ⅱ、Ⅲ型，包括Ⅲa 型和Ⅲb 型。
>
> ■ 患者如果合并高血压、糖尿病、冠心病、慢性阻塞性肺炎、慢性肾病等其他慢性疾病，需要术前对症治疗时，如果不影响麻醉和手术，不延长术前准备的时间，可进入本路径。上述慢性疾病如果需要特殊准备或经治疗稳定后才能行手术或接受抗凝、抗血小板治疗等，应先进入其他相应内科疾病的诊疗路径。

（六）术前准备

3～6 天。

1. 必须的检查项目：
（1）血常规、血型、尿常规、大便常规+隐血。
（2）肝功能、肾功能、电解质、凝血功能、消化系统肿瘤标志物（AFP、CA125、CA19-9、CEA 等）。
（3）感染性疾病筛查（乙型肝炎、丙型肝炎、HIV、梅毒等）。
（4）腹部 B 超及（或）CT、MRI。
（5）心电图、X 线胸片。
2. 为明确术前诊断，可考虑进一步检查：

（1）MRCP、ERCP 或 PTCD 造影。

（2）有心肺基础疾病或者老年体弱患者：术前肺功能、超声心动图检查和血气分析。

释义

■ 必查项目是确保手术治疗安全、有效开展的基础，术前必须完成。除上述检查外，还应检查血清免疫球蛋白 IgG_4。

■ 为缩短患者住院等待时间，检查项目可以在患者入院前于门诊完成。

■ 高龄患者或有心肺功能异常患者，术前根据病情增加心脏彩超、肺功能、血气分析等检查。

（七）预防性抗菌药物选择与使用时机

1. 抗菌药物：按照《抗菌药物临床应用指导原则》（卫医发〔2004〕285 号）执行。建议使用第二代头孢菌素，有反复感染史者可选头孢曲松或头孢哌酮或头孢哌酮舒巴坦；明确感染患者，可根据药敏试验结果调整抗菌药物。

2. 预防性用抗菌药物，时间为术前 0.5 小时，手术超过 3 小时加用 1 次抗菌药物；总预防性用药时间一般不超过 24 小时，个别情况可延长至 48 小时。

3. 如有继发感染征象，尽早开始抗菌药物的经验治疗。经验治疗需选用能覆盖肠道革兰阴性杆菌、肠球菌属等需氧菌和脆弱拟杆菌等厌氧菌的药物。

释义

■ 肝门胆管癌手术切口属于 Ⅱ 类切口，术前需预防使用抗菌药物，抗菌药物主要选择针对肠道革兰阴性杆菌和肠球菌等厌氧菌药物。

■ 对于合并胆道感染的患者，需控制感染，进入其他相应路径。

（八）手术日

入院第 4~7 天。

1. 麻醉方式：气管内插管全身麻醉或硬膜外麻醉。

2. 术中用药：麻醉常规用药、补充血容量药物（晶体、胶体）、止血药、血管活性药物、术后镇痛泵（视具体情况而定）。

3. 输血：根据术前血红蛋白状况及术中出血情况而定。

4. 病理：术后标本送病理学检查（视术中情况行术中冷冻病理检查）。

释义

■ 术前用抗菌药物参考《抗菌药物临床应用指导原则》执行。

■ 根治性肝门胆管癌切除术剥离显露范围较广泛，可使用补充血容量的药物，必要时可使用止血药，如注射用尖吻蝮蛇血凝酶。

■ 手术是否输血依照术中出血量而定。一般可考虑术中给予输注血浆，有助于患者术后肝功能恢复。

（九）术后住院恢复

7～14 天。

1. 术后复查的检查项目：

（1）根据患者情况复查实验室检查：血常规、血电解质、肝功能、凝血功能、肿瘤相关标志物等。

（2）必要时行其他相关检查：X 线胸片、CT、B 超、造影等。

2. 术后用药：

（1）抗菌药物：按照《抗菌药物临床应用指导原则》（卫医发〔2004〕285 号）执行。明确感染患者，可根据药敏试验结果调整抗菌药物。

（2）根据病情选择使用：抑酸剂、止血药、化痰药、护肝药物等（按照《国家基本药物目录》）。

3. 视具体情况尽早拔除胃管、尿管、引流管、深静脉穿刺管等。

4. 监测胃肠道功能恢复情况，指导患者术后饮食。

5. 观察伤口。

> **释义**
>
> ■ 术后可根据患者恢复情况做必须复查的检查项目，并根据病情变化增加检查的频次。复查项目并不仅局限于路径中的项目。
>
> ■ 为减少术后创面出血，可选用止血药，如注射用尖吻蝮蛇血凝酶。以可溶性止血纱布作创面止血材料，同时血凝酶涂布止血纱布，还可增强止血效果。

（十）出院标准

1. 生命体征平稳，可自由活动。

2. 饮食基本恢复，无需静脉补液。

3. 无需要住院处理的其他并发症或合并症。

> **释义**
>
> ■ 主治医师应在出院前，通过复查的各项检查并结合患者恢复情况决定能否出院。如果确有需要继续留院治疗的情况，超出了路径所规定的时间，应先处理并发症并符合出院条件后再准许患者出院。

（十一）有无变异及原因分析

1. 术前诊断不确定者，可行 CT、MRI、MRCP、ERCP 或 PTCD 造影等了解胆管癌分类。

2. 有影响手术的合并症如胆道感染、严重黄疸等，可进入相应临床路径。

3. 术前分期不准确者，术中可根据探查结果改变手术方式。

> **释义**
>
> ■ 对于轻微变异，如由于某种原因，路径指示应当于某一天操作但不能如期进行而要延期的，这种改变不会对最终结果产生重大改变，也不会更多地增加住院天数和住院费用，可不出本路径。

■ 除以上所列变异及原因外，如还出现医疗、护理、患者、环境等多方面的变异原因，应阐明变异相关问题的重要性，必要时需及时退出本路径，并应将特殊的变异原因进行归纳、总结，以便重新修订路径时作为参考，不断完善和修订路径。

四、肝门胆管癌临床路径给药方案

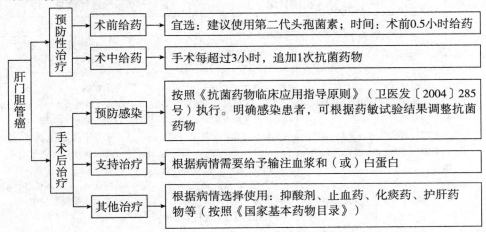

【用药选择】

1. 为预防术后切口感染，应使用针对肠道革兰阴性杆菌和肠球菌等厌氧菌药物。

2. 反复感染史者可选头孢曲松或头孢哌酮或头孢哌酮舒巴坦；明确感染患者，可根据药敏试验结果调整抗菌药物。

3. 肝门胆管癌常伴有肝功能损伤，对于联合切除肝段的患者，术后需给予输注血浆和（或）白蛋白支持治疗，有助于促进肝功能恢复。

4. 对于伴有肝功能受损患者，术后建议给予维生素 K_1，并根据病情给予止血药、护肝药物等。

【药学提示】

1. 接受肝门胆管癌手术者，应在术前 0.5 ~ 2 小时给药，或麻醉开始时给药，使手术切口暴露时局部组织中已达到足以杀灭手术过程中入侵切口细菌的药物浓度。

2. 肝门胆管癌手术切口属 II 类切口，手术时间每超过 3 小时，或失血量大（>1500ml），可手术中给予第 2 剂（使用长半衰期抗菌药物者除外）。

3. 对于联合肝段切除的患者，可以术中即补充血浆和（或）白蛋白。

【注意事项】

肝门胆管癌患者联合肝段切除的，术后容易出现肝功能损伤，特别是白蛋白降低同时会伴有腹水，术后第 1 天需检测肝功能及凝血功能，及时补充白蛋白和（或）血浆。

五、推荐表单

（一）医师表单

肝门胆管癌临床路径医师表单

适用对象：第一诊断肝门胆管癌（C24.001-C24.003）Bismuth-Corlette Ⅰ、Ⅱ、Ⅲ型
　　　　　行根治性肝门胆管癌切除术（ICD-9-CM-3：50.22/50.3/ 51.63/51.69 伴 51.22）

患者姓名：	性别： 年龄： 门诊号：	住院号：
住院日期： 年 月 日	出院日期： 年 月 日	标准住院日：12～19 天

时间	住院第 1 天	住院第 2～5 天	住院第 3～6 天（手术日）
主要诊疗工作	□ 询问病史及体格检查 □ 完成住院病历和首次病程记录 □ 开实验室检查单 □ 上级医师查房与术前评估 □ 初步确定治疗方案和特殊检查项目	□ 上级医师查房 □ 完成术前准备与术前评估 □ 上级医师查房，术前讨论 □ 根据体检、影像学（CT、MRI、MRCP、ERCP、PTCD 造影）检查等，行术前讨论，确定治疗方案 □ 完成必要的相关科室会诊	□ 手术医嘱 □ 完成上级医师查房记录、术前讨论、术前小结等 □ 向患者及家属交代病情、手术安排及围术期注意事项 □ 签署手术知情同意书、自费用品协议书、输血同意书、麻醉同意书、授权委托书
重点医嘱	长期医嘱 □ 外科二级护理常规 □ 饮食：依据患者情况定 □ 基础用药（护肝、退黄、改善凝血功能等药物） 临时医嘱 □ 血常规+血型、尿常规、便常规+隐血 □ 凝血功能、血电解质、肝肾功能组合、消化系统肿瘤标志物、感染性疾病筛查 □ 心电图、X 线胸片 □ 腹部 B 超、腹部 CT 平扫+增强 □ 必要时肺功能、Holter、超声心动图和血气分析 □ 必要时行 MRI、MRCP、ERCP、PTCD 造影等检查	长期医嘱 □ 患者既往基础用药 临时医嘱 □ 必要科室会诊 □ 必要时行术前 ENBD 或 PTCD 引流减轻黄疸 □ 动态监测血清胆红素及肝功能变化	长期医嘱 □ 患者既往基础用药 临时医嘱 □ 术前医嘱： （1）明日准备在气管内插管全身麻醉下行肝门胆管癌根治术 （2）备皮、备血 （3）抗菌药物皮试 （4）术前 6 小时禁食、2 小时禁水 （5）麻醉前用药 （6）术前留置胃管和尿管 （7）肠道准备 □ 术中特殊用药 □ 带影像学资料入手术室 □ 预约 SICU（视情况而定）
病情变异记录	□ 无 □ 有，原因： 1. 2.	□ 无 □ 有，原因： 1. 2.	□ 无 □ 有，原因： 1. 2.
医师签名			

日期	住院第 4~7 天 （手术日）		住院第 5~8 天 （术后第 1 日）
	术前及术中	术后	
主要诊疗工作	□ 送患者入手术室 □ 麻醉准备，监测生命体征 □ 施行手术 □ 保持各引流管通畅 □ 手术标本送病理检查	□ 麻醉医师完成麻醉记录 □ 完成术后首次病程记录 □ 完成手术记录 □ 向患者及家属说明手术情况	□ 上级医师查房 □ 观察病情变化、引流量和性状 □ 检查手术伤口，更换敷料 □ 分析实验室检验结果 □ 维持水、电解质平衡 □ 完成常规病程记录
重点医嘱	**临时医嘱** □ 术前 0.5 小时使用抗菌药物 □ 液体治疗 □ 相应治疗（视情况）	**长期医嘱** □ 肝门胆管癌根治术后常规护理 □ 特级或一级护理 □ 禁食 □ 心电监护 □ 记录 24 小时出入总量 □ 胃管接负压瓶吸引并记量（酌情） □ 腹腔引流管记录引流量和颜色 □ 胆肠支架管接引流袋并记量 □ 尿管接尿袋，记量 □ 根据病情使用：抑酸剂、化痰药、止血、止吐等药物 □ 预防性抗菌药物使用 □ 中心静脉测压 □ 预防深静脉血栓措施 **临时医嘱** □ 液体治疗 □ 吸氧 □ 急查血常规和血生化 □ 明晨急查血常规、电解质和肝肾功能	**长期医嘱**（见左列） □ 患者既往基础用药 □ 肠外营养治疗 □ 雾化吸入 **临时医嘱** □ 葡萄糖液和盐水液体支持 □ 肠外营养支持（根据患者和手术情况决定） □ 伤口换药（必要时） □ 明晨查血常规、生化和肝功能等
病情变异记录	□ 无　□ 有，原因： 1. 2.	□ 无　□ 有，原因： 1. 2.	□ 无　□ 有，原因： 1. 2.
医师签名			

日期	住院第 6~10 天 （术后第 2~3 日）	住院第 8~13 天 （术后第 4~6 日）	住院第 12~19 天 （出院日）
主 要 诊 疗 工 作	□ 上级医师查房 □ 观察病情变化 □ 观察引流量和性状 □ 评估镇痛效果（视情况） □ 复查实验室检查 □ 住院医师完成常规病程记录 □ 必要时进行相关特殊检查	□ 上级医师查房 □ 观察腹部、肝功能恢复情况 □ 观察引流量和颜色 □ 根据手术情况和术后病理结 　果，进行肿瘤分期与后续治 　疗评定 □ 住院医师完成常规病程记录 □ 必要时进行相关特殊检查	□ 上级医师查房 □ 伤口拆线 □ 明确是否符合出院标准 □ 完成出院记录、病案首 　页、出院证明书等 □ 通知出入院处 □ 通知患者及家属 □ 向患者告知出院后注意事 　项，如康复计划、后续治 　疗及相关并发症的处理等 □ 出院小结、疾病证明书及 　出院须知交患者或相关 　人员
重 点 医 嘱	**长期医嘱** □ 继续监测生命体征（视情况） □ 拔除引流管（视情况） □ 拔除胃管（视情况） □ 拔除尿管（视情况） □ 肠外营养支持或液体治疗 □ 无感染证据时停用抗菌药物 **临时医嘱** □ 营养支持或液体支持 □ 血常规、血液生化、肝功能 　组合等	**长期医嘱** □ 二级或三级护理（视情况） □ 流质饮食或半流质饮食 □ 拔除深静脉留置管（视情况） □ 停止记 24 小时出入量 □ 逐步减少肠外营养或液体治疗 **临时医嘱** □ 换药 □ 营养支持或液体支持 □ 血常规、血液生化、肝功能 　组合（出院前） □ 必要时行 X 线胸片、CT、B 　超、造影等检查	**临时医嘱** □ 伤口拆线（视情况） **出院医嘱** □ 出院后相关用药及注意事项
病情 变异 记录	□ 无　□ 有，原因： 1. 2.	□ 无　□ 有，原因： 1. 2.	□ 无　□ 有，原因： 1. 2.
医师 签名			

（二）护士表单

肝门胆管癌临床路径护士表单

适用对象：第一诊断肝门胆管癌（C24.001- C24.003）Bismuth-Corlette Ⅰ、Ⅱ、Ⅲ型
行根治性肝门胆管癌切除术（ICD-9-CM-3：50.22/50.3/ 51.63/51.69 伴51.22）

患者姓名：	性别：　年龄：　门诊号：	住院号：
住院日期：　年　月　日	出院日期：　年　月　日	标准住院日：12~19 天

日期	住院第 1 天	住院第 2~5 天	住院第 3~6 天
健康宣教	□ 入院宣教 　介绍主管医师、护士 　介绍环境、设施 　介绍住院注意事项 □ 健康教育 □ 活动指导：无限制 □ 心理支持	□ 健康教育 □ 心理支持	□ 健康教育 □ 告知患者及家属术前流程 　及注意事项 □ 心理支持
护理处置	□ 入院评估 □ 饮食指导：低脂半流或全流饮食 □ 患者相关检查配合的指导 □ 皮肤护理指导（黄疸伴皮肤瘙痒患者）	□ 常规检查 □ 饮食指导 □ 疾病知识指导 □ 术前指导 □ 药物指导 □ 治疗护理 □ 按需做 PTCD 或 ENBD 减黄指导与引流管护理	□ 饮食：术前禁食、禁水 □ 术前沐浴、更衣，取下义齿、饰物等 □ 备皮、配血、胃肠道准备等 □ 术中物品准备 □ 促进睡眠（环境、药物）
基础护理	□ 三级护理 □ 晨晚间护理 □ 患者安全管理	□ 三级护理 □ 晨晚间护理 □ 患者安全管理	□ 三级护理 □ 晨晚间护理 □ 患者安全管理
专科护理	□ 护理查体 □ 需要时，填写跌倒及压疮防范表 □ 需要时，请家属陪护	□ 护理查体 □ 需要时，请家属陪护	□ 协助医师完成术前检查化验 □ 术前禁食、禁水、备皮
重点医嘱	□ 详见医嘱执行单	□ 详见医嘱执行单	□ 详见医嘱执行单
病情变异记录	□ 无　□ 有，原因： 1. 2.	□ 无　□ 有，原因： 1. 2.	□ 无　□ 有，原因： 1. 2.
护士签名			

时间	住院第6~10天 （术后第2~3日）	住院第8~13天 （术后第4~6日）	住院第12~19天 （出院日）
健康宣教	□ 术后宣教 　药物作用及频率 　饮食、活动指导 □ 复查患者对术前宣教内容的 　掌握程度 □ 膀胱功能训练 □ 下床活动注意事项	□ 术后宣教 　药物作用及频率 　饮食、活动指导 □ 复查患者对术前宣教内容的 　掌握程度 □ 拔尿管后注意事项 □ 下床活动注意事项	□ 出院宣教 　复查时间 　服药方法 　活动休息 　指导饮食 　康复训练方法 □ 指导办理出院手续
护理处置	□ 遵医嘱完成相关检查 □ 夹闭尿管，锻炼膀胱功能	□ 遵医嘱完成相关检查 □ 拔出导尿管	□ 办理出院手续 □ 书写出院小结
基础护理	□ 体位与活动：取半卧位，指 　导床上或床边活动 □ 饮食：胃肠功能恢复，拔除 　胃管后指导清流质饮食 □ 生活护理（一级护理） □ 皮肤护理	□ 体位与活动：半卧位，可协助 　下床活动 □ 指导清流或流质至半流质饮食 □ 协助或指导生活护理 □ 皮肤护理 □ 静脉抽血（遵医嘱）	□ 办理出院手续 □ 复诊时间 □ 作息、饮食、活动 □ 服药指导 □ 康复锻炼
专科护理	□ 观察患者腹部体征、伤口敷 　料、胃肠道功能恢复等情况 □ 营养支持护理 □ 遵医嘱拔除胃管、尿管 □ 疼痛护理 □ 留置管道护理及指导（腹腔、 　深静脉管）	□ 观察患者腹部体征、伤口敷 　料、胃肠道功能恢复的情况 □ 拔除深静脉管、腹腔引流管 　后护理 □ 营养支持护理	□ 疾病知识及随访
重点医嘱	□ 详见医嘱执行单	□ 详见医嘱执行单	□ 详见医嘱执行单
病情变异记录	□ 无　□ 有，原因： 1. 2.	□ 无　□ 有，原因： 1. 2.	□ 无　□ 有，原因： 1. 2.
护士签名			

（三）患者表单

肝门胆管癌临床路径患者表单

适用对象：第一诊断肝门胆管癌（C24.001－C24.003）Bismuth-Corlette Ⅰ、Ⅱ、Ⅲ型

行根治性肝门胆管癌切除术（ICD-9-CM-3：50.22/50.3/51.63/51.69 伴 51.22）

患者姓名：		性别： 年龄： 门诊号：		住院号：
住院日期： 年 月 日		出院日期： 年 月 日		标准住院日：12~19 天

时间	住院第 1 天	住院第 2~6 天	住院第 4~7 天（手术日）
监测	□ 测量生命体征、体重	□ 每日测量生命体征、询问排便，手术前 1 天晚测量生命体征	□ 手术清晨测量生命体征、血压 1 次
医患配合	□ 护士行入院护理评估（简单询问病史） □ 接受入院宣教 □ 医师询问病史、既往病史、用药情况，收集资料 □ 进行体格检查 □ 评估疼痛评分	□ 配合完善术前相关化验、检查术前宣教 □ 肝门胆管癌疾病知识、临床表现、治疗方法 □ 术前准备：禁食、禁水等 □ 手术室接患者，配合核对 □ 医师与患者及家属介绍病情及手术谈话 □ 手术时家属在等候区等候 □ 探视及陪护制度	术后宣教 □ 术后体位：麻醉未醒时平卧，清醒后，4~6 小时无不适反应可垫枕或根据医嘱予监护设备、吸氧 □ 配合护士定时监测生命体征、瞳孔、肢体活动、伤口敷料等 □ 不要随意动引流管 □ 疼痛的注意事项及处理 □ 告知医护不适及异常感受 □ 配合评估手术效果
重点诊疗及检查	重点诊疗 □ 三级护理 □ 既往基础用药	重点诊疗 □ 术前准备 　备皮 　配血 　禁食、禁水 　术前签字 重要检查 □ 心电图、X 线胸片 □ MRI、CT □ 其他特殊检查	重点诊疗 □ 特级护理 □ 予监护设备、吸氧 □ 注意留置管路安全与通畅 □ 用药：抗菌药物、止血药、抑酸、护肝、白蛋白、补液药物的应用 □ 护士协助记录出入量
饮食及活动	□ 普通饮食 □ 正常活动	□ 术前 12 小时禁食、禁水 □ 正常活动	□ 卧床休息，自主体位

时间	住院第 5～13 天 （术后第 1～6 日）	住院第 6～19 天 （术后第 7～12 日）
监测	□ 定时监测生命体征，记录引流色、质、量	□ 定时监测生命体征、记录引流色、质、量
医患配合	□ 医师巡视，了解病情 □ 腹部伤口情况、引流管引流观察、生命体征检测 □ 护士行晨晚间护理 □ 护士协助进食、进水、排泄等生活护理 □ 配合监测出入量 □ 膀胱功能锻炼，成功后可将尿管拔除 □ 配合功能恢复训练（必要时） □ 注意探视及陪护时间	□ 护士行晨晚间护理 □ 医师拆线 □ 伤口注意事项 □ 配合功能恢复训练（必要时） **出院宣教** □ 接受出院前康复宣教 □ 学习出院注意事项 □ 了解复查程序 □ 办理出院手续，取出院带药
重点诊疗及检查	**重点诊疗** □ 特级或一级护理 □ 静脉用药逐渐减少 □ 医师定时予伤口换药 □ 医师观察引流情况及肝功能 **重要检查** □ 定期抽血化验 □ 复查 CT 及 MRI	**重点诊疗** □ 二级或三级护理 □ 普通饮食 □ 医师拔除引流管等 **重要检查** □ 定期抽血化验（必要时）
饮食及活动	□ 根据病情逐渐由流食过渡至普通饮食，营养均衡，高蛋白、低脂肪、易消化，避免产气食物（牛奶、豆浆）及油腻食物。鼓励多食汤类食物 □ 卧床休息时可头高位，渐坐起 □ 术后第 3～4 天可视体力情况渐下床活动，循序渐进，注意安全 □ 行功能恢复锻炼（必要时）	□ 普通饮食，营养均衡 □ 勿吸烟、饮酒 □ 正常活动 □ 行功能恢复训练（必要时）

附：原表单（2011 年版）

肝门胆管癌临床路径表单

适用对象：第一诊断肝门胆管癌（C24.001- C24.003）Bismuth-Corlette Ⅰ、Ⅱ、Ⅲ型

行根治性肝门胆管癌切除术（ICD-9-CM-3：50.22/50.3/ 51.63/51.69 伴 51.22）

患者姓名：		性别：	年龄：	门诊号：	住院号：
住院日期：	年　月　日	出院日期：	年　月　日		标准住院日：12 ~ 19 天

日期	住院第 1 天	住院第 2 ~ 5 天	住院第 3 ~ 6 天
主要诊疗工作	□ 询问病史及体格检查 □ 完成住院病历和首次病程记录 □ 开实验室检查单 □ 上级医师查房与术前评估 □ 初步确定诊治方案和特殊检查项目	□ 上级医师查房 □ 完成术前准备与术前评估 □ 根据体检、影像学（CT、MRI、MRCP、ERCP、PTCD 造影）检查等，行术前讨论，确定治疗方案 □ 完成必要的相关科室会诊	□ 手术医嘱 □ 完成上级医师查房记录、术前讨论、术前小结等 □ 向患者及家属交代病情、手术安排及围术期注意事项 □ 签署手术知情同意书、自费用品协议书、输血同意书、麻醉同意书、授权委托书
重点医嘱	**长期医嘱** □ 外科二级护理常规 □ 饮食：依据患者情况定 □ 基础用药（护肝、退黄、改善凝血功能等药物） **临时医嘱** □ 血常规+血型、尿常规、大便常规+隐血 □ 凝血功能、血电解质、肝肾功能组合、消化系统肿瘤标志物、感染性疾病筛查 □ 心电图、X 线胸片 □ 腹部 B 超、腹部 CT 平扫+增强 □ 必要时肺功能、Holter、超声心动图和血气分析 □ 必要时行 MRI、MRCP、ERCP、PTCD 造影等检查	**长期医嘱** □ 患者既往基础用药 **临时医嘱** □ 必要科室会诊 □ 必要时行术前 ENBD 或 PTCD 引流减轻黄疸 □ 动态监测血清胆红素及肝功能变化	**长期医嘱** □ 患者既往基础用药 **临时医嘱** □ 术前医嘱： （1）明日准备在气管内插管全身麻醉下行肝门胆管癌根治术 （2）备皮、备血 （3）抗菌药物皮试 （4）术前 6 小时禁食、2 小时禁水 （5）麻醉前用药 （6）术前留置胃管和尿管 （7）肠道准备 □ 术中特殊用药 □ 带影像学资料入手术室 □ 预约 SICU（视情况而定）
主要护理工作	□ 入院介绍 □ 入院评估 □ 健康教育 □ 活动指导：无限制 □ 饮食指导：低脂半流或全流 □ 患者相关检查配合的指导 □ 皮肤护理指导（黄疸伴皮肤瘙痒患者） □ 心理支持	□ 静脉抽血 □ 健康教育 □ 饮食指导 □ 疾病知识指导 □ 术前指导 □ 药物指导 □ 治疗护理 □ 心理支持 □ 按需作 PTCD 或 ENBD 减黄指导与引流管护理	□ 健康教育 □ 饮食：术前禁食、禁水 □ 术前沐浴、更衣，取下义齿、饰物等 □ 告知患者及家属术前流程及注意事项 □ 备皮、配血、胃肠道准备等 □ 术中物品准备 □ 促进睡眠（环境、药物） □ 心理支持

续 表

日期	住院第 1 天	住院第 2~5 天	住院第 3~6 天
病情 变异 记录	□无 □有，原因： 1. 2.	□无 □有，原因： 1. 2.	□无 □有，原因： 1. 2.
护士 签名			
医师 签名			

日期	住院第 4~7 天 （手术日）		住院第 5~8 天 （术后第 1 日）
	术前与术中	术后	
主要诊疗工作	□ 送患者入手术室 □ 麻醉准备，监测生命体征 □ 施行手术 □ 保持各引流管通畅 □ 手术标本送病理检查	□ 麻醉医师完成麻醉记录 □ 完成术后首次病程记录 □ 完成手术记录 □ 向患者及家属说明手术情况	□ 上级医师查房 □ 观察病情变化、引流量和性状 □ 检查手术伤口，更换敷料 □ 分析实验室检验结果 □ 维持水电解质平衡 □ 完成常规病程记录
重点医嘱	**临时医嘱** □ 术前 0.5 小时使用抗菌药物 □ 液体治疗 □ 相应治疗（视情况）	**长期医嘱** □ 肝门胆管癌根治术后常规护理 □ 特级或一级护理 □ 禁食 □ 心电监护 □ 记录 24 小时出入总量 □ 胃管接负压瓶吸引并记量（酌情） □ 腹腔引流管记录引流量和性状 □ 胆肠支架管接引流袋并记量 □ 尿管接尿袋，记量 □ 根据病情使用：抑酸剂、化痰药、止血、止吐等药物 □ 预防性抗菌药物使用 □ 中心静脉测压 □ 预防深静脉血栓措施 **临时医嘱** □ 液体治疗 □ 吸氧 □ 急查血常规和血生化 □ 明晨急查血常规、电解质和肝肾功能	**长期医嘱**（见左列） □ 患者既往基础用药 □ 肠外营养治疗 □ 雾化吸入 **临时医嘱** □ 葡萄糖液和盐水液体支持 □ 肠外营养支持（根据患者和手术情况决定） □ 伤口换药（必要时） □ 明晨查血常规、生化和肝功能等
主要护理工作	□ 术晨按医嘱清洁肠道、留置胃管、尿管 □ 健康教育 □ 饮食指导：禁食、禁水 □ 指导术前注射麻醉用药后注意事项 □ 心理支持	□ 术后活动：去枕平卧 6 小时，协助改变体位及足部活动 □ 按医嘱吸氧、禁食、禁水 □ 密切观察患者病情变化 □ 疼痛护理 □ 生活护理（一级护理） □ 皮肤护理 □ 管道护理及指导 □ 记录 24 小时出入量 □ 用药指导 □ 静脉抽血（遵医嘱） □ 心理支持（患者及家属）	□ 体位与活动：协助翻身、取半卧位 □ 吸氧、禁食、禁水 □ 密切观察患者病情变化 □ 疼痛护理、皮肤护理 □ 生活护理（一级护理） □ 管道护理及指导 □ 记录 24 小时出入量 □ 营养支持护理 □ 用药指导 □ 心理支持（患者及家属） □ 康复指导（运动指导）

续　表

日期	住院第 4~7 天（手术日）		住院第 5~8 天（术后第 1 日）
	术前与术中	术后	
病情变异记录	□无　□有，原因： 1. 2.	□无　□有，原因： 1. 2.	□无　□有，原因： 1. 2.
护士签名			
医师签名			

日期	住院第 6 ~ 10 天 （术后第 2 ~ 3 日）	住院第 8 ~ 13 天 （术后第 4 ~ 6 日）	住院第 12 ~ 19 天 （出院日）
主要诊疗工作	□ 上级医师查房 □ 观察病情变化 □ 观察引流量和颜色 □ 评估镇痛效果（视情况） □ 复查实验室检查 □ 住院医师完成常规病程记录 □ 必要时进行相关特殊检查	□ 上级医师查房 □ 观察腹部、肝功能恢复情况 □ 观察引流量和颜色 □ 根据手术情况和术后病理结果，进行肿瘤分期与后续治疗评定 □ 住院医师完成常规病程记录 □ 必要时进行相关特殊检查	□ 上级医师查房 □ 伤口拆线 □ 明确是否符合出院标准 □ 完成出院记录、病案首页、出院证明书等 □ 通知出入院处 □ 通知患者及家属 □ 向患者告知出院后注意事项，如康复计划、后续治疗，及相关并发症的处理等 □ 出院小结、疾病证明书及出院须知交患者或相关人员
重点医嘱	**长期医嘱** □ 继续监测生命体征（视情况） □ 拔除引流管（视情况） □ 拔除胃管（视情况） □ 拔除尿管（视情况） □ 肠外营养支持或液体治疗 □ 无感染证据时停用抗菌药物 **临时医嘱** □ 营养支持或液体支持 □ 血常规、血液生化、肝功能组合等	**长期医嘱** □ 二级或三级护理（视情况） □ 流质饮食或半流质饮食 □ 拔除深静脉留置管（视情况） □ 停止计 24 小时出入量 □ 逐步减少肠外营养或液体治疗 **临时医嘱** □ 换药 □ 营养支持或液体支持 □ 血常规、血液生化、肝功能组合（出院前） □ 必要时行 X 线胸片、CT、B 超、造影等检查	**临时医嘱** □ 伤口拆线（视情况） **出院医嘱** □ 出院后相关用药及注意事项
主要护理工作	□ 体位与活动：取半卧位，指导床上或床边活动 □ 饮食：胃肠功能恢复，拔除胃管后指导清流质饮食 □ 疼痛护理 □ 遵医嘱拔除胃管、尿管 □ 留置管道护理及指导（腹腔、深静脉管） □ 生活护理（一级护理） □ 观察患者腹部体征、伤口敷料、胃肠道功能恢复等情况 □ 皮肤护理 □ 营养支持护理 □ 心理支持（患者及家属） □ 康复指导	□ 体位与活动：半卧位，可协助下床活动 □ 指导清流或流质至半流质饮食 □ 协助或指导生活护理 □ 皮肤护理 □ 观察患者腹部体征、伤口敷料、胃肠道功能恢复的情况 □ 拔除深静脉管、腹腔引流管后护理 □ 营养支持护理 □ 心理支持 □ 康复指导 □ 静脉抽血（遵医嘱）	**出院指导** □ 办理出院手续 □ 复诊时间 □ 作息、饮食、活动 □ 服药指导 □ 日常保健 □ 清洁卫生 □ 疾病知识及后续治疗

续　表

日期	住院第 6 ~ 10 天 （术后第 2 ~ 3 日）	住院第 8 ~ 13 天 （术后第 4 ~ 6 日）	住院第 12 ~ 19 天 （出院日）
病情 变异 记录	□无　□有，原因： 1. 2.	□无　□有，原因： 1. 2.	□无　□有，原因： 1. 2.
护士 签名			
医师 签名			

第三十五章

胆囊结石合并急性胆囊炎临床路径释义

一、胆囊结石合并急性胆囊炎编码

1. 国家卫生和计划生育委员会原编码：

疾病名称及编码：胆囊结石合并急性胆囊炎（ICD-10：K80.0）

手术操作名称及编码：开腹胆囊切除术（ICD-9-CM-3：51.22）

2. 修改编码：

疾病名称及编码：胆囊结石伴有急性胆囊炎（ICD-10：K80.000）

胆囊结石伴坏疽性胆囊炎（ICD-10：K80.001）

胆囊结石伴急性化脓性胆囊炎（ICD-10：K80.002）

急性胆囊炎（ICD-10：K81.0）

手术操作名称及编码：胆囊切除术（ICD-9-CM-3：51.22）

腹腔镜胆囊切除术（ICD-9-CM-3：51.23）

二、临床路径检索方法

（K80.0/K81.0）伴（51.22/51.23）

三、胆囊结石合并急性胆囊炎临床路径标准住院流程

（一）适用对象

第一诊断为胆囊结石合并急性胆囊炎（ICD-10：K80.0），行开腹胆囊切除术（ICD-9-CM-3：51.22）。

释义

■ 适用对象编码参见第一部分。

■ 本路径适用对象为胆囊结石合并急性胆囊炎、急性化脓性胆囊炎、急性坏疽性胆囊炎、慢性结石性胆囊炎急性发作。必要时适用于急性非结石性胆囊炎。

■ 根据病情程度评估不适宜行腹腔镜胆囊切除术需行开腹胆囊切除术。

（二）诊断依据

根据《临床诊疗指南·普通外科分册》（人民卫生出版社，2006 年）、全国高等学校教材《外科学（第 7 版）》（人民卫生出版社，2008）。

1. 症状：胆绞痛或上腹部隐痛、发热、偶尔有黄疸。

2. 体征：巩膜可有黄染，可触及肿大的胆囊，胆囊区压痛，Murphy 征（+）。

3. 辅助检查：B 超、CT 或 MR 怀疑或提示胆囊结石。

4. 实验室检查：血常规检查显示白细胞总数升高，中性粒细胞百分比升高，偶见血清总胆红素及结合胆红素增高，血清转氨酶和碱性磷酸酶升高。

释义

■ 胆囊结石合并急性胆囊炎初期，胆囊结石直接损伤受压部位黏膜引起炎症，在胆汁淤滞时出现细菌感染。主要致病原因有：①胆囊管梗阻致胆汁排出受阻，胆汁浓缩，高浓度胆汁酸盐具有细胞毒性，引起细胞损害加重黏膜炎症；②细菌感染，致病菌多从胆道逆行进入胆囊，在胆汁引流不畅时出现感染，主要致病菌为革兰阴性杆菌。

■ B 超作为诊断胆系疾病的首选方法，可同时检查腹部其他脏器，对胆囊结石诊断的准确率可达 95% 以上，能发现直径 2～3mm 大小胆囊壁上隆起性病变，这是其他影像学方法无法发现的。B 超可明确胆囊壁的厚度、胆汁的透声度等。但 B 超对肝内胆管结石、胆总管结石（尤其是胆总管下端的结石）判断准确率往往不高，所以合并黄疸的患者需联合 CT、MRI 及 EUS 检查明确肝内外胆管情况。

■ 在典型临床表现和实验室检查基础上结合超声检查，多数情况下可做出正确诊断。但 CT 和 MRI 检查具有良好空间分辨率和快速、动态增强扫描特点，因而可发现急性胆囊炎所特有的影像学征象，能做出较准确的定性诊断和评估其继发改变、并发症等。

■ 25% 的急性胆囊炎患者会出现轻度黄疸。其原因可能是急性胆囊炎发作时肿大的胆囊压迫胆总管或刺激 Oddi 括约肌痉挛，另外胆囊结石进入胆总管或 Mirizzi 综合征也可形成梗阻性黄疸，此时应行 CT、MRI 及 EUS 检查明确诊断。

■ 胆囊结石伴急性胆囊炎需要与消化性溃疡穿孔、急性胰腺炎、高位阑尾炎、肝脓肿、胆囊癌以及右侧肺炎等进行鉴别。

（三）治疗方案的选择

根据《临床诊疗指南·普通外科分册（第 1 版）》（人民卫生出版社，2006 年）、全国高等学校教材《外科学（第 7 版）》（人民卫生出版社，2008 年）。
行开腹胆囊切除术。

释义

■ 在腹腔镜胆囊切除术中，发现胆囊炎症反应重、周围组织粘连等，应果断中转开腹，确保手术安全。

■ 手术应争取在发病 3 日内进行。起病急、病情重、局部体征明显、年龄大者应在纠正急性生理紊乱后早期手术治疗。对保守治疗 3 日后病情未好转者，需及早手术治疗。

■ 如果病情危急，患者全身情况差，开腹之后发现胆囊三角水肿、粘连严重，胆囊管、胆总管、肝总管解剖关系不清，为抢救患者生命、避免胆道损伤，可行部分胆囊切除术或胆囊造瘘术。

（四）标准住院日

≤7 天。

> **释义**
>
> ■胆囊结石合并急性胆囊炎患者入院后，常规检查，包括B超等准备2～3天，术后恢复3～4天，总住院时间7天或小于7天均符合本路径要求。伤口换药拆线可出院后于门诊完成。

（五）进入路径标准

1. 第一诊断必须符合 ICD-10：K80.0 胆囊结石合并胆囊炎。
2. 当患者合并其他疾病，但住院期间不需要特殊处理也不影响第一诊断的临床路径流程实施时，可以进入路径。

> **释义**
>
> ■患者如果合并高血压、糖尿病、冠心病、慢性阻塞性肺炎、慢性肾病等其他慢性疾病需术前对症治疗时，如果不影响麻醉和手术，不延长术前准备的时间，可进入本路径。上述慢性疾病如果需要特殊准备或经治疗稳定后才能行手术或接受抗凝、抗血小板治疗等，应先进入相应内科疾病的诊疗路径。

（六）明确诊断及入院常规检查

≤2天。

1. 必须的检查项目：
（1）血常规、尿常规、大便常规。
（2）肝肾功能、电解质、凝血功能、感染性疾病筛查（乙型肝炎、丙型肝炎、艾滋病、梅毒等）、血型。
（3）腹部超声。
（4）心电图、胸部X线平片。
2. 根据患者病情可选择的检查：血气分析、肺功能测定、超声心动图、腹部CT等。

> **释义**
>
> ■必查项目是评估患者一般状况及重要脏器功能，判断患者能否耐受麻醉、手术，确保手术安全、有效的基础，需在术前完成。尤其对年龄较大、病程较长的慢性胆囊结石急性发作的患者，应筛查肿瘤标志物，完善MRCP等影像学检查，注意与胆囊癌相鉴别。
>
> ■为缩短患者住院等待时间，检查项目可以在患者入院前于门诊完成。
>
> ■高龄患者或有心肺功能异常患者，术前根据病情增加心脏彩超、Hoter、肺功能、血气分析、头颅MR等检查。

（七）使用抗菌等药物选择与使用时机

1. 抗菌药物：按照《抗菌药物临床应用指导原则》（卫医发〔2004〕285号）执行。建议使用第二代头孢菌素，有反复感染史者可选头孢曲松或头孢哌酮或头孢哌酮舒巴坦；明确感染患者，可根据药敏试验结果调整抗菌药物。

2. 在给予抗菌药物治疗之前应尽可能留取相关标本送培养，获病原菌后进行药敏试验，作为调整用药的依据。有手术指征者应进行外科处理，并于手术过程中采集病变部位标本做细菌培养及药敏试验。

3. 尽早开始抗菌药物的经验治疗。经验治疗需选用能覆盖肠道革兰阴性杆菌、肠球菌属等需氧菌和脆弱拟杆菌等厌氧菌的药物。一般宜用至体温正常、症状消退后 72～96 小时。

> **释义**
>
> ■ 开腹胆囊切除手术切口属于Ⅱ类或Ⅲ类切口，需要术前 30 分钟及术后预防性使用抗菌药物，通常选择对革兰阴性杆菌敏感的抗菌药物，如第二代头孢菌素。Ⅱ类切口术后预防性用药时间为 24 小时，必要时可延至 48 小时。Ⅲ类切口手术可依据患者情况酌情延长使用时间。
>
> ■ 对于手术时间小于 2 小时者于术前 30 分钟使用抗菌药物即可，对于手术时间超过 3 小时者或失血量大，超过 1500ml 者，可于术中给予第 2 剂抗菌药物。
>
> ■ 如果术前已存在感染，可选用对肠道致病菌敏感的抗菌药物，推荐使用二代或三代头孢菌素。治疗前尽可能留取标本培养，根据药敏试验选用敏感抗菌药物。

（八）手术日

入院≤3 天。

1. 麻醉方式：气管插管全身麻醉或硬膜外麻醉。
2. 手术方式：开腹胆囊切除术。
3. 术中用药：麻醉常规用药。
4. 输血：根据术前血红蛋白状况及术中出血情况而定。
5. 病理学检查：切除标本解剖后作病理学检查，必要时行术中冰冻病理学检查。

> **释义**
>
> ■ 一般多选用气管插管全身麻醉。
>
> ■ 开腹胆囊切除术剥离范围较广泛，必要时可使用止血药，如注射用尖吻蝮蛇血凝酶。
>
> ■ 手术是否输血依照术中出血量及监测血常规而定，必要时输红细胞悬液或血浆。
>
> ■ 对切除的胆囊均应及时剖开，检查胆囊黏膜是否光滑，是否局限增厚及有新生物形成。如可疑合并恶性病变应及时送术中冷冻病理学检查，待检查结果回报后决定是否需进一步扩大手术。术后常规送石蜡病理检查。

（九）术后住院恢复

3～4 天。

1. 必须复查的检查项目：血常规、肝肾功能、电解质。
2. 术后用药：抗菌药物使用按照《抗菌药物临床应用指导原则》（卫医发〔2004〕285 号）

执行。如有继发感染征象，尽早开始抗菌药物的经验治疗。经验治疗需选用能覆盖肠道革兰阴性杆菌、肠球菌属等需氧菌和脆弱拟杆菌等厌氧菌的药物。

3. 严密观察有无胆漏、出血等并发症，并作相应处理。

4. 术后饮食指导。

> **释义**
>
> ■ 术后可根据患者恢复情况做必须复查的检查项目，如血常规、肝肾功能、电解质，必要时检查血、尿淀粉酶，并根据病情变化增加检查的频次。其他复查项目需根据具体病情选择不局限于路径中项目。
>
> ■ 胆囊切除术后常见的并发症有：胆道损伤、胆漏、出血、胆道狭窄等，其中早期并发症以胆漏及出血为常见。术后严密观察腹腔引流管引流情况，若引流液含有胆汁，即考虑胆漏可能。

（十）出院标准

1. 一般状况好，体温正常，无明显腹痛。

2. 恢复肛门排气排便，可进半流食。

2. 实验室检查基本正常。

3. 切口愈合良好：引流管拔除，伤口无感染，无皮下积液（或门诊可处理的少量积液），可门诊拆线。

> **释义**
>
> ■ 主治医师应在出院前，通过评估患者一般状况、饮食及二便情况、查体及复查各项检查结果决定能否出院。如果确有需要继续留院治疗的情况，超出了路径所规定的时间，应先处理并发症并符合出院条件后再准许患者出院。

（十一）变异及原因分析

1. 术前合并其他基础疾病影响手术的患者，需要进行相关的诊断和治疗。

2. 不同意手术患者，退出本路径。

3. 术中发现肝胆管结石和（或）炎症、胆管癌、肝癌，则进入相应路径。

4. 有并发症（胆漏、出血等）的患者，则转入相应路径。

> **释义**
>
> ■ 如因为节假日不能按照要求完成检查，或路径指示应当于某一天的操作不能如期进行而要延期的，这种轻微变异不会对最终结果产生重大改变，也不会更多地增加住院天数和住院费用，可不退出本路径。
>
> ■ 对于因基础疾病需要进一步诊断和治疗、术中发现合并其他疾病、术后出现严重并发症或患者不同意手术、要求离院或转院等重大变异须及时退出本路径。将特殊的变异原因进行归纳、总结，以便重新修订路径时作为参考，不断完善和修订路径。

四、胆囊结石合并急性胆囊炎临床路径给药方案

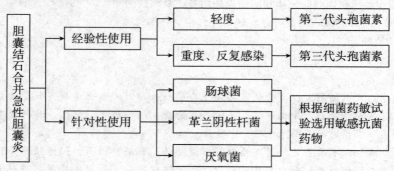

【用药选择】

1. 引起急性胆囊炎的主要致病菌是革兰阴性杆菌，以大肠杆菌最常见。其他有克雷伯杆菌、粪肠球菌、铜绿假单胞菌，常合并厌氧菌感染，致病菌多从胆道逆行进入，少数经血循环或淋巴途径进入胆囊。

2. 尽早开始抗菌药物经验治疗。建议使用第二代头孢菌素，有反复感染史者可选用第三代头孢菌素；明确感染患者，可根据药敏试验结果调整抗菌药物。第二代头孢菌素注射剂有头孢呋辛、头孢替安等，第三代头孢菌素注射剂有头孢他啶、头孢哌酮、头孢曲松，口服制剂有头孢克洛、头孢呋辛酯和头孢丙烯等。

【药学提示】

1. 第二代头孢菌素：主要用于治疗革兰阳性球菌及大肠杆菌、奇异变形杆菌等所致的感染。用于腹腔感染和盆腔感染时需与抗厌氧菌药合用，也用于手术前预防用药。

2. 第三代头孢菌素：适用于敏感肠杆菌科细菌等革兰阴性杆菌所致严重感染。治疗腹腔、盆腔感染时需与抗厌氧菌药如甲硝唑合用。本类药物对化脓性链球菌、肺炎链球菌、甲氧西林敏感葡萄球菌所致的各种感染亦有效，但并非首选用药。头孢他啶、头孢哌酮尚可用于铜绿假单胞菌所致的各种感染。

【注意事项】

1. 在给予抗菌药物治疗之前应尽可能留取血液、胆汁等相关标本送培养，获病原菌后进行药敏试验，作为调整用药的依据。

2. 用药前必须详细询问患者先前有否对头孢菌素类、青霉素类或其他药物的过敏史。

3. 注意根据患者肝肾功能选择适宜抗菌药物及合适剂量。

五、推荐表单

(一) 医师表单

胆囊结石合并急性胆囊炎临床路径医师表单

适用对象：第一诊断为胆囊结石合并急性胆囊炎（ICD-10：K80.0）

行开腹胆囊切除术（ICD-9-CM-3：51.22）

患者姓名：		性别：	年龄：	门诊号：	住院号：
住院日期：	年 月 日	出院日期：	年 月 日		标准住院日：≤7 天

时间	住院第 1 天	住院第 2 天 （术前准备日）
主要诊疗工作	□ 询问病史及体格检查 □ 完成住院病历和首次病程记录 □ 开实验室检查单 □ 上级医师查房 □ 初步确定诊治方案和特殊检查项目	□ 手术医嘱 □ 住院医师完成上级医师查房记录、术前小结等 □ 完成术前总结（拟行手术方式、手术关键步骤、术中注意事项等） □ 向患者及家属交代病情、手术安排及围术期注意事项 □ 签署手术知情同意书（含标本处置）、自费用品协议书、输血同意书、麻醉同意书或授权委托书 □ 必要时预约 ICU
重点医嘱	**长期医嘱** □ 外科二级护理常规 □ 患者既往基础用药 **临时医嘱** □ 血常规+血型、尿常规、便常规 □ 凝血功能、血电解质、肝功能、肾功能、感染性疾病筛查 □ 心电图、X 线胸片 □ 腹部 B 超 □ 必要时上腹部 CT 平扫+增强 □ 必要时行血气分析、肺功能、超声心动图 □ 治疗性使用抗菌药物	**长期医嘱** □ 外科二级护理常规 □ 患者既往基础用药 □ 治疗性使用抗菌药物 **临时医嘱** □ 术前医嘱： （1）常规准备明日在气管内插管全身麻醉下或硬膜外麻醉下行胆囊切除 （2）备皮 （3）药物过敏试验 （4）术前禁食 4~6 小时，禁水 2~4 小时 （5）必要时行肠道准备（清洁肠道、抗菌药物） （6）麻醉前用药 （7）术前留置胃管和尿管 □ 术中特殊用药病房带药（如抗菌药物、胰岛素等） □ 备血
病情变异记录	□ 无 □ 有，原因： 1. 2.	□ 无 □ 有，原因： 1. 2.
医师签名		

时间	住院第3天 （手术日）		住院第4天 （术后第1日）
	术前与术中	术后	
主要诊疗工作	□ 送患者入手术室 □ 麻醉准备，监测生命体征 □ 手术 □ 保持各引流管通畅 □ 解剖标本，送病理检查	□ 麻醉医师完成麻醉记录 □ 完成术后首次病程记录 □ 完成手术记录 □ 向患者及家属说明手术情况	□ 上级医师查房 □ 观察病情变化 □ 观察引流量和性状 □ 检查手术伤口，更换敷料 □ 分析实验室检验结果 □ 维持水、电解质平衡 □ 住院医师完成常规病程记录
重点医嘱	**长期医嘱** □ 急性胆囊炎常规护理 □ 一级护理 □ 禁食 **临时医嘱** □ 术前0~5小时使用抗菌药物 □ 液体治疗 □ 相应治疗（视情况）	**长期医嘱** □ 胆囊切除术后常规护理 □ 一级护理 □ 禁食 □ 监测生命体征 □ 记录24小时液体出入量 □ 常规雾化吸入，bid □ 胃管接负压瓶吸引，记量（酌情） □ 腹腔引流管接负压吸引并记量 □ 尿管接尿袋，记尿量 □ 抗菌药物使用 □ 监测血糖（视情况） □ 必要时使用制酸剂及生长抑素 **临时医嘱** □ 吸氧 □ 液体治疗 □ 术后当天查血常规和血生化 □ 必要时查血尿淀粉酶、凝血功能 □ 明晨查血常规、血生化和肝功能等	**长期医嘱**（参见左列） □ 患者既往基础用药 □ 肠外营养治疗 **临时医嘱** □ 液体治疗及纠正水电解质失衡 □ 更换手术伤口敷料 □ 根据病情变化施行相关治疗 □ 抗菌药物使用
病情变异记录	□ 无 □ 有，原因： 1. 2.	□ 无 □ 有，原因： 1. 2.	□ 无 □ 有，原因： 1. 2.
医师签名			

时间	住院第 5 天 （术后第 2 日）	住院第 6 天 （术后第 3 日）	住院第 7 天 （出院日）
主要诊疗工作	□ 上级医师查房 □ 观察腹部、肠功能恢复情况 □ 观察引流量和颜色 □ 住院医师完成常规病程记录 □ 必要时予相关特殊检查	□ 上级医师查房 □ 观察腹部、肠功能恢复情况 □ 观察引流量和颜色 □ 住院医师完成常规病程记录 □ 必要时予相关特殊检查	□ 上级医师查房 □ 伤口拆线 □ 明确是否符合出院标准 □ 完成出院记录、病案首页、出院证明书等 □ 通知出入院处 □ 通知患者及家属 □ 向患者告知出院后注意事项如康复计划、返院复诊、后续治疗及相关并发症的处理等 □ 出院小结、诊断证明书及出院须知交予患者
重点医嘱	**长期医嘱** □ 继续监测生命体征（视情况） □ 拔除引流管（视情况） □ 拔除胃管（视情况） □ 拔除尿管（视情况） □ 肠外营养支持或液体治疗 **临时医嘱** □ 其他相关治疗 □ 血常规、血生化、肝肾功能等	**长期医嘱** □ 二级或三级护理（视情况） □ 无感染征象时停用抗菌药物 □ 肛门排气后改流质饮食 □ 拔除深静脉留置管（视情况） □ 停止记 24 小时出入量 □ 减少或停止肠外营养或液体治疗 **临时医嘱** □ 复查血常规、血生化、肝功能 □ 必要时行 X 线胸片、CT、B 超、造影等检查	**临时医嘱** □ 伤口拆线 **出院医嘱** □ 出院后相关用药
病情变异记录	□ 无 □ 有，原因： 1. 2.	□ 无 □ 有，原因： 1. 2.	□ 无 □ 有，原因： 1. 2.
医师签名			

（二）护士表单

胆囊结石合并急性胆囊炎临床路径护士表单

适用对象：第一诊断为胆囊结石合并急性胆囊炎（ICD-10：K80.0）

行开腹胆囊切除术（ICD-9-CM-3：51.22）

患者姓名：		性别： 年龄： 门诊号：		住院号：
住院日期： 年 月 日		出院日期： 年 月 日		标准住院日：≤7 天

时间	住院第 1 天	住院第 2 天 （术前准备日）
健 康 宣 教	□ 入院宣教 　介绍主管医师、护士介绍环境、设施 　介绍住院注意事项告知探视陪护须知	□ 术前宣教 　宣教疾病知识、术前准备及手术过程 　告知准备物品、沐浴 　告知术后饮食、活动及探视注意事项 　告知术后可能出现的情况及应对方式 □ 主管护士与患者沟通 □ 了解并指导心理应对 □ 告知家属等候区位置
护 理 处 置	□ 核对患者姓名，佩戴腕带 □ 建立入院护理病历 □ 卫生处置：剪指（趾）甲、沐浴，更换病号服 □ 协助医师完成术前检查化验	□ 协助医师完成术前检查化验 □ 术前准备 □ 禁食、禁水 □ 健康教育、心理支持
基础 护理	□ 二级护理 □ 晨晚间护理 □ 患者安全管理（必要时家属签字）	□ 二级护理 □ 晨晚间护理 □ 患者安全管理
专 科 护 理	□ 禁食、禁水 □ 护理查体 □ 静脉采血 □ 需要时请家属陪护 □ 服药指导	□ 术前沐浴更衣 □ 告知患者及家属术前流程及注意事项 □ 备皮、配血、胃肠道准备 □ 术前留置胃管 □ 术中特殊用药准备
重点 医嘱	□ 详见医嘱执行单	□ 详见医嘱执行单
病情 变异 记录	□ 无　□ 有，原因： 1. 2.	□ 无　□ 有，原因： 1. 2.
护士 签名		

时间	住院第 3 天 （手术日）		住院第 4 天 （术后第 1 日）
	术前与术中	术后	
健康宣教	□ 术前宣教 　主管护士与患者沟通 　了解并指导心理应对 □ 告知家属等候区位置	□ 术后当日宣教 　告知监护设备、管路功能及注意事项 　告知饮食、体位要求 　告知疼痛注意事项 　告知术后可能出现情况及应对方式 　告知用药情况 　给予患者及家属心理支持 □ 再次明确探视陪护须知	□ 术后宣教 　药物作用及频率 　活动指导 　复查患者对术前宣教内容的掌握程度 　疾病恢复期注意事项拔尿管后注意事项下床活动注意事项
护理处置	□ 术前准备 □ 送手术 　摘除患者各种活动物品 　核对患者资料及带药 　填写手术交接单 　签字确认 □ 健康教育、心理支持	□ 接手术 　核对患者及资料，签字确认 　病情观察，写护理记录	□ 遵医嘱完成相关检查 □ 夹闭尿管，锻炼膀胱功能 □ 病情观察，写护理记录
基础护理	□ 一级护理 □ 术前 30 分钟静脉滴注抗菌药物	□ 一级护理 □ 卧位护理、协助翻身、床上移动、预防压疮 □ 排泄护理 □ 患者安全管理	□ 一级护理 □ 晨晚间护理 □ 协助翻身、床上移动、预防压疮 □ 排泄护理 □ 患者安全管理
专科护理	□ 术晨按医嘱清洁肠道、留置胃管、尿管 □ 健康教育 □ 服药指导 □ 饮食指导：禁食、禁水 □ 指导术前注射麻醉用药后注意事项 □ 安排陪送患者入手术室 □ 心理支持	□ 术后去枕平卧 6 小时协助改变体位及足部活动 □ 禁食、禁水 □ 静脉采血 □ 密切观察患者情况 □ 疼痛护理 □ 遵医嘱给予药物治疗 □ 管道护理及指导（必要时填写脱管高危防范表）、记录 24 小时出入量营养支持护理 □ 心理支持（患者及家属）	□ 体位与活动：协助翻身、取半坐或斜坡卧位 □ 密切观察患者病情变化及胃肠功能恢复情况 □ 疼痛护理 □ 管道护理及指导 □ 记录 24 小时出入量 □ 营养支持护理 □ 心理支持（患者及家属） □ 遵医嘱给予药物治疗
重点医嘱	□ 详见医嘱执行单	□ 详见医嘱执行单	□ 详见医嘱执行单
病情变异记录	□ 无　□ 有，原因： 1. 2.	□ 无　□ 有，原因： 1. 2.	□ 无　□ 有，原因： 1. 2.
护士签名			

时间	住院第 5 天 （术后第 2 日）	住院第 6 天 （术后第 3 日）	住院第 7 天 （出院日）
健康宣教	□ 术后宣教 药物作用及频率 活动指导 复查患者对术前宣教内容的掌握程度 疾病恢复期注意事项拔尿管后注意事项下床活动注意事项	□ 术后宣教 恢复饮食注意事项活动指导 疾病恢复期注意事项 拔腹腔引流管后注意事项	□ 出院宣教 复查时间 服药方法 活动休息 指导饮食 □ 康复计划及后续治疗方案 □ 指导办理出院手续
护理处置	□ 遵医嘱完成相关检查 □ 拔除胃管、尿管	□ 指导流质饮食 □ 协助完成复查项目	□ 办理出院手续 □ 书写出院小结
基础护理	□ 一级护理 □ 晨晚间护理 □ 协助下床活动 □ 排泄护理 □ 患者安全管理	□ 二级或三级护理 □ 晨晚间护理 □ 协助下床活动 □ 排泄护理 □ 患者安全管理	□ 三级护理 □ 晨晚间护理 □ 患者安全管理
专科护理	□ 体位与活动：取半坐或斜坡卧位，指导床上或床边活动 □ 饮食：禁食 □ 疼痛护理 □ 遵医嘱拔除胃管、尿管 □ 管道护理及指导 □ 记录 24 小时出入量 □ 观察患者腹部体征及肠道功能恢复的情况 □ 营养支持护理 □ 心理支持（患者及家属） □ 康复指导	□ 静脉采血 □ 体位与活动：自主体位鼓励离床活动 □ 胃肠功能恢复，拔除胃管后指导清流质饮食，协助或指导生活护理 □ 观察患者腹部体征及肠道功能恢复的情况 □ 营养支持护理 □ 康复指导	□ 出院指导 办理出院手续 复诊时间 作息、饮食、活动 服药指导 日常保健 清洁卫生 疾病知识及后续治疗
重点医嘱	□ 详见医嘱执行单	□ 详见医嘱执行单	□ 详见医嘱执行单
病情变异记录	□ 无 □ 有，原因： 1. 2.	□ 无 □ 有，原因： 1. 2.	□ 无 □ 有，原因： 1. 2.
护士签名			

（三）患者表单

胆囊结石合并急性胆囊炎临床路径患者表单

适用对象：第一诊断为胆囊结石合并急性胆囊炎（ICD-10：K80.0）

行开腹胆囊切除术（ICD-9-CM-3：51.22）

患者姓名：	性别： 年龄： 门诊号：	住院号：
住院日期： 年 月 日	出院日期： 年 月 日	标准住院日：≤7 天

时间	住院第 1 天	住院第 2 天 （术前准备日）
监测	□ 测量生命体征、体重	□ 测量生命体征、询问排便
患者配合	□ 护士行入院护理评估（简单询问病史） □ 接受入院宣教 □ 医师询问病史、既往病史、用药情况，收集资料 □ 进行体格检查 □ 探视及陪护制度	□ 配合完善术前相关化验、检查，术前宣教 □ 术前用物准备 □ 医师与患者及家属介绍病情及手术谈话
重点诊疗及检查	□ 二级或三级护理 □ 既往基础用药 □ 常规及生化检查 □ X 线胸片、心电图 □ 腹部 B 超 □ 必要时上腹部 CT 平扫加增强 □ 使用抗菌药物	□ 术前签字 □ 术前准备 □ 饮食：术前禁食、禁水 □ 术前沐浴、更衣，取下义齿、饰物，了解术前流程及注意事项 □ 备皮、配血、胃肠道准备等
饮食及活动	□ 禁食、禁水 □ 注意休息	□ 禁食、禁水 □ 注意休息

时间	住院第 3 天 （手术日）		住院第 4 天 （术后第 1 日）
	术前与术中	术后	
监测	□ 监测生命体征	□ 心电监护、监测生命体征	□ 心电监护、监测生命体征
医患配合	□ 术前宣教 □ 与主管医师、护士沟通加强心理应对 □ 手术时家属在等候区等候	□ 医师巡视，了解病情 □ 配合意识、活动、腹部体征的检查 □ 护士行晨晚间护理 □ 护士协助活动、排泄等生活护理 □ 配合监测出入量 □ 注意探视及陪护时间	□ 医师巡视，了解病情 □ 配合意识、瞳孔、肢体活动、脑神经功能的观察及必要的检查 □ 护士行晨晚间护理 □ 护士协助进食、进水、排泄等生活护理 □ 配合监测出入量 □ 膀胱功能锻炼，成功后可将尿管拔除 □ 注意探视及陪护时间
重点诊疗及检查	□ 配合医师护士完成留置胃管及尿管 □ 配合完成手术交接 □ 术前 30 分钟静脉滴注抗菌药物	□ 一级护理 □ 予监护设备，吸氧 □ 注意留置管路安全与通畅 □ 抗菌药物、止血药、抑酸、补液药物的应用 □ 护士协助记录出入量	□ 一级护理 □ 静脉用药 □ 医师定时予伤口换药 **重要检查** □ 定期抽血化验 □ 护士协助记录出入量
饮食及活动	□ 禁食、禁水 □ 平卧休息	□ 禁食、禁水 □ 平卧休息	□ 禁食、禁水 □ 斜坡卧位、定时床边活动

时间	住院第 5 天 （术后第 2 日）	住院第 6 天 （术后第 3 日）	住院第 7 天 （出院日）
监测	□ 定时监测生命体征	□ 定时监测生命体征	□ 定时监测生命体征
医患配合	□ 医师视情况拔除腹腔引流管 □ 护士视情况拔除胃管、尿管 □ 医师巡视，了解病情 □ 配合下床活动 □ 注意探视及陪护时间	□ 医师巡视，了解病情 □ 配合下床活动 □ 开始经口进流食 □ 减少静脉液体入量 □ 无感染时停止抗菌药物 □ 注意探视及陪护时间	□ 护士行晨晚间护理 □ 伤口注意事项 □ 出院宣教 　接受出院前康复宣教 　学习出院注意事项 　了解复查程序 □ 办理出院手续，取出院带药
重点诊疗及检查	□ 一级护理 □ 继续营养支持及液体治疗 □ 医师予伤口换药 □ 定期抽血化验	□ 二级或三级护理 □ 必要时静脉采血 □ 配合营养及康复指导 □ 视情况停用抗菌药物	□ 三级护理 □ 必要时定期抽血化验 □ 配合营养及康复指导
饮食及活动	□ 禁食、禁水 □ 适当下床活动	□ 根据病情逐渐由流食过渡至半流食，营养均衡，高蛋白、低脂肪、易消化，避免产气食物及油腻食物。鼓励多食汤类食物 □ 鼓励下床活动，循序渐进，注意安全	□ 根据病情逐渐由半流食过渡至普通饮食，营养均衡 □ 循序渐进，逐渐恢复正常活动，注意保护伤口

附：原表单（2011 年版）

胆囊结石合并急性胆囊炎临床路径表单

适用对象：第一诊断为胆囊结石合并急性胆囊炎（ICD-10：K80.0）

行开腹胆囊切除术（ICD-9-CM-3：51.22）

| 患者姓名： | 性别： | 年龄： | 门诊号： | 住院号： |

| 住院日期： 年 月 日 | 出院日期： 年 月 日 | 标准住院日：≤7 天 |

时间	住院第 1 天	住院第 2 天 （术前准备日）
主要诊疗工作	□ 询问病史及体格检查 □ 完成住院病历和首次病程记录 □ 开实验室检查单 □ 上级医师查房 □ 初步确定诊治方案和特殊检查项目	□ 手术医嘱 □ 住院医师完成上级医师查房记录、术前小结等 □ 完成术前总结（拟行手术方式、手术关键步骤、术中注意事项等） □ 向患者及家属交代病情、手术安排及围术期注意事项 □ 签署手术知情同意书（含标本处置）、自费用品协议书、输血同意书、麻醉同意书或授权委托书 □ 必要时预约 ICU
重点医嘱	**长期医嘱** □ 外科二级或三级护理常规 □ 患者既往基础用药 **临时医嘱** □ 血常规+血型、尿常规、大便常规 □ 凝血功能、血电解质、肝功能、肾功能、感染性疾病筛查 □ 心电图、X 线胸片 □ 腹部 B 超 □ 必要时上腹部 CT 平扫+增强 □ 必要时行血气分析、肺功能、超声心动图 □ 治疗性使用抗菌药物	**长期医嘱** □ 外科二级或三级护理常规 □ 患者既往基础用药 □ 治疗性使用抗菌药物 **临时医嘱** □ 术前医嘱： （1）常规准备明日在气管内插管全身麻醉下或硬膜外麻醉下行胆囊切除 （2）备皮 （3）药物过敏试验 （4）术前禁食 4~6 小时，禁水 2~4 小时 （5）必要时行肠道准备（清洁肠道、抗菌药物） （6）麻醉前用药 （7）术前留置胃管和尿管 □ 术中特殊用药病房带药（如抗菌药物、胰岛素等） □ 备血
主要护理工作	□ 入院介绍 □ 入院评估 □ 健康教育 □ 服药指导 □ 活动指导 □ 饮食指导：禁食、禁水 □ 静脉采血 □ 患者相关检查配合的指导 □ 心理支持	□ 静脉采血 □ 健康教育、服药指导 □ 饮食：术前禁食、禁水 □ 术前沐浴、更衣，取下义齿、饰物 □ 告知患者及家属术前流程及注意事项 □ 备皮、配血、胃肠道准备等 □ 术前手术物品准备 □ 促进睡眠（环境、药物） □ 心理支持

续　表

时间	住院第 1 天	住院第 2 天 （术前准备日）
病情 变异 记录	□ 无　□ 有，原因： 1. 2.	□ 无　□ 有，原因： 1. 2.
护士 签名		
医师 签名		

时间	住院第 3 天 (手术日)		住院第 4 天 (术后第 1 日)
	术前与术中	术后	
主要诊疗工作	□ 送患者入手术室 □ 麻醉准备，监测生命体征 □ 手术 □ 保持各引流管通畅 □ 解剖标本，送病理检查	□ 麻醉医师完成麻醉记录 □ 完成术后首次病程记录 □ 完成手术记录 □ 向患者及家属说明手术情况	□ 上级医师查房 □ 观察病情变化 □ 观察引流量和颜色 □ 检查手术伤口，更换敷料 □ 分析实验室检验结果 □ 维持水电解质平衡 □ 住院医师完成常规病程记录
重点医嘱	**长期医嘱** □ 急性胆囊炎常规护理 □ 一级护理 □ 禁食 **临时医嘱** □ 术前 0.5 小时使用抗菌药物 □ 液体治疗 □ 相应治疗（视情况）	**长期医嘱** □ 胆囊切除术后常规护理 □ 一级护理 □ 禁食 □ 监测生命体征 □ 记录 24 小时液体出入量 □ 常规雾化吸入，bid □ 胃管接负压瓶吸引，记量（酌情） □ 腹腔引流管接负压吸引并记量 □ 尿管接尿袋，记尿量 □ 抗菌药物使用 □ 监测血糖（视情况） □ 必要时使用制酸剂及生长抑素 **临时医嘱** □ 吸氧 □ 液体治疗 □ 术后当天查血常规和血生化 □ 必要时查血尿淀粉酶、凝血功能 □ 明晨查血常规、生化和肝功能等	**长期医嘱**（参见左列） □ 患者既往基础用药 □ 肠外营养治疗 **临时医嘱** □ 液体治疗及纠正水电解质失衡 □ 更换手术伤口敷料 □ 必要时测定中心静脉压 □ 根据病情变化施行相关治疗 □ 抗菌药物使用
主要护理工作	□ 术晨按医嘱清洁肠道、留置胃管、尿管 □ 健康教育 □ 服药指导 □ 饮食指导：禁食、禁水 □ 指导术前注射麻醉用药后注意事项 □ 安排陪送患者入手术室 □ 心理支持	□ 术后活动：去枕平卧 6 小时，协助改变体位及足部活动 □ 禁食、禁水 □ 静脉采血 □ 密切观察患者情况 □ 疼痛护理 □ 生活护理（一级护理） □ 皮肤护理 □ 管道护理及指导 □ 记录 24 小时出入量 □ 营养支持护理 □ 心理支持（患者及家属）	□ 体位与活动：协助翻身、取半坐或斜坡卧位 □ 密切观察患者病情变化及胃肠功能恢复情况 □ 疼痛护理 □ 生活护理（一级护理） □ 皮肤护理 □ 管道护理及指导 □ 记录 24 小时出入量 □ 营养支持护理 □ 心理支持（患者及家属）
病情变异记录	□ 无 □ 有，原因： 1. 2.	□ 无 □ 有，原因： 1. 2.	□ 无 □ 有，原因： 1. 2.
护士签名			
医师签名			

时间	住院第 5 天 （术后第 2 日）	住院第 6 天 （术后第 3 日）	住院第 7 天 （出院日）
主要诊疗工作	□ 上级医师查房 □ 观察腹部、肠功能恢复情况 □ 观察引流量和颜色 □ 住院医师完成常规病程记录 □ 必要时予相关特殊检查	□ 上级医师查房 □ 观察腹部、肠功能恢复情况 □ 观察引流量和颜色 □ 住院医师完成常规病程记录 □ 必要时予相关特殊检查	□ 上级医师查房 □ 伤口拆线 □ 明确是否符合出院标准 □ 完成出院记录、病案首页、出院证明书等 □ 通知出入院处 □ 通知患者及家属 □ 向患者告知出院后注意事项，如康复计划、返院复诊、后续治疗及相关并发症的处理等 □ 出院小结、诊断证明书及出院须知交予患者
重点医嘱	**长期医嘱** □ 继续监测生命体征（视情况） □ 拔除引流管（视情况） □ 拔除胃管（视情况） □ 拔除尿管（视情况） □ 肠外营养支持或液体治疗 **临时医嘱** □ 其他相关治疗 □ 血常规、生化、肝肾功能等	**长期医嘱** □ 二级或三级护理（视情况） □ 无感染征象时停用抗菌药物 □ 肛门排气后改流质饮食 □ 拔除深静脉留置管（视情况） □ 停止记 24 小时出入量 □ 减少或停止肠外营养或液体治疗 **临时医嘱** □ 复查血常规、生化、肝功能 □ 必要时行 X 线胸片、CT、B超、造影等检查	**临时医嘱** □ 伤口拆线 **出院医嘱** □ 出院后相关用药
主要护理工作	□ 体位与活动：取半坐或斜坡卧位，指导床上或床边活动 □ 饮食：禁食 □ 疼痛护理 □ 遵医嘱早期拔除胃管、尿管 □ 管道护理及指导 □ 记录 24 小时出入量 □ 生活护理（一级护理） □ 观察患者腹部体征及肠道功能恢复的情况 □ 皮肤护理 □ 营养支持护理 □ 心理支持（患者及家属） □ 康复指导	□ 静脉采血 □ 体位与活动：自主体位，鼓励离床活动 □ 胃肠功能恢复，拔除胃管后指导清流质饮食，协助或指导生活护理 □ 观察患者腹部体征及肠道功能恢复的情况 □ 营养支持护理 □ 康复指导	□ 出院指导 　办理出院手续 　复诊时间 　作息、饮食、活动 　服药指导 　日常保健 　清洁卫生 　疾病知识及后续治疗

续　表

时间	住院第 5 天 （术后第 2 日）	住院第 6 天 （术后第 3 日）	住院第 7 天 （出院日）
病情 变异 记录	□无　□有，原因： 1. 2.	□无　□有，原因： 1. 2.	□无　□有，原因： 1. 2.
护士 签名			
医师 签名			

第三十六章

慢性胆囊炎临床路径释义

一、慢性胆囊炎编码

疾病名称及编码：胆囊结石伴慢性胆囊炎（ICD-10：K80.1）

慢性胆囊炎（ICD-10：K81.1）

手术操作名称及编码：腹腔镜下胆囊切除术（ICD-9-CM-3：51.23）

二、临床路径检索方法

（K80.1／K81.1）伴 51.23

三、慢性胆囊炎临床路径标准住院流程

（一）适用对象

第一诊断为慢性胆囊炎或合并胆囊结石（ICD-10：K80.1/K81.1），行腹腔镜胆囊切除术（ICD-9-CM-3：51.23）。

> **释义**
>
> ■ 适用对象编码参见第一部分。
>
> ■ 本路径适用对象为慢性胆囊炎或合并胆囊结石
>
> ■ 根据病情程度评估，具有手术适应证者可行腹腔镜胆囊切除术。

（二）诊断依据

根据《临床诊疗指南·普通外科分册（第1版）》（人民卫生出版社，2006）、全国高等学校教材《外科学（第7版）》（人民卫生出版社，2008）、《黄家驷外科学（第7版）》（人民卫生出版社）。

1. 症状：右上腹持续性隐痛或胀痛，可放射到右肩胛区，高脂餐后加剧；反复发作的胃灼热，嗳气，腹胀，恶心等消化不良症状。

2. 体征：部分患者有胆囊点的压痛或叩击痛。

3. 实验室检查：白细胞计数可不升高，少数患者转氨酶升高。

4. 影像学检查：B超检查可明确诊断，合并胆囊结石且发生过黄疸、胰腺炎的患者应行MRCP或CT等检查了解胆总管情况。

> **释义**
>
> ■ 慢性胆囊炎是急性胆囊炎反复发作或长期存在胆囊结石的结果，致使胆囊萎缩、囊壁增厚、内含结石，伴胆囊功能障碍。
>
> ■ B超是诊断胆系疾病的首选方法，可同时查腹部其他脏器，对胆囊结石诊断的准确率达95%以上，能发现直径2~3mm大小的胆囊壁隆起性病变，可提示胆囊大

小、胆囊收缩功能、胆囊壁的厚度以及结石大小等。

■ 胆囊结石伴慢性胆囊炎患者一旦出现黄疸或胰腺炎，应考虑到 Mirizzi 综合征或胆囊结石进入胆总管，或其他原因引起的梗阻性黄疸，此时应行 MRCP 及 CT 等检查，同时排除内科型黄疸。

■ 慢性胆囊炎需与胆囊胆固醇沉积症、胆囊腺肌增生症、胆囊神经瘤病等鉴别。

（三）选择治疗方案的依据

根据《临床诊疗指南·普通外科分册（第 1 版）》（人民卫生出版社，2006）、全国高等学校教材《外科学（第 7 版）》（人民卫生出版社，2008）、《黄家驷外科学（第 7 版）》（人民卫生出版社）。

拟行腹腔镜胆囊切除术。

> **释义**
>
> ■ 根据《外科学（第 8 版）》教材建议，对于有症状和（或）并发症的胆囊结石，首选腹腔镜胆囊切除术，对于无症状的胆囊结石患者，以下情况可考虑手术治疗：①结石数量多及结石直径大于 2～3cm；②胆囊壁钙化或瓷性胆囊；③伴有胆囊息肉直径大于 1cm；④胆囊壁厚大于 3mm 伴有慢性胆囊炎；⑤儿童胆囊结石无症状原则上不手术。对年迈体弱或伴有重要器官严重器质性病变存在手术禁忌患者，可采用非手术治疗。对于慢性胆囊炎不宜进行手术或无明显急性症状者，利胆及补充消化酶治疗常可改善症状，常用药物如复方阿嗪米特肠溶片、胆宁片等。
>
> ■ 腹腔镜胆囊切除术中，遇到因解剖关系复杂、胆囊炎症反应重、周围组织粘连致密等情况，应果断中转开腹。

（四）标准住院日

6～7 天。

> **释义**
>
> ■ 慢性胆囊炎或合并胆囊结石患者入院后常规术前检查需准备 1～2 天，术后恢复 3～4 天，总住院时间小于 7 天，符合本路径要求。

（五）进入路径标准

1. 第一诊断必须符合 ICD-10：K80.1/K81.1 慢性胆囊炎或合并胆囊结石疾病编码。
2. 当患者合并其他疾病，但住院期间不需要特殊处理也不影响第一诊断的临床路径流程实施时，可以进入路径。

释义

■ 患者合并高血压、糖尿病、冠心病、慢性阻塞性肺疾病、慢性肾病等其他慢性疾病需术前对症治疗时，如果不影响麻醉和手术，不延长术前准备时间，可进入本路径；如果需要特殊准备或经治疗稳定后才能行手术或接受抗凝、抗血小板治疗等，应先进入相应内科疾病的诊疗路径。

（六）术前准备（指工作日）

2 天。

1. 必须的检查项目：

（1）血常规、尿常规、大便常规＋隐血。

（2）肝功能、肾功能、电解质、凝血功能、感染性疾病筛查、血型。

（3）腹部超声。

（4）心电图、胸部 X 线平片。

2. 根据患者病情选择的检查项目：消化肿瘤标志物（CEA 、 CA199）、MRCP 或上腹部 CT、血气分析、肺功能、超声心动图检查。

释义

■ 必查项目是评估患者一般状况及重要脏器功能，判断患者能否耐受麻醉、手术，确保手术安全、有效的基础，需在术前完成。尤其对年龄较大、病程较长的胆囊结石伴慢性胆囊炎患者，应筛查肿瘤标志物，完善 MRCP 等影像学检查，注意与胆囊癌相鉴别。

■ 为缩短患者住院等待时间，检查项目可以在入院前于门诊完成。

■ 高龄患者或心肺功能异常患者，术前根据病情增加肺功能、血气分析、超声心动图、头颅 MR 等相应检查。

（七）抗菌药物选择与使用时机

1. 抗菌药物：按照《抗菌药物临床应用指导原则》（卫医发〔2004〕285 号）执行。可考虑使用第二代头孢菌素，有反复感染史者可选头孢曲松或头孢哌酮或头孢哌酮舒巴坦；明确感染患者，可根据药敏试验结果调整抗菌药物。

2. 在给予抗菌药物治疗之前应尽可能留取相关标本送培养，获病原菌后进行药敏试验，作为调整用药的依据。有手术指征者应进行外科处理，并于手术过程中采集病变部位标本做细菌培养及药敏试验。

释义

■ 腹腔镜胆囊切除手术切口属于Ⅱ类切口，根据《抗菌药物临床应用指导原则》（2015），需于术前 0.5～1 小时及术后预防性使用抗菌药物，常选择对革兰阴性杆菌敏感的抗菌药物，如第二代头孢菌素。Ⅱ类切口的术后预防性用药时间为 24 小时，必要时可延长至 48 小时。

> ■ 抗菌药物的有效覆盖时间应包括整个手术过程。手术时间较短（<2 小时）的清洁手术术前给药一次即可。如手术时间超过 3 小时或超过所用药物半衰期的 2 倍以上，或成人出血量超过 1500ml，术中应追加一次。
>
> ■ 如果术前已存在感染，可选用对肠道致病菌敏感的抗菌药物，推荐二代或三代头孢菌素。治疗前尽可能留取标本培养，根据药敏试验结果选用敏感抗菌药物。

（八）手术日

入院第 3 天。

1. 麻醉方式：气管插管全身麻醉或硬膜外麻醉。
2. 手术方式：腹腔镜胆囊切除术。
3. 术中用药：麻醉常规用药。
4. 输血：根据术前血红蛋白状况及术中出血情况而定。
5. 病理学检查：切除标本解剖后作病理学检查，必要时行术中冷冻病理学检查。

释义

> ■ 腹腔镜胆囊切除术多选择气管插管全身麻醉。
>
> ■ 胆囊切除的要点是认清胆囊管与肝总管及胆总管三者的位置关系，警惕和辨认胆囊三角的解剖变异，保留 0.5cm 长的胆囊管残端，避免胆管损伤。
>
> ■ 术前用抗菌药物参考《抗菌药物临床应用指导原则》执行。
>
> ■ 若遇术中剥离显露范围较广泛，必要时可使用止血药如注射用尖吻蝮蛇血凝酶。
>
> ■ 是否输血依照术中出血量及血常规检测指标而定，必要时输红细胞悬液或血浆。
>
> ■ 对切除的胆囊均应及时剖开，检查胆囊黏膜是否光滑，是否呈局限增厚及伴新生物形成。如可疑合并恶性病变应及时送术中冷冻病理学检查，待检查结果回报后决定是否需进一步扩大手术。术后常规送石蜡病理检查。

（九）术后住院恢复

3~4 天。

1. 必须复查的检查项目：血常规、肝肾功能、电解质。
2. 术后用药：抗菌药物使用按照《抗菌药物临床应用指导原则》（卫医发〔2004〕285 号）执行。如有继发感染征象，尽早开始抗菌药物的经验治疗。经验治疗需选用能覆盖肠道革兰阴性杆菌、肠球菌属等需氧菌和脆弱拟杆菌等厌氧菌的药物。
3. 严密观察有无胆漏、出血等并发症，并作相应处理。
4. 术后饮食指导。

■ 术后必须复查血常规、肝肾功能、电解质项目，必要时检查血、尿淀粉酶，并根据病情变化增加检查的频次。其他复查项目需根据具体病情和恢复情况选择，不局限于路径中项目。

■ 胆囊切除术后并发症有胆道损伤、胆漏、出血、胆道狭窄等，其中早期并发症以胆漏及出血最为常见。术后应严密观察腹腔引流管引流情况，若引流液含有胆汁，即考虑胆漏可能，结合腹部 B 超可动态观察。

（十）出院标准

1. 一般状况好，体温正常，无明显腹痛。
2. 恢复肛门排气排便，可进半流食，可以自由活动，无明显腹部体征。
3. 实验室检查基本正常。
4. 切口愈合良好：引流管拔除，伤口无感染，无皮下积液（或门诊可处理的少量积液），可门诊拆线。

■ 主治医师应在患者出院前，评估一般状况、体温、饮食及二便情况，根据腹部查体及复查各项目的检查结果决定能否出院。如果确有需要继续留院治疗的情况，超出了路径所规定的时间，应先处理并发症，符合出院条件后再准许患者出院。

（十一）变异及原因分析

1. 术前合并其他基础疾病影响手术的患者，需要进行相关的诊断和治疗。
2. 术中发现胆管癌、肝癌，则进入相应路径。
4. 术后出现并发症（胆漏、出血等）的患者，住院时间延长，费用增加。
5. 合并不可逆转的凝血酶原时间异常。

■ 如患者不能按照要求或因节假日等原因无法完成检查，或路径指示应当于某一天的操作不能如期进行而需延期的，这种轻微变异不会对最终结果产生重大改变，也不会显著增加住院天数和住院费用，可不退出本路径。

■ 出现患者不同意手术或因合并的基础疾病需做进一步诊断和治疗、术中发现合并其他疾病、术后出现严重并发症或合并不可逆转的凝血酶原时间异常等情况，要求离院或转院等重大变异时，须及时退出本路径。将特殊的变异原因进行归纳、总结，以为重新修订路径作参考。

四、慢性胆囊炎临床路径给药方案

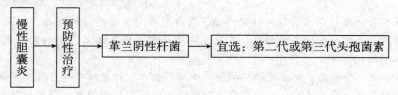

【用药选择】

1. 为预防术后切口感染，应主要针对革兰阴性杆菌选用药物。

2. 建议使用第二代头孢菌素，有反复感染史者可选用第三代头孢菌素；明确感染患者，可根据药敏试验结果调整抗菌药物。第二代头孢菌素注射剂有头孢呋辛、头孢替安等，第三代头孢菌素注射剂有头孢他啶、头孢哌酮、头孢曲松，口服制剂有头孢克洛、头孢呋辛酯和头孢丙烯等。

3. 慢性胆囊炎术前或术后伴发消化不良症状者，利胆及补充消化酶治疗可改善患者症状，常用药物如复方阿嗪米特肠溶片。

【药学提示】

1. 第二代头孢菌素：主要用于治疗革兰阳性球菌，以及大肠杆菌、奇异变形杆菌等所致的感染。用于腹腔感染和盆腔感染时需与抗厌氧菌药合用，也用于手术前预防用药。

2. 第三代头孢菌素：适用于敏感肠杆菌科细菌等革兰阴性杆菌所致严重感染。治疗腹腔、盆腔感染时需与抗厌氧菌药如甲硝唑合用。本类药物对化脓性链球菌、肺炎链球菌、甲氧西林敏感葡萄球菌所致的各种感染亦有效，但并非首选用药。头孢他啶、头孢哌酮尚可用于铜绿假单胞菌所致的各种感染。

【注意事项】

1. 在给予抗菌药物治疗之前应尽可能留取血液、胆汁等相关标本送培养，获病原菌后进行药敏试验，作为调整用药的依据。

2. 用药前必须详细询问患者先前有否对头孢菌素类、青霉素类或其他药物的过敏史。

3. 注意根据患者肝肾功能选择适宜抗菌药物及合理剂量。

五、推荐表单

（一）医师表单

慢性胆囊炎行腹腔镜胆囊切除临床路径医师表单

适用对象：第一诊断为慢性胆囊炎或合并胆囊结石（ICD-10：K80.1/K81.1）
　　　　　行腹腔镜胆囊切除术（ICD-9-CM-3：51.23）

患者姓名：	性别：	年龄：	门诊号：	住院号：
住院日期：　　年　月　日	出院日期：　　年　月　日		标准住院日：6~7 天	

日期	住院第 1 天	住院第 2 天 （手术准备日）
主要诊疗工作	□ 询问病史与体格检查 □ 完成住院病历和首次病程记录 □ 开具实验室检查单 □ 上级医师查房 □ 初步确定诊治方案和特殊检查项目	□ 上级医师查房 □ 手术医嘱 □ 完成术前准备与术前评估 □ 完成必要的相关科室会诊 □ 根据检查结果等，进行术前讨论，确定治疗方案 □ 住院医师完成上级医师查房记录、术前小结等 □ 完成术前总结（拟行手术方式、手术关键步骤、术中注意事项等） □ 向患者及家属交代病情、围术期安排及注意事项 □ 签署手术知情同意书（含标本处置）、自费用品协议书、输血同意书、麻醉同意书或授权委托书
重点医嘱	**长期医嘱** □ 外科护理常规 □ 二级或三级护理 □ 饮食：根据患者情况而定 □ 患者既往基础用药 **临时医嘱** □ 血常规、血型、尿常规、便常规+隐血 □ 凝血功能、电解质、肝肾功能、感染性疾病筛查 □ 心电图、胸部 X 线片 □ 腹部 B 超 □ 必要时上腹部 CT □ 必要时行血气分析、肺功能、超声心动图	**长期医嘱** □ 外科护理常规 □ 二级或三级护理 □ 饮食：根据患者情况而定 □ 患者既往基础用药 □ 其他相关治疗 □ 临时医嘱 **术前医嘱** □ 常规准备拟明日在气管内全身麻醉下行 LC 术 □ 备皮 □ 术前禁食 4~6 小时，禁水 2~4 小时 □ 药物过敏皮肤试验 □ 必要时行肠道准备（清洁肠道） □ 麻醉前用药（术前 30 分钟） □ 术前留置胃管和尿管 □ 术中特殊用药带药 □ 带影像学资料入手术室
病情变异记录	□ 无　□ 有，原因： 1. 2.	□ 无　□ 有，原因： 1. 2.
医师签名		

日期	住院第 3 天 （手术日）	
	术前、术中	术后
主要 诊疗 工作	□ 送患者入手术室 □ 麻醉准备，监测生命体征 □ 施行手术 □ 保持各引流管通畅 □ 解剖标本，送病理检查	□ 麻醉医师完成麻醉记录 □ 完成术后首次病程记录 □ 完成手术记录 □ 向患者及家属说明手术情况
重 点 医 嘱	**长期医嘱** □ 慢性胆囊炎术后常规护理 □ 一级护理 □ 禁食 **临时医嘱** □ 术前 0.5 小时使用抗菌药物 □ 液体治疗 □ 相应治疗（视情况）	**长期医嘱** □ 胆囊切除术后常规护理 □ 一级护理 □ 禁食 □ 监测生命体征 □ 记录 24 小时液体出入量 □ 常规雾化吸入，bid □ 胃管接负压瓶吸引，并记量（视情况） □ 尿管接尿袋，记尿量 □ 预防性抗菌药物使用 □ 监测血糖（视情况） □ 必要时测定中心静脉压 □ 必要时使用制酸剂及生长抑素 **临时医嘱** □ 吸氧 □ 液体治疗 □ 术后当天查血常规和血生化 □ 必要时查血尿淀粉酶、凝血功能等 □ 明晨查血常规、电解质或肝功能等
病情 变异 记录	□ 无　□ 有，原因： 1. 2.	□ 无　□ 有，原因： 1. 2.
医师 签名		

日期	住院第 4 天 （术后第 1 日）	住院第 5 天 （术后第 2 日）	住院第 6~7 天 （出院日）
主要诊疗工作	□ 上级医师查房 □ 观察病情变化 □ 观察引流量和颜色 □ 检查手术切口，更换敷料 □ 分析实验室检查结果 □ 维持水电解质平衡 □ 住院医师完成常规病程记录	□ 上级医师查房 □ 观察腹部切口、肠功能恢复情况 □ 观察引流量和颜色 □ 住院医师完成常规病程记录 □ 必要时予相关特殊检查	□ 上级医师查房 □ 明确是否符合出院标准 □ 完成出院记录、病案首页、出院证明书等 □ 通知出入院处 □ 通知患者及家属 □ 向患者告知出院后注意事项，如康复计划、返院复诊、后续治疗及相关并发症的处理等 □ 出院小结、诊断证明书及出院须知交予患者或（及）家属
重点医嘱	**长期医嘱** □ 二级或三级护理（视情况） □ 患者既往基础用药 □ 拔除胃管（视情况） □ 拔除尿管（视情况） **临时医嘱** □ 液体治疗及纠正水电解质失衡 □ 更换手术伤口敷料	**长期医嘱** □ 二级或三级护理（视情况） □ 无感染征象时停用抗菌药物 □ 肛门排气后改流质饮食 □ 停止记 24 小时出入量 □ 逐步减少或停止肠外营养或液体治疗 **临时医嘱** □ 复查血常规、生化、肝功能 □ 必要时行 X 线胸片、B 超	**临时医嘱** □ 切口拆线 **出院医嘱** □ 出院后相关用药
病情变异记录	□ 无 □ 有，原因： 1. 2.	□ 无 □ 有，原因： 1. 2.	□ 无 □ 有，原因： 1. 2.
医师签名			

（二）护士表单

慢性胆囊炎行腹腔镜胆囊切除临床路径护士表单

适用对象：第一诊断为慢性胆囊炎或合并胆囊结石（ICD-10：K80.1/K81.1）
行腹腔镜胆囊切除术（ICD-9-CM-3：51.23）

患者姓名：	性别：	年龄：	门诊号：	住院号：
住院日期：　　年　月　日	出院日期：　　年　月　日			标准住院日：6~7 天

日期	住院第 1 天	住院第 2 天（手术准备日）
健康宣教	□ 入院宣教 　介绍科室负责人，主管医疗组成员、护士长、主管护士 　介绍病房环境、设施 　介绍住院期间规章制度及注意事项 　告知探视陪护须知	□ 术前宣教 　宣教疾病知识、术前准备及手术过程 　告知准备物品、沐浴 　告知术后饮食、活动及探视注意事项 　告知术后可能出现的情况及应对方式 □ 主管护士与患者沟通，了解并指导心理应对 □ 告知家属等候区位置
护理处置	□ 协助医师完成术前检查化验 □ 核对患者姓名，佩戴腕带 □ 建立入院护理病历、制定护理计划 □ 卫生处置：剪指（趾）甲、沐浴，更换病号服 □ 饮食指导：半流饮食/糖尿病饮食 □ 静脉采血	□ 协助医师完成术前检查化验 □ 术前准备 □ 备皮、药物过敏试验 □ 术前禁食 4~6 小时，禁水 2~4 小时 □ 必要时行肠道准备（清洁肠道） □ 麻醉前用药 □ 术中特殊用药、带药 □ 备血 □ 健康教育、心理支持
基础护理	□ 二级或三级护理 □ 晨晚间护理 □ 患者安全管理（必要时家属签字）	□ 二级或三级护理 □ 晨晚间护理 □ 患者安全管理
专科护理	□ 饮食根据患者情况而定 □ 护理查体 □ 静脉采血 □ 必要时，告知家属陪护注意事项 □ 服药指导	□ 术前沐浴更衣 □ 告知患者及家属术前流程及注意事项 □ 备皮、配血、胃肠道准备 □ 术中特殊用药准备 □ 术前手术物品准备（如腹带等） □ 必要时促进睡眠（环境、药物）
重点医嘱	□ 详见医嘱执行单	□ 详见医嘱执行单
病情变异记录	□ 无　□ 有，原因： 1. 2.	□ 无　□ 有，原因： 1. 2.
护士签名		

日期	住院第 3 天 （手术日）	
	术前、术中	术后
健康宣教	□ 术前宣教 　主管护士与患者沟通，了解并指导心理应对 □ 告知家属手术区、等候区位置 □ 告知术后可能需要物品（如大、小便器，毛巾等）	□ 术后当日宣教 　告知监护设备、管路功能及注意事项 　告知饮食、体位要求 　告知疼痛注意事项 　告知术后可能出现情况及应对方式 　告知用药情况 　给予患者及家属心理支持 □ 再次明确探视陪护须知
护理处置	□ 术前准备 □ 送手术 　摘除患者各种活动物品 　核对患者身份，携带病历、所需药品及相关资料 □ 术中 　核对患者身份，携带病历、所需药品及相关资料，血型核对、传染病核对 　送病理 □ 接手术 　核对患者身份，携带病历、带回药品及相关资料，填写手术交接单，签字确认	□ 接手术 　核对患者及资料，签字确认 □ 清醒后平卧，头偏一侧，协助改变体位及足部活动 □ 静脉采血 □ 记录 24 小时出入量 □ 病情观察，写护理记录 □ 心理支持（患者及家属） □ 夜间巡视
基础护理	□ 一级护理 □ 术前 30 分钟静脉滴注抗菌药物 □ 患者安全管理	□ 一级护理 　卧位护理：协助翻身、床上移动、预防压疮排泄护理 □ 患者安全管理
专科护理	□ 术晨按医嘱清洁肠道、留置胃管、尿管 □ 健康教育 □ 饮食指导：禁水、禁食 □ 指导术前注射麻醉用药后注意事项 □ 安排陪送患者入手术室 □ 心理支持	□ 术后去枕平卧 6 小时，协助改变体位及足部活动 □ 禁食、禁水 □ 静脉采血 □ 生命体征监测，密切观察患者情况，写护理记录 □ 疼痛护理 □ 遵医嘱给予药物治疗、液体治疗 □ 管道护理及指导（必要时填写脱管高危防范表） □ 记录 24 小时出入量 □ 营养支持护理 □ 心理支持（患者及家属）
重点医嘱	□ 详见医嘱执行单	□ 详见医嘱执行单

续　表

日期	住院第3天（手术日）	
	术前、术中	术后
病情变异记录	□无　□有，原因： 1. 2.	□无　□有，原因： 1. 2.
护士签名		

日期	住院第 4 天 （术后第 1 日）	住院第 5 天 （术后第 2 日）	住院第 6 ~ 7 天 （出院日）
健康宣教	□ 术后宣教 　药物作用及频率 　活动指导 　复查患者对术前宣教内容的 　掌握程度 　疾病恢复期注意事项 　拔尿管后注意事项 　告知预防肺感染及下肢静脉 　血栓注意事项 　下床活动注意事项	□ 术后宣教 　恢复饮食注意事项 　活动指导 　疾病恢复期注意事项 　拔腹腔引流管后注意事项	□ 出院宣教 　复查时间 　服药方法 　活动休息 　指导饮食 □ 康复计划及后续治疗方案 □ 指导办理出院手续
护理处置	□ 遵医嘱完成相关检查 □ 视情况拔除胃管 □ 视情况拔除尿管	□ 指导流质饮食 □ 协助完成复查项目	□ 办理出院手续 □ 书写出院小结
基础护理	□ 二级或三级护理 □ 晨晚间护理 □ 患者安全管理	□ 二级或三级护理 □ 晨晚间护理 □ 患者安全管理	□ 二级或三级护理 □ 晨晚间护理 □ 患者安全管理
专科护理	□ 观察生命体征及腹部体征 □ 指导下床活动 □ 饮食指导：流食 □ 静脉采血 □ 营养支持护理 □ 心理支持（患者及家属） □ 康复指导	□ 体位与活动：自主体位，鼓 　励离床活动 □ 胃肠功能恢复，拔除胃管后 　指导清流质饮食，协助或指 　导生活护理 □ 观察患者腹部体征及肠道功 　能恢复的情况 □ 康复指导	□ 出院指导 □ 办理出院手续 □ 复诊时间 □ 作息、饮食、活动 □ 日常保健 □ 清洁卫生 □ 疾病知识及后续治疗
重点医嘱	□ 详见医嘱执行单	□ 详见医嘱执行单	□ 详见医嘱执行单
病情变异记录	□ 无 □ 有，原因： 1. 2.	□ 无 □ 有，原因： 1. 2.	□ 无 □ 有，原因： 1. 2.
护士签名			

（三）患者表单

慢性胆囊炎行腹腔镜胆囊切除临床路径患者表单

适用对象：第一诊断为慢性胆囊炎或合并胆囊结石（ICD-10：K80.1/K81.1）

行腹腔镜胆囊切除术（ICD-9-CM-3：51.23）

患者姓名：		性别： 年龄： 门诊号：		住院号：
住院日期： 年 月 日		出院日期： 年 月 日		标准住院日：6～7 天

日期	住院第 1 天	住院第 2 天（手术准备日）
监测	□ 测量生命体征、体重	□ 测量生命体征、询问排便、手术前 1 晚测量生命体征
医患配合	□ 护士行入院护理评估（简单询问病史） □ 接受入院宣教 □ 医师询问病史、既往病史、用药情况，收集资料 □ 进行体格检查	□ 配合完善术前相关化验、检查，术前宣教 □ 胆囊结石伴急性胆囊炎疾病知识、临床表现、治疗方法 □ 术前用物准备 □ 医师与患者及家属介绍病情及手术谈话 □ 手术时家属在等候区等候 □ 探视及陪护制度
重点诊疗及检查	□ 二级或三级护理 □ 既往基础用药 □ 常规及生化检查 □ X 线胸片、心电图 □ 腹部 B 超 □ 必要时上腹部 CT 平扫加增强 □ 必要时使用抗菌药物	□ 术前签字 □ 术前准备 　饮食：术前禁食、禁水 　术前沐浴、更衣，取下义齿、饰物 　了解术前流程及注意事项 　备皮、配血、胃肠道准备等
饮食及活动	□ 饮食视情况而定 □ 患者活动无特殊限制	□ 饮食：按医嘱禁食、禁水 □ 患者活动无特殊限制

日期	住院第 3 天（手术日）	
	术前、术中	术后
监测	□ 测量生命体征，糖尿病患者监测血糖	□ 心电监护、监测生命体征
医患配合	□ 配合摘除各种活动物品 □ 配合麻醉医师，告知病史，有无活动性义齿等 □ 配合留置胃管、尿管 □ 配合进行静脉通路建立 □ 术前宣教 　与主管医师、护士沟通，加强心理应对 □ 家属等候区等候	□ 医师巡视，了解病情 　配合意识、活动、腹部体征的检查 □ 护士行晨晚间护理 □ 护士协助活动、排泄等生活护理 □ 配合监测出入量 □ 膀胱功能锻炼，成功后可将尿管拔除 □ 注意探视及陪护时间
重点诊疗及检查	□ 一级护理 □ 配合医师护士完成留置胃管及尿管 □ 配合完成手术交接 □ 术前 30 分钟使用抗菌药物	□ 一级护理 □ 予监护设备、吸氧 □ 注意留置管路安全与通畅 □ 用药：抗菌药物、止血药、抑酸、补液药物的应用 □ 护士协助记录出入量
饮食及活动	□ 饮食：禁食、禁水 □ 患者活动无特殊限制	□ 禁食、禁水 □ 平卧休息

日期	住院第 4 天 （术后第 1 日）	住院第 5 天 （术后第 2 日）	住院第 6~7 天 （出院日）
监测	□ 定时监测生命体征	□ 定时监测生命体征	□ 定时监测生命体征
医患配合	□ 医师视情况拔除腹腔引流管 □ 护士视情况拔除胃管护士视情况拔除尿管医师巡视，了解病情配合下床活动 □ 注意探视及陪护时间	□ 医师巡视，了解病情 □ 下床活动 □ 增加进食量 □ 减少静脉液体入量 □ 无感染时停止抗菌药物 □ 注意探视及陪护时间	□ 护士行晨晚间护理 □ 切口注意事项 **出院宣教** □ 接受出院前康复宣教 □ 学习出院注意事项 □ 了解复查程序 □ 办理出院手续，取出院带药
重点诊疗及检查	□ 二级或三级护理 □ 继续营养支持及液体治疗 □ 医师予切口换药 □ 定期抽血化验	□ 二级或三级护理 □ 必要时静脉采血 □ 配合营养及康复指导	□ 二级或三级护理 □ 必要时抽血化验 □ 配合营养及康复指导
饮食及活动	□ 进流食 □ 适当下床活动	□ 流食、半流食 □ 下床活动	□ 低脂饮食，营养均衡 □ 循序渐进，逐渐恢复正常活动，注意保护切口

附：原表单（2011 年版）

慢性胆囊炎行腹腔镜胆囊切除临床路径表单

适用对象：第一诊断为慢性胆囊炎或合并胆囊结石（ICD-10：K80.1/K81.1）

行腹腔镜胆囊切除术（ICD-9-CM-3：51.23）

患者姓名：	性别：	年龄：	门诊号：	住院号：
住院日期： 年 月 日	出院日期： 年 月 日		标准住院日：6~7 天	

日期	住院第 1 天	住院第 2 天（手术准备日）
主要诊疗工作	□ 询问病史与体格检查 □ 完成住院病历和首次病程记录 □ 开具实验室检查单 □ 上级医师查房 □ 初步确定诊治方案和特殊检查项目	□ 上级医师查房 □ 手术医嘱 □ 完成术前准备与术前评估 □ 完成必要的相关科室会诊 □ 住院医师完成上级医师查房记录、术前小结等 □ 完成术前总结 □ 向患者及家属交代围术期注意事项 □ 签署手术知情同意书（含标本处置）、自费用品协议书、输血同意书、麻醉同意书或授权委托书
重点医嘱	**长期医嘱** □ 外科护理常规 □ 二级或三级护理 □ 饮食：根据患者情况而定 □ 患者既往基础用药 **临时医嘱** □ 血常规、血型、尿常规、大便常规+隐血 □ 凝血功能、血电解质、肝肾功能、感染性疾病筛查 □ 心电图、胸部 X 线平片 □ 腹部 B 超 □ 必要时上腹部 CT/MRCP □ 必要时行血气分析、肺功能、超声心动图	**长期医嘱** □ 外科护理常规 □ 二级或三级护理 □ 饮食：根据患者情况而定 □ 患者既往基础用药 □ 其他相关治疗 **临时医嘱** □ 术前医嘱： （1）拟明日全身麻醉下行 LC 术 （2）备皮 （3）术前禁食 4~6 小时，禁水 2~4 小时 （4）药物过敏皮肤试验 （5）麻醉前用药（术前 30 分钟） （6）术前留置胃管和尿管 □ 术中特殊用药带药 □ 带影像学资料入手术室
主要护理工作	□ 介绍病房环境、设施及设备 □ 入院护理评估 □ 健康教育 □ 患者活动：无限制 □ 饮食：半流或全流 □ 执行入院后医嘱 □ 心理支持 □ 指导进行相关检查等 □ 静脉采血	□ 患者活动：无限制 □ 饮食：禁食（术前常规禁食 6 小时、禁水 2 小时） □ 静脉抽血 □ 备皮、配血、胃肠道准备、药敏试验等 □ 健康教育、心理支持、卫生知识及手术知识宣教 □ 饮食：术前禁食、禁水 □ 术前沐浴、更衣，取下义齿、饰物 □ 告知患者及家属术前流程及注意事项 □ 术前手术物品准备 □ 促进睡眠（环境、药物）

续　表

日期	住院第 1 天	住院第 2 天 （手术准备日）
病情 变异 记录	□无　□有，原因： 1. 2.	□无　□有，原因： 1. 2.
护士 签名		
医师 签名		

日期	住院第 3 天 （手术日）	
	术前、术中	术后
主要 诊疗 工作	□ 送患者入手术室 □ 麻醉准备，监测生命体征 □ 施行手术 □ 保持各引流管通畅 □ 解剖标本，送病理检查	□ 麻醉医师完成麻醉记录 □ 完成术后首次病程记录 □ 完成手术记录 □ 向患者及家属说明手术情况
重 点 医 嘱	**长期医嘱** □ 慢性胆囊炎常规护理 □ 一级护理 □ 禁食 **临时医嘱** □ 术前 0.5～1 小时使用抗菌药物 □ 液体治疗 □ 相应治疗（视情况）	**长期医嘱** □ 胆囊切除术后常规护理 □ 一级护理 □ 禁食 □ 监测生命体征 □ 记录 24 小时液体出入量 □ 常规雾化吸入，bid □ 胃管接负压瓶吸引，并记量（视情况） □ 尿管接尿袋，记尿量（视情况） □ 预防性抗菌药物使用 □ 监测血糖（视情况） □ 必要时测定中心静脉压 □ 必要时使用制酸剂 **临时医嘱** □ 吸氧 □ 液体治疗 □ 必要时查血尿淀粉酶、出凝血功能等 □ 明晨查血常规、电解质或肝功能等
主 要 护 理 工 作	□ 留置胃管、尿管 □ 指导术前注射麻醉用药后注意事项 □ 安排陪送患者入手术室 □ 按一级护理常规护理 □ 术前更衣 □ 健康教育 □ 饮食指导：禁食、禁水 □ 指导术前注射麻醉用药后注意事项 □ 心理支持	□ 术后活动：平卧，去枕 6 小时，协助改变体位及足部活动、清醒后平卧，头偏一侧 □ 吸氧、禁食、禁水 □ 术后 8 小时流质饮食 □ 密切观察患者情况，包括神志、生命体征、伤口敷料、腹部体征、尿量等 □ 疼痛护理 □ 生活护理（一级护理）：床上浴、口腔护理、女性会阴冲洗 □ 留置管道护理及指导（胃管、尿管） □ 静脉抽血 □ 营养支持护理 □ 鼓励患者自行排尿 □ 心理支持（患者及家属）
病情 变异 记录	□ 无 □ 有，原因： 1. 2.	□ 无 □ 有，原因： 1. 2.
护士 签名		
医师 签名		

日期	住院第 4 天 （术后第 1 日）	住院第 5 天 （术后第 2 日）	住院第 6~7 天 （出院日）
主要诊疗工作	□ 上级医师查房 □ 观察病情变化 □ 观察引流量和颜色 □ 检查手术伤口，更换敷料 □ 分析实验室检验结果 □ 维持水电解质平衡 □ 住院医师完成常规病程记录	□ 上级医师查房 □ 观察腹部、肠功能恢复情况 □ 观察引流量和颜色 □ 住院医师完成常规病程记录 □ 必要时予相关特殊检查	□ 上级医师查房 □ 明确是否符合出院标准 □ 完成出院记录、病案首页、出院证明书等 □ 通知出入院处 □ 通知患者及家属 □ 向患者告知出院后注意事项，如康复计划、返院复诊、后续治疗及相关并发症的处理等 □ 出院小结、诊断证明书及出院须知交予患者
重点医嘱	**长期医嘱** □ 二级或三级护理（视情况） □ 患者既往基础用药 □ 拔除胃管（视情况） □ 拔除尿管（视情况） **临时医嘱** □ 液体治疗及纠正水电解质失衡 □ 更换手术伤口敷料	**长期医嘱** □ 二级或三级护理（视情况） □ 无感染征象时停用抗菌药物 □ 肛门排气后改流质饮食 □ 停止记 24 小时出入量 □ 减少或停止肠外营养或液体治疗 **临时医嘱** □ 复查血常规、生化、肝功能 □ 必要时行 X 线胸片、B 超	**临时医嘱** □ 伤口拆线 **出院医嘱** □ 出院后相关用药
主要护理工作	□ 静脉采血 □ 活动：指导床边活动 □ 饮食：流食 □ 观察患者生命体征、腹部体征及黄疸情况 □ 心理支持（患者及家属） □ 康复指导	□ 静脉采血 □ 体位与活动：自主体位，鼓励离床活动 □ 胃肠功能恢复，拔除胃管后指导清流质饮食，协助或指导生活护理 □ 观察患者腹部体征及肠道功能恢复的情况 □ 营养支持护理 □ 康复指导	□ 出院指导 □ 办理出院手续 □ 复诊时间 □ 作息、饮食、活动 □ 日常保健 □ 清洁卫生 □ 疾病知识及后续治疗
病情变异记录	□ 无　□ 有，原因： 1. 2.	□ 无　□ 有，原因： 1. 2.	□ 无　□ 有，原因： 1. 2.
护士签名			
医师签名			

第三十七章

胆管结石（无胆管炎或胆囊炎）临床路径释义

一、胆管结石（无胆管炎或胆囊炎）编码

1. 国家卫生和计划生育委员会原编码：

疾病名称及编码：胆管结石（无胆管炎或胆囊炎）（ICD-10：K80.5）

手术操作名称及编码：胆囊切除+胆总管切开取石+胆总管 T 管引流（ICD-9-CM-3：51.2／51.41）

2. 修改编码：

疾病名称及编码：胆管结石（无胆管炎或胆囊炎）（ICD-10：K80.5）

手术操作名称及编码：胆囊切除（ICD-9-CM-3：51.22/51.23）

胆总管切开取石（ICD-9-CM-3：51.41）

胆总管 T 管引流术（ICD-9-CM-3：51.51）

二、临床路径检索方法

K80.5 伴 [（51.22/51.23）+51.41+51.51]

三、胆管结石（无胆管炎或胆囊炎）临床路径标准住院流程

（一）适用对象

第一诊断为胆管结石（无胆管炎或胆囊炎）（ICD-10：K80.5），行胆囊切除+胆总管切开取石+胆总管 T 管引流术（ICD-9-CM-3：51.2/51.41）。

> **释义**
>
> ■ 适用对象编码参见第一部分。
>
> ■ 本路径适用对象为单纯胆管结石不合并胆管炎或胆囊炎的患者，胆总管切开取石+胆总管 T 管引流为基本术式，酌情加做胆囊切除术，主要适用于肝外胆管结石或部分肝内较大分支的胆管结石。如胆管局部或远端开口处狭窄，或肝内胆管结石较大较多无法取出和取净，甚至已导致肝脏局部病变时，手术方式应酌情调整。
>
> ■ 具体选择传统开腹或经腹腔镜联合胆道镜完成手术需根据患者条件、医院条件和经治医师的技术水平综合考虑。

（二）诊断依据

根据《临床诊疗指南·普通外科分册（第 1 版）》（人民卫生出版社，2006）、全国高等学校教材《外科学（第 7 版）》（人民卫生出版社，2008）。

1. 症状：平时无症状或仅有上腹不适，当结石造成胆管梗阻时可出现腹痛或黄疸。

2. 体征：无发作时可无阳性体征，或仅有剑突下和右上腹深压痛。

3. 辅助检查：B 超、CT、MR 或 MRCP 怀疑或提示胆总管结石。

4. 实验室检查：血常规检查显示白细胞总数正常或轻微升高，血清总胆红素及结合胆红素

正常或轻微升高，血清转氨酶和碱性磷酸酶升高。

> **释义**
>
> ■ 胆管结石按结石所在的部位分为肝外胆管结石和肝内胆管结石，按结石的来源分为原发性胆管结石和继发性胆管结石。由于结石形成的原因极其复杂，并且是一个长期慢性的过程。因此，原发于肝外胆管的结石在其形成的早期，体积较小时一般不会引发症状。只有其增至足够大，刺激胆管壁或堵塞胆管影响胆汁通过或嵌顿于胆管远端壶腹区引发胆管强力收缩甚或痉挛时，方可出现腹痛或黄疸。原发于胆囊或肝内胆管的结石如果突然掉入肝外胆管，同样会诱发腹痛或黄疸。受内脏神经反射的影响，有时疼痛可向右肩或背部放射。当胆道收缩与痉挛缓解后，疼痛便随之缓解。另外，由于疼痛是局部管道系统收缩与痉挛所致，所以体格检查时的阳性体征并不显著，以疼痛的症状为主。肝内胆管由于其周围有丰富的肝脏组织支撑，即使受到结石的刺激也不会发生痉挛性收缩。所以，小的肝内胆管结石基本不会引发症状，只有结石较大或较多时，导致区域性胆道梗阻或并发感染时才会产生相应的临床表现。
>
> ■ 影像学检查是诊断胆管结石的主要手段，B超、CT、MRCP、EUS均可选择，各自均有其优缺点。B超方便、适用、经济又无辐射，常作为首选，但受十二指肠内气体影响，有时对肝外胆管观察不清。CT受气体影响较小，但对钙质较少的结石显影欠佳且价格昂贵和辐射较强。MRCP对肝外胆管及肝内较大分支的显影较好，但对肝内胆管细小分支的结石辨认稍差。EUS对于胆总管末端小结石诊断率高于CT和MRCP，但是EUS目前尚不能行胆管内取石。
>
> ■ 由于胆管结石引起的绞痛多为突发、剧烈，位于上腹或心窝部，有时向背部放射。因此，临床医师应特别注意与心绞痛或心肌梗死相鉴别。
>
> ■ 胆管结石并发胆管炎或（和）胆囊炎时不属于本路径范畴。

（三）治疗方案的选择

根据《临床诊疗指南·普通外科分册（第1版）》（人民卫生出版社，2006）、全国高等学校教材《外科学（第7版）》（人民卫生出版社，2008）。

1. 根据术前检查所获得的资料，初步判断肝内外胆管结石是否产生急性梗阻、胆管或（和）胆囊有无炎症。

2. 手术治疗：

（1）诊断明确，无手术禁忌证，择期手术者。

（2）胆囊切除+胆总管切开取石（包括胆道镜检查并碎石、取石）+胆总管T管引流术（为基本术式），适用于：①肝内外胆管多发结石不伴有明显的肝实质纤维化和萎缩；②伴有胆汁性肝硬化和门静脉高压症但肝功能处于代偿期。

（3）胆囊切除+胆管切开取石（包括胆道镜检查并碎石、取石）+肝门部胆管狭窄修复重建术（如胆管狭窄成形+空肠Roux-en-Y吻合、胆管狭窄成形+游离空肠段吻合、胆管狭窄成形+组织补片修复等术式），适用于结石沿肝内胆管树局限分布于1个或2个肝段内或双侧肝叶胆管内，仅伴有区域性肝实质纤维化和萎缩，以及受累肝脏区段主肝管的狭窄，或合并左右肝管或汇合部以下胆管的严重狭窄。

（4）胆囊切除+胆管切开取石（包括胆道镜检查并碎石、取石）+肝部分切除术（以肝段、肝叶为单位作规则性切除方式），适用于萎缩的肝叶或肝段，难以取净的多发性结石，并有难以纠正的肝管狭窄或囊性扩张、或（和）肝叶段的肝内胆管癌。

> **释义**
>
> ■ 由于结石所在位置不同，相应的临床表现及治疗方式也不完全相同。所以，首先应明确结石在肝内还是肝外胆管。
>
> ■ 相较而言，肝外胆管结石更易出现临床症状，反复发作会诱发胆管炎、急性胰腺炎等，应积极治疗。而肝内胆管结石较小时一般很少出现症状，多于体检或因其他原因检查时发现，此类可不治疗，仅做定期观察随访即可；当结石增大、增多产生相应症状时，则需酌情考虑外科手术治疗。
>
> ■ 外科治疗胆管结石的原则是尽量取净结石、解除胆道梗阻、通畅胆汁引流等，对肝内胆管结石有时还需切除结石部位和感染病灶。因此，应熟练掌握和正确运用上述基本术式和其他几种特殊术式。其中，去除病变、解除胆道梗阻和狭窄、通畅胆汁引流极为重要，也是预防术后复发的关键所在。
>
> ■ 胆管结石的取出方式有传统的开腹手术和现代的腹腔镜手术，均应联合胆道镜，必要时配合胆道碎石。对于某些单纯的肝外胆管结石，有时也可酌情选择经十二指肠内镜取石，此法相对简单，创伤小，但需切开 Oddi 括约肌，医源性造成其结构与功能受损，导致一系列胆胰疾病的发生，因此仍有争议，使用时需严格掌握适应证。

（四）标准住院日

9～11 天。

> **释义**
>
> ■ 胆管结石无胆管炎或胆囊炎时，行择期手术，可在门诊或住院后 1～2 天内完成手术必需的相关检查，尤其是明确诊断的影像学检查。术后观察 7～9 天，无并发症便可带 T 管出院，待满足拔管期限时可于当地或来院确认符合拔管条件后予以拔除。总住院时间 9～11 天者均符合本路径要求。

（五）进入路径标准

1. 第一诊断必须符合胆管结石 ICD-10：K80.5 疾病编码。

2. 患者本人有手术治疗意愿，并符合以下条件：

（1）结石沿肝内胆管树局限分布于 1 个或 2 个肝段内，常合并病变区段肝管的狭窄及受累肝段的萎缩。

（2）结石遍布双侧肝叶胆管内（包括：不伴有明显的肝实质纤维化和萎缩；或伴有区域性肝实质纤维化和萎缩，合并萎缩肝脏区段主肝管的狭窄；或伴有胆汁性肝硬化和门静脉高压症，合并左右肝管或汇合部以下胆管的严重狭窄，但肝功能处于代偿期）。

（3）合并肝外胆管结石。

3. 当患者合并其他疾病，但住院期间不需要特殊处理也不影响第一诊断的临床路径流程实施时，可以进入路径。

> **释义**
>
> ■ 本路径适用于肝内、外胆管结石未并发胆管炎或（和）胆囊炎，患者本人知晓病情并有手术意愿。
> ■ 患者临床表现可有发作性疼痛或黄疸，但无典型的 Charcot 三联征。
> ■ 患者合并有其他慢性疾病，但处于稳定期无需特殊处理、不延长术前准备及术后住院时间、不影响麻醉及手术时，进入此路径。
> ■ 对于某些复杂的肝内胆管结石病例，需要根据具体情况改变术式，此时有可能延长住院时间。

（六）术前准备（工作日）

1~2 天。

1. 必须的检查项目：

（1）血常规+血型、尿常规、大便常规+隐血。

（2）肝肾功能、电解质、凝血功能、感染性疾病筛查。

（3）腹部超声。

（4）心电图、胸部 X 线平片。

2. 根据患者病情可选择的检查：

（1）肿瘤标志物检查（含 CA19-9、CEA）。

（2）超声心动图、肺功能检测和血气分析（存在心肺基础疾病或者老年体弱患者）。

（3）ERCP，上腹部 CT 或 MRCP/MRA。

> **释义**
>
> ■ 必需检查的项目是确保手术安全、有效进行的前提，须在术前全部完成，根据检查结果评估患者对手术的耐受，选择合适术式。
> ■ 为缩短患者住院时间，部分或全部检查项目可在患者入院前于门诊完成。
> ■ 高龄患者或合并心肺功能异常者，术前根据病情完善心脏彩超、Hoter、肺功能、血气分析等检查。
> ■ 对于可疑病例，为排除胆道系统或十二指肠乳头区域肿瘤的可能，术前需完善相关的肿瘤标志物检测及影像学检查。
> ■ 术前需禁食 4~6 小时，禁水 2~4 小时。

（七）选择用药

1. 抗菌药物：按照《抗菌药物临床应用指导原则》（卫医发〔2004〕285 号）执行。建议使用第二代头孢菌素，有反复感染史者可选头孢曲松或头孢哌酮或头孢哌酮舒巴坦；明确感染患者，可根据药敏试验结果调整抗菌药物。

2. 如有继发感染征象，尽早开始抗菌药物的经验治疗。

3. 预防性用抗菌药物，时间为术前 0.5 小时，手术超过 3 小时加用 1 次抗菌药物；总预防性用药时间一般不超过 24 小时，个别情况可延长至 48 小时。

4. 在给予抗菌药物治疗之前应尽可能留取相关标本送培养，获病原菌后进行药敏试验，作为调整用药的依据。有手术指征者应进行外科处理，并于手术过程中采集病变部位标本做细菌培养及药敏试验。

5. 造影剂选择：碘过敏试验阴性者，选用泛影葡胺；碘过敏试验阳性者，选用有机碘造影剂。

> **释义**
>
> ■ 是否用药、用何种药、如何用药等视患者一般情况和具体病情而定。
>
> ■ 对于此类患者，有必要预防性应用抗菌药物。尽管不合并胆管炎和（或）胆囊炎，但术中需切开胆总管，与胃肠道相通，属于可能污染切口，且结石中也可能有细菌存留。当患者出现感染迹象或已明确合并感染时，需延长抗菌药物的应用时间，同时做好病原学检测及药敏试验。
>
> ■ 如果胆管结石导致胆道梗阻，进而引发肝细胞受损，转氨酶及胆红素升高，需适当应用保肝利胆药物。
>
> ■ 手术的施行是对患者机体的打击，可能导致抵抗力下降，术中术后的任何用药都应注意防范过敏反应。

（八）手术日

入院第 2~3 天。

1. 麻醉方式：气管内插管全身麻醉或硬膜外麻醉。

2. 手术方式（包括开腹手术或腹腔镜手术）：基本术式为胆囊切除+胆管切开取石（包括胆道镜检查并碎石、取石）加胆总管 T 管引流术，或加肝门部胆管狭窄修复重建术（如胆管狭窄成形+空肠 Roux-en-Y 吻合、胆管狭窄成形+游离空肠段吻合、胆管狭窄成形+组织补片修复等），或加肝部分切除术（以肝段、肝叶为单位作规则性切除方式）。

3. 手术内固定物：无。

4. 术中用药：麻醉常规用药，补充血容量药物（晶体、胶体）、血管活性药物。

5. 输血：根据术前血红蛋白状况及术中出血情况而定。

> **释义**
>
> ■ 对于完成术前检查及准备，诊断明确，属于手术适应证且无禁忌证的患者，应于入院后 2~3 天实施手术。
>
> ■ 手术方式包括开腹或腹腔镜手术，应综合医院条件、术者实际经验，结合患者意愿及自身条件等选择。无论选择何种术式，前提是确保安全、有效。
>
> ■ T 管的放置条件：确认胆管两端通畅；选择与胆总管直径相匹配的型号，过粗或过细均不可取；材料以橡胶管为宜。安置后确切缝闭胆总管并检查有无胆汁漏，关腹时注意避免 T 管在腹腔内打折，关腹后于腹壁固定牢靠，以免滑脱。
>
> ■ 对于胆道任何部位的狭窄均应设法解除。胆管近端狭窄者需予以成形，胆管远端狭窄无法解除者，应选择合适的胆肠吻合术。对局限于肝段胆管内的多发或铸形结石难以取出并有相应肝段萎缩者，应联合病灶部位的肝切除。
>
> ■ 胆管结石未合并胆管炎及其他严重疾病的情况下，一般术前很少发生贫血，术中也很少发生大出血。因此，多数情况下无需输血。

（九）术后住院恢复

7~8天。

1. 必须复查的检查项目：血常规、血电解质、肝肾功能。
2. 根据患者病情选择：经T管胆管造影、腹部B超。
3. 术后用药：抗菌药物、制酸剂、肠外营养（视情况）。
4. 各种管道处理：视具体情况尽早拔除胃管、尿管、引流管。
5. T管处理（一般原则）：拔管时间须在术后2周以上，拔管前试夹T管24~48小时无异常，T管造影显示胆管下段通畅，无狭窄，无胆管内残余结石；T管窦道造影提示窦道形成完整（必要时）。
6. 康复情况检测：监测生命体征、有无并发症发生、胃肠道功能恢复情况、指导患者术后饮食。
7. 伤口护理。

> **释义**
>
> ■ 术后相关的化验指标必须复查，且需根据病情决定复查的时间和次数。
>
> ■ 术后对各种管道要认真管理，防止自行脱落，并记录好各自的引流量及性状，根据其安置的目的和病情恢复情况及时拔除。对T管和与其相邻的腹腔引流管必须明确标记，以防将T管误认为腹腔引流管提前拔除，导致胆瘘和腹膜炎的发生。手术2周以后是否一概拔除T管，应通过造影和夹闭试验决定。
>
> ■ 术后根据患者全身及胃肠道等恢复情况决定是否应用抗菌药物、营养支持和饮食指导。根据腹部症状与体征以及腹腔和T管引流情况决定是否需要行B超检查。
>
> ■ 术后遵循医嘱如期检查切口，密切观察有无各种并发症的发生，发现异常及时做相应的处置。

（十）出院标准

1. 伤口无感染、引流管拔除。
2. 无发热、血白细胞正常、生命体征平稳。
3. 饮食恢复，无需静脉补液。
4. 不需要住院处理的其他并发症和（或）合并症如胆漏、胰腺炎等。

> **释义**
>
> ■ 按照本病临床路径对术后住院恢复时间的要求，主治医师应提前做好各项出院指标的评估，包括患者的全身状态、局部情况、相关化验指标、胃肠功能及有无需要住院处理的并发症与合并症等。达到标准者可按期出院，否则，需继续留院治疗，原则是出院时间服从病情需要。

（十一）变异及原因分析

1. 患者存在合并症及并发症，如全身重要器官功能不全等，手术风险增高，需要进行相关的诊断和治疗。
2. 术前或术中发现胆管癌、肝癌、胰头癌，或伴有胆汁性肝硬化和门静脉高压症且肝功能失代偿期，则进入相应路径。

3. 围术期由于营养不良，糖代谢异常以及合并症，需延期外科手术，住院时间延长，费用增加。

4. 围术期的并发症和（或）合并症（如术后残留结石），需要进行相关的诊断和治疗，导致住院时间延长、费用增加。

> **释义**
>
> ■ 术前、术中及术后均应高度重视和认真做好有关变异的观察分析，包括有无变异、何种变异、变异程度及原因等，这对是否进入或退出本路径至关重要，并且直接影响到治疗效果、所需时间、治疗费用以及患方的满意度等。
>
> ■ 对于轻微变异及时发现、合理处置，估计对路径流程和最终效果影响不明显者，可进入或继续本流程。
>
> ■ 对于严重或复杂变异，一时难以去除或纠正，注定会影响到流程的进行和治疗效果者，应及时退出本路径，转入相应的临床路径。同时对产生变异的原因加以总结分析，为日后进一步完善和重新修订路径积累资料。

四、胆管结石（无胆管炎或胆囊炎）临床路径给药方案

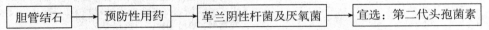

胆管结石 ⟶ 预防性用药 ⟶ 革兰阴性杆菌及厌氧菌 ⟶ 宜选：第二代头孢菌素

【用药选择】

1. 胆系感染中，致病菌主要为革兰阴性杆菌，其中以大肠埃希菌、克雷伯杆菌多见。有时亦合并厌氧菌感染。故为预防术后感染，应选用抗菌谱广的第二代头孢菌素。

2. 第二代头孢菌素注射剂有头孢呋辛、头孢替安等，口服制剂有头孢克洛、头孢呋辛酯和头孢丙烯等。

【药学提示】

1. 预防性用药应在术前 0.5 ~ 2 小时给药，或麻醉后手术开始前给药，使手术切口暴露时局部组织中的药物浓度已达到足以杀灭手术过程中入侵的细菌。

2. 如手术时间较短（<2 小时），术前用药一次即可。手术时间超过 3 小时，或失血量大（> 1500ml），应在手术中追加 1 次。

【注意事项】

1. 因结石引起胆汁淤积，容易引起感染，若胆汁因压力增大逆向进入血液循环，便可并发全身感染，一旦发生，患者预后多不佳。因此，应积极处理结石原发病，同时可按规定适当预防性或术后应用抗菌药物，但需注意应尽可能单一、短程、足量给药。

2. 用药前必须详细询问患者先前有否对头孢菌素类、青霉素类或其他药物的过敏史。

五、推荐表单

（一）医师表单

胆管结石（无胆管炎或胆囊炎）临床路径医师表单

适用对象：第一诊断为无胆管炎或胆囊炎的胆管结石（ICD-10：K80.5）

行胆囊切除+胆管切开取石+胆总管 T 管引流术（ICD-9-CM-3：51.2/51.41）

患者姓名：		性别： 年龄： 门诊号：	住院号：
住院日期： 年 月 日		出院日期： 年 月 日	标准住院日：9~11 天

时间	住院第 1 天	住院第 1~2 天 （手术准备日）
主要诊疗工作	□ 询问病史及体格检查 □ 完成住院病历和首次病程记录 □ 开实验室检查单 □ 上级医师查房 □ 初步确定诊治方案和特殊检查项目 □ 向患者及家属交代病情、围术期安排及注意事项	□ 上级医师查房 □ 手术医嘱 □ 完成术前准备与术前评估 □ 完成必要的相关科室会诊 □ 根据检查检验结果等，进行术前讨论，确定治疗方案 □ 住院医师完成上级医师查房记录、术前小结等 □ 完成术前总结（拟行手术方式、手术关键步骤、术中注意事项等） □ 向患者及家属交代病情、围术期安排及注意事项 □ 签署手术知情同意书（含标本处置）、自费用品协议书、输血同意书、麻醉同意书或授权委托书 □ 必要时预约 ICU
重点医嘱	**长期医嘱** □ 外科护理常规 □ 二级或三级护理 □ 饮食：根据患者情况而定 □ 患者既往基础用药 **临时医嘱** □ 血常规、血型、尿常规、便常规+隐血 □ 凝血功能、电解质、肝肾功能、感染性疾病筛查 □ 心电图、胸部 X 线平片 □ 腹部 B 超 □ 根据病情可考虑：上腹部 CT 和（或）MRCP/MRI、ERCP □ 必要时行血气分析、肺功能、超声心动图	**长期医嘱** □ 外科护理常规 □ 二级或三级护理 □ 饮食：依据患者情况定 □ 患者既往基础用药 □ 其他相关治疗 **临时医嘱** □ 术前医嘱： （1）常规准备明日在气管内全身麻醉/硬膜外麻醉下拟行胆囊切除+胆总管切开取石+T 管引流术/胆肠吻合术/肝切除术 （2）备皮、药物过敏皮肤试验 （3）术前禁食 4~6 小时，禁水 2~4 小时 （4）必要时行肠道准备（清洁肠道） （5）麻醉前用药（术前 30 分钟） （6）术前留置胃管和尿管 □ 术中特殊用药带药 □ 备血 □ 带影像学资料入手术室
病情变异记录	□ 无 □ 有，原因： 1. 2.	□ 无 □ 有，原因： 1. 2.
医师签名		

时间	住院第2~3天 （手术日）		住院第3~4天 （术后第1日）
	术前、术中	术后	
主要诊疗工作	□ 送患者入手术室 □ 麻醉准备，监测生命体征 □ 手术 □ 保持各引流管通畅 □ 解剖标本，送病理检查	□ 麻醉医师完成麻醉记录 □ 完成术后首次病程记录 □ 完成手术记录 □ 向患者及家属说明手术情况	□ 上级医师查房 □ 观察病情变化 □ 观察引流量和颜色 □ 检查手术伤口，更换敷料 □ 分析实验室检查结果维持水、电解质平衡 □ 住院医师完成常规病程记录
重点医嘱	**长期医嘱** □ 外科常规护理 □ 一级护理 □ 禁食 **临时医嘱** □ 术前0.5小时使用抗菌药物 □ 液体治疗 □ 相应治疗（视情况）	**长期医嘱** □ 普通外科术后常规护理 □ 一级护理 □ 禁食 □ 监测生命体征 □ 记录24小时液体出入量 □ 常规雾化吸入（2次/日） □ T管引流，记量 □ 胃管接负压瓶吸引，记量（视情况） □ 腹腔引流管接负压吸引，记量 □ 尿管接尿袋，记尿量 □ 预防性抗菌药物使用 □ 监测血糖（视情况） □ 必要时测定中心静脉压 □ 必要时使用抗酸剂及生长抑素 **临时医嘱** □ 吸氧 □ 液体治疗 □ 术后当天查血常规和血生化 □ 必要时查血或尿淀粉酶、凝血功能等 □ 明晨查血常规、电解质或肝功能等	**长期医嘱** □ 一级护理（视情况） □ 患者既往基础用药 □ T管或腹腔引流，记量 □ 肠外营养治疗 **临时医嘱** □ 液体治疗及纠正水电解质失衡 □ 复查实验室检查（如血常规、血生化等实验室检查等）（视情况） □ 更换手术伤口敷料 □ 根据病情变化施行相关治疗
病情变异记录	□ 无　□ 有，原因： 1. 2.	□ 无　□ 有，原因： 1. 2.	□ 无　□ 有，原因： 1. 2.
医师签名			

时间	住院第 4~6 天 （术后第 2~3 日）	住院第 7~10 天 （术后第 4~6 日）	住院第 9~11 天 （出院日）
主要诊疗工作	□ 上级医师查房 □ 观察病情变化、观察腹部切口、肠功能恢复情况 □ 观察引流量和颜色 □ 复查实验室检查 □ 住院医师完成常规病程记录 □ 必要时予相关特殊检查	□ 上级医师查房 □ 观察腹部、肠功能恢复情况 □ 观察引流量和颜色 □ 根据手术情况和术后病理结果，确定临床诊断，确定有无手术并发症和切口愈合不良情况，明确是否出院，评估是否达到出院标准 □ 住院医师完成常规病程记录 □ 必要时予相关特殊检查	□ 上级医师查房 □ 明确是否符合出院标准 □ 完成出院记录、病案首页、出院证明书等 □ 通知出院处 □ 通知患者及其家属出院 □ 向患者告知出院后注意事项，如通知其术后第 8~10 天门诊拆线，交代拔除 T 管日期（超过术后 2 周）、康复计划、返院复诊、后续治疗及相关并发症的处理等 □ 出院小结、诊断证明及出院须知并交给患者或其家属
重点医嘱	**长期医嘱** □ 一级护理（视情况） □ 继续监测生命体征（视情况） □ 拔除胃管（视情况） □ 拔除尿管（视情况） □ T 管或腹腔引流记量 □ 肠外营养支持或液体治疗 □ 肠内营养（视情况） **临时医嘱** □ 其他相关治疗 □ 复查血常规、电解质、肝肾功能等	**长期医嘱** □ 二级或三级护理（视情况） □ 无感染征象时停用抗菌药物 □ 肛门排气后改流质/半流质饮食 □ T 管引流，并记量 □ 拔除腹腔引流管（视情况） □ 逐步减少或停止肠外营养或液体治疗 □ 伤口换药（视情况） **临时医嘱** □ 复查血常规、血生化等 □ 必要时行 X 线胸片、CT、B 超等	**出院医嘱** □ 出院相关用药 □ T 管道护理 □ 返院复诊的时间、地点，发生紧急情况时的处理等
病情变异记录	□ 无 □ 有，原因： 1. 2.	□ 无 □ 有，原因： 1. 2.	□ 无 □ 有，原因： 1. 2.
医师签名			

（二）护士表单

胆管结石（无胆管炎或胆囊炎）临床路径护士表单

适用对象：第一诊断为无胆管炎或胆囊炎的胆管结石（ICD-10：K80.5）

行胆囊切除+胆管切开取石+胆总管 T 管引流术（ICD-9-CM-3：51.2/51.41）

患者姓名：		性别：	年龄：	门诊号：	住院号：
住院日期：	年　月　日	出院日期：	年　月　日		标准住院日：9～11 天

时间	住院第 1 天	住院第 1~2 天 （手术准备日）
健康宣教	□ 入院宣教 　　介绍科室负责人，主管医疗组成员，护士长， 　　主管护士 　　介绍病房环境、设施 　　介绍住院期间规章制度及注意事项 　　告知探视陪护须知	□ 术前宣教 　　宣教疾病知识、术前准备及手术过程 　　告知准备物品、沐浴 　　告知术后饮食、活动及探视注意事项 　　告知术后可能出现的情况及应对方式 □ 主管护士与患者沟通，了解并给予患者心理支持
护理处置	□ 协助医师完成术前检查 □ 核对患者姓名、佩戴腕带 □ 建立入院护理病历、制定护理计划 □ 卫生处置：剪指（趾）甲、沐浴，更换病员服 □ 饮食指导：半流饮食/糖尿病饮食 □ 静脉采血	□ 协助医师完成术前检查化验 □ 术前准备 □ 备皮、药物过敏试验 □ 术前禁食 4～6 小时，禁水 2～4 小时 □ 必要时行肠道准备（清洁肠道） □ 麻醉前用药 □ 术中特殊用药带药 □ 备血 □ 健康教育、心理支持
基础护理	□ 二级或三级护理 □ 晨晚间护理 □ 患者安全管理（必要时家属签字）	□ 二级或三级护理 □ 晨晚间护理 □ 患者安全管理
专科护理	□ 饮食根据患者情况而定 □ 护理查体 □ 静脉采血 □ 必要时，告知家属陪护注意事项 □ 服药指导	□ 术前沐浴更衣 □ 告知患者及家属术前流程及注意事项 □ 备皮、配血、胃肠道准备 □ 术中特殊用药准备 □ 术前手术物品准备（如腹带等） □ 必要时促进睡眠（环境、药物）
重点医嘱	□ 详见医嘱执行单	□ 详见医嘱执行单
病情变异记录	□ 无　□ 有，原因： 1. 2.	□ 无　□ 有，原因： 1. 2.
护士签名		

时间	住院第 2~3 天（手术日）		住院第 3~4 天（术后第 1 日）
	术前与术中	术后	
健康宣教	□ 告知手术区及等候区位置 □ 告知术后可能需要物品（如大、小便器，毛巾等） □ 给予患者及家属心理支持	□ 术后当日宣教 　告知监护设备、管路功能及注意事项 　告知饮食、体位要求 　告知疼痛注意事项 　告知术后可能出现情况及应对方式 　告知用药情况及可能的不良反应 □ 再次明确探视陪护须知	□ 术后宣教 　药物作用及频率 　饮食、活动指导 　复查患者对术前宣教内容的掌握程度 　病情恢复期注意事项 　告知预防肺感染及下肢静脉血栓注意事项 　下床活动注意事项
护理处置	□ 术前准备 □ 送手术 　摘除患者各种活动物品 　核对患者身份，携带病历、所需药品及相关资料，填写手术交接单、签字确认 □ 术中 　核对患者身份，携带病历、所需药品及相关资料，血型核对、传染病核对 　输血 　送病理 □ 接手术 　核对患者身份，携带病历、带回药品及相关资料，填写手术交接单，签字确认	□ 接手术 　核对患者及资料，签字确认 □ 清醒后平卧，头偏一侧，协助改变体位及足部活动 □ 静脉采血 □ 记录 24 小时出入量 □ 病情观察，写护理记录 □ 心理支持（患者及家属） □ 夜间巡视	□ 协助翻身、取半坐或斜坡卧位，指导床上或床边活动 □ 遵医嘱完成相关检查 □ 如有尿管，间断夹闭尿管，锻炼膀胱功能 □ 指导患者咳痰
基础护理	□ 一级护理 □ 术前 30 分钟静脉滴注抗菌药物 □ 患者安全管理	□ 一级护理 　卧位护理、排泄护理、胃管、尿管、T 管及引流管护理 □ 患者安全管理	□ 一级护理 　卧位护理、排泄护理、胃管、尿管、T 管及引流管护理 □ 患者安全管理
专科护理	□ 术晨按医嘱清洁肠道、留置胃管、尿管 □ 健康教育 □ 饮食指导：禁食、禁水 □ 指导术前注射麻醉用药后注意事项 □ 安排接送患者入手术室 □ 心理支持	□ 术后去枕平卧 6 小时，协助改变体位及足部活动 □ 禁食、禁水 □ 静脉采血 □ 生命体征监测，T 管引流情况，写护理记录 □ 吸氧及心电、血压监测 □ 疼痛护理 □ 遵医嘱给予药物治疗、液体治疗 □ 管道护理及指导（必要时填写脱管高危防范表） □ 记录 24 小时出入量 □ 营养支持护理 □ 心理支持（患者及家属）	□ 定时生命体征监测，观察皮肤、巩膜有无黄染，T 管引流情况，腹部体征及肠道功能恢复的情况

时间	住院第 2~3 天 （手术日）		住院第 3~4 天 （术后第 1 日）
	术前与术中	术后	
重点 医嘱	□ 详见医嘱执行单	□ 详见医嘱执行单	□ 详见医嘱执行单
病情 变异 记录	□ 无 □ 有，原因： 1. 2.	□ 无 □ 有，原因： 1. 2.	□ 无 □ 有，原因： 1. 2.
护士 签名			

时间	住院第4~6天 （术后第2~3日）	住院第7~10天 （术后第4~6日）	住院第9~11天 （出院日）
健康宣教	□ 饮食、活动指导 □ 告知拔尿管前后注意事项 □ 告知预防肺感染及下肢静脉血栓注意事项	□ 饮食、活动指导 □ 疾病恢复期注意事项	□ 出院宣教 　复查时间 　服药方法 　活动休息 　指导饮食 □ 疾病知识及后续治疗方案 □ 指导办理出院手续
护理处置	□ 遵医嘱完成相关检查 □ 遵医嘱拔除胃管、尿管、镇痛泵管（麻醉医师执行）	□ 遵医嘱完成相关检查	□ 办理出院手续 □ 书写护理出院小结
基础护理	□ 一级护理 □ 腹带固定确切，自由体位，适当活动 □ 如胃肠功能恢复，拔除胃管后指导全流质饮食、半流质饮食 □ 如排尿功能恢复，拔出尿管 □ 患者安全管理	□ 二级或三级护理 □ 患者安全管理	□ 二级或三级护理 □ 住院费用核对
专科护理	□ 病情观察 □ 观察患者皮肤巩膜有无黄染 □ 观察T管及腹部引流管引流情况，引流管周围皮肤情况 □ 观察患者腹部体征及肠道功能恢复的情况	□ 病情观察 □ 观察患者皮肤巩膜有无黄染 □ 观察T管及腹部引流管引流情况，引流管周围皮肤情况 □ 观察患者腹部体征及肠道功能恢复的情况	□ 病情观察 □ 观察患者皮肤巩膜有无黄染，T管及腹部引流管引流情况，引流管周围皮肤情况，观察患者腹部体征及肠道功能恢复的情况 □ 出院指导 　复诊时间 　作息、饮食、活动 　日常保健 　清洁卫生 　疾病知识及后续治疗
重点医嘱	□ 详见医嘱执行单	□ 详见医嘱执行单	□ 详见医嘱执行单
病情变异记录	□ 无 □ 有，原因： 1. 2.	□ 无 □ 有，原因： 1. 2.	□ 无 □ 有，原因： 1. 2.
护士签名			

（三）患者表单

胆管结石（无胆管炎或胆囊炎）临床路径患者表单

适用对象：第一诊断为无胆管炎或胆囊炎的胆管结石（ICD-10：K80.5）

行胆囊切除+胆管切开取石+胆总管 T 管引流术（ICD-9-CM-3：51.2/51.41）

| 患者姓名： | | 性别： | 年龄： | 门诊号： | 住院号： |

| 住院日期： | 年　月　日 | 出院日期： | 年　月　日 | 标准住院日：9~11 天 |

时间	住院第 1 天	住院第 1~2 天 （手术准备日）
监测	□ 测量生命体征、体重	□ 测量生命体征、询问排便，手术前 1 天晚测量生命体征
医患配合	□ 护士行入院护理评估（简单询问病史） □ 接受入院宣教 □ 医师询问病史、既往病史、用药情况，收集资料 □ 进行体格检查	□ 配合完善术前相关化验、检查，术前宣教 □ 了解疾病知识、临床表现、治疗方法 □ 术前用物准备：大、小便器、湿巾等 □ 医师与患者及家属介绍病情及手术谈话 □ 手术时家属在等候区等候 □ 了解探视及陪护制度
重点诊疗及检查	**重点诊疗** □ 二级或三级护理 □ 既往基础用药 □ 配合采血及各项辅助检查	**重点诊疗** □ 二级护理 □ 备皮 □ 配血 □ 药物灌肠 □ 术前签字 **重要检查** □ 心电图、胸部 X 线平片 □ 腹部 B 超、MRCP、ERCP □ 血常规+血型、尿常规、大便常规+隐血，凝血功能、血电解质和肝功能、肾功能、感染性疾病筛查
饮食及活动	□ 普通饮食 □ 正常活动	□ 术前 6 小时禁食、禁水 □ 正常活动

时间	住院第 2~3 天 （手术日）		住院第 3~4 天 （术后第 1 日）
	术前、术中	术后	
监测	□ 手术清晨测量生命体征，糖尿病患者监测血糖	□ 监测生命体征，注意胃管、尿管、T 管及引流管量及性状	□ 定时监测生命体征，观察有无排气、排便，皮肤、巩膜黄染及腹痛表现 □ 注意胃管、尿管、T 管及引流管量及性状
医患配合	□ 配合摘除各种活动物品 □ 配合麻醉医师，告知病史，有无活动性义齿等 □ 配合留置胃管、尿管 □ 配合进行静脉通路建立 □ 术前宣教 　与主管医师、护士沟通、加强心理应对	□ 术后宣教 □ 术后体位：麻醉未醒时平卧，清醒后，4~6 小时无不适反应可垫枕或根据医嘱予监护设备、吸氧 □ 配合护士定时监测生命体征、伤口敷料等 □ 不要随意动胃管、尿管、T 管及引流管 □ 疼痛的注意事项及处理 □ 告知医护不适及异常感受 □ 配合评估手术效果	□ 医师巡视，了解病情 □ 配合医师查体检查 □ 护士行晨晚间护理 □ 护士协助排泄护理 □ 配合监测出入量 □ 膀胱功能锻炼，成功后可将尿管拔除 □ 配合预防肺感染及下肢静脉血栓 □ 注意探视及陪护时间
重点诊疗及检查	重点诊疗 □ 一级护理 □ 给予监护设备、吸氧 □ 注意留置管路安全与通畅	重点诊疗 □ 一级护理 □ 给予监护设备、吸氧 □ 注意留置管路安全与通畅 □ 用药：抗炎、止血、化痰，镇痛、抑酸、肠外营养的应用 □ 协助护士记录出入量	重点诊疗 □ 一级护理 □ 协助观察伤口敷料情况 □ 协助观察腹部体征 □ 协助观察 T 管及引流管情况
饮食及活动	□ 术前 6 小时禁食、禁水 □ 自由体位	□ 禁食、禁水 □ 卧床休息，半卧位/平卧位	□ 禁食、禁水 □ 卧床休息时可半卧位 □ 可视体力情况适当下床活动，循序渐进，注意安全

时间	住院第 4~6 天 （术后第 2~3 日）	住院第 7~10 天 （术后第 4~6 日）	住院第 9~11 天 （出院日）
监测	□ 定时监测生命体征，观察有 　无排气、排便，皮肤巩膜黄 　染及腹痛表现 □ 注意胃管、尿管、T 管及引 　流管量及性状	□ 定时监测生命体征，观察有 　无排气、排便，皮肤巩膜黄 　染及腹痛表现 □ 注意 T 管及引流管量及性状	□ 定时监测生命体征，观察 　有无排气、排便，皮肤巩 　膜黄染及腹痛表现 □ 注意 T 管量及性状
医患配合	□ 医师巡视，了解病情 □ 配合医师查体检查 □ 配合行晨晚间护理 □ 护士协助排泄护理 □ 配合监测出入量 □ 配合预防肺感染及下肢静脉 　血栓 □ 注意探视及陪护时间	□ 医师巡视，了解病情 □ 配合医师查体检查 □ 配合行晨晚间护理 □ 配合监测出入量 □ 配合预防肺感染及下肢静脉 　血栓 □ 注意探视及陪护时间	□ 配合护士行晨晚间护理 □ 医师间断拆线 □ 了解伤口注意事项 □ 出院宣教 □ 接受出院前康复宣教 □ 学习出院注意事项：如术 　后第 8~10 天门诊拆线， 　拔除 T 管日期（超过术后 　2 周）、康复计划、返院复 　诊、后续治疗及相关并发 　症的处理等 □ 办理出院手续，取出院 　带药
重点诊疗及检查	**重点诊疗** □ 一级护理 □ 协助观察伤口敷料情况 □ 协助观察腹部体征 □ 协助观察 T 管及引流管情况 □ 配合拔出胃管及尿管 □ 伤口换药	**重点诊疗** □ 二级或三级护理 □ 定期抽血化验（必要时） □ 协助观察 T 管情况 □ 配合拔除腹腔引流管（视情 　况） □ 伤口换药（视情况）	**重点诊疗** □ 二级或三级护理 □ 定期抽血化验（必要时） □ T 管引流，记量 □ 遵医嘱按时拆线、拔 T 管 　（视情况）
饮食及活动	□ 禁食、禁水，肛门排气后改 　流质饮食/半流质饮食 □ 腹带固定确切，自由体位， 　适当活动	□ 肛门排气后改流质饮食/半流 　质饮食 □ 腹带固定确切，自由体位， 　适当活动	□ 普通饮食，营养均衡 □ 拆线前仍需腹带固定，自 　由体位，适当活动

附：原表单（2011 年版）

胆管结石（无胆管炎或胆囊炎）临床路径表单

适用对象：第一诊断为无胆管炎或胆囊炎的胆管结石（ICD-10：K80.5）

行胆囊切除+胆管切开取石+胆总管 T 管引流术（ICD-9-CM-3：51.2/51.41）

患者姓名：	性别：	年龄：	门诊号：	住院号：
住院日期：　　年　月　日	出院日期：　　年　月　日			标准住院日：9～11 天

时间	住院第 1 天	住院第 1~2 天（术前 1 日）
主要诊疗工作	□ 询问病史及体格检查 □ 完成住院病历和首次病程记录 □ 开实验室检查单 □ 上级医师查房 □ 初步确定诊治方案和特殊检查项目	□ 上级医师查房 □ 手术医嘱 □ 完成术前准备与术前评估 □ 完成必要的相关科室会诊 □ 根据检查检验结果等，进行术前讨论，确定治疗方案 □ 住院医师完成上级医师查房记录、术前小结等 □ 完成术前总结（拟行手术方式、手术关键步骤、术中注意事项等） □ 向患者及家属交代病情、围术期安排及注意事项 □ 签署手术知情同意书（含标本处置）、自费用品协议书、输血同意书、麻醉同意书或授权委托书 □ 必要时预约 ICU
重点医嘱	**长期医嘱** □ 外科二级或三级护理常规 □ 饮食：根据患者情况而定 **临时医嘱** □ 血常规+血型、尿常规、大便常规+隐血 □ 凝血功能、血电解质和肝功能、肾功能、感染性疾病筛查 □ 腹部 B 超 □ 心电图、胸部 X 线平片 □ 根据病情可考虑：上腹部 CT 和（或）MRCP/MRI、ERCP □ 血气分析、肺功能、超声心动图（必要时）	**长期医嘱** □ 普通外科二级护理 □ 饮食：依据患者情况定 **临时医嘱** □ 术前医嘱： （1）常规准备明日在气管内全身麻醉/硬膜外麻醉下拟行胆囊切除+胆总管切开取石+T 管引流术/胆肠吻合术/肝切除术 （2）备皮、药物过敏试验 （3）术前禁食 4～6 小时，禁水 2～4 小时 （4）必要时行肠道准备（清洁肠道） （5）麻醉前用药 （6）术前留置胃管和尿管 □ 术中特殊用药带药 □ 备血
主要护理工作	□ 入院介绍 □ 入院评估、制定护理计划 □ 健康教育、服药指导、活动指导 □ 饮食指导：半流饮食/糖尿病饮食 □ 静脉采血 □ 患者相关检查配合的指导、心理支持 □ 夜间巡视	□ 静脉采血、夜间巡视 □ 健康教育、心理支持 □ 饮食：术前禁食、禁水 □ 术前沐浴、更衣，取下义齿、饰物 □ 告知患者及家属术前流程及注意事项 □ 备皮、皮肤药敏试验、配血、胃肠道准备等 □ 术前手术物品准备 □ 促进睡眠（环境、药物）

续　表

时间	住院第 1 天	住院第 1~2 天 （术前 1 日）
病情 变异 记录	□无　□有，原因： 1. 2.	□无　□有，原因： 1. 2.
护士 签名		
医师 签名		

时间	住院第 2~3 天（手术日）		住院第 3~4 天（术后第 1 日）
	术前、术中	术后	
主要诊疗工作	□ 送患者入手术室 □ 麻醉准备，监测生命体征 □ 手术 □ 保持各引流管通畅 □ 解剖标本，送病理检查 □ 麻醉医师完成麻醉记录	□ 完成术后首次病程记录 □ 完成手术记录 □ 向患者及家属说明手术情况	□ 上级医师查房 □ 观察病情变化 □ 观察引流量和性状 □ 检查手术伤口，更换敷料 □ 分析实验室检查结果 □ 维持水电解质平衡 □ 完成常规病程记录
重点医嘱	长期医嘱 □ 外科常规护理 □ 一级护理 □ 禁食 临时医嘱 □ 液体治疗 □ 相应治疗（视情况） □ 术前 0.5 小时使用抗菌药物	长期医嘱 □ 普通外科术后常规护理 □ 一级护理 □ 禁食 □ 监测生命体征 □ 记录 24 小时液体出入量 □ 常规雾化吸入，bid □ T 管引流，记量 □ 胃管接负压瓶吸引，记量（视情况） □ 腹腔引流管接负压吸引，记量 □ 尿管接尿袋，记尿量 □ 监测血糖（视情况） □ 制酸剂及生长抑素（视情况） 临时医嘱 □ 吸氧 □ 液体治疗 □ 术后当天查血常规和血生化 □ 必要时查血或尿淀粉酶等 □ 明晨查血常规、生化等	长期医嘱 □ 患者既往基础用药（见左列） □ T 管或腹腔引流记量 □ 肠外营养治疗 临时医嘱 □ 液体治疗及纠正水电解质失衡 □ 复查实验室检查（如血常规、血生化等实验室检查等）（视情况） □ 更换手术伤口敷料 □ 根据病情变化施行相关治疗
主要护理工作	□ 术晨按医嘱清洁肠道、留置胃管、尿管 □ 健康教育 □ 饮食指导：禁食、禁水 □ 指导术前注射麻醉用药后注意事项 □ 安排陪送患者入手术室 □ 心理支持	□ 术后活动：清醒后平卧，头偏一侧，协助改变体位及足部活动 □ 禁食、禁水 □ 静脉采血 □ 密切观察患者情况 □ 疼痛护理、皮肤护理 □ 生活护理（一级护理） □ 管道护理及指导 □ 记录 24 小时出入量 □ 营养支持护理 □ 心理支持（患者及家属） □ 夜间巡视	□ 体位与活动：协助翻身、取半坐或斜坡卧位，指导床上或床边活动 □ 密切观察患者病情变化 □ 疼痛护理 □ 生活护理（一级护理） □ 皮肤护理 □ 管道护理及指导 □ 记录 24 小时出入量 □ 营养支持护理 □ 心理支持（患者及家属） □ 康复指导（运动指导） □ 夜间巡视

时间	住院第2~3天 （手术日）		住院第3~4天 （术后第1日）
	术前、术中	术后	
病情 变异 记录	□无　□有，原因： 1. 2.	□无　□有，原因： 1. 2.	□无　□有，原因： 1. 2.
护士 签名			
医师 签名			

时间	住院第 4~6 天 （术后第 2~3 日）	住院第 7~10 天 （术后第 4~6 日）	住院第 9~11 天 （出院日）
主要诊疗工作	□ 上级医师查房 □ 观察病情变化 □ 观察引流量和颜色 □ 复查实验室检查 □ 住院医师完成常规病程记录 □ 必要时予相关特殊检查	□ 上级医师查房 □ 观察腹部、肠功能恢复情况 □ 观察引流量和颜色 □ 根据手术情况和术后病理结果，确定临床诊断，确定有无手术并发症和切口愈合不良情况，明确是否出院，评估是否达到出院标准 □ 住院医师完成常规病程记录 □ 必要时予相关特殊检查	□ 上级医师查房 □ 明确是否符合出院标准 □ 通知出院处 □ 通知患者及其家属出院 □ 完成出院记录、病案首页、出院证明书等 □ 向患者告知出院后注意事项，如通知其术后第 8~10 天门诊拆线，交代拔除 T 管日期（超过术后 2 周）、康复计划、返院复诊、后续治疗及相关并发症的处理等 □ 出院小结、出院证明及出院须知并交给患者或其家属
重点医嘱	**长期医嘱** □ 继续监测生命体征（视情况） □ 拔除胃管（视情况） □ 拔除尿管（视情况） □ T 管或腹腔引流，记量 □ 肠外营养支持或液体治疗 □ 肠内营养（视情况） **临时医嘱** □ 其他相关治疗 □ 复查血常规、电解质、肝肾功能等	**长期医嘱** □ 二级或三级护理（视情况） □ 肛门排气后改流质饮食/半流质饮食 □ T 管引流并记量 □ 拔除腹腔引流管（视情况） □ 逐步减少或停止肠外营养或液体治疗 □ 伤口换药（视情况） **临时医嘱** □ 复查血常规、生化等 □ 必要时行 X 线胸片、CT、B 超等	**出院医嘱** □ 出院相关用药 □ T 管道护理 □ 返院复诊的时间、地点，发生紧急情况时的处理等
主要护理工作	□ 体位与活动：取半坐或斜坡卧位，指导下床活动 □ 饮食：禁食、胃肠功能恢复，拔除胃管后指导清流质饮食、半流质饮食 □ 疼痛护理、皮肤护理 □ 遵医嘱拔除胃管、尿管、镇痛泵管（麻醉医师执行） □ 生活护理（一级护理） □ 观察患者腹部体征及肠道功能恢复的情况 □ 营养支持护理 □ 心理支持（患者及家属） □ 康复指导 □ 夜间巡视	□ 活动：斜坡卧位或半坐卧位 □ 饮食：流质或半流质饮食 □ 密切观察患者情况，包括观察腹部体征、胃肠功能恢复情况等 □ 生活护理（二级或三级护理） □ 观察患者腹部体征及肠道功能恢复的情况 □ T 管道、引流管护理及指导 □ 皮肤护理 □ 营养支持护理 □ 心理支持（患者及家属） □ 康复指导 □ 夜间巡视	□ 出院指导 □ 办理出院手续 □ 复诊时间 □ 作息、饮食、活动 □ 服药指导 □ 日常保健 □ 清洁卫生 □ 疾病知识及后续治疗
病情变异记录	□ 无 □ 有，原因： 1. 2.	□ 无 □ 有，原因： 1. 2.	□ 无 □ 有，原因： 1. 2.
护士签名			
医师签名			

第三十八章
胆管结石合并胆管炎临床路径释义

一、胆管结石合并胆管炎编码

1. 国家卫生和计划生育委员会原编码：

疾病名称及编码：胆管结石合并胆管炎（ICD-10：K80.3）

手术操作名称及编码：胆总管探查、取石术+胆总管 T 管引流术（ICD-9-CM-3：51.41）

2. 修改编码：

疾病名称及编码：胆管结石合并胆管炎（ICD-10：K80.3）

胆管结石合并胆囊炎（ICD-10：K80.4）

手术操作名称及编码：胆囊切除（ICD-9-CM-3：51.22/51.23）

胆总管切开取石（ICD-9-CM-3：51.41）

胆总管 T 管引流术（ICD-9-CM-3：51.51）

二、临床路径检索方法

（K80.3/ K80.4）伴（51.22/51.23+51.41+51.51）

三、胆管结石合并胆管炎临床路径标准住院流程

（一）适用对象

第一诊断为胆管结石合并胆管炎（ICD-10：K80.3），行胆总管探查、取石术+胆总管 T 管引流术（ICD-9-CM-3：51.41）。

> **释义**
>
> ■ 适用对象编码参见第一部分。
>
> ■ 本路径适用对象为胆管结石合并胆管炎或胆囊炎的患者。
>
> ■ 如果肝外胆管或肝内大胆管结石合并胆管炎，病情多较危急，一般需急诊手术，尽快取出结石，解除梗阻，通畅胆汁引流。
>
> ■ 手术行胆总管探查、取石术+胆总管 T 管引流术是针对大胆管内结石导致胆管炎的基本对策，实际上在行胆总管切开探查、T 管引流时均要同时切除胆囊，即手术术式还包括胆囊切除术。

（二）诊断依据

根据《临床诊疗指南·普通外科分册（第1版）》（人民卫生出版社，2006）、全国高等学校教材《外科学（第7版）》（人民卫生出版社，2008年）。

1. 症状：腹痛、寒战高热、黄疸。
2. 体征：巩膜可有黄染，有剑突下和右上腹深压痛及局部腹膜炎征象，肝区有叩击痛。
3. 辅助检查：B 超、CT、MR 或 MRCP 怀疑或提示胆总管结石。
4. 实验室检查：血常规检查显示白细胞总数升高，中性粒细胞百分比升高，血清总胆红素

及结合胆红素增高，血清转氨酶和碱性磷酸酶升高。

释义

■ 无论肝内还是肝外胆管结石，由于各种诱发因素导致其刺激胆管壁痉挛或堵塞胆管影响胆汁通过时，均会引起剧烈腹痛。当结石阻塞于胆管时间较长，引发胆道系统炎症时，患者除腹痛之外，还会出现寒战发热及黄疸。所以将"腹痛、寒战发热、黄疸"称为胆管结石合并胆道感染时典型的 Charcot 三联征。若炎症继续加重，还可在此基础上出现血压下降（休克）和神经精神症状，即 Reynolds 五联征，称急性梗阻性化脓性胆管炎（AOSC）。患者体征包括急重症病容、皮肤及巩膜黄染、右上腹局部腹膜炎等。

■ 影像学检查是诊断胆管结石的主要手段，B 超、CT 和 MRCP 均可选择，但各自均有其优缺点所在。B 超方便、适用、经济又无辐射，常作为首选，但由于受十二指肠内气体影响，有时对肝外胆管观察不清。CT 受气体影响较小，且对肝内胆管结石的定位及其所致的肝萎缩情况判断一目了然，但对钙质较少的结石显影欠佳且价格昂贵和辐射较强。MRCP 对肝外胆管及肝内较大分支的显影较好，但对肝内胆管细小分支的小结石辨认稍差。

■ 由于胆管结石合并胆管炎或胆囊炎，因此，实验室检查白细胞、肝功能、胆红素等均会出现明显异常，以直接胆红素升高为主。术后何时停用抗菌药物应综合患者病情和检验检查结果，如血常规、降钙素原等判断。

■ 由于胆管结石并发胆管炎引起的疼痛较剧烈且常位于上腹或心窝部、有时向背部放射。因此，应特别注意与心绞痛或心肌梗死相鉴别，并警惕其诱发心绞痛及心肌梗死的危险。

（三）治疗方案的选择

根据《临床诊疗指南·普通外科分册（第1版）》（人民卫生出版社，2006）、全国高等学校教材《外科学（第7版）》（人民卫生出版社，2008）。

1. 胆囊切除+胆管切开取石（包括胆道镜检查并碎石、取石）+胆总管 T 管引流术（为基本术式），适用于：
（1）急症和重症病例。
（2）肝内胆管结石不伴有明显的肝实质纤维化和萎缩。
（3）伴有胆汁性肝硬化和门静脉高压症但肝功能处于代偿期。

2. 胆囊切除+胆管切开探查、取石（包括胆道镜检查并碎石、取石）+肝门部胆管狭窄修复重建术（如胆管狭窄成形+空肠 Roux-en-Y 吻合、胆管狭窄成形+游离空肠段吻合、胆管狭窄成形+组织补片修复等术式），适用于结石沿肝内胆管树局限分布于 1 个或 2 个肝段内或双侧肝叶胆管内，仅伴有区域性肝实质纤维化和萎缩，以及受累肝脏区段主肝管的狭窄，或合并左右肝管或汇合部以下胆管的严重狭窄。

3. 胆囊切除+胆管切开取石（包括胆道镜检查并碎石、取石）+肝部分切除术（以肝段、肝叶为单位作规则性切除方式），适用于萎缩的肝叶或肝段，难以取净的多发性结石，并有难以纠正的肝管狭窄或囊性扩张或（和）慢性肝脓肿或（和）肝叶段的肝内胆管癌。

释义

■ 胆管结石一旦诱发胆管炎，均应手术治疗。虽然非手术治疗有缓解疼痛和控制感染的可能，但由于结石的存在，日后还有反复感染的危险。

■ 胆管结石合并胆管炎一般多发生在肝外胆管结石。由于其发病急、症状重、发展快，应尽早干预，尤其是当患者出现典型的 Charcot 三联征或 Reynolds 五联征时，应急诊手术。基本术式为胆囊切除+胆管切开取石（包括胆道镜检查并碎石、取石）+胆总管 T 管引流术。

■ 当结石沿肝内胆管树局限分布于肝段内或双侧肝叶胆管内，伴有区域性肝实质纤维化和萎缩，以及受累肝脏区段主肝管狭窄，或合并左右肝管或汇合部以下胆管的严重狭窄等情况时，外科处理需在行基本的胆囊切除+胆管切开探查、取石（包括胆道镜检查并碎石、取石）后，联合肝门部胆管狭窄修复重建术（如胆管狭窄成形+空肠 Roux-en-Y 吻合、胆管狭窄成形+游离空肠段吻合、胆管狭窄成形+组织补片修复等术式），以达到彻底解决问题的目的。

■ 若肝内胆管结石多发难以取净，或伴有难以纠正的肝管狭窄或囊性扩张和（或）慢性肝脓肿、可疑并发肝叶段的肝内胆管癌，或已出现肝叶或肝段萎缩等情况时，在胆囊切除+胆管切开取石（包括胆道镜检查并碎石、取石）基本术式的基础上，还应联合肝部分切除术，根据实际情况施行手术，以肝段、肝叶为单位作规则性切除方式为佳。

■ 胆管结石的取出方式有传统的开腹手术和现代的腹腔镜手术，二者均可联合胆道镜应用，必要时配合胆道碎石。对于某些单纯的肝外胆管结石，有时也可选择经十二指肠内镜取石，此法相对简单，创伤小，但由于需要切开 oddi 括约肌，医源性造成其结构与功能受损，导致一系列胆胰疾病的发生，因此仍有争议，使用时需严格掌握适应证。

（四）标准住院日

10～13 天。

释义

■ 胆管结石合并胆管炎或胆囊炎时，常病情较重，需及时收治入院。根据病情，在非手术治疗的同时，完成术前检查及准备，约 1～3 天；或急诊施行手术治疗。入院后急诊完成手术必需的相关检查，尤其是明确诊断的影像学检查。术后恢复 7～9 天，无并发症便可带 T 管出院，待满足拔管期限时，可于当地或来院确认符合拔管条件后予以拔除。总住院时间 10～13 天者均符合本路径要求。

（五）进入路径标准

1. 第一诊断必须符合 ICD-10：K80.3 胆管结石合并胆管炎疾病编码。

2. 患者本人有手术治疗意愿，并符合以下条件：

（1）结石沿肝内胆管树局限分布于 1 个或 2 个肝段内，常合并病变区段肝管的狭窄及受累肝段的萎缩。

（2）肝内胆管多发结石（包括：不伴有明显的肝实质纤维化和萎缩；或伴有区域性肝实质纤维化和萎缩，合并萎缩肝脏区段主肝管的狭窄；或伴有胆汁性肝硬化和门静脉高压症，合并左右肝管或汇合部以下胆管的严重狭窄，但肝功能处于代偿期）。

（3）合并肝外胆管结石。

3. 当患者合并其他疾病，但住院期间不需要特殊处理也不影响第一诊断的临床路径流程实施时，可以进入路径。

> **释义**
>
> ■ 本路径适用于肝内、外胆管结石合并胆管炎和（或）胆囊炎，患者本人知晓病情及可能出现的危险后果，并有手术意愿。
>
> ■ 此类患者有发作性腹痛、寒战发热、黄疸之典型的 Charcot 三联征，或伴有血压下降和精神症状之 Reynolds 五联征，即急性梗阻性化脓性胆管炎（AOSC）。
>
> ■ 此类患者合并有其他慢性疾病，但处于稳定期无需特殊处置、不延长术前准备及术后住院时间、不影响麻醉及手术时，进入此路径。
>
> ■ 对于某些复杂的肝内胆管结石病例，需要根据具体情况改变术式，此时有可能延长住院时间。

（六）术前准备（指工作日）

1~3 天。

1. 必须的检查项目：

（1）血常规+血型、尿常规、大便常规+隐血。

（2）肝肾功能、电解质、凝血功能、感染性疾病筛查。

（3）腹部超声。

（4）心电图、胸部 X 线平片。

2. 根据患者病情可选择的检查项目：

（1）肿瘤标志物检查（含 CA19-9、CEA）。

（2）超声心动图、肺功能检测和血气分析（存在心肺基础疾病或者老年体弱患者）。

（3）ERCP，上腹部 CT 或 MRCP/MRA。

> **释义**
>
> ■ 必需检查的项目是确保手术安全有效进行的前提，须在术前全部完成，根据检查结果评估患者对手术的耐受程度。注意当胆管结石患者合并胆管炎或胆囊炎时，属于急症，有关各项检查应在最短时间内于急诊完成。
>
> ■ 高龄患者或合并心肺功能异常者，术前根据病情完善心脏彩超、Hoter、肺功能、血气分析等检查。
>
> ■ 对于可疑病例，为排除胆道系统或十二指肠乳头区域肿瘤的可能，术前需完善相关的肿瘤标志物检测及影像学检查。
>
> ■ 按照术前需禁食 4~6 小时，禁水 2~4 小时的要求，以及针对胆管炎和胆囊炎治疗的需要，患者入院后最好禁食、禁水，以便根据病情发展，随时手术。

（七）选择用药

1. 抗菌药物：按照《抗菌药物临床应用指导原则》（卫医发〔2004〕285号）执行。建议使用第二代头孢菌素，有反复感染史者可选头孢曲松或头孢哌酮或头孢哌酮舒巴坦；明确感染患者，可根据药敏试验结果调整抗菌药物。

2. 在给予抗菌药物治疗之前应尽可能留取相关标本作培养，获病原菌后进行药敏试验，作为调整用药的依据。有手术指征者应进行外科处理，并于手术过程中采集胆汁做细菌培养及药敏试验。

3. 尽早开始抗菌药物的经验治疗。经验治疗需选用能覆盖肠道革兰阴性杆菌、肠球菌属等需氧菌和脆弱拟杆菌等厌氧菌的药物。一般宜用至体温正常、症状消退后72~96小时。

4. 造影剂选择：碘过敏试验阴性者，选用泛影葡胺；碘过敏试验阳性者，选用有机碘造影剂。

> **释义**
>
> ■ 由于患者已合并胆系感染，应于入院后第一时间尽早开始应用抗菌药物。如有可能，力争在用药前留取相关标本作细菌培养和药敏试验，否则，应于之后的手术中完成标本的采集。
>
> ■ 关于抗菌药物的选择，一开始为经验性地针对需氧菌和厌氧菌，待取得细菌培养和药敏试验报告后根据结果判断需否调整。用药原则应合理、有效、足量、足时。
>
> ■ 如果胆管结石导致胆道梗阻，进而引发肝细胞受损，转氨酶及胆红素升高，需适当应用保肝利胆药物。
>
> ■ 手术的施行是对患者机体的打击，可能导致其抵抗力下降。此时，术中、术后的任何用药都应注意防范过敏反应。

（八）手术日

入院第3~4天。

1. 麻醉方式：气管内插管全身麻醉或硬膜外麻醉。

2. 手术方式（包括开腹手术或腹腔镜手术）：基本术式为胆管切开取石（包括胆道镜检查并碎石、取石），或加胆总管T管引流术，或加肝门部胆管狭窄修复重建术（如胆管狭窄成形+空Roux-en-Y吻合、胆管狭窄成形+游离空肠段吻合、胆管狭窄成形+组织补片修复等），或加肝部分切除术（以肝段、肝叶为单位作规则性切除方式）。应严格掌握胆管空肠Roux-en-Y吻合术和胆管-游离空肠段吻合术的适应证（合并Oddi括约肌松弛或狭窄者），原则上不行胆管十二指肠吻合术。

3. 术中用药：麻醉常规用药，补充血容量药物（晶体、胶体）、血管活性药物。

4. 输血：根据术前血红蛋白状况及术中出血情况而定。

> **释义**
>
> ■ 经非手术治疗后，如病情稳定并有所改善，已完成各项术前检查及准备，诊断明确，属于手术适应证且无手术禁忌证的患者，手术应于入院后3~4天实施。
>
> ■ 手术方式包括开腹或腹腔镜手术，应综合医院条件、术者实际经验，结合患者意愿及自身条件等选择。无论选择何种术式，前提应该是确保安全、有效。

> ■ 如手术是在患者病情危重的急诊情况下进行，应遵循损伤控制原则，力求简单有效，避免追求彻底性手术而给患者带来更大的打击，甚至生命危险。
>
> ■ 如患者病情稳定，条件允许，对于胆道任何部位的狭窄均应设法解除，对胆管近端狭窄予以成形；对胆管远端狭窄无法解除者，应选择合适的胆肠吻合术；对局限于肝段胆管内的多发或铸型结石难以取出并有相应肝段萎缩者，应联合病灶处的肝切除。
>
> ■ T 管的放置条件：确认胆管两端通畅；选择与胆总管直径相匹配的型号，过粗或过细均不可取；材料以橡胶管为宜。安置后确切缝闭胆总管并检查有无胆汁漏。关腹时注意避免 T 管在腹腔内打折，关腹后于腹壁固定牢靠，以免滑脱。
>
> ■ 胆管结石合并胆系感染，尤其是发展为急性梗阻性化脓性胆管炎时，术前应备血。术中根据循环及出血情况决定是否输血。

（九）术后住院恢复

7~9 天。

1. 必须复查的检查项目：血常规、血电解质、肝肾功能。
2. 根据患者病情选择：经 T 管胆管造影、腹部 B 超等。
3. 术后用药：抗菌药物、制酸剂、静脉营养（视情况）。
4. 各种管道处理：视具体情况尽早拔除胃管、尿管、引流管。
5. T 管处理（一般原则）：拔管时间须在术后 2 周以上，拔管前试夹 T 管 24~48 小时无异常，T 管造影显示胆管下段通畅，无狭窄，无胆管内残余结石；T 管窦道造影提示窦道形成完整（必要时）。
6. 康复情况检测：监测生命体征、有无并发症发生、胃肠道功能恢复情况、指导患者术后饮食。
7. 伤口护理。

释义

> ■ 术后相关的化验指标必须复查，且需根据病情决定复查的时间和次数。根据腹部症状与体征以及腹腔和 T 管引流情况决定是否行 B 超检查。
>
> ■ 术后对各种管道要认真管理，防止自行脱落并记录好各自的引流量及性状，根据其安置的目的和病情恢复情况及时拔除。对 T 管和与其相邻的腹腔引流管必须明确标记，以防将 T 管误认为腹腔引流管提前拔除，导致胆瘘和腹膜炎的发生。手术 2 周以后是否一概拔除 T 管，应通过造影和夹闭试验来检测决定。
>
> ■ 术后根据患者全身及胃肠道等恢复情况决定是否应用抗菌药物、营养支持和指导饮食指导。
>
> ■ 术后遵循医嘱如期检查切口，密切观察有无各种并发症的发生，发现异常及时做相应的处理。

（十）出院标准

1. 伤口无感染、引流管拔除。

2. 无发热、血白细胞正常、生命体征平稳。

3. 饮食恢复，无需静脉补液。

4. 不需要住院处理的其他并发症和（或）合并症如胆漏、胰腺炎等。

> **释义**
>
> ■ 按照本病临床路径对术后住院恢复时间的要求，主治医师应提前做好各项出院指标的评估，包括患者的全身状态、局部情况、相关化验指标、胃肠功能及有无需要住院处理的并发症与合并症等。达到标准者可按期出院，否则，需继续留院治疗，原则是出院时间服从病情需要。

（十一）变异及原因分析

1. 患者存在合并症及并发症，如全身重要器官功能不全等，手术风险增高，需要进行相关的诊断和治疗。

2. 术前或术中发现胆管癌、肝癌、胰头癌、肝脓肿，或伴有胆汁性肝硬化和门静脉高压症且肝功能失代偿期，则进入相应路径。

3. 围术期由于营养不良、脓毒血症、糖代谢异常以及合并症，需延期外科手术，住院时间延长，费用增加。

4. 围术期的并发症和（或）合并症（如术后残留结石），需要进行相关的诊断和治疗，导致住院时间延长、费用增加。

> **释义**
>
> ■ 术前、术中及术后均应高度重视和认真做好有关变异的观察分析，包括有无变异、何种变异、变异程度及原因等，这对是否进入或退出本路径至关重要，并且直接影响到治疗效果、所需时间、治疗费用以及患方的满意度等。
>
> ■ 对于轻微变异及时发现、合理处置，估计对路径流程和最终效果影响不明显者，可继续本流程。
>
> ■ 对于严重或复杂变异，一时难以去除或纠正，注定会影响到流程的进行和治疗效果者，应及时退出本路径，转入相应的临床路径。同时对产生变异的原因加以总结分析，为日后进一步完善和重新修订路径积累资料。

四、胆总管结石合并胆囊炎、胆管炎临床路径给药方案

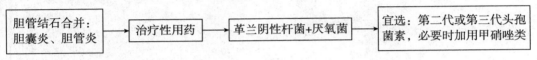

【用药选择】

胆系感染中，致病菌主要为革兰阴性细菌，其中以大肠埃希菌、克雷伯菌多见，有时亦合并厌氧菌感染。如患者有发热表现，可采血培养，根据药敏结果针对性选用抗菌药物。因胆系感染有时十分凶险，经验性用药应选用对革兰阴性杆菌有效的第二代、第三代头孢菌素，必要时可加用甲硝唑类药物抑制厌氧菌。如感染仍难以控制，可考虑应用碳青霉烯类药物，如

亚胺培南西司他丁钠等。

【药学提示】

1. 如患者入院时有发热或白细胞增多表现，应常规使用抗菌药物。手术患者应在术前 0.5 ~ 2 小时给药，或麻醉后手术开始前给药，使手术切口暴露时局部组织中已达到足以杀灭手术过程中入侵切口细菌的药物浓度。

2. 如手术时间较短（<2 小时），术前用药一次即可。手术时间超过 3 小时，或失血量大（> 1500ml），应在手术中追加 1 次。

【注意事项】

1. 因结石常常是导致胆系感染的主要原因，如不及时去除胆管结石，胆系感染多难以彻底治愈。因此，临床上应在抗感染治疗的同时，积极处理胆管结石原发病。

2. 如患者为间断发热，同时伴有寒战，多为菌血症表现。可考虑在体温开始升高时采血进行细菌培养，此时阳性率较高。

3. 用药前必须详细询问患者先前有否对头孢菌素类、青霉素类或其他药物的过敏史。

五、推荐表单

（一）医师表单

胆管结石合并胆管炎临床路径医师表单

适用对象：第一诊断为胆管结石合并胆管炎（ICD-10：K80.3）

行胆总管探查、取石术+胆总管 T 管引流术（ICD-9-CM-3：51.41）

患者姓名：	性别：	年龄：	门诊号：	住院号：
住院日期：　　　年　月　日	出院日期：　　　年　月　日		标准住院日：10~13 天	

时间	住院第 1 天	住院第 2~3 天 （手术准备日）
主要诊疗工作	□ 询问病史及体格检查 □ 完成住院病历和首次病程记录 □ 开实验室检查单 □ 上级医师查房 □ 初步确定诊治方案和特殊检查项目 □ 向患者及家属交代病情、围术期安排及注意事项	□ 上级医师查房 □ 手术医嘱 □ 完成术前准备与术前评估 □ 完成必要的相关科室会诊 □ 根据检查检验结果等，进行术前讨论，确定治疗方案 □ 住院医师完成上级医师查房记录、术前小结等 □ 完成术前总结（拟行手术方式、手术关键步骤、术中注意事项等） □ 向患者及家属交代病情、围术期安排及注意事项 □ 签署手术知情同意书（含标本处置）、自费用品协议书、输血同意书、麻醉同意书或授权委托书 □ 必要时预约 ICU
重点医嘱	**长期医嘱** □ 普通外科二级或三级护理（AOSC 时需一级护理） □ 饮食：根据患者情况而定 □ 患者既往基础用药 □ 应用抗菌药物 **临时医嘱** □ 急检血常规+血型、尿常规、便常规+隐血 □ 急检凝血功能、血电解质和肝功能、肾功能、感染性疾病筛查 □ 急检腹部 B 超 □ 急检心电图、胸部 X 线平片 □ 根据病情可考虑：上腹部 CT 和（或）RCP/MRI、ERCP □ 血气分析、肺功能、超声心动图（必要时）	**长期医嘱** □ 普通外科二级护理（AOSC 时需一级护理） □ 应用抗菌药物 **临时医嘱** □ 术前医嘱： （1）根据病情准备在气管内全身麻醉/硬膜外麻醉下拟行胆囊切除+胆总管切开取石+T 管引流术/胆肠吻合术/肝切除术 （2）备皮、药物过敏试验 （3）术前禁食 4~6 小时，禁水 2~4 小时 （4）必要时行肠道准备（清洁肠道） （5）麻醉前用药（术前 30 分钟） （6）酌情术前留置胃管和尿管 □ 术中特殊用药带药 □ 备血 □ 带影像学资料入手术室
病情变异记录	□ 无　□ 有，原因： 1. 2.	□ 无　□ 有，原因： 1. 2.
医师签名		

时间	住院第 3~4 天 （手术日）		住院第 4~5 天 （术后第 1 日）
	术前、术中	术后	
主 要 诊 疗 工 作	□ 送患者入手术室 □ 麻醉准备，监测生命体征 □ 施行手术 □ 保持各引流管通畅 □ 解剖标本，送病理检查	□ 麻醉医师完成麻醉记录 □ 完成术后首次病程记录 □ 完成手术记录 □ 向患者及家属说明手术情况	□ 上级医师查房 □ 观察病情变化 □ 观察引流量和颜色 □ 检查手术切口，更换敷料 □ 分析实验室检查结果 □ 维持水电解质平衡 □ 完成常规病程记录
重 点 医 嘱	**长期医嘱** □ 外科常规护理 □ 一级护理 □ 禁食 **临时医嘱** □ 术前 0.5 小时使用抗菌药物 □ 液体治疗 □ 相应治疗（视情况）	**长期医嘱** □ 普通外科术后常规护理 □ 一级护理 □ 禁食 □ 监测生命体征 □ 记录 24 小时液体出入量 □ 常规雾化吸入（2 次/日） □ T 管引流记量 □ 胃管接负压瓶吸引，记量 （视情况） □ 腹腔引流管接负压吸引， 记量 □ 尿管接尿袋，记尿量 □ 应用抗菌药物 □ 监测血糖（视情况） □ 必要时测定中心静脉压 □ 制酸剂及生长抑素（视情 况） **临时医嘱** □ 吸氧 □ 液体治疗 □ 术后当天查血常规和血生化 □ 必要时查血或尿淀粉酶等 □ 明晨查血常规、生化等 □ 明晨查血常规、电解质或肝 功能等	**长期医嘱** □ 一级护理 □ 患者既往基础用药 □ T 管或腹腔引流，记量 □ 肠外营养治疗 □ 应用抗菌药物 **临时医嘱** □ 液体治疗及纠正水电解质 失衡 □ 复查实验室检查（如血常 规、血生化等实验室检查 等）（视情况） □ 更换手术伤口敷料 □ 根据病情变化施行相关 治疗
病情 变异 记录	□ 无　□ 有，原因： 1. 2.	□ 无　□ 有，原因： 1. 2.	□ 无　□ 有，原因： 1. 2.
医师 签名			

时间	住院第 5~7 天 （术后第 2~3 日）	住院第 7~10 天 （术后第 4~6 日）	住院第 10~13 天 （出院日）
主要诊疗工作	□ 上级医师查房 □ 观察病情变化，观察腹部切口、肠功能恢复情况 □ 观察引流量和颜色 □ 复查实验室检查 □ 住院医师完成常规病程记录 □ 必要时予相关特殊检查	□ 上级医师查房 □ 观察腹部、肠功能恢复情况 □ 观察引流量和颜色 □ 根据手术情况和术后病理结果，确定临床诊断，确定有无手术并发症和切口愈合不良情况，明确是否出院，评估是否达到 □ 出院标准 □ 住院医师完成常规病程记录 □ 必要时予相关特殊检查	□ 上级医师查房 □ 明确是否符合出院标准 □ 通知出院处 □ 通知患者及其家属出院 □ 完成出院记录、病案首页、出院证明书等 □ 向患者告知出院后注意事项，如通知其术后第 8~10 天门诊拆线，交代拔除 T 管日期（超过术后 2 周）、康复计划、返院复诊、后续治疗及相关并发症的处理等 □ 出院小结、出院证明及出院须知并交给患者或其家属
重点医嘱	**长期医嘱** □ 一级护理（视情况） □ 继续监测生命体征（视情况） □ 拔除胃管（视情况） □ 拔除尿管（视情况） □ T 管或腹腔引流，记量 □ 应用抗菌药物 □ 肠外营养支持或液体治疗 □ 肠内营养（视情况） **临时医嘱** □ 其他相关治疗 □ 复查血常规、电解质、肝肾功能等	**长期医嘱** □ 二级或三级护理（视情况） □ 无感染征象时停用抗菌药物 □ 肛门排气后改流质饮食/半流质饮食 □ T 管引流，并记量 □ 拔除腹腔引流管（视情况） □ 停用抗菌药物 □ 逐步减少或停止肠外营养或液体治疗 □ 伤口换药（视情况） **临时医嘱** □ 复查血常规、生化等 □ 必要时行 X 线胸片、CT、B 超等	**出院医嘱** □ 出院相关用药 □ T 管道护理 □ 返院复诊的时间、地点，发生紧急情况时的处理等
病情变异记录	□ 无　□ 有，原因： 1. 2.	□ 无　□ 有，原因： 1. 2.	□ 无　□ 有，原因： 1. 2.
医师签名			

（二）护士表单

胆管结石合并胆管炎临床路径护士表单

适用对象：第一诊断为胆管结石合并胆管炎（ICD-10：K80.3）

　　　　　行胆总管探查、取石术+胆总管 T 管引流术（ICD-9-CM-3：51.41）

患者姓名：	性别： 年龄： 门诊号：	住院号：
住院日期： 年 月 日	出院日期： 年 月 日	标准住院日：10 ~ 13 天

时间	住院第 1 天	住院第 2 ~ 3 天 （手术准备日）
健康宣教	□ 入院宣教 　介绍科室负责人，主管医疗组成员，护士长，主管护士 　介绍病房环境、设施 　介绍住院期间规章制度及注意事项 　告知探视陪护须知	□ 术前宣教 　宣教疾病知识，术前准备及手术过程 　告知准备物品、沐浴 　告知术后饮食、活动及探视注意事项 　告知术后可能出现的情况及应对方式 □ 主管护士与患者沟通，了解并给予患者心理支持
护理处置	□ 协助医师完成术前检查 □ 核对患者姓名，佩戴腕带 □ 建立入院护理病历、制定护理计划 □ 卫生处置：剪指（趾）甲、沐浴，更换病员服 □ 饮食指导：视情况而定 □ 静脉采血 □ 药物过敏试验（如需要），静脉滴注抗菌药物	□ 协助医师完成术前检查化验 □ 备皮、药物过敏试验 □ 术前禁食 4 ~ 6 小时，禁水 2 ~ 4 小时 □ 必要时行肠道准备（清洁肠道） □ 麻醉前用药 □ 酌情术前留置胃管和尿管 □ 术中特殊用药带药 □ 备血
基础护理	□ 二级或三级护理（AOSC 时需一级护理） □ 晨晚间护理 □ 患者安全管理（必要时家属签字）	□ 二级或三级护理（ASOC 时需一级护理） □ 晨晚间护理 □ 患者安全管理
专科护理	□ 护理查体 □ 监测体温，观察有无寒战、高热及腹痛表现 □ 必要时，告知家属陪护注意事项	□ 术前手术物品准备（如腹带等） □ 必要时促进睡眠（环境、药物）
重点医嘱	□ 详见医嘱执行单	□ 详见医嘱执行单
病情变异记录	□ 无　□ 有，原因： 1. 2.	□ 无　□ 有，原因： 1. 2.
护士签名		

时间	住院第 2~3 天 （手术日）		住院第 3~4 天 （术后第 1 日）
	术前、术中	术后	
健康宣教	□ 告知手术区及等候区位置 □ 告知术后可能需要物品（如大、小便器，毛巾等） □ 给予患者及家属心理支持	□ 术后当日宣教 　告知监护设备、管路功能及注意事项 　告知饮食、体位要求 　告知疼痛注意事项 　告知术后可能出现情况及应对方式 　告知用药情况及可能的不良反应 　给予患者及家属心理支持 □ 再次明确探视陪护须知	□ 术后宣教 　药物作用及频率 　饮食、活动指导 　复查患者对术前宣教内容的掌握程度 　疾病恢复期注意事项 　告知预防肺感染及下肢静脉血栓注意事项 　下床活动注意事项
护理处置	□ 术前准备 □ 送手术 　摘除患者各种活动物品 　核对患者身份，携带病历、所需药品及相关资料，填写手术交接单、签字确认 □ 术中 　核对患者身份，携带病历、所需药品及相关资料，血型核对、传染病核对 　输血 　送病理 □ 接手术 　核对患者身份、携带病历、带回药品及相关资料，填写手术交接单，签字确认	□ 接手术 　核对患者及资料，签字确认 □ 清醒后平卧，头偏一侧，协助改变体位及足部活动 □ 静脉采血 □ 记录 24 小时出入量 □ 病情观察，写护理记录 □ 心理支持（患者及家属） □ 夜间巡视	□ 协助翻身、取半坐或斜坡卧位，指导床上或床边活动 □ 遵医嘱完成相关检查 □ 如有尿管，间断夹闭尿管，锻炼膀胱功能 □ 指导患者咳痰
基础护理	□ 一级护理 □ 术前 30 分钟静脉滴注抗菌药物 □ 患者安全管理	□ 一级护理 □ 卧位护理、排泄护理、胃管、尿管、T 管及引流管护理 □ 患者安全管理	□ 一级护理 □ 卧位护理、排泄护理、胃管、尿管、T 管及引流管护理 □ 患者安全管理
专科护理	□ 术晨按医嘱清洁肠道、留置胃管、尿管 □ 健康教育 □ 饮食指导：禁食、禁水 □ 指导术前注射麻醉用药后注意事项 □ 安排陪送患者入手术室 □ 心理支持	□ 术后去枕平卧 6 小时，协助改变体位及足部活动 □ 禁食、禁水 □ 静脉采血 □ 生命体征监测，T 管引流情况，写护理记录 □ 吸氧及心电、血压监测 □ 疼痛护理 □ 遵医嘱给予药物治疗、液体治疗 □ 管道护理及指导必要时填写脱管高危防范表 □ 记录 24 小时出入量 □ 营养支持护理 □ 心理支持（患者及家属）	□ 定时生命体征监测，观察皮肤、巩膜有无黄染，T 管引流情况，腹部体征及肠道功能恢复的情况

续　表

时间	住院第 2~3 天 （手术日）		住院第 3~4 天 （术后第 1 日）
	术前、术中	术后	
重点 医嘱	□ 详见医嘱执行单	□ 详见医嘱执行单	□ 详见医嘱执行单
病情 变异 记录	□ 无　□ 有，原因： 1. 2.	□ 无　□ 有，原因： 1. 2.	□ 无　□ 有，原因： 1. 2.
护士 签名			

时间	住院第 4~6 天 （术后第 2~3 日）	住院第 7~10 天 （术后第 4~6 日）	住院第 9~11 天 （出院日）
健康宣教	□ 饮食、活动指导 □ 告知拔尿管前后注意事项 □ 告知预防肺感染及下肢静脉血栓注意事项	□ 饮食、活动指导 □ 疾病恢复期注意事项	□ 出院宣教 　复查时间 　活动休息 　指导饮食 　疾病知识及后续治疗 □ 指导办理出院手续
护理处置	□ 遵医嘱完成相关检查 □ 遵医嘱拔除胃管、尿管、镇痛泵管（麻醉医师执行）	□ 遵医嘱完成相关检查	□ 办理出院手续 □ 书写护理出院小结
基础护理	□ 一级护理 □ 腹带固定确切，自由体位，适当活动 □ 如胃肠功能恢复，拔除胃管后指导全流质饮食、半流质饮食 □ 如排尿功能恢复，拔出尿管 □ 患者安全管理	□ 二级或三级护理 □ 患者安全管理	□ 二级或三级护理 □ 住院费用核对
专科护理	□ 病情观察 □ 观察患者皮肤巩膜有无黄染 □ 观察 T 管及腹部引流管引流情况，引流管周围皮肤情况 □ 观察患者腹部体征及肠道功能恢复的情况	□ 病情观察 □ 观察患者皮肤巩膜有无黄染 □ 观察 T 管引流情况，引流管周围皮肤情况 □ 观察患者腹部体征及肠道功能恢复的情况	□ 病情观察 □ 观察患者皮肤巩膜有无黄染，T 管引流情况，引流管周围皮肤情况 □ 出院指导 　复诊时间 　作息、饮食、活动 　日常保健 　清洁卫生 　疾病知识及后续治疗
重点医嘱	□ 详见医嘱执行单	□ 详见医嘱执行单	□ 详见医嘱执行单
病情变异记录	□ 无　□ 有，原因： 1. 2.	□ 无　□ 有，原因： 1. 2.	□ 无　□ 有，原因： 1. 2.
护士签名			

（三）患者表单

胆管结石合并胆管炎临床路径患者表单

适用对象：第一诊断为胆管结石合并胆管炎（ICD-10：K80.3）

行胆总管探查、取石术+胆总管 T 管引流术（ICD-9-CM-3：51.41）

患者姓名：	性别：	年龄：	门诊号：	住院号：

住院日期：　　年　月　日	出院日期：　　年　月　日	标准住院日：10～13 天

时间	住院第 1 天	住院第 2～3 天 （手术准备日）
监测	□ 测量生命体征、体重	□ 测量生命体征、询问排便，手术前 1 天晚测量生命体征
医患配合	□ 护士行入院护理评估（简单询问病史） □ 接受入院宣教 □ 医师询问病史、既往病史、用药情况，收集资料 □ 进行体格检查	□ 配合完善术前相关化验、检查，术前宣教 □ 了解疾病知识、临床表现、治疗方法 □ 术前用物准备：大、小便器，湿巾等 □ 医师与患者及家属介绍病情及手术谈话 □ 手术时家属在等候区等候 □ 了解探视及陪护制度
重点诊疗及检查	**重点诊疗** □ 二级或三级护理（AOSC 时需一级护理） □ 既往基础用药 □ 配合采血及各项辅助检查	**重点诊疗** □ 二级或三级护理（AOSC 时需一级护理） □ 备皮 □ 配血 □ 药物灌肠 □ 术前签字 **重要检查** □ 心电图、胸部 X 线平片 □ 腹部 B 超、MRCP、ERCP □ 血常规+血型、尿常规、大便常规+隐血，凝血功能、血电解质和肝功能、肾功能、感染性疾病筛查
饮食及活动	□ 根据病情和医嘱进食饮水 □ 根据病情和医嘱活动	□ 术前 6 小时禁食、禁水 □ 根据病情和医嘱活动

时间	住院第 3～4 天 （手术日）		住院第 4～5 天 （术后第 1 日）
	术前及术中	术后	
监测	□ 根据病情监测生命体征，糖尿病患者监测血糖	□ 监测生命体征，注意胃管、尿管、T 管及引流管量及性状	□ 定时监测生命体征，观察有无排气、排便，皮肤、巩膜黄染及腹痛表现 □ 注意胃管、尿管、T 管及引流管量及性状
医患配合	□ 配合摘除各种活动物品 □ 配合麻醉医师，告知病史，有无活动性义齿等 □ 配合留置胃管、尿管 □ 配合进行静脉通路建立 □ 术前宣教 　与主管医师、护士沟通、加强心理应对	□ 术后宣教 □ 术后体位：麻醉未醒时平卧，清醒后，4～6 小时无不适反应可垫枕或根据医嘱予监护设备、吸氧 □ 配合护士定时监测生命体征、伤口敷料等 □ 不要随意动胃管、尿管、T 管及引流管 □ 疼痛的注意事项及处理 □ 告知医护不适及异常感受 □ 配合评估手术效果	□ 医师巡视，了解病情 □ 配合医师查体检查 □ 护士行晨晚间护理 □ 护士协助排泄护理 □ 配合监测出入量 □ 膀胱功能锻炼，成功后可将尿管拔除 □ 配合预防肺感染及下肢静脉血栓 □ 注意探视及陪护时间
重点诊疗及检查	**重点诊疗** □ 一级护理 □ 给予监护设备、吸氧 □ 注意留置管路安全与通畅	**重点诊疗** □ 一级护理 □ 给予监护设备、吸氧 □ 注意留置管路安全与通畅 □ 用药：抗炎、止血、祛痰，镇痛、抑酸、肠外营养的应用 □ 协助护士记录出入量	**重点诊疗** □ 一级护理 □ 协助观察伤口敷料情况 □ 协助观察腹部体征 □ 协助观察 T 管及引流管情况
饮食及活动	□ 术前 6 小时禁食、禁水 □ 自由体位	□ 禁食、禁水 □ 卧床休息，半卧位/平卧位	□ 禁食、禁水 □ 卧床休息时可半卧位 □ 可视体力情况适当下床活动，循序渐进，注意安全

时间	住院第 4~6 天 （术后第 2~3 日）	住院第 7~10 天 （术后第 4~6 日）	住院第 9~11 天 （出院日）
监测	□ 定时监测生命体征，观察有无排气、排便，皮肤、巩膜黄染及腹痛表现 □ 注意胃管、尿管、T 管及引流管量及性状	□ 定时监测生命体征，观察有无排气、排便，皮肤、巩膜黄染及腹痛表现 □ 注意 T 管及引流管量及性状	□ 定时监测生命体征，观察有无排气、排便，皮肤、巩膜黄染及腹痛表现 □ 注意 T 管量及性状
医患配合	□ 医师巡视，了解病情 □ 配合医师查体检查 □ 配合行晨晚间护理 □ 护士协助排泄护理 □ 配合监测出入量 □ 配合预防肺感染及下肢静脉血栓 □ 注意探视及陪护时间	□ 医师巡视，了解病情 □ 配合医师查体检查 □ 配合行晨晚间护理 □ 配合监测出入量 □ 配合预防肺感染及下肢静脉血栓 □ 注意探视及陪护时间	□ 配合护士行晨晚间护理 □ 医师间断拆线 □ 了解伤口注意事项 □ 出院宣教 □ 接受出院前康复宣教 □ 学习出院注意事项：如术后第 8~10 天门诊拆线，拔除 T 管日期（超过术后 2 周）、康复计划、返院复诊、后续治疗及相关并发症的处理等 □ 办理出院手续，取出院带药
重点诊疗及检查	**重点诊疗** □ 一级护理 □ 协助观察伤口敷料情况 □ 协助观察腹部体征 □ 协助观察 T 管及引流管情况 □ 配合拔出胃管及尿管 □ 伤口换药	**重点诊疗** □ 二级或三级护理 □ 定期抽血化验（必要时） □ 协助观察 T 管情况 □ 配合拔除腹腔引流管（视情况） □ 伤口换药（视情况）	**重点诊疗** □ 二级或三级护理 □ 定期抽血化验（必要时） □ T 管引流，并记量 □ 遵医嘱按时拆线、拔 T 管（视情况）
饮食及活动	□ 禁食、禁水 □ 腹带固定确切，自由体位，适当活动	□ 肛门排气后改流质饮食/半流质饮食 □ 腹带固定确切，自由体位，适当活动	□ 普通饮食，营养均衡 □ 拆线前仍需腹带固定，自由体位，适当活动

附：原表单（2011 年版）

胆管结石合并胆管炎临床路径表单

适用对象：第一诊断为胆管结石合并胆管炎（ICD-10：K80.3）

行胆总管探查、取石术+胆总管 T 管引流术（ICD-9-CM-3：51.41）

患者姓名：		性别：	年龄：	门诊号：	住院号：

住院日期： 年 月 日	出院日期： 年 月 日	标准住院日：10~13 天

时间	住院第 1 天	住院第 2~3 天 （术前 1 日）
主要诊疗工作	□ 询问病史及体格检查 □ 完成住院病历和首次病程记录 □ 开实验室检查单 □ 上级医师查房 □ 初步确定诊治方案和特殊检查项目	□ 上级医师查房 □ 手术医嘱 □ 完成术前准备与术前评估及必要的相关科室会诊 □ 根据检查检验结果，进行术前讨论，确定治疗方案 □ 住院医师完成上级医师查房记录、术前小结等 □ 完成术前总结（拟行手术方式、手术关键步骤、术中注意事项等） □ 向患者及家属交代病情、围术期安排等注意事项 □ 签署手术知情同意书（含标本处置）、自费用品协议书、输血同意书、麻醉同意书或授权委托书 □ 必要时预约 ICU
重点医嘱	**长期医嘱** □ 外科二级或三级护理常规 □ 饮食：根据患者情况而定 □ 专科基础用药（视情况） □ 使用抗菌药物 **临时医嘱** □ 血常规+血型、尿常规、大便常规+隐血 □ 凝血功能、血电解质、肝功能、肾功能、感染性疾病筛查 □ 心电图、X 线胸片 □ 腹部 B 超 □ 根据病情选择：上腹部 CT 和（或）MRCP/MRI、ERCP（必要时） □ 血气分析、肺功能、超声心动图（必要时）	**长期医嘱** □ 普通外科二级护理 **临时医嘱** □ 术前医嘱： （1）常规准备明日在气管内全身麻醉/硬膜外麻醉下拟行胆囊切除+胆总管切开取石+T 管引流术/胆肠吻合术/肝切除术 （2）备皮 （3）药物过敏试验 （4）术前禁食 4~6 小时，禁水 2~4 小时 （5）必要时行肠道准备（清洁肠道） （6）麻醉前用药 （7）术前留置胃管和尿管 □ 术中特殊用药带药 □ 备血
主要护理工作	□ 入院介绍 □ 入院评估、制定护理计划 □ 健康教育 □ 服药指导 □ 活动指导 □ 饮食指导：半流饮食/糖尿病饮食 □ 静脉采血 □ 患者相关检查配合的指导 □ 心理支持 □ 夜间巡视	□ 静脉采血 □ 健康教育 □ 饮食：术前禁食、禁水 □ 术前沐浴、更衣，取下义齿、饰物 □ 告知患者及家属术前流程及注意事项 □ 备皮、皮肤药敏试验、配血、胃肠道准备等 □ 术前手术物品准备 □ 促进睡眠（环境、药物） □ 心理支持 □ 夜间巡视

续　表

时间	住院第 1 天	住院第 2~3 天 （术前 1 日）
病情 变异 记录	□无　□有，原因： 1. 2.	□无　□有，原因： 1. 2.
护士 签名		
医师 签名		

时间	住院第 3~4 天 （手术当日）		住院第 4~5 天 （术后第 1 日）
	术前及术中	术后	
主 要 诊 疗 工 作	□ 送患者入手术室 □ 麻醉准备，监测生命体征 □ 手术 □ 保持各引流管通畅 □ 解剖标本，送病理检查 □ 麻醉医师完成麻醉记录	□ 完成术后首次病程记录 □ 完成手术记录 □ 向患者及家属说明手术情况	□ 上级医师查房 □ 观察病情变化 □ 观察引流量和颜色 □ 检查手术伤口，更换敷料 □ 分析实验室检查结果 □ 维持水电解质平衡 □ 完成常规病程记录
重 点 医 嘱	**长期医嘱** □ 外科常规护理 □ 一级护理 □ 禁食 **临时医嘱** □ 液体治疗 □ 相应治疗（视情况） □ 手术前 0.5 小时使用抗菌 　药物	**长期医嘱** □ 普通外科术后常规护理 □ 一级护理 □ 禁食 □ 监测生命体征 □ 记录 24 小时液体出入量 □ 常规雾化吸入，bid □ T 管引流，记量 □ 胃管接负压瓶吸引，记量（酌 　情） □ 腹腔引流管接负压吸引并记量 □ 尿管接尿袋，记尿量 □ 使用抗菌药物 □ 监测血糖（视情况） □ 必要时使用制酸剂及生长抑素 **临时医嘱** □ 吸氧 □ 液体治疗 □ 术后当天查血常规和血生化 □ 必要时查血或尿淀粉酶 □ 明晨查血常规、生化等	**长期医嘱** □ 患者既往基础用药（见 　左列） □ T 管或腹腔引流，记量 □ 肠外营养治疗 **临时医嘱** □ 液体治疗及纠正水电解 　质失衡 □ 复查实验室检查（如血 　常规、血生化等实验室 　检查等）（视情况） □ 更换手术伤口敷料 □ 根据病情变化施行相关 　治疗
主 要 护 理 工 作	□ 术晨按医嘱清洁肠道、留置 　胃管、尿管 □ 健康教育 □ 饮食指导：禁食、禁水 □ 指导术前注射麻醉用药后注 　意事项 □ 安排陪送患者入手术室 □ 心理支持	□ 术后活动：清醒后平卧，头偏一 　侧，协助改变体位及足部活动 □ 禁食、禁水 □ 静脉采血 □ 密切观察患者情况 □ 疼痛护理、皮肤护理 □ 生活护理（一级护理） □ 管道护理及指导 □ 记录 24 小时出入量 □ 营养支持护理 □ 心理支持（患者及家属） □ 夜间巡视	□ 体位与活动：协助翻身、 　取半坐或斜坡卧位，指导 　床上或床边活动 □ 密切观察患者病情变化 □ 疼痛护理 □ 生活护理（一级护理） □ 皮肤护理 □ 管道护理及指导 □ 记录 24 小时出入量 □ 营养支持护理 □ 心理支持（患者及家属） □ 康复指导（运动指导） □ 夜间巡视

续 表

时间	住院第 3~4 天 （手术当日）		住院第 4~5 天 （术后第 1 日）
	术前及术中	术后	
病情 变异 记录	□无 □有，原因： 1. 2.	□无 □有，原因： 1. 2.	□无 □有，原因： 1. 2.
护士 签名			
医师 签名			

时间	住院第 5~7 天 （术后第 2~3 日）	住院第 7~10 天 （术后第 4~7 日）	住院第 10~13 天 （出院日）
主要诊疗工作	□ 上级医师查房 □ 观察病情变化 □ 观察引流量和颜色 □ 复查实验室检查 □ 住院医师完成常规病程记录 □ 必要时予相关特殊检查	□ 上级医师查房 □ 观察腹部、肠功能恢复情况 □ 观察引流量和颜色 □ 根据手术情况和术后病理结果，确定临床诊断，确定有无手术并发症和切口愈合不良情况，明确是否出院，评估是否达到出院标准 □ 完成常规病程记录 □ 必要时予相关特殊检查	□ 上级医师查房 □ 明确是否符合出院标准 □ 通知出院处 □ 通知患者及其家属出院 □ 完成出院记录、病案首页、出院证明书等 □ 向患者告知出院后注意事项，如通知其术后第 8~10 天门诊拆线，交代拔除 T 管日期（超过术后 2 周）、康复计划、返院复诊、后续治疗及相关并发症的处理等 □ 出院小结、出院证明及出院须知并交给患者或其家属
重点医嘱	**长期医嘱** □ 继续监测生命体征（视情况） □ 拔除胃管（视情况） □ 拔除尿管（视情况） □ T 管或腹腔引流，记量 □ 使用抗菌药物 □ 停止镇痛治疗 □ 肠外营养支持或液体治疗 □ 肠内营养（视情况） **临时医嘱** □ 其他相关治疗 □ 复查血常规、生化、肝肾功能等	**长期医嘱** □ 二级或三级护理（视情况） □ 肛门排气后改流质饮食/半流质饮食 □ T 管引流并记量 □ 拔除腹腔引流管（视情况） □ 拔除深静脉留置管（视情况） □ 停用抗菌药物（视情况） □ 逐步减少或停止肠外营养或液体治疗 □ 伤口换药（视情况） **临时医嘱** □ 复查血常规、生化等检查 □ 必要时行胸片、CT、B 超等	**出院医嘱** □ 出院相关用药如 □ T 管道护理 □ 返院复诊的时间、地点，发生紧急情况时的处理等
主要护理工作	□ 体位与活动：取半坐或斜坡卧位，指导下床活动 □ 饮食：禁食、胃肠功能恢复，拔除胃管后指导清流质饮食、半流质饮食 □ 疼痛护理、皮肤护理 □ 遵医嘱拔除胃管、尿管 □ 生活护理（一级护理） □ 观察患者腹部体征及肠道功能恢复的情况 □ 营养支持护理、康复指导、心理支持 □ 夜间巡视	□ 活动：斜坡卧位或半坐卧位 □ 饮食：流质或半流质饮食 □ 密切观察患者情况，包括观察腹部体征、胃肠功能恢复情况 □ 生活护理（二级或三级护理） □ 观察患者腹部体征及肠道功能恢复的情况 □ T 管道、引流管护理及指导 □ 皮肤护理 □ 营养支持护理、康复指导 □ 心理支持（患者及家属） □ 夜间巡视	□ 出院指导 　办理出院手续 　复诊时间 　作息、饮食、活动 　服药指导 　日常保健 　清洁卫生 　疾病知识及后续治疗

续　表

时间	住院第 5～7 天 （术后第 2～3 日）	住院第 7～10 天 （术后第 4～7 日）	住院第 10～13 天 （出院日）
病情 变异 记录	□无　□有，原因： 1. 2.	□无　□有，原因： 1. 2.	□无　□有，原因： 1. 2.
护士 签名			
医师 签名			

第三十九章
胰腺假性囊肿临床路径释义

一、胰腺假性囊肿编码

疾病名称及编码：胰腺假性囊肿（ICD-10：K86.3）

手术操作名称及编码：胰腺假性囊肿切除术（ICD-9-CM-3：52.22）

胰腺假性囊肿内引流术（ICD-9-CM-3：52.4）

胰腺假性囊肿外引流术（ICD-9-CM-3：52.01 /52.3）

二、临床路径检索方法

K86.3 伴（52.22 /52.4 /52.02/52.3）

三、胰腺假性囊肿临床路径标准住院流程

（一）适用对象

第一诊断为胰腺假性囊肿（ICD-10：K86.3），行胰腺假性囊肿切除术、囊肿内引流术或囊肿外引流术（ICD-9-CM-3：52.01/52.22/52.4）。

> **释义**
>
> ■ 适用对象编码参见胰腺假性囊肿编码。
>
> ■ 本路径适用对象为临床第一诊断为胰腺假性囊肿。胰腺假性囊肿的治疗手段有多种，包括经皮穿刺引流、超声内镜下引流及手术引流等。选择行胰腺假性囊肿切除术、囊肿内引流术或囊肿外引流术的患者进入本路径，其他治疗方式需进入其他相应路径。

（二）诊断依据

根据《临床诊疗指南·普通外科分册》（人民卫生出版社，2006）、《黄家驷外科学（第7版）》（人民卫生出版社，2008）及全国高等学校教材《外科学（第7版）》（人民卫生出版社，2008）。

1. 主要症状：胰腺外伤或急性胰腺炎后出现上腹疼痛、食欲缺乏、腹胀、消化不良等，合并感染时可有发热。

2. 体征：上腹部囊性感肿物，光滑，不移动，合并感染时可有触痛。

3. 影像学检查：B超、胰腺CT或MRI可见胰腺囊肿。

4. 实验室检查：多无特异性表现，合并感染时可有白细胞增高；囊肿穿刺液可有淀粉酶增高；肿瘤标志物阴性。

> **释义**
>
> ■ 本路径的制订主要参考国内外权威参考书籍、诊疗指南。
>
> ■ 既往病史和临床症状是诊断胰腺假性囊肿的初步依据，但临床表现可以从无症状到因并发症而导致的各种腹部症状。最常见临床症状为腹痛，早饱、恶心、呕吐，体重减轻，梗阻性黄疸，上腹部压痛及上腹饱胀，或腹部出现肿块。当胰腺炎患者出现持续性腹痛、厌食或出现腹部包块时，应考虑有胰腺假性囊肿形成。部分患者临床表现不典型，如影像学检查提示假性囊肿直径>6cm 或超过 6 周没有明显证据证明假性囊肿有所吸收，亦可进入路径。
>
> ■ 胰腺假性囊肿的诊断依赖影像学检查，超声检查的限制性较大，腹部 CT 是首选的影像学检查方法，CT 上胰腺假性囊肿的主要特征为邻近胰腺的厚壁、圆形或椭圆形、充满液体的单房囊腔，CT 的主要缺点为难以从胰腺囊性肿瘤中区分假性囊肿。磁共振成像和磁共振胰胆管造影诊断胰腺假性囊肿的敏感度较高，超声内镜是鉴别胰腺假性囊肿和胰腺囊性肿瘤的首选方法。

（三）选择治疗方案的依据

根据《临床诊疗指南・普通外科分册（第 1 版）》（人民卫生出版社，2006 年）、《黄家驷外科学（第 7 版）》（人民卫生出版社，2008）及全国高等学校教材《外科学（第 7 版）》（人民卫生出版社，2008）。

1. 囊肿内引流手术适用于：

（1）6 周以上成熟囊肿，直径>6cm。

（2）合并胰管狭窄和部分扩张。

（3）合并压迫症状（胆道或胃、十二指肠梗阻）。

（4）其他方法治疗后复发者（如外引流或置管引流者）。

（5）外引流术后窦道形成，经久不愈者。

2. 囊肿切除术（胰体尾切除或胰十二指肠切除）适用于：

（1）慢性胰腺炎后囊肿伴疼痛。

（2）多发性囊肿。

（3）假性动脉瘤致消化道大出血。

（4）与胰腺囊性肿瘤难以鉴别者。

3. 囊肿外引流术仅用于：

（1）感染性囊肿经皮穿刺置管引流失败。

（2）囊肿破裂。

（3）准备行囊肿内引流术的病例术中证实囊壁未成熟。

> **释义**
>
> ■ 对于直径>6cm 的胰腺假性囊肿、有症状的胰腺假性囊肿和超过 6 周没有明显证据证明有所吸收的胰腺假性囊肿一般均有治疗的指征。确诊后应采取综合性治疗，包括内科支持治疗和手术治疗，目的在于控制病因、缓解临床症状以及减少围术期并发症的发生。

> ■ 内科治疗包括调整生活方式（戒烟戒酒），抑制胃酸及胰酶分泌、营养支持、抗感染治疗，如患者出现肝功能损害，可予静脉输注保肝药物治疗，必要时可给予止吐及镇痛药物。对无法口服摄取营养患者，可考虑全胃肠外营养或鼻饲营养。
>
> ■ 假性囊肿切除术治愈率高、复发率低，是最彻底的治疗方法。单纯的胰腺假性囊肿切除适用于囊肿较小，特别是位于胰尾的囊肿，并且囊肿与周围组织无明显的粘连。

（四）标准住院日

9～11 天。

> 释义
>
> ■ 怀疑为胰腺假性囊肿患者入院后，明确诊断、术前准备 1～3 天，第 3～4 天行手术治疗，并开始围术期治疗，重点观察囊肿变化及合并症，手术患者监测术后并发症，总住院时间不超过 11 天符合本路径要求。

（五）进入路径标准

1. 第一诊断必须符合 ICD-10：K86.3 胰腺假性囊肿疾病编码。
2. 当患者合并其他疾病，但住院期间不需要特殊处理也不影响第一诊断的临床路径流程实施时，可以进入路径。

> 释义
>
> ■ 进入本路径的患者为临床第一诊断是胰腺假性囊肿并具有行胰腺假性囊肿切除术、囊肿内引流术或囊肿外引流术指征的患者，当患者具有经皮穿刺引流或超声内镜下引流的指征时，进入相应的临床路径。
>
> ■ 入院后常规检查发现有基础疾病，如高血压、冠状动脉粥样硬化性心脏病、糖尿病、肝肾功能不全等，经系统评估后对胰腺假性囊肿诊断治疗无特殊影响者，可进入路径，但可能增加手术风险及手术并发症，增加医疗费用，延长住院时间。上述慢性疾病如需经治疗稳定后才能手术，术前可先进入其他相应内科疾病的诊疗路径。

（六）术前准备

1～3 天。
1. 必须的检查项目：
（1）血常规+血型、尿常规、大便常规+隐血。
（2）肝功能、肾功能、电解质、凝血功能、肿瘤标志物检查（含 CA19-9、CEA）、感染性疾病筛查（乙型肝炎、丙型肝炎、HIV、梅毒）。
（3）心电图、胸片正侧位。
2. 根据患者病情选择的检查项目：

（1）血气分析、超声心动图、肺功能检测（老年人或既往有相关病史者）。

（2）肝胆胰腺 B 超、ERCP、EUS、上腹部 CT 或 MRCP。

> **释义**
>
> ■ 血常规、尿常规、便常规+隐血是最基本的三大常规检查，进入路径的患者均需完成。血常规可进一步了解假性囊肿是否合并感染；肝肾功能、电解质、凝血功能、肿瘤标志物、心电图、X 线胸片可评估有无基础疾病，是否影响住院时间、费用及预后。血型、感染性疾病筛查用于术前和输血前准备；为缩短患者住院等待时间，检查项目可以在患者入院前于门诊完成。高龄患者或有心肺功能异常患者，术前根据病情增加心脏彩超、肺功能和血气分析等检查。
>
> ■ 本病需与类似的胰腺区域占位相鉴别，临床如怀疑胰腺脓肿、血肿，除查血常规外，应行腹部超声、EUS 以及上腹部 CT 检查；胰腺假性囊肿与胆道系统解剖关系不清者，应行上腹部 CT、ERCP、MRCP 检查，腹部影像学检查有助于定位诊断；血清肿瘤标志物、超声引导下穿刺可协助良、恶性囊肿的鉴别。

（七）选择用药

1. 抗菌药物：按照《抗菌药物临床应用指导原则》（卫医发〔2004〕285 号）执行。建议使用第二代头孢菌素，有反复感染史者可选头孢曲松或头孢哌酮或头孢哌酮舒巴坦；明确感染患者，可根据药敏试验结果调整抗菌药物。

2. 如有继发感染征象，尽早开始抗菌药物的经验治疗。经验治疗需选用能覆盖肠道革兰阴性杆菌、肠球菌属等需氧菌和脆弱拟杆菌等厌氧菌的药物。

3. 在给予抗菌药物治疗之前应尽可能留取相关标本送培养，获病原菌后进行药敏试验，作为调整用药的依据。有手术指征者应进行外科处理，并于手术过程中采集病变部位标本做细菌培养及药敏试验。

4. 预防性用抗菌药物，时间为术前 0.5 小时，手术超过 3 小时加用 1 次抗菌药物；总预防性用药时间一般不超过 24 小时，个别情况可延长至 48 小时。

> **释义**
>
> ■ 胰腺假性囊肿内引流、外引流术切口属于 II 类切口，但由于手术有致囊肿破溃引起感染的风险，以及术中用到人工引流管、止血材料等，且腹部手术对手术室层流的无菌环境要求较高，一旦感染可能引起胰腺炎、腹膜炎等严重后果，因此可按规定适当预防性和术后应用抗菌药物，通常选择第二代头孢菌素。合并感染，穿刺引流囊肿时，应及时留取囊液标本进行细菌培养及药敏试验，作为调整用药的依据。

（八）手术日

入院第 3~4 天。

1. 麻醉方式：气管内插管全身麻醉或硬膜外麻醉。

2. 手术方式：胰腺假性囊肿切除术、内引流手术（胰腺假性囊肿—空肠 Roux-en-Y 吻合术、胰腺假性囊肿—胃吻合术、胰腺假性囊肿—十二指肠吻合术）、胰腺假性囊肿外引流术。

3. 手术内置物：无。

4. 术中用药：麻醉常规用药，补充血容量药物（晶体、胶体）、血管活性药物。

5. 输血：根据术中出血量决定。

> **释义**
>
> ■ 为避免激活的胰酶使囊肿破裂，减少复发率，胰腺假性囊肿外引流术宜采用持续真空吸引，更长的吸引时间有助于胰管结构的恢复。当囊肿吸收且引流量<10ml/d时，应移除导管。术前用抗菌药物依据《抗菌药物临床应用指导原则》执行。对手术时间较长的患者，术中酌情追加抗菌药物。
>
> ■ 手术是否输血依照术中出血量而定，必要时输异体血。

（九）术后住院恢复

7~9 天。

1. 必须复查的检查项目：血常规、血电解质、血淀粉酶、尿淀粉酶。

2. 根据患者病情，可以考虑行腹部 B 超、CT 检查。

3. 术后用药：抗菌药物；根据患者病情使用抑酸剂、静脉营养、生长抑素。

4. 各种管道处理：尽早拔除胃管、尿管、引流管、深静脉穿刺管。

5. 康复情况：监测生命体征，观察有无并发症发生、胃肠道功能恢复情况，指导患者术后饮食。

6. 伤口护理。

> **释义**
>
> ■ 术后可根据患者恢复情况做必须复查的检查项目，并根据病情变化增加频次。术后用药不仅仅是抗菌药物，还应根据病情使用抑酸剂、静脉营养、生长抑素等。
>
> ■ 假性囊肿胃吻合术、假性囊肿空肠 Roux-en-Y 吻合术后应持续胃肠减压至胃肠功能恢复。胃囊肿吻合术最常见的并发症是胃后壁切开处出血，术后应观察抽出液的性质、有无出血。一旦发生术后胃内出血，可及时行胃镜检查以确定出血的部位并采取适当的止血措施。
>
> ■ 假性囊肿切除术创伤大，组织剥离面较大，引流量多，注意水电解质平衡，酌情应用抑制胰腺分泌的药物。注意观察腹腔引流量及性质，及时发现腹腔出血、胆漏及胰漏。

（十）出院标准

1. 饮食恢复，无需静脉补液。

2. 不需要住院处理的并发症和（或）合并症，如肠漏、胰瘘等。

> **释义**
>
> ■ 患者出院前应完成所有必须复查项目，由主治医师通过复查的各项检查并结合患者恢复情况评估是否需要继续留院治疗，如无需要住院处理的手术并发症，且临床症状减轻或消失，符合出院条件后再准许患者出院，并制订相应随访计划。

（十一）变异及原因分析

1. 胰腺假性囊肿发生不足 6 个月、囊壁薄、有缩小趋势，尚未符合手术治疗指征者。
2. 可行经皮穿刺置管引流者，进入相应临床路径。
3. 可行经乳头内镜引流、经胃肠壁内镜引流术者，进入相应临床路径。
4. 合并全身其他重要器官功能不全，手术风险增高，需要进行相关的诊断和治疗。
5. 患者方面其他因素。
6. 围术期的合并症和（或）并发症，需要进行相关的诊断和治疗，导致住院时间延长、费用增加。

释义

■ 按标准治疗方案如患者术前准备不充分，发现其他严重基础疾病，需调整药物治疗或继续其他基础疾病的治疗，则终止本路径；假性囊肿与重要器官血管位置不清，手术难度大，手术风险高者，需退出本路径；出现假性囊肿感染、破裂或癌变等并发症时，需转入相应路径。

■ 认可的变异原因主要是指患者入选路径后，在检查及治疗过程中发现患者合并存在事前未预知的、对本路径治疗可能产生影响的情况，如患者对全身麻醉不耐受或患者近期有腹部手术史，需要终止执行路径或延长治疗时间、增加治疗费用。医师需在表单中明确说明。

■ 因患者方面的主观原因导致执行路径出现变异，需医师在表单中予以说明。

■ 术后胰岛功能减退，需行胰岛素替代治疗。

■ 术后继发囊肿感染、胰腺炎、肠梗阻、腹膜炎等，严重者需要二次手术，导致住院时间延长、费用增加。

四、推荐表单

（一）医师表单

胰腺假性囊肿临床路径医师表单

适用对象：第一诊断为胰腺假性囊肿（ICD-10：K86.3）

行囊肿切除术、囊肿内引流术或囊肿外引流术（ICD-9-CM-3：52.01/52.22/52.4）

患者姓名：		性别：	年龄：	门诊号：	住院号：	
住院日期：	年　月　日	出院日期：	年　月　日		标准住院日：9~11 天	

日期	住院第 1 天	住院第 2~3 天 （术前 1 日）
主要诊疗工作	□ 询问病史及体格检查 □ 完成住院病历和首次病程记录 □ 开实验室检查单 □ 上级医师查房 □ 初步确定诊治方案和特殊检查项目	□ 上级医师查房 □ 术前准备与术前评估，进行术前讨论，确定治疗方案 □ 完成必要的相关科室会诊 □ 住院医师完成上级医师查房记录、术前小结等 □ 完成术前总结（拟行手术方式、手术关键步骤、术中注意事项等） □ 向患者及家属交代病情、手术安排及围术期注意事项 □ 签署手术知情同意书、自费用品协议书、输血同意书、麻醉同意书或授权委托书 □ 必要时预约 ICU
重点医嘱	**长期医嘱** □ 胰腺外科护理常规 □ 外科二级或三级护理常规 □ 饮食：根据患者情况而定 □ 专科基础用药（视情况） **临时医嘱** □ 血常规+血型、尿常规、大便常规+隐血 □ 凝血功能、电解质、肝功能、肾功能、消化系统肿瘤标志物、感染性疾病筛查 □ 心电图、X 线胸片 □ 上腹部 CT 平扫+增强和（或）腹部 B 超或 MRCP/MRA、ERCP（必要时） □ 血气分析、肺功能、超声心动图（必要时）	**长期医嘱** □ 普通外科二级护理 □ 饮食：依据患者情况定 □ 根据会诊要求，增添相关药物 **临时医嘱** □ 术前医嘱： （1）常规准备明日在气管内全身麻醉/硬膜外麻醉下拟行胰腺假性囊肿切除术/胰腺假性囊肿-空肠吻合术/胰腺假性囊肿-胃吻合术/胰腺假性囊肿外引流术 （2）备皮、备血 （3）药物过敏试验 （4）术晨禁食、禁水 （5）必要时行肠道准备（清洁肠道） （6）麻醉前用药 （7）术前留胃管和尿管 □ 术中特殊用药带药（如抗菌药物、胰岛素等） □ 带影像学资料入手术室
病情变异记录	□ 无　□ 有，原因： 1. 2.	□ 无　□ 有，原因： 1. 2.
医师签名		

日期	住院第 3~4 天 （手术日）		住院第 4~5 天 （术后第 1 日）
	术前与术中	术后	
主要诊疗工作	□ 送患者入手术室 □ 麻醉准备，监测生命体征 □ 施行手术 □ 保持各引流管通畅 □ 解剖标本，送病理检查 □ 麻醉医师完成麻醉记录	□ 完成术后首次病程记录 □ 完成手术记录 □ 向患者及家属说明手术情况	□ 上级医师查房 □ 观察病情变化 □ 观察引流量和颜色 □ 检查手术伤口，更换敷料 □ 分析实验室检查结果 □ 维持水电解质平衡 □ 评估镇痛效果 □ 住院医师完成病程记录
重点医嘱		**长期医嘱** □ 胰腺外科术后常规护理 □ 一级护理 □ 禁食 □ 监测生命体征 □ 记录 24 小时液体出入量 □ 常规雾化吸入，bid □ 镇痛护理 □ 胃管接负压瓶吸引并记量 □ 腹腔引流管接袋并记量 □ 尿管接尿袋，记尿量 □ 预防性抗菌药物使用 □ 监测血糖、中心静脉压（酌情） □ 使用制酸剂及生长抑素（酌情） **临时医嘱** □ 吸氧 □ 液体治疗 □ 术后当天查血常规和血电解质 □ 必要时查血或尿淀粉酶等 □ 明晨查血常规、生化和血/尿淀粉酶	**长期医嘱** □ 患者既往基础用药（见左列） □ 肠外营养治疗 **临时医嘱** □ 液体治疗及纠正水电解质失衡 □ 复查实验室检查（如血常规、血生化、血/尿/引流液淀粉酶等实验室检查等）（视情况） □ 更换手术伤口敷料 □ 必要时测定中心静脉压 □ 根据病情变化施行相关治疗
病情变异记录	□ 无　□ 有，原因： 1. 2.	□ 无　□ 有，原因： 1. 2.	□ 无　□ 有，原因： 1. 2.
医师签名			

日期	住院第5~7天 （术后第2~3日）	住院第7~10天 （术后第4~7日）	住院第9~11天 （出院日）
主要诊疗工作	□ 上级医师查房 □ 观察病情变化 □ 观察引流量和颜色 □ 评估镇痛效果 □ 复查实验室检查 □ 住院医师完成常规病程记录 □ 必要时进行相关特殊检查	□ 上级医师查房 □ 观察腹部、肠功能恢复情况 □ 观察引流量和颜色 □ 根据手术情况和术后病理结果，确定临床诊断；确定有无手术并发症和切口愈合不良情况，明确是否出院，评估是否达到出院标准 □ 住院医师完成常规病程记录 □ 必要时进行相关特殊检查	□ 上级医师查房 □ 明确是否符合出院标准 □ 通知出院处 □ 通知患者及其家属出院 □ 完成出院记录、首页、出院证明书等 □ 向患者告知出院后注意事项，如通知其术后第8~10天门诊拆线、康复计划、后续治疗及并发症的处理等 □ 出院小结、出院证明及出院须知交患者或家属
重点医嘱	**长期医嘱** □ 继续监测生命体征（视情况） □ 拔除引流管（视情况） □ 拔除胃管（视情况） □ 拔除尿管（视情况） □ 肠外营养支持或液体治疗 □ 起动肠内营养（视情况） **临时医嘱** □ 其他相关治疗 □ 血常规、生化、肝肾功能等	**长期医嘱** □ 二级或三级护理（视情况） □ 肛门排气后改流质饮食/半流质饮食 □ 拔除深静脉留置管（视情况） □ 停止记24小时出入量 □ 逐步减少或停止肠外营养或液体治疗 □ 伤口换药/拆线（视情况） **临时医嘱** □ 复查血常规、生化、血/尿/引流液淀粉酶等实验室检查 □ 必要时行X线胸片、CT、B超等检查	**出院医嘱** □ 出院相关用药 □ 返院复诊的时间、地点，发生紧急情况时的处理等
病情变异记录	□ 无 □ 有，原因： 1. 2.	□ 无 □ 有，原因： 1. 2.	□ 无 □ 有，原因： 1. 2.
医师签名			

（二）护士表单

胰腺假性囊肿临床路径护士表单

适用对象：第一诊断为胰腺假性囊肿（ICD-10：K86.3）

　　　　　行囊肿切除术、囊肿内引流术或囊肿外引流术（ICD-9-CM-3：52.01/52.22/52.4）

患者姓名：		性别：	年龄：	门诊号：	住院号：
住院日期： 年 月 日		出院日期： 年 月 日			标准住院日：9~11 天

日期	住院第 1 天	住院第 2~3 天 （术前 1 日）
健康宣教	□ 入院宣教 　介绍主管医师、护士 　介绍环境、设施 　介绍住院注意事项 　介绍探视和陪护制度 　介绍贵重物品制度 　健康教育、服药指导、活动指导 □ 患者相关检查配合的指导	□ 相关检查前宣教 　告知患者在检查中配合医师 　主管护士与患者沟通，消除患者紧张情绪 　告知检查后可能出现的情况及应对方式 □ 告知患者及家属术前流程及注意事项
护理处置	□ 核对患者姓名，佩戴腕带 □ 建立入院护理病历 □ 协助患者留取各种标本 □ 测量体重	□ 协助医师完成术前的相关化验 □ 禁食、禁水 □ 术前沐浴、更衣，取下义齿、饰物 □ 术前手术物品准备、备皮、皮试、配血、胃肠道准备等 □ 促进睡眠（环境、药物）
基础护理	□ 二级护理 □ 晨晚间护理 □ 排泄管理 □ 患者安全管理	□ 二级护理 □ 晨晚间护理 □ 排泄管理 □ 患者安全管理
专科护理	□ 护理查体 □ 病情观察 □ 腹部体征的观察 □ 需要时，填写跌倒及压疮防范表 □ 需要时，请家属陪护 □ 确定饮食种类 □ 心理支持	□ 护理查体 □ 遵医嘱完成相关检查 □ 术前准备观察记录 □ 夜间巡视
重点医嘱	□ 详见医嘱执行单	□ 详见医嘱执行单
病情变异记录	□ 无 □ 有，原因： 1. 2.	□ 无 □ 有，原因： 1. 2.
护士签名		

日期	住院第 3~4 天（手术日）		住院第 4~5 天（术后第 1 日）
	术前与术中	术后	
健康宣教	□ 健康教育 □ 手术体位宣教 □ 心理支持 □ 指导术前注射麻醉用药后注意事项	□ 体位及足部活动指导 □ 管道护理指导 □ 24 小时出入量留置宣教 □ 术后疼痛控制宣教	□ 体位与活动宣教，指导床上或床边活动 □ 疼痛管理宣教 □ 康复指导（运动指导）
护理处置	□ 术晨按医嘱清洁肠道 □ 留置胃管、尿管 □ 饮食指导：禁食、禁水	□ 术后活动：清醒后平卧，头偏一侧，协助改变体位及足部活动 □ 禁食、禁水 □ 静脉采血 □ 记录 24 小时出入量	□ 体位与活动：协助翻身、取半坐或斜坡卧位，指导床上或床边活动 □ 管道护理 □ 记录 24 小时出入量
基础护理	□ 二级护理 □ 晨晚间护理 □ 排泄管理 □ 患者安全管理	□ 一级护理 □ 晨晚间护理 □ 排泄管理 □ 患者安全管理	□ 一级护理 □ 晨晚间护理 □ 排泄管理 □ 患者安全管理
专科护理	□ 评估术前肠道准备情况 □ 确认患者术前禁食、禁水 □ 安排陪送患者入手术室	□ 密切观察患者情况 □ 疼痛护理、皮肤护理、营养支持护理 □ 生活护理（一级护理） □ 管道护理 □ 心理支持 □ 夜间巡视	□ 密切观察患者病情变化 □ 疼痛护理、皮肤护理、营养支持护理
重点医嘱	□ 详见医嘱执行单	□ 详见医嘱执行单	□ 详见医嘱执行单
病情变异记录	□ 无　□ 有，原因： 1. 2.	□ 无　□ 有，原因： 1. 2.	□ 无　□ 有，原因： 1. 2.
护士签名			

日期	住院第 5~7 天 （术后第 2~3 日）	住院第 7~10 天 （术后第 4~7 日）	住院第 9~11 天 （出院日）
健康宣教	□ 体位与活动指导 □ 清流质饮食、半流质饮食指导 □ 皮肤护理、疼痛管理指导 □ 心理支持（患者及家属）	□ 体位与活动指导 □ 清流质饮食、半流质饮食指导 □ 皮肤护理、疼痛管理指导 □ 心理支持（患者及家属）	□ 出院宣教及指导 □ 服药指导 □ 日常保健及清洁卫生指导 □ 疾病知识及复诊时间 □ 作息、饮食、活动宣教
护理处置	□ 拔除胃管后指导清流质饮食、半流质饮食 □ 遵医嘱拔除胃管、尿管、腹腔引流管	□ 饮食：流质或半流质 □ 活动：斜坡卧位或半坐卧位 □ 防压疮护理	□ 办理出院手续 □ 日常保健、清洁卫生
基础护理	□ 一级护理 □ 晨晚间护理 □ 排泄管理 □ 患者安全管理	□ 二级护理 □ 晨晚间护理 □ 排泄管理 □ 患者安全管理	□ 二级护理 □ 晨晚间护理 □ 排泄管理 □ 患者安全管理
专科护理	□ 疼痛护理、皮肤护理、营养支持护理、康复指导 □ 观察患者腹部体征及肠道功能恢复的情况 □ 夜间巡视	□ 密切观察患者情况，包括观察腹部体征、胃肠功能恢复情况等 □ 皮肤护理、营养支持护理 □ 夜间巡视	□ 疼痛护理、皮肤护理 □ 腹部体征、胃肠功能恢复情况评估
重点医嘱	□ 详见医嘱执行单	□ 详见医嘱执行单	□ 详见医嘱执行单
病情变异记录	□ 无　□ 有，原因： 1. 2.	□ 无　□ 有，原因： 1. 2.	□ 无　□ 有，原因： 1. 2.
护士签名			

（三）患者表单

胰腺假性囊肿临床路径患者表单

适用对象：第一诊断为胰腺假性囊肿（ICD-10：K86.3）

行囊肿切除术、囊肿内引流术或囊肿外引流术（ICD-9-CM-3：52.01/52.22/52.4）

患者姓名：		性别：	年龄：	门诊号：	住院号：
住院日期：	年　月　日	出院日期：	年　月　日		标准住院日：9～11天

日期	住院第1天	住院第2～3天 （术前1日）
医患配合	□ 配合询问病史、收集资料，请务必详细 　告知既往史、用药史、过敏史 □ 配合进行体格检查 □ 有任何不适请告知医师	□ 配合主管医师查房 □ 配合进行必要的相关科室会诊 □ 接受医师的病情交代、手术安排及围术期注意事项 □ 签署手术知情同意书、自费用品协议书、输血同意 　书、麻醉同意书或授权委托书
护患配合	□ 配合测量体温、脉搏、呼吸、血压、体重 □ 配合完成入院护理评估（简单询问病史、 　过敏史、用药史） □ 接受入院宣教（环境介绍、病室规定、 　订餐制度、贵重物品保管等） □ 配合执行探视和陪护制度 □ 有任何不适请告知护士	□ 配合术前采血检查 □ 配合术前禁食、禁水 □ 接受术前相关准备（备皮、皮试、配血、胃肠道准 　备等） □ 接受输液、服药等治疗
饮食	□ 遵医嘱饮食	□ 遵医嘱禁食、禁水
排泄	□ 正常排尿便	□ 正常排尿便
活动	□ 正常活动	□ 正常活动

日期	住院第 3 ~ 4 天 （手术日）		住院第 4 ~ 5 天 （术后第 1 日）
	术前与术中	术后	
医患配合	□ 配合麻醉前测量生命体征 □ 配合麻醉及手术体位	□ 配合术后胃管吸引、腹腔引流管吸引、尿管留置导尿 □ 配合医师的手术情况的告知 □ 接受医嘱的营养支持及抗菌药物使用	□ 配合上级医师查房 □ 配合检查手术伤口，更换敷料 □ 主动告知镇痛效果 □ 配合住院医师完成病程记录
护患配合	□ 配合术前按医嘱清洁肠道 □ 接受术前留置胃管、尿管 □ 接受术前禁食、禁水 □ 接受禁食、禁水	□ 接受吸氧、血糖监测、中心静脉压测量 □ 配合检查腹部 □ 接受输液、服药等治疗，记录24小时出入量 □ 接受进食、进水、排便等生活护理 □ 配合活动，预防皮肤压力伤 □ 注意活动安全，避免坠床或跌倒 □ 配合执行探视及陪护	□ 接受吸氧、血糖监测、中心静脉压测量 □ 配合检查腹部 □ 接受输液、服药等治疗，记录24小时出入量 □ 接受进食、进水、排便等生活护理 □ 配合活动，预防皮肤压力伤 □ 注意活动安全，避免坠床或跌倒 □ 配合执行探视及陪护
饮食	□ 遵医嘱禁食、禁水	□ 遵医嘱禁食、禁水	□ 遵医嘱接受营养支持治疗
排泄	□ 正常排尿便	□ 正常排尿便	□ 正常排尿便
活动	□ 配合手术体位	□ 遵医嘱卧床	□ 正常活动

日期	住院第 5~7 天 （术后第 2~3 日）	住院第 7~10 天 （术后第 4~7 日）	住院第 9~11 天 （出院日）
医患配合	□ 配合上级医师查房 □ 配合检查手术伤口，更换敷料 □ 主动告知镇痛效果 □ 配合住院医师完成病程记录	□ 配合上级医师查房 □ 配合检查手术伤口，更换敷料 □ 主动告知镇痛效果 □ 配合住院医师伤口换药/拆线	□ 接受出院前指导 □ 知道复查程序 □ 获取出院诊断书
护患配合	□ 配合检查腹部 □ 接受输液、服药等治疗 □ 接受进食、进水、排便等生活护理 □ 配合活动，预防皮肤压力伤 □ 注意活动安全，避免坠床或跌倒 □ 配合执行探视及陪护	□ 配合斜坡卧位或半坐卧位，配合检查腹部 □ 接受输液、服药等治疗 □ 接受进食、进水、排便等生活护理 □ 配合活动，预防皮肤压力伤 □ 注意活动安全，避免坠床或跌倒 □ 配合执行探视及陪护	□ 接受出院宣教 □ 办理出院手续 □ 获取出院带药 □ 知道服药方法、作用、注意事项 □ 知道复印病历程序
饮食	□ 遵医嘱饮食	□ 遵医嘱饮食	□ 遵医嘱饮食
排泄	□ 正常排尿便	□ 正常排尿便	□ 正常排尿便
活动	□ 正常活动	□ 正常活动	□ 正常活动

附：原表单（2011 年版）

胰腺假性囊肿临床路径表单

适用对象：第一诊断为胰腺假性囊肿（ICD-10：K86.3）

行囊肿切除术、囊肿内引流术或囊肿外引流术（ICD-9-CM-3：52.01/52.22/52.4）

患者姓名：	性别：	年龄：	门诊号：	住院号：
住院日期：　年　月　日	出院日期：　年　月　日		标准住院日：9～11 天	

日期	住院第 1 天	住院第 2～3 天 （术前 1 日）
主要诊疗工作	□ 询问病史及体格检查 □ 完成住院病历和首次病程记录 □ 开实验室检查单 □ 上级医师查房 □ 初步确定诊治方案和特殊检查项目	□ 上级医师查房 □ 术前准备与术前评估，进行术前讨论，确定治疗方案 □ 完成必要的相关科室会诊 □ 住院医师完成上级医师查房记录、术前小结等 □ 完成术前总结（拟行手术方式、手术关键步骤、术中注意事项等） □ 向患者及家属交代病情、手术安排及围手术期注意事项 □ 签署手术知情同意书、自费用品协议书、输血同意书、麻醉同意书或授权委托书 □ 必要时预约 ICU
重点医嘱	长期医嘱 □ 胰腺外科护理常规 □ 外科二级或三级护理常规 □ 饮食：根据患者情况而定 □ 专科基础用药（视情况） 临时医嘱 □ 血常规+血型、尿常规、大便常规+隐血 □ 凝血功能、血电解质、肝功能、肾功能、消化系统肿瘤标志物、感染性疾病筛查 □ 心电图、X 线胸片 □ 上腹部 CT 平扫+增强和（或）腹部 B 超或 MRCP/MRA、ERCP（必要时） □ 血气分析、肺功能、超声心动图（必要时）	长期医嘱 □ 普通外科二级护理 □ 饮食：依据患者情况定 □ 根据会诊要求，增添相关药物 临时医嘱 □ 术前医嘱： （1）常规准备明日在气管内全身麻醉/硬膜外麻醉下拟行胰腺假性囊肿切除术/胰腺假性囊肿—空肠吻合术/胰腺假性囊肿—胃吻合术/胰腺假性囊肿外引流术 （2）备皮、备血 （3）药物过敏试验 （4）术晨禁食、禁水 （5）必要时行肠道准备（清洁肠道） （6）麻醉前用药 （7）术前留胃管和尿管 □ 术中特殊用药带药（如抗菌药物、胰岛素等） □ 带影像学资料入手术室
主要护理工作	□ 入院介绍 □ 入院评估、制定护理计划 □ 健康教育、服药指导、活动指导 □ 饮食指导静脉采血 □ 患者相关检查配合的指导 □ 心理支持 □ 夜间巡视	□ 静脉采血、健康教育、心理支持 □ 饮食：术前禁食、禁水 □ 术前沐浴、更衣，取下义齿、饰物 □ 告知患者及家属术前流程及注意事项 □ 术前手术物品准备、备皮、皮试、配血、胃肠道准备等 □ 促进睡眠（环境、药物） □ 夜间巡视

续　表

日期	住院第 1 天	住院第 2~3 天 （术前 1 日）
病情 变异 记录	□无　□有，原因： 1. 2.	□无　□有，原因： 1. 2.
护士 签名		
医师 签名		

日期	住院第3~4天（手术日）		住院第4~5天（术后第1日）
	术前与术中	术后	
主要诊疗工作	□ 送患者入手术室 □ 麻醉准备，监测生命体征 □ 施行手术 □ 保持各引流管通畅 □ 解剖标本，送病理检查 □ 麻醉医师完成麻醉记录	□ 完成术后首次病程记录 □ 完成手术记录 □ 向患者及家属说明手术情况	□ 上级医师查房 □ 观察病情变化 □ 观察引流量和颜色 □ 检查手术伤口，更换敷料 □ 分析实验室检查结果 □ 维持水电解质平衡 □ 评估镇痛效果 □ 住院医师完成病程记录
重点医嘱		**长期医嘱** □ 胰腺外科术后常规护理 □ 一级护理 □ 禁食 □ 监测生命体征 □ 记录24小时液体出入量 □ 常规雾化吸入，bid □ 镇痛护理 □ 胃管接负压瓶吸引并计量 □ 腹腔引流管接袋并计量 □ 尿管接尿袋，记尿量 □ 预防性抗菌药物使用 □ 监测血糖、中心静脉压（酌情） □ 使用制酸剂及生长抑素（酌情） **临时医嘱** □ 吸氧 □ 液体治疗 □ 术后当天查血常规和电解质 □ 必要时查血或尿淀粉酶等 □ 明晨查血常规、生化和血/尿淀粉酶	**长期医嘱** □ 患者既往基础用药（见左列） □ 肠外营养治疗 **临时医嘱** □ 液体治疗及纠正水电解质失衡 □ 复查实验室检查（如血常规、血生化、血/尿引流液淀粉酶等实验室检查等）（视情况） □ 更换手术伤口敷料 □ 必要时测定中心静脉压 □ 根据病情变化施行相关治疗
主要护理工作	□ 术晨按医嘱清洁肠道 □ 留置胃管、尿管 □ 健康教育 □ 饮食指导：禁食、禁水 □ 指导术前注射麻醉用药后注意事项 □ 安排陪送患者入手术室 □ 心理支持	□ 术后活动：清醒后平卧，头偏一侧，协助改变体位及足部活动 □ 禁食、禁水 □ 静脉采血 □ 密切观察患者情况 □ 疼痛护理、皮肤护理、营养支持护理 □ 生活护理（一级护理） □ 管道护理及指导 □ 记录24小时出入量 □ 心理支持（患者及家属） □ 夜间巡视	□ 体位与活动：协助翻身、取半坐或斜坡卧位，指导床上或床边活动 □ 密切观察患者病情变化 □ 疼痛护理、皮肤护理 □ 生活护理（一级护理） □ 管道护理及指导 □ 记录24小时出入量 □ 营养支持护理 □ 心理支持（患者及家属） □ 康复指导（运动指导）

日期	住院第 3~4 天 （手术日）		住院第 4~5 天 （术后第 1 日）
	术前与术中	术后	
病情 变异 记录	□无　□有，原因： 1. 2.	□无　□有，原因： 1. 2.	□无　□有，原因： 1. 2.
护士 签名			
医师 签名			

日期	住院第 5~7 天 （术后第 2~3 日）	住院第 7~10 天 （术后第 4~7 日）	住院第 9~11 天 （出院日）
主要诊疗工作	□ 上级医师查房 □ 观察病情变化 □ 观察引流量和颜色 □ 评估镇痛效果 □ 复查实验室检查 □ 住院医师完成常规病程记录 □ 必要时进行相关特殊检查	□ 上级医师查房 □ 观察腹部、肠功能恢复情况 □ 观察引流量和颜色 □ 根据手术情况和术后病理结果，确定临床诊断；确定有无手术并发症和切口愈合不良情况，明确是否出院，评估是否达到出院标准 □ 住院医师完成常规病程记录 □ 必要时进行相关特殊检查	□ 上级医师查房 □ 明确是否符合出院标准 □ 通知出院处 □ 通知患者及其家属出院 □ 完成出院记录、首页、出院证明书等 □ 向患者告知出院后注意事项，如通知其术后第 8~10 天门诊拆线，康复计划、后续治疗及并发症的处理等 □ 出院小结、出院证明及出院须知交患者或家属
重点医嘱	**长期医嘱** □ 继续监测生命体征（视情况） □ 拔除引流管（视情况） □ 拔除胃管（视情况） □ 拔除尿管（视情况） □ 肠外营养支持或液体治疗 □ 起动肠内营养（视情况） **临时医嘱** □ 其他相关治疗 □ 血常规、生化、肝肾功能等	**长期医嘱** □ 二级或三级护理（视情况） □ 肛门排气后改流质饮食/半流质饮食 □ 拔除深静脉留置管（视情况） □ 停止记 24 小时出入量 □ 逐步减少或停止肠外营养或液体治疗 □ 伤口换药/拆线（视情况） **临时医嘱** □ 复查血常规、生化、血/尿/引流液淀粉酶等实验室检查 □ 必要时行 X 线胸片、CT、B 超等检查	**出院医嘱** □ 出院相关用药 □ 返院复诊的时间、地点，发生紧急情况时的处理等
主要护理工作	□ 体位与活动：取半坐或斜坡卧位，指导下床活动 □ 饮食：胃肠功能恢复，拔除胃管后指导清流质饮食、半流质饮食 □ 疼痛护理、皮肤护理、营养支持护理、康复指导 □ 遵医嘱拔除胃管、尿管、腹腔引流管 □ 生活护理（一级护理） □ 观察患者腹部体征及肠道功能恢复的情况 □ 心理支持（患者及家属） □ 夜间巡视	□ 活动：斜坡卧位或半坐卧位 □ 饮食：流质或半流质饮食 □ 密切观察患者情况，包括观察腹部体征、胃肠功能恢复情况等 □ 生活护理（二级或三级护理） □ 观察患者腹部体征及肠道功能恢复的情况 □ 皮肤护理、营养支持护理 □ 心理支持（患者及家属） □ 康复指导 □ 夜间巡视	□ 出院指导 □ 办理出院手续 □ 复诊时间 □ 作息、饮食、活动 □ 服药指导 □ 日常保健 □ 清洁卫生 □ 疾病知识及后续治疗

日期	住院第 5~7 天 （术后第 2~3 日）	住院第 7~10 天 （术后第 4~7 日）	住院第 9~11 天 （出院日）
病情 变异 记录	□无　□有，原因： 1. 2.	□无　□有，原因： 1. 2.	□无　□有，原因： 1. 2.
护士 签名			
医师 签名			

第四十章

胰腺癌临床路径释义

一、胰腺癌编码

1. 国家卫生和计划生育委员会原编码：

疾病名称及编码：胰腺癌（ICD-10：C25.0）

手术操作名称及编码：胰头癌根治术或胰体尾癌根治术（ICD-9-CM-3：52.5-52.7）

2. 修改编码：

疾病名称及编码：胰腺癌（ICD-10：C25）

手术操作名称及编码：部分胰腺切除术（ICD-9-CM-3：52.5）

全胰切除术（ICD-9-CM-3：52.6）

根治性胰十二指肠切除术（ICD-9-CM-3：52.7）

二、临床路径检索方法

C25 伴（52.5/52.6/52.7）

三、胰腺癌临床路径标准住院流程

（一）适用对象

第一诊断为胰腺癌（ICD-10：C25.0）

手术方式为行胰头癌根治术或胰体尾癌根治术（ICD-9-CM-3：52.5-52.7）

> 释义
>
> ■ 适用对象编码参见第一部分。
>
> ■ 本路径适用对象为胰腺癌，包括胰腺导管腺癌、胰腺腺泡细胞癌、胰腺小细胞癌、胰腺小腺体癌、胰腺大嗜酸性颗粒细胞癌和胰腺特殊类型导管来源癌等。
>
> ■ 根据肿瘤部位不同，胰腺癌的手术方式分为胰头癌根治术或胰体尾癌根治术，肿瘤侵犯肠系膜上静脉、门静脉时可同时行肠系膜上静脉、门静脉切除重建术。

（二）诊断依据

根据《临床诊疗指南·外科学分册（第1版）》（人民卫生出版社，2006）、《黄家驷外科学（第7版）》（人民卫生出版社，2008）及全国高等学校教材《外科学（第7版）》（人民卫生出版社，2008）。

1. 临床表现：

（1）主要症状：上腹疼痛不适、食欲缺乏、腹胀、消化不良、恶心、呕吐、腹泻或便秘等消化道症状；消瘦、乏力、体重下降，晚期可以出现恶病质。

（2）体征：进行性加重的黄疸、肝大、胆囊肿大，晚期患者可以扪及上腹部肿块。

2. 辅助检查：

（1）B超或内镜超声：胰腺形态改变，可显示局限性、分叶状肿块，肿瘤内多呈低回声，内含不均匀光点，如有肿块内坏死则探及不规则液化暗区，常合并总胆管和（或）胰管扩张。

（2）胰腺薄扫三期 CT 及三维重建：胰腺肿块密度均匀或不均匀，边缘可呈分叶状，较大肿块内可见低密度坏死区；若肿块发生在钩突部则尖端变圆钝；增强扫描肿瘤多呈低增强，密度低于邻近胰腺密度；胰头肿瘤多合并肝内、外胆管扩张，胰管扩张及胆囊增大；扩张的总胆管、胰管同时显示，称"双管征"。

（3）MRI 或 MRCP：磁共振 T_1 加权像肿块呈不规则低信号，T_2 加权像肿瘤信号为明显高信号。MRCP 对胰管、胆管的梗阻部位及扩张程度具有重要诊断价值，具有无创性。

（4）ERCP：表现为主胰管及其主要分支的狭窄、扩张、阻塞、扭曲、充盈缺损、不规则囊性扩张，以及造影剂胰管外渗出，排空延迟和不显影等。胆管、胰管均有狭窄，且两管的距离因癌肿浸润收缩而拉近，是胰头癌在 ERCP 检查中的特征性征象。

（5）实验室检查：伴有梗阻性黄疸时会出现血清总胆红素和直接胆红素升高，碱性磷酸酶和转氨酶升高；CA19-9、CEA、CA242 等血清学肿瘤标志物可能会增高。

释义

■ 胰腺癌中，约 70% 发生在胰头颈部位，胰体、胰尾各占 15% 左右。导管腺癌占胰腺癌的 80%～90%，主要由不同分化程度的导管样结构构成。胰腺腺泡细胞癌、胰腺小细胞癌、胰腺小腺体癌、胰腺大嗜酸性粒细胞癌和胰腺特殊类型导管来源癌等较为少见。

■ 胰腺癌临床表现取决于癌的部位、病程早晚、有无转移以及邻近器官累及的情况。黄疸是胰腺癌，特别是胰头癌的重要症状，胰体尾癌仅在波及胰头时才出现，通常表现为梗阻性、进行性黄疸。胰头癌或胰体尾癌均可伴有中腹或左、右上腹部疼痛。和其他癌不同，胰腺癌常在初期即有消瘦、乏力。胰腺深在于后腹部，通常难以摸到，如已摸到肿块，多属进展期或晚期。胆总管下端及胰腺导管被肿瘤阻塞，胆汁和胰液不能进入十二指肠可导致食欲减退。胰腺外分泌功能不良可导致脂肪泻。

■ 胰腺平扫和增强 CT、MRI 可明确肿瘤的位置、大小及与周围组织等重要结构的关系。必要时进行腹腔血管造影有助于明确受累血管的部位、范围和程度。

■ 胰腺癌病灶密度均匀或不均匀，边缘可呈分叶状，较大肿块内可见低密度坏死区；若肿块发生在钩突部则尖端变圆钝；增强扫描肿瘤多呈低增强，密度低于邻近胰腺密度；胰头肿瘤多合并肝内、外胆管扩张，胰管扩张及胆囊增大；扩张的胆总管、胰管同时显示，称"双管征"。

（三）治疗方案的选择

根据《临床诊疗指南·外科学分册（第 1 版）》（人民卫生出版社，2006）、《黄家驷外科学（第 7 版）》（人民卫生出版社，2008）及全国高等学校教材《外科学（第 7 版）》（人民卫生出版社，2008）。

1. 根据术前检查所获得的资料，初步判断肿瘤能否手术切除。
2. 如胰头肿瘤局限，经腹行胰头癌根治术；体尾部肿瘤局限，经腹行胰体尾癌根治术。
3. 如肿瘤侵犯肠系膜上静脉或脾静脉或门静脉，可行血管重建。
4. 如肿瘤侵犯局部周围器官，可行扩大根治术。
5. 如肿瘤手术不能切除，合并胆道梗阻时，可行姑息性手术解除梗阻、内支架引流或 PTCD 外引流。

> **释义**
>
> ■ 胰腺癌治疗仍然是以外科治疗为主，放疗、化疗为辅的综合治疗，并在探讨靶向治疗、免疫治疗和生物治疗等新方法。
>
> ■ 手术是唯一可能根治的方法，根治性手术方式包括胰头十二指肠切除术、扩大胰头十二指肠切除术、保留幽门的胰十二指肠切除术、胰体尾切除术、全胰腺切除术等。
>
> ■ 对于不适合行根治性手术的病例，通常需要解除梗阻性黄疸，一般采用胆肠吻合术、内支架引流术或外引流术。
>
> ■ 因病情复杂、患者自身机体的原因或医疗条件的限制不适合手术的患者，要向患者提供其他治疗方式的选择，履行医师的告知义务和患者对该病的知情权。

（四）标准住院日

为 14~21 天。

> **释义**
>
> ■ 胰腺癌患者入院后，常规检查、影像学检查等术前准备需要 3~6 天，术后恢复 9~13 天，总住院时间小于 21 天的均符合本路径要求。

（五）进入路径标准

1. 第一诊断必须符合 ICD-10：C25.0 胰腺癌疾病编码。
2. 患者本人知情同意手术治疗。
3. 满足以下条件：
（1）可以切除：①胰头、体、尾部肿瘤；②无远处转移；③腹腔干和肠系膜上动脉周围脂肪清晰光整；④肠系膜上静脉、门静脉通畅无浸润。
（2）可能切除：①头、体部：单侧或双侧肠系膜上静脉、门静脉严重受侵，肠系膜上动脉受累<180°，胃十二指肠动脉受累或包绕（在可重建的前提下），短段肠系膜上静脉闭塞（在可重建的前提下）；②尾部：肠系膜上动脉或腹腔动脉受累<180°。
4. 当患者合并其他疾病，但住院期间不需要特殊处理也不影响第一诊断的临床路径流程实施时，可以进入路径。

> **释义**
>
> ■ 本路径适用对象为胰腺癌，包括胰腺导管腺癌、胰腺腺泡细胞癌、胰腺小细胞癌、胰腺小腺体癌、胰腺大嗜酸性粒细胞癌和胰腺特殊类型导管来源癌等。
>
> ■ 患者合并高血压、糖尿病、冠心病、慢性阻塞性肺炎、慢性肾病等其他慢性疾病，需要术前对症治疗时，如果不影响麻醉和手术，不延长术前准备的时间，可进入本路径。上述慢性疾病如果需要特殊准备或经治疗稳定后才能行手术，或正在接受抗凝、抗血小板治疗等，先进入其他相应内科疾病的诊疗路径。

（六）术前准备（指工作日）

3～6天。

1. 必须的检查项目：

（1）血常规+血型、尿常规、大便常规+隐血。

（2）肝功能、肾功能、电解质、凝血功能、肿瘤标志物检查（含CA19-9、CEA）、感染性疾病筛查（乙型肝炎、丙型肝炎、HIV、梅毒）。

（3）心电图、胸片正侧位，上腹部CT（增强）或MRI（增强），肝胆胰腺B超。

2. 根据患者病情，可考虑进一步检查：

（1）血气分析、超声心动图、肺功能检测（老年人或既往有相关病史者）。

（2）必要时行上腹部CTA、MRCP、ERCP、PTC/PTCD检查，超声内镜。

> **释义**
>
> ■ 必查项目是确保手术治疗安全、有效开展的基础，术前必须完成。
>
> ■ 为缩短患者住院等待时间，检查项目可以在患者入院前于门诊完成。
>
> ■ 高龄患者或有心肺功能异常患者，术前根据病情增加心脏彩超、动态心电图、肺功能、血气分析等检查。

（七）预防性抗菌药物选择与使用时机

1. 抗菌药物：按照《抗菌药物临床应用指导原则》（卫医发〔2004〕285号）执行。建议使用第二代头孢菌素，有反复感染史者可选头孢曲松或头孢哌酮或头孢哌酮舒巴坦；明确感染患者，可根据药敏试验结果调整抗菌药物。

2. 在给予抗菌药物治疗之前应尽可能留取相关标本送培养，获病原菌后进行药敏试验，作为调整用药的依据。有手术指征者应进行外科处理，并于手术过程中采集病变部位标本做细菌培养及药敏试验。

3. 预防性用抗菌药物，时间为术前0.5小时，手术超过3小时加用1次抗菌药物；总预防性用药时间一般不超过24小时，个别情况可延长至48小时。

> **释义**
>
> ■ 胰腺癌手术切口属于Ⅱ类切口，可按规定预防性和术后应用抗菌药物，通常选用第二代头孢菌素，术中尽可能留取胆汁等相关标本送培养，作为调整用药的依据。

（八）手术日

入院第4～7天。

1. 麻醉方式：气管内插管全身麻醉。

2. 手术方式：

（1）胰头癌根治术（标准的胰十二指肠切除术）。

（2）姑息性胰十二指肠切除术。

（3）胆肠吻合附加胃空肠吻合术等。

（4）胰体尾癌根治术。

3. 术中植入物：无。

4. 术中用药：麻醉常规用药，补充血容量药物（晶体、胶体）。

5. 术中输血：根据术中出血量及患者血红蛋白水平而定。

6. 病理：术后标本送病理行石蜡切片（视术中情况必要时术中行冷冻检查）。

> **释义**
>
> ■ 根据胰腺癌的实际情况（位置、侵犯情况等）选择不同的手术方式。
> ■ 术前用抗菌药物参考《抗菌药物临床应用指导原则》执行。
> ■ 手术是否输血依照术中出血量而定。

（九）术后住院恢复

9~13 天。

1. 必须复查的检查项目：血常规、电解质、血淀粉酶、尿淀粉酶、肿瘤标志物。

2. 结合患者病情，可考虑进行检查：腹部 B 超、CT 检查。

3. 术后用药：抗菌药物；根据患者病情使用抑酸剂、静脉营养、生长抑素。

4. 各种管道处理：尽早拔除胃管、尿管、引流管、深静脉穿刺管。

5. 康复情况：监测生命体征，观察有无并发症发生、胃肠道功能恢复情况，指导患者术后饮食。

6. 伤口护理。

> **释义**
>
> ■ 术后可根据患者恢复情况做必须复查的检查项目，并根据病情变化增加检查的频次。复查项目并不仅局限于路径中的项目。

（十）出院标准

1. 生命体征平稳，可自由活动。

2. 饮食恢复，无需静脉补液。

3. 没有需要住院处理的并发症和（或）合并症。

> **释义**
>
> ■ 主治医师应在出院前，通过复查的各项检查并结合患者恢复情况决定能否出院。如果确有需要继续留院治疗的情况，超出了路径所规定的时间，应先处理并发症并符合出院条件后再准许患者出院。

（十一）变异及原因分析

1. 合并全身其他重要器官功能不全，手术风险增高，需要进行相关的诊断和治疗。

2. 围术期由于营养不良、脓毒血症等其他合并症，以及新辅助化疗，需要延期外科手术的患者。

3. 入院后完善检查，证实胰腺外广泛转移无法手术者，退出本路径。

4. 术前临床分期与术中实际情况不符，术中按照实际病情改变术式。

5. 围术期的合并症和（或）并发症，需要进行相关的诊断和治疗，导致住院时间延长、费用增加。

> **释义**
>
> ■ 对于轻微变异，如由于某种原因，路径指示应当于某一天进行的操作不能如期进行而要延期的，当这种改变不会对最终结果产生重大改变，也不会明显增加住院天数和住院费用时，可不出本路径。
>
> ■ 除以上所列变异及原因外，如还出现医疗、护理、患者、环境等多方面的变异原因，应阐明变异相关问题的重要性，必要时须及时退出本路径，并应将特殊的变异原因进行归纳、总结，以便重新修订路径时作为参考，不断完善和修订路径。

四、胰腺癌临床路径给药方案

【用药选择】

1. 为预防术后腹腔感染，应针对肠道革兰阴性杆菌、肠球菌属等需氧菌和脆弱拟杆菌等厌氧菌的药物选用药物。

2. 第二代头孢菌素注射剂有头孢呋辛、头孢替安等。

【药学提示】

1. 接受胰腺癌手术者，应在术前 0.5~2 小时给药，或麻醉开始时给药，使手术切口暴露时局部组织中已达到足以杀灭手术过程中入侵切口细菌的药物浓度。

2. 胰腺癌手术时间通常超过 3 小时，可手术中给予第 2 剂。

【注意事项】

1. 胰腺癌手术切口系 II 类切口，由于手术部位存在大量人体寄殖菌群，手术时可能污染手术野引致感染，故此类手术需预防用抗菌药物。

2. 经验治疗需选用能覆盖肠道革兰阴性杆菌、肠球菌属等需氧菌和脆弱拟杆菌等厌氧菌的药物。

3. 术中应留取相关标本（如胆汁等）送培养。术后出现感染征象时应取血、引流液标本送细菌培养及药敏试验，作为调整用药的依据。

4. 用药前必须详细询问患者先前有否对头孢菌素类、青霉素类或其他药物的过敏史。

五、推荐表单

（一）医师表单

胰腺癌临床路径医师表单

适用对象：第一诊断为胰腺癌（术前影像学检查可以切除者）（ICD-10：C25）
行胰头癌根治术或胰体尾癌根治术（ICD-9-CM-3：52.5～52.7）

患者姓名：	性别：	年龄：	门诊号：	住院号：
住院日期： 年 月 日	出院日期： 年 月 日			标准住院日：14～21 天

日期	住院第 1 天	住院第 2～5 天	住院第 3～6 天（术前 1 日）
主要诊疗工作	□ 询问病史及体格检查 □ 完成住院病历和首次病程记录书写 □ 开实验室检查单 □ 上级医师查房 □ 初步确定诊治方案和特殊检查项	□ 上级医师查房 □ 完成术前准备与术前评估 □ 完成必要的相关科室会诊 □ 根据体检、实验室、B 超、CT、MR 结果等，进行术前讨论，确定治疗方案 □ 异常的检验及检查结果分析及处理	□ 手术医嘱 □ 住院医师完成上级医师房记录、术前小结等 □ 向患者及家属交代病情、手术安排及围手术期注意事项 □ 签署手术知情同意书（含标本处置）、自费用品协议书、输血同意书、麻醉同意书、术后镇痛同意书，或授权委托书
重点医嘱	**长期医嘱** □ 胰腺癌常规护理 □ 外科二级或三级护理常规 □ 饮食 □ 专科基础用药：保肝类药物、维生素 K_1 **临时医嘱** □ 血常规+血型、尿常规、便常规+隐血 □ 凝血功能、电解质、肝功能、肾功能、消化系统肿瘤标志物、感染性疾病筛查 □ 心电图、X 线胸片 □ 上腹部 CT 平扫+增强或 MRCP/MRA、腹部 B 超 □ 必要时行血气分析、肺功能、超声心动图、ERCP、超声内镜	**长期医嘱** □ 胰腺癌常规护理 □ 外科二级或三级护理常规 □ 患者既往基础用药 □ 专科基础用药：保肝类药物、维生素 K_1 □ 其他相关治疗 **临时医嘱** □ 相关专科会诊（酌情）	**长期医嘱** □ 同前 **临时医嘱：** □ 术前医嘱： （1）常规准备明日在气管内插管全身麻醉下拟行胰头癌根治术或胰体尾癌根治术 （2）备皮 （3）药物过敏试验 （4）术前禁食 4～6 小时，禁水 2～4 小时 （5）必要时行肠道准备（清洁肠道） （6）麻醉前用药 （7）术前留置胃管和尿管 □ 术中特殊用药带药（如抗菌药物、胰岛素等） □ 备血 □ 带影像学资料入手术室
病情变异记录	□ 无 □ 有，原因： 1. 2.	□ 无 □ 有，原因： 1. 2.	□ 无 □ 有，原因： 1. 2.
医师签名			

日期	住院第 4~7 天 （手术日）		住院第 5~8 天 （术后第 1 日）
	术前与术中	术后	
主要诊疗工作	□ 送患者入手术室 □ 麻醉准备，监测生命体征 □ 施行手术 □ 保持各引流管通畅 □ 解剖标本，送病理检查 □ 麻醉医师完成麻醉记录	□ 完成术后首次病程记录 □ 完成手术记录 □ 向患者及家属说明手术情况	□ 上级医师查房 □ 观察病情，引流量和颜色 □ 检查手术伤，更换敷料 □ 分析实验室检查结果 □ 维持水、电解质平衡 □ 评估镇痛效果 □ 完成常规病程记录
重点医嘱	**长期医嘱** □ 胰腺癌常规护理 □ 一级护理 □ 禁食 **临时医嘱** □ 液体治疗 □ 麻醉诱导前 30 分钟使用抗菌药物 □ 支持治疗（视情况）	**长期医嘱** □ 胰腺术后常规护理 □ 一级护理 □ 禁食 □ 监测生命体征 □ 记录 24 小时液体出入量 □ 常规雾化吸入，bid □ 胃管接负压瓶吸引并记量（酌情） □ 腹腔引流管接负压吸引并记量 □ 尿管接尿袋，记尿量 □ 预防性抗菌药物使用 □ 监测血糖（视情况） □ 必要时测定中心静脉压 □ 必要时使用抑酸剂及生长抑素 **临时医嘱** □ 吸氧 □ 液体治疗 □ 术后当天查血常规和血生化 □ 必要时急查肝功能、凝血功能等 □ 明晨查血常规、生化和肝功能等	**长期医嘱** □ 患者既往基础用药（同前） □ 肠外营养治疗 **临时医嘱** □ 液体治疗及纠正水、电解质失衡 □ 根据病情复查实验室检查（如血常规、血生化等） □ 更换手术伤口敷料 □ 必要时测定中心静脉压 □ 根据病情变化施行相关治疗
病情变异记录	□ 无　□ 有，原因： 1. 2.	□ 无　□ 有，原因： 1. 2.	□ 无　□ 有，原因： 1. 2.
医师签名			

日期	住院第 6~10 天 （术后第 2~3 日）	住院第 8~11 天 （术后第 4~6 日）	住院第 12~21 天 （出院日）
主要诊疗工作	□ 上级医师查房 □ 观察病情变化 □ 观察引流量和颜色 □ 评估镇痛效果 □ 复查实验室检查 □ 住院医师完成常规病程记录 □ 必要时予相关特殊检查	□ 上级医师查房 □ 观察腹部、肠功能恢复情况 □ 观察引流量和颜色 □ 根据手术情况和术后病理结果，进行肿瘤分期与后续治疗评定 □ 住院医师完成常规病程记录 □ 必要时予相关特殊检查	□ 上级医师查房 □ 明确是否符合出院标准 □ 通知出院处 □ 通知患者及其家属出院 □ 完成出院记录、病案首页、出院证明书等 □ 向患者告知出院后注意项，如康复计划、返院复诊、后续治疗，及相关并发症的处理等 □ 出院小结、出院证明及出院须知并交患者或家属
重点医嘱	**长期医嘱** □ 继续监测生命体征（视情况） □ 拔除引流管（视情况） □ 拔除胃管（视情况） □ 拔除尿管（视情况） □ 肠外营养支持或液体治疗 □ 启动肠内营养（视情况） □ 无感染证据时停用抗菌药物 **临时医嘱** □ 其他相关治疗 □ 血常规、生化、肝肾功能等（视情况）	**长期医嘱** □ 二级或三级护理（视情况） □ 肛门排气后改流质饮食/半流质饮食 □ 拔除深静脉留置管（视情况） □ 停止记 24 小时出入量 □ 停止镇痛治疗 □ 逐步减少或停止肠外营养或液体治疗 □ 伤口换药/拆线（视情况） **临时医嘱** □ 复查血常规、生化、肝功能等 □ 必要时行 X 线胸片、CT、B 超等	**出院医嘱** □ 出院相关用药
病情变异记录	□ 无 □ 有，原因： 1. 2.	□ 无 □ 有，原因： 1. 2.	□ 无 □ 有，原因： 1. 2.
医师签名			

（二）护士表单

胰腺癌临床路径护士表单

适用对象：第一诊断为胰腺癌（术前影像学检查可以切除者）（ICD-10：C25）
行胰头癌根治术或胰体尾癌根治术（ICD-9-CM-3：52.5-52.7）

患者姓名：	性别：　　年龄：　　门诊号：	住院号：
住院日期：　　年　月　日	出院日期：　　年　月　日	标准住院日：14-21 天

日期	住院第 1 天	住院第 2~3 天	住院第 3~6 天 （术前第 1 天）
健康宣教	□ 入院宣教 　介绍主管医师、护士 　介绍环境、设施 　介绍住院注意事项	□ 术前宣教 　宣教疾病知识 　主管护士与患者沟通，了解 　并指导心理应对	□ 术前宣教 　术前准备及手术过程 　告知准备物品、沐浴 　告知术后饮食、活动及探 　视注意事项 　告知术后可能出现的情况 　及应对方式 　主管护士与患者沟通，了 　解并指导心理应对 □ 告知家属等候区位置
护理处置	□ 核对患者姓名，佩戴腕带 □ 建立入院护理病历 □ 卫生处置：剪指（趾）甲、 　沐浴，更换病号服	□ 协助医师完成术前检查化验 □ 若行 CT、B 超，检查前禁 　食、禁水	□ 术前准备 　配血、抗菌药物皮试 　备皮、药物灌肠 　禁食、禁水
基础护理	□ 三级护理 □ 晨晚间护理 □ 患者安全管理	□ 三级护理 □ 晨晚间护理 □ 患者安全管理	□ 三级护理 □ 晨晚间护理 □ 患者安全管理
专科护理	□ 护理查体 □ 瞳孔、意识监测 □ 需要时，填写跌倒及压疮防 　范表 □ 需要时，请家属陪护	□ 协助医师完成术前检查化验 □ 护理查体 □ 需要时，请家属陪护	□ 遵医嘱完成术前准备 　配血、抗菌药物皮试 　备皮、药物灌肠 　禁食、禁水
重点医嘱	□ 详见医嘱执行单	□ 详见医嘱执行单	□ 详见医嘱执行单
病情变异记录	□ 无　□ 有，原因： 1. 2.	□ 无　□ 有，原因： 1. 2.	□ 无　□ 有，原因： 1. 2.
护士签名			

日期	住院第 4~7 天 （手术日）		住院第 5~8 天 （术后第 1 日）
	术前与术中	术后	
健康 宣教	□ 告知术中术后可能出现情况 　及应对方式 　告知用药情况 　给予患者及家属心理支持 □ 告知手术地点和家属等候区 　位置	□ 术后当日宣教 　告知监护设备、管路功能及 　注意事项 　告知饮食、体位要求 　告知疼痛注意事项 　告知术后可能出现情况及应 　对方式 　告知用药情况 □ 给予患者及家属心理支持 □ 再次明确探视陪护须知	□ 术后宣教 　药物作用及频率 　活动指导 　复查患者对术前宣教内容 　的掌握程度 　疾病恢复期注意事项 　拔尿管后注意事项 　床上活动注意事项
护理 处置	□ 送手术 　摘除患者各种活动物品 　核对患者资料及带药 　填写手术交接单，签字确认	□ 接手术 　核对患者及资料，签字确认	□ 遵医嘱完成相关检查 □ 夹闭尿管，锻炼膀胱功能
基础 护理	□ 外科二级或三级常规护理 □ 患者安全管理	□ 外科二级或三级常规护理 □ 卧位护理：协助翻身、床上 　移动、预防压疮 □ 排泄护理 □ 患者安全管理	□ 外科二级或三级常规护理 □ 晨晚间护理 □ 协助翻身、床上移动、预 　防压疮 □ 排泄护理 □ 床上温水擦浴 □ 协助更衣 □ 患者安全管理
专科 护理	□ 病情观察，评估生命体征、 　意识、皮肤等情况	□ 病情观察，写特护记录 　q2h 评估生命体征、意识、 　体征、肢体活动、皮肤情况、 　伤口敷料、各种引流管情况、 　出入量 □ 遵医嘱予抗感染、抑酶、抑 　酸、控制血糖等治疗	□ 病情观察，写特护记录 　q2h 评估生命体征、意识、 　体征、肢体活动、皮肤情 　况、伤口敷料、各种引流 　管情况、出入量 □ 遵医嘱予抗感染、抑酶、 　抑酸、控制血糖等治疗 □ 需要时，联系主管医师给 　予相关治疗及用药
重点 医嘱	□ 详见医嘱执行单	□ 详见医嘱执行单	□ 详见医嘱执行单
病情 变异 记录	□ 无　□ 有，原因： 1. 2.	□ 无　□ 有，原因： 1. 2.	□ 无　□ 有，原因： 1. 2.
护士 签名			

日期	住院第 6～10 天 （术后第 2～3 日）	住院第 8～11 天 （术后第 4～6 日）	住院第 12～21 天 （出院日）
健康宣教	□ 术后宣教 　活动指导 　复查患者对术前宣教内容的 　掌握程度 　疾病恢复期注意事项 　拔尿管后注意事项 　床上活动注意事项	□ 术后宣教 　活动指导 　指导饮食 　疾病恢复期注意事项	□ 出院宣教 　复查时间 　服药方法 　活动休息 　指导饮食 　康复训练方法 □ 指导办理出院手续
护理处置	□ 遵医嘱完成相关检查 □ 拔除尿管	□ 遵医嘱完成相关检查	□ 办理出院手续 □ 书写出院小结
基础护理	□ 特级或一级护理 □ 晨晚间护理 □ 协助翻身、床上移动、预防 　压疮 □ 排泄护理 □ 床上温水擦浴 □ 协助更衣 □ 患者安全管理	□ 一级或二级护理 □ 晨晚间护理 □ 协助或指导进食、进水 □ 协助或指导床旁活动 □ 患者安全管理	□ 二级护理 □ 协助或指导进食、进水 □ 协助或指导活动 □ 患者安全管理
专科护理	□ 病情观察，写特护记录 　q2h 评估生命体征、意识、 　体征、肢体活动、皮肤情况、 　伤口敷料、各种引流管情况、 　出入量 □ 遵医嘱予抗感染、抑酶、抑 　酸、控制血糖等治疗 □ 需要时，联系主管医师给予 　相关治疗及用药	□ 病情观察，写护理记录 　评估生命体征、意识、体征、 　肢体活动、皮肤情况、伤口 　敷料、各种引流管情况、出 　入量 □ 遵医嘱予抗感染、抑酶、抑 　酸、控制血糖等治疗 □ 需要时，联系主管医师给予 　相关治疗及用药	□ 病情观察 　评估生命体征、意识、体 　征、肢体活动等情况
重点医嘱	□ 详见医嘱执行单	□ 详见医嘱执行单	□ 详见医嘱执行单
病情变异记录	□ 无　□ 有，原因： 1. 2.	□ 无　□ 有，原因： 1. 2.	□ 无　□ 有，原因： 1. 2.
护士签名			

（三）患者表单

胰腺癌临床路径患者表单

适用对象：第一诊断为胰腺癌（术前影像学检查可以切除者）（ICD-10：C25）

行胰头癌根治术或胰体尾癌根治术（ICD-9-CM-3：52.5~52.7）

患者姓名：	性别： 年龄： 门诊号：	住院号：
住院日期： 年 月 日	出院日期： 年 月 日	标准住院日：14~21 天

日期	住院第 1 天	住院第 2~5 天	住院第 3~6 天 （术前 1 日）
监测	□ 测量生命体征、体重	□ 每日测量生命体征、询问排便	□ 测量生命体征、询问排便
医患配合	□ 护士行入院护理评估（简单询问病史） □ 接受入院宣教 □ 医师询问病史、既往病史、用药情况，收集资料 □ 进行体格检查	□ 配合完善术前相关化验、检查 **术前宣教** □ 胰腺癌疾病知识、临床表现、治疗方法	□ 配合完善术前相关化验、检查 **术前宣教** □ 术前用物准备 □ 医师与患者及家属介绍病情及手术谈话 □ 探视及陪护制度
重点诊疗及检查	**重点诊疗** □ 三级护理 □ 既往基础用药	**重点诊疗** □ 三级护理 □ 既往基础用药	**重点诊疗** □ 术前准备 备皮 配血 药物灌肠 术前签字
饮食及活动	□ 普通饮食 □ 正常活动	□ 普通饮食 □ 正常活动	□ 术前禁食 4~6 小时，禁水 2~4 小时 □ 正常活动

日期	住院第 4~7 天 （手术日）		住院第 5~8 天 （术后第 1 日）
	术前与术中	术后	
监测	□ 手术清晨测量生命体征、血压 1 次	□ 定时监测生命体征	□ 定时监测生命体征
医患配合	□ 术前用物准备 □ 手术室接患者，配合核对 □ 手术时家属在等候区等候	□ 根据医嘱予监护设备、吸氧 □ 配合护士定时监测生命体征、肢体活动、伤口敷料等 □ 不要随意动引流管 □ 疼痛的注意事项及处理 □ 告知医护不适及异常感受 □ 配合评估手术效果	□ 术后体位：垫枕 □ 根据医嘱予监护设备、吸氧 □ 配合护士定时监测生命体征、肢体活动、伤口敷料等 □ 不要随意动引流管 □ 疼痛的注意事项及处理 □ 告知医护不适及异常感受 □ 配合评估手术效果
重点诊疗及检查	**重点诊疗** □ 用药：降压等药物的应用	**重点诊疗** □ 特级护理 □ 予监护设备、吸氧 □ 注意留置管路安全与通畅 □ 用药：抗菌药物、止血药、抑酸、激素、补液药物的应用 □ 护士协助记录出入量	**重点诊疗** □ 特级护理 □ 予监护设备、吸氧 □ 注意留置管路安全与通畅 □ 用药：抗菌药物、止血药、抑酸、激素、补液药物的应用 □ 护士协助记录出入量
饮食及活动	□ 术前禁食 4~6 小时，禁水 2~4小时 □ 正常活动	□ 禁食 □ 床上翻身活动	□ 禁食 □ 床上翻身活动

日期	住院第 6~10 天 （术后第 2~3 日）	住院第 8~11 天 （术后第 4~6 日）	住院第 12~21 天 （出院日）
监测	□ 定时监测生命体征，每日询问排便	□ 定时监测生命体征、每日询问排便	□ 定时监测生命体征，询问排便
医患配合	□ 医师巡视，了解病情 □ 配合意识、肢体活动、腹部体征观察及必要的检查 □ 护士行晨晚间护理 □ 护士协助排泄等生活护理 □ 配合监测出入量 □ 膀胱功能锻炼，成功后可将尿管拔除 □ 注意探视及陪护时间	□ 医师巡视，了解病情 □ 配合意识、肢体活动、腹部体征观察及必要的检查 □ 护士行晨晚间护理 □ 护士协助进食进水、排泄等生活护理 □ 配合监测出入量 □ 注意探视及陪护时间	□ 护士行晨晚间护理 □ 医师拆线 □ 伤口注意事项 **出院宣教** □ 接受出院前康复宣教 □ 学习出院注意事项 □ 了解复查程序 □ 办理出院手续，取出院带药
重点诊疗及检查	**重点诊疗** □ 特级或一级护理 □ 静脉用药逐渐过渡至口服药 □ 医师定时予伤口换药、拔管 **重要检查** □ 定期抽血化验 □ 复查 CT 及 B 超	**重点诊疗** □ 一级或二级护理 □ 半流或普通饮食 □ 医师予伤口换药、拔管 **重要检查** □ 定期抽血化验（必要时）	**重点诊疗** □ 二级或三级护理 □ 普通饮食 **重要检查** □ 定期抽血化验（必要时）
饮食及活动	□ 根据病情逐渐由禁食过渡至流质，必要时鼻饲饮食 □ 卧床休息时可头高位，渐坐起 □ 术后第 2~3 天可视体力情况渐下床活动，循序渐进，注意安全	□ 根据病情逐渐由流食过渡至半流质或普通饮食，必要时鼻饲饮食 □ 卧床休息时可头高位，渐坐起 □ 可视体力情况下床活动，循序渐进，注意安全	□ 普通饮食，营养均衡 □ 勿吸烟、饮酒 □ 正常活动

附：原表单（2009 年版）

胰腺癌临床路径表单

适用对象：第一诊断为胰腺癌（术前影像学检查可以切除者）（ICD-10：C25）

行胰头癌根治术或胰体尾癌根治术（ICD-9-CM-3：52.5-52.7）

患者姓名：		性别：	年龄：	门诊号：		住院号：

住院日期： 年 月 日	出院日期： 年 月 日	标准住院日：14~21 天

日期	住院第 1 天	住院第 2~5 天	住院第 3~6 天（术前 1 日）
主要诊疗工作	□ 询问病史及体格检查 □ 完成住院病历和首次病程记录书写 □ 开实验室检查单 □ 上级医师查房 □ 初步确定诊治方案和特殊检查项目	□ 上级医师查房 □ 完成术前准备与术前评估 □ 完成必要的相关科室会诊 □ 根据体检、实验室、B超、CT、MR 结果等，进行术前讨论，确定治疗方案 □ 异常的检验及检查结果分析及处理	□ 手术医嘱 □ 住院医师完成上级医师查房记录、术前小结等 □ 向患者及家属交代病情、手术安排及围手术期注意事项 □ 签署手术知情同意书（含标本处置）、自费用品协议书、输血同意书、麻醉同意书、术后镇痛同意书，或授权委托书
重点医嘱	**长期医嘱** □ 胰腺癌常规护理 □ 外科二级或三级护理常规 □ 饮食 □ 专科基础用药：保肝类药物、维生素 K$_1$ **临时医嘱** □ 血常规+血型、尿常规、大便常规+隐血 □ 凝血功能、电解质、肝功能、肾功能、消化系统肿瘤标志物、感染性疾病筛查 □ 心电图、X 线胸片 □ 上腹部 CT 平扫+增强或 MRCP/MRA、腹部 B 超 □ 必要时行血气分析、肺功能、超声心动图、ERCP、超声内镜	**长期医嘱** □ 胰腺癌常规护理 □ 外科二级或三级护理常规 □ 患者既往基础用药 □ 专科基础用药：保肝类药物、维生素 K$_1$ □ 其他相关治疗 **临时医嘱** □ 相关专科会诊（酌情）	**长期医嘱** □ 同前 **临时医嘱** □ 术前医嘱： （1）常规准备明日在气管内插管全身麻醉下拟行胰头癌根治术或胰体尾癌根治术 （2）备皮 （3）药物过敏试验 （4）术前禁食 4~6 小时，禁水 2~4 小时 （5）必要时行肠道准备（清洁肠道） （6）麻醉前用药 （7）术前留置胃管和尿管 □ 术中特殊用药带药（如抗菌药物、胰岛素等） □ 备血 □ 带影像学资料入手术室

续　表

日期	住院第 1 天	住院第 2~5 天	住院第 3~6 天 （术前 1 日）
主要护理工作	□ 入院介绍 □ 入院评估 □ 静脉抽血 □ 健康教育 □ 活动指导 □ 饮食指导 □ 患者相关检查配合的指导 □ 疾病知识指导 □ 心理支持	□ 患者活动：无限制 □ 饮食：根据患者情况 　而定 □ 心理支持	□ 健康教育 □ 饮食：术前禁食、禁水 □ 术前沐浴、更衣，取下活动 　义齿、饰物 □ 告知患者及家属术前流程及 　注意事项 □ 备皮、配血、药敏试验，肠 　道准备 □ 术前手术物品准备 □ 促进睡眠（环境、药物） □ 心理支持
病情变异记录	□ 无　□ 有，原因： 1. 2.	□ 无　□ 有，原因： 1. 2.	□ 无　□ 有，原因： 1. 2.
护士签名			
医师签名			

日期	住院第 4~7 天 （手术日）		住院第 5~8 天 （术后第 1 日）
	术前与术中	术　后	
主要诊疗工作	□ 送患者入手术室 □ 麻醉准备，监测生命体征 □ 施行手术 □ 保持各引流管通畅 □ 解剖标本，送病理检查 □ 麻醉医师完成麻醉记录	□ 完成术后首次病程记录 □ 完成手术记录 □ 向患者及家属说明手术情况	□ 上级医师查房 □ 观察病情，引流量和颜色 □ 检查手术伤口，更换敷料 □ 分析实验室检查结果 □ 维持水、电解质平衡 □ 评估镇痛效果 □ 完成常规病程记录
重点医嘱	**长期医嘱** □ 胰腺癌常规护理 □ 一级护理 □ 禁食 **临时医嘱** □ 液体治疗 □ 麻醉诱导前 30 分钟使用抗菌药物 □ 支持治疗（视情况）	**长期医嘱** □ 胰腺癌术后常规护理 □ 一级护理 □ 禁食 □ 监测生命体征 □ 记录 24 小时液体出入量 □ 常规雾化吸入，bid □ 胃管接负压瓶吸引并记量（酌情） □ 腹腔引流管接负压吸引并记量 □ 尿管接尿袋，记尿量 □ 预防性抗菌药物使用 □ 监测血糖（视情况） □ 必要时测定中心静脉压 □ 必要时使用抑酸剂及生长抑素 **临时医嘱** □ 吸氧 □ 液体治疗 □ 术后当天查血常规和血生化 □ 必要时急查肝功能、凝血功能等 □ 明晨查血常规、生化和肝功能等	**长期医嘱** □ 患者既往基础用药（同前） □ 肠外营养治疗 **临时医嘱** □ 液体治疗及纠正水、电解质失衡 □ 根据病情复查实验室检查（如血常规、血生化等） □ 更换手术伤口敷料 □ 必要时测定中心静脉压 □ 根据病情变化施行相关治疗
主要护理工作	□ 术晨按医嘱清洁肠道，停留胃管、尿管 □ 健康教育 □ 饮食指导：禁食、禁水 □ 指导术前注射麻醉用药后注意事项 □ 安排陪送患者入手术室 □ 心理支持	□ 术后活动：去枕平卧 6 小时，协助改变体位及足部活动 □ 吸氧、禁食、禁水 □ 密切观察患者情况 □ 疼痛护理 □ 生活护理（一级护理） □ 皮肤护理 □ 管道护理及指导 □ 记录 24 小时出入量 □ 营养支持护理 □ 心理支持（患者及家属）	□ 体位与活动：协助翻身、取半坐或斜坡卧位 □ 密切观察患者病情变化 □ 饮食：禁食、禁水 □ 疼痛护理 □ 生活护理（一级护理） □ 皮肤护理 □ 管道护理及指导 □ 记录 24 小时出入量 □ 营养支持护理 □ 心理支持（患者及家属） □ 康复指导（运动指导） □ 夜间巡视

续　表

日期	住院第 4~7 天 （手术日）		住院第 5~8 天 （术后第 1 日）
	术前与术中	术　后	
病情 变异 记录	□无　□有，原因： 1. 2.	□无　□有，原因： 1. 2.	□无　□有，原因： 1. 2.
护士 签名			
医师 签名			

日期	住院第 6~10 天 （术后第 2~3 日）	住院第 8~11 天 （术后第 4~6 日）	住院第 12~21 天 （出院日）
主要诊疗工作	□ 上级医师查房 □ 观察病情变化 □ 观察引流量和颜色 □ 评估镇痛效果 □ 复查实验室检查 □ 住院医师完成常规病程记录 □ 必要时予相关特殊检查	□ 上级医师查房 □ 观察腹部、肠功能恢复情况 □ 观察引流量和颜色 □ 根据手术情况和术后病理结果，进行肿瘤分期与后续治疗评定 □ 住院医师完成常规病程记录 □ 必要时予相关特殊检查	□ 上级医师查房 □ 明确是否符合出院标准 □ 通知出院处 □ 通知患者及其家属出院 □ 完成出院记录、病案首页、出院证明书等 □ 向患者告知出院后注意事项，如康复计划、返院复诊、后续治疗，及相关并发症的处理等 □ 出院小结、出院证明及出院须知并交患者或家属
重点医嘱	**长期医嘱** □ 继续监测生命体征（视情况） □ 拔除引流管（视情况） □ 拔除胃管（视情况） □ 拔除尿管（视情况） □ 肠外营养支持或液体治疗 □ 启动肠内营养（视情况） □ 无感染证据时停用抗菌药物 **临时医嘱** □ 其他相关治疗 □ 血常规、生化、肝肾功能等（视情况）	**长期医嘱** □ 二级或三级护理（视情况） □ 肛门排气后改流质饮食/半流质饮食 □ 拔除深静脉留置管（视情况） □ 停止记 24 小时出入量 □ 停止镇痛治疗 □ 逐步减少或停止肠外营养或液体治疗 □ 伤口换药/拆线（视情况） **临时医嘱** □ 复查血常规、生化、肝功能等 □ 必要时行 X 线胸片、CT、B 超等	**出院医嘱** □ 出院相关用药
主要护理工作	□ 体位与活动：协助翻身、取半坐或斜坡卧位 □ 密切观察患者病情变化 □ 饮食：禁食、禁水 □ 疼痛护理、皮肤护理 □ 生活护理（一级护理） □ 管道护理及指导 □ 记录 24 小时出入量 □ 营养支持护理 □ 观察患者腹部体征及肠道功能恢复的情况 □ 心理支持（患者及家属） □ 康复指导（运动指导） □ 夜间巡视	□ 体位与活动：取半坐或斜坡卧位，指导床上或床边活动 □ 饮食：胃肠功能恢复，指导清流质饮食 □ 疼痛护理及指导 □ 协助或指导生活护理 □ 遵医嘱拔除相应导管、镇痛泵管（麻醉医师执行） □ 记录 24 小时出入量 □ 营养支持护理 □ 观察患者腹部体征及胃肠道功能恢复的情况 □ 心理支持（患者及家属） □ 康复指导（运动指导） □ 夜间巡视	**出院指导** □ 办理出院手续 □ 复诊时间 □ 作息、饮食、活动 □ 服药指导 □ 日常保健 □ 清洁卫生 □ 疾病知识及后续治疗

续 表

日期	住院第 6~10 天 （术后第 2~3 日）	住院第 8~11 天 （术后第 4~6 日）	住院第 12~21 天 （出院日）
病情 变异 记录	□无 □有，原因： 1. 2.	□无 □有，原因： 1. 2.	□无 □有，原因： 1. 2.
护士 签名			
医师 签名			

第四十一章

脾破裂临床路径释义

一、脾破裂编码

疾病名称及编码：非创伤性脾破裂（ICD-10：D73.5）

创伤性脾破裂（ICD-10：S36.0）

手术操作名称及编码：脾破裂修补术（ICD-9-CM-3：41.95）

部分脾切除（ICD-9-CM-3：41.43）

脾切除术（ICD-9-CM-3：41.5）

二、临床路径检索方法

（D73.5/S36.0）伴（41.43/41.5/41.95）

三、脾破裂临床路径标准住院流程

（一）适用对象

第一诊断为脾破裂（ICD-10：D73.5/S36.0），行脾破裂修补、部分脾切除及脾切除术（ICD-9-CM-3：41.43/41.5/41.95）。

> **释义**
>
> ■ 适用对象编码参见第一部分。
>
> ■ 本路径适用对象为因腹部外伤或无明显外伤史，引起脾脏实质破裂出血的病例，包括脾包膜下破裂或被膜及实质轻度裂伤、脾实质裂伤，但脾门未累及、严重的实质星状破裂或横断或脾门损伤及脾广泛破裂，脾蒂、脾动静脉主干受损。不包括腹部多发脏器损伤，如肝破裂、胰腺损伤、肠管破裂合并脾破裂，亦不包括因外科手术过程中副损伤引起的医源性脾破裂。
>
> ■ 根据脾破裂的范围及严重程度，脾破裂的手术方式分为脾破裂修补术、部分脾切除术及脾切除术，手术可通过传统开放手术或腹腔镜手术完成。

（二）诊断依据

根据《临床诊疗指南·普通外科分册（第1版）》（中华医学会编著，人民卫生出版社）、全国高等学校教材八年制《外科学（第7版）》（人民卫生出版社）、《黄家驷外科学（第7版）》（人民卫生出版社出版）。

1. 有外伤史，也可无明确外伤史。

2. 左上腹疼痛，可伴有内出血表现（脾被膜下或中央型破裂，内出血表现可不明显）。

3. 腹部B超或CT扫描可有阳性发现。

4. 诊断性腹腔穿刺或腹腔灌洗。

释义

■ 脾破裂患者往往有腹部外伤史，但脾脏慢性病理改变（如血吸虫病、传染性单核细胞增多症等）的患者可无明确外伤或在微弱外力下出现脾破裂。患者伤后一般立即出现腹痛，以左上腹为著，伴恶心、呕吐，如病情加重，可有失血性休克表现。查体腹部可发现外伤伤口或伤痕，有压痛、反跳痛及肌紧张表现，可有移动性浊音阳性表现。

■ 腹部 CT 检查是确诊脾破裂的重要影像学手段，可表现为脾实质内单个或多发混杂密度灶、低密度区内斑片状、线样高密度灶，脾脏体积增大、形态不规则、脾周或腹腔积液等影像学表现。

■ 腹腔穿刺抽出新鲜不凝血或血性液体为腹腔内出血的有力证据，但腹腔穿刺阴性不能除外脾破裂的可能。

■ 脾破裂应注意和肝破裂、肾脏破裂、胰腺损伤、肠系膜撕裂等其他腹腔脏器损伤鉴别，经常出现腹腔脏器多发伤。脾破裂合并肝破裂、胰腺损伤、肠管破裂等多发伤不属于本路径范畴。

（三）选择治疗方案的依据

根据《临床诊疗指南·普通外科分册（第1版）》（中华医学会编著，人民卫生出版社）、全国高等学校教材八年制《外科学（第7版）》（人民卫生出版社）、《黄家驷外科学（第7版）》（人民卫生出版社出版）。

经保守治疗无效行脾破裂修补、部分脾切除及脾切除术。

释义

■ 无失血性休克表现或容易纠正的一过性休克，影像学检查提示脾裂伤较局限、表浅，可暂不手术，嘱患者卧床、制动、应用止血药、严密监测各项生命体征及红细胞及血红蛋白等指标变化。

■ 如保守治疗过程中仍有活动性出血、生命体征不平稳，红细胞、血红蛋白进行性降低时应考虑立即急诊手术。

■ 如保守治疗过程中病情好转，无继续出血表现，无需手术患者不进入本路径。

（四）标准住院日

8～15 天。

释义

■ 脾破裂患者入院后，常规术前检查、包括腹部增强 CT 检查等准备 1～2 天，术后恢复 7～14 天，总住院时间 8～15 天的均符合本路径要求。

（五）进入路径标准

1. 第一诊断必须符合 ICD-10：D73.5/S36.0 脾破裂疾病编码。

2. 当患者合并其他疾病，但住院期间不需要特殊处理也不影响第一诊断的临床路径流程实施时，可以进入路径。

> **释义**
>
> ■ 本路径适用对象为因腹部外伤或无明显外伤史，引起脾脏实质破裂出血的病例，不包括腹部多发脏器损伤，如肝破裂、胰腺损伤、肠管破裂合并脾破裂，亦不包括因外科手术过程中副损伤引起的医源性脾破裂。
>
> ■ 患者如果合并高血压、糖尿病、冠心病、慢性阻塞性肺炎、慢性肾病等其他慢性疾病，需要术前对症治疗时，如果不影响麻醉和手术，不延长术前准备的时间，可进入本路径。上述慢性疾病如果需要经治疗稳定后才能手术或拟行抗凝、抗血小板治疗等，术前需特殊准备的，退出路径。

（六）术前准备

1~2 天。

1. 急诊必须的检查项目：

（1）血常规、血型、尿常规。

（2）肝功能、肾功能、电解质、凝血功能、感染性疾病筛查（乙型肝炎、丙型肝炎、艾滋病、梅毒等）。

（3）腹部 B 超或腹部 CT。

（4）X 线胸片、心电图（休克时可行床边心电图，必要时待血流动力学稳定后行胸片检查）。

（5）诊断性腹腔穿刺或腹腔灌洗。

2. 根据病情可选择的检查项目：

（1）血、尿淀粉酶。

（2）头颅 CT。

> **释义**
>
> ■ 必查项目是确保手术治疗安全、有效开展的基础，术前必须完成，另外需检查 ABO+RhD 血型，交叉配血。
>
> ■ 高龄患者或有心肺功能异常患者，如患者生命体征平稳，一般情况允许，可增加心脏彩超、肺功能、血气分析等检查，如患者为多发伤，可行头颅、胸部 CT 等检查，排除其他脏器有无损伤。可留置中心静脉导管，便于评估液体容量并建立快速补液通道。

（七）预防性抗菌药物选择与使用时机

1. 抗菌药物：按照《抗菌药物临床应用指导原则》（卫医发〔2004〕285 号）执行。可考虑使用第一、二代头孢菌素；明确感染患者，可根据药敏试验结果调整抗菌药物。

2. 如有继发感染征象，尽早开始抗菌药物的经验治疗。

3. 预防性用抗菌药物，时间为术前 0.5 小时，手术超过 3 小时加用 1 次抗菌药物；总预防性用药时间一般不超过 24 小时，个别情况可延长至 48 小时。

> **释义**
>
> ■ 脾脏手术切口属于 Ⅰ 类切口，但如患者为腹部开放性损伤，局部污染较重，术后出现腹腔感染及切口感染的可能性较大，可按规定适当预防性和术后应用抗菌药物，通常选用一代、二代头孢菌素。如术后感染无法控制，可根据细菌培养+药敏结果，选择敏感抗菌药物抗感染，必要时可使用三代头孢菌素。

（八）手术日

入院第 1~2 天。

1. 麻醉方式：气管内插管全身麻醉或硬膜外麻醉。
2. 手术方式：根据脾破裂损伤情况选择脾破裂修补、部分脾切除及全脾切除术等。
3. 术中用药：麻醉常规用药和补充血容量药物（晶体、胶体）、止血药、血管活性药物。
4. 输血：根据术前血红蛋白状况及术中出血情况而定。
5. 病理学检查：术后标本送病理学检查。

> **释义**
>
> ■ 如患者入院时有失血性休克表现，可在抗休克的同时，尽快完成术前基本检查后立即急诊手术。
>
> ■ 手术原则为"抢救生命第一，保脾第二"和"损伤控制"，在不影响抢救生命的前提下，才考虑尽量保留脾脏。如脾脏为轻度包膜撕裂或轻度裂伤，可使用脾动脉结扎、氩气刀烧灼、生物胶粘合止血、物理凝固止血或血管缝线缝合修补术。如损伤范围局限于脾脏上极或下极，可考虑行脾部分切除。如脾脏多发裂伤、脾中心部碎裂、脾门撕裂、高龄患者等病情严重者，应行全脾切除术并迅速结束手术，也可行自体脾组织移植。如原先已有脾脏病理性肿大患者，也应行脾切除术。如患者血流动力学稳定，术者腔镜手术经验丰富者，可选择腹腔镜手术，术中根据具体情况，如出血较为迅猛，患者生命体征不平稳者，可考虑中转开放手术。
>
> ■ 术前用抗菌药物参考《抗菌药物临床应用指导原则》执行。
>
> ■ 术中除麻醉常规用药外，根据患者术前红细胞、血红蛋白等指标及术中出血量情况，可输注悬浮红细胞、血浆、晶体、人工胶体，必要时使用止血药，如注射用尖吻蝮蛇血凝酶及血管活性药物等。
>
> ■ 切除脾脏标本常规送病理检查。

（九）术后住院恢复

7~14 天。

1. 生命体征监测，严密观察有无再出血等并发症发生。
2. 术后用药：
（1）抗菌药物：按照《抗菌药物临床应用指导原则》（卫医发〔2004〕285 号）选用药物。
（2）可选择用药：如制酸剂、止血药、化痰药等。

3. 根据患者病情，尽早拔除胃管、尿管、引流管、深静脉穿刺管。

4. 指导患者术后饮食。

5. 伤口处理。

6. 实验室检查：必要时复查血常规、血生化等。

> **释义**
>
> ■ 术后重点监测血常规，观察腹腔引流管引流量及性状，了解有无出血，并监测体温变化。
>
> ■ 术后查引流液淀粉酶，了解有无胰瘘，如有明显胰瘘，可适当延长引流管保留时间。
>
> ■ 注意监测血小板变化，如大于 $500 \times 10^9/L$，应口服阿司匹林，如大于 $800 \sim 1000 \times 10^9/L$，应口服羟基脲、皮下注射低分子肝素等药物。
>
> ■ 术后如无明显出血迹象，不推荐常规使用止血药，对于有发生下肢深静脉血栓高危因素的患者，可嘱患者早期下床、下肢气压治疗，酌情使用抗凝药。
>
> ■ 术后可根据患者恢复情况做必须复查的检查项目，并根据病情变化增加检查的频次。复查项目并不仅局限于路径中的项目。

（十）出院标准

1. 切口无明显感染，引流管拔除。

2. 生命体征平稳，可自由活动。

3. 饮食恢复，无需静脉补液。

4. 无需要住院处理的其他并发症或合并症。

> **释义**
>
> ■ 主管医师应在出院前，通过复查的各项检查并结合患者恢复情况决定能否出院。如果确有需要继续留院治疗的情况，超出了路径所规定的时间，应先处理并发症并符合出院条件后再准许患者出院。

（十一）变异及原因分析

1. 观察和治疗过程中发现合并其他腹腔脏器损伤者，影响第一诊断的治疗时，需同时进行治疗，进入相关路径。

2. 手术后出现伤口脂肪液化或感染、腹腔感染、胰瘘等并发症，可适当延长住院时间，费用增加。

3. 非手术治疗患者住院时间可延长至 2~3 周。

> **释义**
>
> ■ 因每个医院实际情况不同，临床操作可能与路径要求不完全一致，对于轻微变异，如由于某种原因，路径指示应当于某一天的操作不能如期进行而要延期的，这

种改变不会对最终结果产生重大改变，也不会更多的增加住院天数和住院费用，可不出本路径。

■ 除以上所列变异及原因外，如还出现医疗、护理、患者、环境等多方面的变异原因，应阐明变异相关问题的重要性，必要时须及时退出本路径，并请应将特殊的变异原因进行归纳、总结，以便重新修订路径时作为参考，不断完善和修订路径。

■ 脾切除术后常见并发症，如胰瘘、腹腔感染、脾热、切口感染等，如出现上述并发症可注明变异及原因，并延长住院时间。

四、脾破裂临床路径给药方案

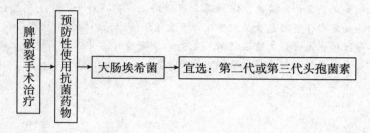

【用药选择】

1. 为预防术后切口感染，应针对肠道杆菌（最常见为大肠埃希菌）选用药物。

2. 第一代头孢菌素常用的注射剂有头孢唑林、头孢噻吩、头孢拉定等，第二代头孢菌素注射剂有头孢呋辛、头孢替安等，第三代头孢菌素包括头孢曲松、头孢他啶、头孢哌酮、头孢哌酮、头孢克肟等。

【药学提示】

1. 接受脾破裂手术者，应在术前 $0.5 \sim 2$ 小时给药，或麻醉开始时给药，使手术切口暴露时局部组织中已达到足以杀灭手术过程中入侵切口细菌的药物浓度。

2. 手术时间较短（<2 小时）的清洁手术，术前用药一次即可。手术时间超过 3 小时，或失血量大（>1500ml），可手术中给予第 2 剂。

【注意事项】

1. 脾脏手术切口属于 I 类切口，但如患者为腹部开放性损伤，局部污染较重，术后出现腹腔感染及切口感染的可能性较大，可按规定适当预防性和术后应用抗菌药物，通常选用第一代、第二代头孢菌素。如术后感染无法控制，可根据细菌培养+药敏结果，选择敏感抗菌药物抗感染，因腹腔感染多为革兰阴性杆菌，如大肠埃希菌等，可使用第三代头孢菌素，如头孢哌酮、头孢曲松等。

2. 用药前必须详细询问患者先前有否对头孢菌素类、青霉素类或其他药物的过敏史。

五、推荐表单

（一）医师表单

脾破裂临床路径医师表单

适用对象：第一诊断为脾破裂（ICD-10：D73.5/S36.0）

行脾破裂修补、部分脾切除及脾切除术（ICD-9-CM-3：41.43/41.5/41.95）

患者姓名：	性别：　年龄：　门诊号：	住院号：
住院日期：　　年　月　日	出院日期：　　年　月　日	标准住院日：8～15 天

日期	住院第 1 天	
主要诊疗工作	□ 询问病史及体格检查 □ 开实验室检查单及 B 超检查（或 CT 扫描） □ 诊断性腹腔穿刺或腹腔灌洗 □ 配血及输血 □ 补液及抗休克治疗 □ 完成必要的相关科室会诊 □ 上级医师查房并判断是否需要急诊手术，并作术前评估 □ 申请急诊手术并开手术医嘱 □ 完成住院病历、首次病程记录、上级医师意见及术前小结 □ 完成术前总结、手术方式、手术关键步骤、术中注意事项等 □ 向患者及家属交代病情及手术安排，围术期注意事项 □ 签署手术知情同意书、自费用品协议书、输血同意书、麻醉同意书或签授权委托书	
重点医嘱	**长期医嘱** □ 脾脏损伤护理常规 □ 一级护理 □ 禁食 □ 其他医嘱 **临时医嘱** □ 血常规、血型、尿常规 □ 肝肾功能、电解质、凝血功能、感染性疾病筛查 □ 配血及输血 □ X 线胸片和心电图（视情况） □ 腹部 B 超（或腹部 CT） □ 深静脉置管 □ 腹腔穿刺或腹腔灌洗	□ 扩容、补液 □ 心电、血压、血氧饱和度监测 □ 术前医嘱： 　　拟急诊气管内全身麻醉下行剖腹探查、脾切除术 　　备皮 　　术前禁食、禁水 　　麻醉前用药 　　术前留置胃管和尿管 □ 术中特殊用药 □ 带影像学资料入手术室
病情变异记录	□ 无　□ 有，原因： 1. 2.	□ 无　□ 有，原因： 1. 2.
医师签名		

日期	住院第 1 天 （手术日）		住院第 2 ~ 3 天 （术后第 1 ~ 2 日）
	术前与术中	术后	
主要诊疗工作	□ 陪送患者入手术室 □ 麻醉准备，监测生命体征 □ 施行手术 □ 保持各引流管通畅 □ 酌情留置中心静脉管	□ 麻醉医师完成麻醉记录 □ 完成术后首次病程记录 □ 完成手术记录 □ 向患者及家属说明手术情况 □ 监测生命体征 □ 保持腹腔引流管通畅引流 □ 术后切除脾脏标本送病理学检查	□ 上级医师查房 □ 观察病情变化 □ 观察引流量和颜色，视引流情况拔除引流管及尿管 □ 观察手术切口 □ 分析实验室检验结果 □ 维持水电解质平衡 □ 住院医师完成常规病程记录
重点医嘱	**长期医嘱** □ 脾脏损伤护理常规 □ 一级护理 □ 禁食 **临时医嘱** □ 术前 0.5 小时开始静脉滴注抗菌药物 □ 术中冰冻病理检查	**长期医嘱** □ 按剖腹探查、脾切除术后常规护理 □ 一级护理 □ 禁食 □ 心电监护 □ 常规雾化吸入，bid □ 胃肠减压并记量（根据手术情况决定） □ 留置导尿管并记量 □ 腹腔引流管接负压吸引并记量 □ 记录 24 小时出入总量 □ 化痰药、制酸剂（必要时） □ 抗菌药物 **临时医嘱** □ 吸氧 □ 急查血常规和血生化 □ 补液治疗 □ 使用止血药 □ 使用血管活性药物（必要时）	**长期医嘱** □ 医嘱同左 □ 停胃肠减压（视情况） □ 停留置导尿（视情况） **临时医嘱** □ 葡萄糖液和盐水液体支持治疗 □ 肠外营养支持（根据患者和手术情况决定） □ 伤口换药 □ 停心电监护 □ 复查血常规和血生化等检查 □ 无感染证据时停用抗菌药物
病情变异记录	□ 无　□ 有，原因： 1. 2.	□ 无　□ 有，原因： 1. 2.	□ 无　□ 有，原因： 1. 2.
医师签名			

日期	住院第 4~6 天 （术后第 3~5 日）	住院第 7 天 （术后第 6 日）	住院第 8~15 天 （出院日）
主要诊疗工作	□ 上级医师查房 □ 观察病情变化 □ 引流量减少后拔除引流管 □ 拔除深静脉置管 □ 住院医师完成常规病程记录 □ 切口换药	□ 上级医师查房 □ 观察有无手术并发症和切口愈合不良情况 □ 观察腹部情况 □ 住院医师完成常规病程记录	□ 上级医师查房 □ 伤口拆线 □ 拔除中心静脉管 □ 明确是否符合出院标准 □ 完成出院记录、病案首页、出院证明书等 □ 通知出入院处 □ 通知患者及家属 □ 向患者告知出院后注意事项，如康复计划、返院复诊、后续治疗及相关并发症的处理等 □ 出院小结、诊断证明书及出院须知交予患者
重点医嘱	**长期医嘱** □ 二级护理 □ 流质或半流饮食 **临时医嘱** □ 减少营养支持或液体支持 □ 切口换药 □ 拔胃管、尿管和引流管	**长期医嘱** □ 半流质饮食 **临时医嘱** □ 换药 □ 血常规、血液生化、肝功能组合（出院前） □ 必要时行腹部 B 超	**临时医嘱** □ 切口拆线 **出院医嘱** □ 出院后相关用药
病情变异记录	□ 无　□ 有，原因： 1. 2.	□ 无　□ 有，原因： 1. 2.	□ 无　□ 有，原因： 1. 2.
医师签名			

（二）护士表单

脾破裂临床路径护士表单

适用对象：第一诊断为脾破裂（ICD-10：D73.5/S36.0）
行脾破裂修补、部分脾切除及脾切除术（ICD-9-CM-3：41.43/41.5/41.95）

患者姓名：	性别： 年龄： 门诊号：	住院号：
住院日期： 年 月 日	出院日期： 年 月 日	标准住院日：8~15 天

日期	住院第1天	住院第1天（手术日）	
		术前与术中	术后
健康宣教	□ 入院宣教 介绍主管医师、护士 介绍环境、设施 介绍住院注意事项	□ 术前宣教 疾病知识、术前准备及手术过程 告知准备物品 告知术后饮食、活动及探视注意事项 告知术后可能出现的情况及应对方式 主管护士与患者沟通，了解并指导心理应对 告知家属等候区位置	□ 术后当日宣教 告知监护设备、管路功能及注意事项 告知饮食、体位要求 告知疼痛注意事项 告知术后可能出现情况及应对方式 告知用药情况 给予患者及家属心理支持 再次明确探视陪护须知
护理处置	□ 核对患者姓名，佩戴腕带 □ 建立入院护理病历 □ 卫生处置：剪指（趾）甲，更换病号服	□ 协助医师完成术前检查化验 □ 术前准备 配血、抗菌药物皮试 备皮 禁食、禁水 □ 送手术 摘除患者各种活动物品 核对患者资料及带药 填写手术交接单，签字确认	□ 接手术 核对患者及资料，签字确认
基础护理	□ 一级护理 □ 患者安全管理	□ 一级护理 □ 患者安全管理	□ 一级护理 □ 卧位护理：协助翻身、床上移动、预防压疮，疼痛护理、管道护理及指导、排泄护理 □ 患者安全管理
专科护理	□ 护理查体 □ 瞳孔、意识监测 □ 需要时，填写跌倒及压疮防范表 □ 静脉抽血、配血（必要时） □ 建立静脉通道，补液、扩容 □ 需要时，请家属陪护	□ 协助医师完成术前检查化验 □ 指导术前更衣、取下义齿等饰物 □ 告知患者及家属术前流程及注意事项 □ 进行备皮、配血、留胃管、尿管等术前准备 □ 术前手术物品准备 □ 安排陪送患者入手术室 □ 心理支持	□ 病情观察，写护理记录 q1h 评估生命体征、瞳孔、意识、体征、肢体活动、皮肤情况、伤口敷料、各种引流管情况、出入量、静脉抽血（遵医嘱） □ 遵医嘱予止血、抑酸等治疗

续　表

日期	住院第 1 天	住院第 1 天 （手术日）	
		术前与术中	术后
重点 医嘱	□ 详见医嘱执行单	□ 详见医嘱执行单	□ 详见医嘱执行单
病情 变异 记录	□ 无　□ 有，原因： 1. 2.	□ 无　□ 有，原因： 1. 2.	□ 无　□ 有，原因： 1. 2.
护士 签名			

日期	住院第 2 ~ 3 天 （术后第 1 ~ 2 日）	住院第 4 ~ 6 天 （术后第 3 ~ 5 日）	住院第 7 天 （术后第 6 日）	住院第 8 ~ 15 天 （出院日）
健康 宣教	□ 术后宣教 　药物作用及频率 　饮食、活动指导 　复查患者对术前宣 　教内容的掌握程度 　疾病恢复期注意 　事项 　拔尿管后注意事项 　下床活动注意事项	□ 术后宣教 　药物作用及频率 　饮食、活动指导 　疾病恢复期注意 　事项	□ 术后宣教 　药物作用及频率 　饮食、活动指导 　疾病恢复期注意 　事项	□ 出院宣教 　复查时间 　服药方法 　活动休息 　指导饮食 □ 指导办理出院手续
护理 处置	□ 遵医嘱完成相关检查 □ 夹闭尿管，锻炼膀 　胱功能	□ 遵医嘱完成相关检查	□ 遵医嘱完成相关检查	□ 办理出院手续 □ 书写出院小结
基 础 护 理	□ 一级或二级护理 □ 卧位护理：协助翻 　身、床上移动、预 　防压疮、疼痛护理、 　管道护理及指导、 　排泄护理 □ 患者安全管理	□ 二级护理 □ 体位与活动：取半 　坐或斜坡卧位，指 　导床上或床边活动 □ 饮食：拔除胃管后 　指导流质或半流 　饮食 □ 患者安全管理	□ 二级护理 □ 体位与活动：自主 　体位，指导下床 　活动 □ 饮食：指导半流 　饮食 □ 患者安全管理	□ 二级护理 □ 患者安全管理
专 科 护 理	□ 病情观察，写护理 　记录 □ 记录 24 小时出入量 □ 饮食：禁食、禁水 □ 营养支持护理（遵 　医嘱） □ 用药指导 □ 心理支持（患者及 　家属）	□ 密切观察患者情况， 　包括观察腹部体征、 　胃肠功能恢复情况、 　切口敷料等 □ 疼痛护理 □ 遵医嘱拔除胃管、 　尿管等 □ 记录腹腔引流量， 　遵医嘱拔除深静脉 　置管、引流管 □ 营养支持护理 □ 用药指导 □ 心理支持（患者及 　家属）	□ 观察患者病情变化， 　包括生命体征、切 　口敷料、腹部体征 □ 协助或指导生活 　护理 □ 静脉抽血 □ 营养支持护理 □ 心理支持	□ 复诊时间 □ 作息、饮食、活动 □ 服药指导 □ 日常保健 □ 清洁卫生 □ 疾病知识及后续 　治疗
重点 医嘱	□ 详见医嘱执行单	□ 详见医嘱执行单	□ 详见医嘱执行单	□ 详见医嘱执行单
病情 变异 记录	□ 无　□ 有，原因： 1. 2.	□ 无　□ 有，原因： 1. 2.	□ 无　□ 有，原因： 1. 2.	□ 无　□ 有，原因： 1. 2.
护士 签名				

（三）患者表单

脾破裂临床路径患者表单

适用对象：第一诊断为脾破裂（ICD-10：D73.5/S36.0）
行脾破裂修补、部分脾切除及脾切除术（ICD-9-CM-3：41.43/41.5/41.95）

患者姓名：		性别： 年龄： 门诊号：	住院号：
住院日期： 年 月 日		出院日期： 年 月 日	标准住院日：8～15 天

日期	住院第1天	住院第1天（手术日）	
		术前与术中	术后
监测	□ 配合测量体温、脉搏、呼吸、血压、血氧饱和度、体重	□ 配合测量生命体征	□ 配合测量生命体征
医患配合	□ 护士行入院护理评估（简单询问病史） □ 接受入院宣教（环境介绍、病室规定、订餐制度、贵重物品保管等） □ 配合询问病史、收集资料，请务必详细告知既往史、用药史、过敏史 □ 配合进行体格检查 □ 有任何不适告知医师	□ 配合完善术前相关化验、检查 □ 术前宣教 □ 了解疾病知识、临床表现、治疗方法 □ 术前用物准备 □ 手术室接患者，配合核对 □ 医师与患者及家属介绍病情及手术谈话 □ 手术时家属在等候区等候 □ 探视及陪护制度	□ 术后体位：麻醉未醒时平卧，清醒后，4～6小时无不适反应可垫枕或根据医嘱予监护设备、吸氧 □ 配合护士定时监测生命体征、瞳孔、肢体活动、切口敷料等 □ 不要随意动引流管 □ 疼痛的注意事项及处理 □ 告知医护不适及异常感受 □ 配合评估手术效果
重点诊疗及检查	□ 一级护理 □ 配合行各术前检查	□ 备皮 □ 配血 □ 术前签字	□ 一级护理 □ 予监护设备、吸氧 □ 注意留置管路安全与通畅 □ 用药：补液药物、止血、抑酸等药物的应用 □ 护士协助记录出入量
饮食及活动	□ 禁食、禁水 □ 限制活动	□ 术前12小时禁食、禁水 □ 限制活动	□ 禁食、禁水 □ 平卧，去枕6小时
患者签名			

日期	住院第2~3天 （术后第1~2日）	住院第4~6天 （术后第3~5日）	住院第7天 （术后第6日）	住院第8~15天 （出院日）
监测	□ 定时监测生命体征	□ 定时监测生命体征	□ 定时监测生命体征	□ 定时监测生命体征
医患配合	□ 医师巡视，了解病情 □ 配合必要的检查 □ 护士行晨晚间护理 □ 护士协助排泄等生活护理 □ 配合监测出入量 □ 膀胱功能锻炼，成功后可将尿管拔除，观察能否正常排尿 □ 注意探视及陪护时间	□ 医师巡视，了解病情 □ 配合必要的检查 □ 护士行晨晚间护理 □ 护士协助进食、进水、排泄等生活护理 □ 配合监测出入量	□ 医师巡视，了解病情 □ 配合必要的检查 □ 护士行晨晚间护理 □ 护士协助进食、进水、排泄等生活护理 □ 配合监测出入量	□ 护士行晨晚间护理 □ 医师拆线 □ 切口注意事项 □ 出院宣教 □ 接受出院前康复宣教 □ 学习出院注意事项 □ 了解复查程序 □ 办理出院手续，取出院带药
重点诊疗及检查	**重点诊疗** □ 一级或二级护理 □ 医师定时予切口换药 **重要检查** □ 定期抽血化验	**重点诊疗** □ 二级护理 □ 医师定时予切口换药 **重要检查** □ 定期抽血化验	**重点诊疗** □ 二级护理 □ 医师定时予切口换药 **重要检查** □ 定期抽血化验 □ 复查腹部超声、CT（必要时）	**重点诊疗** □ 二级护理 **重要检查** □ 定期抽血化验
饮食及活动	□ 禁食、禁水 □ 体位：协助改变体位、协助取斜坡卧位	□ 根据病情逐渐由流食过渡至半流质饮食，营养均衡，取半坐或斜坡卧位，指导床上或床边活动 □ 视体力情况逐渐下床活动，循序渐进，注意安全	□ 半流质饮食，注意营养均衡，视体力情况下床活动，循序渐进，注意安全	□ 半流质饮食过渡至普通饮食，注意营养均衡，视体力适量下床活动，注意安全
患者签名				

附：原表单（2011 年版）

脾破裂临床路径表单

适用对象：第一诊断为脾破裂（ICD-10：D73.5/S36.0）

行脾破裂修补、部分脾切除及脾切除术（ICD-9-CM-3：41.43/41.5/41.95）

患者姓名：	性别：	年龄：	门诊号：	住院号：
住院日期：　年　月　日	出院日期：　年　月　日		标准住院日：8~15 天	

日期	住院第 1 天	
主要诊疗工作	□ 询问病史及体格检查 □ 开化验单及 B 超检查（或 CT 扫描） □ 诊断性腹腔穿刺或腹腔灌洗 □ 配血及输血 □ 补液及抗休克治疗 □ 完成必要的相关科室会诊 □ 上级医师查房并判断是否需要急诊手术，并作术前评估 □ 申请急诊手术并开手术医嘱 □ 完成住院病历、首次病程记录、上级医师意见及术前小结 □ 完成术前总结、手术方式、手术关键步骤、术中注意事项等 □ 向患者及家属交代病情及手术安排，围术期注意事项 □ 签署手术知情同意书、自费用品协议书、输血同意书、麻醉同意书或签授权委托书	
重点医嘱	**长期医嘱** □ 脾脏损伤护理常规 □ 一级护理 □ 禁食 □ 其他医嘱 **临时医嘱** □ 血常规、血型、尿常规 □ 肝肾功能、电解质、凝血功能、感染性疾病筛查 □ 配血及输血 □ X 线胸片和心电图（视情况） □ 腹部 B 超（或腹部 CT） □ 深静脉置管 □ 腹腔穿刺或腹腔灌洗	□ 扩容、补液 □ 心电、血压、血氧饱和度监测 □ 术前医嘱： 　（1）拟急诊气管内全身麻醉下行剖腹探查、脾切除术 　（2）备皮 　（3）术前禁食、禁水 　（4）麻醉前用药 　（5）术前留置胃管和尿管 □ 术中特殊用药 □ 带影像学资料入手术室
主要护理工作	□ 入院介绍 □ 入院评估 □ 治疗护理 □ 静脉抽血、配血（必要时） □ 建立静脉通道，补液、扩容 □ 密切观察患者情况	□ 健康教育 □ 活动指导：限制 □ 饮食指导：禁食 □ 疾病知识指导 □ 用药指导 □ 患者相关检查配合的指导

续　表

日期	住院第 1 天
病情 变异 记录	□ 无　□ 有，原因： 1. 2.
护士 签名	
医师 签名	

日期	住院第 1 天（手术日）		住院第 2~3 天（术后第 1~2 日）
	术前与术中	术后	
主要诊疗工作	□ 陪送患者入手术室 □ 麻醉准备，监测生命体征 □ 施行手术 □ 保持各引流管通畅	□ 麻醉医师完成麻醉记录 □ 完成术后首次病程记录 □ 完成手术记录 □ 向患者及家属说明手术情况 □ 监测生命体征 □ 保持腹腔引流管通畅引流 □ 术后切除脾脏标本送病理学检查	□ 上级医师查房 □ 观察病情变化 □ 观察引流量和颜色，视引流情况拔除引流管及尿管 □ 观察手术切口 □ 分析实验室检验结果 □ 维持水电解质平衡 □ 住院医师完成常规病程记录
重点医嘱	**长期医嘱** □ 脾脏损伤护理常规 □ 一级护理 □ 禁食 **临时医嘱** □ 术前 0.5 小时开始静脉滴注抗菌药物 □ 术中冷冻检查	**长期医嘱** □ 按剖腹探查、脾切除术后常规护理 □ 一级护理 □ 禁食 □ 心电监护 □ 常规雾化吸入，bid □ 胃管接负压瓶吸引并记量（根据手术情况决定） □ 尿管接尿袋 □ 腹腔引流管接负压吸引并记量 □ 记录 24 小时出入总量 □ 化痰药、制酸剂（必要时） □ 抗菌药物 **临时医嘱** □ 吸氧 □ 急查血常规和血生化 □ 补液治疗 □ 使用止血药 □ 使用血管活性药物（必要时）	**长期医嘱** □ 医嘱同左 **临时医嘱** □ 葡萄糖液和盐水液体支持治疗 □ 肠外营养支持（根据患者和手术情况决定） □ 切口换药 □ 停心电监护 □ 复查血常规和血生化等检查 □ 无感染证据时停用抗菌药物
主要护理工作	□ 术前健康教育 □ 术前禁食、禁水 □ 指导术前更衣、取下义齿等饰物 □ 告知患者及家属术前流程及注意事项 □ 进行备皮、配血、停留胃管、尿管等术前准备 □ 术前手术物品准备 □ 安排陪送患者入手术室 □ 心理支持	□ 术后活动：平卧，去枕 6 小时，协助改变体位及足部活动 □ 吸氧（必要时） □ 禁食、禁水 □ 密切观察患者病情 □ 疼痛护理、皮肤护理 □ 管道护理及指导 □ 生活护理（一级护理） □ 记录 24 小时出入量 □ 营养支持护理 □ 用药指导 □ 静脉抽血（遵医嘱） □ 心理支持	□ 体位：协助改变体位、协助取斜坡卧位 □ 密切观察患者情况 □ 疼痛护理 □ 管道护理 □ 生活护理（一级护理） □ 皮肤护理 □ 记录 24 小时出入量 □ 饮食：禁食、禁水 □ 营养支持护理（遵医嘱） □ 用药指导 □ 心理支持（患者及家属） □ 康复指导（运动指导）

续 表

日期	住院第 1 天 （手术日）		住院第 2~3 天 （术后第 1~2 日）
	术前与术中	术后	
病情 变异 记录	□ 无 □ 有，原因： 1. 2.		□ 无 □ 有，原因： 1. 2.
护士 签名			
医师 签名			

日期	住院第 4~6 天 （术后第 3~5 日）	住院第 7 天 （术后第 6 日）	住院第 8~15 天 （出院日）
主要诊疗工作	□ 上级医师查房 □ 观察病情变化 □ 引流量减少后拔除引流管 □ 拔除深静脉置管 □ 住院医师完成常规病程记录 □ 切口换药 □ 拔除胃管（视情况） □ 拔除尿管（视情况）	□ 上级医师查房 □ 观察有无手术并发症和切口愈合不良情况 □ 观察腹部情况 □ 住院医师完成常规病程记录	□ 上级医师查房 □ 切口拆线 □ 明确是否符合出院标准 □ 完成出院记录、病案首页、出院证明书等 □ 通知出入院处 □ 通知患者及家属 □ 向患者告知出院后注意事项，如康复计划、返院复诊、后续治疗及相关并发症的处理等 □ 出院小结、诊断证明书及出院须知交予患者
重点医嘱	**长期医嘱** □ 二级护理 □ 流质或半流饮食 **临时医嘱** □ 减少营养支持或液体支持 □ 切口换药 □ 拔胃管、尿管和引流管	**长期医嘱** □ 半流质饮食 **临时医嘱** □ 换药 □ 血常规、血液生化、肝功能组合（出院前） □ 必要时行腹部 B 超	**临时医嘱** □ 切口拆线 **出院医嘱** □ 出院后相关用药
主要护理工作	□ 体位与活动：取半坐或斜坡卧位，指导床上或床边活动 □ 饮食：拔除胃管后指导流质或半流饮食 □ 密切观察患者情况，包括观察腹部体征、胃肠功能恢复情况、切口敷料等 □ 疼痛护理 □ 遵医嘱拔除胃管、尿管等 □ 记录腹腔引流量，遵医嘱拔除深静脉置管、引流管 □ 生活护理（一级或二级护理） □ 皮肤护理 □ 营养支持护理 □ 用药指导 □ 心理支持（患者及家属） □ 康复指导	□ 体位与活动：自主体位，指导下床活动 □ 饮食：指导半流饮食 □ 观察患者病情变化，包括生命体征、切口敷料、腹部体征 □ 协助或指导生活护理 □ 静脉抽血 □ 营养支持护理 □ 康复指导 □ 心理支持	□ 出院指导 办理出院手续 复诊时间 作息、饮食、活动 服药指导 日常保健 清洁卫生 疾病知识及后续治疗
病情变异记录	□ 无 □ 有，原因： 1. 2.	□ 无 □ 有，原因： 1. 2.	□ 无 □ 有，原因： 1. 2.
护士签名			
医师签名			

第四十二章

门静脉高压症临床路径释义

一、门静脉高压症编码

1. 国家卫生和计划生育委员会原编码：

疾病名称及编码：门静脉高压症［ICD-10：K76.6 伴（K70-K71↑，K74↑，I98.3*）］

手术操作名称及编码：分流或断流术（ICD-9-CM-3：39.1，42.91，44.91）

2. 修改编码：

疾病名称及编码：门静脉高压症（ICD-10：K76.6）

　　　　　　　　　血吸虫病性门静脉高压症（ICD-10：B65.2+ K76.0*）

手术操作名称及编码：分流或断流术（ICD-9-CM-3：39.1，42.91，44.91）

二、临床路径检索方法

（K76.6/B65.2+ K76.0*）伴（39.1/42.91/44.91）

三、门静脉高压症临床路径标准住院流程

（一）适用对象

第一诊断为上消化道出血，门静脉高压症［ICD-10：K76.6 伴（K70-K71↑，K74↑，I98.3）*］，行分流或断流术（ICD-9-CM-3：39.1，42.91，44.91）。

> **释义**
>
> ■ 本路径主要适用对象为肝内型门脉高压症（病因为肝内窦前型梗阻，如血吸虫病肝硬化、先天性肝纤维化；肝内窦性梗阻，如各种感染性免疫性肝炎；肝内窦后性梗阻，如酒精性肝炎），不包括肝前型门脉高压症（病因为先天性门静脉畸形、门静脉血栓、门静脉海绵样变、脾胃区炎性或肿瘤性压迫）、肝后型门脉高压症（病因为巴德吉利亚综合征）。
>
> ■ 该病因首次手术患者，术后再出血患者不进入此路径。
>
> ■ 治疗手段包门体分流术、贲门周围血管离断术、肝移植等。

（二）诊断依据

根据《临床诊疗指南·外科学分册》（中华医学会编著，人民卫生出版社），《黄家驷外科学（第7版）》（人民卫生出版社）。

1. 症状和体征：脾大，呕血或黑便，腹水。

2. 实验室检查：可有脾功能亢进性外周血细胞计数下降、血胆红素升高、白/球蛋白比例倒置等肝功能受损表现。

3. 特殊检查：结合超声、CT、上消化道造影、内镜检查、肝血流量测定、核素心肝比值测定、肝活检（必要时可做骨髓穿刺）结果明确。

> **释义**
>
> ■ 多见于中年男子，病情发展缓慢。症状因病因不同而有所差异，但主要是脾大、脾功能亢进、消化道出血和腹腔积液，部分患者有黄疸、前腹壁静脉曲张等。
>
> ■ 实验室检查中常可见：①血常规："三少"，以白细胞和血小板改变最为明显；②肝功能：常出现血浆白蛋白降低，球蛋白增高，白/球蛋白比例倒置；③凝血功能：凝血酶原时间延长。
>
> ■ 特殊检查常可见：①超声提示肝硬化、脾大、腹腔积液、门静脉系统血流量改变、出现血栓等情况；②腹部 CT、门静脉系统重建提示有肝硬化、脾大、腹腔积液，门静脉系统及其他重要血管的位置、内径发生改变，出现血栓情况；③食管 X 线吞钡检查发现于食管充盈时轮廓呈虫蚀样改变，排空时呈蚯蚓或串珠状负影；④胃镜提示食管胃底静脉曲张，胃黏膜病变、溃疡。

（三）选择治疗方案的依据

根据《临床诊疗指南·外科学分册》（中华医学会编著，人民卫生出版社），《黄家驷外科学（第 7 版）》（人民卫生出版社）。

1. 止血治疗：三腔两囊管压迫，内镜套扎或硬化剂注射。

2. 手术治疗：

（1）经颈静脉肝内门体静脉分流术。

（2）门体分流术：脾肾分流术；肠系膜上静脉—下腔静脉侧侧吻合术；限制性门腔静脉侧侧分流术；远端脾肾静脉分流术。

（3）贲门周围血管离断术。

（4）脾切除术：脾切除作为上述各种相应手术的附加步骤可以采用，慎用于单纯为改善脾功能亢进患者。

（5）原位肝移植：治疗终末期肝病合并门静脉高压症、食管胃底静脉曲张出血的方法之一，需严格掌握适应证。

> **释义**
>
> ■ 预防和治疗曲张静脉破裂出血的措施主要包括三个方面：药物和内镜治疗为第一线治疗，分流术和断流术为第二线治疗，终末期肝病行肝移植治疗。外科治疗门静脉高压症主要是预防和控制食管胃底曲张静脉破裂出血。为了提高治疗效果，应根据患者的具体情况，采用药物、内镜、介入放射学和外科手术的综合性治疗措施。
>
> ■ 经颈静脉肝内门体静脉分流术（TIPS）目前的主要适应证是药物和内镜治疗无效、肝功能差的曲张静脉破裂出血患者，以及用于等待行肝移植的患者，作为术前预防食管胃底曲张静脉破裂大出血的措施。
>
> ■ 对于没有黄疸、没有明显腹水的患者（ChildA、B 级），①发生食管胃底曲张静脉破裂大出血，经过复苏期处理和严格的内科治疗控制出血后；②曾发生过、特别是多次发生食管胃底曲张静脉破裂大出血者，都应积极准备采取手术治疗。
>
> ■ 手术术式：①脾肾分流术的门体静脉分流量适中，仍有相当量的门脉血供肝，

术后肝性脑病发生率较低；②肠系膜上静脉—下腔静脉侧侧吻合术分流量较小，适用于脾静脉条件不好，肝门粘连难以分离、门静脉闭塞或曾行脾切除术者；当遇肠系膜上静脉有明显炎症，静脉周围粘连等情况不适合此术式；③限制性门腔静脉侧侧分流术可充分降低门静脉压力，制止食管胃底曲张静脉出血，同时保证部分入肝血流；③远端脾肾静脉分流术能有效控制门静脉高压症食管胃底曲张静脉出血，同时能维持门静脉的向肝灌注血流，适用于肝代偿功能较好，并有合适的静脉解剖条件和门静脉向肝血流的患者。有腹水、门静脉栓塞、门静脉离肝血流、肝功能代偿差的患者不适合做此分流术。

■ 贲门周围血管离断术常与脾切除合并进行，是目前国内治疗食管胃底曲张静脉出血的主要术式，不仅离断了食管胃底的静脉侧支，还保存了门静脉入肝血流。这一术式还适用于门静脉属支中没有可供与体静脉吻合的通畅静脉，既往分流手术和其他非手术疗法失败而又不适合分流手术的患者。

■ 单纯脾切除术主要用于脾大、脾功能亢进，而无食管胃底静脉曲张的门静脉高压症患者。脾切除术也多与分流术和断流术合用，作为门静脉高压症手术治疗的一部分，而不单独施行。

■ 肝移植术是外科治疗终末期肝病的有效措施，是治疗终末期肝病并门静脉高压、食管胃底曲张静脉出血患者的理想方法。

■ 因严重出血而急诊手术的病例也在此路径范畴，但术前检查要求更短时间完成。急诊手术宜采取贲门周围血管离断术。

（四）标准住院日

14～18 天。

> **释义**
>
> ■ 因上消化道出血、门静脉高压症准备行手术治疗的患者入院后，术前准备时间在 7 天之内，主要进行一系列术前检查以评估肝功能、肝血流、全身整体状态等以及选择何种术式。手术日一般为第 6～8 天，但如患者整体状态较差，应在术前先进行支持治疗，调整至可耐受手术时方可进行。术后住院恢复时间 7～10 天，主要是手术创伤修复术后评估肝脏功能、全身状态、手术效果等。

（五）进入路径标准

1. 第一诊断必须符合 ICD-10：K76.6 伴（K70-K71↑，K74↑，I98.3＊）上消化道出血、门脉高压症疾病编码。

2. 需行门脉高压症分流或断流术者，无手术治疗禁忌证。

3. 当患者同时具有其他疾病诊断，但在住院期间不需要特殊处理也不影响第一诊断的临床路径流程实施时，可以进入路径。

> **释义**
>
> ■ 对于黄疸、大量腹腔积液、肝功能严重损害者（Child-Pugh c 级），建议先由消化内科支持治疗，暂不进入此临床路径。经评估肝功能好转后，可进入路径。
>
> ■ 患者如果合并高血压、糖尿病、冠心病等其他慢性疾病，术前需要对症治疗，如果不影响麻醉和手术，不延长术前准备的时间，可进入本路径。上述慢性疾病如果需要经治疗稳定后才能手术，术前准备过程先进入其他相应内科疾病的诊疗路径。

（六）术前准备（术前评估）

5~7 天。

1. 必须的检查项目：

（1）血常规、尿常规、大便常规+隐血。

（2）肝肾功能、电解质、血型、凝血功能、血氨、甲胎蛋白、各种肝炎病毒学指标检测（乙型肝炎五项、乙型肝炎 DNA 定量、抗 HCV）、感染性疾病筛查（抗 HIV、TPHA）。

（3）X 线胸片、心电图、腹部超声、上消化道造影、胃镜、腹部 CT（增强及血管重建）。

2. 根据患者情况选择：核素心肝血流比、超声心动图和肺功能等。

（七）选择用药

抗菌药物：按照《抗菌药物临床应用指导原则》（卫医发〔2004〕285 号）执行，并结合患者的病情决定抗菌药物的选择和使用时间。

> **释义**
>
> ■ 该手术切口属于Ⅱ类切口，且均切除脾脏、肝功能常有异常、抗感染能力差，一旦感染可导致严重后果，尤其是腹腔积液感染。因此，可适当预防性和术后（3~7 天）应用抗菌药物，建议选用第二代头孢菌素+甲硝唑。
>
> ■ 预防性用抗菌药物，通常时间为术前 30 分钟。

（八）手术日

入院第 6~8 天。

1. 麻醉方式：全身麻醉。

2. 手术内固定物：吻合钉（如需作食管横断吻合、幽门成形）、人造血管（限制性门体静脉分流术中可能使用）。

3. 术中用药：麻醉常规用药、术后镇痛泵。

4. 输血：视术中情况而定。

> **释义**
>
> ■ 基本手术方式为脾切除、分流术或断流术。
>
> ■ 术中是否输血依照出血量而定，切脾时建议采用自体血回输系统，必要时输异体血。

（九）术后住院恢复

7 ~ 10 天。

1. 必须复查的检查项目：血常规、肝肾功能、电解质、血氨、凝血五项、上消化道造影、腹部增强 CT。

2. 术后用药：

（1）抗菌药物：按照《抗菌药物临床应用指导原则》（卫医发〔2004〕285 号）选择抗菌药物，并结合患者的病情决定抗菌药物的选择和使用时间。

（2）降血小板药：视术后血小板变化情况而定。

（3）根据患者情况使用护肝药、抑酸剂、支链氨基酸、白蛋白。

（十）出院标准

1. 一般情况好，可进半流食。

2. 伤口愈合良好，无皮下积液（或门诊可处理的少量积液），引流管拔除。

3. 脾亢和（或）消化道出血已治愈。

4. 没有需住院处理的并发症和（或）合并症。

> **释义**
>
> ■ 根据术后复查情况决定能否出院。出现严重感染、吻合口并发症、顽固性腹腔积液、肝功能衰竭、切口愈合不良时，需继续留院治疗。

（十一）变异及原因分析

1. 有影响手术的合并症，需要进行相关的诊断和治疗，住院时间、费用延长。

2. 出现手术并发症，需要进行相关的诊断和治疗，住院时间延长、费用增加。

3. 考虑行肝移植者，退出本路径。

四、门静脉高压症临床路径给药方案

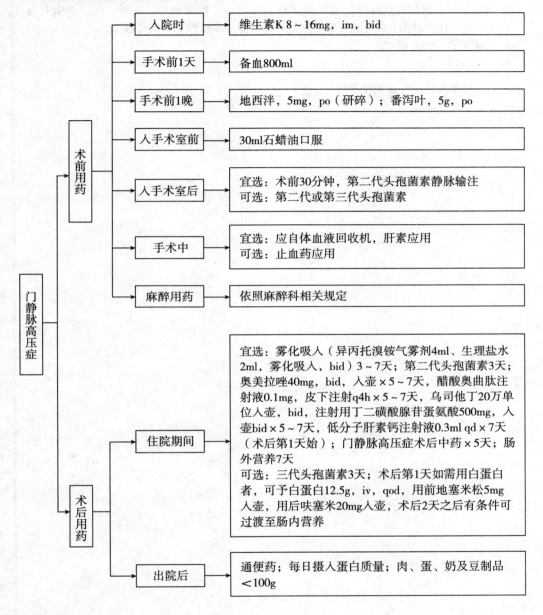

【用药选择】

1. 入院后，针对患者肝功能异常导致凝血障碍，予维生素 K 药物。

2. 术前，备血 800ml 为拟用血量，根据实际情况可以调整。术前经鼻下胃管，下管前口服 30ml 石蜡油防止食管黏膜曲张静脉破裂。术前、术后选择抗菌药物的应用参照抗菌药物使用规范。术后肠外营养还是肠内营养需视情况而定，不能过早强行肠内营养，一般要有过渡。

3. 出院后应注意低蛋白饮食、通便，防止血氨过高。

【药学提示】

1. 乌司他丁：偶见白细胞减少或嗜酸性粒细胞增多。偶见恶心、呕吐、腹泻，偶有 AST、ALT 升高。注射部位：偶见血管痛、发红、瘙痒感、皮疹等。偶见过敏。

2. 头孢菌素：注意皮试。

【注意事项】

术后应根据实验室检查调整用药。

五、推荐表单

（一）医师表单

门静脉高压症临床路径医师表单

适用对象：第一诊断为上消化道出血、门静脉高压症 ［ICD-10：K76.6 伴（K70-K71↑，K74↑，I98.3＊）］

行分流或断流术（ICD-9-CM-3：39.1，42.91，44.91）

患者姓名：		性别：	年龄：	门诊号：	住院号：
住院日期：	年　月　日	出院日期：	年　月　日		标准住院日：14～18 天

时间	住院第 1 天	住院第 2～7 天（手术准备日）	住院第 6～8 天（手术日）
主要诊疗工作	□ 询问病史与体格检查 □ 完成病历书写 □ 完善检查 □ 上级医师查房 □ 完成上级医师查房记录 □ 确定诊断和初定手术日期 □ 预约各种特殊检查（腹部增强 CT、彩色多普勒超声、胃镜等）	□ 上级医师查房 □ 改善肝脏储备功能 □ 术前讨论，确定手术方案 □ 完成必要的相关科室会诊 □ 患者及（或）其家属签署手术知情同意书、自费用品协议书、输血知情同意书 □ 术前小结和上级医师查房记录 □ 向患者及其家属交代围术期注意事项	□ 手术 □ 术者完成手术记录 □ 麻醉师完成麻醉记录 □ 完成术后病程记录 □ 上级医师查房 □ 向患者及（或）其家属交代手术情况和术后注意事项
重点医嘱	**长期医嘱** □ 普通外科护理常规 □ 二级护理 □ 低脂软食 **临时医嘱** □ 血常规、尿常规、大便常规+隐血 □ 肝肾功能、电解质、血型、凝血功能、血氨、甲胎蛋白、各种肝炎病毒学指标检测、感染性疾病筛查 □ X 线胸片、心电图、腹部超声、上消化道造影、胃镜、腹部 CT、CTA/MRA □ 超声心动图和肺功能等（必要时）	**长期医嘱** □ 患者既往基础用药 □ 改善肝脏储备功能的药物 **临时医嘱** □ 术前医嘱：常规准备明日在全麻下行：贲门周围血管分流或断流术 □ 术前禁食、禁水 □ 明晨喝完石蜡油后留置胃管、尿管 □ 今晚明晨各洗肠 1 次 □ 抗菌药物：术前 30 分钟使用 □ 配同型红细胞、血浆	**长期医嘱** □ 普通外科术后护理常规 □ 一级护理 □ 禁食、禁水 □ 胃肠减压接负压吸引记量 □ 尿管接袋记量 □ 腹腔引流管接袋记量 □ 记 24 小时出入量 □ 抗菌药物 □ 抑酸剂×3 天 □ 支链氨基酸 **临时医嘱** □ 心电监护、吸氧（必要时） □ 补液 □ 复查血常规、血氨、凝血功能（必要时） □ 其他特殊医嘱
病情变异记录	□ 无　□ 有，原因： 1. 2.	□ 无　□ 有，原因： 1. 2.	□ 无　□ 有，原因： 1. 2.
医师签名			

时间	住院第 7~10 天 （术后第 1~2 日）	住院第 11~12 天 （术后第 3~4 日）	住院第 13~18 天 （出院日）
主要诊疗工作	□ 注意观察体温、血压等生命体征及神志 □ 注意腹部体征、引流量及颜色 □ 上级医师查房，对手术及手术切口进行评估，确定有无早期手术并发症和切口感染 □ 完成病程记录	□ 上级医师查房 □ 根据体温、引流情况明确是否拔除引流管，是否停用抗菌药物 □ 评价肝功能、注意有无脾窝积液、门脉系统血栓形成 □ 完成日常病程记录和上级医师查房记录	□ 上级医师查房，确定出院日期 □ 通知患者及其家属出院 □ 向患者及其家属交待出院后注意事项，预约复诊日期及拆线日期 □ 完成出院小结，将出院小结的副本交给患者或其家属 □ 完成病历书写
重点医嘱	**长期医嘱** □ 普通外科术后护理常规 □ 一级护理 □ 禁食、禁水 □ 胃肠减压接负压吸引记量 □ 尿管接袋记量 □ 腹腔引流管接袋记量 □ 记 24 小时出入量 □ 抗菌药物 **临时医嘱** □ 换药 □ 对症处理 □ 补液 □ 复查血常规、肝肾功能、血氨、凝血功能	**长期医嘱** □ 普通外科术后护理常规 □ 二级护理 □ 饮食根据病情 □ 停止引流记量 □ 停用抗菌药物 **临时医嘱** □ 换药 □ 对症处理 □ 补液 □ 根据血小板水平决定是否使用降血小板药物 □ 肝及门脉系统彩超检查	**出院医嘱** □ 出院带药 □ 门诊随诊 □ 嘱术后 2 周复查血常规，注意血小板变化（脾切除手术后）
病情变异记录	□ 无　□ 有，原因： 1. 2.	□ 无　□ 有，原因： 1. 2.	□ 无　□ 有，原因： 1. 2.
医师签名			

（二）护士表单

门静脉高压症临床路径护士表单

适用对象：第一诊断为上消化道出血、门静脉高压症 ［ICD-10：K76.6 伴（K70-K71↑，K74↑，I98.3＊）］

行分流或断流术（ICD-9-CM-3：39.1，42.91，44.91）

患者姓名：	性别： 年龄： 门诊号：	住院号：
住院日期： 年 月 日	出院日期： 年 月 日	标准住院日：14～18 天

时间	住院第 1 天	住院第 2～7 天 （手术准备日）	住院第 6～8 天 （手术日）
健康宣教	□ 介绍主管医师、护士 □ 介绍医院内相关制度 □ 介绍环境、设施 □ 介绍住院注意事项 □ 介绍探视和陪护制度 □ 介绍疾病知识	□ 术前宣教，宣教疾病知识 □ 术前用药的药理作用及注意事项 □ 介绍记录尿量及口服药碎服和软食的原因 □ 术前准备（备皮、配血），介绍手术过程 □ 告知术前禁食、禁水、沐浴，物品的准备 □ 告知签字及麻醉科访视事宜 □ 告知术后饮食、活动及术后可能出现的情况及应对方式 □ 强调术前陪护及探视制度	□ 告知家属等候区位置 □ 告知手术当前禁食、禁水 □ 告知体位要求 □ 告知术后疼痛处理方法 □ 给予患者及家属心理支持 □ 介绍术后注意事项，告知术后可能出现的情况及应对方式 □ 告知氧气，监护设备、管路功能及注意事项 □ 再次明确探视陪护须知
护理处置	□ 核对患者姓名，佩戴腕带 □ 建立入院护理病历 □ 卫生处置：剪指（趾）甲、沐浴，更换病号服 □ 遵医嘱完成特殊检查 □ 了解患者基础疾病，遵医嘱予以对应处理或检测	□ 协助完善相关检查，做好解释说明 □ 遵医嘱完成治疗及用药	□ 送手术 核对患者并摘除衣物，保护患者 核对资料及带药 填写手术交接单 □ 术后 核对患者及资料填写手术交接单 遵医嘱完成治疗、用药
基础护理	□ 三级护理（生活不能完全自理患者予以二级护理） □ 晨晚间护理 □ 患者安全管理	□ 三级护理（生活不能完全自理患者予以二级护理） □ 晨晚间护理 □ 患者安全管理	□ 特级护理 □ 晨晚间护理 □ 给予生活护理 □ 协助患者采取正确体位 □ 安全护理措施到位
专科护理	□ 护理查体 □ 填写跌倒及压疮防范表（需要时） □ 请家属陪护（需要时） □ 门脉高压软食 □ 肠内营养液（近 1 个月有出血者） □ 口服药碎服 □ 记 24 小时尿量 □ 心理护理	□ 遵医嘱协助患者完成相关检查 □ 检测血常规、肝肾功能，凝血功能 □ 心理护理 □ 门脉高压软食 □ 肠内营养液（近 1 个月有出血者） □ 口服药碎服 □ 记 24 小时尿量 □ 心理护理	□ 观察记录患者生命体征、意识、切口敷料、引流液性质及量，肢体活动，皮肤情况 □ 准确记录 24 小时出入量，观察每小时尿量 □ 胃管、引流管护理 □ 心理护理

续　表

时间	住院第1天	住院第2~7天 （手术准备日）	住院第6~8天 （手术日）
重点 医嘱	□ 详见医嘱执行单	□ 详见医嘱执行单	□ 详见医嘱执行单
病情 变异 记录	□无　□有，原因： 1. 2.	□无　□有，原因： 1. 2.	□无　□有，原因： 1. 2.
护士 签名			

时间	住院第 7~10 天 （术后第 1~2 日）	住院第 11~12 天 （术后第 3~4 日）	住院第 13~18 天 （出院日）
健康宣教	□ 告知禁食、禁水 □ 告知胃管、引流管、尿管的名称、位置和作用 □ 告知氧气、监护仪的使用 □ 术后药物作用及频率 □ 告知术后排痰的方法和重要性 □ 相关检查及化验的目的、注意事项	□ 下地活动注意事项及安全指导 □ 术后药物作用及频率 □ 饮食宣教 □ 疾病恢复期注意事项 □ 拔除胃管、尿管后注意事项 □ 复查患者对术前宣教内容的掌握程度 □ 再次明确探视陪护须知	□ 指导办理出院手续 □ 定时复查 □ 出院带药服用方法 □ 注意休息 □ 饮食指导
护理处置	□ 遵医嘱完成治疗、用药 □ 遵医嘱完成相关检查 □ 测量记录生命体征	□ 遵医嘱完成治疗、用药 □ 夹闭尿管，锻炼膀胱功能 □ 遵医嘱完成相关检查	□ 办理出院手续 □ 书写出院小结
基础护理	□ 特级护理 □ 晨晚间护理 □ 床上温水擦浴，协助更衣 □ 协助生活护理 □ 安全护理措施到位 □ 心理护理	□ 一级护理 □ 晨晚间护理 □ 床上温水擦浴，协助更衣 □ 协助生活护理 □ 安全护理措施到位 □ 二便护理 □ 心理护理	□ 三级护理（生活不能完全自理患者予以二级护理） □ 晨晚间护理 □ 安全护理措施到位 □ 心理护理
专科护理	□ 检测记录患者生命体征、意识，观察切口敷料、腹部体征、肢体活动、皮肤情况 □ 检测记录引流液性质及量 □ 准确记录 24 小时出入量，观察每小时尿量 □ 妥善固定引流管及输液管道，防止管道滑脱 □ 询问患者有无排气 □ 协助患者咳嗽 □ 协助翻身，指导床上活动	□ 监测生命体征及腹部体征 □ 观察有无感染症状及吻合口瘘 □ 观察引流管是否通畅，记录引流量 □ 妥善固定引流管及输液管路，防止管路滑脱 □ 监测血常规、肝肾功能、血电解质及凝血化验值，动态掌握患者病情变化 □ 询问患者有无排气、排便 □ 观察患者自行排尿情况 □ 协助或指导床旁活动	□ 观察尿量情况 □ 观察病情变化
重点医嘱	□ 详见医嘱执行单	□ 详见医嘱执行单	□ 详见医嘱执行单
病情变异记录	□ 无 □ 有，原因： 1. 2.	□ 无 □ 有，原因： 1. 2.	□ 无 □ 有，原因： 1. 2.
护士签名			

（三）患者表单

门静脉高压症临床路径患者表单

适用对象：第一诊断为上消化道出血、门静脉高压症［ICD-10：K76.6 伴（K70-K71↑，K74↑，I98.3＊）］

行分流或断流术（ICD-9-CM-3：39.1，42.91，44.91）

患者姓名：	性别： 年龄： 门诊号：	住院号：
住院日期： 年 月 日	出院日期： 年 月 日	标准住院日：14～18 天

时间	住院第 1 天	住院第 2～7 天（手术准备日）	住院第 6～8 天（手术日）
医患配合	□ 医师询问现病史、既往病史、用药情况（如服用抗凝剂，请明确告知医师），收集资料并进行体格检查 □ 环境介绍、住院制度 □ 配合完善术前相关化验、检查 □ 有任何不适请告知医师	□ 配合完善术前相关检查、化验，如采血、留尿、心电图、X 线胸片、CT □ 医师向患者及家属介绍病情，进行手术谈话签字 □ 麻醉师与患者进行术前访视	□ 如病情需要，配合术后转入监护病房 □ 配合评估手术效果 □ 配合检查意识、肢体、胸腹部 □ 需要时，配合复查血液指标 □ 有任何不适请告知医师
护患配合	□ 配合测量体温、脉搏、呼吸、血压、体重 1 次 □ 配合完成入院护理评估（简单询问病史、过敏史、用药史） □ 接受入院宣教（环境介绍、病室规定、订餐制度、贵重物品保管等） □ 有任何不适请告知护士	□ 配合测量体温、脉搏、呼吸、询问排便情况 □ 接受配血，以备术中需要时用 □ 接受备皮 □ 接受药物灌肠 □ 自行沐浴，加强头部清洁 □ 准备好必要用物，吸水管、奶瓶、纸巾等 □ 义齿、饰品等交家属保管 □ 配合执行探视及陪护	□ 清晨测量体温、脉搏、呼吸、血压 1 次 □ 送手术室前，协助完成核对，带齐资料，脱去衣物，上手术车 □ 返回病房后，协助完成核对，配合抬患者上病床 □ 配合检查意识、肢体、各引流管，记出入量 □ 配合术后吸氧、监护仪检测、输液，注意各引流情况 □ 遵医嘱采取正确体位 □ 配合缓解疼痛 □ 有任何不适请告知护士
饮食	□ 门脉高压饮食 □ 口服药碎服	□ 术前 12 小时禁食、禁水	□ 禁食、禁水
排泄	□ 正常排尿便 □ 记录尿量	□ 正常排尿便 □ 记录尿量	□ 保留尿管
活动	□ 正常活动	□ 正常活动	□ 卧床休息，保护管路 □ 双下肢活动

时间	住院第 7~12 天 （术后第 1~2 日）	住院第 13~18 天 （出院日）
医患配合	□ 配合检查腹部体征、引流 □ 需要时，配合切口换药 □ 配合拔除胃管、引流管、尿管 □ 配合切口拆线	□ 接受出院前指导 □ 知道复查程序 □ 继续抗凝治疗
护患配合	□ 配合定时测量生命体征、每日记录排气、排便情况 □ 配合检查腹部体征、引流，记录出入量 □ 接受排痰、输液、服药等治疗 □ 后期接受进食、进水、排便等生活护理 □ 配合活动，预防皮肤压力伤 □ 注意活动安全，避免坠床或跌倒 □ 配合执行探视及陪护	□ 接受出院宣教 □ 办理出院手续 □ 获取出院诊断书 □ 知道服药方法、作用、注意事项 □ 知道护理切口方法 □ 知道复印病历方法
饮食	□ 根据医嘱，由禁食、清流食逐渐过渡到流食	□ 根据医嘱，饮食调整
排泄	□ 保留尿管过渡到正常排尿 □ 避免便秘	□ 正常排尿便 □ 避免便秘
活动	□ 根据医嘱，平卧→半坐→床边站立→下床活动 □ 注意保护管路，勿牵拉、脱出等	□ 正常适度活动，避免疲劳

附：原表单（2009 年版）

门静脉高压症临床路径表单

适用对象：第一诊断为上消化道出血、门静脉高压症［ICD-10：K76.6 伴（K70-K71↑，K74↑，I98.3＊）］

行分流或断流术（ICD-9-CM-3：39.1，42.91，44.91）

患者姓名：	性别： 年龄： 门诊号：	住院号：
住院日期： 年 月 日	出院日期： 年 月 日	标准住院：14～18 天

时间	住院第 1 天	住院第 2～7 天 （手术准备日）	住院第 6～8 天 （手术日）
主要诊疗工作	□ 询问病史与体格检查 □ 完成病历书写 □ 完善检查 □ 上级医师查房 □ 完成上级医师查房记录 □ 确定诊断和初定手术日期 □ 预约各种特殊检查（腹部增强 CT、彩色多普勒超声、胃镜等）	□ 上级医师查房 □ 改善肝脏储备功能 □ 术前讨论，确定手术方案 □ 完成必要的相关科室会诊 □ 患者及（或）家属签署手术知情同意书、自费用品协议书、输血知情同意书 □ 术前小结和上级医师查房记录 □ 向患者及其家属交代围术期注意事项	□ 手术 □ 术者完成手术记录 □ 麻醉师完成麻醉记录 □ 完成术后病程记录 □ 上级医师查房 □ 向患者及（或）家属交代手术情况和术后注意事项
重点医嘱	**长期医嘱** □ 普通外科护理常规 □ 二级护理 □ 低脂软食 **临时医嘱** □ 血常规、尿常规、大便常规+隐血 □ 肝肾功能、电解质、血型、凝血功能、血氨、甲胎蛋白、各种肝炎病毒学指标检测、感染性疾病筛查 □ X 线胸片、心电图、腹部超声、上消化道造影、胃镜、腹部 CT、CTA/MRA □ 超声心动图和肺功能等（必要时）	**长期医嘱** □ 患者既往基础用药 □ 改善肝脏储备功能的药物 **临时医嘱** □ 术前医嘱：常规准备明日在全麻下行：贲门周围血管分流或断流术 □ 术前禁食、禁水 □ 明晨喝石蜡油后留置胃管、尿管 □ 今晚明晨各洗肠 1 次 □ 抗菌药物：术前 30 分钟使用 □ 配同型红细胞、血浆	**长期医嘱** □ 普通外科术后护理常规 □ 一级护理 □ 禁食、禁水 □ 胃肠减压接负压吸引记量 □ 尿管接袋记量 □ 腹腔引流管接袋记量 □ 记 24 小时出入量 □ 抗菌药物 □ 抑酸剂×3 天 □ 支链氨基酸 **临时医嘱** □ 心电监护、吸氧（必要时） □ 补液 □ 复查血常规、血氨、凝血功能（必要时） □ 其他特殊医嘱
主要护理工作	□ 介绍病房环境、设施和设备 □ 入院护理评估及计划 □ 指导患者到相关科室进行检查	□ 早晨静脉取血 □ 术前沐浴、更衣、备皮 □ 术前肠道准备、物品准备 □ 术前心理护理	□ 观察患者情况 □ 手术后心理与生活护理 □ 指导并监督患者术后活动

时间	住院第 1 天	住院第 2 ~ 7 天 （手术准备日）	住院第 6 ~ 8 天 （手术日）
病情 变异 记录	□ 无 □ 有，原因： 1. 2.	□ 无 □ 有，原因： 1. 2.	□ 无 □ 有，原因： 1. 2.
护士 签名			
医师 签名			

时间	住院第 7~10 天 （术后第 1~2 日）	住院第 11~12 天 （术后第 3~4 日）	住院第 13~18 天 （出院日）
主要诊疗工作	□ 注意观察体温、血压等生命体征及神志 □ 注意腹部体征、引流量及颜色 □ 上级医师查房，对手术及手术切口进行评估，确定有无早期手术并发症和切口感染 □ 完成病程记录	□ 上级医师查房 □ 根据体温、引流情况明确是否拔除引流管，是否停用抗菌药物 □ 评价肝功能、注意有无脾窝积液、门脉系统血栓形成 □ 完成日常病程记录和上级医师查房记录	□ 上级医师查房，确定出院日期 □ 通知患者及其家属出院 □ 向患者及其家属交代出院后注意事项，预约复诊日期及拆线日期 □ 完成出院小结，将出院小结的副本交给患者或家属 □ 完成病历书写
重点医嘱	**长期医嘱** □ 普通外科术后护理常规 □ 一级护理 □ 禁食、禁水 □ 胃肠减压接负压吸引记量 □ 尿管接袋记量 □ 腹腔引流管接袋记量 □ 记 24 小时出入量 □ 抗菌药物 **临时医嘱** □ 换药 □ 对症处理 □ 补液 □ 复查血常规、肝肾功能、血氨、凝血功能	**长期医嘱** □ 普通外科术后护理常规 □ 二级护理 □ 饮食根据病情 □ 停引流记量 □ 停抗菌药物 **临时医嘱** □ 换药 □ 对症处理 □ 补液 □ 根据血小板水平决定是否使用降血小板药物 □ 肝及门脉系统彩超检查	**出院医嘱** □ 出院带药 □ 门诊随诊 □ 嘱术后 2 周复查血常规，注意血小板变化（脾切除手术后）
主要护理工作	□ 观察患者情况 □ 手术后心理与生活护理 □ 指导并监督患者手术后活动	□ 观察患者情况 □ 手术后心理与生活护理 □ 指导并监督患者手术后活动	□ 出院准备指导（办理出院手续、交费等） □ 出院宣教
病情变异记录	□ 无　□ 有，原因： 1. 2.	□ 无　□ 有，原因： 1. 2.	□ 无　□ 有，原因： 1. 2.
护士签名			
医师签名			

第四十三章

血栓闭塞性脉管炎临床路径释义

一、血栓闭塞性脉管炎编码

1. 国家卫生和计划生育委员会原编码：

疾病名称及编码：血栓闭塞性脉管炎（ICD-10：I73.100）

手术操作名称及编码：交感神经切除术、血管重建手术、干细胞移植术、截肢术、动脉成形术、动脉血栓切除术（ICD-9-CM-3：38.08002，84.11002）

2. 修改编码：

疾病名称及编码：血栓闭塞性脉管炎（ICD-10：I73.1）

手术操作名称及编码：下肢动脉切开术（ICD-9-CM-3：38.08）

下肢动脉内膜切除术（ICD-9-CM-3：38.18）

下肢动脉部分切除伴吻合术（ICD-9-CM-3：38.38）

下肢动脉部分切除伴置换术（ICD-9-CM-3：38.48）

下肢动脉其他切除术（ICD-9-CM-3：38.68）

二、临床路径检索方法

I73.1 伴（38.08/38.18/38.38/38.48/38.68）

三、血栓闭塞性脉管炎临床路径标准住院流程

（一）适用对象

第一诊断为血栓闭塞性脉管炎（ICD-73：100），行手术治疗（ICD-38.08002，ICD-84.11002）。

> **释义**
>
> ■ 本路径主要适用于诊断为血栓闭塞性脉管炎，为行手术治疗而入院的患者。
>
> ■ 治疗的主要手段包括交感神经切除术、血管重建手术、干细胞移植术、截肢术等。血管重建手术中包括动脉成形术、动脉血栓切除术等一系列术式。

（二）诊断依据

根据《临床诊疗指南·外科学分册》（中华医学会编著，人民卫生出版社）。

1. 明显的临床症状：间歇跛行，静息痛，患肢发凉，感觉异常如胖胀感、针刺感、烧灼感、麻木感等。

2. 典型体征：皮肤苍白，游走性血栓性浅静脉炎，多位于足背和小腿浅静脉，营养障碍皮肤干燥、脱屑、皲裂，动脉搏动减弱或消失，溃疡或坏疽等。

3. 排除下肢动脉硬化闭塞症。

4. 血管彩超检查或下肢动脉血管造影检查明确。

> **释义**
>
> ■ 血栓闭塞脉管炎患者基本上为 40 岁以下的吸烟男性。
>
> ■ 临床表现可分为三个阶段：
>
> 第一期为局部缺血期，可出现肢体末梢畏寒、发凉、麻木、酸胀，以及间歇性跛行。
>
> 第二期为营养障碍期，可出现跛行距离缩短，直至静息时会有持续剧痛，患肢动脉搏动消失，长期会出现皮肤变薄、肌肉萎缩等营养障碍表现。
>
> 第三期为组织坏死期，常从足趾开始小面积坏疽，后面积逐渐扩大，易合并感染导致坏疽加重，严重者产生全身中毒反应。
>
> ■ 血栓闭塞性脉管炎呈周期性变化。病变活动期的肢体缺血症状呈进行性或突然加重，常伴游走性静脉炎，表现为静脉疼痛，发红发热，呈条索状。稳定期肢体缺血趋于好转或明显好转，表现为溃疡缩小或愈合，坏疽分界明显，疼痛缓解，皮肤抗寒能力增强，皮色改善，跛行距离延长。
>
> ■ 下肢动脉硬化性闭塞症大多在 50 岁以上发病，患者常同时有高血压、高脂血症及其他动脉硬化性心脑血管病史，病变常累及大中动脉。血管造影显示动脉狭窄闭塞，同时伴扭曲成角或虫蚀样改变。
>
> ■ 多普勒超声可计算踝肱指数（ABI），评价缺血程度。检查动静脉是否狭窄或者闭塞，还能测定血流方向、流速和阻力。数字减影血管造影（DSA）主要表现为肢体远端动脉的节段性受累。病变的血管狭窄或者闭塞，而受累血管之间的血管壁光滑平整。DSA 检查还可显示闭塞血管周围有无侧支循环。

（三）治疗方案的选择

根据《临床诊疗指南·外科学分册》（中华医学会编著，人民卫生出版社）。

1. 内科保守治疗：①严格戒烟；②激素、抗菌药物、血管扩张剂、抗血小板药物、抗凝等药物应用；③高压氧治疗。
2. 手术：①动脉成形术；②动脉血栓切除术；③截肢术；④交感神经切除术；⑤干细胞移植术。

治疗方式选择：根据患者足部缺血严重程度及是否合并感染等选择内科药物治疗或手术治疗。

> **释义**
>
> ■ 本病治疗原则是控制病变活动，以药物为主和争取血管重建类手术以改善肢体血液循环。同时坚持患肢的锻炼和适当的步行活动也很重要。所有的治疗均应严格遵守绝对忌烟、严寒保暖、避免外伤和坚持治疗四项基本原则。
>
> ■ 以药物控制疾病活动、改善肢体血流循环是目前治疗此病的一种方法。包括应用皮质激素，如倍他米松；使用降低血液黏稠度和高凝状态的药物如尿激酶、链激酶、rt-PA，以及肝素、华法林等；以及以扩张血管为主的双嘧达莫、倍他洛克和前列腺素 E_1 等；和抑制血小板及祛聚为主的阿司匹林、低分子右旋糖酐等。
>
> ■ 手术治疗包括：①交感神经节切除术：适用于病情早期或侧支血管基本形成和病情趋于改善的患者，应根据闭塞部位的高低决定切除的神经节段，同时术后应注意对侧躯体发生坏疽；②血管重建手术：包含动脉成形术、动脉血栓切除术等，是

治疗血栓闭塞性脉管炎的有效方法，但是需要患者血管有满意的流出道；③干细胞移植术：是目前国际上先进技术之一。但仅限于下肢远端动脉流出道差无法进行其他手术或不能接受手术的患者；④截肢术：主要针对晚期患者，溃疡无法愈合、坏疽无法控制而采取的手术方式。

（四）标准住院日

不超过 14 天。

> **释义**
>
> ■ 怀疑血栓闭塞性脉管炎的患者入院后，术前准备时间一般不超过 3 天，主要是进行术前常规检查、评估血管条件及全身整体情况，对血管先进行营养治疗，同时进行患者教育。手术日为第 3~5 天，根据病情程度及血管条件选择最佳术式。术后住院恢复一般在七天以内。主要进行常规检查的复查，评估治疗效果和创面愈合状况。

（五）进入路径标准

1. 第一诊断必须符合 ICD-10：I83 血栓闭塞性脉管炎疾病编码。
2. 当患者同时具有其他疾病诊断，但在住院期间不需要特殊处理也不影响第一诊断的临床路径流程实施时，可以进入路径。

> **释义**
>
> ■ 患者如果合并高血压、糖尿病、冠心病等其他慢性疾病，需要术前对症治疗时，如果不影响麻醉和手术，不延长术前准备的时间，可进入本路径。上述慢性疾病如果需要经治疗稳定后才能手术，术前准备过程先进入其他相应内科疾病的诊疗路径。

（六）术前准备

不超过 3 天。
1. 必须检查的项目：
（1）血常规、尿常规、大便常规。
（2）肝肾功能、电解质、血糖、血脂、血型、凝血功能、感染性疾病（乙型肝炎、丙型肝炎、艾滋病、梅毒等）。
（3）X 线胸片、心电图、下肢动静脉血管彩超、踝肱指数、下肢动脉血管 CTA。
2. 根据患者病情选择：血同型半胱氨酸、叶酸、维生素 B_{12}、叶酸药物基因，心脏彩超、腹部肝胆脾胰双肾彩超，下肢血管造影、超声心动图和肺功能检查。

> **释义**
>
> ■ 术前进行一系列常规检查以评估患者全身整体状态是否可以耐受手术。进行下肢血管造影可进一步确诊本病并除外一些症状类似的疾病，如下肢动脉硬化性闭塞症。
>
> ■ 术前先应用营养血管药物以利于保护患肢血管，维持血管功能，为手术创造有良好的条件。

（七）选择用药

抗菌药物：按照《抗菌药物临床应用指导原则（2015 年版）》（国卫办医发〔2015〕43 号）执行，并结合患者的病情及病原学证据决定抗菌药物的选择。

> **释义**
>
> ■ 该手术术前需评估，若患者血管状况尚好，未出现破溃或坏疽等情况，此手术切口属于Ⅰ类切口；若患者状态较差，患肢出现坏疽，甚至已出现全身中毒症状，则此手术切口属于Ⅱ类或Ⅲ类切口。但因此手术涉及血管操作，一旦感染可导致严重后果。因此，可按规定适当预防性和术后（3~7 天）应用抗菌药物，建议选用第二代头孢菌素。
>
> ■ 预防性用抗菌药物，通常时间为术前 0.5~2 小时。

（八）手术日

入院第 3~5 天。

1. 麻醉方式：全身麻醉、硬膜外麻醉、硬膜外蛛网膜下腔联合阻滞麻醉或腰麻。
2. 术中用药：麻醉常规用药、术后镇痛用药。
3. 输血：视术中情况而定。

> **释义**
>
> ■ 根据手术方式的不同选择不同的麻醉方式。
>
> ■ 术中是否输血依照出血量而定，若无感染或坏疽时建议采用自体血回输系统，必要时输异体血。

（九）术后住院恢复

不超过 7 天。

1. 必须复查的检查项目：血常规、肝肾功能、电解质、血脂、凝血功能，下肢动脉血管彩超或 CTA。
2. 术后用药：抗菌药物按照《抗菌药物临床应用指导原则（2015 年版）》（国卫办医发〔2015〕43 号）执行。

释义

　　■ 复查常规项目以确定患者全身状态，因应用抗凝药物，要密切关注患者的凝血功能情况。下肢动脉血管 CTA 可评估手术效果与疾病预后。

　　■ 根据术后的发热与伤口感染情况决定是否需使用抗菌类药物以及使用何种药物。

（十）出院标准

1. 患者体温正常，切口无感染迹象，能正常下床活动。
2. 没有需要住院处理的并发症。

释义

　　■ 根据复查结果与患者情况决定能否出院。通常出现严重感染、吻合口并发症、切口愈合不良、脉管炎症加重、全身中毒反应时，均需继续留院治疗。

（十一）变异及原因分析

1. 严重基础疾病可能对手术造成影响者，术前准备时间会延长。
2. 病情加重。
3. 术后出现伤口感染等并发症时，住院恢复时间相应延长。

四、血栓闭塞性脉管炎临床路径给药方案

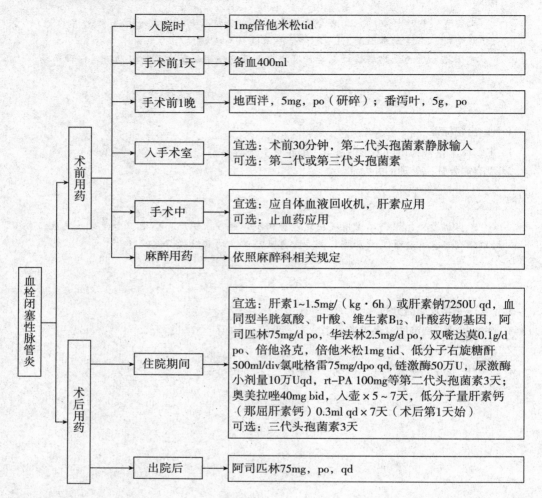

【用药选择】

1. 入院后，针对病变活动期，给予倍他米松治疗。

2. 术前，备血400ml为拟用血量，根据实际情况可以调整。术前术后选择抗菌药物的应用参照抗菌药物使用规范。

3. 出院后应常规抗血小板治疗。

【药学提示】

1. 术前应用阿司匹林、华法林等抗血小板和抗凝药应慎重，预防术中难以制止的出血。

2. 头孢菌素：注意皮试。

【注意事项】

术后应根据实验室检查调整用药。

五、推荐表单

（一）医师表单

血栓闭塞性脉管炎临床路径医师表单

适用对象：第一诊断为血栓闭塞性脉管炎（ICD-73：100）

行手术治疗（ICD-38.08002，ICD-84.11002，ICD-38.08002）

患者姓名：	性别：	年龄：	门诊号：	住院号：
住院日期：　　年　月　　日	出院日期：　　年　月　　日			标准住院日：7～10 天

时间	住院第 1 天	住院第 2~3 天
主要诊疗工作	□ 询问病史、体格检查 □ 病历书写 □ 开具实验室检查单 □ 上级医师查房及术前评估 □ 初步确定手术日期	□ 上级医师查房 □ 完成术前准备及评估 □ 完成术前小结、上级医师查房记录等书写 □ 根据体检以及辅助检查结果讨论制订手术方案 □ 必要的相关科室会诊 □ 签署手术同意书、自费用品同意书、输血同意书等文件 □ 向患者及家属交代围术期注意事项
重点医嘱	**长期医嘱** □ 外科疾病护理常规 □ 二级护理 □ 低盐、低脂、优质蛋白饮食 □ 严格戒烟 **临时医嘱** □ 血常规、尿常规、大便常规 □ 肝肾功能、电解质、血糖、血型、凝血功能、感染性疾病 □ X 线胸片、心电图、下肢动静脉血管彩超、踝肱指数、下肢动脉血管 CTA □ 必要时查：血脂、血同型半胱氨酸、叶酸、维生素 B_{12}、心脏彩超、腹部肝胆脾胰双肾彩超，下肢血管造影、超声心动图和肺功能检查	**长期医嘱** □ 患者既往基础用药 **临时医嘱** □ 必要的会诊意见及处理 □ 术前禁食、禁水 □ 备皮 □ 术前用药 □ 预防用药抗菌药物 □ 一次性导尿包（必要时）
病情变异记录	□ 无　□ 有，原因： 1. 2.	□ 无　□ 有，原因： 1. 2.
医师签名		

时间	住院第 3~5 天 （手术日）	住院第 4~6 天 （术后第 1 日）
主要 诊疗 工作	□ 手术 □ 完成手术记录书写 □ 术后病程记录书写 □ 上级医师查房 □ 向患者及家属交代术后注意事项	□ 上级医师查房 □ 术后病程记录书写 □ 查看患肢情况及伤口 □ 观察生命体征变化
重 点 医 嘱	**长期医嘱** □ 今日在全身麻醉、硬膜外麻醉/腰硬联合麻醉下行 　腰交感神经切除术/动脉血栓切除术/大网膜移植 　术/截肢术/分期动静脉转流术治疗 □ 血栓闭塞性脉管炎术后护理常规 □ 一级护理 □ 6 小时后低盐、低脂、优质蛋白饮食 □ 抬高患肢 30° □ 口服硫酸氢氯吡格雷、吲哚布芬、贝前列腺素钠 □ 观察患肢血运 **临时医嘱** □ 吸氧 □ 补液（视情况而定） □ 抗菌药物	**长期医嘱** □ 低盐、低脂、优质蛋白饮食 □ 二级护理 **临时医嘱** □ 止呕、镇痛药物 □ 根据情况决定是否补液
病情 变异 记录	□ 无　□ 有，原因： 1. 2.	□ 无　□ 有，原因： 1. 2.
医师 签名		

时间	住院第 5~7 天 （术后第 2 日）	住院第 6~8 天 （术后第 3 日）	住院第 7~10 天 （出院日）
主要诊疗工作	□ 上级医师查房 □ 术后病程记录书写 □ 查看患肢情况及切口 □ 观察生命体征变化	□ 上级医师查房 □ 术后病程记录书写 □ 查看患肢情况及切口 □ 观察生命体征变化	□ 上级医师查房，进行切口评估，决定是否可以出院 □ 完成出院记录、病案首页、出院证明等文件 □ 交代出院后注意事项如复查时间、出现手术相关意外情况时的处理等
重点医嘱	**长期医嘱** □ 二级护理 □ 低盐、低脂、优质蛋白饮食 **临时医嘱** □ 伤口换药	**长期医嘱** □ 二级或三级护理 □ 无特殊 **临时医嘱** □ 视具体情况而定	**临时医嘱** □ 拆线、换药 □ 复查：血常规、肝肾功能、电解质、血脂、凝血功能，下肢动脉血管 CTA □ 出院带药
病情变异记录	□ 无 □ 有，原因： 1. 2.	□ 无 □ 有，原因： 1. 2.	□ 无 □ 有，原因： 1. 2.
医师签名			

（二）护士表单

血栓闭塞性脉管炎临床路径护士表单

适用对象：第一诊断为血栓闭塞性脉管炎（ICD-73：100）
　　　　　行手术治疗（ICD-38.08002，ICD-84.11002，ICD-38.08002）

患者姓名：	性别：	年龄：	门诊号：	住院号：
住院日期：　　年　月　日	出院日期：　　年　月　日			标准住院日：7~10 天

时间	住院第1天	住院第2~3天
健康宣教	□ 入院宣教 　　介绍主管医师、护士 　　介绍环境、设施 　　介绍住院注意事项 　　介绍探视和陪护制度 　　介绍疾病知识	□ 药物宣教 □ 术前用药的药理作用及注意事项 □ 术前准备（备皮、配血），介绍手术过程 □ 告知术前禁食禁水、沐浴，物品的准备 □ 告知术后饮食、活动及术后可能出现的情况及应对方式 □ 强调术前陪护及探视制度
护理处置	□ 核对患者姓名，佩戴腕带 □ 建立入院护理病历 □ 协助患者留取各种标本 □ 遵医嘱完成特殊检查	□ 协助完善相关检查，做好解释说明 □ 遵医嘱完成治疗及用药
基础护理	□ 三级护理 □ 晨晚间护理 □ 患者安全管理	□ 三级护理 □ 晨晚间护理 □ 患者安全管理
专科护理	□ 护理查体 □ 病情观察 □ 心理护理	□ 病情观察 □ 遵医嘱完成相关检查 □ 心理护理
重点医嘱	□ 详见医嘱执行单	□ 详见医嘱执行单
病情变异记录	□ 无　□ 有，原因： 1. 2.	□ 无　□ 有，原因： 1. 2.
护士签名		

时间	住院第 3~5 天 （手术日）	住院第 4~6 天 （术后第 1 日）
健康宣教	□ 告知家属等候区 □ 告知手术前禁食、禁水 □ 告知体位要求 □ 告知术后疼痛处理方法 □ 给予患者及家属心理支持 □ 介绍术后注意事项，告知术后可能出现的情况及应对方式 □ 告知氧气，监护设备、管路功能及注意事项 □ 再次明确探视和陪护制度	□ 告知禁食、禁水 □ 告知引流管、尿管的名称、位置和作用 □ 告知氧气、监护仪的使用 □ 术后药物作用及频率 □ 相关检查及化验的目的、注意事项
护理处置	□ 送手术 　核对患者并摘除衣物，保护患者 　核对资料及带药 　填写手术交接单 □ 术后 　核对患者及资料填写手术交接单 　遵医嘱完成治疗、用药	□ 遵医嘱完成治疗、用药 □ 遵医嘱完成相关检查 □ 测量记录生命体征
基础护理	□ 特级护理 □ 晨晚间护理 □ 给予生活护理 □ 协助患者采取正确体位 □ 安全护理措施到位	□ 特级护理 □ 晨晚间护理 □ 床上温水擦浴，协助更衣 □ 协助生活护理 □ 安全护理措施到位 □ 心理护理
专科护理	□ 观察记录患者生命体征、意识、切口敷料、引流液性质及量，皮肤情况 □ 准确记录 24 小时出入量，观察每小时尿量 □ 引流管，尿量护理 □ 观察胃肠道反应及麻醉不良反应 □ 观察患肢情况 □ 伤口渗出情况 □ 心理护理	□ 检测记录患者生命体征、意识，观察切口敷料、皮肤情况 □ 检测记录引流液性质及量 □ 准确记录 24 小时出入量，观察每小时尿量 □ 妥善固定引流管及输液管道，防止管道滑脱 □ 询问患者有无排气 □ 观察患肢情况 □ 切口渗出情况 □ 指导患者术后功能锻炼
重点医嘱	□ 详见医嘱执行单	□ 详见医嘱执行单
病情变异记录	□ 无　□ 有，原因： 1. 2.	□ 无　□ 有，原因： 1. 2.
护士签名		

时间	住院第 5~7 天 （术后第 2 日）	住院第 6~8 天 （术后第 3 日）	住院第 7~10 天 （出院日）
健康宣教	□ 活动注意事项及安全指导 □ 术后药物作用及频率 □ 饮食宣教 □ 疾病恢复期注意事项 □ 再次明确探视陪护须知	□ 活动注意事项及安全指导 □ 术后药物作用及频率 □ 饮食宣教 □ 疾病恢复期注意事项 □ 拔除尿管后注意事项 □ 复查患者对术前宣教内容的掌握程度	□ 指导办理出院手续 □ 定时复查 □ 出院带药服用方法 □ 注意休息 □ 饮食指导
护理处置	□ 遵医嘱完成治疗、用药 □ 遵医嘱完成相关检查 □ 测量记录生命体征	□ 遵医嘱完成治疗、用药 □ 遵医嘱完成相关检查	□ 办理出院手续 □ 书写出院小结
基础护理	□ 一级护理 □ 晨晚间护理 □ 床上温水擦浴，协助更衣 □ 协助生活护理 □ 安全护理措施到位 □ 心理护理	□ 一级护理 □ 晨晚间护理 □ 床上温水擦浴，协助更衣 □ 协助生活护理 □ 安全护理措施到位 □ 二便护理 □ 心理护理	□ 三级护理 □ 晨晚间护理 □ 安全护理措施到位 □ 心理护理
专科护理	□ 检测记录患者生命体征、意识，观察切口敷料、皮肤情况 □ 检测记录引流液性质及量 □ 准确记录 24 小时出入量，观察每小时尿量 □ 观察患肢情况 □ 切口渗出情况 □ 询问患者有无排气、排便 □ 指导患者术后功能锻炼 □ 心理和生活护理	□ 监测生命体征 □ 观察有无感染症状 □ 观察引流管是否通畅，记录引流量 □ 妥善固定引流管及输液管路，防止管路滑脱 □ 监测血常规、肝肾功能、血电解质及凝血化验值，动态掌握患者病情变化 □ 观察患者自行排尿情况 □ 观察患肢情况 □ 切口渗出情况 □ 指导患者术后功能锻炼	□ 观察尿量情况 □ 观察病情变化
重点医嘱	□ 详见医嘱执行单	□ 详见医嘱执行单	□ 详见医嘱执行单
病情变异记录	□ 无 □ 有，原因： 1. 2.	□ 无 □ 有，原因： 1. 2.	□ 无 □ 有，原因： 1. 2.
护士签名			

（三）患者表单

血栓闭塞性脉管炎临床路径患者表单

适用对象：第一诊断为血栓闭塞性脉管炎（ICD-73：100）

　　　　　行手术治疗（ICD-38.08002，ICD-84.11002，ICD-38.08002）

患者姓名：	性别：　　年龄：　　门诊号：	住院号：
住院日期：　　年　月　日	出院日期：　　年　月　日	标准住院日：7~10 天

时间	住院第 1 天	住院第 2~3 天
医患配合	□ 配合医师询问现病史、既往病史、用药情况（如服用抗凝剂，请明确告知医师），收集资料并进行体格检查 □ 环境介绍、住院制度 □ 配合完善术前相关化验、检查 □ 有任何不适请告知医师	□ 配合完善术前相关检查、化验，如采血、留尿、心电图、X 线胸片、下肢动静脉血管彩超、踝肱指数、下肢动脉血管 CTA 等 □ 医师向患者及家属介绍病情，进行手术谈话签字 □ 麻醉师与患者进行术前访视
护患配合	□ 配合测量体温、脉搏、呼吸、血压、体重 1 次 □ 配合完成入院护理评估（简单询问病史、过敏史、用药史） □ 接受入院宣教（环境介绍、病室规定、订餐制度、贵重物品保管等） □ 有任何不适请告知护士	□ 配合测量体温、脉搏、呼吸、询问排便情况 □ 接受配血，以备术中需要时用 □ 接受备皮 □ 接受药物灌肠 □ 自行沐浴，加强头部清洁 □ 准备好必要用物，吸水管、奶瓶、纸巾等 □ 义齿、饰品等交家属保管 □ 配合执行探视及陪护
饮食	□ 遵医嘱饮食	□ 术前 12 小时禁食、禁水
排泄	□ 正常排尿便 □ 记录尿量	□ 正常排尿便 □ 记录尿量
活动	□ 正常活动	□ 正常活动

时间	住院第 3~5 天 （手术日）	住院第 4~8 天 （术后第 1~3 日）
医 患 配 合	□ 如病情需要，配合术后转入监护病房 □ 配合评估手术效果 □ 配合检查意识、肢体、胸腹部、患肢情况 □ 需要时，配合复查血液指标 □ 有任何不适请告知医师	□ 配合检查肢体功能、引流 □ 需要时，配合切口换药 □ 配合拔除胃管、引流管、尿管 □ 配合伤口拆线
护 患 配 合	□ 清晨测量体温、脉搏、呼吸、血压 1 次 □ 送手术室前，协助完成核对，带齐资料，脱去衣物， 　上手术车 □ 返回病房后，协助完成核对，配合抬患者上病床 □ 配合检查意识、肢体、各引流管，记出入量 □ 配合术后吸氧、监护仪检测、输液，注意各引流情况 □ 遵医嘱采取正确体位 □ 配合缓解疼痛 □ 有任何不适请告知护士	□ 配合定时测量生命体征、每日记录排 　气、排便情况 □ 配合检查肢体功能、引流，记录出 　入量 □ 接受输液、服药等治疗 □ 后期接受进食、进水、排便等生活 　护理 □ 配合活动，预防皮肤压力伤 □ 注意活动安全，避免坠床或跌倒 □ 配合执行探视及陪护
饮食	□ 禁食、禁水	□ 根据医嘱，由禁食、清流食逐渐过渡 　到流食
排泄	□ 保留尿管	□ 保留尿管过渡到正常排尿 □ 避免便秘
活动	□ 卧床休息，保护管路	□ 根据医嘱，平卧逐步过渡至下床活动 □ 注意保护管路，勿牵拉、脱出等

时间	住院第 7 ~ 10 天 （出院日）
医患 配合	□ 接受出院前指导 □ 知道复查程序 □ 继续遵医嘱治疗
护 患 配 合	□ 接受出院宣教 □ 办理出院手续 □ 获取出院诊断书 □ 知道服药方法、作用、注意事项 □ 知道护理切口方法 □ 知道复印病历方法
饮食	□ 根据医嘱，饮食调整
排泄	□ 正常排尿便
活动	□ 正常活动

附：原表单（2016 年版）

血栓闭塞性脉管炎临床路径表单

适用对象：第一诊断为血栓闭塞性脉管炎（ICD-73：100）

　　　　　行手术治疗（ICD-38.08002，ICD-84.11002，ICD-38.08002）

患者姓名：		性别：	年龄：	门诊号：	住院号：
住院日期：	年　月　日	出院日期：	年　月　日		标准住院日：7~10 天

时间	住院第 1 天	住院第 2~3 天
主要诊疗工作	□ 询问病史、体格检查 □ 病历书写 □ 开实验室检查单 □ 上级医师查房及术前评估 □ 初步确定手术日期	□ 上级医师查房 □ 完成术前准备及评估 □ 完成术前小结、上级医师查房记录等书写 □ 根据体检以及辅助检查结果讨论制订手术方案 □ 必要的相关科室会诊 □ 签署手术同意书、自费用品同意书、输血同意书等文件 □ 向患者及家属交代围术期注意事项
重点医嘱	**长期医嘱** □ 外科疾病护理常规 □ 二级护理 □ 低盐、低脂、优质蛋白饮食 □ 严格戒烟 **临时医嘱** □ 血常规、尿常规、大便常规 □ 肝肾功能、电解质、血糖、血型、凝血功能、感染性疾病 □ X 线胸片、心电图、下肢动静脉血管彩超、踝肱指数、下肢动脉血管 CTA □ 必要时查：血脂、血同型半胱氨酸、叶酸、维生素 B_{12}、心脏彩超、腹部肝胆脾胰双肾彩超，下肢血管造影、超声心动图和肺功能检查	**长期医嘱** □ 患者既往基础用药 **临时医嘱** □ 必要的会诊意见及处理 □ 术前禁食、禁水 □ 备皮 □ 术前用药 □ 预防用药抗菌药物 □ 一次性导尿包（必要时）
主要护理工作	□ 介绍病房环境及设施 □ 告知手术相关注意事项 □ 告知医院规章制度 □ 入院护理评估	□ 宣传教育及心理护理 □ 执行术前医嘱 □ 心理护理
病情变异记录	□ 无　□ 有，原因： 1. 2.	□ 无　□ 有，原因： 1. 2.
护士签名		
医师签名		

时间	住院第 3～5 天 （手术日）	住院第 4～6 天 （术后第 1 日）
主要 诊疗 工作	□ 手术 □ 完成手术记录书写 □ 术后病程记录书写 □ 上级医师查房 □ 向患者及家属交代术后注意事项	□ 上级医师查房 □ 术后病程记录书写 □ 查看患肢情况及切口 □ 观察生命体征变化
重 点 医 嘱	**长期医嘱** □ 今日在全身麻醉、硬膜外麻醉/腰硬联合麻醉下行腰交 　感神经切除术/动脉血栓切除术/大网膜移植术/截肢 　术/分期动静脉转流术治疗 □ 血栓闭塞性脉管炎术后护理常规 □ 一级护理 □ 6 小时后低盐、低脂、优质蛋白饮食 □ 抬高患肢 30° □ 口服硫酸氢氯吡格雷、吲哚布芬、贝前列腺素钠 □ 观察患肢血运 **临时医嘱** □ 吸氧 □ 补液（视情况而定） □ 抗菌药物	**长期医嘱** □ 低盐、低脂、优质蛋白饮食 □ 二级护理 **临时医嘱** □ 止呕、镇痛药物 □ 根据情况决定是否补液
主要 护理 工作	□ 观察生命体征、胃肠道反应及麻醉不良反应 □ 观察患肢情况 □ 伤口渗出情况 □ 心理和生活护理	□ 指导患者术后功能锻炼 □ 观察患肢情况 □ 切口渗出情况 □ 心理和生活护理
病情 变异 记录	□ 无　□ 有，原因： 1. 2.	□ 无　□ 有，原因： 1. 2.
护士 签名		
医师 签名		

时间	住院第5~7天 （术后第2日）	住院第6~8天 （术后第3日）	住院第7~10天 （出院日）
主要诊疗工作	□ 上级医师查房 □ 术后病程记录书写 □ 查看患肢情况及切口 □ 观察生命体征变化	□ 上级医师查房 □ 术后病程记录书写 □ 查看患肢情况及切口 □ 观察生命体征变化	□ 上级医师查房，进行切口评估，决定是否可以出院 □ 完成出院记录、病案首页、出院证明等文件 □ 交代出院后注意事项如复查时间、出现手术相关意外情况时的处理等
重点医嘱	**长期医嘱** □ 二级护理 □ 低盐、低脂、优质蛋白饮食 **临时医嘱** □ 伤口换药	**长期医嘱** □ 二级或三级护理 □ 无特殊 **临时医嘱** □ 视具体情况而定	**临时医嘱** □ 拆线、换药 □ 复查：血常规、肝肾功能、电解质、血脂、凝血功能，下肢动脉血管CTA □ 出院带药
主要护理工作	□ 指导患者术后功能锻炼 □ 观察患肢情况 □ 切口渗出情况 □ 心理和生活护理	□ 指导患者术后功能锻炼 □ 观察患肢情况 □ 切口渗出情况 □ 心理和生活护理	□ 指导办理出院手续
病情变异记录	□ 无 □ 有，原因： 1. 2.	□ 无 □ 有，原因： 1. 2.	□ 无 □ 有，原因： 1. 2.
护士签名			
医师签名			

第四十四章

下肢动脉硬化闭塞症临床路径释义

一、下肢动脉硬化闭塞症编码

1. 国家卫生和计划生育委员会原编码：

疾病名称及编码：下肢动脉硬化闭塞症（ICD-10：I70.203）

2. 修改编码：

疾病名称及编码：下肢动脉硬化闭塞症（ICD-10：I70.204）

手术操作名称及编码：股腘动脉人工血管旁路移植术（ICD-9-CM-3：39.2907）

二、临床路径检索方法

I70.204 伴 39.2907

三、下肢动脉硬化闭塞症（股腘动脉人工血管旁路移植术）临床路径标准住院流程

（一）适用对象

第一诊断为下肢动脉硬化闭塞症（ICD-10：170.203）。

> **释义**
>
> ■ 适用对象编码参见第一部分。
>
> ■ 本路径适用对象为临床诊断为下肢动脉硬化闭塞症且行股腘动脉人工血管旁路移植术治疗的患者，如保守治疗或腔内治疗则需进入其他相应路径。

（二）诊断依据

根据《临床诊疗指南·外科学分册》（中华医学会编著，人民卫生出版社）。

1. 临床症状：间歇跛行、静息痛、溃疡/坏疽等。
2. 体征：下肢皮温低，皮肤苍白，脉搏减弱、溃疡、坏疽等。
3. ABI、血管超声、CTA、MRA 或 DSA 等检查明确。

> **释义**
>
> ■ 本路径的制订主要参考国内权威参考书籍和诊疗指南。
>
> ■ 病史和临床症状是诊断下肢动脉硬化闭塞症的初步依据，多数患者表现为下肢缺血症状，多数为肢体慢性缺血，偶尔可有急性缺血。值得注意的是下肢疼痛的原因甚多，有时易与其他疾病混淆，应特别注意与骨科、泌尿科、神经科一些疾病的鉴别。ABI、血管超声、CTA、MRA 或 DSA 等检查可明确诊断。部分患者临床表现不典型，如检查支持下肢动脉硬化闭塞症，亦可进入路径。

（三）治疗方案的选择

根据《临床诊疗指南·外科学分册》（中华医学会编著，人民卫生出版社）。

手术方式：股腘动脉（膝上）人工血管旁路移植术。

（四）标准住院日

14～21 天。

（五）进入路径标准

1. 第一诊断必须符合下肢动脉硬化闭塞症。

2. 当患者同时具有其他疾病诊断，但在住院期间不需要特殊处理也不影响第一诊断的临床路径流程实施时，可以进入路径。

> **释义**
>
> ■ 本病确诊后即应开始综合性治疗，包括一般治疗和药物治疗。一般治疗包括戒烟、控制血脂及功能锻炼等；药物治疗包括血管扩张药、抗血小板药、抗凝药以及改善循环对症治疗药物。目的在于消除病因、缓解临床症状、减少并发症的发生。
>
> ■ 一旦诊断明确，应评估手术指征，应根据病损类型，位置及患者的年龄等因素来决定。根据病变情况可选择人工血管旁路移植术、自体大隐静脉转流术或腔内治疗。选择自体大隐静脉转流术或腔内治疗则需进入相关路径。
>
> ■ 对于中重度间歇跛行和静息痛者，应以手术治疗为主。手术适应证：严重影响生活质量的间歇性跛行、静息痛、肢体缺血性溃疡和坏疽。禁忌证：动脉远端无血管重建的流出道、缺血肢体广泛坏死、患肢严重感染、严重的凝血功能障碍、全身情况差以及重要脏器功能衰竭难以耐受手术。
>
> ■ 行人工血管旁路移植术时，于腹股沟和膝内侧股骨内髁上方分别做纵切口或膝下胫骨内侧的肌间隙浅侧，于上述的切口之间的深筋膜下，建立人工血管通道，将人工血管穿过隧道，分别与腘动脉及股动脉端吻合，放置负压吸引装置，关闭切口。

（六）术前准备

2～5 天。

1. 必须检查的项目：

（1）血常规、尿常规、大便常规。

（2）肝肾功能、电解质、凝血功能、血型、感染性疾病筛查（乙型肝炎、丙型肝炎、艾滋病、梅毒等）。

（3）X 线胸片、心电图、心脏彩超、ABI、血管超声、CTA 或 DSA。

2. 根据患者病情选择：颈动脉彩超和肺功能检查。

> **释义**
>
> ■ 血常规、尿常规、便常规+隐血是最基本的三大常规检查，进入路径的患者均需完成。肝肾功能、电解质、血糖、血脂、凝血功能、心电图、X 线胸片可评估有无基础疾病，是否影响住院时间、费用及其治疗预后；血型、感染性疾病筛查用于术前准备；一般情况较差的患者可行心脏彩超、肝胆胰脾彩超、颈动脉彩超、肺功能

检查等，以明确合并症，排除手术禁忌，评估手术风险；无禁忌证患者均应行 ABI、血管超声、CTA 或 DSA 以明确诊断和评估病情。

（七）选择用药

1. 抗菌药物：按照《抗菌药物临床应用指导原则（2015 年版）》（国卫办医发〔2015〕43 号）执行。
2. 抗凝药物、抗血小板聚集、降脂、扩张血管等。

【释义】

■ 应尽量选择单一抗菌药物预防用药，避免不必要的联合使用。预防用药应针对手术路径中可能存在的污染菌，对于肢体血管瘤围术期预防性应用抗菌药物，建议选用针对金黄色葡萄球菌的抗菌药物，以第一、二代头孢菌素为主。头孢菌素过敏者，针对革兰阳性菌可用万古霉素、去甲万古霉素、克林霉素等。

■ 静脉输注应在皮肤、黏膜切开前 0.5~1 小时内或麻醉开始时给药，在输注完毕后开始手术，保证手术部位暴露时局部组织中抗菌药物已达到足以杀灭手术过程中沾染细菌的药物浓度。万古霉素或氟喹诺酮类等由于需输注较长时间，应在手术前 1~2 小时开始给药。抗菌药物的有效覆盖时间应包括整个手术过程。手术时间较短（<2 小时）的清洁手术术前给药一次即可。如手术时间超过 3 小时或超过所用药物半衰期的 2 倍以上，或成人出血量超过 1500ml，术中应追加一次。预防用药时间不超过 24 小时。

■ 若无禁忌，则常规应用阿司匹林和降脂药物；抗凝药物常用于急性动脉栓塞、介入治疗、外科手术后血栓形成。其他改善血流动力学、改善代谢药物亦可酌情使用。

（八）手术日

入院第 3~4 天。
1. 麻醉方式：全身麻醉、硬膜外麻醉、硬膜外蛛网膜下腔联合阻滞麻醉或腰麻、神经组织麻醉。
2. 术中用药：麻醉常规用药、术后镇痛用药、术中应用抗菌药物等。
3. 输血：视术中情况而定。

【释义】

■ 术中根据患者基础疾病及手术情况个体化选择麻醉方式及给药。

（九）术后住院恢复

7~14 天。
1. 必须复查的检查项目：血常规、凝血指标、肝肾功能、电解质、血气分析等，出院前复查下肢动脉彩超或 CTA。

2. 术后用药：根据卫生部 38 号文建议选用抗菌药物。

> **释义**
>
> ■ 本手术切口为I类切口，一般无需预防性应用抗菌药物，若需使用则参考上述释义。
> ■ 其他根据患者具体情况对症用药。

（十）出院标准

1. 患者体温正常，切口无感染迹象，肢体活动正常。
2. 没有需要住院处理的并发症。

> **释义**
>
> ■ 患者出院前应完成所有必须检查项目，观察临床症状是否减轻或消失；观察伤口愈合情况。
> ■ 需要通过多普勒或者查体检查记录人工血管通畅，远端动脉搏动，皮温等情况。

（十一）变异及原因分析

1. 严重基础疾病可能对手术造成影响者，术前准备时间会延长。
2. 术后出现伤口感染、心肺脑、肝肾功能不全及下肢动脉继发血栓形成等并发症时，住院恢复时间相应延长。

> **释义**
>
> ■ 在住院治疗过程中，发现其他严重基础疾病，需调整药物治疗或继续其他基础疾病的治疗，则终止本路径；术后出现严重并发症，治疗疗程长、治疗费用高者，需退出本路径或转入相应路径。
> ■ 认可的变异原因主要是指患者入选路径后，在检查及治疗过程中发现患者合并存在事前未预知的、对本路径治疗可能产生影响的情况，需要终止执行路径或延长治疗时间、增加治疗费用。医师需在表单中明确说明。
> ■ 因患者方面的主观原因导致执行路径出现变更，需医师在表单中予以说明。

四、下肢动脉硬化闭塞症临床路径给药方案

【用药选择】

1. 抗血小板治疗：推荐长期用阿司匹林 75～100mg/d 或氯吡格雷 75mg/d，除心血管事件发生风险高且出血风险低的有症状的 PAD 患者外，一般不推荐联合应用阿司匹林和氯吡格雷。在合并间歇性跛行症状而无心力衰竭的 PAD 患者，西洛他唑（100mg、2 次/天）可改善临床症状并增加步行距离。
2. 降脂药物：高强度他汀类药物治疗可选用阿托伐他汀 40～80mg 或瑞舒伐他汀 20～40mg，中等强度他汀类药物治疗可选用阿托伐他汀 10～20mg；瑞舒伐他汀 5～10mg；辛伐他汀 20～

40mg；普伐他汀 40～80mg；洛伐他汀 40mg；氟伐他汀缓释片 80mg；氟伐他汀 40mg，1 天两次；匹伐他汀 2～4mg 等。具体可参考相关指南以及患者实际情况。

【药学提示】

1. 阿司匹林：阿司匹林通过对环氧酶（COX）-1 的作用直接抑制 TXA2 合成，抑制血小板黏附聚集活性。阿司匹林其他作用包括介导血小板抑制的嗜中性—氧化氮/环磷酸鸟苷以及参与各种凝血级联反应和纤溶过程。阿司匹林口服后吸收迅速、完全，服用后 th 达峰值血药浓度。在胃内开始吸收，在小肠上段吸收大部分。阿司匹林以结合代谢物和游离水杨酸从肾脏排泄。嚼服阿司匹林，起效快。

2. 氯吡格雷：血小板聚集抑制剂，选择性地抑制 ADP 与血小板受体的结合及抑制 ADP 介导的糖蛋白 GPⅡh/Ⅲa 复合物的活化，而抑制血小板聚集。也可抑制非 ADP 引起的血小板聚集。对血小板 ADP 受体的作用是不可逆的。口服吸收迅速，血浆中蛋白结合率为 98%，在肝脏代谢，主要代谢产物无抗血小板聚集作用。

3. 他汀类药物：羟甲基戊二酰辅酶 A（HMG-CoA）还原酶抑制剂，此类药物通过竞争性抑制内源性胆固醇合成限速酶（HMG-CoA）还原酶，阻断细胞内甲羟戊酸代谢途径，使细胞内胆固醇合成减少，从而反馈性刺激细胞膜表面（主要为肝细胞）低密度脂蛋白（low density lipoprotein，LDL）受体数量和活性增加、使血清胆固醇清除增加、水平降低。他汀类药物还可抑制肝脏合成载脂蛋白 B-100，从而减少富含甘油三酯 AV、脂蛋白的合成和分泌。

【注意事项】

1. 出血并发症的预防处理：预防出血包括选择安全的药物、适宜剂量、减少联合抗栓和抗血小板治疗的时间等。阿司匹林所致出血部位主要是胃肠道，建议联合应用 PPI 或 H₂受体拮抗剂。有消化道出血和溃疡病史的患者，奥美拉唑与氯吡格雷的潜在相互作用可能并不影响临床效果，但应该尽量选择与氯吡格雷相互作用少的 PPI，不建议选择奥美拉唑和埃索美拉唑。活动性大出血，如胃肠道、腹膜后出血、颅内出血或其他严重失血，如出血不能通过有效介入治疗控制，需暂时停抗血小板药物，但需与血栓事件风险权衡。目前没有逆转多数抗血小板药物活性的有效方法。输注新鲜的血小板是唯一可行的方法。尽管输血对临床预后有不利影响，血流动力学稳定，血红蛋白水平低于 70g/L 时输血可获益。

2. 他汀类药物不良反应：大多数患者可能需要终身服用他汀类药物。他汀类药物的不良反应并不多，主要是肝酶增高，其中部分为一过性，并不引起持续肝损伤和肌瘤。定期检查肝功能是必要的，尤其是在使用的前 3 个月。如果患者的肝脏酶血检查值高出正常上线的 3 倍以上，应该综合分析患者的情况，排除其他可能引起肝功能变化的可能，如果确实是他汀引起的，有必要考虑是否停药；如果出现肌肉疼痛，除了体格检查外，应该做血浆肌酸肌酸酶的检测，但是横纹肌溶解的不良反应罕见。另外，它还可能引起消化道的不适，绝大多数患者可以忍受而能够继续用药。

五、推荐表单

(一) 医师表单

下肢动脉硬化闭塞症临床路径医师表单

适用对象：第一诊断为下肢动脉硬化闭塞症（ICD-10：170.203）

患者姓名：		性别： 年龄： 门诊号：	住院号：
住院日期： 年 月 日		出院日期： 年 月 日	标准住院日：12~18 天

时间	住院第 1 天	住院第 2~4 天
主要诊疗工作	□ 询问病史、体格检查 □ 病历书写 □ 开具实验室检查单 □ 上级医师查房及术前评估 □ 初步确定手术日期（急诊或限期手术）	□ 上级医师查房 □ 完成术前准备及评估 □ 完成术前小结、上级医师查房记录等书写 □ 根据体检以及辅助检查结果讨论制订手术方案 □ 必要的相关科室会诊 □ 签署手术同意书、自费用品同意书、输血同意书等文件 □ 向患者及家属交代围术期注意事项
重点医嘱	**长期医嘱** □ 外科疾病护理常规 □ 二级护理 □ 饮食 □ 活血化瘀、扩血管 □ 抗凝、抗血小板、降脂 □ 血糖监测（必要时） **临时医嘱** □ 血常规、尿常规、大便常规 □ 肝肾功能、电解质、血糖、血脂、凝血功能、感染性疾病筛查 □ X 线胸片、心电图、下肢动脉 CTA、超声心电图 □ 必要时行肺功能检查、下肢动脉造影	**长期医嘱** □ 患者既往基础用药 **临时医嘱** □ 必要的会诊意见及处理 □ 术前禁食、禁水 □ 灌肠（必要时） □ 备皮 □ 术前用药 □ 预防用药抗菌药物 □ 一次性导尿包（必要时）
病情变异记录	□ 无　□ 有，原因： 1. 2.	□ 无　□ 有，原因： 1. 2.
医师签名		

时间	住院第 4~6 天 （手术日）	住院第 5~7 天 （术后第 1 日）
主要 诊疗 工作	□ 手术 □ 完成手术记录书写 □ 术后病程记录书写 □ 上级医师查房 □ 向患者及家属交代术后注意事项	□ 上级医师查房 □ 术后病程记录书写 □ 查看下肢情况及切口 □ 观察生命体征变化
重点医嘱	**长期医嘱** □ 一级护理 □ 心电监护 □ 吸氧 □ 禁食、禁水（全身麻醉患者） □ 禁下地（7 天） □ 记 24 小时引流液量（必要时） □ 观察双下肢末梢血运 □ 活血化瘀、扩血管 □ 抗凝、抗血小板、降脂 **临时医嘱** □ 补液（视情况而定） □ 输血（必要时） □ 抗菌药物	**长期医嘱** □ 视情况改饮食 □ 一级护理 □ 心电监测 **临时医嘱** □ 止呕、镇痛药物 □ 根据情况决定是否静脉营养、补液支持治疗
病情 变异 记录	□ 无　□ 有，原因： 1. 2.	□ 无　□ 有，原因： 1. 2.
医师 签名		

时间	住院第6~8天 （术后第2日）	住院第7~9天 （术后第3日）	住院第9~18天 （出院日）
主要诊疗工作	□ 上级医师查房 □ 术后病程记录书写 □ 查看下肢血运情况及切口 □ 观察生命体征变化	□ 上级医师查房 □ 术后病程记录书写 □ 查看腹部情况及切口 □ 观察生命体征变化	□ 上级医师查房，进行切口评估，决定是否可以出院 □ 完成出院记录、病案首页、出院证明等文件 □ 交代出院后注意事项如复查时间、出现手术相关意外情况时的处理等
重点医嘱	**长期医嘱** □ 一级护理 □ 饮食 **临时医嘱** □ 切口换药	**长期医嘱** □ 二级护理 □ 饮食 **临时医嘱** □ 视具体情况而定 □ 可考虑拔除引流管 □ 复查血常规、肝肾功能、电解质、血糖等	**临时医嘱** □ 拆线、换药 □ 出院带药 □ 复查下肢动脉彩超或下肢动脉CTA
病情变异记录	□ 无　□ 有，原因： 1. 2.	□ 无　□ 有，原因： 1. 2.	□ 无　□ 有，原因： 1. 2.
医师签名			

(二) 护士表单

下肢动脉硬化闭塞症临床路径护士表单

适用对象：第一诊断为下肢动脉硬化闭塞症 (ICD-10: 170. 203)

患者姓名：		性别：	年龄：	门诊号：	住院号：
住院日期： 年 月 日		出院日期： 年 月 日			标准住院日：12～18 天

时间	住院第 1 天	住院第 2～4 天
健康宣教	□ 入院宣教 　介绍主管医师、护士 　介绍环境、设施 　介绍住院注意事项 　介绍探视和陪护制度 　介绍贵重物品制度	□ 药物宣教 □ 术前检查前宣教 　宣教检查前准备及检查后注意事项 □ 主管护士与患者沟通，消除患者紧张情绪
护理处置	□ 核对患者姓名，佩戴腕带 □ 建立入院护理病历 □ 协助患者留取各种标本 □ 测量体重	□ 观察患者病情变化 □ 协助完成相关检查 □ 生活及心理护理 □ 指导陪护工作 □ 定时巡视病房
基础护理	□ 介绍病房环境及设施 □ 告知医院规章制度 □ 入院护理评估和计划 □ 风险评估	□ 二级护理 □ 晨晚间护理 □ 排泄管理 □ 患者安全管理
专科护理	□ 护理查体 □ 病情观察 □ 体征的观察 □ 需要时，填写跌倒及压疮防范表 □ 需要时，请家属陪护 □ 确定饮食种类 □ 心理护理	□ 护理查体 □ 病情观察 □ 体征的观察 □ 心理护理
重点医嘱	□ 详见医嘱执行单	□ 详见医嘱执行单
病情变异记录	□ 无　□ 有，原因： 1. 2.	□ 无　□ 有，原因： 1. 2.
护士签名		

时间	住院第 4~6 天 （手术日）	住院第 5~7 天 （术后第 1 日）
健康宣教	□ 告知家属等候区位置 □ 告知手术当前禁食、禁水 □ 告知体位要求 □ 告知术后疼痛处理方法 □ 给予患者及家属心理支持 □ 介绍术后注意事项，告知术后可能出现的情况及应对方式 □ 告知氧气，监护设备、管路功能及注意事项 □ 再次明确探视陪护须知	□ 告知禁食、禁水 □ 告知胃管、引流管、尿管的名称、位置和作用 □ 告知氧气、监护仪的使用 □ 术后药物作用及频率 □ 告知术后排痰的方法和重要性 □ 相关检查及化验的目的、注意事项
护理处置	□ 送手术 核对患者姓名并摘除衣物，保护患者 核对资料及带药 填写手术交接单 □ 术后 核对患者及资料填写手术交接单 遵医嘱完成治疗、用药	□ 遵医嘱完成治疗、用药 □ 遵医嘱完成相关检查 □ 测量记录生命体征
基础护理	□ 特级护理 □ 晨晚间护理 □ 给予生活护理 □ 协助患者采取正确体位 □ 安全护理措施到位	□ 特级护理 □ 晨晚间护理 □ 床上温水擦浴，协助更衣 □ 协助生活护理 □ 安全护理措施到位 □ 心理护理
专科护理	□ 观察生命体征及全身麻醉术后护理常规 □ 观察双下肢血运情况 □ 切口观察 □ 心理和生活护理	□ 指导患者术后功能锻炼 □ 观察下肢血运情况 □ 切口愈合情况 □ 心理和生活护理
重点医嘱	□ 详见医嘱执行单	□ 详见医嘱执行单
病情变异记录	□ 无　□ 有，原因： 1. 2.	□ 无　□ 有，原因： 1. 2.
护士签名		

时间	住院第6~9天 （术后第2~3日）	住院第9~18天 （出院日）
健康宣教	□ 下地活动注意事项及安全指导 □ 术后药物作用及频率 □ 饮食宣教 □ 疾病恢复期注意事项 □ 拔除胃管、尿管后注意事项 □ 复查患者对术前宣教内容的掌握程度 □ 再次明确探视陪护须知	□ 指导办理出院手续 □ 定时复查 □ 出院带药服用方法 □ 注意休息 □ 饮食指导
护理处置	□ 遵医嘱完成治疗、用药 □ 遵医嘱完成相关检查 □ 测量记录生命体征	□ 办理出院手续 □ 书写出院小结
基础护理	□ 特级或一级护理 □ 晨晚间护理 □ 床上温水擦浴，协助更衣 □ 协助生活护理 □ 安全护理措施到位 □ 心理护理	□ 二级护理 □ 晨晚间护理 □ 安全护理措施到位 □ 心理护理
专科护理	□ 指导患者术后功能锻炼 □ 观察下肢血运情况 □ 切口愈合情况 □ 心理和生活护理	□ 观察下肢血运情况 □ 切口愈合情况 □ 心理和生活护理
重点医嘱	□ 详见医嘱执行单	□ 详见医嘱执行单
病情变异记录	□ 无 □ 有，原因： 1. 2.	□ 无 □ 有，原因： 1. 2.
护士签名		

（三）患者表单

下肢动脉硬化闭塞症临床路径患者表单

适用对象：第一诊断为下肢动脉硬化闭塞症（ICD-10：170.203）

患者姓名：	性别：	年龄：	门诊号：	住院号：
住院日期：　年　月　日	出院日期：　年　月　日			标准住院日：12～18 天

时间	住院第1天	住院第2～4天
医患配合	□ 医师询问现病史、既往病史、用药情况（如服用抗凝剂，请明确告知医师），收集资料并进行体格检查 □ 环境介绍、住院制度 □ 配合完善术前相关化验、检查 □ 有任何不适请告知医师	□ 配合完善术前相关检查 □ 医师向患者及家属介绍病情，进行手术谈话签字 □ 麻醉师与患者进行术前访视
护患配合	□ 配合测量体温、脉搏、呼吸、血压、体重1次 □ 配合完成入院护理评估（简单询问病史、过敏史、用药史） □ 接受入院宣教（环境介绍、病室规定、订餐制度、贵重物品保管等） □ 有任何不适请告知护士	□ 配合测量体温、脉搏、呼吸、询问排便情况 □ 接受配血，以备术中需要时用 □ 接受备皮 □ 接受药物灌肠 □ 自行沐浴，加强头部清洁 □ 准备好必要用物，吸水管、奶瓶、纸巾等 □ 义齿、饰品等交家属保管 □ 配合执行探视及陪护
饮食	□ 低盐低脂饮食 □ 糖尿病饮食（必要时）	□ 术前12小时禁食、禁水
排泄	□ 正常排尿便 □ 记录尿量	□ 正常排尿便 □ 记录尿量
活动	□ 正常活动	□ 正常活动

时间	住院第 4~6 天 （手术日）	住院第 5~9 天 （术后第 1~3 日）	住院第 9~18 天 （出院日）
医患配合	□ 如病情需要，配合术后转入监护病房 □ 配合评估手术效果 □ 配合检查意识、肢体、胸腹部 □ 需要时，配合复查血液指标 □ 有任何不适请告知医师	□ 配合检查体征、引流 □ 需要时，配合切口换药 □ 配合拔除胃管、引流管、尿管 □ 配合切口拆线	□ 接受出院前指导 □ 知道复查程序 □ 继续药物治疗
护患配合	□ 清晨测量体温、脉搏、呼吸、血压 1 次 □ 送手术室前，协助完成核对，带齐资料，脱去衣物，上手术车 □ 返回病房后，协助完成核对，配合抬患者上病床 □ 配合检查意识、肢体、各引流管，记出入量 □ 配合术后吸氧、监护仪检测、输液，注意各引流情况 □ 遵医嘱采取正确体位 □ 配合缓解疼痛 □ 有任何不适请告知护士	□ 配合定时测量生命体征、每日记录排气、排便情况 □ 配合检查腹部体征、引流，记录出入量 □ 接受排痰、输液、服药等治疗 □ 后期接受进食、进水、排便等生活护理 □ 配合活动，预防皮肤压力伤 □ 注意活动安全，避免坠床或跌倒 □ 配合执行探视及陪护	□ 接受出院宣教 □ 办理出院手续 □ 获取出院诊断书 □ 知道服药方法、作用、注意事项 □ 知道护理切口方法 □ 知道复印病历方法
饮食	□ 禁食、禁水	□ 根据医嘱，由禁食、清流食逐渐过渡到流食	□ 根据医嘱，饮食调整
排泄	□ 保留尿管	□ 保留尿管过渡到正常排尿 □ 避免便秘	□ 正常排尿便 □ 避免便秘
活动	□ 卧床休息，保护管路 □ 双下肢活动	□ 根据医嘱，平卧→半坐→床边站立→下床活动 □ 注意保护管路，勿牵拉、脱出等	□ 正常适度活动，避免疲劳

附：原表单（2016 年版）

下肢动脉硬化闭塞症临床路径表单

适用对象：第一诊断为下肢动脉硬化闭塞症（ICD-10：170.203）

患者姓名：	性别：	年龄：	门诊号：	住院号：
住院日期： 年 月 日	出院日期： 年 月 日			标准住院日：12~18 天

时间	住院第 1 天	住院第 2~4 天
主要诊疗工作	□ 询问病史、体格检查 □ 病历书写 □ 开具实验室检查单 □ 上级医师查房及术前评估 □ 初步确定手术日期（急诊或限期手术）	□ 上级医师查房 □ 完成术前准备及评估 □ 完成术前小结、上级医师查房记录等书写 □ 根据体检以及辅助检查结果讨论制订手术方案 □ 必要的相关科室会诊 □ 签署手术同意书、自费用品同意书、输血同意书等文件 □ 向患者及家属交代围术期注意事项
重点医嘱	**长期医嘱** □ 外科疾病护理常规 □ 二级护理 □ 饮食 □ 活血化瘀、扩血管 □ 抗凝、抗血小板、降脂 □ 血糖监测（必要时） **临时医嘱** □ 血常规、尿常规、大便常规 □ 肝肾功能、电解质、血糖、血脂、凝血功能、感染性疾病筛查 □ X 线胸片、心电图、下肢动脉 □ CTA、超声心电图 □ 必要时行肺功能检查、下肢动脉造影	**长期医嘱** □ 患者既往基础用药 **临时医嘱** □ 必要的会诊意见及处理 □ 术前禁食、禁水 □ 灌肠（必要时） □ 备皮 □ 术前用药 □ 预防用药抗菌药物 □ 一次性导尿包（必要时）
主要护理工作	□ 介绍病房环境及设施 □ 告知医院规章制度 □ 入院护理评估和计划 □ 风险评估	□ 心理护理 □ 执行术前医嘱 □ 告知手术相关注意事项 □ 饮食指导和用药指导
病情变异记录	□ 无 □ 有，原因： 1. 2.	□ 无 □ 有，原因： 1. 2.
护士签名		
医师签名		

时间	住院第 4~6 天 （手术日）	住院第 5~7 天 （术后第 1 日）
主要 诊疗 工作	□ 手术 □ 完成手术记录书写 □ 术后病程记录书写 □ 上级医师查房 □ 向患者及家属交代术后注意事项	□ 上级医师查房 □ 术后病程记录书写 □ 查看下肢情况及切口 □ 观察生命体征变化
重 点 医 嘱	**长期医嘱** □ 一级护理 □ 心电监护 □ 吸氧 □ 禁食、禁水（全身麻醉患者） □ 禁下地（7 天） □ 记 24 小时引流液量（必要时） □ 观察双下肢末梢血运 □ 活血化瘀、扩血管 □ 抗凝、抗血小板、降脂 **临时医嘱** □ 补液（视情况而定） □ 输血（必要时） □ 抗菌药物	**长期医嘱** □ 视情况改饮食 □ 一级护理 □ 心电监护 **临时医嘱** □ 止呕、镇痛药物 □ 根据情况决定是否静脉营养、补液支持 　治疗
主要 护理 工作	□ 观察生命体征及全身麻醉术后护理常规 □ 观察双下肢血运情况 □ 切口观察 □ 心理和生活护理	□ 指导患者术后功能锻炼 □ 观察下肢血运情况 □ 切口愈合情况 □ 心理和生活护理
病情 变异 记录	□ 无　□ 有，原因： 1. 2.	□ 无　□ 有，原因： 1. 2.
护士 签名		
医师 签名		

时间	住院第 6~8 天 （术后第 2 日）	住院第 7~9 天 （术后第 3 日）	住院第 9~18 天 （出院日）
主要诊疗工作	□ 上级医师查房 □ 术后病程记录书写 □ 查看下肢血运情况及伤口 □ 观察生命体征变化	□ 上级医师查房 □ 术后病程记录书写 □ 查看腹部情况及切口 □ 观察生命体征变化	□ 上级医师查房，进行切口评估，决定是否可以出院 □ 完成出院记录、病案首页、出院证明等文件 □ 交代出院后注意事项如复查时间、出现手术相关意外情况时的处理等
重点医嘱	**长期医嘱** □ 一级护理 □ 饮食 **临时医嘱** □ 伤口换药	**长期医嘱** □ 二级护理 □ 饮食 **临时医嘱** □ 视具体情况而定 □ 可考虑拔除引流管 □ 复查血常规、肝肾功能、电解质、血糖等	**临时医嘱** □ 拆线、换药 □ 出院带药 □ 复查下肢动脉彩超或下肢动脉 CTA
主要护理工作	□ 指导患者术后功能锻炼 □ 观察下肢血运情况 □ 切口愈合情况 □ 心理和生活护理 □ 饮食指导	□ 指导患者术后功能锻炼 □ 观察下肢血运情况 □ 切口愈合情况 □ 心理和生活护理 □ 出院指导	□ 指导办理出院手续
病情变异记录	□ 无　□ 有，原因： 1. 2.	□ 无　□ 有，原因： 1. 2.	□ 无　□ 有，原因： 1. 2.
护士签名			
医师签名			

第四十五章

下肢血栓性浅静脉炎临床路径释义

一、下肢血栓性浅静脉炎编码

1. 国家卫生和计划生育委员会原编码：

疾病名称及编码：下肢血栓性静脉炎

手术操作名称及编码：小隐静脉结扎、联合静脉剥脱、腔静脉闭合技术（ICD-38.080002，ICD-38.590002）

2. 修改编码：

疾病名称及编码：下肢血栓性浅静脉炎（ICD-10：I80.0）

二、临床路径检索方法

I80.0［不包括：下肢静脉曲张结扎术和剥脱术（ICD-9-CM-3：38.59）］

三、下肢血栓性浅静脉炎临床路径标准住院流程

（一）适用对象

第一诊断为下肢血栓性浅静脉炎，行手术治疗（ICD-9-CM-3：38.080002，ICD-38.590002）。

> **释义**
>
> ■ 本路径主要适用对象为各种原因导致的血栓性浅静脉炎，包括静脉曲张合并血栓性浅静脉炎、创伤后血栓性静脉炎、细菌性和化脓性血栓性静脉炎、游走性血栓性静脉炎、Mondor 病、小隐静脉血栓性浅静脉炎、上肢血栓性浅静脉炎。
>
> ■ 治疗手段主要针对减轻疼痛和急性炎症反应，预防严重的并发症如 DVT 和 PE。包括步行、应用弹力袜、温水浸泡（温盐水或硫酸镁）、应用 NSAID、应用低分子肝素和手术治疗（包括小隐静脉结扎、联合静脉剥脱、腔内静脉闭合技术）。

（二）诊断依据

根据《临床诊疗指南·外科学分册》（中华医学会编著，人民卫生出版社）。

1. 明显的临床症状：肢体出现条索状发红、局部皮温高、疼痛等症状。
2. 典型体征：沿静脉走行区域出现触痛性条索状物。
3. 排除局部感染病史。
4. 血管彩色多普勒超声检查或下肢静脉造影检查明确。

> **释义**
>
> ■ 排除局部感染病史，如蜂窝织炎、淋巴管炎。
>
> ■ 血管彩色多普勒超声，下肢静脉造影，闪烁扫描法和计算机断层扫描静脉造

影。价廉和无创的多普勒超声扫描评估深浅静脉系统十分可靠，常规用于确定 SVT 伴发 DVT 的部位和累计范围，精确而实用。D-二聚体水平升高。

■ 下肢静脉造影检查明确但可能引发静脉炎，闪烁扫描法和计算机断层扫描静脉造影特异性较差。

（三）治疗方案的选择

根据《临床诊疗指南·外科学分册》（中华医学会编著，人民卫生出版社）。

1. 内科保守治疗：抗菌药物、抗血小板、抗凝、改善血管功能药物应用。

2. 手术：外科手术切除或经皮透光旋切去除病变静脉。

治疗方式选择：根据患者血栓性浅静脉炎病变范围、严重程度及是否合并感染等选择内科药物治疗或手术治疗。

释义

■ 治疗方式的选择取决于 SVT 的病因和部位。

■ 对发生于大隐静脉的分支和远端大隐静脉的 SVT 主要采用内科保守治疗，包括步行、温水浸泡、应用弹力袜、应用 NSAID、应用抗凝药物（低分子肝素治疗或许更有效），减轻疼痛和急性炎症反应，预防 DVT 和 PE 发生，应予长期随访或抗凝治疗。

■ 对周期性发作或保守治疗无效或 SVT 引起的血栓延伸、继发性 DVT（评估方式主要是多普勒超声随访 SVT 进展），应采用手术治疗，包括远端静脉切除、交通支结扎剥脱、交通支硬化剂注入，对 SVT 血栓延伸进展或继发 DVT 的患者可采取大隐静脉高位结扎剥脱术。

■ 抗凝治疗适用于所有无抗凝禁忌的患者。对有反复发作、保守治疗后无进展，应采取外科手术治疗，比内科保守治疗（包括镇痛、抗凝）具有更明显和快速的缓解疼痛效果。

（四）标准住院日

不超过 10 天。

释义

■ 评估或手术准备 3 天，抗凝、镇痛、消肿或根据情况使用抗菌药物 5~7 天。

（五）进入路径标准

1. 第一诊断必须符合 ICD-10：80.000 下肢血栓浅静脉炎疾病编码。

2. 当患者同时具有其他疾病诊断，但在住院期间不需要特殊处理也不影响第一诊断的临床路径流程实施时，可以进入路径。

3. 通过多普勒超声等检查判断发病部位，决定保守治疗或者手术治疗。

> **释义**
>
> ■ 对多普勒超声显示无 DVT 的孤立型浅静脉血栓形成患者，如无明显抗凝禁忌证，建议予抗凝治疗，包括依诺肝素或低分子肝素，预防进展 DVT 或 PE 发生。
>
> ■ 拟采用大隐静脉高位结扎剥脱术的患者（可能累及深静脉和引起栓塞，距离股隐静脉交界处 1cm 以内的 SVT）不进入本临床路径。
>
> ■ 患者如果合并高血压、冠心病、糖尿病、房颤等其他慢性疾病，需要术前对症治疗时，如果不影响麻醉和手术，不延长术前贮备的时间可以进入本路径。上述慢性疾病如需经治疗稳定后才能手术，术前准备过程先进入其他相应内科疾病的诊疗路径。

（六）术前准备

不超过 3 天。

1. 必须检查的项目：

（1）血常规、尿常规、便常规。

（2）肝肾功能、电解质、血糖、血脂、血型、凝血功能、感染性疾病（乙型肝炎、丙型肝炎、艾滋病、梅毒等）。

（3）X 线胸片、心电图、下肢动静脉血管彩超。

2. 根据患者病情选择：下肢静脉超声或造影。

（七）选择用药

抗菌药物：按照《抗菌药物临床应用指导原则（2015 年版）》（国卫办医发〔2015〕43 号）执行，并结合患者的病情决定抗菌药物的选择。

> **释义**
>
> ■ 经过详细评估后，决定保守治疗或手术结扎隐静脉（属于Ⅰ甲切口）的患者，一般不需要抗菌药物，如果存在下肢感染、住院期间呼吸道感染等可按规定适当预防性或术后（3~7 天）应用抗菌药物。

（八）手术日

入院第 3~5 天。

1. 麻醉方式：全身麻醉、硬膜外麻醉、硬膜外蛛网膜下腔联合阻滞麻醉或腰麻或局部麻醉。

2. 术中用药：麻醉常规用药、术后镇痛用药。

3. 输血：视术中情况而定。

> **释义**
>
> ■ 经过详细评估，再发 SVT 或血栓进展至 DVT 或 PE 可能患者采用手术治疗，基本手术方式为大隐静脉高位结扎或联合大隐静脉剥脱术、腔内静脉闭合技术。术中仔细分离结扎隐静脉交通支，是否输血依照出血量决定。

（九）术后住院恢复

5~7 天。

1. 必须复查的检查项目：血常规、肝肾功能、电解质、凝血功能，下肢静脉血管彩超。

2. 术后用药：抗菌药物按照《抗菌药物临床应用指导原则（2015 年版）》（国卫办医发〔2015〕43 号）执行。

> **释义**
>
> ■ 建议保守治疗患者监测凝血相关化验指标，随访多普勒超声监测 SVT 进展。
>
> ■ 术后患者出院前复查相关多普勒超声，根据具体情况决定是否应用抗凝药物、抗菌药物。鼓励术后第二天即下地活动，预防 DVT 发生，疼痛严重者可适当给予镇痛药物。

（十）出院标准

1. 患者体温正常，切口无感染迹象，能正常下床活动。

2. 没有需要住院处理的并发症。

> **释义**
>
> ■ 根据复查情况决定能否出院，通常出现严重感染、切口愈合不良、DVT 发生时，均需继续留院治疗，则退出此路径。

（十一）变异及原因分析

1. 严重基础疾病可能对手术造成影响者，影响保守治疗的药物选择，或术前准备时间会延长。

2. 术后出现切口感染、局部感染加重、下肢深静脉血栓形成等并发症时，住院恢复时间相应延长。

四、下肢浅表脉管静脉炎和血栓静脉炎临床路径给药方案

【用药选择】

入院时：宜选：七叶皂苷类药物

可选：胰激肽原酶肠溶片 240IU pot id

　　　　羟苯磺酸钙 0.5g po tid

　　　　香豆素类，如 α-苯并吡喃酮

　　　　黄酮类，如 γ-苯并吡喃酮、曲克芦丁或曲克芦丁脑蛋白水解物

手术前 1 天：宜选：七叶皂苷类药物

可选：胰激肽原酶肠溶片 240IU pot id

　　　　羟苯磺酸钙 0.5g po tid

　　　　香豆素类，如 α-苯并吡喃酮

　　　　黄酮类，如 γ-苯并吡喃酮、曲克芦丁或曲克芦丁脑蛋白水解物

手术前 1 晚：宜选：七叶皂苷类药物

可选：胰激肽原酶肠溶片 240IU pot id

羟苯磺酸钙 0.5g po tid

香豆素类，如 α-苯并吡喃酮

黄酮类，如 γ-苯并吡喃酮、曲克芦丁或曲克芦丁脑蛋白水解物

入手术室后：可选：术前 30 分钟，第一代或第二代头孢菌素静脉输入

手术中：可选：止血药

麻醉科用药：依照麻醉科相关规定

住院期间：使用所有常规术后用药后

宜选：适量活血药物（疏血通、马来酸桂哌齐特等）

　　　七叶皂苷类药物

可选：胰激肽原酶肠溶片 240IU pot id

　　　羟苯磺酸钙 0.5g po tid

　　　香豆素类，如 α-苯并吡喃酮

　　　黄酮类，如 γ-苯并吡喃酮、曲克芦丁或曲克芦丁脑蛋白水解物

出院后：宜选：七叶皂苷类药物

可选：胰激肽原酶肠溶片 240IU pot id

　　　羟苯磺酸钙 0.5g po tid

　　　香豆素类，如 α-苯并吡喃酮

【药学提示】

入院后，常规给予不影响相关检查或手术治疗的患者常用药，此外，可常规给予七叶皂苷类药物，也可根据情况给予适量活血药物（疏血通、马来酸桂哌齐特等）。

下肢大隐静脉高位结扎联合剥脱术切口为 I 类切口，无需常规预防应用抗菌药物，如创面较大或有其他可能导致感染因素可适当应用抗菌药物。

术后预防深静脉血栓可适当应用抗凝或活血药物。

给药方案仅为用药种类的参考指导，具体药物需在符合治疗原则的情况下根据不同医院的药物情况使用。

【注意事项】

头孢菌素：注意皮试。

抗凝或活血药的使用需根据围术期情况决定，如术前是否合并静脉溃疡，是否合并静脉溃疡，是否有静脉炎，是否有深静脉等损伤等。

五、推荐表单

(一) 医师表单

下肢浅表脉管静脉炎和血栓静脉炎临床路径医师表单

适用对象：第一诊断为下肢浅表脉管静脉炎和血栓静脉炎（ICD-10：80.000）
行手术治疗（ICD-9-CM-3：38.080002，ICD-9-CM-3：38.590002）

患者姓名：		性别： 年龄： 门诊号：		住院号：
住院日期： 年 月 日		出院日期： 年 月 日		标准住院日：7～10 天

时间	住院第 1 天	住院第 1~3 天	住院第 2~5 天（手术日）
主要诊疗工作	□ 询问病史、体格检查 □ 病历书写 □ 开具实验室检查单 □ 上级医师查房及术前评估 □ 初步确定手术日期	□ 上级医师查房，决定手术治疗还是保守治疗 □ 完成术前准备及评估 □ 完成术前小结、上级医师查房记录等书写 □ 根据体检以及辅助检查结果讨论制订手术方案 □ 必要的相关科室会诊 □ 签署手术同意书、自费用品同意书、输血同意书等文件 □ 向患者及家属交代围术期注意事项	□ 手术 □ 完成手术记录书写 □ 术后病程记录书写 □ 上级医师查房 □ 向患者及家属交代术后注意事项
重点医嘱	**长期医嘱** □ 外科疾病护理常规 □ 二级护理 □ 低盐、低脂、优质蛋白饮食 □ 内科治疗选择相应的药物 □ 抗凝药物的选择 **临时医嘱** □ 血常规、尿常规、大便常规 □ 肝肾功能、电解质、血糖、血脂、血型、凝血功能、感染性疾病筛查 □ X 线胸片、心电图、下肢动静脉血管彩超 □ 必要时下肢静脉超声或造影	**长期医嘱** □ 患者既往基础用药 **临时医嘱** □ 必要的会诊意见及处理 □ 术前禁食、禁水 □ 备皮 □ 术前用药 □ 预防用药抗菌药物 □ 一次性导尿包（必要时）	**长期医嘱** □ 今日在全身麻醉、硬膜外麻醉/腰硬联合麻醉下行外科手术或经皮透光旋切去除病变静脉 □ 下肢血栓性静脉炎术后护理常规 □ 一级护理 □ 6 小时后低盐、低脂、优质蛋白饮食 □ 抬高患肢30° □ 观察患肢血运 **临时医嘱** □ 吸氧 □ 补液（视情况而定） □ 抗菌药物
病情变异记录	□ 无 □ 有，原因： 1. 2.	□ 无 □ 有，原因： 1. 2.	□ 无 □ 有，原因： 1. 2.
医师签名			

时间	住院第 3~6 天 （术后第 1 日）	住院第 5~7 天 （术后第 2 日）
主要 诊疗 工作	□ 上级医师查房 □ 术后病程记录书写 □ 查看患肢情况及伤口 □ 观察生命体征变化	□ 上级医师查房 □ 术后病程记录书写 □ 查看患肢情况及伤口 □ 观察生命体征变化
重 点 医 嘱	**长期医嘱** □ 低盐、低脂、优质蛋白饮食 □ 二级护理 **临时医嘱** □ 止呕、镇痛药物 □ 根据情况决定是否补液	**长期医嘱** □ 二级护理 □ 低盐、低脂、优质蛋白饮食 **临时医嘱** □ 伤口换药
病情 变异 记录	□ 无　□ 有，原因： 1. 2.	□ 无　□ 有，原因： 1. 2.
医师 签名		

时间	住院第 6~8 天 （术后第 3 日）	住院第 7~10 天 （出院日）
主要诊疗工作	□ 上级医师查房 □ 术后病程记录书写 □ 查看患肢情况及伤口 □ 观察生命体征变化	□ 上级医师查房，进行伤口评估，决定是否可以出院 □ 完成出院记录、病案首页、出院证明等文件 □ 交代出院后注意事项如复查时间、出现手术相关意外情况时的处理等
重点医嘱	**长期医嘱** □ 二级或三级护理 □ 无特殊 **临时医嘱** □ 视具体情况而定	**临时医嘱** □ 拆线、换药 □ 复查：血常规、肝肾功能、电解质、凝血功能，下肢静脉彩超 □ 出院带药
病情变异记录	□ 无　□ 有，原因： 1. 2.	□ 无　□ 有，原因： 1. 2.
医师签名		

（二）护士表单

下肢浅表脉管静脉炎和血栓静脉炎临床路径护士表单

适用对象：第一诊断为下肢浅表脉管静脉炎和血栓静脉炎（ICD-10：80.000）

行手术治疗（ICD-9-CM-3：38.080002，ICD-9-CM-3：38.590002）

患者姓名：	性别：　　　年龄：　　门诊号：	住院号：
住院日期：　　年　月　日	出院日期：　　年　月　日	标准住院日：7~10 天

时间	住院第 1 天	住院第 1~3 天	住院第 3~5 天 （手术日）
健康 宣教	□ 介绍主管医师、护士 □ 介绍医院内相关制度 □ 介绍环境、设施 □ 介绍住院注意事项 □ 介绍疾病知识 □ 介绍陪护及探视制度	□ 术前宣教，宣教疾病知识 □ 数千用药的药理作用及注意事项 □ 介绍记录尿量及口服药碎服和软食的原因 □ 术前准备（备皮、配血），介绍手术过程 □ 告知术前禁食禁水、沐浴，物品的准备 □ 告知签字及麻醉科访视事宜 □ 告知术后饮食、活动及术后可能出现的情况及应对方式 □ 强调术前陪护及探视制度	□ 告知家属等候区域 □ 告知手术当天禁食、禁水 □ 告知体位要求 □ 告知术后疼痛处理方法 □ 给予患者及家属心理支持 □ 介绍术后注意事项，告知术后可能出现的情况及应对方式 □ 告知氧气，监护设备、管路功能及注意事项 □ 再次明确探视陪护须知
护理 处置	□ 核对患者姓名，配对腕带 □ 建立入院护理病历 □ 卫生处置：剪指（趾）甲、沐浴，更换病号服 □ 遵医嘱完成特殊检查 □ 了解患者基础疾病，遵医嘱予以对应处理或检测	□ 协助完善相关检查，做好解释说明 □ 遵医嘱完成治疗及用药	□ 核对患者并摘除衣物，保护患者 □ 核对资料及带药 □ 填写手术交接单 □ 术后 核对患者及资料填写手术交接单 遵医嘱完成治疗用药
基础 护理	□ 二级护理 □ 晨晚间护理 □ 患者安全护理	□ 二级护理 □ 晨晚间护理 □ 患者安全护理	□ 特级护理 □ 晨晚间护理 □ 患者安全护理 □ 协助患者采取正确体位
专科 护理	□ 护理查体 □ 填写跌倒及压疮防范表 □ 请患者家属陪护（需要时） □ 普通饮食 □ 心理护理	□ 遵医嘱协助患者完善相关检查 □ 监测血常规、肝肾功能，凝血功能 □ 普通饮食 □ 心理护理	□ 观察记录患者生命体征、意识、伤口辅料、肢体活动、皮肤情况 □ 准确记录 24 小时出入量，观察每小时尿量 □ 尿管护理
重点 医嘱	□ 详见医嘱执行单	□ 详见医嘱执行单	□ 详见医嘱执行单

续　表

时间	住院第1天	住院第1~3天	住院第3~5天 （手术日）
病情 变异 记录	□无　□有，原因： 1. 2.	□无　□有，原因： 1. 2.	□无　□有，原因： 1. 2.
护士 签名			

时间	住院第 4~6 天 （术后第 1 日）	住院第 5~7 天 （术后第 2 日）
健康宣教	□ 告知禁食、禁水 □ 告知尿管的名称、位置和作用 □ 告知氧气、监护仪的作用 □ 术后药物作用及频率 □ 告知术后排痰的方法和重要性 □ 相关检查及化验的目的、注意事项	□ 下地活动注意事项及安全指导 □ 术后药物作用及频率 □ 饮食宣教 □ 疾病恢复期注意事项 □ 拔除胃管、尿管后注意事项 □ 复查患者对术前宣教内容的掌握程度 □ 再次明确探视陪护须知
护理处置	□ 遵医嘱完成治疗、用药 □ 遵医嘱完成相关检查 □ 测量记录生命体征	□ 遵医嘱完成治疗、用药 □ 夹闭尿管，锻炼膀胱功能 □ 遵医嘱完成相关检查
基础护理	□ 特级护理 □ 晨晚间护理 □ 床上温水擦浴，协助更衣 □ 协助生活护理 □ 安全护理措施到位 □ 心理护理	□ 一级护理 □ 晨晚间护理 □ 床上温水擦浴，协助更衣 □ 协助或指导生活护理 □ 安全护理措施到位 □ 二级护理 □ 心理护理
专科护理	□ 监测记录患者生命体征、意识，观察伤口敷料、腹部体征、肢体活动、皮肤情况 □ 监测记录引流液性质及量 □ 准确记录 24 小时出入量，观察每小时尿量 □ 妥善固定引流管及输液管路，防止管路滑脱 □ 询问患者有无排气 □ 协助患者咳痰 □ 协助翻身，指导床上活动	□ 监测生命体征及腹部体征 □ 观察有无感染症状及吻合口瘘 □ 观察引流管是否通畅，记录引流量 □ 妥善固定引流管及输液管路，防止管路滑脱 □ 监测血常规、肝肾功能、血电解质及凝血化验值，动态掌握患者病情变化 □ 询问患者有无排气、排便 □ 观察患者自行排尿情况 □ 协助或指导床旁活动
重点医嘱	□ 详见医嘱执行单	□ 详见医嘱执行单
病情变异记录	□ 无 □ 有，原因： 1. 2.	□ 无 □ 有，原因： 1. 2.
护士签名		

时间	住院第 3~8 天 （术后第 3 日）	住院第 7~10 天
健康宣教	□ 术后药物作用及频率 □ 疾病恢复期注意事项 □ 指导肠内营养液服用方法 □ 饮食指导，少食多餐护理处置	□ 指导办理出院手续 □ 定时复查 □ 出院带药服用方法 □ 注意休息 □ 饮食指导
护理处置	□ 遵医嘱完成治疗 □ 遵医嘱完成相关检查	□ 办理出院手续 □ 书写出院小结
基础护理	□ 二级护理 □ 晨晚间护理 □ 指导生活护理 □ 安全护理措施到位 □ 心理护理	□ 三级护理 □ 晨晚间护理 □ 安全护理措施到位 □ 心理护理
专科护理	□ 观察病情变化 □ 观察患者进食、进水后有无呕吐症状	□ 观察尿量情况 □ 观察病情变化
重点医嘱	□ 详见医嘱执行单	□ 详见医嘱执行单
病情变异记录	□ 无　□ 有，原因： 1. 2.	□ 无　□ 有，原因： 1. 2.
护士签名		

（三）患者表单

下肢浅表脉管静脉炎和血栓静脉炎临床路径患者表单

适用对象：第一诊断为下肢浅表脉管静脉炎和血栓静脉炎（ICD-10：80.000）

行手术治疗（ICD-9-CM-3：38.080002，ICD-9-CM-3：38.590002）

患者姓名：	性别：	年龄：	门诊号：	住院号：
住院日期：　年　月　日	出院日期：　年　月　日			标准住院日：7～10 天

时间	住院第 1 天	住院第 1～3 天	住院第 2～5 天
医患配合	□ 医师询问现病史、既往病史、用药情况（如服用抗凝剂，请明确告知意识），收集资料并进行体格检查 □ 环境介绍、住院制度 □ 配合完善术前相关化验、检查 □ 有任何不适请告知医师	□ 配合完善术前相关检查、化验，如采血、留尿、心电图、X 线胸片、胃镜、CT □ 医师向患者及家属介绍病情，进行手术谈话签字 □ 麻醉师与患者进行术前访视	□ 如病情需要，配合术后转入监护病房 □ 配合评估手术效果 □ 配合检查意识、肢体、胸腹部 □ 需要时，配合复查血液指标 □ 有任何不适请告知医师
护患配合	□ 配合测量体温、脉搏、呼吸、血压、体重 1 次 □ 配合完成入院护理评估 □ 接收入院宣教 □ 有任何不适请告知护士	□ 配合测量体温、脉搏、呼吸、询问排便情况 □ 接受术前宣教 □ 接受配血，以备术中需要时用 □ 接受备皮 □ 接受药物灌肠 □ 自行沐浴，加强头部清洁 □ 准备好必要用物，吸水管、奶瓶、纸巾等 □ 义齿、饰品等交家属保管 □ 配合执行探视及陪护	□ 清晨测量体温、脉搏、呼吸、血压 1 次 □ 送手术室前，协助完成核对，带齐资料，脱去衣物，上手术车 □ 返回病房后，协助完成核对，配合抬患者上病床 □ 配合检查意识、肢体、各引流管，记出入量 □ 配合术后吸氧、监护仪监测、输液，注意各引流情况 □ 遵医嘱采取正确体位 □ 配合缓解疼痛 □ 有任何不适请告知护士
饮食	□ 普通饮食	□ 术前 12 小时禁食、禁水	□ 禁食、禁水
排泄	□ 正常排尿便 □ 记录尿量	□ 正常排尿便 □ 记录尿量	□ 保留尿管
活动	□ 正常活动	□ 卧床休息	□ 卧床休息，保护管路 □ 双下肢活动

时间	住院第 3~8 天 （术后第 1~3 日）	住院第 7~10 天 （出院日）
医患配合	□ 配合检查腹部体征、引流 □ 需要时，配合伤口换药 □ 配合拔除胃管、引流管、尿管 □ 配合伤口拆线	□ 接受出院前指导 □ 知道复查程序 □ 继续抗凝治疗
护患配合	□ 配合定时测量生命体征，每日记录排气、排便情况 □ 配合检查腹部体征、引流，记录出入量 □ 接受排痰、输液、服药等治疗 □ 后期接受进食、进水、排便等生活护理 □ 配合活动，预防皮肤压力伤 □ 注意活动安全，避免坠床或跌倒 □ 配合执行探视及陪护	□ 接受出院宣教 □ 办理出院手续 □ 获取出院诊断书 □ 获取出院带药 □ 知道服药方法、作用、注意事项 □ 知道护理伤口方法 □ 知道复印病历方法
饮食	□ 根据医嘱，由禁食、清流食逐渐过渡到流食	□ 根据医嘱，饮食调整
排泄	□ 保留尿管过渡到正常排尿 □ 避免便秘	□ 正常排尿便 □ 避免便秘
活动	□ 根据医嘱，平卧→半坐→床边站立→下床活动 □ 注意保护管路，勿牵拉、脱出等	□ 正常适度活动，避免疲劳

附：原表单（2016 年版）

下肢浅表脉管静脉炎和血栓静脉炎临床路径表单

适用对象：第一诊断为下肢浅表脉管静脉炎和血栓静脉炎（ICD-10：80.000）

行手术治疗（ICD-9-CM-3：38.080002，ICD-9-CM-3：38.590002）

患者姓名：	性别：　年龄：　门诊号：	住院号：
住院日期：　　年　月　日	出院日期：　　年　月　日	标准住院日：7~10 天

时间	住院第 1 天	住院第 1~3 天
主要诊疗工作	□ 询问病史、体格检查 □ 病历书写 □ 开具实验室检查单 □ 上级医师查房及术前评估 □ 初步确定手术日期	□ 上级医师查房，决定手术治疗还是保守治疗 □ 完成术前准备及评估 □ 完成术前小结、上级医师查房记录等书写 □ 根据体检以及辅助检查结果讨论制订手术方案 □ 必要的相关科室会诊 □ 签署手术同意书、自费用品同意书、输血同意书等文件 □ 向患者及家属交代围术期注意事项
重点医嘱	**长期医嘱** □ 外科疾病护理常规 □ 二级护理 □ 低盐、低脂、优质蛋白饮食 □ 内科治疗选择相应的药物 □ 抗凝药物的选择 **临时医嘱** □ 血常规、尿常规、大便常规 □ 肝肾功能、电解质、血糖、血脂、血型、凝血功能、感染性疾病筛查 □ X 线胸片、心电图、下肢动静脉血管彩超 □ 必要时下肢静脉超声或造影	**长期医嘱** □ 患者既往基础用药 **临时医嘱** □ 必要的会诊意见及处理 □ 术前禁食、禁水 □ 备皮 □ 术前用药 □ 预防用药抗菌药物 □ 一次性导尿包（必要时）
主要护理工作	□ 介绍病房环境及设施 □ 告知手术相关注意事项 □ 告知医院规章制度 □ 入院护理评估	□ 宣传教育及心理护理 □ 执行术前医嘱 □ 心理护理
病情变异记录	□ 无　□ 有，原因： 1. 2.	□ 无　□ 有，原因： 1. 2.
护士签名		
医师签名		

时间	住院第2~5天 （手术日）	住院第3~6天 （术后第1日）
主要 诊疗 工作	□ 手术 □ 完成手术记录书写 □ 术后病程记录书写 □ 上级医师查房 □ 向患者及家属交代术后注意事项	□ 上级医师查房 □ 术后病程记录书写 □ 查看患肢情况及伤口 □ 观察生命体征变化
重 点 医 嘱	**长期医嘱** □ 今日在全身麻醉、硬膜外麻醉/腰硬联合麻醉下行 　外科手术或经皮透光旋切去除病变静脉 □ 下肢血栓性静脉炎术后护理常规 □ 一级护理 □ 6小时后低盐、低脂、优质蛋白饮食 □ 抬高患肢30° □ 观察患肢血运 **临时医嘱** □ 吸氧 □ 补液（视情况而定） □ 抗菌药物	**长期医嘱** □ 低盐、低脂、优质蛋白饮食 □ 二级护理 **临时医嘱** □ 止呕、镇痛药物 □ 根据情况决定是否补液
主要 护理 工作	□ 观察生命体征、胃肠道反应及麻醉不良反应 □ 观察患肢情况 □ 伤口渗出情况 □ 心理和生活护理	□ 指导患者术后功能锻炼 □ 观察患肢情况 □ 伤口渗出情况 □ 心理和生活护理
病情 变异 记录	□ 无　□ 有，原因： 1. 2.	□ 无　□ 有，原因： 1. 2.
护士 签名		
医师 签名		

时间	住院第 5 ~ 7 天 （术后第 2 日）	住院第 6 ~ 8 天 （术后第 3 日）	住院第 7 ~ 10 天 （出院日）
主要诊疗工作	□ 上级医师查房 □ 术后病程记录书写 □ 查看患肢情况及伤口 □ 观察生命体征变化	□ 上级医师查房 □ 术后病程记录书写 □ 查看患肢情况及伤口 □ 观察生命体征变化	□ 上级医师查房，进行伤口评估，决定是否可以出院 □ 完成出院记录、病案首页、出院证明等文件 □ 交代出院后注意事项如复查时间、出现手术相关意外情况时的处理等
重点医嘱	**长期医嘱** □ 二级护理 □ 低盐、低脂、优质蛋白饮食 **临时医嘱** □ 伤口换药	**长期医嘱** □ 二级或三级护理 □ 无特殊 **临时医嘱** □ 视具体情况而定	**临时医嘱** □ 拆线、换药 □ 复查：血常规、肝肾功能、电解质、凝血功能，下肢静脉彩超 □ 出院带药
主要护理工作	□ 指导患者术后功能锻炼 □ 观察患肢情况 □ 伤口渗出情况 □ 心理和生活护理	□ 指导患者术后功能锻炼 □ 观察患肢情况 □ 伤口渗出情况 □ 心理和生活护理	□ 指导办理出院手续
病情变异记录	□ 无　□ 有，原因： 1. 2.	□ 无　□ 有，原因： 1. 2.	□ 无　□ 有，原因： 1. 2.
护士签名			
医师签名			

第四十六章

髂股静脉血栓形成（非手术治疗）临床路径释义

一、髂股静脉血栓形成编码

疾病名称及编码：髂股静脉血栓形成（ICD-10：I80.103）

二、临床路径检索方法

I80.103（不包括：ICD-9-CM-3：38，39 血管手术）

三、髂股静脉血栓形成临床路径标准住院流程

（一）适用对象

第一诊断为髂股静脉静脉血栓形成（I80.103），拟行非手术治疗。

> **释义**
> ■ 适用对象编码参见第一部分。
> ■ 本路径适用对象为临床诊断为髂股静脉血栓形成且行非手术治疗的患者，如手术治疗则需进入其他相应路径。

（二）诊断依据

根据《临床诊疗指南·外科学分册》（中华医学会编著，人民卫生出版社）：
1. 患肢粗肿、胀痛及浅静脉曲张或扩张为主要症状。
2. 静脉超声检查发现髂股静脉血栓形成。

> **释义**
> ■ 本路径的制订主要参考国内权威参考书籍和诊疗指南。
> ■ 病史和临床症状是诊断髂股静脉血栓形成的初步依据，血管超声检查可明确诊断。部分患者临床表现不典型，如超声检查支持髂股静脉血栓形成，亦可进入路径。

（三）治疗方案的选择

根据《临床诊疗指南·外科学分册》（中华医学会编著，人民卫生出版社）：
保守治疗：
1. 为防止发生肺栓塞，须卧床，抬高患肢制动、禁止患肢按摩等，自发病起 7～14 天。
2. 抗凝治疗。
3. 溶栓治疗：在血栓形成早期可应用溶栓剂。
4. 其他药物：血管活性药物及消肿药物。

应用医用弹力袜治疗。

> **释义**
>
> ■ 本病确诊后即应开始综合性治疗，包括一般治疗和药物治疗，一般治疗主要为抬高患肢，药物治疗包括抗凝治疗或溶栓治疗。
>
> ■ 抗凝治疗初期可选择肝素、低分子肝素或利伐沙班，后期可桥接为华法林或者继续口服利伐沙班。系统性溶栓治疗可选择尿激酶、链激酶或 rt-PA 等。

（四）标准住院日

8~15 天。

> **释义**
>
> ■ 怀疑髂股静脉血栓形成患者入院后，排除抗凝禁忌，予以标准抗凝或系统溶栓，主要观察症状改善程度及复查超声结果，总住院时间不超过 15 天符合本路径要求。

（五）进入路径标准

1. 第一诊断符合下肢髂股静脉血栓形成。
2. 当患者同时具有其他疾病诊断，但在住院期间不需要特殊处理也不影响第一诊断的临床路径流程实施时，可进入路径。

> **释义**
>
> ■ 进入本路径的患者为第一诊断为髂股静脉血栓形成，行非手术治疗患者。
>
> ■ 入院后常规检查发现有基础疾病，如高血压、冠状动脉粥样硬化性心脏病、糖尿病、肝肾功能不全等，经系统评估后对髂股静脉血栓形成诊断治疗无特殊影响者，可进入路径。但可能增加医疗费用，延长住院时间。

（六）治疗过程

必须检查的项目：

（1）血常规、尿常规、大便常规。

（2）肝肾功能、电解质、血凝指标，感染性疾病筛查（乙型肝炎、丙型肝炎、艾滋病、梅毒等）等。

（3）X 线胸片、心电图、肝胆胰脾彩超，下腔及髂静脉、下肢静脉彩超。

根据患者病情选择：自身免疫性指标，肿瘤相关标志物、盆腔超声、肺功能检查、超声心动图、下肢静脉造影、肺动脉 CTA 等其他疾病相关检查。

根据治疗方案选择合理药物应用，治疗周期为 7~14 天。

必须复查的检查项目：血常规及血凝指标，其他根据患者具体情况而定。

释义

■ 血常规、尿常规、便常规+隐血是最基本的三大常规检查，进入路径的患者均需完成。肝肾功能、电解质、血糖、血脂、凝血功能、感染性疾病筛查、心电图、X线胸片可评估有无基础疾病，是否影响住院时间、费用及其治疗预后；一般情况较差的患者可行心脏彩超、肝胆胰脾彩超等；其他根据患者具体情况可行自身免疫性指标，肿瘤相关标志物、盆腔超声、肺功能检查、超声心动图、下肢静脉造影、肺动脉 CTA 等其他疾病相关检查；下腔及髂静脉、下肢静脉彩超检查以明确诊断和评估病情。

（七）出院标准

1. 患肢肿胀缓解。
2. 血小板无异常降低。
3. 没有需要住院处理的并发症。

释义

■ 患者出院前应完成所有必须检查项目，观察临床症状是否减轻或消失；复查下腔及髂静脉、下肢静脉彩超检查。

■ 患肢肿胀缓解并不是指完全恢复正常，多数患者如果就诊时间晚，出院时可能有缓解，但是较健侧仍有肿胀。

（八）变异及原因分析

1. 严重基础疾病可能对治疗造成影响者，治疗周期会延长。
2. 出现肺动脉栓塞，住院恢复时间相应延长。

释义

■ 在住院治疗过程中，发现其他严重基础疾病，需调整药物治疗或继续其他基础疾病的治疗，则终止本路径。

■ 认可的变异原因主要是指患者入选路径后，在检查及治疗过程中发现患者合并存在事前未预知的、对本路径治疗可能产生影响的情况，需要终止执行路径或延长治疗时间、增加治疗费用。医师需在表单中明确说明。

■ 因患者方面的主观原因导致执行路径出现变异，需医师在表单中予以说明。

四、髂骨静脉血栓形成临床路径给药方案

【用药选择】

1. 抗凝：

（1）肝素类药物：普通肝素可经静脉泵入，皮下注射等试给药，可以根据凝血时间调节剂量，例如 ACT 或 APTT 维持在正常值 1.5 倍左右。低分子肝素，计量以 1mg/kg 计算，用药

过程无需检测，每 12 小时皮下注射 1 次。5~7 天后改为口服抗凝药。

（2）华法林：可以从 3mg 开始，之后根据化验结果调整，使 INR 维持在 2.0~3.0。

（3）利伐沙班：新型口服抗凝药，无需检测 INR。

2. 溶栓：

（1）尿激酶：初始剂量 20 万 U/次，溶于 5% 葡萄糖溶液 250~500ml，静脉滴注，2 次/日，此后根据每日测定纤维蛋白原结果调整剂量，连续用药 7~10 天，然后改为抗凝治疗。

（2）其他还可选择巴曲酶以及 r-tPA 等溶栓药物。

【药学提示】

1. 肝素：肝素的主要不良反应是易引起自发性出血，表现为各种黏膜出血、关节腔积血和伤口出血等，而肝素诱导的血小板减少症是一种药物诱导的血小板减少症，是肝素治疗中的一种严重并发症。药物所致的血小板减少症主要分为两型：①骨髓被药物毒性作用抑制所致；②药物通过免疫机制破坏血小板所致。诊断主要依靠：①药物治疗期间血小板减少；②停药后血小板减少消除。应对措施：轻度过量时，停药即可；重度过量时，除停药外，还需注射肝素特效解毒剂——鱼精蛋白。

2. 低分子肝素：与肝素相比具有以下特点：①血小板减少症发生率低于肝素；②低分子量肝素的活性/抗凝血活性的比值为 2~4.0，而普通的肝素为 1。出血发生率低于肝素，肾功能不良患者仍需要监测活化部分凝血激酶时间；③骨质疏松发生率低于肝素。低分子肝素的不良反应大致与肝素相同：①药物治疗期间血小板减少；②停药后血小板减少消除。严重患者血清中可检出药物依赖性血小板抗体，但敏感性不高而常呈假阴性。治疗的关键是：立即停用相关药物，严重病例可使用输注血小板、激素、丙种球蛋白甚或血浆置换；③偶见过敏反应。长期应用可致脱发、骨质疏松和自发骨折。

3. 华法林：通过抑制肝细胞中凝血因子的合成，对抗有凝血功能的维生素 K 的作用，降低凝血酶诱导的血小板聚集反应，从而起到抗凝作用。与口服抗凝药一致，过量易致出血。

【注意事项】

1. 华法林：服用过量易引起出血。禁忌证同肝素。孕妇禁用。此外华法林可以透过胎盘屏障，引起胎儿的骨骼发育迟缓。

2. 低分子肝素：一般用药时间为 7 天，如病情需要用药时间超过 10 天，应密切注意观察局部和全身情况。

3. 肝素：如有严重出血现象，可静注硫酸鱼精蛋白急救，注射速度<20mg/min 或 10 分钟内注射 50mg 为宜（1mg 硫酸鱼精蛋白可中和 100U 肝素钠）。

五、推荐表单

(一) 医师表单

髂股静脉血栓形成临床路径医师表单

适用对象：第一诊断为髂股静脉血栓形成 (I80.103)
行保守治疗方案

患者姓名：	性别：	年龄：	门诊号：	住院号：
住院日期： 年 月 日	出院日期： 年 月 日			标准住院日：7~14 天

时间	住院第 1 天	住院第 2 天
主要诊疗工作	□ 询问病史、体格检查 □ 常规实验室及辅助检查 □ 初步诊断和病情评估 □ 向患者本人及家属交代病情 □ 签署相关医疗文书 □ 完成入院记录和首次病程记录	□ 上级医师查房，确定诊断及治疗方案 □ 完成入院检查 □ 完成当日病程和查房记录
重点医嘱	**长期医嘱** □ 外科护理常规 □ 分级护理 □ 饮食 □ 抗凝、溶栓、活血、消肿等药物应用 □ 静脉点滴 **临时医嘱** □ 血常规 □ 尿常规 □ 便常规+隐血 □ 凝血功能+D-二聚体 □ 肝功能、肾功能、血糖、电解质、肿瘤标志物等 □ 心电图 □ 彩色多普勒超声 □ 其他检查项目	**长期医嘱** □ 外科护理常规 □ 分级护理 □ 普通饮食 □ 根据检查结果调整治疗方案 **临时医嘱** □ 继续完善入院检查，必要时请相关科室会诊，协助诊治
病情变异记录	□ 无 □ 有，原因： 1. 2.	□ 无 □ 有，原因： 1. 2.
医师签名		

时间	住院第 3 ~ 13 天	住院第 8 ~ 15 天 （出院日）
主要 诊疗 工作	□ 上级医师查房 □ 病情和疗效评估 □ 配合溶栓药物剂量的调整 □ 完成当日病程和查房记录	□ 交代出院住院事项、复查日期 □ 开具出院诊断书 □ 完成出院记录 □ 通知出院
重 点 医 嘱	**长期医嘱** □ 外科护理常规 □ 分级护理 □ 普通饮食 □ 溶栓抗凝药物 □ 其他治疗 **临时医嘱** □ 适时复查凝血指标、血小板、D-二聚体 □ 复查下肢静脉彩色多普勒超声（必要时）	**长期医嘱** □ 停止所有长期医嘱 □ 开具出院医嘱 □ 出院带药
病情 变异 记录	□ 无　□ 有，原因： 1. 2.	□ 无　□ 有，原因： 1. 2.
医师 签名		

（二）护士表单

髂股静脉血栓形成临床路径护士表单

适用对象：第一诊断为髂股静脉血栓形成（I80.103）
行保守治疗方案

患者姓名：	性别：	年龄：	门诊号：	住院号：
住院日期： 年 月 日	出院日期： 年 月 日			标准住院日：7~14 天

时间	住院第 1 天	住院第 2 天
健康宣教	□ 入院宣教 　　介绍主管医师、护士 　　介绍环境、设施 　　介绍住院注意事项 　　介绍探视和陪护制度 　　介绍贵重物品制度	□ 药物宣教 □ 检查前宣教 □ 宣教检查前准备及检查后注意事项 □ 主管护士与患者沟通，消除患者紧张情绪
护理处置	□ 核对患者姓名，佩戴腕带 □ 建立入院护理病历 □ 协助患者留取各种标本 □ 测量体重	□ 观察患者病情变化 □ 协助完成相关检查 □ 生活及心理护理 □ 指导陪护工作 □ 定时巡视病房
基础护理	□ 二级护理 □ 晨晚间护理 □ 排泄管理 □ 患者安全管理	□ 二级护理 □ 晨晚间护理 □ 排泄管理 □ 患者安全管理
专科护理	□ 护理查体 □ 病情观察 □ 体征的观察 □ 需要时，填写跌倒及压疮防范表 □ 需要时，请家属陪护 □ 确定饮食种类 □ 心理护理	□ 护理查体 □ 病情观察 □ 体征的观察 □ 心理护理
重点医嘱	□ 详见医嘱执行单	□ 详见医嘱执行单
病情变异记录	□ 无　□ 有，原因： 1. 2.	□ 无　□ 有，原因： 1. 2.
护士签名		

时间	住院第 3~13 天	住院第 8~15 天 （出院日）
健康宣教	□ 药物宣教 □ 检查前宣教 　宣教检查前准备及检查后注意事项 □ 主管护士与患者沟通，消除患者紧张情绪	□ 出院宣教 　复查时间 　服药方法 　活动休息 　指导饮食 □ 指导办理出院手续
护理处置	□ 观察患者病情变化 □ 协助完成相关检查 □ 生活及心理护理 □ 指导陪护工作 □ 定时巡视病房	□ 办理出院手续 □ 书写出院小结
基础护理	□ 二级护理 □ 晨晚间护理 □ 排泄管理 □ 患者安全管理	□ 交代出院后注意事项 □ 协助办理出院手续
专科护理	□ 护理查体 □ 病情观察 □ 体征的观察 □ 心理护理	□ 病情观察 　监测生命体征 　并发症的观察 　体征的观察 □ 出院指导 □ 心理护理
重点医嘱	□ 详见医嘱执行单	□ 详见医嘱执行单
病情变异记录	□ 无　□ 有，原因： 1. 2.	□ 无　□ 有，原因： 1. 2.
护士签名		

（三）患者表单

髂股静脉血栓形成临床路径患者表单

适用对象：第一诊断为髂股静脉血栓形成（I80.103）

行保守治疗方案

患者姓名：		性别： 年龄： 门诊号：	住院号：
住院日期： 年 月 日		出院日期： 年 月 日	标准住院日：7～14 天

时间	住院第 1 天	住院第 2 天
医患配合	□ 配合询问病史、收集资料，请务必详细告知既往史、用药史、过敏史 □ 配合进行体格检查 □ 有任何不适请告知医师	□ 配合完善相关检查、化验 □ 医师与患者及家属介绍病情、谈话签字
护患配合	□ 配合测量体温、脉搏、呼吸 3 次、血压、体重 1 次 □ 配合完成入院护理评估（简单询问病史、过敏史、用药史） □ 接受入院宣教（环境介绍、病室规定、订餐制度、贵重物品保管等） □ 配合执行探视和陪护制度 □ 有任何不适请告知护士	□ 配合测量体温、脉搏、呼吸 3 次、询问大便 1 次 □ 接受饮食宣教 □ 接受药物宣教
饮食	□ 遵嘱饮食	□ 遵嘱饮食
排泄	□ 正常排尿便	□ 正常排尿便
活动	□ 正常活动	□ 正常活动

时间	住院第 3～13 天	住院第 8～15 天 （出院日）
医患 配合	□ 配合完善相关检查、化验和治疗	□ 接受出院前指导 □ 知道复查程序 □ 获取出院诊断书
护 患 配 合	□ 配合测量体温、脉搏、呼吸 3 次、询问大便 1 次 □ 接受饮食宣教 □ 接受药物宣教 □ 有任何不适请告知护士	□ 接受出院宣教 □ 办理出院手续 □ 获取出院带药 □ 知道服药方法、作用、注意事项 □ 知道复印病历程序
饮食	□ 遵嘱饮食	□ 遵嘱饮食
排泄	□ 正常排尿便	□ 正常排尿便
活动	□ 正常活动	□ 正常适度活动，避免疲劳

附：原表单（2016 年版）

髂股静脉血栓形成临床路径表单

适用对象：第一诊断为髂股静脉血栓形成（I80.103）
行保守治疗方案

患者姓名：	性别：	年龄：	门诊号：	住院号：

住院日期： 年 月 日	出院日期： 年 月 日	标准住院日：7~14 天

时间	住院第 1 天	住院第 2 天
主要诊疗工作	□ 询问病史、体格检查 □ 常规实验室及辅助检查 □ 初步诊断和病情评估 □ 向患者及家属交代病情 □ 签署相关医疗文书 □ 完成入院记录和首次病程记录	□ 上级医师查房，确定诊断及治疗方案 □ 完成入院检查 □ 完成当日病程和查房记录
重点医嘱	**长期医嘱** □ 外科护理常规 □ 分级护理 □ 饮食 □ 抗凝、溶栓、活血、消肿等药物应用 □ 静脉滴注 **临时医嘱** □ 血常规 □ 尿常规 □ 便常规+隐血 □ 凝血功能+D-二聚体 □ 肝功能、肾功能、血糖、电解质、肿瘤标志物等 □ 心电图 □ 彩色多普勒超声 □ 其他检查项目	**长期医嘱** □ 外科护理常规 □ 分级护理 □ 普通饮食 □ 根据检查结果调整治疗方案 **临时医嘱** □ 继续完善入院检查，必要时请相关科室会诊，协助诊治
主要护理工作	□ 入院介绍、入院评估 □ 健康宣教 □ 指导进行相关检查 □ 饮食指导、心理护理 □ 指导陪护工作 □ 定时巡视病房	□ 观察患者病情变化 □ 协助完成相关检查 □ 生活及心理护理 □ 指导陪护工作 □ 定时巡视病房
病情变异记录	□ 无 □ 有，原因： 1. 2.	□ 无 □ 有，原因： 1. 2.
护士签名		
医师签名		

时间	住院第 3 ~ 13 天	住院第 8 ~ 15 天 （出院日）
主要 诊疗 工作	□ 上级医师查房 □ 病情和疗效评估 □ 配合溶栓药物剂量的调整 □ 完成当日病程和查房记录	□ 交代出院住院事项、复查日期 □ 开具出院诊断书 □ 完成出院记录 □ 通知出院
重 点 医 嘱	**长期医嘱** □ 外科护理常规 □ 分级护理 □ 普通饮食 □ 溶栓抗凝药物 □ 其他治疗 **临时医嘱** □ 适时复查凝血指标、血小板、D-二聚体 □ 复查下肢静脉彩色多普勒超声（必要时）	**长期医嘱** □ 停止所有长期医嘱 □ 开具出院医嘱 □ 出院带药
主要 护理 工作	□ 观察患者病情变化 □ 协助完成相关检查 □ 生活及心理护理 □ 指导陪护工作 □ 定时巡视病房	□ 交代出院后注意事项 □ 协助办理出院手续
病情 变异 记录	□ 无　□ 有，原因： 1. 2.	□ 无　□ 有，原因： 1. 2.
护士 签名		
医师 签名		

第四十七章

肢体血管瘤临床路径释义

一、肢体血管瘤编码

1. 国家卫生和计划生育委员会原编码：

疾病名称及编码：肢体血管瘤编码（ICD-10：D18.006）

2. 修改编码：

疾病名称及编码：肢体血管瘤编码（ICD-10：D18.006）

手术操作名称及编码：血管瘤切除术（ICD-9-CM-3：86.3x15）

硬化剂注射治疗（ICD-9-CM-3：99.29）

电化学疗法（ICD-9-CM-3：86.24）

二、临床路径检索方法

D18.006 伴（86.3x15/86.24/99.29）

三、肢体血管瘤临床路径标准住院流程

（一）适用对象

第一诊断为肢体血管瘤（ICD-10：D18.006），行手术治疗。

> **释义**
>
> ■ 适用对象编码参见第一部分。
>
> ■ 本路径适用对象为临床诊断为肢体血管瘤且行手术治疗的患者，如保守治疗则需进入其他相应路径。

（二）诊断依据

根据《临床诊疗指南·外科学分册》（中华医学会编著，人民卫生出版社）。

1. 明显的临床症状：肢体局部肿胀、发热、疼痛等。

2. 典型体征：局部包块、局部压痛阳性、静脉石形成、破溃等。

3. 排除面积较大无法手术切除的血管瘤及肢体其他性质肿物。

4. 磁共振平扫加增强检查明确。

> **释义**
>
> ■ 本路径的制订主要参考国内权威参考书籍和诊疗指南。
>
> ■ 病史和临床症状是诊断肢体血管瘤的初步依据，多数患者表现为肢体局部肿胀、发热、疼痛等症状。磁共振检查可见明显信号改变，动静脉造影可明确诊断。部分患者临床表现不典型，如磁共振或 DSA 检查支持血管瘤，亦可进入路径。

（三）治疗方案的选择

根据《临床诊疗指南·外科学分册》（中华医学会编著，人民卫生出版社）。

1. 手术：血管瘤切除术，硬化剂治疗，电化学治疗等。
2. 手术方式：血管瘤完整切除及部分切除，硬化剂或电化学闭合。

> **释义**
>
> ■ 本病确诊后即应开始综合性治疗，包括一般治疗和药物治疗，目的在于消除病因、缓解临床症状、降低破裂的概率和减少并发症的发生。
>
> ■ 一旦诊断明确，应评估手术指征，对于血管瘤治疗应根据病损类型，位置及患者的年龄等因素来决定。目前一般是通过手术切除，硬化剂注射疗法或电化学闭合，手术切除对血管瘤效果比较好。
>
> ■ 硬化剂注射治疗用于术前使血管瘤减小或术后残留的病灶及某些不宜切除和修复的部位等，此外也可单独用于一些进展较慢的病灶，此疗法主要适用于海绵状血管瘤及毛细血管瘤，可作为海绵状血管瘤的主要或辅助疗法。对单纯性、蜿蜒状及大面积的血管瘤疗效很差。
>
> ■ 电化学疗法适用于绝大多数静脉畸形，尤其治疗海绵状血管瘤效果较好。电化学疗法应用数根电针，经皮肤直接穿刺到病变区域，连接到电化学治疗仪上进行治疗。治疗后病变的血管内皮细胞被破坏，病变区域内的血液凝固，可压缩的软包块变成实体硬块，病变体积变小，临床症状缓解，病变发展进程延缓。治疗后的实体硬块逐渐为人体所吸收。

（四）标准住院日

不超过 15 天。

> **释义**
>
> ■ 怀疑肢体血管瘤患者入院后，术前准备 1~3 天，排除手术禁忌。手术日不超过入院后 5 天，术后药物治疗及复查，主要观察手术效果及伤口愈合，总住院时间不超过 10 天符合本路径要求。

（五）进入路径标准

1. 第一诊断必须符合 ICD-10：D18.006 肢体血管瘤疾病编码。
2. 当患者同时具有其他疾病诊断，但在住院期间不需要特殊处理也不影响第一诊断的临床路径流程实施时，可以进入路径。
3. 血管瘤侵及周围深部组织和（或）面积较大无法手术切除者不进入本路径。

> **释义**
>
> ■ 进入本路径的患者为第一诊断为肢体血管瘤，且行手术治疗，需除外其他部位血管瘤及非手术治疗患者。

■ 入院后常规检查发现有基础疾病，如高血压、冠状动脉粥样硬化性心脏病、糖尿病、肝肾功能不全等，经系统评估后对肢体血管瘤诊断治疗无特殊影响者，可进入路径。但可能增加医疗费用，延长住院时间。

（六）术前准备

不超过3天

1. 必须检查的项目：

（1）血常规、尿常规、大便常规。

（2）肝功能、肾功能、电解质、血糖、血脂、血凝、血型、感染性疾病筛查（乙型肝炎、丙型肝炎、艾滋病、梅毒等）。

（3）X线胸片、心电图、肢体 DR 片、磁共振平扫加增强。

2. 根据患者病情选择：血同型半胱氨酸、叶酸、维生素 B_{12}、叶酸药物基因、心脏彩超、肝胆胰脾彩超、肢体 CTA、肢体动静脉造影、肺功能检查等。

> **释义**
>
> ■ 血常规、尿常规、便常规+隐血是最基本的三大常规检查，进入路径的患者均需完成。肝肾功能、电解质、血糖、血脂、凝血功能、心电图、X线胸片可评估有无基础疾病，是否影响住院时间、费用及其治疗预后；血型、感染性疾病筛查用于术前准备；一般情况较差的患者可行心脏彩超、肝胆胰脾彩超、肺功能检查等，已排除手术禁忌，评估手术风险；无禁忌证患者均应行肢体 DR 片、磁共振平扫加增强，除此之外亦可行肢体 CTA、肢体动静脉造影检查已明确诊断和评估病情。

（七）选择用药

抗菌药物：根据《抗菌药物临床应用指导原则（2015 年版）》（国卫办医发〔2015〕43 号）执行，并结合患者的病情决定抗菌药物的选择，可选用革兰阳性菌敏感的抗菌药物，以第一、第二代头孢菌素为主，特殊情况除外，一般术前 0.5~2 小时。

> **释义**
>
> ■ 应尽量选择单一抗菌药物预防用药，避免不必要的联合使用。预防用药应针对手术路径中可能存在的污染菌，对于肢体血管瘤围术期预防性应用抗菌药物，建议选用针对金黄色葡萄球菌的抗菌药物，以第一、第二代头孢菌素为主。头孢菌素过敏者，针对革兰阳性菌可用万古霉素、去甲万古霉素、克林霉素。
>
> ■ 静脉输注应在皮肤、黏膜切开前 0.5~1 小时或麻醉开始时给药，在输注完毕后开始手术，保证手术部位暴露时局部组织中抗菌药物已达到足以杀灭手术过程中沾染细菌的药物浓度。万古霉素或氟喹诺酮类等由于需输注较长时间，应在手术前 1~2 小时开始给药。抗菌药物的有效覆盖时间应包括整个手术过程。手术时间较短

（<2 小时）的清洁手术术前给药一次即可。如手术时间超过 3 小时或超过所用药物半衰期的 2 倍以上，或成人出血量超过 1500ml，术中应追加一次。预防用药时间不超过 24 小时。

（八）手术日

入院不超过 5 天。

1. 麻醉方式：全身麻醉、硬膜外麻醉、硬膜外蛛网膜下腔联合阻滞麻醉或腰麻、局部麻醉。
2. 术中用药：麻醉常规用药，术后镇痛用药根据患者情况决定。
3. 输血：视术中情况而定。

> **释义**
>
> ■ 术中根据患者基础疾病及手术情况个体化给药。

（九）术后住院恢复

不超过 10 天。

1. 必须复查的检查项目：术后三天血常规、肝肾功能、电解质、血凝试验。
2. 术后用药：应用改善循环药物。抗菌药物可选用一线抗菌药物，预防性使用，用药时间 1~2 天。严重感染风险的可适当延长应用抗菌药物时间或提高抗菌药物强度。

> **释义**
>
> ■ 本手术切口为Ⅰ类切口，一般无需预防性应用抗菌药物，若需使用则参考上述释义。
>
> ■ 其他根据患者具体情况对症用药。

（十）出院标准

1. 患者体温正常，伤口无感染迹象，能正常下床活动。
2. 没有需要住院处理的并发症。

> **释义**
>
> ■ 患者出院前应完成所有必须检查项目，观察临床症状是否减轻或消失；观察伤口愈合情况。

（十一）变异及原因分析

1. 严重基础疾病可能对手术造成影响者，术前准备时间会延长。
2. 术后出现伤口感染、下肢深静脉血栓形成等并发症时，住院恢复时间相应延长。

> **释义**
>
>   ■ 在住院治疗过程中，发现其他严重基础疾病，需调整药物治疗或继续其他基础疾病的治疗，则终止本路径；术后出现严重并发症，治疗疗程长、治疗费用高者，需退出本路径或转入相应路径。
>
>   ■ 认可的变异原因主要是指患者入选路径后，在检查及治疗过程中发现患者合并存在事前未预知的、对本路径治疗可能产生影响的情况，需要终止执行路径或延长治疗时间、增加治疗费用。医师需在表单中明确说明。
>
>   ■ 因患者方面的主观原因导致执行路径出现变异，需医师在表单中予以说明。

四、肢体血管瘤临床路径给药方案

【用药选择】

无特殊，根据患者具体情况对症治疗。肢体血管瘤手术切口属于Ⅰ类切口，无需预防性应用抗菌药物。如需使用，建议选用针对金黄色葡萄球菌的抗菌药物，以第一、第二代头孢菌素为主。头孢菌素过敏者，针对革兰阳性菌可用万古霉素、去甲万古霉素、克林霉素。一般静脉输注应在皮肤、黏膜切开前0.5~1小时或麻醉开始时给药，手术时间较短（<2小时）的清洁手术术前给药一次即可。如手术时间超过3小时或超过所用药物半衰期的2倍以上，或成人出血量超过1500ml，术中应追加一次。预防用药时间不超过24小时。

【药学提示】

1. 头孢菌素类是由冠头孢菌培养液中分离的头孢菌素C，经改造侧链而得到的一系列半合成抗菌药物。其优点是：抗菌谱广，对厌氧菌有高效；引起的过敏反应较青霉素类低；对酸及对各种细菌产生的β-内酰胺酶较稳定；作用机制同青霉素，也是抑制细菌细胞壁的生成而达到杀菌的目的。
2. 第一代头孢菌素：供注射用的有头孢噻吩、头孢唑林、头孢乙腈、头孢匹林、头孢硫脒、头孢西酮等。
3. 第二代头孢菌素：供注射用的有头孢呋辛、头孢孟多、头孢替安、头孢尼西、头孢雷特等。

【注意事项】

头孢菌素类药物毒性较低，不良反应较少。常见的是过敏反应，多为皮疹、荨麻疹等，过敏性休克罕见。第二代头孢菌素对肾脏的毒性很小。有报道大剂量使用头孢菌素可发生头痛、头晕以及可逆性中毒性精神病等中枢神经系统反应。

五、推荐表单

(一) 医师表单

肢体血管瘤临床路径医师表单

适用对象:第一诊断为肢体血管瘤 (ICD-10:D18.006)
行手术治疗

患者姓名:	性别: 年龄:	住院号:
住院日期: 年 月 日	出院日期: 年 月 日	标准住院日:7～10 天

时间	住院第 1 天	住院第 2～4 天
主要诊疗工作	□ 询问病史、体格检查 □ 病历书写 □ 开具实验室检查单 □ 上级医师查房及术前评估 □ 初步确定手术日期(急诊或限期手术)	□ 上级医师查房 □ 完成术前准备及评估 □ 完成术前小结、上级医师查房记录等书写 □ 根据体检以及辅助检查结果讨论制订手术方案 □ 必要的相关科室会诊 □ 签署手术同意书、自费用品同意书、输血同意书等文件 □ 向患者及家属交代围术期注意事项
重点医嘱	**长期医嘱** □ 血管外科护理常规 □ 二级护理 □ 饮食 **临时医嘱** □ 血常规、尿常规、便常规 □ 肝肾功能、电解质、血糖、血脂、凝血功能、感染性疾病筛查 □ X 线胸片、心电图、肢体 DR 片、磁共振平扫加增强	**长期医嘱** □ 患者既往基础用药 **临时医嘱** □ 必要的会诊意见及处理 □ 术前禁食、禁水 □ 备皮,必要时导尿 □ 术前用药 □ 预防用药抗菌药物
病情变异记录	□ 无 □ 有,原因: 1. 2.	□ 无 □ 有,原因: 1. 2.
医师签名		

时间	住院第 4~6 天 （手术日）	住院第 5~7 天 （术后第 1 日）
主要 诊疗 工作	□ 手术 □ 完成手术记录书写 □ 术后病程记录书写 □ 上级医师查房 □ 向患者及家属交代术后注意事项	□ 上级医师查房 □ 术后病程记录书写 □ 查看下肢情况及伤口 □ 观察生命体征变化
重 点 医 嘱	长期医嘱 □ 一级护理 □ 心电监护 □ 吸氧 □ 禁食、禁水（全身麻醉患者） □ 记 24 小时引流液量（必要时） □ 观察肢体末梢血运 临时医嘱 □ 补液（视情况而定） □ 输血（必要时） □ 抗菌药物	长期医嘱 □ 视情况改饮食 □ 一级护理 □ 心电监护 临时医嘱 □ 止呕、镇痛药物 □ 根据情况决定是否静脉营养 □ 补液支持治疗
病情 变异 记录	□ 无　□ 有，原因： 1. 2.	□ 无　□ 有，原因： 1. 2.
医师 签名		

时间	住院第 6~8 天 （术后第 2 日）	住院第 7~9 天 （术后第 3 日）	住院第 7~10 天 （出院日）
主要诊疗工作	□ 上级医师查房 □ 术后病程记录书写 □ 查看肢体血运情况及伤口 □ 观察生命体征变化	□ 上级医师查房 □ 术后病程记录书写 □ 查看伤口 □ 观察生命体征变化	□ 上级医师查房，进行伤口评估，决定是否可以出院 □ 完成出院记录、病案首页、出院证明等文件 □ 交代出院后注意事项如复查时间、出现手术相关意外情况时的处理等
重点医嘱	**长期医嘱** □ 一级护理 □ 饮食 **临时医嘱** □ 伤口换药	**长期医嘱** □ 二级护理 □ 饮食 **临时医嘱** □ 视具体情况而定 □ 可考虑拔除引流管（必要时） □ 复查血常规、肝肾功能、电解质、血糖等	**临时医嘱** □ 拆线、换药 □ 出院带药
病情变异记录	□ 无　□ 有，原因： 1. 2.	□ 无　□ 有，原因： 1. 2.	□ 无　□ 有，原因： 1. 2.
医师签名			

（二）护士表单

肢体血管瘤临床路径护士表单

适用对象：第一诊断为肢体血管瘤（ICD-10：D18.006）
　　　　　行手术治疗

患者姓名：	性别：　　年龄：	住院号：
住院日期：　　年　月　日	出院日期：　　年　月　日	标准住院日：7~10 天

时间	住院第 1 天	住院第 2~4 天
健康宣教	□ 入院宣教 　介绍主管医师、护士 　介绍环境、设施 　介绍住院注意事项 　介绍探视和陪护制度 　介绍贵重物品制度	□ 药物宣教 　术前检查前宣教 □ 宣教检查前准备及检查后注意事项 □ 主管护士与患者沟通，消除患者紧张情绪
护理处置	□ 核对患者姓名，佩戴腕带 □ 建立入院护理病历 □ 协助患者留取各种标本 □ 测量体重	□ 观察患者病情变化 □ 协助完成相关检查 □ 生活及心理护理 □ 指导陪护工作 □ 定时巡视病房
基础护理	□ 介绍病房环境及设施 □ 告知医院规章制度 □ 入院护理评估和计划 □ 风险评估	□ 二级护理 □ 晨晚间护理 □ 排泄管理 □ 患者安全管理
专科护理	□ 护理查体 □ 病情观察 □ 体征的观察 □ 需要时，填写跌倒及压疮防范表 □ 需要时，请家属陪护 □ 确定饮食种类 □ 心理护理	□ 护理查体 □ 病情观察 □ 体征的观察 □ 心理护理
重点医嘱	□ 详见医嘱执行单	□ 详见医嘱执行单
病情变异记录	□ 无　□ 有，原因： 1. 2.	□ 无　□ 有，原因： 1. 2.
护士签名		

时间	住院第 4~6 天 （手术日）	住院第 5~7 天 （术后第 1 天）
健康宣教	□ 告知家属等候区位置 □ 告知手术当前禁食、禁水 □ 告知体位要求 □ 告知术后疼痛处理方法 □ 给予患者及家属心理支持 □ 介绍术后注意事项，告知术后可能出现的情况及应对方式 □ 告知氧气，监护设备、管路功能及注意事项 □ 再次明确探视陪护须知	□ 告知禁食、禁水 □ 告知引流管、尿管的名称、位置和作用 □ 告知氧气、监护仪的使用 □ 术后药物作用及频率 □ 告知术后排痰的方法和重要性 □ 相关检查及化验的目的、注意事项
护理处置	□ 送手术 　核对患者姓名并摘除衣物，保护患者 　核对资料及带药 　填写手术交接单 □ 术后 　核对患者姓名及资料填写手术交接单 　遵医嘱完成治疗、用药	□ 遵医嘱完成治疗、用药 □ 遵医嘱完成相关检查 □ 测量记录生命体征
基础护理	□ 特级护理 □ 晨晚间护理 □ 给予生活护理 □ 协助患者采取正确体位 □ 安全护理措施到位	□ 特级护理 □ 晨晚间护理 □ 床上温水擦浴，协助更衣 □ 协助生活护理 □ 安全护理措施到位 □ 心理护理
专科护理	□ 观察生命体征及术后护理常规 □ 观察双下肢血运情况 □ 伤口观察 □ 心理和生活护理	□ 指导患者术后功能锻炼 □ 观察下肢血运情况 □ 伤口愈合情况 □ 心理和生活护理
重点医嘱	□ 详见医嘱执行单	□ 详见医嘱执行单
病情变异记录	□ 无　□ 有，原因： 1. 2.	□ 无　□ 有，原因： 1. 2.
护士签名		

时间	住院第 6~9 天 （术后第 2~3 日）	住院第 7~10 天 （出院日）
健康宣教	□ 下地活动注意事项及安全指导 □ 术后药物作用及频率 □ 饮食宣教 □ 疾病恢复期注意事项 □ 拔除尿管后注意事项 □ 复查患者对术前宣教内容的掌握程度 □ 再次明确探视陪护须知	□ 指导办理出院手续 □ 定时复查 □ 出院带药服用方法 □ 注意休息 □ 饮食指导
护理处置	□ 遵医嘱完成治疗、用药 □ 遵医嘱完成相关检查 □ 测量记录生命体征	□ 办理出院手续 □ 书写出院小结
基础护理	□ 一级护理 □ 晨晚间护理 □ 床上温水擦浴，协助更衣 □ 协助生活护理 □ 安全护理措施到位 □ 心理护理	□ 二级护理 □ 晨晚间护理 □ 安全护理措施到位 □ 心理护理
专科护理	□ 指导患者术后功能锻炼 □ 观察下肢血运情况 □ 伤口愈合情况 □ 心理和生活护理	□ 观察下肢血运情况 □ 伤口愈合情况 □ 心理和生活护理
重点医嘱	□ 详见医嘱执行单	□ 详见医嘱执行单
病情变异记录	□ 无　□ 有，原因： 1. 2.	□ 无　□ 有，原因： 1. 2.
护士签名		

（三）患者表单

肢体血管瘤临床路径患者表单

适用对象：第一诊断为肢体血管瘤（ICD-10：D18.006）
　　　　　行手术治疗

患者姓名：	性别：　　年龄：	住院号：
住院日期：　　年　月　日	出院日期：　　年　月　日	标准住院日：7~10 天

时间	住院第 1 天	住院第 2~4 天
医患配合	□ 医师询问现病史、既往病史、用药情况，收集资料并进行体格检查 □ 环境介绍、住院制度 □ 配合完善术前相关化验、检查 □ 有任何不适请告知医师	□ 配合完善术前相关检查 □ 医师向患者及家属介绍病情，进行手术谈话签字 □ 麻醉师与患者进行术前访视
护患配合	□ 配合测量体温、脉搏、呼吸、血压、体重 1 次 □ 配合完成入院护理评估（简单询问病史、过敏史、用药史） □ 接受入院宣教（环境介绍、病室规定、订餐制度、贵重物品保管等） □ 有任何不适请告知护士	□ 配合测量体温、脉搏、呼吸、询问排便情况 □ 接受配血，以备术中需要时用 □ 接受备皮 □ 接受药物灌肠（必要时） □ 自行沐浴，加强头部清洁 □ 准备好必要用物，吸水管、奶瓶、纸巾等 □ 义齿、饰品等交家属保管 □ 配合执行探视及陪护
饮食	□ 低盐低脂饮食 □ 糖尿病饮食（必要时）	□ 术前 12 小时禁食、禁水
排泄	□ 正常排尿便 □ 记录尿量	□ 正常排尿便 □ 记录尿量
活动	□ 正常活动	□ 正常活动

时间	住院第4~6天 （手术日）	住院第5~9天 （术后第1~3日）	住院第7~10天 （出院日）
医患配合	□ 如病情需要，配合术后转入监护病房 □ 配合评估手术效果 □ 配合检查意识、肢体、胸腹部 □ 需要时，配合复查血液指标 □ 有任何不适请告知医师	□ 配合检查体征、引流 □ 需要时，配合伤口换药 □ 配合拔除引流管、尿管 □ 配合伤口拆线	□ 接受出院前指导 □ 知道复查程序 □ 继续药物治疗
护患配合	□ 清晨测量体温、脉搏、呼吸、血压1次 □ 送手术室前，协助完成核对，带齐资料，脱去衣物，上手术车 □ 返回病房后，协助完成核对，配合抬患者上病床 □ 配合检查意识、肢体、各引流管，记出入量 □ 配合术后吸氧、监护仪检测、输液，注意各引流情况 □ 遵医嘱采取正确体位 □ 配合缓解疼痛 □ 有任何不适请告知护士	□ 配合定时测量生命体征、每日记录排气、排便情况 □ 配合检查体征、引流，记录出入量 □ 接受排痰、输液、服药等治疗 □ 后期接受进食、进水、排便等生活护理 □ 配合活动，预防皮肤压力伤 □ 注意活动安全，避免坠床或跌倒 □ 配合执行探视及陪护	□ 接受出院宣教 □ 办理出院手续 □ 获取出院诊断书 □ 知道服药方法、作用、注意事项 □ 知道护理伤口方法 □ 知道复印病历方法
饮食	□ 禁食、禁水	□ 根据医嘱，由禁食、清流食逐渐过渡到流食	□ 根据医嘱，饮食调整
排泄	□ 保留尿管	□ 保留尿管过渡到正常排尿 □ 避免便秘	□ 正常排尿便 □ 避免便秘
活动	□ 卧床休息，保护管路 □ 双下肢活动	□ 根据医嘱，平卧→半坐→床边站立→下床活动 □ 注意保护管路，勿牵拉、脱出等	□ 正常适度活动，避免疲劳

原表单（2016 年版）

肢体血管瘤临床路径表单

适用对象：第一诊断为肢体血管瘤（ICD-10：D18.006）
行手术治疗

患者姓名：	性别：　年龄：　住院号：	
住院日期：　　年　月　日	出院日期：　　年　月　日	标准住院日：7~10 天

时间	住院第 1 天	住院第 2~4 天
主要诊疗工作	□ 询问病史、体格检查 □ 病历书写 □ 开具实验室检查单 □ 上级医师查房及术前评估 □ 初步确定手术日期（急诊或限期手术）	□ 上级医师查房 □ 完成术前准备及评估 □ 完成术前小结、上级医师查房记录等书写 □ 根据体检以及辅助检查结果讨论制订手术方案 □ 必要的相关科室会诊 □ 签署手术同意书、自费用品同意书、输血同意书等文件 □ 向患者及家属交代围术期注意事项
重点医嘱	长期医嘱 □ 血管外科护理常规 □ 二级护理 □ 饮食 临时医嘱 □ 血常规、尿常规、便常规 □ 肝肾功能、电解质、血糖、血脂、凝血功能、感染性疾病筛查 □ X 线胸片、心电图、肢体 DR 片、磁共振平扫加增强	长期医嘱 □ 患者既往基础用药 临时医嘱 □ 必要的会诊意见及处理 □ 术前禁食、禁水 □ 备皮，必要时导尿 □ 术前用药 □ 预防用药抗菌药物
主要护理工作	□ 介绍病房环境及设施 □ 告知医院规章制度 □ 入院护理评估和计划 □ 风险评估	□ 心理护理 □ 执行术前医嘱 □ 告知手术相关注意事项 □ 饮食指导和用药指导
病情变异记录	□ 无　□ 有，原因： 1. 2.	□ 无　□ 有，原因： 1. 2.
护士签名		
医师签名		

时间	住院第 4~6 天 （手术日）	住院第 5~7 天 （术后第 1 日）
主要 诊疗 工作	□ 手术 □ 完成手术记录书写 □ 术后病程记录书写 □ 上级医师查房 □ 向患者及家属交代术后注意事项	□ 上级医师查房 □ 术后病程记录书写 □ 查看下肢情况及伤口 □ 观察生命体征变化
重 点 医 嘱	**长期医嘱** □ 一级护理 □ 心电监护 □ 吸氧 □ 禁食、禁水（全身麻醉患者） □ 记 24 小时引流液量（必要时） □ 观察肢体末梢血运 **临时医嘱** □ 补液（视情况而定） □ 输血（必要时） □ 抗菌药物	**长期医嘱** □ 视情况改饮食 □ 一级护理 □ 心电监护 **临时医嘱** □ 止呕、镇痛药物 □ 根据情况决定是否静脉营养 □ 补液支持治疗
主要 护理 工作	□ 观察生命体征及全身麻醉术后护理常规 □ 观察双下肢血运情况 □ 伤口观察 □ 心理和生活护理	□ 指导患者术后功能锻炼 □ 观察肢体血运情况 □ 伤口愈合情况 □ 心理和生活护理
病情 变异 记录	□ 无　□ 有，原因： 1. 2.	□ 无　□ 有，原因： 1. 2.
护士 签名		
医师 签名		

时间	住院第6~8天 （术后第2日）	住院第7~9天 （术后第3日）	住院第7~10天 （出院日）
主要诊疗工作	□ 上级医师查房 □ 术后病程记录书写 □ 查看肢体血运情况及伤口 □ 观察生命体征变化	□ 上级医师查房 □ 术后病程记录书写 □ 查看伤口 □ 观察生命体征变化	□ 上级医师查房，进行伤口评估，决定是否可以出院 □ 完成出院记录、病案首页、出院证明等文件 □ 交代出院后注意事项如复查时间、出现手术相关意外情况时的处理等
重点医嘱	**长期医嘱** □ 一级护理 □ 饮食 **临时医嘱** □ 伤口换药	**长期医嘱** □ 二级护理 □ 饮食 **临时医嘱** □ 视具体情况而定 □ 可考虑拔除引流管（必要时） □ 复查血常规、肝肾功能、电解质、血糖等	**临时医嘱** □ 拆线、换药 □ 出院带药
主要护理工作	□ 指导患者术后功能锻炼 □ 观察肢体血运情况 □ 伤口愈合情况 □ 心理和生活护理 □ 饮食指导	□ 指导患者术后功能锻炼 □ 观察肢体血运情况 □ 伤口愈合情况 □ 心理和生活护理 □ 出院指导	□ 指导办理出院手续
病情变异记录	□ 无 □ 有，原因： 1. 2.	□ 无 □ 有，原因： 1. 2.	□ 无 □ 有，原因： 1. 2.
护士签名			
医师签名			

第四十八章

下肢静脉功能不全临床路径释义

一、下肢静脉功能不全编码

疾病名称及编码：下肢静脉曲张（ICD-10：I83）

手术操作名称及编码：大隐静脉或小隐静脉高位结扎+静脉曲张剥脱术（ICD-9-CM-3：38.59）

二、临床路径检索方法

I83 伴 38.59

三、下肢静脉功能不全临床路径标准住院流程

（一）适用对象

第一诊断为下肢静脉功能不全（ICD-10：I87.201），行手术治疗（ICD-9-CM-3：38.59）。

> **释义**
>
> ■ 本路径主要适用对象为适合手术治疗的原发性大隐静脉或小隐静脉曲张，可以同时合并下肢静脉溃疡。
>
> ■ 排除下肢深静脉功能不全及下肢深静脉血栓，不进入此路径。
>
> ■ 具体手术方式为大隐静脉或小隐静脉高位结扎+静脉曲张剥脱术。

（二）诊断依据

根据《临床诊疗指南·外科学分册》（中华医学会编著，人民卫生出版社）。

1. 明显的临床症状：肢体沉重感、乏力、胀痛、瘙痒等。
2. 典型体征：肢体肿胀，静脉迂曲扩张、浅表静脉血栓形成等。
3. 排除下肢深静脉瓣膜功能不全及下肢深静脉血栓病史，且无静脉性溃疡表现。
4. 血管彩色多普勒超声检查或下肢静脉造影检查明确。

> **释义**
>
> ■ 典型体征：毛细血管扩张征、网状静脉、静脉曲张、色素沉着、皮肤溃疡等。
>
> ■ 排除下肢深静脉瓣膜功能不全（Brodie-Trendelenburg 试验、佩特兹试验）及下肢深静脉血栓病史，排除动脉血供不足（测量脉搏、踝肱指数）、糖尿病足。且无静脉性溃疡表现。
>
> ■ 血管彩色多普勒超声检查（朝向足部的静脉血流持续时间超过 0.5 秒显示静脉反流）或下肢静脉造影检查明确。

■ CEAP 分类法使下肢静脉功能不全分层标准化，可用于指导治疗和评估预后（CEAP 分类法，包括 6 级。C0：无可见或可触及的静脉疾病体征；C1：毛细血管扩张或网状静脉扩张；C2：曲张静脉直径≥3mm；C3：水肿；C4a：色素沉着或湿疹；C4b：皮肤脂肪硬化症；C5：已愈合的静脉性溃疡；C6：未愈合的静脉性溃疡）。

（三）治疗方案的选择

根据《临床诊疗指南·外科学分册》（中华医学会编著，人民卫生出版社）。

1. 手术：大隐静脉或小隐静脉高位结扎+静脉曲张剥脱术。
2. 手术方式：根据小腿静脉曲张的范围和程度以及患者意愿选择曲张静脉切除、环形缝扎、透光刨吸等不同手术方式。

> **释义**
>
> ■ 保守治疗：弹力袜加压、药物治疗、运动。
>
> ■ 手术：大隐静脉或小隐静脉高位结扎+静脉曲张剥脱术、介入治疗、腔内治疗。手术方式：根据小腿静脉曲张的范围和程度以及患者意愿选择曲张静脉切除、环形缝扎、硬化剂治疗、血管内射频和激光消融术、静脉支架、腔镜下交通支结扎术、瓣膜重建等不同手术方式。
>
> CEAP 分级 2~6 级时均应考虑使用弹力袜（提供逐渐增大的压力来对抗静脉高压的流体静力），湿疹性皮炎可考虑局部应用激素治疗，运动以提高腓肠肌和足部肌泵功能。
>
> 分级达到 4~6 级的患者需要进行手术治疗。

（四）标准住院日

8~14 天。

> **释义**
>
> ■ 包括术前检查、评估、手术准备 3 天，术后康复 4~7 天。术前准备和术后康复时间二者可以调整，但总时间控制在 10 天内。

（五）进入路径标准

1. 第一诊断必须符合 ICD-10：I87.201 下肢静脉功能不全疾病编码。
2. 当患者合并其他疾病，但住院期间不需要特殊处理也不影响第一诊断的临床路径流程实施时，可以进入路径。

> **释义**
>
> ■ 合并下肢深静脉血栓形成或继发于下肢深静脉血栓后遗症患者不进入此路径。

■ 患者如果合并高血压、冠心病、糖尿病、呼吸系统疾病、肝肾功能不全但不影响麻醉和手术的实施时，可进入路径。反之应先进入其他相应内科疾病的诊疗路径。

■ 患者以手术治疗为目的入院。

（六）术前准备

2~3 天。

1. 必须检查项目：
（1）血常规、尿常规、大便常规。
（2）肝功能、肾功能、电解质、血糖、血脂、血凝、血型、感染性疾病筛查（乙型肝炎、丙型肝炎、艾滋病、梅毒等）。
（3）X 线胸片、心电图、下腔及髂静脉彩超，颈部动脉彩超，下肢深静脉顺行造影。
2. 根据患者病情选择：血同型半胱氨酸、叶酸、维生素 B_{12}、叶酸药物基因、24 小时心电图，心肺功能检查、下肢动脉造影，心脏彩超、腹部肝胆脾胰双肾彩超等。

（七）选择用药

1. 抗菌药物：按照《抗菌药物临床应用指导原则（2015 年版）》（国卫办医发〔2015〕43 号）执行，并结合患者的病情决定抗菌药物的选择，可选用革兰阳性敏感的抗菌药物。根据微生物检测及药敏试验选择抗菌药物应用。
2. 应用雾化吸入药物、静脉活性药物、中成活血药物、营养神经药物、抗凝药物等；根据患者术后恢复情况加用对症支持治疗药物及护理措施。
3. 术后口服静脉活性药物，抗血小板、中成活血药物等。
4. 患肢抬高，鼓励患者在麻醉作用消失后，作患肢足跖背伸运动，应用气压治疗，穿着医用弹力袜等护理措施，督促患者早期下床活动。

> **释义**
>
> ■ 该手术原则上为无菌手术，当患者行大隐静脉结扎剥脱术时，大腿部切口接近会阴去不宜术后清洁护理，并且部分患者因长期下肢静脉功能不全致皮肤溃疡有不同程度的炎症反应存在，可根据患者情况预防性或术后治疗性使用抗菌药物。
>
> ■ 术前及术后可常规给予胰激肽原酶肠溶片、羟苯磺酸钙、七叶皂苷类药物，如七叶皂苷钠、迈之灵等，有助于降低血管通透性、增加静脉回流、减轻静脉淤血症状，增加血管弹性、提高静脉张力、抗氧自由基作用。

（八）手术日

入院第 3~5 天。
1. 麻醉方式：全身麻醉、硬膜外麻醉、硬膜外蛛网膜下腔联合阻滞麻醉或腰麻。
2. 术中用药：麻醉常规用药，根据情况选用术后镇痛用药。
3. 输血：视术中情况而定。

■ 少数患者无法耐受硬膜外麻醉或腰麻，可选择全身麻醉下行手术治疗。

■ 具体手术方式，根据患者情况决定。

（九）术后住院恢复

5~10天。

1. 必须复查的检查项目：血常规，肝功能，肾功能，电解质，血凝，其他根据患者具体情况而定。

2. 术后用药：抗菌药物按照《抗菌药物临床应用指导原则（2015 年版）》（国卫办医发〔2015〕43 号）执行，可选用革兰阳性菌敏感的抗菌药物，原则上不超过 24 小时。

■ 术后经过详细评估后，决定手术属于Ⅰ甲切口一般不需要抗菌药物，如果存在下肢感染、住院期间呼吸道感染等可按规定适当预防性或术后（3~7 天）应用抗菌药物。

（十）出院标准

术后 7~14 天。

1. 患者体温正常，伤口无感染迹象，能正常下床活动。

2. 没有需要住院处理的并发症。

■ 根据复查情况决定能否出院，通常出现严重感染、伤口愈合不良、DVT 发生时，均需继续留院治疗，则退出此路径。

（十一）变异及原因分析

1. 严重基础疾病可能对手术造成影响者，术前准备时间会延长。

2. 术后出现伤口感染、下肢深静脉血栓形成等并发症时，住院恢复时间相应延长。

四、下肢静脉功能不全临床路径给药方案

【用药选择】

入院时：宜选：七叶皂苷类药物

可选：胰激肽原酶肠溶片 240IU pot id

羟苯磺酸钙 0.5g po tid

香豆素类，如 α-苯并吡喃酮

黄酮类，如 γ-苯并吡喃酮、曲克芦丁

手术前 1 天：宜选：七叶皂苷类药物

可选：胰激肽原酶肠溶片 240IU pot id

　　　　羟苯磺酸钙 0.5g po tid

　　　　香豆素类，如 α-苯并吡喃酮

　　　　黄酮类，如 γ-苯并吡喃酮、曲克芦丁

手术前 1 晚：宜选：七叶皂苷类药物

可选：胰激肽原酶肠溶片 240IU pot id

　　　　羟苯磺酸钙 0.5g po tid

　　　　香豆素类，如 α-苯并吡喃酮

　　　　黄酮类，如 γ-苯并吡喃酮、曲克芦丁

入手术室后：可选：术前 30 分钟，第一代或第二代头孢菌素静脉输入

手术中：可选：止血药

麻醉科用药：依照麻醉科相关规定

住院期间：使用所有常规术后用药后

宜选：适量活血药物（疏血通等）

　　　　七叶皂苷类药物

可选：胰激肽原酶肠溶片 240IU pot id

　　　　羟苯磺酸钙 0.5g po tid

　　　　香豆素类，如 α-苯并吡喃酮

　　　　黄酮类，如 γ-苯并吡喃酮、曲克芦丁

出院后：宜选：七叶皂苷类药物

可选：胰激肽原酶肠溶片 240IU pot id

　　　　羟苯磺酸钙 0.5g po tid

　　　　香豆素类，如 α-苯并吡喃酮

【用药选择】

入院后，常规给予不影响相关检查或手术治疗的患者常用药，此外，可常规给予七叶皂苷类药物，如：七叶皂苷钠，能够提高静脉张力、加快静脉回流、促进淋巴回流；迈之灵，有助于降低血管通透性、增加静脉回流、减轻静脉淤血症状、增加血管弹性、增加血管张力、抗氧自由基作用。也可根据情况给予适量活血药物（疏血通等）。

下肢大隐静脉高位结扎联合剥脱术切口为Ⅰ类切口，无需常规预防应用抗菌药物，如创面较大或有其他可能导致感染因素可适当应用抗菌药物。

术后预防深静脉血栓可适当应用抗凝或活血药物。

给药方案仅为用药种类的参考指导，具体药物需在符合治疗原则的情况下根据不同医院的药物情况使用。

【注意事项】

头孢菌素：注意皮试。

抗凝或活血药的使用需根据围术期情况决定，如术前是否合并静脉溃疡、是否合并静脉溃疡、是否有静脉炎、是否有深静脉等损伤等。

五、推荐表单

（一）医师表单

下肢静脉功能不全临床路径医师表单

适用对象：第一诊断为下肢静脉功能不全（ICD-10：I87.201）
行手术治疗（ICD-9-CM-3：38.59）

患者姓名：		性别：	年龄：	门诊号：	住院号：
住院日期：	年　月　日	出院日期：		年　月　日	标准住院日 8 ~ 14 天

时间	住院第 1 天	住院第 2 ~ 3 天	住院第 3 ~ 5 天（出院日）
主要诊疗工作	□ 询问病史、体格检查 □ 病历书写 □ 开具实验室检查单 □ 上级医师查房及术前评估 □ 初步确定手术日期	□ 上级医师查房 □ 完成术前准备及评估 □ 完成术前小结、上级医师查房记录等 □ 根据体检以及辅助检查结果讨论制订手术方案 □ 必要的相关科室会诊 □ 签署手术同意书、自费用品同意书、输血同意书等文件 □ 向患者及家属交代围术期注意事项	□ 手术 □ 完成手术记录 □ 术后病程记录 □ 上级医师查房 □ 向患者及家属交代术后注意事项
重点医嘱	**长期医嘱** □ 外科疾病护理常规 □ 二级护理 □ 饮食 **临时医嘱** □ 血常规、尿常规、大便常规 □ 肝肾功能、电解质、血糖、血脂、血型、凝血功能、感染性疾病筛查 □ X 线胸片，心电图，腹部常规彩超，下腔及髂静脉彩超，心脏及颈部动脉彩超，下肢深静脉顺行造影 □ 必要时加做血同型半胱氨酸、叶酸、维生素 B_{12}、叶酸或（和）华法林基因检测等特殊检查	**长期医嘱** □ 患者既往基础用药 **临时医嘱** □ 必要的会诊意见及处理 □ 明日准备于硬膜外麻醉/全身麻醉下行左/右/双下肢大隐静脉高位结扎剥脱，曲张静脉切除/环缝/刨吸/激光闭锁治疗 □ 术前禁食、禁水 □ 备皮 □ 术前用药（依麻醉意见执行） □ 准备预防性抗菌药物 □ 一次性导尿包（必要时）	**长期医嘱** □ 今日在硬膜外麻醉/全身麻醉下行左/右/双下肢大隐静脉高位结扎剥脱，曲张静脉切除/环缝/刨吸/激光闭锁治疗 □ 下肢静脉功能不全术后护理常规 □ 一级护理、心电监护、吸氧等 □ 6 小时后合理饮食 □ 气压治疗 □ 雾化治疗 □ 抬高患肢30℃ □ 观察患肢血运情况 □ 抗菌药物 **临时医嘱** □ 补液（酌情） □ 膀胱冲洗
病情变异记录	□ 无　□ 有，原因： 1. 2.	□ 无　□ 有，原因： 1. 2.	□ 无　□ 有，原因： 1. 2.
医师签名			

时间	住院第 4~6 天	住院第 5~7 天
主要 诊疗 工作	□ 上级医师查房 □ 完成术后病程记录 □ 查看患肢情况及伤口 □ 观察生命体征变化	□ 上级医师查房 □ 术后病程记录书写 □ 查看患肢情况及伤口 □ 观察生命体征变化
重 点 医 嘱	**长期医嘱** □ 二级护理 □ 视情况而定 **临时医嘱** □ 止呕、镇痛药物 □ 根据情况决定是否补液 □ 膀胱冲洗	**长期医嘱** □ 二级护理 □ 视情况而定 **临时医嘱** □ 视情况而定
病情 变异 记录	□ 无　□ 有，原因： 1. 2.	□ 无　□ 有，原因： 1. 2.
医师 签名		

时间	住院第 6~8 天 （出院日）	住院第 7~14 天
主要 诊疗 工作	□ 上级医师查房 □ 术后病程记录书写 □ 查看患肢情况及伤口 □ 观察生命体征变化	□ 上级医师查房，进行伤口评估，决定是否 　可以出院 □ 完成出院记录、病案首页、出院证明等 　文件 □ 交代出院后注意事项如复查时间、出现手 　术相关意外情况时的处理等
重 点 医 嘱	**长期医嘱** □ 二级护理 □ 视情况而定 **临时医嘱** □ 手术切口换药 □ 开具术后复查指标医嘱 □ 开具术后口服药物	**临时医嘱** □ 拆线、换药 □ 出院带药
病情 变异 记录	□ 无　□ 有，原因： 1. 2.	□ 无　□ 有，原因： 1. 2.
医师 签名		

（二）护士表单

下肢静脉功能不全临床路径护士表单

适用对象：第一诊断为下肢静脉功能不全（ICD-10：I87.201）
行手术治疗（ICD-9-CM-3：38.59）

患者姓名：	性别： 年龄： 门诊号：	住院号：
住院日期： 年 月 日	出院日期： 年 月 日	标准住院日 8～14 天

时间	住院第 1 天	住院第 2～3 天	住院第 3～5 天（手术日）
健康宣教	□ 介绍主管医师、护士 □ 介绍医院内相关制度 □ 介绍环境、设施 □ 介绍住院注意事项 □ 介绍疾病知识 □ 介绍陪伴及探视制度	□ 术前宣教，宣教疾病知识 □ 数千用药的药理作用及注意事项 □ 介绍记录尿量及口服药碎服和软食的原因 □ 术前准备（备皮、配血），介绍手术过程 □ 告知术前禁食、禁水、沐浴，物品的准备 □ 告知签字及麻醉科访视事宜 □ 告知术后饮食、活动及术后可能出现的情况及应对方式 □ 强调术前陪护及探视制度	□ 告知家属等候区域 □ 告知手术当天禁食、禁水 □ 告知体位要求 □ 告知术后疼痛处理方法 □ 给予患者及家属心理支持 □ 介绍术后注意事项，告知术后可能出现的情况及应对方式 □ 告知氧气，监护设备、管路功能及注意事项 □ 再次明确探视陪护须知
护理处置	□ 核对患者姓名，佩戴腕带 □ 建立入院护理病历 □ 卫生处置：剪指（趾）甲、沐浴，更换病号服 □ 遵医嘱完成特殊检查 □ 了解患者基础疾病，遵医嘱予以对应处理或检测	□ 协助完善相关检查，做好解释说明 □ 遵医嘱完成治疗及用药	□ 核对患者姓名并摘除衣物，保护患者 □ 核对资料及带药 □ 填写手术交接单 □ 术后 核对患者姓名及资料填写手术交接单 遵医嘱完成治疗用药
基础护理	□ 二级护理 □ 晨晚间护理 □ 患者安全护理	□ 二级护理 □ 晨晚间护理 □ 患者安全护理	□ 特级护理 □ 晨晚间护理 □ 患者安全护理 □ 协助患者采取正确体位
专科护理	□ 护理查体 □ 填写跌倒及压疮防范表 □ 请患者家属陪护（需要时） □ 普通饮食 □ 心理护理	□ 遵医嘱协助患者完善相关检查 □ 监测血常规、肝肾功能，凝血功能 □ 普通饮食 □ 心理护理	□ 观察记录患者生命体征、意识、伤口辅料、肢体活动、皮肤情况 □ 准确记录 24 小时出入量，观察每小时尿量 □ 尿管护理 □ 心理护理

续　表

时间	住院第 1 天	住院第 2~3 天	住院第 3~5 天 （手术日）
重点 医嘱	□ 详见医嘱执行单	□ 详见医嘱执行单	□ 详见医嘱执行单
病情 变异 记录	□ 无　□ 有，原因： 1. 2.	□ 无　□ 有，原因： 1. 2.	□ 无　□ 有，原因： 1. 2.
护士 签名			

时间	住院第 4~6 天 （术后第 1 日）	住院第 5~7 天 （术后第 2 日）
健康宣教	□ 告知禁食、禁水 □ 告知尿管的名称、位置和作用 □ 告知氧气、监护仪的作用 □ 术后药物作用及频率 □ 告知术后排痰的方法和重要性 □ 相关检查及化验的目的、注意事项	□ 下地活动注意事项及安全指导 □ 术后药物作用及频率 □ 饮食宣教 □ 疾病恢复期注意事项 □ 拔除胃管、尿管后注意事项 □ 复查患者对术前宣教内容的掌握程度 □ 再次明确探视陪护须知
护理处置	□ 遵医嘱完成治疗、用药遵医嘱完成相关检查 □ 测量记录生命体征	□ 遵医嘱完成治疗、用药 □ 夹闭尿管，锻炼膀胱功能 □ 遵医嘱完成相关检查
基础护理	□ 特级护理 □ 晨晚间护理 □ 床上温水擦浴，协助更衣 □ 协助生活护理 □ 安全护理措施到位 □ 心理护理	□ 一级护理 □ 晨晚间护理 □ 床上温水擦浴，协助更衣 □ 协助或指导生活护理 □ 安全护理措施到位 □ 二级护理 □ 心理护理
专科护理	□ 监测记录患者生命体征、意识，观察伤口敷料、腹部体征、肢体活动、皮肤情况 □ 监测记录引流液性质及量 □ 准确记录 24 小时出入量，观察每小时尿量 □ 妥善固定引流管及输液管路，防止管路滑脱 □ 询问患者有无排气 □ 协助患者咳痰 □ 协助翻身，指导床上活动	□ 监测生命体征及腹部体征 □ 观察有无感染症状及吻合口瘘 □ 观察引流管是否通畅，记录引流量 □ 妥善固定引流管及输液管路，防止管路滑脱 □ 监测血常规、肝肾功能、电解质及凝血化验值，动态掌握患者病情变化 □ 询问患者有无排气、排便 □ 观察患者自行排尿情况 □ 协助或指导床旁活动
重点医嘱	□ 详见医嘱执行单	□ 详见医嘱执行单
病情变异记录	□ 无　□ 有，原因： 1. 2.	□ 无　□ 有，原因： 1. 2.

时间	住院第 6~8 天 （术后第 3 日）	住院第 7~14 天
健康宣教	□ 术后药物作用及频率 □ 疾病恢复期注意事项 □ 指导肠内营养液服用方法 □ 饮食指导，少食多餐护理处置	□ 指导办理出院手续 □ 定时复查 □ 出院带药服用方法 □ 注意休息 □ 饮食指导
护理处置	□ 遵医嘱完成治疗 □ 遵医嘱完成相关检查	□ 办理出院手续 □ 书写出院小结
基础护理	□ 二级护理 □ 晨晚间护理 □ 指导生活护理 □ 安全护理措施到位 □ 心理护理	□ 三级护理 □ 晨晚间护理 □ 安全护理措施到位 □ 心理护理
专科护理	□ 观察病情变化 □ 观察患者进食、进水后有无呕吐症状	□ 观察尿量情况 □ 观察病情变化
重点医嘱	□ 详见医嘱执行单	□ 详见医嘱执行单
病情变异记录	□ 无　□ 有，原因： 1. 2.	□ 无　□ 有，原因： 1. 2.

（三）患者表单

下肢静脉功能不全临床路径患者表单

适用对象：第一诊断为下肢静脉功能不全（ICD-10：I87.201）

行手术治疗（ICD-9-CM-3：38.59）

患者姓名：	性别： 年龄： 门诊号：	住院号：
住院日期： 年 月 日	出院日期： 年 月 日	标准住院日8~14天

时间	住院第1天	住院第2~3天	住院第3~5天
医患配合	□ 医师询问现病史、既往病史、用药情况（如服用抗凝剂，请明确告知意识），收集资料并进行体格检查 □ 环境介绍、住院制度 □ 配合完善术前相关化验、检查 □ 有任何不适请告知医师	□ 配合完善术前相关检查、化验，如采血、留尿、心电图、X线胸片、胃镜、CT □ 医师向患者及家属介绍病情，进行手术谈话签字 □ 麻醉师对患者进行术前访视	□ 如病情需要，配合术后转入监护病房 □ 配合评估手术效果 □ 配合检查意识、肢体、胸腹部 □ 需要时，配合复查血液指标 □ 有任何不适请告知医师
护患配合	□ 配合测量体温、脉搏、呼吸、血压、体重1次 □ 配合完成入院护理评估 □ 接收入院宣教 □ 有任何不适请告知护士	□ 配合测量体温、脉搏、呼吸、询问排便情况 □ 接受术前宣教 □ 接受配血，以备术中需要时用 □ 接受备皮 □ 接受药物灌肠 □ 自行沐浴，加强头部清洁 □ 准备好必要用物，吸水管、奶瓶、纸巾等 □ 义齿、饰品等交家属保管 □ 配合执行探视及陪护	□ 清晨测量体温、脉搏、呼吸、血压1次 □ 送手术室前，协助完成核对，带齐资料，脱去衣物，上手术车 □ 返回病房后，协助完成核对，配合抬患者上病床 □ 配合检查意识、肢体、各引流管，记出入量 □ 配合术后吸氧、监护仪监测、输液，注意各引流情况 □ 遵医嘱采取正确体位 □ 配合缓解疼痛 □ 有任何不适请告知护士
饮食	□ 普通饮食	□ 术前12小时禁食、禁水	□ 禁食、禁水
排泄	□ 正常排尿便 □ 记录尿量	□ 正常排尿便 □ 记录尿量	□ 保留尿管
活动	□ 正常活动	□ 卧床休息	□ 卧床休息，保护管路 □ 双下肢活动

时间	住院第 4~10 天 （术后第 1~3 日）	住院第 7~14 天 （出院日）
医患配合	□ 配合检查腹部体征、引流 □ 需要时，配合伤口换药 □ 配合拔除胃管、引流管、尿管 □ 配合伤口拆线	□ 接受出院前指导 □ 知道复查程序 □ 继续抗凝治疗
护患配合	□ 配合定时测量生命体征，每日记录排气、排便情况 □ 配合检查腹部体征、引流，记录出入量 □ 接受排痰、输液、服药等治疗 □ 后期接受进食、进水、排便等生活护理 □ 配合活动，预防皮肤压力伤 □ 注意活动安全，避免坠床或跌倒 □ 配合执行探视及陪护	□ 接受出院宣教 □ 办理出院手续 □ 获取出院诊断书 □ 获取出院带药 □ 知道服药方法、作用、注意事项 □ 知道护理伤口方法 □ 知道复印病历方法
饮食	□ 根据医嘱，由禁食、清流食逐渐过渡到流食	□ 根据医嘱，饮食调整
排泄	□ 保留尿管过渡到正常排尿 □ 避免便秘	□ 正常排尿便 □ 避免便秘
活动	□ 根据医嘱，平卧→半坐→床边站立→下床活动 □ 注意保护管路，勿牵拉、脱出等	□ 正常适度活动，避免疲劳

附：原表单（2016 年版）

下肢静脉功能不全临床路径表单

适用对象：第一诊断为下肢静脉功能不全（ICD-10：I87.201）
行手术治疗（ICD-9-CM-3：38.59）

患者姓名：		性别：	年龄：	门诊号：	住院号：

住院日期： 年 月 日	出院日期： 年 月 日	标准住院日 8～14 天

时间	住院第 1 天	住院第 2～3 天
主要诊疗工作	□ 询问病史、体格检查 □ 病历书写 □ 开具实验室检查单 □ 上级医师查房及术前评估 □ 初步确定手术日期	□ 上级医师查房 □ 完成术前准备及评估 □ 完成术前小结、上级医师查房记录等 □ 根据体检以及辅助检查结果讨论制订手术方案 □ 必要的相关科室会诊 □ 签署手术同意书、自费用品同意书、输血同意书等文件 □ 向患者及家属交代围术期注意事项
重点医嘱	**长期医嘱** □ 外科疾病护理常规 □ 二级护理 □ 饮食 **临时医嘱** □ 血常规、尿常规、大便常规 □ 肝肾功能、电解质、血糖、血脂、血型、凝血功能、感染性疾病筛查 □ X 线胸片，心电图，腹部常规彩超，下腔及髂静脉彩超，心脏及颈部动脉彩超，下肢深静脉顺行造影 □ 必要时加做血同型半胱氨酸、叶酸、维生素 B_{12}、叶酸或（和）华法林基因检测等特殊检查	**长期医嘱** □ 患者既往基础用药 **临时医嘱** □ 必要的会诊意见及处理 □ 明日准备于硬膜外麻醉或全身麻醉下行左/右/双下肢大隐静脉高位结扎剥脱，曲张静脉切除/环缝/刨吸/激光闭锁治疗 □ 术前禁食、禁水 □ 备皮 □ 术前用药（依麻醉意见执行） □ 准备预防性抗菌药物 □ 一次性导尿包（必要时）
主要护理工作	□ 介绍病房环境及设施 □ 告知手术相关注意事项 □ 告知医院规章制度 □ 入院护理评估	□ 宣传教育及心理护理 □ 执行术前医嘱 □ 心理护理
病情变异记录	□ 无 □ 有，原因： 1. 2.	□ 无 □ 有，原因： 1. 2.
护士签名		
医师签名		

时间	住院第 3~5 天 （手术日）	住院第 4~6 天 （术后第 1 日）
主要 诊疗 工作	□ 手术 □ 完成手术记录 □ 术后病程记录 □ 上级医师查房 □ 向患者及家属交代术后注意事项	□ 上级医师查房 □ 完成术后病程记录 □ 查看患肢情况及伤口 □ 观察生命体征变化
重 点 医 嘱	**长期医嘱** □ 今日在硬膜外麻醉/全身麻醉下行左/右/双下肢大 　隐静脉高位结扎剥脱，曲张静脉切除/环缝/刨吸/ 　激光闭锁治疗 □ 下肢静脉功能不全术后护理常规 □ 一级护理、心电监护、吸氧等 □ 6 小时后合理饮食 □ 气压治疗 □ 雾化治疗 □ 抬高患肢 30° □ 观察患肢血运情况 □ 抗菌药物 **临时医嘱** □ 补液（酌情） □ 膀胱冲洗	**长期医嘱** □ 二级护理 □ 视情况而定 **临时医嘱** □ 止呕、镇痛药物 □ 根据情况决定是否补液 □ 膀胱冲洗
主要 护理 工作	□ 观察生命体征、胃肠道反应及麻醉恢复情况 □ 观察患肢情况 □ 伤口渗出情况 □ 心理和生活护理	□ 指导患者术后功能锻炼 □ 观察患肢情况 □ 伤口渗出情况 □ 心理和生活护理
病情 变异 记录	□ 无　□ 有，原因： 1. 2.	□ 无　□ 有，原因： 1. 2.
护士 签名		
医师 签名		

时间	住院第 5~7 天 （术后第 2 日）	住院第 6~8 天 （术后第 3 日）	住院第 7~14 天 （出院日）
主要诊疗工作	□ 上级医师查房 □ 术后病程记录书写 □ 查看患肢情况及伤口 □ 观察生命体征变化	□ 上级医师查房 □ 术后病程记录书写 □ 查看患肢情况及伤口 □ 观察生命体征变化	□ 上级医师查房，进行伤口评估，决定是否可以出院 □ 完成出院记录、病案首页、出院证明等文件 □ 交代出院后注意事项如复查时间、出现手术相关意外情况时的处理等
重点医嘱	**长期医嘱** □ 二级护理 □ 视情况而定 **临时医嘱** □ 视情况而定	**长期医嘱** □ 二级护理 □ 视情况而定 **临时医嘱** □ 手术切口换药 □ 开具术后复查指标医嘱 □ 开具术后口服药物	**临时医嘱** □ 拆线、换药 □ 出院带药
主要护理工作	□ 指导患者术后功能锻炼 □ 观察患肢情况 □ 伤口渗出情况 □ 心理和生活护理	□ 指导患者术后功能锻炼 □ 观察患肢情况 □ 伤口渗出情况 □ 心理和生活护理	□ 指导办理出院手续
病情变异记录	□ 无　□ 有，原因： 1. 2.	□ 无　□ 有，原因： 1. 2.	□ 无　□ 有，原因： 1. 2.
护士签名			
医师签名			

第四十九章

静脉曲张硬化剂注射临床路径释义

一、静脉曲张硬化剂注射编码

疾病名称及编码：下肢静脉曲张（ICD-10：I83）

手术操作名称及编码：静脉注射硬化剂（ICD-9-CM-3：39.92）

二、临床路径检索方法

I83 伴 39.92

三、静脉曲张硬化剂注射临床路径标准住院流程

（一）适用对象

根据"硬化剂治疗下肢静脉曲张（中国）专家指导意见"，我们建议以下静脉类型疾病可采用硬化剂注射疗法：

1. 下肢浅静脉曲张（管径≤8mm）。

2. 分支静脉曲张。

3. 穿通支静脉功能不全（B超引导下）。

4. 网状静脉曲张。

5. 毛细血管扩张（蜘蛛形静脉曲张）。

6. 静脉曲张治疗后残留和复发。

7. 会阴部静脉曲张。

8. 腿部溃疡周围静脉曲张。

9. 静脉畸形（低流量）。

> **释义**
>
> ■ 下肢浅静脉曲张（管径<8mm）、网状静脉曲张2～4mm、毛细血管扩张（蜘蛛形静脉曲张）0.1～2.0mm、复发性静脉曲张、静脉内消融治疗失败的静脉段、手足部明显的静脉扩张、先天性畸形、血管畸形、面部毛细血管扩张。

（二）诊断依据

1. 病史：有明确静脉曲张病史（关注有无静脉曲张手术或硬化剂治疗病史，采集的静脉疾病严重程度和临床资料进行CEAP分级）。

2. 症状体征：查体符合浅静脉曲张表现［站立时下肢浅静脉（包括大隐静脉及小隐静脉）迂曲扩张，伴或不伴皮肤色素沉着、瘙痒、水肿、溃疡］。

3. 辅助检查：（浅静脉、深静脉及交通支通畅、管径及反流情况）提示静脉瓣膜功能不全，确定病理性反流的部位。

4. 鉴别诊断：深静脉血栓形成后综合征，血栓性静脉炎，下肢淋巴管炎等。

> **释义**
>
> ■ 无创性的血管彩色多普勒超声检查足以对下肢静脉系统的形态和功能做出准确评判，应该作为首选检查手段。
> ■ 下肢静脉造影因有创性和造影后静脉炎可能只作为备选手段。

（三）进入路径标准

1. 存在下肢浅静脉曲张（临床分期处于中早期，具体见适合对象）。
2. 无相关禁忌证（过敏、深静脉血栓或肺栓塞、重度感染、长期卧床患者、存在右向左分流的先天性心血管发育畸形如症状性卵圆孔未闭等）。

（四）标准住院日

1~2 天。

（五）住院期间的检查项目

1. 必须的检查项目：
（1）血常规、尿常规、粪常规、生化、凝血功能+D-二聚体、免疫四项。
（2）下肢血管 B 超、X 线胸片、心电图。
2. 根据患者病情进行的检查项目：可疑先天性心脏病患者应行心脏超声检查。

（六）治疗方案的选择

硬化剂注射治疗。

（七）预防性抗菌药物选择与使用时机

无需使用。

> **释义**
>
> ■ 该手术原则上为无菌手术，部分患者小腿皮损区域有不同程度的炎症反应存在，因此可根据患者情况预防性（术前 30 分钟）和术后治疗性（1~2 天）使用抗菌药物，建议预防性使用第一代头孢菌素，治疗性用药选用第一代或第二代头孢菌素。

（八）手术日

入院 1~2 天。

1. 麻醉方式：腰麻、硬膜外麻醉、硬膜外网膜下腔联合阻滞麻醉或局部麻醉。
2. 术中用药：麻醉常规用药、术后镇痛用药。
3. 输血：视术中情况而定。

> **释义**
>
> ■ 术前对靶静脉进行拍照并录入病历，患者站立状态下应对大的静脉曲张应用外科标记笔标记，毛细血管扩展或网状静脉扩张不需要术前标记。
> ■ 硬化剂治疗应在消融术后进行。

■ 选择合适的硬化剂。硬化剂的药物效力需要和靶静脉直径相符合，选择合适治疗靶静脉且应用剂量最小、浓度最低的硬化剂。

■ 手术在超声引导下进行，一般不需麻醉或局部麻醉+强化。

（九）术后恢复

术后需观察半小时有无过敏反应，并做好抗过敏的准备工作。术中术后要求患者反复足部背屈，以有利于祛除进入深静脉的硬化剂，术后使用弹力包扎并嘱患者适当行走，3~5天后改为穿弹力袜治疗。

> **释义**
>
> ■ 术后一般不需进行常规项目的检查，出院前可行多普勒血管超声复查。

（十）出院标准

患者硬化剂注射后若无明显不良反应（过敏、注射部位局部疼痛、肿胀、硬结、心血管反应、恶心、晕眩等），可考虑出院。

> **释义**
>
> ■ 硬化剂注射后无明显伤口，出院后可定期行多普勒超声复查。
>
> ■ 部分患者出现一过性并发症包括皮肤色素沉着（6个月~1年可自行消散）、网状毛细血管扩张（3~12个月吸收）、注射部位疼痛和荨麻疹形成，并不影响出院。
>
> ■ 当患者出现皮肤坏死（多由注射入动脉引起）、血栓性浅静脉炎、下肢深静脉血栓形成等严重并发症，退出此路径，延迟出院。

（十一）变异及原因分析

1. 严重基础疾病可能对手术造成影响者，术前准备时间会延长。
2. 术后出现伤口感染及下肢深静脉血栓形成等并发症时，住院恢复时间相应延长。
3. 静脉曲张较重，或伴发较重的皮肤营养障碍（皮炎、色素沉着、瘙痒、大面积溃疡），单纯硬化剂注射效果不佳，需结合手术治疗或激光治疗

四、静脉曲张临床路径给药方案

【用药选择】

入院时：宜选：七叶皂苷类药物

可选：胰激肽原酶肠溶片 240IU pot id

　　　羟苯磺酸钙 0.5g po tid

　　　香豆素类，如 α-苯并吡喃酮

　　　黄酮类，如 γ-苯并吡喃酮、曲克芦丁

手术前 1 天：宜选：七叶皂苷类药物

可选：胰激肽原酶肠溶片 240IU pot id

　　　羟苯磺酸钙 0.5g po tid

　　　香豆素类，如 α-苯并吡喃酮

　　　黄酮类，如 γ-苯并吡喃酮、曲克芦丁

手术前 1 晚：宜选：七叶皂苷类药物

可选：胰激肽原酶肠溶片 240IU pot id

　　　羟苯磺酸钙 0.5g po tid

　　　香豆素类，如 α-苯并吡喃酮

　　　黄酮类，如 γ-苯并吡喃酮、曲克芦丁

入手术室后：可选：术前 30 分钟，第一代或第二代头孢菌素静脉输入。

手术中：可选：止血药

麻醉科用药：依照麻醉科相关规定。

住院期间：使用所有常规术后用药后。

宜选：适量活血药物（疏血通等）

　　　七叶皂苷类药物

可选：胰激肽原酶肠溶片 240IU pot id

　　　羟苯磺酸钙 0.5g po tid

　　　香豆素类，如 α-苯并吡喃酮

　　　黄酮类，如 γ-苯并吡喃酮、曲克芦丁

出院后：宜选：七叶皂苷类药物

可选：胰激肽原酶肠溶片 240IU pot id

　　　羟苯磺酸钙 0.5g po tid

　　　香豆素类，如 α-苯并吡喃酮

【药学提示】

入院后，常规给予不影响相关检查或手术治疗的患者常用药。此外，可常规给予七叶皂苷类药物，也可根据情况给予适量活血药物（疏血通等）。

静脉曲张硬化剂注射无需常规预防应用抗菌药物，如创面较大或有其他可能导致感染因素可适当应用抗菌药物。避免 48 小时内应用阿司匹林、布洛芬和其他抗炎药物。

给药方案仅为用药种类的参考指导，具体药物需在符合治疗原则的情况下根据不同医院的药物情况使用。

【注意事项】

头孢菌素：注意皮试。

抗凝或活血药的使用需根据围术期情况决定，如术前是否合并静脉溃疡，是否合并静脉溃疡，是否有静脉炎，是否有深静脉等损伤等。

五、推荐表单

（一）医师表单

静脉曲张临床路径医师表单

适用对象：第一诊断为下肢浅静脉曲张（ICD-10：I83）

　　　　　行下肢静脉曲张硬化剂闭合术

患者姓名：	性别：　　年龄：　　门诊号：	住院号：
住院日期：　　年　月　日	出院日期：　　年　月　日	标准住院日：3 天

时间	住院第 1 天	住院第 2 天	住院第 3 天 （出院日）
主要诊疗工作	□ 病史采集及体格检查 □ 完成病历（24 小时出入院） □ 完善相关检查 □ 大隐静脉硬化剂闭合术 □ 做好知情谈话	□ 完成操作记录	□ 上级医师查房，明确出院 □ 通知患者及其家属今天出院 □ 完成病历、病案首页、出院证明书 □ 向患者及其家属交代出院后注意事项，预约复诊日期及拆线日期 □ 将 24 小时出入院及出院证明书交患者或其家属
重点医嘱	**长期医嘱** □ 二级护理 □ 普通饮食 □ 既往基础用药 **临时医嘱** □ 血常规 □ 凝血功能 □ D-二聚体 □ 生化 □ 尿常规 □ 下肢血管超声	**长期医嘱** □ 二级护理 □ 普通饮食 □ 既往基础用药 **临时医嘱** □ 大隐静脉硬化剂闭合术 □ 明日出院	**出院医嘱** □ 出院带药
病情变异记录	□ 无　□ 有，原因： 1. 2.	□ 无　□ 有，原因： 1. 2.	□ 无　□ 有，原因： 1. 2.
医师签名			

（二）护士表单

静脉曲张临床路径护士表单

适用对象：第一诊断为下肢浅静脉曲张（ICD-10：I83）
行下肢静脉曲张硬化剂闭合术

患者姓名：	性别： 年龄： 门诊号：	住院号：
住院日期： 年 月 日	出院日期： 年 月 日	标准住院日：3 天

时间	住院第 1 天	住院第 2 天	住院第 3 天（出院日）
健康宣教	□ 介绍主管医师、护士 □ 介绍医院内相关制度 □ 介绍环境、设施 □ 介绍住院注意事项 □ 介绍疾病知识 □ 介绍陪护及探视制度	□ 告知家属等候区域 □ 告知手术当天禁食、禁水 □ 告知体位要求 □ 告知术后疼痛处理方法 □ 给予患者及家属心理支持 □ 介绍术后注意事项，告知术后可能出现的情况及应对方式 □ 告知氧气，监护设备、管路功能及注意事项 □ 再次明确探视陪护须知	□ 下地活动注意事项及安全指导 □ 指导办理出院手续 □ 定时复查 □ 出院带药服用方法 □ 注意休息 □ 饮食指导
护理处置	□ 核对患者姓名，佩戴腕带 □ 建立入院护理病历 □ 卫生处置：剪指（趾）甲、沐浴，更换病号服 □ 遵医嘱完成特殊检查 □ 了解患者基础疾病，遵医嘱予以对应处理或检测	□ 核对患者并摘除衣物，保护患者 □ 核对资料及带药 □ 填写手术交接单 □ 术后 □ 核对患者及资料填写手术交接单 □ 遵医嘱完成治疗用药	□ 如有尿管，夹闭尿管，锻炼膀胱功能，拔除尿管 □ 办理出院手续 □ 书写出院小结
基础护理	□ 二级护理 □ 晨晚间护理 □ 患者安全护理	□ 特级护理 □ 晨晚间护理 □ 患者安全护理 □ 协助患者采取正确体位	□ 二级护理 □ 晨晚间护理 □ 患者安全护理 □ 心理护理
专科护理	□ 护理查体 □ 填写跌倒及压疮防范表 □ 请患者家属陪护（需要时） □ 普通饮食 □ 心理护理	□ 观察记录患者生命体征、意识、伤口辅料、肢体活动、皮肤情况 □ 准确记录 24 小时出入量，观察每小时尿量 □ 尿管护理 □ 心理护理	□ 观察尿量情况 □ 观察病情变化
重点医嘱	□ 详见医嘱执行单	□ 详见医嘱执行单	□ 详见医嘱执行单
病情变异记录	□ 无 □ 有，原因： 1. 2.	□ 无 □ 有，原因： 1. 2.	□ 无 □ 有，原因： 1. 2.
护士签名			

（三）患者表单

静脉曲张临床路径患者表单

适用对象：第一诊断为下肢浅静脉曲张（ICD-10：I83）
　　　　　行下肢静脉曲张硬化剂闭合术

患者姓名：	性别：　　年龄：　　门诊号：	住院号：
住院日期：　　年　月　日	出院日期：　　年　月　日	标准住院日：3 天

时间	住院第 1 天	住院第 2 天	住院第 3 天 （出院日）
医患配合	□ 医师询问现病史、既往病史、用药情况（如服用抗凝剂，请明确告知意识），收集资料并进行体格检查 □ 环境介绍、住院制度 □ 配合完善术前相关化验、检查 □ 有任何不适请告知医师	□ 如病情需要，配合术后转入监护病房 □ 配合评估手术效果 □ 配合检查意识、肢体、胸腹部 □ 需要时，配合复查血液指标 □ 任何不适请告知医师	□ 接受下地活动注意事项及安全指导 □ 接受指导办理出院手续 □ 接受定时复查 □ 接受出院带药服用方法 □ 注意休息 □ 接受饮食指导
护患配合	□ 配合测量体温、脉搏、呼吸、血压、体重 1 次 □ 配合完成入院护理评估 □ 接收入院宣教 □ 有任何不适请告知护士	□ 清晨测量体温、脉搏、呼吸、血压 1 次 □ 送手术室前，协助完成核对，带资料，脱去衣物，上手术车 □ 返回病房后，协助完成核对，配合抬患者上病床 □ 配合检查意识、肢体 □ 配合术后吸氧、监护仪监测、输液 □ 遵医嘱采取正确体位 □ 配合缓解疼痛 □ 有任何不适请告知护士	□ 接受出院宣教 □ 办理出院手续 □ 获取出院诊断书 □ 知道服药方法 □ 知道护理伤口方法 □ 知道复印病历方法
饮食	□ 普通饮食	□ 术前禁食、禁水	□ 根据医嘱，饮食调整
排泄	□ 正常尿便 □ 记录尿量	□ 保留尿管	□ 正常排尿便
活动	□ 正常活动	□ 卧床休息	□ 正常活动，避免疲劳

附：原表单（2016 年版）

静脉曲张临床路径表单

适用对象：第一诊断为下肢浅静脉曲张（ICD-10：I83）
行下肢静脉曲张硬化剂闭合术

患者姓名：		性别：	年龄：	门诊号：	住院号：
住院日期：	年　月　日	出院日期：	年　月　日		标准住院日：3 天

时间	住院第 1 天	住院第 2 天 （出院日）
主要诊疗工作	□ 病史采集及体格检查 □ 完成病历（24 小时出入院） □ 大隐静脉硬化剂闭合术 □ 做好知情谈话 □ 完成操作记录	□ 上级医师查房，明确出院 □ 通知患者及其家属今天出院 □ 完成病历、病案首页、出院证明书 □ 向患者及其家属交代出院后注意事项，预约复诊日期及拆线日期 □ 将 24 小时出入院及出院证明书交患者或其家属
重点医嘱	**长期医嘱** □ 二级护理 □ 普通饮食 □ 既往基础用药 **临时医嘱** □ 血常规 □ 凝血功能 □ D-二聚体 □ 生化 □ 尿常规 □ 下肢血管超声 □ 大隐静脉硬化剂闭合术 □ 明日出院	**出院医嘱** □ 出院带药
护理工作	□ 入院护理评估 □ 护理计划 □ 抽血 □ 做好宣教及配合工作	□ 指导患者术后康复锻炼
病情变异记录	□ 无　□ 有，原因： 1. 2.	□ 无　□ 有，原因： 1. 2.
护士签名		
医师签名		

第五十章

下肢淋巴性水肿临床路径释义

一、下肢淋巴性水肿编码

1. 国家卫生和计划生育委员会原编码：

疾病名称及编码：下肢淋巴性水肿（ICD-10：I89.000）

2. 修改编码：

疾病名称及编码：下肢淋巴性水肿（ICD-10：I89.0）

手术后淋巴水肿（ICD-10：I97.801）

遗传性淋巴水肿（ICD-10：Q82.0）

二、临床路径检索方法

I89.0/I97.801/Q82.0

三、下肢淋巴性水肿临床路径标准住院流程

（一）适用对象

本路径适用于第一诊断为下肢淋巴性水肿（ICD-10：I89.000），入院行保守治疗的患者。

> **释义**
>
> ■ 适用对象编码（淋巴水肿；继发性淋巴水肿；先天性淋巴水肿）。
>
> ■ 本路径适用对象为临床诊断为下肢淋巴水肿单纯行非手术治疗的患者。如合并感染、肿瘤、血栓等并发症，或采用手术治疗的患者则不适用该路径。

（二）诊断依据

根据《临床诊疗指南·外科学分册》（中华医学会编著，人民卫生出版社）

1. 明显的临床症状：肢体沉重感、乏力、胀痛、瘙痒等。

2. 典型体征：皮肤增厚、较健侧增粗、皮肤硬化等。

3. 排除淋巴水肿合并炎症、下肢溃烂、重度肿胀，下肢慢性静脉功能不全及下肢深静脉血栓病史。

> **释义**
>
> ■ 病史、症状、体征是临床诊断下肢淋巴水肿的主要依据。淋巴水肿是由于淋巴管阻塞，淋巴回流障碍，大量淋巴液在皮肤、皮下脂肪层聚集而形成的组织肿胀。受淋巴液刺激，皮下纤维结缔组织增生，脂肪硬化。肢体增粗，后期皮肤增厚、硬化、上皮层过度角质化、粗糙、形貌如大象皮肤，亦称象皮肿。

■临床分期：Ⅰ期（潜伏期）：无症状期，还没有明显症状。组织间隙积液，淋巴管周围纤维化，尚无明显肢体水肿；Ⅱ期（水肿期）：轻度淋巴水肿，早期肿胀的肢体，可凹性肿胀，抬高患肢，并确实遵守卫教指示，通常可消除或改善；Ⅲ期（脂肪增生期）：中度淋巴水肿，皮下组织纤维化，皮肤硬而厚，抬高患肢不能消肿；Ⅳ期（纤维增生期）：重度淋巴水肿，肢体变得非常硬且厚，皮肤角质化严重，坚硬如象皮，甚至出现疣状增生、淋巴瘘或者溃疡。

■临床诊断依靠典型临床表现和体征，且需除外感染性病变、下肢血管病变、肿瘤、结核等侵犯淋巴系统的疾病。下肢淋巴核素显像可作为淋巴水肿诊断的主要影像技术。

（三）治疗方案的选择

根据《临床诊疗指南·外科学分册》（中华医学会编著，人民卫生出版社）。

1. 保守治疗。
2. 治疗方式：血管活性药物应用，配合循环驱动治疗。

释义

■淋巴水肿保守治疗包括绷带治疗、机械压力循环驱动治疗、佩戴三级压力弹力套治疗、综合减轻肿胀的治疗（complex decongestive therapy，CDT）等。淋巴水肿住院治疗通常采用包括上述多种方式的综合强化治疗。患者出院后还需持之以恒地坚持佩戴三级压力弹力套，辅以机械压力循环驱动治疗、绷带等维持治疗。

■CDT包含手法淋巴引流（manual lymph drainage，MLD）、绷带治疗、促进淋巴循环的运动治疗及皮肤护理治疗。其中绷带选材根据不同的病情可分别选用短拉伸绷带、中拉伸绷带、长拉伸绷带（有活动能力者应用短拉伸绷带，无活动能力卧床患者应用中或长拉伸绷带）。

■其他物理治疗：包括冷热疗法（包括传统医学烘绑治疗基础上发展起来的热疗）、水中运动疗法、电生理疗法、物理治疗肌肉骨骼系统伴随疾病（类风湿性关节炎、系统性硬化症、复杂性区域疼痛综合征、腰椎疾病）。

■专业外科手术治疗：以上保守治疗无效或病情加重者，需要专业外科手术治疗，如肢体减容手术（去除增生组织和潴留的淋巴液）包括淋巴脂肪抽吸减容术或病变组织切除术、以淋巴管静脉吻合术为代表的改善下肢淋巴循环通路的治疗方式以及胸导管探查术以改善全身淋巴回流等专业外科治疗方法，通过手术建立淋巴回流的新的平衡。

（四）标准住院日

不超过14天。

> **释义**
>
> ■ 淋巴水肿保守治疗以 CDT 治疗为核心，其第一疗程为在院强化治疗；其第二疗程为患者自我维持阶段。国外在院治疗时长为 2~4 周。本路径设计标准住院日为不超过 14 天，根据两周末出院时治疗结果评估，必要时建议患者及家属出院后继续强化治疗至 3~4 周。
>
> ■ 如患者治疗期间出现任何不适反应均可影响住院日时长（如出现丹毒发作、压力性溃疡、过敏反应、治疗效果欠佳等均可延长治疗周期），应退出路径，并予适当治疗。

（五）进入路径标准

1. 第一诊断必须符合 ICD-10：I89.000 下肢淋巴性水肿疾病编码。
2. 当患者同时具有其他疾病诊断，但在住院期间不需要特殊处理也不影响第一诊断的临床路径流程实施时，可以进入路径。

> **释义**
>
> ■ 进入路径标准：下肢原发性淋巴水肿或下肢继发性淋巴水肿，且不合并下肢丹毒、急性下肢静脉血栓、下肢动脉闭塞、下肢皮肤溃疡、严重心脏病、心力衰竭、肾衰竭、肿瘤复发淋巴转移、淋巴肉瘤。
>
> ■ 重复保守治疗无效，或对保守治疗疗效不满意的患者，不再进入该路径，建议专业外科手术治疗。
>
> ■ 反复丹毒发作的患者，建议专业外科手术治疗。
>
> ■ 部分原发性淋巴水肿患者，淋巴管稀少发育不全经保守治疗无效者需手术治疗。

（六）检查项目

1. 必须检查的项目：
（1）血常规、尿常规、大便常规。
（2）肝肾功能、电解质、凝血功能、感染性疾病筛查（乙型肝炎、丙型肝炎、艾滋病、梅毒等）。
（3）X 线胸片、心电图、下肢静脉彩超。
2. 根据患者病情选择：下肢静脉造影、下肢淋巴造影、超声心动图、肿瘤标志物等。

> **释义**
>
> ■ 入院基础检查项目是判断患者是否适合本路径管理的重要依据。
>
> ■ 血常规、尿常规、便常规是最基本的三大常规检查，进入路径的患者均需完成。血常规可进一步了解患者有无急性或者慢性感染。
>
> ■ 肝肾功能、电解质、凝血功能、感染性指标、X 线胸片、心电图可评估有无基础疾病，是否影响住院时间、费用及其治疗预后。下肢静脉彩超可评估患肢下肢静脉有

无异常有助于疾病鉴别及预后分析；肿瘤标志物用于肿瘤的鉴别和初筛，尤其对于既往肿瘤病史患者均应检测相关肿瘤标志物；超声心动图可评估患者心功能情况，不仅对于治疗的安全性提供依据，且对于严重心功能不全影响淋巴系统回流患者，可进一步评估患者预后及住院时间。

■ 本病需与其他引起肢体肿胀的疾病相鉴别，如下肢静脉功能不全，如怀疑下肢静脉性疾病，应行下肢静脉造影明确，进一步评估是否影响住院时间、费用及其治疗预后。

■ 如症状或淋巴核素显像需继续明确内科病因、怀疑淋巴水肿是患者肿瘤的首发症状、怀疑患者有肿瘤复发转移、怀疑患者为下肢乳糜反流性的罕见疾病等，建议完善下肢淋巴管造影，进一步明确诊断，评估患肢治疗方式及预后，并退出路径。

■ 临床诊断伴有下肢静脉血栓，是淋巴水肿保守治疗的禁忌证。

■ 应通过肢体周径、体积变化，以及生物电阻抗技术等方法，作为肢体淋巴水肿入院原始资料测量并记录，主要用来明确淋巴水肿程度，并与治疗后比较以明确疗效。

（七）选择用药

抗菌药物：一般不常规应用抗菌药物，除外有感染风险预防性应用。
药物：可选用活血、消肿中药及血管活性药物等。

> **释义**
>
> ■ 如出现下肢红肿热痛感染症状，应采取抗菌药物治疗，如有阳性血培养结果对症应用抗菌药物。该患者退出临床路径管理。
>
> ■ 淋巴水肿尚缺乏明确治疗作用的药物。

（八）物理治疗

循环驱动治疗，每天两次，每次 30 分钟，疗程 14 天；循序减压袜治疗。

> **释义**
>
> ■ 淋巴水肿住院治疗提供强化的物理治疗，分为两大类：①手法按摩淋巴引流+绷带的物理治疗；②机械循环驱动治疗+绷带的物理治疗；机械气压式循环驱动治疗可在院期间每天两次应用。
>
> ■ 手法按摩引流+绷带治疗可在住院期间由医师、治疗师等医技人员实施，按照 MDT 治疗标准进行淋巴水肿的临床治疗。
>
> ■ 治疗期间应对患者或其家属进行宣教，使其能够掌握绷带治疗的流程，能够完整应用绷带治疗。
>
> ■ 同时教育患者本人学习自我简易手法引流（self-administered simplelymph drainage，SLD）。

（九）出院标准

1. 患者肢体肿胀减轻，酸胀感减轻，下床活动较前好转。
2. 没有需要住院处理的并发症。

> **释义**
>
> ■ 治疗疗程结束，患肢肿胀明显减轻，无相关并发症（压力性溃疡、患肢感染等）。应通过肢体周径、体积变化，以及生物电阻抗技术等方法，测量治疗结果，与治疗前比较以明确疗效。
>
> ■ 家庭维护治疗教育：出院后患者主要治疗手段为日间的弹力袜治疗，需持之以恒。气压式循环驱动治疗简便易行，可作为睡前强化治疗手段。绷带治疗作为出院后淋巴水肿患者夜间治疗手段。自我简易手法引流+绷带治疗则可作为患者阶段性强化治疗手段。

（十一）变异及原因分析

1. 严重基础疾病可能对患者自身健康造成影响者。
2. 治疗过程中出现其他系统疾病需要同时处理者。

> **释义**
>
> ■ 按标准治疗方案如发现其他严重基础疾病，需调整药物治疗或继续其他基础疾病的治疗，则终止本路径。
>
> ■ 患者入选路径后，在检查及治疗过程中发现患者合并存在事前未预知的、对本路径治疗可能产生影响的情况，需要终止执行路径或延长治疗时间、增加治疗费用。医师需在表单中明确说明。
>
> ■ 因患者方面的主观原因导致执行路径出现变异，需医师在表单中予以说明。
>
> ■ 保守治疗期间，出现患肢感染，丹毒发作，应退出临床路径，进行抗炎治疗，待感染控制好转后再继续保守治疗。
>
> ■ 绷带治疗期间出现压力性溃疡：应退出临床路径，立即终止任何肢体加压的治疗，消毒创面，盐水纱布或凡士林纱布覆盖创面，休息观察。
>
> ■ 患者对保守治疗材料出现过敏反应，可根据病情轻重决定是否继续进行治疗。

四、推荐表单

（一）医师表单

淋巴水肿临床路径医师表单

适用对象：第一诊断为下肢淋巴水肿（ICD-10：I89.000）
行保守治疗

患者姓名：		性别：	年龄：	门诊号：	住院号：
住院日期：	年 月 日	出院日期：	年 月 日		标准住院日：8~14天

时间	住院第1天	住院第1~2天
主要诊疗工作	□ 询问病史、体格检查 □ 病历书写 □ 开具实验室检查单 □ 上级医师查房及评估 □ 测量并记录肢体周径、体积数据 □ 签署相关医疗文书	□ 上级医师查房 □ 完成患肢评估 □ 根据体检以及辅助检查结果讨论制订方案 □ 必要的相关科室会诊 □ 向患者及家属交代病情及治疗方案
重点医嘱	**长期医嘱** □ 外科疾病护理常规 □ 二级护理 □ 饮食 **临时医嘱** □ 血常规、尿常规、大便常规 □ 肝肾功能、电解质、血糖、血脂、血型、凝血功能、感染性疾病筛查 □ X线胸片，心电图，下肢静脉彩超，心脏彩超，肿瘤标志物 □ 下肢磁共振检查，生物电阻抗分析 □ 必要时加做淋巴核素显像、静脉造影等特殊检查	**长期医嘱** □ 患者既往基础用药 **临时医嘱** □ 必要的会诊意见及处理 □ 压力弹力套治疗、机械压力循环驱动治疗、综合减轻肿胀的治疗（CDT）
病情变异记录	□ 无　□ 有，原因： 1. 2.	□ 无　□ 有，原因： 1. 2.
医师签名		

时间	住院第 2~13 天	住院第 14 天 （出院日）
主 要 诊 疗 工 作	□ 上级医师查房 □ 病情和疗效评估 □ 完成当日病程和查房记录	□ 上级医师查房 □ 测量并记录肢体周径、体积数据 □ 完成出院记录、病案首页、出院证明等 　文件 □ 交代出院后注意事项如复查时间、出现手 　术相关情况时的处理等
重点 医嘱	**临时医嘱** □ 其他处理	**临时医嘱** □ 出院医嘱 □ 出院带药
病情 变异 记录	□ 无　□ 有，原因： 1. 2.	□ 无　□ 有，原因： 1. 2.
医师 签名		

（二）护士表单

淋巴水肿临床路径护士表单

适用对象：第一诊断为下肢淋巴水肿（ICD-10：I89.000）
行保守治疗

| 患者姓名： | 性别： | 年龄： | 门诊号： | 住院号： |
| 住院日期： 年 月 日 | 出院日期： 年 月 日 | | 标准住院日：8~14 天 |

时间	住院第 1 天	住院第 1~2 天
健康宣教	□ 介绍主管医师、护士 □ 介绍医院内相关制度 □ 介绍环境、设施 □ 介绍住院注意事项 □ 介绍疾病知识 □ 介绍陪伴及探视制度	□ 观察患者病情变化 □ 生活及心理护理 □ 指导陪护工作 □ 指导患者皮肤护理
护理处置	□ 核对患者姓名，佩戴腕带 □ 建立入院护理病历 □ 卫生处置：剪指（趾）甲、沐浴，更换病号服 □ 遵医嘱完成特殊检查 □ 了解患者基础疾病，遵医嘱予以对应处理或检测	□ 协助完善相关检查，做好解释说明 □ 遵医嘱完成治疗及用药 □ 指导患者皮肤护理
基础护理	□ 二级护理 □ 晨晚间护理 □ 患者安全护理	□ 二级护理 □ 晨晚间护理 □ 患者安全护理
专科护理	□ 护理查体 □ 填写跌倒及压疮防范表 □ 请患者家属陪护（需要时） □ 普通饮食 □ 心理护理	□ 检查患者皮肤完整性 □ 普通饮食 □ 心理护理
重点医嘱	□ 详见医嘱执行单	□ 详见医嘱执行单
病情变异记录	□ 无 □ 有，原因： 1. 2.	□ 无 □ 有，原因： 1. 2.
护士签名		

时间	住院第 2～13 天	住院第 14 天 （出院日）
健康宣教	□ 介绍保守治疗原理及自我康复知识 □ 介绍保守治疗操作及相关注意事项 □ 指导患者功能锻炼 □ 指导患者皮肤护理	□ 指导办理出院手续 □ 定时复查 □ 出院带药服用方法 □ 后续自我康复治疗 □ 饮食指导
护理处置	□ 遵医嘱完成治疗 □ 测量记录生命体征	□ 办理出院手续 □ 书写出院小结
基础护理	□ 二级护理 □ 晨晚间护理 □ 患者安全护理	□ 二级护理 □ 晨晚间护理 □ 安全护理措施到位 □ 心理护理
专科护理	□ 观察记录患肢活动、皮肤情况 □ 普通饮食 □ 心理护理	□ 观察患肢情况 □ 观察病情变化
重点医嘱	□ 详见医嘱执行单	□ 详见医嘱执行单
病情变异记录	□ 无　□ 有，原因： 1. 2.	□ 无　□ 有，原因： 1. 2.
护士签名		

（三）患者表单

淋巴水肿临床路径患者表单

适用对象：第一诊断为下肢淋巴水肿（ICD-10：I89.000）
行保守治疗

患者姓名：	性别： 年龄： 门诊号：	住院号：
住院日期： 年 月 日	出院日期： 年 月 日	标准住院日：8~14 天

时间	住院第 1 天	住院第 1~2 天
医患配合	□ 医师询问现病史、既往病史、用药情况，收集资料并进行体格检查 □ 环境介绍、住院制度 □ 配合完善术前相关化验、检查 □ 有任何不适请告知医师	□ 配合完善相关检查、化验，如采血、留尿、心电图、X 线胸片 □ 医师向患者及家属介绍病情，进行相关谈话签字
护患配合	□ 配合测量体温、脉搏、呼吸、血压、体重 1 次 □ 配合完成入院护理评估 □ 接收入院宣教 □ 有任何不适请告知护士	□ 配合测量体温、脉搏、呼吸、询问排便情况 □ 接受保守治疗相关宣教 □ 自行沐浴，加强患肢皮肤清洁 □ 贵重物品交家属保管 □ 配合执行探视及陪护
饮食	□ 普通饮食	□ 普通饮食
排泄	□ 正常尿便	□ 正常尿便
活动	□ 正常活动	□ 正常适度活动，避免疲劳

时间	住院第 2～13 天	住院第 14 天 （出院日）
医 患 配 合	□ 配合保守治疗 □ 配合评估效果 □ 配合检查患肢 □ 有任何不适请告知医师	□ 接受出院前指导 □ 知道复查程序
护 患 配 合	□ 清晨测量体温、脉搏、呼吸、血压 □ 配合检查患肢 □ 采取正确功能锻炼 □ 配合缓解疼痛 □ 有任何不适请告知护士	□ 接受出院宣教 □ 办理出院手续 □ 获取出院诊断书 □ 获取出院带药 □ 知道服药方法、作用、注意事项 □ 知道护理患肢方法 □ 知道复印病历方法
饮食	□ 普通饮食	□ 根据医嘱，饮食调整
排泄	□ 正常尿便	□ 正常排尿便 □ 避免便秘
活动	□ 正常适度活动，避免疲劳 □ 患肢遵嘱功能锻炼	□ 正常适度活动，避免疲劳

附：原表单（2016 年版）

淋巴水肿临床路径表单

适用对象：第一诊断为下肢淋巴水肿（ICD-10：I89.000）
行保守治疗

患者姓名：	性别：	年龄：	门诊号：	住院号：
住院日期：　　年　月　日	出院日期：　　年　月　日			标准住院日：8～14 天

时间	住院第 1 天	住院第 1～2 天
主要诊疗工作	□ 询问病史、体格检查 □ 常规实验室及辅助检查 □ 初步诊断和病情评估 □ 向患者本人及家属交代病情 □ 签署相关医疗文书 □ 完成入院记录和首次病程记录	□ 上级医师查房，确定诊断及治疗方案 □ 完成入院检查 □ 完成当日病程和查房记录
重点医嘱	**长期医嘱** □ 外科护理常规 □ 分级护理 □ 饮食 □ 活血、消肿等药物应用 □ 静脉点滴 □ 循环驱动加压治疗 **临时医嘱** □ 血常规 □ 尿常规 □ 便常规+隐血 □ 心电图 □ 凝血功能+D-二聚体 □ 肝功能、肾功能、血糖、电解质 □ 根据病情进行下列检查 　　同型半胱氨酸、叶酸、维生素 B_{12} 测定，基因检测肿瘤标志物等 　　彩色多普勒超声 　　其他检查项目	**长期医嘱** □ 外科护理常规 □ 分级护理 □ 普通饮食 □ 根据检查结果调整治疗方案 **临时医嘱** □ 继续完善入院检查，必要时请相关科室会诊，协助诊治
主要护理工作	□ 入院介绍、入院评估 □ 健康宣教 □ 指导进行相关检查 □ 饮食指导、心理护理 □ 指导陪护工作 □ 定时巡视病房	□ 观察患者病情变化 □ 协助完成相关检查 □ 生活及心理护理 □ 指导陪护工作 □ 定时巡视病房
病情变异记录	□ 无　□ 有，原因： 1. 2.	□ 无　□ 有，原因： 1. 2.
护士签名		
医师签名		

时间	住院第 2~13 天	住院第 8~15 天 （出院）
主要 诊疗 工作	□ 上级医师查房 □ 病情和疗效评估 □ 配合添加口服消肿药物治疗 □ 完成当日病程和查房记录	□ 交代出院住院事项、复查日期 □ 开具出院诊断书 □ 完成出院记录 □ 通知出院
重 点 医 嘱	**长期医嘱** □ 外科护理常规 □ 分级护理 □ 普通饮食 □ 活血消肿药物 □ 其他治疗 **临时医嘱** □ 适时复查复查凝血指标、血小板、D-二聚体	□ 停止所有长期医嘱 □ 开具出院医嘱 □ 出院带药
主要 护理 工作	□ 观察患者病情变化 □ 协助完成相关检查 □ 生活及心理护理 □ 指导陪护工作 □ 定时巡视病房	□ 交代出院后注意事项 □ 协助办理出院手续
病情 变异 记录	□ 无　□ 有，原因： 1. 2.	□ 无　□ 有，原因： 1. 2.
护士 签名		
医师 签名		

第五十一章

小肠-胃肠间质瘤临床路径释义

一、小肠-胃肠间质瘤编码

1. 国家卫生和计划生育委员会原编码：

疾病名称及编码：小肠间质瘤（ICD-10：D13.3 伴 M8936/1 或 M8936/3）

手术操作名称及编码：小肠切除术（ICD-9-CM-3：45.6）

2. 修改编码：

疾病名称及编码：小肠良性肿瘤（ICD-10：D13.2/ D13.3+ M89360/0）

小肠动态未定肿瘤（ICD-10：D37.2 + M89360/1）

小肠恶性肿瘤（ICD-10：C17 + M89360/3）

手术操作名称及编码：小肠切除术（ICD-9-CM-3：45.6）

二、临床路径检索方法

（D13.2/D13.3/D37.2/C17）+（M89360/0/M89360/1/M89360/3）伴 45.6

注：胃肠间质瘤的形态学编码在 ICD-10 中没有，是采用 ICD-0 的编码。

三、小肠-胃肠间质瘤临床路径标准住院流程

（一）适用对象

第一诊断为小肠-胃肠间质瘤（ICD-10：D13.3 伴 M8936/1 或 M8936/3）

行小肠-胃肠间质瘤根治术（ICD-9-CM-3：45.62）。

> **释义**
>
> ■ 适用对象编码参见第一部分。
>
> ■ 本路径适用对象为第一诊断为小肠-胃肠间质瘤且术前评估能行根治性切除病例。
>
> ■ 小肠-胃肠间质瘤根治术方案的选择，对于瘤体较小且包膜完整、无出血坏死者可适当减少切缘距离，切除后行小肠吻合即可。

（二）诊断依据

根据全国高等学校教材《外科学（第 7 版）》（人民卫生出版社，2008）、《NCCN 软组织肉瘤临床实践指南（第 2 版)》（美国国家癌症协作网，2010）。

1. 有以下临床表现者须高度警惕有小肠-胃肠间质瘤的可能性：

（1）原因不明的小肠梗阻，或反复发作的不完全性小肠梗阻，并可以除外术后肠粘连及腹壁疝的患者。

（2）原因不明的下腹部及脐周肿块患者。

（3）原因不明食欲减退、消瘦、腹痛、反复消化道出血或伴有贫血或持续大便隐血阳性，经食管、胃、结肠等部位各种检查未发现病变者。

（4）原因不明的慢性腹泻或有慢性小肠穿孔及腹部伴有压痛者。

2. 小肠-胃肠间质瘤的确诊需要多学科方法的综合应用，目前主要依靠病理组织学、免疫组织化学等手段。

（1）组织学符合典型小肠-胃肠间质瘤、CD117 阳性的病例可做出小肠-胃肠间质瘤的诊断。

（2）对于组织学符合典型小肠-胃肠间质瘤、CD117 阴性的肿瘤，应检测 c-kit 或 PDGFRA 基因的突变，以协助明确小肠-胃肠间质瘤诊断。

（3）对于组织学符合典型小肠-胃肠间质瘤、CD117 阴性、且 c-kit 或 PDGFRA 基因无突变的病例，在排除其他肿瘤（如平滑肌肿瘤、神经源性肿瘤等）后也可做出小肠-胃肠间质瘤的诊断。

释义

■ 小肠-胃肠间质瘤是原发于小肠的胃肠间质瘤，为小肠最常见的间叶源性肿瘤，由突变的 c-kit 或血小板源性生长因子受体 α（PDGFRα）基因驱动；小肠-胃肠间质瘤因术前行病理检查确诊比较困难，一般是根据临床特点进行临床诊断，螺旋 CT 扫描是其最有意义的检查方法之一，能清楚显示瘤体及其与邻近结构的关系，为手术方案的制订提供必要的影像信息。

■ 病理检查是确诊小肠-胃肠间质瘤的唯一方法，目前主要依靠病理组织学、免疫组织化学等手段。在组织学上，依据细胞形态可将小肠-胃肠间质瘤分为三大类：梭形细胞型（70%）、上皮样细胞型（20%）和梭形细胞/上皮样细胞混合型（10%）；对疑似间质瘤病例必须进行 CD117 检测，推荐 CD34 联合检测。条件允许的情况下，建议同时进行 DOG-1 检测，同时鉴别诊断推荐进行 SMA、Desmin、S-100 和 Ki-67 等免疫组化检测。

■ 诊断思路和标准：①对于组织学形态符合间质瘤，同时 CD117 阳性的病例，可以做出诊断；②对于组织学形态符合间质瘤，但是 CD117 阴性和 DOG-1 阳性的肿瘤，可以做出间质瘤的诊断；③组织学形态符合间质瘤，但 CD117 和 DOG-1 均为阴性的肿瘤，应交由专业的分子生物学实验室检测是否存在 c-kit 或 PDGFRα 基因的突变，以协助明确间质瘤的诊断（如果存在该基因的突变，则可做出间质瘤的诊断）；④对于组织学形态符合间质瘤，但 CD117 和 DOG-1 均为阴性，并且无 c-kit 或 PDGFRα 基因突变的病例，如果能够排除平滑肌肿瘤、神经源性肿瘤等其他肿瘤，可以做出间质瘤可能的诊断。

（三）选择治疗方案的依据

根据 NCCN《软组织肉瘤临床实践指南（第 2 版）》（美国国家癌症协作网，2010）、全国高等学校教材《外科学（第 7 版）》（人民卫生出版社，2008）。

小肠-胃肠间质瘤的治疗原则仍然是以手术为主的综合治疗，手术治疗是首选的治疗方法，一般可进行肠段切除肠吻合术。

手术治疗的基本原则是进行肿瘤所在肠段及其相应的肠系膜的整块切除，对于低危的小肠-胃肠间质瘤，通常不需要进行区域淋巴结清扫。切除肠段的范围应根据结扎血管后的血运而定，至少需切除肉眼所见肿瘤边缘的近侧和远侧的正常肠段。即使术后病理回报镜下切缘阳性，也无需进行再切除。

释义

■ 完整的手术切除是治疗小肠-胃肠间质瘤的首选方法，手术目标是尽量争取达到 R0 切除；如果初次手术仅为 R1 切除，目前认为，无需进行再切除，而首选术后辅助治疗；在完整切除肿瘤的同时，应设法避免肿瘤破裂和术中播散，肿瘤一旦向腹腔破溃，术后复发和腹腔种植转移风险极高。

■ 对于局限性的小肠-胃肠间质瘤，原则上应行手术切除；而不能切除的局限性间质瘤，或临界可切除，但切除风险较大或严重影响脏器功能者，宜先行术前药物治疗，待肿瘤缩小后再行手术。

■ 手术方式决定于肿瘤大小、部位等，一般行肠段切除，分离病变肠管的血管并于根部切断，保证切缘阴性，如有邻近器官浸润，可考虑多脏器联合切除。

■ 腹腔镜手术容易引起肿瘤破裂和腹腔种植，因此不推荐常规应用。如果肿瘤直径≤5cm，可以考虑在有经验的中心进行腹腔镜手术；术中使用取物袋，特别注意避免肿瘤破裂播散；如果肿瘤直径>5cm，除临床研究外，原则上不推荐进行腹腔镜手术。

■ 对于术后切缘阳性者，目前国内外学者倾向于采用分子靶向药物治疗。

■ 对于不可切除或转移性 GIST，伊马替尼是首选。外科手术适用于伊马替尼治疗后局部肿瘤进展，或服用伊马替尼获得较好的疗效，使原本无法切除的病灶缩小至可切除。

（四）标准住院日

11~18 天。

释义

■ 小肠-胃肠间质瘤患者入院后，常规检查、包括 CT 检查等准备3~6 天，术后恢复7~11 天，总住院时间小于 18 天的均符合本路径要求。

（五）进入路径标准

1. 第一诊断必须符合 ICD-10：D13.3 伴 M8936/1 或 M8936/3 小肠-胃肠间质瘤疾病编码。
2. 当患者合并其他疾病，但住院期间不需要特殊处理也不影响第一诊断的临床路径流程实施时，可以进入路径。

释义

■ 本路径适用对象为第一诊断为小肠-胃肠间质瘤，并行小肠-胃肠间质瘤根治术的患者。

■ 患者如果合并高血压、糖尿病、冠心病、慢性阻塞性肺炎、慢性肾病等内科合并病，需要术前对症治疗时，没有麻醉和手术禁忌证，不影响术前准备的时间，可进入本路径；上述内科合并病如需治疗后才能耐受手术，或患者正在接受抗凝、抗血小板治疗，应先进入其他相应内科疾病的诊疗路径。

　　■ 以下情况需穿刺活检明确诊断后行术前辅助治疗，不进入该路径：①术前评估难以达到 R0 切除；②肿瘤体积巨大，术中可能出血、破裂导致肿瘤播散；③手术可能损害重要脏器功能或需要进行联合脏器切除。

（六）术前准备

3 ~ 6 天。

1. 必须的检查项目：

（1）血常规、血型、尿常规、大便常规+隐血。

（2）肝功能、肾功能、电解质、凝血功能、肿瘤标志物检查、感染性疾病筛查（乙型肝炎、丙型肝炎，HIV、梅毒）。

（3）X 线胸片、心电图、腹部/盆腔 CT 平扫和增强。

2. 为明确术前诊断，可考虑进一步检查：

（1）消化道气钡双重造影：了解肿瘤部位及性质，有无肠梗阻等。

（2）腹部/盆腔 MRI：进一步了解肿瘤侵犯情况及查找肿瘤转移证据。

（3）超声心动图：了解心脏形态及其功能。

3. 改善患者全身情况：如改善营养状况（能口服者首选肠内营养，梗阻者可给予肠外营养），纠正贫血和低蛋白血症（可少量多次输注红细胞）。

4. 对症处理：如使用止泻药和解痉药物治疗患者腹泻和腹痛等。

5. 如果患者有其他系统的合并症可及时请相关科室会诊，协助处理及评估手术风险等，降低手术的风险。

> **释义**
>
> ■ 必查项目是确保手术安全基础，术前必须完成。
>
> ■ 为缩短患者术前住院时间，检查项目可在门诊完成。
>
> ■ 高龄或心肺功能异常患者，术前根据病情追加心脏彩超、肺功能、血气分析等检查。

（七）预防性抗菌药物选择与使用时机

1. 抗菌药物：按照《抗菌药物临床应用指导原则》（卫医发〔2004〕285 号）执行。可考虑使用第一、第二代头孢菌素+甲硝唑；明确感染患者，可根据药敏试验结果调整抗菌药物。

2. 如有继发感染征象，尽早开始抗菌药物的经验治疗。经验治疗需选用能覆盖肠道革兰阴性杆菌、肠球菌属等需氧菌和脆弱拟杆菌等厌氧菌的药物。

3. 预防性用抗菌药物，时间为术前 0.5 小时，手术超过 3 小时加用 1 次抗菌药物；总预防性用药时间一般不超过 24 小时，个别情况可延长至 48 小时。

> **释义**
>
> ■ 小肠-胃肠间质瘤手术切口属于Ⅱ类切口，需要预防性用抗菌药物，可使用第一代或二代头孢菌素+甲硝唑；如出现明确感染可进一步根据药物敏感性试验调整抗菌药物治疗方案。

（八）手术日

入院第 4~7 天。

1. 麻醉方式：气管内插管全身麻醉或硬膜外麻醉。
2. 手术方式：根据肿瘤的病变部位及大小选择不同的术式及范围。
3. 手术内置物：吻合器、肠内营养穿刺套管和引流管等。
4. 术中用药：麻醉常规用药和补充血容量药物（晶体、胶体），视情况使用止血药、血管活性药物。
5. 输血：根据术前血红蛋白状况及术中出血情况而定。
6. 病理学检查：切除标本解剖后作病理学检查，必要时行术中冷冻病理学检查。
7. 术中注意防止肿瘤种植和残留：与一般胃肠道肿瘤不同，小肠-胃肠间质瘤仅有一薄层包膜，且存在一定张力，稍一触碰极易出血破溃，导致腹腔播散。因此，原则上不主张瘤体触摸探查，强调行非接触性手术切除，避免过度翻动肠管和系膜。如果肿瘤即将破溃，可用纱布垫覆盖肿瘤并缝于胃壁或系膜上，防止医源性播散。

> **释义**
>
> ■ 完整的手术切除是治疗小肠-胃肠间质瘤的首选方法，手术方式取决于肿瘤大小、部位等因素。一般行肠段切除术，如有邻近器官浸润，可考虑多脏器联合切除术。十二指肠部位间质瘤可视具体情况行局部切除术、十二指肠节段切除术、胰十二指肠切除术、胃大部切除术。
>
> ■ 间质瘤淋巴转移罕见，因此一般情况下不必常规清扫局部淋巴结，如术中发现局部淋巴结肿大，则应清扫该血管周围淋巴结并清扫肠系膜上血管根部淋巴结。
>
> ■ 间质瘤瘤体通常质地较脆，尤其体积较大肿瘤，往往有瘤内出血和坏死，术前或术中瘤体破裂是预后差的主要原因之一。因此，术中应尽量完整切除肿瘤，注意保持包膜完整，应设法避免肿瘤破裂和术中医源性播散。
>
> ■ 术中除麻醉常规用药外，根据患者术前 RBC、Hb 等指标及术中出血量情况，可输注悬浮红细胞、血浆、晶体人工胶体，必要时使用止血药物，如注射用尖吻蝮蛇血凝酶及血管活性药物等。
>
> ■ 手术是否输血依照术中出血量、有无合并贫血及程度而定。
>
> ■ 手术后的标本必须及时固定，标本离体后应在 30 分钟内送至病理科，采用足够的 10% 甲醛溶液（至少 3 倍于标本体积）完全浸泡固定；对于长径≥2cm 的肿瘤组织，应该每隔 1cm 予以切开，达到充分固定；固定时间应为 12~48 小时，以保证后续的免疫组化和分子生物学检测的可行性和准确性；有条件的单位，应留取新鲜组织妥善冻存，以备日后进行分子遗传学研究。

（九）术后住院恢复

7～11 天。

1. 复查的检查项目：

根据患者情况复查：血常规、电解质、肝功能、凝血功能、肿瘤相关标志物等。必要时行 CT、B 超、造影等其他检查。

2. 术后用药：

（1）抗菌药物：按照《抗菌药物临床应用指导原则》（卫医发〔2004〕285 号）执行。可考虑使用第一、第二代头孢菌素+甲硝唑；明确感染患者，可根据药敏试验结果调整抗菌药物。

（2）根据病情选择：制酸剂、止血药、化痰药等。

3. 根据患者病情尽早拔除胃管、尿管、引流管、深静脉穿刺管。

4. 监测胃肠道功能恢复情况，指导患者术后饮食。

5. 观察伤口。

> **释义**
>
> ■ 术后可根据患者恢复情况做必须复查的检查项目，并根据病情变化增加检查的频次。复查项目不局限于路径中的项目。
>
> ■ 如有继发感染征象，尽早开始抗菌药物的经验治疗。经验治疗需选用能覆盖肠道革兰阴性杆菌、肠球菌属等需氧菌和脆弱拟杆菌等厌氧菌的药物，可考虑使用第二、第三代头孢菌素+甲硝唑；并根据药敏试验结果出来后根据结果调整抗菌药物种类和剂量。
>
> ■ 根据患者实际情况，可选用加速康复外科措施：早期活动，早期拔除胃管、尿管、引流管、深静脉穿刺管，早期进食等均有助于快速康复。

（十）出院标准

1. 生命体征平稳。

2. 伤口无感染、引流管拔除。

3. 无发热、血白细胞正常。

4. 饮食恢复，无需静脉补液。

5. 不需要住院处理的其他并发症和（或）合并症。

> **释义**
>
> ■ 主治医师应在出院前，通过复查的各项检查并结合患者恢复情况决定能否出院。如果确有需要继续留院治疗的情况，超出了路径所规定的时间，应先处理并发症，符合出院条件后再准许患者出院。

（十一）变异及原因分析

1. 对手术产生影响的合并症及并发症，如肠梗阻、腹腔感染等，需要进行相关的诊断和治疗。

2. 术前危险度评估不准确者，术中可根据探查结果改变术式。

3. 术中必要时可留置空肠营养管。

4. 术后出现严重并发症及合并症者，则转入相应临床路径。

> **释义**
>
> ■ 轻微变异，如由于某种原因，路径指示应当于某一天的操作不能如期进行而要延期的，这种情况不会对最终结果产生重大影响，也不会更多的增加住院天数和住院费用，可不退出本路径。
>
> ■ 除以上所列变异及原因之外的其他重大变异，例如：因基础疾病需要进一步诊断和治疗，发生医疗纠纷，患方要求离院或转院，患方不愿按照要求出院而导致住院时间明显延长等，应阐明变异相关问题的重要性，必要时退出本路径，并将特殊的变异原因进行归纳、总结，以便重新修订路径时作为参考，不断完善和修订路径。

四、小肠-胃肠间质瘤临床路径给药方案

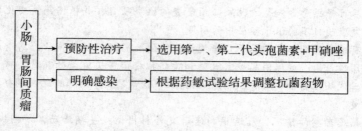

【用药选择】

1. 小肠-胃肠间质瘤手术切口属于Ⅱ类切口，为预防术后手术部位感染，需要预防性用抗菌药物，可使用第一代或第二代头孢菌素+甲硝唑。
2. 第一代头孢菌素常用的注射剂有头孢唑林、头孢噻吩、头孢拉定等，口服制剂有头孢拉定、头孢氨苄和头孢羟氨苄等；第二代头孢菌素注射剂有头孢呋辛、头孢替安等，口服制剂有头孢克洛、头孢呋辛酯和头孢丙烯等。

【药学提示】

1. 接受小肠-胃肠间质瘤根治性切除手术者，应在术前0.5小时内给药，或麻醉开始时给药，使手术切口暴露时局部组织中已达到足以杀灭手术过程中入侵切口的细菌的药物浓度。
2. 手术时间较短（<2小时）的清洁手术，术前用药1次即可。手术时间超过3小时，或失血量大（>1500ml），可手术中给予第2剂；总预防性用药时间一般不超过24小时，个别情况可延长至48小时。

【注意事项】

1. 小肠-胃肠间质瘤手术切口属于Ⅱ类切口，可按规定适当预防性和术后应用抗菌药物，同时注意应尽可能单一、短程、较小剂量给药；如术中出现肿瘤破裂或肠内容物污染手术部位，可适当延长抗菌药物使用时间。
2. 用药前必须详细询问患者先前有否对头孢菌素类、青霉素类或其他药物的过敏史。

五、推荐表单

(一) 医师表单

小肠-胃肠间质瘤临床医师路径

适用对象：第一诊断为小肠-胃肠间质瘤 ［ICD-10：D13.3 伴（M8936/1 或 M8936/3）］
行小肠-胃肠间质瘤根治术（ICD-9-CM-3：45.62）

患者姓名：	性别： 年龄： 门诊号：	住院号：
住院日期： 年 月 日	出院日期： 年 月 日	标准住院日：11~18 天

时间	住院第 1 天	住院第 2~5 天	住院第 3~6 天
主要诊疗工作	□ 询问病史及体格检查 □ 完成住院病历和首次病程记录 □ 开实验室检查单 □ 上级医师查房 □ 初步确定诊治方案和特殊检查项目	□ 上级医师查房 □ 完成术前准备与术前评估 □ 完成必要的相关科室会诊 □ 根据检查检验结果，进行术前讨论，确定治疗方案	□ 申请手术及开手术医嘱 □ 住院医师完成上级医师查房记录、术前讨论、术前小结等 □ 向患者及家属交代病情、手术安排及围术期注意事项 □ 签署手术知情同意书（含标本处置）、自费用品协议书、输血同意书、麻醉同意书或签授权委托书
重点医嘱	**长期医嘱** □ 外科二级或三级护理常规 □ 饮食：根据患者情况而定 **临时医嘱** □ 血常规+血型、尿常规、便常规+隐血 □ 凝血功能、电解质、肝功能、肾功能、消化系统肿瘤标志物、感染性疾病筛查 □ 心电图、X 线胸片、腹部/盆腔 CT □ 平扫+增强 □ 必要时行血气分析、肺功能、超声心动图、消化道气钡双重造影、腹部/盆腔 MRI	**长期医嘱** □ 患者既往基础用药 □ 若并发肠梗阻者，则予肠外营养治疗和液体治疗，同时按肠梗阻进行相应治疗 □ 其他相关治疗 **临时医嘱** □ 会诊单 □ 复查有异常的化验及检查结果	**长期医嘱** □ 患者既往基础用药 **临时医嘱** □ 术前医嘱： （1）常规准备明日在气管内全身麻醉或硬膜外麻下行小肠-胃肠间质瘤根治术 （2）备皮 （3）术前禁食 4~6 小时，禁水 2~4 小时 （4）肠道准备（清洁肠道和抗菌药物） （5）麻醉前用药 （6）术前留置胃管和尿管 □ 术中特殊用药：带药入手术室 □ 备血 □ 带影像学资料入手术室 □ 必要时准备术中内镜检查 □ 必要时预约 ICU
病情变异记录	□ 无 □ 有，原因： 1. 2.	□ 无 □ 有，原因： 1. 2.	□ 无 □ 有，原因： 1. 2.
医师签名			

日期	住院第 4~7 天 （手术日）		住院第 5~8 天 （术后第 1 日）
	术前与术中	术后	
主要诊疗工作	□ 送患者入手术室 □ 麻醉准备，监测生命体征 □ 施行手术 □ 保持各引流管通畅 □ 解剖标本，送病理检查	□ 麻醉医师完成麻醉记录 □ 完成术后首次病程记录 □ 完成手术记录 □ 向患者及家属说明手术情况	□ 上级医师查房 □ 观察病情变化 □ 观察引流量和颜色 □ 检查手术伤口，更换敷料 □ 分析实验室检验结果 □ 维持水电解质平衡 □ 住院医师完成常规病程记录
重点医嘱	**长期医嘱** □ 小肠-胃肠间质瘤常规护理 □ 一级或二级护理 □ 禁食 **临时医嘱** □ 术前 0.5 小时使用抗菌药物 □ 液体治疗 □ 相应治疗（视情况）	**长期医嘱** □ 小肠-胃肠间质瘤根治术后常规护理 □ 一级护理 □ 禁食 □ 监测生命体征 □ 记录 24 小时液体出入量 □ 常规雾化吸入 □ 术后镇痛常规护理 □ 胃管接负压瓶吸引并记量（视情况） □ 腹腔引流管接负压瓶吸引并记量 □ 尿管接尿袋记尿量 □ 预防性抗菌药物使用 □ 监测血糖（视情况） □ 必要时测定中心静脉压 □ 必要时使用化痰药、制酸剂及生长抑素等 **临时医嘱** □ 吸氧 □ 液体治疗 □ 术后当天查血常规和血生化 □ 必要时查血尿淀粉酶、凝血功能等 □ 明晨查血常规、生化和肝功能等	**长期医嘱（参见左列）** □ 患者既往基础用药 □ 肠外营养治疗 **临时医嘱** □ 液体治疗及纠正水电解质失衡 □ 更换手术伤口敷料 □ 必要时测定中心静脉压 □ 根据病情变化施行相关治疗 □ 明晨查血常规、生化等
病情变异记录	□ 无　□ 有，原因： 1. 2.	□ 无　□ 有，原因： 1. 2.	□ 无　□ 有，原因： 1. 2.
医师签名			

日期	住院第 6~9 天 （术后第 2~3 日）	住院第 8~10 天 （术后第 4~6 日）	住院第 11~18 天 （出院日）
主要诊疗工作	□ 上级医师查房 □ 观察病情变化 □ 观察引流量和颜色 □ 复查实验室检查 □ 住院医师完成常规病程 □ 必要时予相关特殊检查	□ 上级医师查房 □ 观察腹部、肠功能恢复情况 □ 观察引流量和颜色 □ 根据手术情况和术后病理结果，进行肿瘤分期与后续治疗评定 □ 住院医师完成常规病程记录 □ 必要时予相关特殊检查	□ 上级医师查房 □ 伤口拆线 □ 明确是否符合出院标准 □ 完成出院记录、病案首页、出院证明书等 □ 通知出入院处（住院部） □ 通知患者及家属 □ 向患者告知出院后注意事项，如康复计划、返院复诊、后续治疗，及相关并发症的处理等出院小结、疾病证明书及出院须知交予患者
重点医嘱	**长期医嘱** □ 继续监测生命体征（视情况） □ 拔除引流管（视情况） □ 拔除胃管（视情况） □ 拔除尿管（视情况） □ 肠外营养支持或液体治疗 **临时医嘱** □ 其他相关治疗 □ 血常规、生化、肝肾功能等 □ 无感染证据时停用抗菌药物	**长期医嘱** □ 二级或三级护理（视情况） □ 肛门排气后改流质饮食 □ 拔除深静脉留置管（视情况） □ 停止记 24 小时出入量 □ 逐步减少或停止肠外营养或液体治疗 **临时医嘱** □ 补充进食不足的液体支持 □ 复查血常规、电解质、肝功能等 □ 必要时行 X 线胸片、CT、B 超、造影等检查	**临时医嘱** □ 伤口拆线 **出院医嘱** □ 出院后相关用药
病情变异记录	□ 无　□ 有，原因： 1. 2.	□ 无　□ 有，原因： 1. 2.	□ 无　□ 有，原因： 1. 2.
医师签名			

（二）护士表单

小肠-胃肠间质瘤临床护士路径

适用对象：第一诊断为小肠-胃肠间质瘤 ［ICD-10：D13.3 伴 （M8936/1 或 M8936/3）］
行小肠-胃肠间质瘤根治术 （ICD-9-CM-3：45.62）

| 患者姓名： | 性别： | 年龄： | 门诊号： | 住院号： |

| 住院日期： | 年 月 日 | 出院日期： | 年 月 日 | 标准住院日：11～18 天 |

时间	住院第 1 天	住院第 2～5 天	住院第 3～6 天
主要护理工作	□ 入院介绍 □ 入院评估 □ 健康教育 □ 活动指导 □ 饮食指导 □ 患者相关检查配合的指导 □ 病情观察 □ 心理支持	□ 静脉抽血 □ 健康教育 □ 饮食指导 □ 疾病知识教育 □ 术前指导 □ 治疗护理 □ 病情观察 □ 心理支持	□ 健康教育 □ 饮食：术前禁食、禁水 □ 术前沐浴、更衣，取下义齿、饰物等 □ 告知患者及家属术前流程及注意事项 □ 备皮、配血、肠道准备等 □ 术前手术物品准备 □ 治疗护理 □ 病情观察 □ 促进睡眠（环境、药物） □ 心理支持
护理处置	□ 核对患者姓名，佩戴腕带 □ 建立入院护理病历 □ 卫生处置：剪指（趾）甲、剃须，更换病号服	□ 协助医师完成术前检查及化验	□ 术前准备 □ 配血、抗菌药物皮试备皮、肠道准备禁食、禁水
基础护理	□ 二级护理 □ 晨晚间护理 □ 患者安全管理	□ 二级护理 □ 晨晚间护理 □ 患者安全管理	□ 二级护理 □ 晨晚间护理 □ 患者安全管理
专科护理	□ 护理评估：填写入院评估表，书写护理记录，必要时进行压疮高危评分及跌倒风险评分 □ 病情观察：注意有无肠梗阻、腹膜炎或消化道出血症状 □ 对症处理 □ 饮食护理：高热量、高维生素、高蛋白、低渣易消化饮食	□ 完成各项术前检查、检验，做好相应指导及护理 □ 病情观察：注意有无肠梗阻、腹膜炎或消化道出血症状 □ 对症处理 □ 饮食护理：高热量、高维生素、高蛋白、低渣易消化饮食 □ 呼吸道管理：戒严，注意保暖，避免受凉。指导呼吸功能训练，有咳嗽咳痰者报告医师处理	□ 休息与活动：多卧床休息，避免劳累；保证充足睡眠，必要时给予安眠药物 □ 饮食指导：流质饮食，注意热量的补充；术前禁食、禁水 8～12 小时 □ 术前宣教：个人卫生；手术前物品准备及贵重物品保管；费用准备；陪护指导（留陪人的指征及需要配合事项）；手术室、ICU 环境介绍；术前禁食禁水的时间及目的；指导床上排便、有效咳痰咳嗽、床上活动方法；服泻药的方法及注意事项；服镇静药的目的及安全指导 □ 病情观察：服泻药后的排便情况，有无腹胀、腹痛、便血的症状；生命体征的监测，有异常时及时告知医师

续 表

时间	住院第 1 天	住院第 2~5 天	住院第 3~6 天
重点医嘱	□ 详见医嘱执行单	□ 详见医嘱执行单	□ 详见医嘱执行单
病情变异记录	□ 无 □ 有，原因： 1. 2.	□ 无 □ 有，原因： 1. 2.	□ 无 □ 有，原因： 1. 2.
护士签名			

时间	住院第 4~7 天 （手术日）		住院第 5~8 天 （术后第 1 日）
	术前与术中	术后	
主要护理工作	□ 术晨按医嘱清洁肠道、停留胃管、尿管 □ 健康教育 □ 饮食指导：禁食、禁水 □ 指导术前注射麻醉用药后注意事项 □ 安排陪送患者入手术室 □ 心理支持 □ 术后麻醉单位准备	□ 术后活动：去枕平卧 6 小时，协助改变体位及足部活动 □ 禁食、禁水 □ 密切观察患者情况 □ 并发症的观察与预防 □ 疼痛护理 □ 生活护理（一级护理） □ 皮肤护理 □ 管道护理及指导 □ 营养支持护理 □ 记录 24 小时出入量 □ 心理支持（患者及家属）	□ 体位与活动：协助翻身、取半坐或斜坡卧位 □ 密切观察患者病情变化 □ 并发症的观察与预防 □ 疼痛护理 □ 生活护理（一级护理） □ 皮肤护理 □ 管道护理及指导 □ 营养支持护理 □ 记录 24 小时出入量 □ 心理支持（患者及家属） □ 康复指导（运动指导）
护理处置	□ 身份识别，检查是否佩戴腕带 □ 做好术晨准备 □ 安排陪送患者入手术室	□ 病情观察 □ 术后常规护理 □ 术后健康教育执行 □ 生活护理	□ 病情观察 □ 术后常规护理 □ 术后健康教育执行 □ 生活护理
基础护理	□ 一级护理 □ 更换床单位 □ 患者安全管理	□ 一级护理 □ 晨晚间护理 □ 患者安全管理	□ 一级护理 □ 晨晚间护理 □ 生活护理 □ 患者安全管理

续 表

时间	住院第 4~7 天 （手术日）		住院第 5~8 天 （术后第 1 日）
	术前与术中	**术后**	
专科护理	□ 身份识别，检查是否佩戴腕带 □ 测量生命体征、询问月经情况、询问过敏史 □ 宣教术前各项操作的意义及配合 □ 填写术前准备单及护理记录单	□ 观察生命体征 □ 专科病情观察及记录：腹部体征（有无腹胀、腹痛、腹部压痛、腹肌紧张的表现，怀疑有腹腔出血时监测腹围）、伤口（有无渗血、渗液，伤口疼痛的评估）、引流（引流液颜色、量、性状的变化，密切注意有无出血的征象） □ 术后饮食指导：按医嘱给予禁食、禁水 □ 术后体位：全身麻醉未清醒前予去枕平卧、头偏一侧，麻醉清醒后予斜坡卧位 □ 术后活动的时间与方法：手术当天给予卧床休息，协助进行床上翻身、四肢伸屈活动 □ 观察有无喉头水肿和呼吸困难发生，停留咽通气导管者，在咽反射未恢复前不得取出，必要时床边备吸痰装置及物品 □ 吸氧的注意事项：防火宣教 □ 心电监护的注意事项：防电磁波干扰 □ 用药指导 □ 术后疼痛、寒战、恶心呕吐、腹胀等并发症的观察及处理	□ 休息与活动：卧床休息，给予斜坡卧位或半坐卧位；进行床上活动（床上翻身、四肢伸屈活动） □ 饮食护理：术后禁食 □ 病情观察：根据病情测量血压、脉搏、呼吸；测量体温 qid；并发症的观察（出血、感染）；注意观察肛门有无排气排便及腹部体征情况做好护理记录 □ 呼吸道管理：注意保暖，避免受凉；鼓励患者进行深呼吸、有效咳嗽、咳痰，咳嗽无力者给予拍背协助排痰，必要时使用机器排痰；按医嘱给予雾化吸入 □ 对症处理 □ 用药护理：按医嘱使用抗炎、止血等药物，观察有无药物不良反应，及时给予处理 □ 生活护理：床上浴 qd、口腔护理 bid、会阴擦洗 bid、及时巡视，满足患者生活所需 □ 管道护理：保持管道引流通畅、有效，做好标志；观察引流液颜色、量、性状并做好记量；按要求更换引流袋，更换时注意无菌操作；做好固定，防止脱管的发生 □ 术后健康指导：活动指导（早期活动的重要性、床上活动的方法、深呼吸、有效咳嗽、咳痰的意义及方法）；讲解术后各项治疗及护理的意义
重点医嘱	□ 详见医嘱执行单	□ 详见医嘱执行单	□ 详见医嘱执行单
病情变异记录	□ 无 □ 有，原因： 1. 2.	□ 无 □ 有，原因： 1. 2.	□ 无 □ 有，原因： 1. 2.
护士签名			

时间	住院第 6~9 天 （术后第 2~3 日）	住院第 8~10 天 （术后第 4~6 日）	住院第 11~18 天 （出院日）
主要护理工作	□ 体位与活动：取半坐或斜坡卧位，指导床上或床边活动 □ 饮食：禁食 □ 疼痛护理 □ 遵医嘱拔除胃管、尿管 □ 观察腹部体征及肠道功能恢复的情况 □ 并发症的观察与预防生活护理（一级护理） □ 皮肤护理 □ 营养支持护理 □ 心理支持（患者及家属） □ 康复指导	□ 体位与活动：自主体位，鼓励离床活动 □ 指导流质至半流质饮食协助或指导生活护理 □ 并发症的观察与预防营养支持护理 □ 康复指导	□ 出院指导 □ 办理出院手续 □ 复诊时间 □ 作息、饮食、活动 □ 服药指导 □ 日常保健 □ 清洁卫生 □ 疾病知识及后续治疗
护理处置	□ 病情观察 □ 遵医嘱完成相关治疗 □ 术后健康教育 □ 执行生活护理	□ 病情观察 □ 遵医嘱完成相关治疗 □ 术后健康教育 □ 执行生活护理	□ 办理出院手续 □ 书写出院小结 □ 整理出院病历
基础护理	□ 一级护理 □ 晨晚间护理 □ 生活护理 □ 患者安全管理	□ 一级护理 □ 晨晚间护理 □ 生活护理 □ 患者安全管理	□ 一级护理 □ 晨晚间护理 □ 生活护理 □ 患者安全管理

续　表

时间	住院第 6 ~ 9 天 （术后第 2 ~ 3 日）	住院第 8 ~ 10 天 （术后第 4 ~ 6 日）	住院第 11 ~ 18 天 （出院日）
专科 护理	□ 休息与活动：卧床休息，给予斜坡卧位或半坐卧位；进行床上活动；病情许可协助床边活动 □ 术后禁食，待肛门排气后（或按医嘱）进食流质，逐渐过渡到半流质 □ 病情观察：根据病情测量血压、脉搏、呼吸，测量体温 qid；并发症的观察（出血、感染）；注意观察肛门有无排气、排便及腹部体征情况 □ 做好护理记录 □ 呼吸道管理：注意保暖，避免受凉；鼓励患者进行深呼吸、有效咳嗽、咳痰，咳嗽无力者给予拍背协助排痰，必要时使用机器排痰；按医嘱给予雾化吸入 □ 对症处理 □ 用药护理：按医嘱使用抗炎、止血等药物，观察有无药物不良反应，及时给予处理 □ 生活护理：床上浴 qd、口腔护理 bid、会阴擦洗 bid；及时巡视，满足患者生活所需 □ 管道护理：保持管道引流通畅、有效，做好标志；观察引流液颜色、量、性状并做好记量；按要求更换引流袋，更换时注意无菌操作；做好固定，防止脱管的发生 □ 术后健康指导：①活动指导（早期活动的重要性、床上活动的方法、深呼吸、有效咳嗽、咳痰的意义及方法）；②讲解术后各项治疗及护理的意义	□ 休息与活动：鼓励多下床活动，注意协助及指导患者，预防跌倒 □ 饮食指导：指导患者避免进食牛奶、豆浆、甜品、汽水等产气食物，以防腹胀的发生；饮食原则遵循少量多餐、避免生、冷、刺激饮食 □ 病情观察：并发症的观察：①吻合口瘘；②感染；③消化道梗阻 □ 做好护理记录 □ 生活护理：协助生活护理，满足患者生活所需 □ 术后健康指导：①鼓励患者多下床活动，离床活动注意预防跌倒的发生；②用药指导；③讲解术后各项治疗及护理的意义；④保证大小便通畅的目的；⑤伤口护理的注意事项	□ 出院宣教 □ 如何办理出院手续（结账时间、地点、方式，复印病历的手续） □ 出院后按医嘱服药 □ 保持心情舒畅愉快，乐观对待疾病 □ 鼓励多下床活动，适当进行体育锻炼，仍须注意预防跌倒的发生 □ 饮食指导：少量多餐、细嚼慢咽，进食高热量、高维生素、高蛋白、易消化、低粗纤维食物，忌辛辣、浓咖啡、浓茶及油炸、坚硬食物，忌烟戒烟 □ 伤口护理：未拆线者按医嘱回院拆线，拆线后 2 ~ 3 天可去除敷料，观察伤无红、肿、热、痛、渗液后可沐浴。有上述异常时及时回院就诊 □ 出院后一年内每 3 个月复查一次，第二年每半年复查一次，以后一年一次直至终身。必要时接受甲磺酸伊马替尼或舒尼替尼治疗 □ 出现腹痛、腹胀、消瘦、食欲缺乏、黑便、呕血，肛门排便、排气停止等及时就诊
重点 医嘱	□ 详见医嘱执行单	□ 详见医嘱执行单	□ 详见医嘱执行单
病情 变异 记录	□ 无　□ 有，原因： 1. 2.	□ 无　□ 有，原因： 1. 2.	□ 无　□ 有，原因： 1. 2.
护士 签名			

（三）患者表单

小肠-胃肠间质瘤临床患者路径

适用对象：第一诊断小肠-胃肠间质瘤 ［ICD-10：D13.3 伴 （M8936/1 或 M8936/3）］
行小肠-胃肠间质瘤根治术 （ICD-9-CM-3：45.62）

患者姓名：	性别： 年龄： 门诊号：	住院号：
住院日期： 年 月 日	出院日期： 年 月 日	标准住院日：11～18 天

时间	住院第 1 天	住院第 2~5 天	住院第 3~6 天
监测	□ 测量生命体征、体重	□ 测量生命体征、体重	□ 每日测量生命体征、询问排便，手术前 1 天晚测量生命体征
医患配合	□ 护士行入院护理评估（简单询问病史） □ 接受入院宣教 □ 医师询问病史、既往病史、用药情况，收集资料 □ 进行体格检查	□ 配合完善术前相关化验、检查术前宣教 □ 小肠-胃肠间质瘤疾病知识、临床表现、治疗方法 □ 术前用物准备：奶瓶、湿巾等 □ 手术室接患者，配合核对 □ 医师与患者及家属介绍病情及手术谈话 □ 手术时家属在等候区等候 □ 探视及陪护制度	□ 术前用物准备：奶瓶、湿巾等 □ 手术室接患者，配合核对 □ 医师与患者及家属介绍病情及手术谈话 □ 手术时家属在等候区等候 □ 探视及陪护制度
重点诊疗及检查	**重点诊疗** □ 三级护理 □ 既往基础用药	**重点诊疗** □ 三级护理 □ 既往基础用药	**重点诊疗** □ 术前准备 备皮剃头配血 药物灌肠术前签字 **重要检查** □ 心电图、X 线胸片 □ MRI、CT
饮食及活动	□ 普通饮食 □ 正常活动	□ 普通饮食 □ 正常活动	□ 术前 12 小时禁食、禁水 □ 正常活动

日期	住院第 4~7 天 （手术日）		住院第 5~8 天 （术后第 1 日）
	术前与术中	术后	
监测	□ 手术清晨测量生命体征、血压 1 次	□ 定时监测生命体征	□ 定时监测生命体征，每日询问排便
医患配合	**术后宣教** □ 术后体位：麻醉未醒时平卧，清醒后，4~6 小时无不适反应可垫枕或根据医嘱予监护设备、吸氧 □ 配合护士定时监测生命体征、瞳孔、肢体活动、伤口敷料等 □ 不要随意动引流管 □ 疼痛的注意事项及处理 □ 告知医护不适及异常感受 □ 配合评估手术效果	□ 医师巡视，了解病情 □ 护士行晨晚间护理 □ 护士协助排泄等生活护理 □ 配合监测出入量 □ 配合功能恢复训练（必要时） □ 注意探视及陪护时间	□ 医师巡视，了解病情 □ 护士行晨晚间护理 □ 护士协助排泄等生活护理 □ 配合监测出入量 □ 注意探视及陪护时间
重点诊疗及检查	**重点诊疗** □ 特级护理 □ 予监护设备、吸氧 □ 注意留置管路安全与通畅 □ 用药：抗菌药物、止血药、抑酸、激素、补液药物的应用 □ 护士协助记录出入量	**重点诊疗** □ 特级护理 □ 予监护设备、吸氧 □ 注意留置管路安全与通畅 □ 用药：抗菌药物、止血药、抑酸、激素、补液药物的应用 □ 护士协助记录出入量	**重点诊疗** □ 特级或一级护理 □ 静脉用药逐渐过渡至口服药 □ 医师定时予伤口换药 **重要检查** □ 定期抽血化验
饮食及活动	□ 禁食 □ 卧床休息，自主体位	□ 禁食 □ 卧床休息，自主体位	□ 饮水或全流 □ 卧床休息，自主体位

日期	住院第6~9天 （术后第2~3日）	住院第8~10天 （术后第4~6日）	住院第11~18天 （出院日）
监测	□ 定时监测生命体征，每日询问排便	□ 定时监测生命体征，每日询问排便	□ 定时监测生命体征，每日询问排便
医患配合	□ 医师巡视，了解病情 □ 护士行晨晚间护理 □ 护士协助进食、进水、排泄等生活护理 □ 配合监测出入量 □ 膀胱功能锻炼，成功后可将尿管拔除 □ 配合功能恢复训练（必要时） □ 注意探视及陪护时间	□ 医师巡视，了解病情 □ 护士行晨晚间护理 □ 护士协助进食、进水、排泄等生活护理 □ 配合监测出入量 □ 配合功能恢复训练（必要时） □ 注意探视及陪护时间	□ 护士行晨晚间护理 □ 医师拆线 □ 伤口注意事项 □ 配合功能恢复训练（必要时） **出院宣教** □ 接受出院前康复宣教 □ 学习出院注意事项 □ 了解复查程序 □ 办理出院手续，取出院带药
重点诊疗及检查	**重点诊疗** □ 特级或一级护理 □ 静脉用药逐渐过渡至口服药 □ 医师定时予伤口换药 □ 定期抽血化验	**重点诊疗** □ 二级或三级护理 **重要检查** □ 医师定时予伤口换药 □ 定期抽血化验	**重点诊疗** □ 二级或三级护理 **重要检查** □ 医师定时予伤口换药 □ 定期抽血化验
饮食及活动	□ 根据病情逐渐由全流过渡至半流高蛋白、低脂肪、易消化，避免产气食物（牛奶、豆浆）及油腻食物。鼓励多食汤类食物，必要时鼻饲饮食 □ 卧床休息时可头高位，渐坐起 □ 术后第2~3天可视体力情况渐下床活动，循序渐进，注意安全行功能恢复锻炼（必要时）	□ 根据病情逐渐由全流过渡至半流高蛋白、低脂肪、易消化，避免产气食物（牛奶、豆浆）及油腻食物。鼓励多食汤类食物，必要时鼻饲饮食 □ 卧床休息时可头高位，渐坐起 □ 术后第2~3天可视体力情况渐下床活动，循序渐进，注意安全行功能恢复锻炼（必要时）	□ 半流，营养均衡 □ 勿吸烟、饮酒 □ 正常活动 □ 行功能恢复训练（必要时）

附：原表单（2011 年版）

小肠-胃肠间质瘤临床路径表单

适用对象：第一诊断小肠-胃肠间质瘤［ICD-10：D13.3 伴（M8936/1 或 M8936/3）］
行小肠-胃肠间质瘤根治术（ICD-9-CM-3：45.62）

患者姓名：		性别： 年龄： 门诊号：	住院号：
住院日期： 年 月 日		出院日期： 年 月 日	标准住院日：11～18 天

日期	住院第 1 天	住院第 2～5 天	住院第 3～6 天
主要诊疗工作	□ 询问病史及体格检查 □ 完成住院病历和首次病程记录 □ 开实验室检查单 □ 上级医师查房 □ 初步确定诊治方案和特殊检查项目	□ 上级医师查房 □ 完成术前准备与术前评估 □ 完成必要的相关科室会诊 □ 根据检查检验结果，进行术前讨论，确定治疗方案	□ 申请手术及开手术医嘱 □ 住院医师完成上级医师查房记录、术前讨论、术前小结等 □ 向患者及家属交代病情、手术安排及围术期注意事项 □ 签署手术知情同意书（含标本处置）、自费用品协议书、输血同意书、麻醉同意书或签授权委托书
重点医嘱	**长期医嘱** □ 外科二级或三级护理常规 □ 饮食：根据患者情况而定 **临时医嘱** □ 血常规+血型、尿常规、大便常规+隐血 □ 凝血功能、电解质、肝功能、肾功能、消化系统肿瘤标志物、感染性疾病筛查 □ 心电图、X 线胸片、腹部/盆腔 CT 平扫+增强 □ 必要时行血气分析、肺功能、超声心动图、消化道气钡双重造影、腹部/盆腔 MRI	**长期医嘱** □ 患者既往基础用药 □ 若并发肠梗阻者，则予肠外营养治疗和液体治疗，同时按肠梗阻进行相应治疗 □ 其他相关治疗 **临时医嘱** □ 会诊单 □ 复查有异常的化验及检查结果	**长期医嘱** □ 患者既往基础用药 **临时医嘱** □ 术前医嘱： （1）常规准备明日在气管内全身麻醉或硬膜外麻下行小肠-胃肠间质瘤根治术 （2）备皮 （3）术前禁食 4～6 小时，禁水 2～4 小时 （4）肠道准备（清洁肠道和抗菌药物） （5）麻醉前用药 （6）术前留置胃管和尿管 □ 术中特殊用药：带药入手术室 □ 备血 □ 带影像学资料入手术室 □ 必要时准备术中内镜检查 □ 必要时预约 ICU
主要护理工作	□ 入院介绍 □ 入院评估 □ 健康教育 □ 活动指导 □ 饮食指导 □ 患者相关检查配合的指导 □ 病情观察 □ 心理支持	□ 静脉抽血 □ 健康教育 □ 饮食指导 □ 疾病知识教育 □ 术前指导 □ 治疗护理 □ 病情观察 □ 心理支持	□ 健康教育 □ 饮食：术前禁食、禁水 □ 术前沐浴、更衣，取下义齿、饰物等 □ 告知患者及家属术前流程及注意事项 □ 备皮、配血、肠道准备等 □ 术前手术物品准备 □ 治疗护理 □ 病情观察 □ 促进睡眠（环境、药物） □ 心理支持

续　表

日期	住院第 1 天	住院第 2~5 天	住院第 3~6 天
病情 变异 记录	□无　□有，原因： 1. 2.	□无　□有，原因： 1. 2.	□无　□有，原因： 1. 2.
护士 签名			
医师 签名			

日期	住院第 4~7 天 （手术日）		住院第 5~8 天 （术后第 1 日）
	术前与术中	术 后	
主要诊疗工作	□ 送患者入手术室 □ 麻醉准备，监测生命体征 □ 施行手术 □ 保持各引流管通畅 □ 解剖标本，送病理检查	□ 麻醉医师完成麻醉记录 □ 完成术后首次病程记录 □ 完成手术记录 □ 向患者及家属说明手术情况	□ 上级医师查房 □ 观察病情变化 □ 观察引流量和性状 □ 检查手术伤口，更换敷料 □ 分析实验室检验结果 □ 维持水电解质平衡 □ 住院医师完成常规病程记录
重点医嘱	**长期医嘱** □ 小肠-胃肠间质瘤常规护理 □ 一级或二级护理 □ 禁食 **临时医嘱** □ 术前 0.5 小时使用抗菌药物 □ 液体治疗 □ 相应治疗（视情况）	**长期医嘱** □ 小肠-胃肠间质瘤根治术后常规护理 □ 一级护理 □ 禁食 □ 监测生命体征 □ 记录 24 小时液体出入量 □ 常规雾化吸入 □ 术后镇痛常规护理 □ 胃管接负压瓶吸引并记量（视情况） □ 腹腔引流管接负压瓶吸引并记量 □ 尿管接尿袋记尿量 □ 预防性抗菌药物使用 □ 监测血糖（视情况） □ 必要时测定中心静脉压 □ 必要时使用化痰药、制酸剂及生长抑素等 **临时医嘱** □ 吸氧 □ 液体治疗 □ 术后当天查血常规和血生化 □ 必要时查血尿淀粉酶、凝血功能等 □ 明晨查血常规、生化和肝功能等	**长期医嘱**（参见左列） □ 患者既往基础用药 □ 肠外营养治疗 **临时医嘱** □ 液体治疗及纠正水电解质失衡 □ 更换手术伤口敷料 □ 必要时测定中心静脉压 □ 根据病情变化施行相关治疗 □ 明晨查血常规、生化等
主要护理工作	□ 术晨按医嘱清洁肠道、停留胃管、尿管 □ 健康教育 □ 饮食指导：禁食、禁水 □ 指导术前注射麻醉用药后注意事项 □ 安排陪送患者入手术室 □ 心理支持 □ 术后麻醉单位准备	□ 术后活动：去枕平卧 6 小时，协助改变体位及足部活动 □ 禁食、禁水 □ 密切观察患者情况 □ 并发症的观察与预防 □ 疼痛护理 □ 生活护理（一级护理） □ 皮肤护理 □ 管道护理及指导 □ 营养支持护理 □ 记录 24 小时出入量 □ 心理支持（患者及家属）	□ 体位与活动：协助翻身、取半坐或斜坡卧位 □ 密切观察患者病情变化 □ 并发症的观察与预防 □ 疼痛护理 □ 生活护理（一级护理） □ 皮肤护理 □ 管道护理及指导 □ 营养支持护理 □ 记录 24 小时出入量 □ 心理支持（患者及家属） □ 康复指导（运动指导）

续　表

日期	住院第 4~7 天 （手术日）		住院第 5~8 天 （术后第 1 日）
	术前与术中	术　后	
病情 变异 记录	□无　□有，原因： 1. 2.	□无　□有，原因： 1. 2.	□无　□有，原因： 1. 2.
护士 签名			
医师 签名			

日期	住院第6~9天 （术后第2~3日）	住院第8~10天 （术后第4~6日）	住院第11~18天 （出院日）
主要诊疗工作	□ 上级医师查房 □ 观察病情变化 □ 观察引流量和颜色 □ 复查实验室检查 □ 住院医师完成常规病程 □ 必要时予相关特殊检查	□ 上级医师查房 □ 观察腹部、肠功能恢复情况 □ 观察引流量和颜色 □ 根据手术情况和术后病理结果，进行肿瘤分期与后续治疗评定 □ 住院医师完成常规病程记录 □ 必要时予相关特殊检查	□ 上级医师查房 □ 伤口拆线 □ 明确是否符合出院标准 □ 完成出院记录、病案首页、出院证明书等 □ 通知出入院处 □ 通知患者及家属 □ 向患者告知出院后注意事项，如康复计划、返院复诊、后续治疗，及相关并发症的处理等 □ 出院小结、疾病证明书及出院须知交予患者
重点医嘱	**长期医嘱** □ 继续监测生命体征（视情况） □ 拔除引流管（视情况） □ 拔除胃管（视情况） □ 拔除尿管（视情况） □ 肠外营养支持或液体治疗 **临时医嘱** □ 其他相关治疗 □ 血常规、生化、肝肾功能等 □ 无感染证据时停用抗菌药物	**长期医嘱** □ 二级或三级护理（视情况） □ 肛门排气后改流质饮食 □ 拔除深静脉留置管（视情况） □ 停止记24小时出入量 □ 逐步减少或停止肠外营养或液体治疗 **临时医嘱** □ 补充进食不足的液体支持 □ 复查血常规、电解质、肝功能等 □ 必要时行X线胸片、CT、B超、造影等检查	**临时医嘱** □ 伤口拆线 **出院医嘱** □ 出院后相关用药
主要护理工作	□ 体位与活动：取半坐或斜坡卧位，指导床上或床边活动 □ 饮食：禁食 □ 疼痛护理 □ 遵医嘱拔除胃管、尿管 □ 观察腹部体征及肠道功能恢复的情况 □ 并发症的观察与预防 □ 生活护理（一级护理） □ 皮肤护理 □ 营养支持护理 □ 心理支持（患者及家属） □ 康复指导	□ 体位与活动：自主体位，鼓励离床活动 □ 指导流质至半流质饮食 □ 协助或指导生活护理 □ 并发症的观察与预防 □ 营养支持护理 □ 康复指导	□ 出院指导 □ 办理出院手续 □ 复诊时间 □ 作息、饮食、活动 □ 服药指导 □ 日常保健 □ 清洁卫生 □ 疾病知识及后续治疗
病情变异记录	□ 无　□ 有，原因： 1. 2.	□ 无　□ 有，原因： 1. 2.	□ 无　□ 有，原因： 1. 2.
护士签名			
医师签名			

参考文献

[1] Balogh J, Victor D, Asham EH, Burroughs SG, Boktour M, Saharia A, Li X, Ghobrial RM, Monsour HP Jr. Hepatocellular carcinoma: a review. J Hepatocell Carcinoma, 2016, 3: 41-53.

[2] Barosa R, Pinto J, Caldeira A, Pereira E. Modern role of clinical ultrasound in liver abscess and echinococcosis. J Med Ultrason (2001), 2016.

[3] Biskup E, Yang XY. Pyogenic Hepatic Abscess--Less is More. A Review for General Internists. Praxis (Bern 1994). 2015, 104 (20): 1091-1095.

[4] Bittner R, Rrregui ME, Bisgaard T, et al. Guidelines for laparoscopic (TAPP) and endoscopic (TEP) treatment of inguinal hernia [International Endohernia Society (IEHS)]. Surg Endosc, 2011, 25 (9): 2773-2843.

[5] Chacko S, Samanta S. Hepatocellular carcinoma: A life-threatening disease. Biomed Pharmacotherapy, 2016, 84: 1679-1688.

[6] Cocanour CS. Blunt splenic injury. Curr Opin Crit Care, 2010, 16 (6): 575-581.

[7] Courteney M. TownsendJR, et al. Sabiston textbook of surgery: The Biological Basis of Modern Surgical Practice (19th Edition). Elevier Medicine, 2012.

[8] Chang L, Wang Y, Zhang J, Guo T. The best strategy for HCC patients at each BCLC stage: a network meta-analysis of observational studies. Oncotarget, 2017, 8 (12): 20418-20427.

[9] Cangiarella J, Waisman J, Symmans WF. Mammotome core biopsy for mammary microcalcification: analysis of 160 biopsies from 142 women with surgical and radiologic followup. Cancer, 2001, 91 (1): 173-177.

[10] Cooper DS, Doherty GM, Haugen BR, et al. Revised American Thyroid Association Management Guidelines for Patients with Thyroid Nodules and Differentiated Thyroid Cancer: The American Thyroid Association (ATA) Guidelines Taskforce on Thyroid Nodules and Differentiated Thyroid Cancer. Thyroid, 2009, 19 (11): 1167-1214.

[11] Di Saverio S, Birindelli A, Kelly MD, et al. WSES Jerusalem guidelines for diagnosis and treatment of acute appendicitis. World Journal of Emergency Surgery, 2016, 11: 34.

[12] Díaz-GonzálezÁ, Reig M, Bruix J. Treatment of Hepatocellular Carcinoma. Dig Dis, 2016, 34 (5): 597-602.

[13] Forbes JF, Cuzick J, Buzdar A, et al. Effect of anastrozole and tamoxifen as adjuvant treatment for early-stage breast cancer: 100-month analysis of the ATAC trial. Lancet Oncol, 2008, 9 (1): 45-53.

[14] Fine RE, Boyd BA, Whitworth PW. Percutaneous removal of benign breast masses using a vacuum-assisted hand-held device with ultrasound guidance. Am J Surg, 2002, 184 (4): 332-336.

[15] Feldman M, et al. Intestinal obstruction. In: Sleisenger and Fordtran's Gastrointestinal and Liver Disease: Pathophysiology, Diagnosis, Management. 10th ed. Philadelphia, Pa.: Saunders Elsevier; 2016.

[16] Gang Pan, Mei Hua Wan, Kun-Lin Xie et al. Classification and Management of Pancreatic Pseudocysts. Medicine, 2015, 94 (24): e960.

[17] Glancy DG. Intestinal obstruction. Surgery, 2014, 34: 204.

[18] Hayanga AJ, Bass-Wilkins K, Bulkley GB. Current management of small-bowel obstruction. Adv Surg, 2005, 39: 1-33.

[19] Hasselager RB, Lohse N, Duch P, et al. Risk factors for reintervention after surgery for perforated gastroduodenal ulcer. Br J Surg, 2016, 103 (12): 1676-1682.

[20] IAP/APA. IAP/APA evidence - based guidelines for the management of acute pancreatitis. Pancreatology, 2013, 13: e1-e15.

[21] Köckerling F, Alam NN, Narang SK, et al. Biological Meshes for inguinal hernia repair-Review of literature. Front Surg. 2015, 15 (2): 48.

[22] Kitagawa S, et al. Intussusception in children. 2015.

[23] Kawaguchi Y, Honda G, Endo I, Cherqui D, Kokudo N. Current Technical Issues for Surgery of Primary Liver Cancer. Liver Cancer, 2016, 6 (1): 51-58.

[24] Kirkpatrick, A. W. , et al. , Intra - abdominal hypertension and the abdominal compartment syndrome: updated consensus definitions and clinical practice guidelines from the World Society of the Abdominal Compartment Syndrome. Intensive Care Med, 2013, 39 (7): p. 1190-1206.

[25] Kim MJ1, Park BW, Kim SI, Youk JH, Kwak JY, Moon HJ, Kim EK. Long-term follow-up results for ultrasound-guided vacuum-assisted removal of benign palpable breast mass. Am J Surg. 2010, 199 (1): 1-7.

[26] Kearon C, Akl EA, Comerota AJ, et al. Antithrombotic therapy for VTE disease: antithrombotic therapy and prevention of thrombosis, 2012.

[27] Lee L, Burke JP, deBeche-Adams T, et al. Transanal Minimally Invasive Surgery for Local Excision of Benign and Malignant Rectal Neoplasia: Outcomes From 200 Consecutive Cases With Midterm Follow Up. Ann Surg, 2017.

[28] Luo M, Yang XX, Tan B, Zhou XP, Xia HM, Xue J, Xu X, Qing Y, Li CR, Qiu JF, Li YL. Distribution of common pathogens in patients with pyogenic liver abscess in China: a meta-analysis. Eur J Clin Microbiol Infect Dis. 2016; 35 (10): 1557-1565.

[29] Lau JY, Sung J, Hill C, et al. Systematic review of the epidemiology of complicated peptic ulcer disease: incidence, recurrence, risk factors and mortality. Digestion, 2011, 84 (2): 102-113.

[30] Lardière-Deguelte S, Ragot E, Amroun K, Piardi T, Dokmak S, Bruno O, Appere F, Sibert A, Hoeffel C, Sommacale D, Kianmanesh R. Hepatic abscess: Diagnosis and management. J Visc Surg, 2015, 152 (4): 231-243.

[31] Lübbert C, Wiegand J, Karlas T. Therapy of Liver Abscesses. Viszeralmedizin, 2014, 30 (5): 334-341.

[32] Moran MS, Schnitt SJ, Giuliano AE, et al. Society of Surgical Oncology-American Society for Radiation Oncology consensus guideline on margins for breast-conserving surgery with whole-breast irradiation in stages I and II invasive breast cancer. Int J Radiat Oncol Biol Phys, 2014, 88 (3): 553-564.

[33] Miserez M, Peeters E, Aufenacker T, et al. Update with level 1 studies of the European Hernia Society guidelines on the treatment of inguinal hernia in adult patients. Hernia, 2014, 18 (2): 151-163.

[34] PDQ Adult Treatment Editorial Board. Adult Primary Liver Cancer Treatment (PDQ®): Health Professional Version. PDQ Cancer Information Summaries [Internet] . Bethesda (MD): National Cancer Institute (US); 2002-2017.

[35] Pacini F, Schlumberger M, Dralle H, et al. European consensus for the with management of patients differentiated thyroid carcinoma of the follicular epithelium. Eur J Endocrinol, 2006, 154: 787-803.

[36] Poelman MM, Van den Heuvel B, Deelder JD, et al. EAESconsensuss Development Conference on

endoscopic repair of groin hernias. Surg Endosc, 2013, 27 (10): 3505-3519.

[37] Ronot M, Clift AK, Vilgrain V, Frilling A. Functional imaging in liver tumours. JHepatol, 2016, 65 (5): 1017-1030.

[38] Rasmussen, B. B., Regan, M. M., Lykkesfeldt, A. E. et al. Adjuvant letrozole versus tamoxifen according to centrally-assessed ERBB2 status for postmenopausal women with endocrine-responsive early breast cancer: supplementary results from the BIG 1-98 randomised trial. Lancet Oncol, 2008, 9: 23-28.

[39] Romond EH, Perez EA, Bryant J, et al. Trastuzumab plus adjuvant chemotherapy for operable HER2-positive breast cancer. N Engl J Med, 2005, 353 (16): 1673-1684.

[40] Rai V, Mishra N. Transanal Approach to Rectal Polyps and Cancer. Clin Colon Rectal Surg. 2016, 29 (1): 65-70.

[41] Rhodes, A., et al., Surviving Sepsis Campaign: International Guidelines for Management of Sepsis and Septic Shock: 2016. Intensive Care Med, 2017, 43 (3): p. 304-377.

[42] Sia D, Villanueva A, Friedman SL, Llovet JM. Liver Cancer Cell of Origin, Molecular Class, and Effects on Patient Prognosis. Gastroenterology. 2017, 152 (4): 745-761.

[43] Stewart DB Sr, Gaertner W, Glasgow S, et al. Clinical Practice Guideline for the Management of Anal Fissures. Dis Colon Rectum, 2017, 60 (1): 7-14.

[44] Solomkin, J. S., et al., Diagnosis and management of complicated intra-abdominal infection in adults and children: guidelines by the Surgical Infection Society and the Infectious Diseases Society of America. Clin Infect Dis, 2010, 50 (2): p. 133-164.

[45] Surawicz CM, Brandt LJ, Binion DG, Ananthakrishna AN, Curry SR, Gilligan PH, McFarland LV, Mellow M, Zuckerbraun BS. Guidelines for diagnosis, treatment, and preventionof Clostridium diffcile infections. Am J Gastroenterol, 2013, 108: 478-498.

[46] Schmidt S, Felley C, Meuwly JY, et al: CT enteroclysis: Technique and clinical applications. Eur Radiol, 2006, 16: 648-660.

[47] Szomstein S, Lo Menzo E, Simpfendorfer C, et al: Laparoscopic lysis of adhesions. World J Surg, 2006, 30: 535-540.

[48] Sajja SB, Schein M: Early postoperative small bowel obstruction. Br J Surg 91: 683-691, 2004.

[49] Tai WP, Lin XC, Wang HY, Su H, Liu KL, Liu H, Wang CH, Meng MM, Wu J. The report of four cases of pyogenic liver abscess and literature review in China. Gastroenterol Nurs. 2014, 37 (2): 177-182.

[50] Tokuzen R, Okabe M, Nakahara W, et al. Suppression of autochthonous tumors by mixed implantation with Nocardia rubra cell-wall skeleton and related bacterial fractions. [J]. Gan. Gann; the Japanese journal of cancer research, 1978, 69 (1): 19-24.

[51] Xiaoyan Cui, Yoshinori Inagaki, Huanli Xu, Dongliang Wang, Fanghua Qi, Norihiro Kokudo, Dingzhi Fang, Wei Tang. Anti-hepatitis B Virus Activities of Cinobufacini and Its Active Components Bufalin and Cinobufagin in HepG2.2.15 Cells. Biological & Pharmaceutical Bulletin. 2010, 33 (10): 1728-1732.

[52] （美）Cronenwett, J. L.,（加）Johnston, K. W. 著. 郭伟, 符伟国, 陈忠译. 卢瑟福血管外科学. 第7版. 北京: 北京大学医学出版社, 2012.

[53] 白浪, 许仲平, 龚建平, 等. 肝血管瘤外科治疗进展. 中国现代普通外科进展, 2013, 16 (4): 312-315.

[54] 陈双, 杨斌. 解读欧洲疝学会的《成人腹股沟疝治疗指南》. 外科理论与实践, 2010, (06): 668-670.

[55] 陈双, 唐健雄, 马颂章. 成人腹股沟疝诊疗指南 (2012). 中华疝和腹壁外科杂志 (电子

版），2013，（01）：1-3.

[56] 陈双．成人腹股沟疝诊疗指南（2014）．中国实用外科杂志，2014，（06）：484-486.

[57] 陈杰，那冬鸣，申英末．局部神经阻滞麻醉下的腹膜前腹股沟无张力疝修补术．中华疝和腹壁外科杂志（电子版），2007，（02）：77-79.

[58] 陈孝平．外科学．第2版．北京：人民卫生出版社，2010.

[59] 陈孝平，汪建平．外科学．第8版．北京：人民卫生出版社，2013.

[60] 赵玉沛，陈孝平．外科学．第3版．北京：人民卫生出版社，2015.

[61] 李健文，王明刚，唐健雄，郑民华．腹股沟疝腹腔镜手术规范化操作指南．中国实用外科杂志，2013，（07）：566-570.

[62] 林洪生．恶性肿瘤中医诊疗指南．北京：人民卫生出版社，2014.

[63] 黄志勇，张尊义．胆管癌外科专家诊疗共识解读．临床外科杂志，2015，（1）：8-10.

[64] 刘小平，郭伟．聚桂醇泡沫硬化剂治疗下肢静脉曲张的临床观察．中国药物应用与监测，2010.

[65] 刘存发，陈剑秋．血栓性浅静脉炎的综合治疗73例．中华普通外科杂志，2013.

[66] 梁勇，金星．下肢血栓性浅静脉炎并发肺栓塞．中华普通外科杂志，2006.

[67] 李春雨．肛肠病学．北京：高等教育出版社，2013：110-111.

[68] 李春雨，汪建平．肛肠外科手术学．北京：人民卫生出版社，2015：676-677.

[69] 黎介寿．认识克罗恩病的特性．中国实用外科杂，2013，33（7）：535-536.

[70] 黎介寿．肠外瘘．第2版．北京：人民军医出版社，2003.

[71] 黎介寿．肠外瘘的治疗进展．外科研究与新技术，2016，3：5-1.

[72] 李绍棠，郑晓风，蔡华杰，等．急性胆道系统感染围术期降钙素原指导下抗菌药物应用的临床价值．肝胆胰外科杂志，2014，26（2）：102-104.

[73] 李玉民，张军强．肝门部胆管癌的外科治疗．中华肝脏外科手术学电子杂志，2014，（5）：264-267.

[74] 郭伟，符伟国，陈忠．卢瑟福血管外科学．第7版．北京：北京大学出版社，2013.

[75] 高杰，朱继业．卫生部《原发性肝癌诊疗规范（2011）》解读．中华普通外科杂志，2012，27（8）：693-695.

[76] 马薇，金泉秀，吴云飞，金锋，等．乳腺增生症诊治专家共识．中国实用外科杂志，2016（7）：759-762.

[77] 冉志华．炎症性肠病诊断与治疗的共识意见克罗恩病诊断的部分解读（2012，广州）．胃肠病学，2012，17（12）：721-723.

[78] 田文，埃迈德·坎迪尔．甲状腺外科．长沙：中南大学出版社有限责任公司，2005.

[79] 吴孟超，吴在德．黄家驷外科学．第7版．北京：人民卫生出版社，2008.

[80] 王德炳．克氏外科学．第3版．北京：人民卫生出版社，2000.

[81] 张皓，王鹏．手术联合硬化剂治疗下肢静脉曲张的方案设计及31例应用经验．中华普通外科，2016.

[82] 汪忠镐．汪忠镐血管外科学．杭州：浙江科学技术出版社，2010.

[83] 王深明，胡作军．内镜筋膜下交通静脉结扎术治疗重度慢性下肢静脉功能不全51例．中华普通外科杂志，2003.

[84] 王殊，谢菲，等．乳腺纤维腺瘤诊治专家共识．中国实用外科杂志，2016（7）：752-754.

[85] 吴俊荣．50%硫酸镁湿敷+迈之灵口服治疗混合痔术后水肿．现代中西医结合杂志，2006，15（15）：2074-2075.

[86] 谢菲，王殊．乳腺叶状肿瘤的诊断及手术治疗．中国实用外科杂志，2016，36（7）：741-743.

[87] 杨志学，蒋国勤，方军初，武妍．超声引导Mammotome乳腺肿块微创切除1200例分析．中国微创外科杂志，2010，10（1）：47-48.

［88］杨宝峰．药理学．北京：人民卫生出版社，2013.

［89］杨帆．《抗菌药物临床应用指导原则（2015）》解读．中华临床感染病杂志，2016，9（5）：390-393.

［90］尹大龙，刘连新，姜洪池．暴发性肝脓肿12例诊治体会．中国实用外科杂志，2015，35（09）：984-987.

［91］尹大龙，刘连新．细菌性肝脓肿诊治进展．中国实用外科杂志，2013；33（09）：793-795.

［92］周飞，刘璐，余之刚，等．非哺乳期乳腺炎诊治专家共识．中国实用外科杂志，2016（7）：755-758.

［93］抗菌药物临床应用指导原则（2015年版）．国卫办医发〔2015〕43号．

［94］章桂平，康友根，曾伟华，等．经肝动脉栓塞治疗肝脏海绵状血管瘤的临床应用价值．中国现代手术学杂志，2012，16（5）：348-351.

［95］中华医学会．临床诊疗指南・外科学分册．北京：人民卫生出版社，2006.

［96］抗菌药物临床应用指导原则修订工作组．抗菌药物临床应用指导原则．北京：人民卫生出版社，2015.

［97］中华医学会外科学分会．围术期预防性应用抗菌药物指南．中华外科杂志，2006，44（23）：1594-1596.

［98］中华医学会外科学会疝和腹壁外科学组．成人腹股沟疝、股疝手术治疗方案（修订稿）．中华普通外科杂志，2004，（02）：60.

［99］中华医学会心血管病学分会．抗血小板治疗中国专家共识．北京：中国心血管病杂志，2013.

［100］中华医学会外科学分会脾功能与脾脏外科学组．脾脏损伤治疗方式的专家共识（2014）．中华普通外科学文献（电子版），2015，9（2）：83-85.

［101］中华医学会外科学分会胰腺外科学组．胰腺癌诊治指南（2014）．中华外科杂志，2014，52（12）：1240-1245.

［102］中华医学会外科学分会胰腺外科学组．急性胰腺炎诊治指南．中国实用外科杂志，2014.

［103］中华医学会外科学分会胰腺外科学组．胰腺囊性疾病诊治指南．中国实用外科杂志，2015.

［104］中华人民共和国国家卫生和计划生育委员会．原发性肝癌诊疗规范（2017年版）．传染病信息，2017，30（3）.

［105］中国研究型医院学会消化道肿瘤专业委员会，中国医师协会外科医师分会多学科综合治疗专业委员会．肝脏及胆道恶性肿瘤多学科综合治疗协作组诊疗模式专家共识．中国实用外科杂志，2017，37（01）：32-34.

［106］中国抗癌协会肝癌专业委员会．原发性肝癌规范化病理诊断指南（2015）．临床与实验病理学杂志，2015，31（3）：241-246.

［107］中国抗癌协会肝癌专业委员会，中国抗癌协会临床肿瘤学协作专业委员会，中华医学会肝病学分会肝癌学组，等．原发性肝癌规范化诊治的专家共识．中华肝脏病杂志，2009，17（6）：403-410.

［108］国际肝胆胰学会中国分会，中华医学会外科学分会肝脏外科学组，Hepatic Surgery Group，Chinese Society of Surgery，等．胆管癌诊断与治疗--外科专家共识．临床肝胆病杂志，2015，（1）：12-16.

［109］中国抗癌协会．肝门部胆管癌规范化诊治专家共识（2015）．中华肝胆外科杂志，2015，21（8）：505-511.

［110］中华医学会消化病学分会炎症性肠病学组．炎症性肠病诊断与治疗的共识意见（2012，广州）．中华内科杂志，2012，51（10）：818-831.

［111］中华医学会外科学分会肝脏外科学组．肝细胞肝癌外科治疗方法的选择（2008，第3版）.

中华外科杂志, 2009, 47 (3): 222-224.

[112] 中华医学会重症医学分会. 中国严重脓毒症/脓毒性休克治疗指南 (2014). 中华内科杂志, 2015, 54 (06): 557-581.

[113] 中华医学会放射学分会介入学组协作组. 原发性肝细胞癌经导管肝动脉化疗性栓塞治疗技术操作规范专家共识. 中华放射学杂志, 2011, 45 (10): 908-912.

[114] 中华医师协会外科医师分会甲状腺外科医师委员会. 甲状腺及甲状旁腺手术中神经电生理监测临床指南. 中国实用外科杂志, 2013.

[115] 医学会内分泌学分会, 中华医学会普通外科学分会, 中国抗癌协会头颈肿瘤专业委员会, 中华医学会核医学分会. 甲状腺结节和分化型甲状腺癌诊治指南. 中国诊疗临床, 2012.

[116] 美国甲状腺协会. 2015 ATA 成人甲状腺结节和分化甲状腺癌管理指南. Thyroid, 2015.

[117] 中华医学会内分泌学分会《中国甲状腺疾病诊治指南》编写组. 中国甲状腺疾病诊治指南——甲状腺功能亢进症. 中国实用内科杂志, 2008, 47 (9): 13.

[118] 中国抗癌协会乳腺癌专业委员会. 中国抗癌协会乳腺癌诊治指南与规范 (2015). 中国癌症杂志, 2015, 25 (9): 692-754.

[119] 中华预防医学会妇女保健分会乳腺保健与乳腺疾病防治学组. 乳腺导管内乳头状瘤诊治共识. 中华外科杂志, 2015, 53 (12): 910-913.

[120] 《中国国家处方集》编委会. 中国国家处方集: 化学药品与生物制品卷. 北京: 人民军医出版社, 2010: 44.

[121] 国家药典委员会. 中华人民共和国药典临床用药须知. 北京: 中国医药科技出版社, 2011: 1099-1100.

附录1

急性单纯性阑尾炎临床路径病案质量监控表单

1. 进入临床路径标准

疾病诊断：急性单纯性阑尾炎（ICD-10：K35.1/K35.9）

手术操作：阑尾切除术（ICD-9-CM-3：47.09）

2. 病案质量监控表

监控项目　监控重点　住院时间		评估要点		监控内容	分数	减分理由	备注
病案首页		主要诊断名称及编码		急性单纯性阑尾炎（ICD-10：K35.1/K35.9）	5□ 4□ 3□ 1□ 0□		
		主要手术名称及编码		阑尾切除术（ICD-9-CM-3：47.09）			
		其他诊断名称及编码		无遗漏，编码准确			
		其他项目		内容完整、准确、无遗漏	5□ 4□ 3□ 1□ 0□		
住院第1天（急诊手术）	入院记录	主诉		简明扼要的提练症状、体征及持续时间	5□ 4□ 3□ 1□ 0□		
		现病史	主要症状	是否记录本病最主要的症状，转移性右下腹痛，并重点描述： 1. 发作诱因 2. 腹痛首发部位及时间 3. 右下腹疼痛发作的时间 4. 腹痛的性质、程度 5. 缓解方式 6. 对体力、饮食、睡眠、活动的影响	5□ 4□ 3□ 1□ 0□		

续　表

监控项目\监控重点\住院时间		评估要点		监控内容	分数	减分理由	备注
住院第 1 天（急诊手术）	入院记录	现病史	病情演变过程	是否描述主要症状的演变过程，如： 腹痛部位、性质及程度的变化	5□ 4□ 3□ 1□ 0□		入院 24 小时内完成
			其他伴随症状	是否记录伴随症状，如： 恶心、呕吐、腹泻，盆腔位阑尾炎可引起排便、里急后重、腹胀、排气排便减少、发热等	5□ 4□ 3□ 1□ 0□		
			院外诊疗过程	是否记录诊断、治疗情况，如： 1. 做过何种检查，结果是否正常 2. 诊断过何种疾病 3. 用过何种药物，用药时间、剂量、总量及效果如何	5□ 4□ 3□ 1□ 0□		
		既往史 个人史 家族史		是否按照病历书写规范记录，并重点记录： 1. 饮食习惯、环境因素、精神因素 2. 慢性疾病史 3. 家族中有无类似患者	5□ 4□ 3□ 1□ 0□		
		体格检查		是否按照病历书写规范记录，并记录重要体征，无遗漏，如： 右下腹压痛、反跳痛、腰大肌试验、结肠充气试验、闭孔内肌试验	5□ 4□ 3□ 1□ 0□		
		辅助检查		是否记录辅助检查结果，如： 血常规、便常规、腹部立位 X 线片	5□ 4□ 3□ 1□ 0□		
	首次病程记录	病例特点		是否简明扼要，重点突出，无遗漏： 1. 年龄、特殊的生活习惯及嗜好等、月经史及婚育史 2. 病情特点 3. 突出的症状和体征 4. 辅助检查结果 5. 其他疾病史	5□ 4□ 3□ 1□ 0□		入院 8 小时内完成

续　表

监控项目 / 监控重点 / 住院时间		评估要点	监控内容	分数	减分理由	备注
住院第 1 天（急诊手术）	首次病程记录	初步诊断	第一诊断为：急性单纯性阑尾炎（ICD-10：K35.1/K35.9）	5□ 4□ 3□ 1□ 0□		入院 8 小时内完成
		诊断依据	是否充分、分析合理： 1. 病史：转移性右下腹痛 2. 体格检查：体温、脉搏、心肺查体、腹部查体、直肠指诊、腰大肌试验、结肠充气试验、闭孔内肌试验 3. 实验室检查：血常规、尿常规；如可疑胰腺炎，查血尿淀粉酶 4. 辅助检查：腹部立位 X 线片除外上消化道穿孔、肠梗阻等；有右下腹包块者行腹部超声检查，明确有无阑尾周围炎或脓肿形成	5□ 4□ 3□ 1□ 0□		
		鉴别诊断	是否根据病例特点与下列疾病鉴别： 1. 右侧输尿管结石 2. 妇科疾病	5□ 4□ 3□ 1□ 0□		
		诊疗计划	是否全面并具有个性化： 1. 完成必需的检查项目 （1）血常规、尿常规 （2）凝血功能、肝肾功能 （3）感染性疾病筛查（乙型肝炎、丙型肝炎、艾滋病、梅毒等） （4）心电图 2. 根据患者病情选择：血尿淀粉酶、胸透或胸部 X 线片、腹部立位 X 线片、腹部超声检查、妇科检查等 3. 评估是否可以手术 4. 术前准备 5. 手术方案：阑尾切除术 6. 对症治疗	5□ 4□ 3□ 1□ 0□		

续　表

监控项目 监控重点 住院时间		评估要点	监控内容	分数	减分理由	备注
住院第1天 （急诊手术）	病程记录	上级医师查房记录	是否有重点内容并结合本病例： 1. 补充病史和查体 2. 诊断、鉴别诊断分析 3. 完善术前检查，综合分析术前检查结果 4. 手术前评估及手术指征 5. 确定手术方案 6. 结合本病例提出手术风险及预防措施 7. 提示需要观察和注意的内容	5□ 4□ 3□ 1□ 0□		入院48小时内完成
		住院医师查房记录	是否记录、分析全面 1. 主要症状体征的变化，病情变化 2. 具体治疗措施和术前准备工作完成情况，包括检查、药物、配血、备皮、麻醉科会诊意见等，以及检查结果等对手术的影响分析 3. 记录上级医师查房意见的执行情况 4. 向患者或家属交代术前中和术后注意事项，签署手术知情同意书情况，知情告知情况，患者及家属意见	5□ 4□ 3□ 1□ 0□		
		麻醉知情同意书	是否记录： 1. 一般项目 2. 术前诊断 3. 拟行手术方式 4. 拟行麻醉方式 5. 患者基础疾病及可能对麻醉产生影响的特殊情况 6. 麻醉中拟行的有创操作和监测 7. 麻醉风险，麻醉中及麻醉后可能发生的并发症及应对措施 8. 患者签署意见并签名，如为家属或代理人要有授权委托书 9. 麻醉医师签字，并写明日期时间	5□ 4□ 3□ 1□ 0□		
		麻醉术前访视记录	麻醉医师	是否记录： 1. 患者自然信息 2. 患者一般情况 3. 简要病史 4. 与麻醉相关的辅助检查结果 5. 拟行手术方式 6. 拟行麻醉方式 7. 麻醉适应证 8. 麻醉风险及预防措施和麻醉中需注意的问题 9. 术前麻醉医嘱 10. 麻醉医师签字，并写明日期时间	5□ 4□ 3□ 1□ 0□	术前完成

续　表

监控项目 / 监控重点 / 住院时间	评估要点	监控内容	分数	减分理由	备注
住院第1天 （急诊手术）	输血知情 同意书	是否记录： 1. 一般项目 2. 输血指征 3. 拟输血成分 4. 输血前有关检查结果 5. 输血风险及可能产生的不良后果及应对措施 6. 患者签署意见并签名，如为家属或代理人要有授权书 7. 医师签名并填写日期	5□ 4□ 3□ 1□ 0□		
	手术知情 同意书	是否记录 1. 术前诊断 2. 手术名称 3. 术式选择及有可能改变的术式 4. 术中、术后可能出现的并发症应对措施 5. 手术风险 6. 患者签署意见并签名，如为家属或代理人要有授权委托书 7. 经治医师和术者签名	5□ 4□ 3□ 1□ 0□		
	术前小结	住院医师	是否记录： 1. 简要病情 2. 术前诊断及诊断依据 3. 手术指征 4. 拟行手术名称和方式 5. 拟行麻醉方式 6. 术前准备 7. 术中注意事项 8. 术后处置意见 9. 术者术前查看患者的情况	5□ 4□ 3□ 1□ 0□		
	术前讨论	住院医师	是否记录： 1. 讨论地点时间 2. 参加者及主持者的姓名、职称 3. 简要病情 4. 术前诊断及术前准备情况 5. 手术指征及手术方案 6. 可能出现的意外和防范措施 7. 具体讨论意见和主持人小结 8. 记录者签名	5□ 4□ 3□ 1□ 0□		

续　表

监控项目＼监控重点＼住院时间		评估要点	监控内容	分数	减分理由	备注
住院第 1 天（手术日）	麻醉记录单	麻醉医师	是否记录： 1. 一般项目 2. 患者一般情况和术前特殊情况 3. 麻醉前用药及效果 4. 术前及术中疾病诊断 5. 手术方式及日期 6. 麻醉方式 7. 麻醉诱导及各项操作开始及结束时间 8. 麻醉期间用药名称、方式及剂量 7. 麻醉期间特殊或突发情况及处理 8. 术中出血量、输血量、输液量等 9. 手术起止时间 10. 麻醉医师签名	5□ 4□ 3□ 1□ 0□		
	麻醉术后访视记录		是否记录： 1. 一般项目 2. 患者一般情况 3. 目前麻醉恢复情况，清醒时间 4. 术后医嘱、是否拔除气管插管等 5. 如有特殊情况应详细记录 6. 麻醉医师签字并填写日期	5□ 4□ 3□ 1□ 0□		麻醉后24 小时内完成
	手术记录	术者书写	是否记录： 1. 一般项目 2. 手术日期 3. 术前及术中诊断 4. 手术名称 5. 手术医师术者及助手姓名 6. 护士姓名（分别记录刷手及巡回护士） 7. 输血量、特殊成分输血、输液量 8. 麻醉方法 9. 手术经过：按照规定记录手术经过，详细描述阑尾残端处理情况 10. 术后患者去向：回病房、监护室或麻醉恢复室 11. 医师签字	5□ 4□ 3□ 1□ 0□		术后24 小时内完成
	手术安全核查记录		是否记录： 1. 手术安全核查记录单并且填写完整 2. 手术医师、麻醉医师和手术护士三方核对，并签字齐全	5□ 4□ 3□ 1□ 0□		

续　表

监控项目＼监控重点＼住院时间		评估要点	监控内容	分数	减分理由	备注
住院第1天（手术日）	手术清点记录		是否记录： 1. 一般项目 2. 术中所用各种器械和敷料数量的清点核对 3. 巡回护士和手术器械护士签名	5□ 4□ 3□ 1□ 0□		
	术后首次病程记录	由参加手术者书写	是否记录： 1. 手术时间 2. 术中诊断 3. 麻醉方式 4. 手术简要经过 5. 术后处理措施 6. 术后患者一般情况 7. 术后医嘱及应当特别注意观察的事项	5□ 4□ 3□ 1□ 0□		术后8小时内完成
术后日	病程记录	住院医师查房记录	是否记录、分析如下内容： 1. 生命体征、病情变化、肠功能恢复情况、下地活动情况、饮食恢复情况和药物不良反应 2. 切口情况、换药情况、拆线情况 3. 核查辅助检查结果是否有异常 4. 病情评估 5. 调整治疗分析 6. 上级医师意见执行情况 7. 术后注意事项宣教	5□ 4□ 3□ 1□ 0□		
		上级医师查房记录	是否记录： 1. 术后病情评估 2. 确定是否有术后并发症 3. 术后需要注意的事项 4. 术后治疗方案 5. 补充、更改诊断分析和确定诊断分析	5□ 4□ 3□ 1□ 0□		
出院前1~3天	病程记录	住院医师查房记录	是否记录、分析： 1. 目前的症状体征，切口愈合情况 2. 病情评估及疗效评估 3. 目前的治疗情况 4. 分析是否符合出院标准 5. 出院后的治疗方案 6. 出院后注意事项	5□ 4□ 3□ 1□ 0□		

监控项目　监控重点　住院时间		评估要点	监控内容	分数	减分理由	备注
出院前 1~3 天	病程记录	上级医师查房记录	是否记录、分析： 1. 手术疗效评估，预期目标完成情况 2. 确定符合出院标准 3. 出院后治疗方案	5□ 4□ 3□ 1□ 0□		
出院当天	病程记录	住院医师查房记录	是否记录： 1. 目前症状及体征 2. 目前治疗情况 3. 实验室检查指标正常与否 4. 向患者交待出院后注意事项	5□ 4□ 3□ 1□ 0□		
	出院记录		记录是否齐全，重要内容无遗漏，如： 1. 入院情况 2. 诊疗经过：麻醉、手术方式；术中特殊情况及处理；术后并发症等 3. 出院情况：症状体征、功能恢复、切口愈合情况及病理结果等 4. 出院医嘱：出院带药需写明药物名称、用量、服用方法，需要调整的药物要注明调整的方法；需要复查的辅助检查；出院后患者需要注意的事项；门诊复查时间及项目等	5□ 4□ 3□ 1□ 0□		
	特殊检查、特殊治疗同意书的医学文书		内容包括：自然项目（非另页书写时可以不写），特殊检查，特殊治疗项目名称、目的、可能出现的并发症及风险，患者或家属签署是否同意检查或治疗，患者签名，医师签名等	5□ 4□ 3□ 1□ 0□		
	病危（重）通知书		自然项目（非另页书写时可以不写）、目前诊断、病情危重情况，患方签名、医师签名并填写日期	5□ 4□ 3□ 1□ 0□		
医嘱	住院第 1 天（手术日）	长期医嘱	一级护理			
		临时医嘱	1. 术前禁食、禁水 2. 急查血、尿常规（如门诊未查） 3. 急查凝血功能 4. 肝肾功能 5. 感染性疾病筛查 6. 心电图 7. 胸透或者胸部 X 线片、腹部立位 X 线片	5□ 4□ 3□ 1□ 0□		

续　表

监控项目／监控重点／住院时间		评估要点	监控内容	分数	减分理由	备注
医嘱	术后日 长期医嘱		1. 二级护理 2. 术后半流质饮食			
	术后日 临时医嘱		根据患者情况决定检查项目	5□ 4□ 3□ 1□ 0□		
	出院前 长期医嘱		1. 三级护理 2. 普通饮食			
	出院前 临时医嘱		复查血常规及相关指标			
	出院日 出院医嘱		1. 出院带药 2. 门诊随诊时间			
一般书写规范		各项内容	完整、准确、清晰、签字	5□ 4□ 3□ 1□ 0□		
变异情况		变异条件及原因	1. 对于阑尾周围脓肿形成者，先予抗炎治疗；如病情不能控制，行脓肿引流手术，或行超声引导下脓肿穿刺置管引流术；必要时行二期阑尾切除术，术前准备同前 2. 手术后继发切口感染、腹腔内感染或门脉系统感染等并发症，导致围术期住院时间延长与费用增加 3. 住院后出现其他内、外科疾病需进一步明确诊断，导致住院时间延长与费用增加	5□ 4□ 3□ 1□ 0□		

附录 2

制定/修订《临床路径释义》的基本方法与程序

曾宪涛　蔡广研　陈香美　陈新石　葛立宏　高润霖　顾　晋　韩德民
贺大林　胡盛寿　黄晓军　霍　勇　李单青　林丽开　母义明　钱家鸣
任学群　申昆玲　石远凯　孙　琳　田　伟　王　杉　王行环　王宁利
王拥军　邢小平　徐英春　鱼　锋　张力伟　郑　捷　郎景和

中华人民共和国国家卫生和计划生育委员会采纳的临床路径（Clinical pathway）定义为针对某一疾病建立的一套标准化治疗模式与诊疗程序，以循证医学证据和指南为指导来促进治疗和疾病管理的方法，最终起到规范医疗行为，减少变异，降低成本，提高质量的作用。世界卫生组织（WHO）指出临床路径也应当是在循证医学方法指导下研发制定，其基本思路是结合诊疗实践的需求，提出关键问题，寻找每个关键问题的证据并给予评价，结合卫生经济学因素等，进行证据的整合，诊疗方案中的关键证据，通过专家委员会集体讨论，形成共识。可以看出，遵循循证医学是制定/修订临床路径的关键途径。

临床路径在我国已推行多年，但收效不甚理想。当前，在我国推广临床路径仍有一定难度，主要是因为缺少系统的方法论指导和医护人员循证医学理念薄弱[1]。此外，我国实施临床路径的医院数量少，地域分布不平衡，进入临床路径的病种数量相对较少，病种较单一；临床路径实施的持续时间较短[2]，各学科的临床路径实施情况也参差不齐。英国国家与卫生保健研究所（NICE）制定临床路径的循证方法学中明确指出要定期检索证据以确定是否有必要进行更新，要根据惯用流程和方法对临床路径进行更新。我国三级综合医院评审标准实施细则（2013年版）中亦指出"根据卫生部《临床技术操作规范》《临床诊疗指南》《临床

路径管理指导原则（试行）》和卫生部各病种临床路径，遵循循证医学原则，结合本院实际筛选病种，制定本院临床路径实施方案"。我国医疗资源、医疗领域人才分布不均衡[3]，并且临床路径存在修订不及时和篇幅限制的问题，因此依照国家卫生和计划生育委员会颁发的临床路径为蓝本，采用循证医学的思路与方法，进行临床路径的释义能够为有效推广普及临床路径、适时优化临床路径起到至关重要的作用。

基于上述实际情况，为规范《临床路径释义》制定/修订的基本方法与程序，本团队使用循证医学[4]的思路与方法，参考循证临床实践的制定/修订的方法[5]制定本共识。

一、总则

1. 使用对象：本《制定/修订<临床路径释义>的基本方法与程序》适用于临床路径释义制定/修订的领导者、临床路径的管理参加者、评审者、所有关注临床路径制定/修订者，以及实际制定临床路径实施方案的人员。

2. 临床路径释义的定义：临床路径释义应是以国家卫生和计划生育委员会颁发的临床路径为蓝本，克服其篇幅有限和不能及时更新的不足，结合最新的循证医学证据和更新的临床实践指南，对临床路径进行解读；同时在此基础上，制定出独立的医师表单、护士表单、患者表单、临床药师表单，从而达到推广和不

断优化临床路径的目的。

3. 制定/修订必须采用的方法：制定/修订临床路径释义必须使用循证医学的原理及方法，更要结合我国的国情，注重应用我国本土的医学资料，整个过程避免偏倚，符合便于临床使用的需求。所有进入临床路径释义的内容均应基于对现有证据通过循证评价形成的证据以及对各种可选的干预方式进行利弊评价之后提出的最优指导意见。

4. 最终形成释义的要求：通过提供明晰的制定/修订程序，保证制定/修订临床路径释义的流程化、标准化，保证所有发布释义的规范性、时效性、可信性、可用性和可及性。

5. 临床路径释义的管理：所有临床路径的释义工作均由卫生和计划生育委员会相关部门统一管理，并委托相关学会、出版社进行制定/修订，涉及申报、备案、撰写、表决、发布、试用反馈、实施后评价等环节。

二、制定/修订的程序及方法

1. 启动与规划：临床路径释义制定/修订前应得到国家相关管理部门的授权。被授权单位应对已有资源进行评估，并明确制定/修订的目的、资金来源、使用者、受益者及时间安排等问题。应组建统一的指导委员会，并按照学科领域组建制定/修订指导专家委员会，确定首席专家及所属学科领域各病种的组长、编写秘书等。

2. 组建编写工作组：指导委员会应由国家相关管理部门的领导、临床路径所涉及的各个学科领域的专家、医学相关行业学会的领导、卫生经济学领域专家、循证医学领域专家、期刊编辑与传播领域专家、出版社领导、病案管理专家、信息部门专家、医院管理者等构成。按照学科组建编写工作小组，编写小组由首席专家、组长、编写秘书等人员组成，首席专家应由该学科领域具有权威性与号召力的专家担任，负责总体的设计和指导，并具体领导工作的开展。应为首席专家配备 1~2 名编写秘书，负责整个制定/修订过程的联络工作。按照领域疾病具体病种来遴选组长，再由组长遴选参与制定/修订的专家及秘书。例如，以消化系统疾病的临床路径释义为例，选定首席专家及编写秘书后，再分别确定肝硬化腹水临

床路径释义、胆总管结石临床路径释义、胃十二指肠临床路径释义等的组长及组员。建议组员尽量是由具有丰富临床经验的年富力强的且具有较高编写水平及写作经验的一线临床专家组成。

3. 召开专题培训：制定/修订工作小组成立后，在开展释义制定/修订工作前，就流程及管理原则、意见征询反馈的流程、发布的注意事项、推广和实施后结局（效果）评价等方面，对工作小组全体成员进行专题培训。

4. 确定需要进行释义的位点：针对国家正式发布的临床路径，由各个专家组根据各级医疗机构的理解情况、需要进一步解释的知识点、当前相关临床研究及临床实践指南的进展进行讨论，确定需要进行释义的位点。

5. 证据的检索与重组：对于固定的知识点，如补充解释诊断的内容可以直接按照教科书、指南进行释义。诊断依据、治疗方案等内容，则需要检索行业指南、循证医学证据进行释义。与循证临床实践指南[5]类似，其证据检索是一个"从高到低"的逐级检索的过程。即从方法学质量高的证据向方法学质量低的证据的逐级检索。首先检索临床实践指南、系统评价/Meta 分析、卫生技术评估、卫生经济学研究。如果有指南、系统评价/Meta 分析则直接作为释义的证据。如果没有，则进一步检索是否有相关的随机对照试验（RCT），再通过 RCT 系统评价/Meta 分析的方法形成证据体作为证据。除临床大数据研究或因客观原因不能设计为 RCT 和诊断准确性试验外，不建议选择非随机对照试验作为释义的证据。

6. 证据的评价：若有质量较高、权威性较好的临床实践指南，则直接使用指南的内容；指南未涵盖的使用系统评价/Meta 分析、卫生技术评估及药物经济学研究证据作为补充。若无指南或指南未更新，则主要使用系统评价/Meta 分析、卫生技术评估及药物经济学研究作为证据。此处需注意系统评价/Meta 分析、卫生技术评估是否需要更新或重新制作，以及有无临床大数据研究的结果。需要采用 AGREE II 工具[5]对临床实践指南的方法学质量进行评估，使用 AMSTAR 工具或 ROBIS 工具评价系统评价/Meta 分析的方法学质量[6-7]，使用 Cochrane 风险偏倚评估工具评价 RCT 的

方法学质量[7]，采用 QUADAS-2 工具评价诊断准确性试验的方法学质量[8]，采用 NICE 清单、SIGN 清单或 CASP 清单评价药物经济学研究的方法学质量[9]。

证据质量等级及推荐级别建议采用 GRADE 方法学体系或牛津大学循证医学中心（Oxford Centre for Evidence-Based Medicine, OCEBM）制定推出的证据评价和推荐强度体系[5]进行评价，亦可由临床路径释义编写工作组依据 OCEBM 标准结合实际情况进行修订并采用修订的标准。为确保整体工作的一致性和完整性，对于质量较高、权威性较好的临床实践指南，若其采用的证据质量等级及推荐级别与释义工作组相同，则直接使用；若不同，则重新进行评价。应优先选用基于我国人群的研究作为证据；若非基于我国人群的研究，在进行证据评价和推荐分级时，应由编写专家组制定适用性评价的标准，并依此进行证据的适用性评价。

7. 利益冲突说明：WHO 对利益冲突的定义为："任何可能或被认为会影响到专家提供给 WHO 建议的客观性和独立性的利益，会潜在地破坏或对 WHO 工作起负面作用的情况。"因此，其就是可能被认为会影响专家履行职责的任何利益。

因此，参考国际经验并结合国内情况，所有参与制定/修订的专家都必须声明与《临床路径释义》有关的利益关系。对利益冲突的声明，需要做到编写工作组全体成员被要求公开主要经济利益冲突（如收受资金以与相关产业协商）和主要学术利益冲突（如与推荐意见密切相关的原始资料的发表）。主要经济利益冲突的操作定义包括咨询服务、顾问委员会成员以及类似产业。主要学术利益冲突的操作定义包括与推荐意见直接相关的原始研究和同行评议基金的来源（政府、非营利组织）。工作小组的负责人应无重大的利益冲突。《临床路径释义》制定/修订过程中认为应对一些重大的冲突进行管理，相关措施包括对相关人员要求更为频繁的对公开信息进行更新，并且取消与冲突有关的各项活动。有重大利益冲突的相关人员，将不参与就推荐意见方向或强度进行制定的终审会议，亦不对存在利益冲突的推荐意见进行投票，但可参与讨论并就证据的解释提供他们的意见。

8. 研发相关表单：因临床路径表单主要针对医师，而整个临床路径的活动是由医师、护师、患者、药师和检验医师共同完成的。因此，需要由医师、护师和方法学家共同制定/修订医师表单、护士表单和患者表单，由医师、药师和方法学家共同制定/修订临床药师表单。

9. 形成初稿：在上述基础上，按照具体疾病的情况形成初稿，再汇总全部初稿形成总稿。初稿汇总后，进行相互审阅，并按照审阅意见进行修改。

10. 发布/出版：修改完成，形成最终的文稿，通过网站进行分享，或集结成专著出版发行。

11. 更新：修订《临床路径释义》可借鉴医院管理的 PDSA 循环原理［计划（plan），实施（do），学习（study）和处置（action）］对证据进行不断的评估和修订。因此，发布/出版后，各个编写小组应关注研究进展、读者反馈信息，适时的进行《临床路径释义》的更新。更新/修订包括对知识点的增删、框架的调改等。

三、编制说明

在制/修订临床路径释义的同时，应起草《编制说明》，其内容应包括工作简况和制定/修订原则两大部分。

1. 工作简况：包括任务来源、经费来源、协作单位、主要工作过程、主要起草人及其所做工作等。

2. 制定/修订原则：包括以下内容：（1）文献检索策略、信息资源、检索内容及检索结果；（2）文献纳入、排除标准，论文质量评价表；（3）专家共识会议法的实施过程；（4）初稿征求意见的处理过程和依据：通过信函形式、发布平台、专家会议进行意见征询；（5）制/修订小组应认真研究反馈意见，完成意见汇总，并对征询意见稿进行修改、完善，形成终稿；（6）上一版临床路径释义发布后试行的结果：对改变临床实践及临床路径执行的情况，患者层次、实施者层次和组织者层次的评价，以及药物经济学评价等。

参考文献

[1] 于秋红，白水平，栾玉杰，等. 我国临床路径相关研究的文献回顾 [J]. 护理学杂志，2010，25（12）：85-87. DOI：10.3870/hlxzz.2010.12.085.

[2] 陶红兵，刘鹏珍，梁婧，等. 实施临床路径的医院概况及其成因分析 [J]. 中国医院管理，2010，30（2）：28-30. DOI：10.3969/j.issn.1001-5329.2010.02.013.

[3] 彭明强. 临床路径的国内外研究进展 [J]. 中国循证医学杂志，2012，12（6）：626-630. DOI：10.3969/j.issn.1672-2531.2010.06.003.

[4] 曾宪涛. 再谈循证医学 [J]. 武警医学，2016，27（7）：649-654. DOI：10.3969/j.issn.1004-3594.2016.07.001.

[5] 王行环. 循证临床实践指南的研发与评价 [M]. 北京：中国协和医科大学出版社，2016：1-188.

[6] Whiting P, Savović J, Higgins JP, et al. ROBIS: A new tool to assess risk of bias in systematic reviews was developed [J]. J Clin Epidemiol, 2016, 69: 225-234. DOI: 10.1016/j.jclinepi.2015.06.005.

[7] 曾宪涛，任学群. 应用 STATA 做 Meta 分析 [M]. 北京：中国协和医科大学出版社，2017：17-24.

[8] 邬兰，张永，曾宪涛. QUADAS-2 在诊断准确性研究的质量评价工具中的应用 [J]. 湖北医药学院学报，2013，32（3）：201-208. DOI：10.10.7543/J.ISSN.1006-9674.2013.03.004.

[9] 桂裕亮，韩晟，曾宪涛，等. 卫生经济学评价研究方法学治疗评价工具简介 [J]. 河南大学学报（医学版），2017，36（2）：129-132. DOI：10.15991/j.cnki.41-1361/r.2017.02.010.

DOI：10.3760/cma.j.issn.0376-2491.2017.40.004
基金项目：国家重点研发计划专项基金（2016YFC0106300）
作者单位：430071 武汉大学中南医院泌尿外科循证与转化医学中心（曾宪涛、王行环）；解放军总医院肾内科（蔡广研、陈香美），内分泌科（母义明）；《中华医学杂志》编辑部（陈新石）；北京大学口腔医学院（葛立宏）；中国医学科学院阜外医院（高润霖、胡盛寿）；北京大学首钢医院（顾晋）；首都医科大学附属北京同仁医院耳鼻咽喉头颈外科（韩德民），眼科中心（王宁利）；西安交通大学第一附属医院泌尿外科（贺大林）；北京大学人民医院血液科（黄晓军），胃肠外科（王杉）；北京大学第一医院心血管内科（霍勇）；中国医学科学院北京协和医院胸外科（李单青），消化内科（钱家鸣），内分泌科（邢小平），检验科（徐英春），妇产科（郎景和）；中国协和医科大学出版社临床规范诊疗编辑部（林丽开）；河南大学淮河医院普通外科（任学群）；首都医科大学附属北京儿童医院（申昆玲、孙琳）；中国医学科学院肿瘤医院（石远凯）；北京积水潭医院脊柱外科（田伟、鱼锋）；首都医科大学附属北京天坛医院（王拥军、张力伟）；上海交通大学医学院附属瑞金医院皮肤科（郑捷）
通信作者：郎景和，Email：langjh@hotmil.com